医院信息化技术与应用

第2版

主　编　李小华

副主编　周　毅　潘晓雷　高昭昇　陈玉兵　赵　霞

人民卫生出版社
·北京·

图书在版编目（CIP）数据

医院信息化技术与应用 / 李小华主编. -- 2 版.
北京 ：人民卫生出版社，2024. 12. -- ISBN 978-7-117-
37280-0

Ⅰ. R197.324

中国国家版本馆 CIP 数据核字第 2025UQ3450 号

人卫智网	www.ipmph.com	医学教育、学术、考试、健康，购书智慧智能综合服务平台
人卫官网	www.pmph.com	人卫官方资讯发布平台

医院信息化技术与应用
Yiyuan Xinxihua Jishu yu Yingyong
第 2 版

主　　编：李小华
出版发行：人民卫生出版社（中继线 010-59780011）
地　　址：北京市朝阳区潘家园南里 19 号
邮　　编：100021
E - mail：pmph @ pmph.com
购书热线：010-59787592　010-59787584　010-65264830
印　　刷：北京顶佳世纪印刷有限公司
经　　销：新华书店
开　　本：889×1194　1/16　印张：36
字　　数：1166 千字
版　　次：2014 年 10 月第 1 版　　2024 年 12 月第 2 版
印　　次：2025 年 1 月第 1 次印刷
标准书号：ISBN 978-7-117-37280-0
定　　价：105.00 元

打击盗版举报电话：010-59787491　E-mail：WQ @ pmph.com
质量问题联系电话：010-59787234　E-mail：zhiliang @ pmph.com
数字融合服务电话：4001118166　　E-mail：zengzhi @ pmph.com

"好雨知时节，当春乃发生，随风潜入夜，润物细无声"，用唐朝诗圣杜甫的诗《春夜喜雨》的开篇来形容三十多年来我国 IT 技术对医疗卫生领域的融入、渗透和影响，真是再形象不过了。三十三年前，当我调进国内公认的临床医学最高殿堂——北京协和医院开始组建计算机室的时候，人们骄傲的告诉我，协和医院有三件宝：专家、病案、图书馆。病案是临床经验的记录，图书馆则是医学知识的宝库。但是，今天的协和仍保持着人才、专家方面的优势，而后面的两宝却绝少被人提起。为什么？图书馆正在被联机的知识检索与学习所替代，而电子病历的日益普及和共享也正在把传统的、纸质的病案推进历史。用不着一定要搞清楚这些变化是哪一天发生的，但毫无疑问的是这些变化已经发生了，并正在进行着，还会更深刻地向前发展。

过去三十年，依靠全国 HIT 技术人员、医院管理者和临床医护人员的共同努力，在有限的财力投入的条件下，HIT 技术的应用和发展取得了骄人的成绩。

一是，开发出一系列我国医院急需的医院信息系统产品，包括管理信息系统、病人管理、药品管理、LIS、PACS、CIS、电子病历等，基本满足了医院不断发展变化着的复杂需求。

二是，医院信息系统得以正常运转，支撑着世界上最为繁忙的医院，一周 7 天、每天 24 小时的不间断业务。计算机信息系统已经与日常业务工作融为一体，任何一所医院，正常的工作秩序已经完全依赖于计算机系统的正常运行。

三是，通过 HIS 的开发、建设和运营实践，聚集和培养了一支日益壮大的具有一定理论基础、很高的系统设计、开发能力和丰富运营维护、经验的专业化队伍。

四是，正在摸索一条成功的在中国社会主义市场环境下实现医疗卫生信息化的创新道路。

当今，中国医疗卫生信息化的发展正处在一个重要的十字路口，面对巨大的机遇与挑战：

首先，医院管理者的科学管理意识和需求日益增强，在部分医院基础信息化水平已经达到一定程度，具备了数据分析和挖掘基础的条件下，管理信息系统迫切需要向决策支持的方向发展，提供诸如综合查询（EIS）、成本核算（cost analysis）、绩效管理（PMS）、供应链管理（SMS）、客户关系管理（CRM）、医院资源规划（HRP）一体化的高层次应用。

其次，跨医疗机构的以病人为中心的服务深入人心，面向临床的电子病历应用建设如火如荼，经济发达地区正在规划建设以居民健康档案为基础的区域医疗信息网络。

再次，医疗体制的改革对医疗卫生信息化提出了更多、更高和更复杂的要求，这包括支持医疗服务重点向基层转移、支持社区医疗服务；加强对医院运营机制的监督控制；建设突发公共卫生事件的监督、预警、分析和应急系统；加强药品流通监管；支持医疗救助与医疗保障系统。

最后，医疗保健服务模式在 IT 技术的支持下，由以医疗服务提供者为中心的模式向以病人和居民为中心的模式转变，包括一系列创新的理念和模型的建立与实践，如个人健康病案（PHR）、个体医疗（personal healthcare）、病人介入医疗（patient engagement）、病人体验（patient experience）、健康保健、健康城市、按质量付费（pay for performance）……要将新兴的 IT 技术和应用，像移动医疗、可穿戴式设备、互操作、云计算和大数据等，充分和成功地应用于支持这一划时代的医疗服务模式的转换，也许会导致未来三十年世界医疗健康服务产业发生根本的革命性变化。同时，也是我国医疗卫生信息化赶超世界水平的难得机遇。

《医院信息化技术与应用》是一本难得的好书，是中国医院信息化三十多年发展历程的一个标志性事件，是广东省医院协会医院信息化专业委员会（GDHIMA）着力打造的一本从原理到实践，深入反映医院信息化最新发展与应用的书籍，它的出版为我国医疗卫生信息化建设和发展作出了积极贡献。这样的一本内容丰富、完整，理论与实践并重的大部头著作产生在广东十分正常。全国地方性医院信息专业学会中，广东省医院协会医院信息化专业委员会是工作成就最为突出的一个，无论是每年学术会议的规范、规模和学术水平，还是学术论文征集与发表的数量，以及医院信息系统国内领先项目的质量、创新性和影响力，都位居全国领先地位。

主编李小华教授是我的老朋友，小华教授是影像医学专家，同时又是医院信息中心主任，中国医院协会信息管理专业委员会副主任委员，多年来一直活跃在全国医院卫生信息化领域。作为广东医院信息化领域的学术带头人，小华教授在本书的作者组织、架构设计、内容撰写和质量管理中做了卓有成效的工作，他与全体编委共同付出了艰辛的努力。今天，《医院信息化技术与应用》一书终于按计划、高质量出版，可喜可贺！

纵观我国医疗卫生信息化现状，可以说是成绩与差距比肩，挑战与机遇并存。"乱花渐欲迷人眼，浅草才能没马蹄"。花虽然开放了，但还不是"万紫千红，春色满园"。草虽然生长了，也还不是"风吹草低见牛羊"般的丰茂。认真学习广东同行脚踏实地的务实精神，不间断地深入研究理论，勇于创新，勇敢实践，善于总结，持续地为我们共同从事的医疗卫生信息化事业增砖添瓦，贡献一株株异草，一朵朵奇葩，医院信息化繁花似锦的百花园就在眼前，医疗卫生信息化五谷丰登的黄金色的收获季节就在眼前。

李包罗

2014 年 10 月 1 日
于北京·草桥

在《医院信息化技术与应用》出版 10 年之际，《医院信息化技术与应用（第 2 版）》与读者见面了。过去的十年，是国内医院信息化建设快速发展的十年。回顾十年来医院信息化技术与应用的发展，主要体现在以下 4 个方面。

一是新一代信息技术应用。2015 年以来，国家先后发布了《关于积极推进"互联网 +"行动的指导意见》《促进大数据发展行动纲要》《新一代人工智能发展规划》等文件，推动了互联网、大数据、人工智能、5G 通信、区块链等新一代信息技术在医疗领域的创新应用。基于新一代信息技术的智慧医疗、智慧服务、智慧管理三位一体智慧医院建设，指明了医院信息化建设方向，有力推动了医院信息化建设发展。

二是信息标准化。过去的 10 年间，国家先后发布了《WS 445—2014 电子病历基本数据集》《WS/T 500—2016 电子病历共享文档规范》《国内医院信息化建设标准与规范（试行）》等医院信息化行业标准，为医院信息化的高水平建设和高质量发展奠定了基础。

三是信息平台建设。平台建设是过去 10 年间医院信息化建设的热词。2014 年发布的《WS/T 447—2014 基于电子病历的医院信息平台技术规范》，规范了医院信息平台的 SOA 面向服务体系架构。平台建设为医院信息系统互联互通提供了有效解决方案，有力促进了医院信息化发展。近几年，基于 SOA 的中台、微服务、云原生技术也开始用于医院信息平台建设。

四是信息化测评。国家卫生健康委开展的"医院信息互联互通标准化成熟度测评"和"电子病历系统应用水平分级评价"，已经成为评价医院信息化建设发展的重要指标。近年发布的"医院智慧服务分级评估"和"医院智慧管理分级评估"也开始在医院开展。

医院信息化建设的快速发展，对医院信息化工作者的知识水平和技术能力提出了新的、更高的要求。本书第 1 版出版后，受到读者广泛欢迎。第 2 版在第 1 版的基础上紧扣国家和行业医院信息化建设相关标准规范，重点从医院信息化建设中的新一代信息技术应用、信息标准化、信息平台建设和信息化测评等方面进行阐述，力求在技术原理和实际应用方面为读者提供帮助。

本书主要分为总论篇、信息系统篇和信息平台篇，涵盖医院信息化建设与应用的各方面内容，适合从事医院信息系统（平台）研究、开发、应用及教学、培训等工作的人员阅读、使用。

经过本书编委会各位编者 1 年多的不懈努力，本书得以与读者见面。在此，谨向各位编委和参编人员表示崇高的敬意和衷心的感谢。

我们期望能为读者奉献一部内容完整、技术领先、实用有效的医院信息化技术专著，虽然第 2 版在第 1 版的基础上进行了较大改进，但囿于作者的知识和能力，书中难免存在问题和不足，敬请各位读者批评指正。

李包华

2024 年 8 月 1 日

本书分为总论篇、信息系统篇和信息平台篇。

总论篇

总论篇包括第一章和第二章。

第一章介绍了医院信息化建设发展、信息标准化、新一代信息技术应用、医院信息化发展趋势等内容，帮助读者对医院信息化技术与应用有一个总体了解，为阅读本书其他内容提供铺垫。

第二章介绍医院信息系统架构的技术与方法，包括面向服务架构（SOA 架构）和医院信息系统 SOA 架构两个主要部分。SOA 架构部分对 SOA 架构的服务定义、功能描述、总体架构、SOA 的支撑技术与服务及微服务进行了较为详细介绍。医院信息系统 SOA 架构部分对应用 SOA 架构和参考国际标准 HISA 构建医院信息系统 SOA 服务的技术方法进行了较为深入的讲解。本章为读者阅读、理解本书信息平台篇提供一个基础性、原理性知识介绍，帮助读者更好地理解和掌握信息平台篇相关内容。

信息系统篇

信息系统篇从第三章到第二十六章，共 24 章，介绍了目前医院常用的 23 个业务信息系统和新一代信息技术融合应用。业务信息系统各章内容采用了统一的编写结构，包括系统框架、信息标准、数据结构、功能与流程、测评要求等部分。针对每个具体的业务信息系统，按照统一编写结构，对这个业务信息系统具有的系统框架、信息标准、数据结构、功能与流程、测评要求进行了详细描述。

本篇内容侧重于应用性，与信息平台篇内容紧密相关，特别是在信息标准、数据结构等方面，读者阅读时应注意参考信息平台篇相应内容。

信息平台篇

信息平台篇从第二十七章到第三十五章，共 9 章，包括医院信息平台的技术架构、数据架构、标准体系、安全体系、运维体系、测评体系、基础设施、项目管理和医院信息技术应用创新。其中，前 8 章基于国家行业标准《WS/T 447—2014 基于电子病历的医院信息平台技术规范》，对医院信息平台架构的主要部分逐一进行详细介绍，最后一章介绍医院信息技术应用创新，对信息技术应用创新在医院的实施应用进行了初步探讨。

目 录

第一篇 总 论 篇

第二篇 信息系统篇

第三篇　信息平台篇

总 论 篇

第一章 医院信息化概述

在现代医疗领域,信息化技术犹如一座巨大的科技之塔,矗立在医院建设的前沿,为医疗服务和医院管理进入全新时代奠定了坚实基础。医院信息化技术的应用正如一个强大的引擎,以一路领先的速度推动着医疗发展。它不仅提升了医疗质量,还提高了医疗安全水平,使医疗错误和重复工作占比不断降低,实现了医院资源的合理分配和高效利用。医院信息化技术的运用,犹如一块磨刀石,不断磨炼着医院的综合管理能力,促进医院精细化管理不断深入,开启了医疗服务智慧化的新纪元。在这个信息技术的璀璨时代,医院信息化技术应用必将持续引领着医疗界的未来,创造更加美好的明天。

第一节 概　述

信息化技术是指利用计算机技术、通信技术、多媒体技术等现代科技手段,对信息进行采集、存储、处理、传输和应用的技术,涉及硬件、软件、通信、网络、数据处理等多个方面,是现代社会不可或缺的技术之一。信息化技术的发展推动了数字化、智能化、网络化和集成化的进程,深刻影响着经济、政治、文化、社会等多个领域。医院信息化技术应用是指将医院信息化技术与医院管理和医疗服务紧密结合,运用信息化技术手段和方法,对医院管理和医疗服务过程中的各种信息进行采集、存储、处理、传输和应用的过程。

1981年北京协和医院成立了计算机室,引入了计算机用于医院的业务和科研管理,标志着中国医院计算机的最早应用。20世纪80年代后,随着计算机技术的发展,计算机设备在国内医院的应用逐渐普及,开启我国医院信息化时代。不少医院从单机收费、统计工资等开启医院信息化建设的大门,经历了"以财务为中心""以诊疗为中心"的信息化建设过程,逐步进入"以健康为中心"阶段。信息软件系统和信息智能设备已经覆盖医院的各方面,成为诊疗过程管理、医疗质量控制、风险管理、个性化健康管理、改善患者服务体验、运营管理乃至管理决策支持的重要支撑,不断推动着医院管理水平和医疗服务水平的提升。

信息化技术的应用对医院发展的推动是显著的,在医院的各个方面起到了重要作用。通过电子健康记录系统、医院管理信息系统和电子处方系统,医院能够更好地记录、管理和共享患者的医疗信息,减少信息传递中的错误和遗漏,提高医疗过程的准确性和安全性。通过医疗资源管理系统和智能设备,医院能够更好地优化各种资源的分配和利用。智能化设备的使用能提高医疗设备的利用率,提供更高效的医疗服务。借助数据分析和决策支持系统,医院管理层可以及时获取各项指标和数据,进行数据驱动的决策和管理。这有助于优化医院的运营效率、资源利用率和财务管理能力,提升医院的整体绩效。通过电子化病历记录、检查报告和医嘱管理,医疗数据可以更方便地存储、传输和共享。自动化的设备和系统,如自动药物分发系统和智能手术机器人,提高了医疗流程的效率和精确性,减少了人为错误。患者可以通过互联网预约挂号、在线咨询医生和远程健康监测等方式,获得更灵活、更个性化的医疗服务。医生也可以借助信息化系统,更好地管理患者的健康数据并提供远程医疗咨询,增强医患之间的沟通和合作。信息化技术的应用推动了医院的发展,提高了医疗质量和安全水平,优化了资源的分配和利用,提升了医院综合管理能力,促进了医疗流程的数字化和自动化,并为医生和患者提供了更便捷、更高效的医疗体验和健康管理方式。随着信息技术的不断创新和发展,医院信息化技术将继续推动医疗行业的进步和改革。

距离2014年本书第1版出版已十年。这十年,信息技术的发展突飞猛进,各级医院对信息化的认识更加深入,医院信息化水平得到实质性提升。本书将结合近年来医院信息化建设的最新发展,分别介绍医院信息系统架构的技术与方法,医院门诊、急诊、急救、住院各环节医护信息系统建设,医学影像、手术麻醉、检验、医技治疗、血液、心电等医技信息系统建设,医院信息平台构建以及相关的信息化标准体系、安全体系、测评体系等,全方位阐述和展望医院最新的信息化技术与应用。本书编写过程中参考了大量的研究成果和实践案例,并结合作者团队自身的专业知识和经验,深入探讨医院信息化体系的构建以及构建医院信息化的基础设施和技术支持体系等,介绍并探讨每个系统的功能、特点、实施过程、应用效果以及未来发展趋势。本书既适合医院信息化从业者作为学习参考,也适合作为工具书,在医院信息化建设实践和管理过程中对照使用。

第二节　标准化与规范化

一、医院信息化建设标准与规范

随着医院信息化应用的不断发展,国家对医院信息化建设顶层设计愈发重视,科学制定了各领域的标准、规范、方案、管理办法、评价办法等,明确了医院信息化的建设方向,同时引导医疗行业及信息技术行业相关企业、组织、机构等共同行动,协同合作,完善行业标准与规范,提供相应的政策、制度、项目支持,着重从技术及资源层面进行引导和支持,推动医院信息化建设的高质量发展。

2009年国家发布了《WS/T 303—2009卫生信息数据元标准化规则》《WS/T 304—2009卫生信息数据模式描述指南》《WS/T 305—2009卫生信息数据集元数据规范》《WS/T 306—2009卫生信息数据集分类与编码规则》四项卫生行业信息标准,规范医疗卫生信息化的数据顶层结构。2023年上述4项标准发布了新版本(2023版)。

2011年国家发布的《WS 363—2023卫生健康信息数据元目录》和《WS 364—2023卫生信息数据元值域代码》,规定了医疗信息相关数据元的数据元标识符、数据元名称、定义、数据元值的数据类型、表示格式和数据元允许值。2023年上述两项标准发布了新版本(2023版)。

2014—2016年,为了推进医院电子病历应用,国家先后发布了《WS 445—2014电子病历基本数据集》(共17部分)、《WS/T 447—2014基于电子病历的医院信息平台技术规范》《WS/T 500—2016电子病历共享文档规范》(共53部分)等一系列卫生行业信息标准,指导和规范以电子病历为中心的医院信息化建设。

2018年4月,国家卫生健康委发布了《全国医院信息化建设标准与规范(试行)》,文件包括5章22类,共计262项具体内容,明确了医院信息化的建设内容和建设要求,结束一直以来医院信息化建设标准缺乏的窘境,使医院信息化建设有章可循,企业研发产品有了标准对照。统一标准,为不同医院、医院与区域平台之间的数据交互共享创造了条件,进一步推动了医院信息的互联互通,也为企业与企业之间的合作搭建了更便捷的通道,有效促进了医院信息化的规范和快速发展。

2018年7月,国家卫生健康委同时印发《互联网诊疗管理办法(试行)》《互联网医院管理办法(试行)》《远程医疗服务管理规范(试行)》3份文件,明确准入要求、行业标准规范等,为高速发展的互联网医疗行业指明了方向。

2019年6月,国家医保局、财政部、国家卫生健康委、国家中医药管理局联合印发《关于按疾病诊断相关分组付费国家试点城市名单的通知》,把北京、天津、上海等30个城市确定作为疾病诊断相关分组(DRG)付费国家试点城市,其后,于2020年在71个城市开展按病种分值付费(DIP)试点工作。DRG/DIP支付方式改革,按照病组付费,要求医院在有限的医保支付价范围内,在保证医疗质量的前提下,优化收费结构、降低成本。该医保改革举措使得药品、耗材、检查和检验成为治疗的成本和手段,从而将医院从销售药品耗材和开展检查获得收入的模式,转变为控制成本使医院获得收益的模式,客观上能降低患者的看病就医成本。虽然没有对医院信息化提出具体要求,然而医院为了在做好医保服务工作的同时保证效益,借助信息技术实现医保精细化管理是必然选择。

2022年4月,国家卫生健康委和国家中医药管理局组织制定《公立医院运营管理信息化功能指引》,文件明确给出了运营管理信息化建设应用框架及功能设计要求,分为运营管理决策层、运营管理应用层和运营管理支撑层三个层次，医教研防业务活动、综合管理、资产、运营管理决策、数据基础等 9 大类业务，对 45 级 163 个功能点进行功能设计，以引导各级各类公立医院运营管理信息化应用建设。根据 CHIMA 历年发布的《中国医院信息化状况调查报告》，"投入资金不足"是早期医院信息化建设的最大困扰。近年来，在国家公立医院考核、互联互通评测、电子病历评级、信息安全等级保护测评等政策的推动下，各级医院对信息化重视程度逐年递增。参与调查医院信息化建设投入金额普遍逐年增加，2021—2022 年度信息化建设平均投入金额为 936.24 万元，较 2019—2020 年度的 774.80 万元明显提高，每年信息化投入的增速达到 15% 以上，信息化建设的合理投入已经取得共识。2013 年国内电子病历系统功能应用水平分级评价为 4 级及以上医院的比例仅为 3.4%。2020 年 7 月 4 日，国家卫生健康委办公厅发布《关于 2020 年度全国三级公立医院绩效考核国家监测分析情况的通报》时，这一比例增长到 65.26%，到《2021—2022 年中国医院信息化状况调查》报告，这一比例增长到 83.78%。

二、医院信息化建设测评

自 2013 年以来，国家卫生计生委统计信息中心在委规划与信息司的领导下，组织开展医院信息互联互通标准化成熟度测评工作，从数据资源标准化建设、互联互通标准化建设、基础设施建设和互联互通应用效果等四个方面对区域卫生信息平台和医院信息平台进行综合测试和评估，促进跨机构跨地域互联互通和信息共享。该评测工作推行以来，已经成为各级医疗卫生机构指导和开展区域卫生信息化培植的有力工作抓手和科学指南。已有 700 多家三级医院完成了"三级医院要实现院内各诊疗环节信息互联互通，达到医院信息互联互通标准化成熟度测评 4 级水平"的要求。按照 2020 年互联互通标准化成熟度测评方案的要求，申请测评的医院，其信息平台需要运行一年并通过初步验收、核心信息系统包括集成平台需要通过三级等保。申请互联互通四甲及以上的医院，必须有互联网医院牌照并且已经开展互联网诊疗。医院信息化建设标准及评价体系的逐步完善，有效推进了医院信息化的高速发展。

2023 年 12 月，国家卫生健康委制定印发实施《电子病历系统应用水平分级评价管理办法（试行）》，有效引导医疗机构积极开展以电子病历为核心的信息化建设。《关于印发公立医院高质量发展促进行动（2021—2025 年）的通知》中要求将信息化作为医院基本建设的优先领域，到 2022 年，全国三级公立医院电子病历应用水平平均级别达到 4 级，二级医院要达到分级评价 3 级以上。在《国家三级公立医院绩效考核操作手册（2022 版）》中规定：将医院的电子病历应用水平纳入到了三级公立医院绩效考核当中，从系统功能实现、有效应用范围、数据质量三个维度对医院的电子病历和临床应用系统进行评价。

2019 年 3 月国家卫生健康委发布《医院智慧服务分级评估标准体系（试行）》，要求二级及以上医院参与智慧服务分级评价。2021 年 3 月，国家卫生健康委发布《医院智慧管理分级评估标准体系（试行）》，目前该标准仅供各地、各医院推进智慧医院建设时参照使用，引导医院信息化建设向智慧服务发展。

《2021—2022 年中国医院信息化状况调查》报告中，参与医院信息互联互通标准化成熟度测评的医院逐年增加，从 2018—2019 年的 12.25%、2019—2020 年的 34.51% 上升到 2021—2022 年的 40.68%。通过测评的医院占比逐年提高，并且大多直接通过了四级甲等测评。四级乙等及以上等级的医院比例从 2018—2019 年的 7.31%、2019—2020 年的 11.90%，逐年上升到 2021—2022 年的 21.37%，并且这一比例仍在快速增长中。

国家层面的标准和规范不断完善，各级医院的信息化建设有了明确的发展路径。同时，标准带来的确定性增强了信息技术企业的信心，企业依据标准和规范开发应用系统，更加有利于信息技术在医院的推广应用和更新迭代。在成体系标准、规范的指引下，通过测评手段实现以评促建、以评促用、以评促改，有效促进我国医院信息化的高水平建设和高质量发展。

第三节　新技术与新应用

医院信息化应用具有数据密集性、多方参与、系统集成复杂、隐私性、可靠性和安全性需求高以及多样化的应用场景等特点。信息平台技术、云计算、大数据、物联网、移动互联网、人工智能等信息新技术都在第一时间应用于医疗卫生领域,取得了显著进展。这些新技术为医疗卫生领域提供了更高效、更便捷、更准确的服务,改善了患者的就医体验,提高了医务人员的工作效率,提高了医院运营管理的效率,促进医院数字化转型和创新发展。

一、信息平台技术应用

信息平台技术是用于管理、处理和交换信息的综合性技术体系,通常包括硬件、软件、网络、数据存储和处理方法等,以满足组织内部和外部的信息需求。医院信息平台是一个综合性的信息技术解决方案,旨在整合、协调和管理医院内部的各种信息系统、数据源、应用程序和服务,以实现医院管理和医疗服务的高效协同工作、流程优化和提供更高质量的医疗服务。

医院最常接触的是"医院信息集成平台"和"医院信息一体化平台"这两个概念。医院信息集成平台(hospital information integration platform)是一种专门设计用于整合和协调医院内部各种信息系统、数据源和医疗设备的综合性信息技术平台。通过整合、连接和协调医院各信息系统和信息资源,实现医院管理和患者护理的协同工作、流程优化和数据共享,从而提高医院的医疗效率和管理质量,提升患者的医疗服务体验。医院信息一体化平台是一个综合性的信息技术解决方案,旨在整合、协调和管理医院内部的各种信息系统、数据源、应用程序和服务,以实现医院管理和患者护理的高效协同工作、流程优化和提供更高质量的医疗服务。虽然两者有着各自不同的侧重点,不是完全相同的概念,但它们通常结合使用。医院信息集成平台实现了数据共享和互操作,而医院信息一体化平台的目标是实现完整的医院管理和医疗服务,两者都是为了实现更全面的医院信息化目标。

目前大多数医院平台是遵循医疗行业标准,基于 SOA 架构,采用 ESB(企业服务总线)、IE(集成引擎)、ETL(extract-transform-load)工具等技术组合而成的搭建方案。ESB 和 IE 用来实现集成平台对于数据传输和信息交互的核心中间件,主要处理实时交互数据。ETL 是一种数据处理技术,指将业务系统的数据经过抽取(extract)、转换(transform)、加载(load)到数据仓库的过程。随着医院的垂直应用越来越多,应用之间交互愈发频繁,需要将核心业务抽取出来作为独立的服务,使之逐渐形成稳定的服务中心,保证前端应用能更快速地响应多变的医院业务需求。具备可伸缩性、灵活性、容错性、可维护性、快速交付等优点的微服务架构自 2018 年以来逐步受到重视,并被快速地应用到医院信息化平台建设中。微服务将大型应用程序划分为小型的服务单元,每个单元可独立开发、部署、测试、运行和维护。微服务之间通过 API 进行通信,通常使用 HTTP、REST 或消息队列等通信协议,允许各个服务在不同技术栈下独立开发。每个微服务可以拥有自己的数据存储,可以是关系型数据库、NoSQL 数据库或其他数据存储技术。微服务架构的这些特点使多个不同开发团队能够并行工作,特别适合医疗机构实现医院业务的快速部署、重构及一站式生命周期管理,支撑医疗信息化的个性化、专科化应用,提高用户体验。

国家电子病历 4 级评级水平要求实现"全院信息共享",5 级要求实现"统一数据管理",6 级要求实现"全流程医疗数据闭环管理",7 级要求"区域医疗信息共享",8 级要求"健康信息整合"。在医院的互联互通测评指标中,最核心的测评对象是医院平台的信息交换层,考核数据资源标准化、平台技术架构和互联互通交互服务。医院等级评审三级指标中要求满足医学统计和质量监测指标,还需要各种信息系统的数据统计和展示。随着医院信息化建设标准及评价体系的不断完善,医院信息平台建设已经成为医院电子病历应用水平评级、互联互通测评、智慧医院评级等评级体系的重要内容和基础。

医院信息平台的建设整合医院内各系统数据资源,实现数据共享交换,优化流程,有助于工作效率和医疗质量的提高,为患者提供更好的医疗服务,促进医院提高管理水平和医疗决策的效率,有利于医疗研究和数据分析,为医疗领域带来深远影响。

二、云计算技术应用

云计算(cloud computing)是一种基于互联网的计算方式,它将计算机处理、存储等资源通过网络进行交互和共享。用户可以按需获取计算能力、存储空间或软件服务。云计算具有弹性扩展、高可靠性、虚拟化、分布式等特点,能够为用户提供高效、安全、便捷的计算环境。云计算技术的核心是将大量的计算任务和数据存储外移到云服务提供商的服务器集群上进行处理和管理。用户可以通过互联网使用云服务提供商的基础设施和应用程序，按需购买所需的计算资源，并根据实际使用情况灵活调整资源规模。

云计算技术在医院领域的应用范围广泛，为医疗行业带来了多方面好处。云计算允许医院将信息系统和医疗信息存储在云服务器上，从而实现跨部门和跨地点的无缝访问。医护人员可以随时随地访问患者全方位的信息，提高了医疗决策和协作的效率。同时，云计算更加有利于远程医疗的开展，有利于大规模数据分析和医疗研究的开展，有利于数据的安全和规范化。

云计算具备弹性和可扩展性、成本效益比高、高可靠性和可用性、远程访问和协作、快速部署、节约建筑空间等优势。早在2015年，广州市妇女儿童医疗中心与中国联通广东分公司合作，实现医院业务系统公有云迁移和部署，成为全国首家不设中心机房的三甲医院，拥抱全新"云上医院"时代，将电子病历系统、数据集成平台等全面部署在云平台之上。采用云机房，为广州市妇女儿童医疗中心带来的首个好处是腾出了原有信息机房的建筑空间用于医疗业务。同时，云计算提供了可快速部署和使用的服务，无须担心底层基础设施的搭建和维护，可以更加专注于应用程序的开发和创新。云平台提供了丰富的开发工具和服务，支持快速构建和发布应用程序，提高开发效率和创新能力。云计算采用资源共享和虚拟化技术，提高了计算资源的利用率，减少了能源消耗和硬件浪费，可以根据实际需求灵活调整资源规模，避免了不必要的能源和物理空间的浪费，对环境影响较小。云计算模式采用按需付费的方式，医院只需要支付实际使用的计算资源，避免了大额前期投资和维护成本，随时可以根据需求灵活调整资源规模，实现更高的成本效益比，并避免闲置资源造成的浪费。

云计算在医院的应用仍在不断深入，云计算技术已成为医院信息化发展坚实的保障。

三、大数据技术应用

大数据技术是指通过各种技术手段对大量数据进行收集、存储、处理和分析。数据常被比作是数字经济时代的"石油"，也被认为是一种"新型生产要素"。我国是一个数据大国，早在2020年，在《中共中央 国务院关于构建更加完善的要素市场化配置体制机制的意见》中，首次将数据作为一种新型生产要素写入中央文件中，与土地、劳动力、资本、技术等传统生产要素并列。根据国家网信办发布的《数字中国发展报告（2021年）》，2017—2021年，我国数据产量从2.3ZB增长至6.6ZB，在2021年全球占比9.9%，位居世界第二。据国际数据公司（IDC）测算，预计到2025年，中国产生的数据总量将达48.6ZB，占全球的27.8%；对国内生产总值（GDP）增长的贡献率将达年均1.5~1.8个百分点。2023年3月，中共中央、国务院印发了《党和国家机构改革方案》，组建国家数据局，负责协调推进数据基础制度建设，统筹数据资源整合共享和开发利用，统筹推进数字中国、数字经济、数字社会规划和建设等，由国家发展和改革委员会管理。国家对大数据的重视程度提到新高度。健康医疗大数据作为我国大数据发展规划中的重要组成部分，已经成为我国基础战略性资源和重要生产要素。

大数据技术在医院领域的应用已经大量开展。医院利用大数据分析技术，通过建立疾病预测模型，对海量的医疗数据进行挖掘和分析，提前发现和预测疾病的暴发和流行趋势，及早采取控制措施，保护公众健康；通过大数据技术分析患者的健康数据、生活习惯等信息，为个人提供个性化的健康管理和预防方案，提高人们的健康水平和生活质量；利用大数据技术分析患者的基因组、生理指标、病史等信息，为医生提供更加准确、个性化的诊断和治疗方案；通过大数据技术分析了解患者的需求和期望，改进预约管理、减少等待时间，提升患者满意度。医院还可以使用大数据来监测和维护医疗设备，提前发现设备故障，确保患者的安全。大数据技术在卫生行业的应用可以大大提高医疗服务的质量和效率，优化资源利用，为公众提供更加个性化、精准的医疗服务，促进卫生行业的健康发展。

四、物联网技术应用

物联网是一种以互联网为基础的"万物互联"技术，是互联网向客观现实世界的延伸。物联网借助各种传感设备，将采集到的信息集中存储并连接互联网，由此将多种信息联系起来，组成一个庞大的网络，从而实现互联网对物品的自动识别、定位、控制、监控和管理等，实现"物物相连"。物联网技术以其互联性、智能化、创新化和数据化的特点，在智慧医疗、智慧城市、智能交通、工业自动化等领域得到了广泛应用。物联网技术应用于医院建设已经成为医疗行业数字化、智能化发展的重要方向之一。

通过物联网技术，可以将医院内的各种设备、仪器和传感器连接起来，与医院系统融合集成，便可实现人员管理智能化、医疗过程智能化、供应链管理智能化、医疗废弃物管理智能化和健康管理智能化。通过物联网技术，可以更方便地获取病患信息、远程医疗信息，并加以存储，以供快速地调阅识别，可以实现网络对医疗相关物质的自动定位、监控、识别和管理等工作。医疗设备可以自动监测、采集和传输数据，实现设备的远程控制和管理。医生和护士可以实时获取患者的生命体征数据，进行远程诊断和监护，有利于医护人员及时发现患者身体的异常情况并立即进行救助。通过物联网技术，可以对医疗过程进行监控和管理，减少因人为不可测因素带来的医疗事故，提高医疗过程的精确度，保障患者的生命安全。通过连接医疗设备、仓库库存、药品追踪系统等，可以实现医院资源的实时监控和管理，提高资源利用效率和供应链管理。物联网还可以应用于医院的设备维护和巡检，实现设备的智能化管理和预防性维护。物联网技术可以为患者提供更好的医疗体验和个性化护理。通过智能医疗设备和传感器，可以实时监测和采集患者的生命体征和健康数据，医务人员可以对此进行远程监护和指导。

物联网技术在医院的应用可以大幅提高自动化率，加强医疗安全，提高医疗效率和质量，改善医疗服务和护理体验。可以说，实现智慧医疗离不开物联网技术。

五、移动互联网技术应用

移动互联网技术是指将互联网和移动通信技术结合，使移动设备（如智能手机、手持电脑）能够通过无线网络连接到互联网，实现信息的传输和交互。它包括一系列的技术和标准，用于实现移动设备与互联网之间的连接和数据传输，包括移动通信技术、移动应用开发技术、移动互联网协议、移动应用接口等。过去十年是互联网医疗快速发展的时期，技术进步、市场需求、政策支持、投资热潮和用户接受度提高共同推动了互联网医疗行业的快速发展。在线挂号、在线缴费、在线咨询、在线报告查询、在线学术交流、在线远程手术指导等已成为各医疗机构服务民众的常见方式。越来越多的医疗机构成立了互联网医院，许多互联网公司也进入医疗领域，推出医疗健康相关的移动应用和平台。

在医院内部，借助无线局域网或专属 5G 网络，通过手持电脑等终端设备，无线查房、移动护理、婴儿防盗、药物管理、学业管理、固定资产管理等移动医疗已经相当普及，促进了临床业务效率的提高，为患者提供了优质服务。5G 通信技术越来越多被应用到急救车上以提升急救过程中的实时通信、远程协助和医疗支持。同样，5G 技术也在偏远和缺乏医疗资源地区远程会诊和医疗救援中发挥了不可替代的作用。

六、人工智能技术应用

人工智能技术（artificial intelligence，AI）是指模拟或复制人类智能的理论、设计、开发及应用的一门技术。人工智能包括了机器学习（machine learning）、深度学习（deep learning）、自然语言处理（natural language processing，NLP）、计算机视觉（computer vision）、强化学习（reinforcement learning）、机器人学（robotics）、自动化和自主系统（automation and autonomous systems）等，其核心目的是建构与人类似甚至超卓的推理、知识、规划、学习、交流、感知、移物、使用工具和操控机械的能力。

AI 应用在语音、影像、数据三大主题业务，利用语音识别技术进行病历自动录入；利用图像识别技术对医技影像进行自动识别，数据与机器学习、深度学习和挖掘技术深度结合，使 AI 应用进一步向纵深发展。语音识别技术是自然语言处理技术的一个重要分支，是一种自动识别人类语言的技术，可以将人类语音转换成计算机识别的文本。语音识别技术在医院中的应用相当广泛，可被应用于病历记录。传统的病历记录方式是手写，速度较慢并且易出错。语音识别技术可以将医生或护士的口述快速转换为文本，减少了打字的时间和工作量。医护人员可以通过语音识别技术结合结构化电子病历系统生成规范病历文书，简单快捷地完成病历记录，同时也可以避免手写记录可能产生的错误和遗漏。语音识别技术可以帮助医生及时记录病情。医生在病房查房或查看患者检查结果时，可以通过语音识别技术直接将所见所闻转换成文本记录，这无疑是一种高效的工作方式。同时，通过语音识别技术，医生可以将一些关键信息快速记录下来,方便下一次查房或者诊断时参考,提高了患者的诊疗效果。另外,语音识别技术还可以应用于医学知识管理。医院中有大量的医学知识需要记录和管理,目前有很多医学知识管理系统已经采用语音识别技术进行知识的录入和切分,大大提高了知识管理的效率和准确性。医生在工作过程中也可以通过语音识别技术查询相关的医学知识,为诊疗提供科学参考。

通过应用这项技术,不仅可以改善医护人员的工作效率,减少人为因素的干扰,还可以提高患者的诊疗效果,缩短就医时间,提高医疗服务质量,改善患者的就诊体验。

安徽省立医院、中国医科大学附属盛京医院、北京协和医院、复旦大学附属中山医院、中山大学附属第一医院等分别与语音识别技术龙头公司合作,应用语音识别技术在电子病历的语音输入、医学影像报告自动化生成、医学知识查询和问答交互、促进医患之间更好地沟通和理解等方面深入实践,取得非常好的成果。医生可以通过语音将诊断信息、病历记录等快速转化为文字形式,减少手工录入的工作量,提高医生的工作效率。通过语音将影像所见和诊断意见直接转化为文字报告,提高报告的准确性和速度;通过语音提出问题或查询医学知识,系统能够根据语音输入快速搜索相关医学信息和指南,提供准确、及时的答案和建议;通过语音将诊断解释、治疗方案等转化为患者可以理解的语言,提高医患之间的沟通效率,改善医患关系;通过将医生的语音记录转化为文字形式,可以将医疗数据与其他数据源进行整合,进行更深入的数据分析和挖掘,为医院的决策提供支持。早在2016年,安徽省立医院与科大讯飞便正式共建医学人工智能联合实验室,双方在联合实验室框架下,共同探索智能语音技术在医疗领域的应用,共同研发面向医疗领域的专属语音识别系统,针对医生口音、医学专用词汇等进行专门优化,以期大幅度提升医生的工作效率;共同推动导医知识库的建设以及导医机器人的研发;在智能化医院及智慧医疗的人工智能等方向上进行研究与探索。相信随着科技不断发展,语音识别技术将在医院中扮演更为重要的角色。

图像识别和医学影像分析同样是人工智能应用发展迅速和广泛应用的领域。通过深度学习和机器学习算法,人工智能能够辅助医生对CT、MRI、X线等医学影像进行快速、准确地分析和诊断,帮助医生提高诊断效率和准确性。

人工智能在医院信息化领域的应用很广泛,大多处于探索或初步应用阶段,可以期待的空间很大。

第四节 发展趋势

新技术的发展和应用促进各行各业不断进步。医院信息化建设紧跟新技术的发展,在医院信息化领域,新技术逐步展现了广阔的未来。

一、大模型人工智能技术

2022年11月30日美国人工智能研究实验室OpenAI推出了大语言模型ChatGPT,它是一个基于语言模型的对话生成系统,使用Transformer神经网络架构,拥有语言理解和文本生成能力,通过连接大量的语料库来训练模型,能够基于在预训练阶段所见的模式和统计规律生成回答,还能根据聊天的上下文进行互动,模拟人类正常的聊天交流,甚至能完成撰写邮件、视频脚本、文案,翻译文字、编写代码,编撰论文等任务。ChatGPT具有强大的自然语言处理和智能交互功能,已在诸多领域展示出广泛的应用前景,在全球范围激发了人们对人工智能技术的无限想象。2023年3月15日,OpenAI推出了GPT-4。GPT-4是多模态大模型,支持图像和文本输入以及文本输出,拥有强大的识图能力,文字输入限制提升到了2.5万字。GPT-4的训练数量更大,支持多元的输出、输入形式,在专业领域的学习能力更强。

国内企业和组织对大模型技术的研究和应用十分重视,在该领域大量投入,不断有新的研究进展和产品发布。例如,百度发布了文心大模型、华为发布了盘古大模型、阿里发布了通义大模型、腾讯发布了混元大模型等。

北京卫生法学会大数据与互联网人工智能医疗专业委员会联合中国生物医学工程学会医学人工智能分会法律伦理专家组集合21个高校、科研机构、医疗机构的法律以及产业界的专家组成专家委员会,从技术、临床、法律、行业角度，探讨 ChatGPT 为代表的大模型人工智能技术在医疗服务领域的应用进展及法律伦理问题，于 2023 年 5 月发布了《大模型人工智能技术在医疗服务领域应用的专家共识》，旨在为医疗服务领域从业者和决策者在开展与 ChatGPT 相关的大模型人工智能应用时提供参考，推动人工智能技术在医疗服务领域的创新和发展。

将大模型技术、NLP 技术与其他 AI 技术结合，能够让系统更好地理解和处理自然语言文本，提高应用程序的智能化程度，改善各个领域的工作效率、用户体验和决策支持，实现多种多样的应用，在推动技术创新和解决现实世界问题方面具有广泛意义。已有医疗机构和企业尝试把包括大模型在内的 AI 技术应用于医疗咨询、科普教育、协助诊疗、辅助决策等，甚至用于分析大量的医学数据，建立研发模型，协助医学研究和药物研发等。大模型相关的人工智能将进一步融合多模态数据，实现自动化临床决策，以及个性化医疗服务的推广，为医疗领域带来巨大变革。

二、区块链技术

区块链是多种技术的集成创新，通过加密算法、分布式数据库、共识机制、智能合约等技术来构建的一种分布式数据共享账本和分布式应用系统。区块链去中心化、不可篡改的特性可以确保医疗数据的可信度和完整性，同时保护患者的隐私权。利用区块链技术建立医疗供应链管理系统，实现药品、医疗物资和设备的供应链可追溯和管理，提高了医疗服务的质量和安全性。利用区块链技术建立医疗保险管理系统，实现保险数据的安全存储和共享，同时提高了保险理赔的效率和准确性。

区块链具有不可篡改、分布式共享的优势，将医疗数据记录在区块链上，成为医疗行业保护数据和透明共享的有效方法。

三、数字虚拟化技术

数字虚拟化技术是指利用数字化技术和虚拟化技术，将现实世界的事物、过程或环境以数字化的方式再现或模拟出来的一类技术。它将现实世界中的物理实体、数据或概念通过数字化手段进行表达、处理和交互，创造出虚拟的环境、对象或体验。数字化虚拟技术包括多个方面的技术，如虚拟现实（virtual reality，VR）、增强现实（augmented reality，AR）、混合现实（mixed reality，MR）、3D 建模和打印、远程通信和远程操作等。这些技术可以通过计算机、传感器、显示设备、网络等技术手段来实现。

数字虚拟化技术在医疗领域的应用十分广泛，可被用于医学教育、手术模拟、远程医疗、病历管理、健康监测等方面，为医院和医疗机构提供了更先进、高效和精确的工具和解决方案。通过数字虚拟化技术，医生可以进行更加准确的诊断和治疗，患者可以获得更好的医疗体验和健康管理。同时，数字虚拟化技术也推动了医疗行业的创新和发展，为医学研究和医疗服务提供了新的可能性。以下是数字虚拟化技术在医院中的一些应用。

1. 虚拟现实和增强现实　VR 和 AR 技术可以用于医学培训和教育。医学生和医生可以使用 VR 设备进行模拟手术操作、解剖学学习和临床实践，提供沉浸式的学习体验。AR 技术可以在手术过程中提供实时导航和辅助信息。

2. 远程医疗和远程手术　数字虚拟化技术可以实现远程医疗和远程手术。医生可以利用远程通信技术为患者进行远程会诊和诊断，减少患者的出行和等待时间。同时，远程手术技术使得专家可以通过网络对远程手术进行指导和辅助，提高手术的准确性和安全性。

3. 数字化病历和医疗数据管理　数字虚拟化技术可以用于电子病历和医疗数据的管理和共享。通过数字化病历系统，医生可以快速查看和更新患者的医疗记录，提高临床决策的准确性和效率。同时，数字化技术还可以用于医疗数据的分析和挖掘，支持临床研究和医学知识的积累。

4. 虚拟健康助手和远程监测　数字虚拟化技术可以实现虚拟健康助手和远程监测。通过智能手机、可穿戴设备等，患者可以进行健康数据的监测和管理，如血压、心率、血糖。医生可以通过远程监测系统实时监控患者的健康状况，并及时进行干预和治疗。

这些数字虚拟化技术的应用使医院能够提供更精确、高效和个性化的医疗服务，改善患者的就医体验和治疗效果。随着科技的不断发展，数字虚拟化技术在医院中的应用前景将进一步拓展。

四、数字孪生技术

数字孪生是充分利用物理模型、传感器更新、运行历史等数据，集成多学科、多物理量、多尺度、多概率的仿真过程，在虚拟空间中完成映射，从而反映相对应的实体装备的全生命周期过程。数字孪生是一种超越现实的概念，可以被视为一个或多个重要的、彼此依赖的装备系统的数字映射系统。

数字孪生与医学领域的融合应用，为医学科学的深度发展提供了创新的技术支持。例如，人体数字孪生与早期的数字化人体比较，数字化人体是利用人体的成像数据重建人体的数字化解剖模型，这个模型是整体的、静态的、无生命体征的，而人体数字孪生是个体人体的实时镜像，是真实世界实体人在虚拟世界的数据映射，人体数字孪生体可以实时反映真实人体的生命状态，从而为个体人体的疾病预防、诊断、治疗和预后带来全新的解决思路。

医学数字孪生研究领域可以分为两类，即医疗数字孪生（healthcare digital twin）和人体数字孪生（digital twin of the person）。医疗数字孪生技术可被用于以患者为中心的医疗过程、医学仪器、医疗空间（院区、病房、手术室）等医疗实体场景的研究。通过采集医疗实体的相关数据建立数学模型，构建一个与实际医疗实体完全对应的虚拟医疗场景。人体数字孪生是对人或人体器官的数字孪生进行研究，通过融合人或人体器官的生物机制、生理模型、基因组学和临床数据等，构建具备患者个体特征的数字孪生体。人体数字孪生除了实体的物理属性，还包括生理、心理和伦理等更多元属性，具有更高的复杂性。

数字孪生技术在医院的应用正处于起步发展阶段，并为医疗行业带来了许多创新和改进。以下是数字孪生技术在医院中的一些应用。

1. 人体数字孪生模型　通过收集患者的医学影像数据和生理参数，可以创建个体化的人体数字孪生模型。这些模型可以用于手术规划、疾病诊断和治疗方案设计。医生可以在虚拟环境中对患者的特定部位进行操作和模拟，以预测手术结果、优化治疗方案。

2. 设备和设施数字孪生模型　医院可以创建设备和设施的数字孪生模型，用于设备维护、设备故障排除和设施优化。通过模拟和监测设备的运行情况，可以预测设备的故障和瓶颈，并采取相应措施，以提高设备的可靠性和利用率。

3. 流程优化和模拟　数字孪生技术可以用于优化医院内部的工作流程和资源分配。通过建立虚拟的医院模型，可以模拟不同的工作流程和资源配置方案，评估其效率和成本效益。这有助于医院管理层作出决策，以提高医疗服务的质量和效率。

4. 医学教育和培训　数字孪生技术可被用于医学教育和培训。通过创建虚拟的解剖模型和疾病模拟，医学生和医生可以进行实时的操作和模拟，提高其临床技能和决策能力。

数字孪生技术的应用使医院能够更好地理解和分析复杂的医学和医疗系统，提供更准确和个性化的医疗服务。它还能够帮助医院进行预测和决策支持，改善工作流程和资源利用效率，提高医疗质量和患者安全。随着科技的不断发展，数字孪生技术在医院中的应用前景将进一步扩展。

数字孪生是医院数字化转型和医疗健康管理的重要发展方向。标准化数据的实时共享是数字孪生的建设基础，实现基于数字化描述模型的一体化全量认知是技术发展趋势。基于广域数据共享的数字孪生将在物理系统 / 目标实体上实现广域数字化应用。

五、信息技术应用创新

信息技术应用创新（简称"信创"）发展是一项国家战略，也是当今形势下国家经济发展的新动能，涵盖应用软件、信息安全、IT 基础设施、基础软件四个领域，其核心是逐步建立安全可控的信息技术底层架构和标准，形成自有开放生态，在核心芯片、基础硬件、操作系统、中间件、数据库等领域实现国产化。

政策牵引是信息技术应用创新产业持续发展的源动力。2016 年 3 月国家就成立了信息技术应用创新工作委员会，推动逐步建立自主的 IT 底层架构和标准，形成开放生态。在政策的支持下，我国已在信息技术应用创新产业的全领域展开布局，覆盖了芯片、服务器、存储、交换机、路由器、云技术、数据库、操作系统、中间件、ERP、办公软件、政务应用、信息安全技术等领域。

信息技术应用创新产业发展已经成为经济数字化转型、提升产业链发展的关键，从技术体系引进、强化产业基础、加强保障能力等方面着手，促进信息技术应用创新产业在本地落地生根，带动传统 IT 信息产业转型，构建区域级产业聚集集群。信息技术应用创新方向的发展将推动信息技术产业的快速发展。信息技术应用创新必将是医院信息化建设关注的重点。

（陈戏墨　陈　凯）

参考文献

[1] 赵颖.云计算技术在计算机数据处理中的应用分析与发展战略[J].信息系统工程，2023（07）：59-62.

[2] 王爱华.云计算在医院信息管理系统的应用探讨研究[J].电脑编程技巧与维护，2021（02）：86-87+95.

[3] 廖子锐，田雪晴，刘远立.日本医疗大数据法对我国健康医疗大数据发展应用的启示[J].中国数字医学，2021，16（07）：88-93.

[4] 周晨露.物联网技术在智慧医院建设中的应用[J].大医生，2023，8（12）：134-136.

[5] 赵阳光.物联网技术在智慧城市中的应用研究[J].电信网技术，2016（3）：51-53.

[6] 张旭.物联网技术背景下医院信息管理系统的建设与应用[J].网络安全技术与应用，2019（7）：106-107.

[7] 夏光辉，曹艳林，陈炳澍，等.大模型人工智能技术在医疗服务领域应用的专家共识[J].中国卫生法制，2023，31（05）：124-126.

[8] ASMAK.A blockchain-based smart contract system for healthcare management[J].Electronics，2020，9（1）：1-11.

[9] 赵霞，曹晓均，李小华.医学数字孪生应用研究与关键技术探析[J].医学信息学杂志，2023，44（04）：12-16+27.

[10] 李哲青，陈一贤，周邮，等.数字孪生技术及其在医疗领域的应用[J].中国数字医学，2023，18（08）：56-61.

[11] 王朝虹，陈本燕，杨君，等.关于成都信创产业创新发展的思考与建议[J].决策咨询，2021（04）：77-79.

第二章

医院信息系统架构体系

本章主要介绍医院信息系统架构的技术与方法,主要包括面向服务架构(SOA架构)和医院信息系统SOA架构两个部分。SOA架构部分对SOA架构的服务定义、功能描述、总体架构、SOA的支撑技术与服务,以及微服务进行了较为详细的介绍。医院信息系统SOA架构部分对应用SOA架构和参考国际标准HISA构建医院信息系统SOA服务的技术方法进行了较为深入的讲解。HISA是国际标准化组织ISO发布的健康信息标准,通过企业观点、信息观点和计算观点3个模型,规范医疗健康信息SOA服务的开发。

第一节 概 述

一、信息系统架构

信息系统架构是指关于信息系统的组成及各组成部分相互关系的总体描述,是系统的业务逻辑、信息处理逻辑和技术方案的统一体,是信息系统全局的顶层模型。在IT领域,有不同的IT体系架构,本书介绍面向服务架构(SOA)。SOA是通过应用面向服务而产生的架构类型,是当今应用最广泛、最成熟的IT设计范式和设计原则,国内医院的信息系统(平台)基本上采用这个架构,医院信息互联互通标准化成熟度测评的高级别也要求采用SOA架构。

在提到IT体系架构时,需要重温开放系统互联(open system interconnection,OSI)和开放分布式处理(open distributed processing,ODP)两个标准,它们为IT体系架构发展奠定了基础,而且直到今天仍然发挥着重要作用。这两个标准也被作为我国的国家标准。

OSI是国际标准化组织(ISO)发布的标准。OSI用于计算机系统之间的通信,即业界耳熟能详的网络7层模型。OSI提出的开放系统互联的分层体系结构概念包括层、实体、实体标识、实体连接等元素,所谓开放系统,是指遵循OSI的计算机系统。OSI将信息系统互联由物理底层到应用顶层,分为物理层、数据链路层、网络层、运输层、会话层、表示层和应用层7个层次。底层协议通常是计算机系统之间通信的公共标准,顶层协议与应用领域相关,在医疗健康领域,涉及健康信息系统语义、语法互操作性,以及信息功能和应用的协议体现在表示层和应用层,如HL7 V2和V3等标准。

ODP是在OSI基础上,由ISO与国际电工协会(IEC)共同发布。OSI用于计算机系统之间的数据互联,ODP则是针对复杂、异构和分布的计算机系统,规范计算机系统的开放性、集成性和互操作性。ODP定义了5个观点(企业观点、信息观点、计算观点、工程观点和技术观点)作为ODP系统规范的体系结构框架,设计人员基于这5个观点,从不同角度对感兴趣的信息系统进行全面规划和描述。

二、信息系统架构的演进

信息系统架构的演进经历了单体架构、分布式架构和SOA架构的发展过程。不同领域和行业信息系统架构的演进类似,本部分以医院信息系统为例叙述。

(一)单体架构

国内医院信息化应用起步于20世纪80年代,其系统结构特征是以小型机、微机、DOS操作系统、BASIC或FORTRAN编程语言为主的单机应用系统,用于收费管理、病案管理和医务统计等医疗管理业务。基于 Windows 操作系统的早期 HIS 也主要采用单体架构,一个门诊软件内包括了门诊挂号、处方、计价收费和发药等功能,或者说这些功能是由一个单体软件完成的。

(二)分布式架构

随着医院信息化的发展,医院信息系统的规模和功能不断增加,业务流程日益复杂,早期一个软件能实现的功能,需要扩展为多个软件分别实现,例如上面提到的门诊软件,分立为挂号、护士站、医生站、划价收费和药房摆药等多个业务系统,形成图 2-1 所示的分布式架构。对于一个企业级信息系统(如全院信息系统),采用这种分布式架构是必然的。

分布式架构需要解决架构内各业务系统的信息交互,才能保证整个系统的正常运行。业务系统之间信息交互可以通过数据库直接读写、视图等不同方式,这种点对点方式的共同问题是当业务系统增多时,接口数量呈指数式增加[接口数量 $=N(N-1)/2$,N 表示业务系统数量],连接会变得十分繁杂。点对点的连接往往由开发人员自行确定和实现,并不受相关协议的约束和规范,导致大量重复性工作。

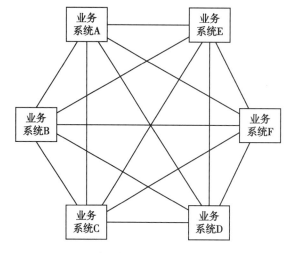

图 2-1 企业级信息系统分布式架构图

(三)SOA 架构

面向服务架构(service-oriented architecture,SOA)是一个组件模型,将应用系统的不同业务或功能软件通过这些服务之间定义的接口和契约联系起来,使得构建在系统中的服务可以以一种统一和通用的方式进行交互,解决不同软件之间的互操作性,成为分布式信息系统集成和交互的标准。SOA 主要特征如下。

1. 标准化服务契约 服务符合相同的契约设计标准,使服务表现功能方式和定义数据类型方式保持一致。

2. 服务松耦合 通过服务边界内部和外部建立特定的关系类型,削弱服务契约与服务消费者之间的依赖性,促进服务逻辑的独立设计和演进。

3. 服务可重用性 构建服务时,使其潜在能力得到最佳发挥而非仅针对一个目的,或者说一个服务可以被多个业务流程使用。

4. 服务可发现性 服务的使用者可以识别、理解和应用所需要的服务。

5. 服务可组合性 一个服务可以根据需要与其他服务组合为新的服务,实现更复杂的应用。

6. 技术开放性 SOA 具备高度技术开放性,作为一个架构标准,与具体采用的编程软件、硬件产品无关。

2012 年,SOA 被我国列为国家信息技术标准,2014 年国家卫生计生委发布的《基于电子病历的医院信息平台技术规范》采用的是 SOA 技术标准。近年来,医疗 IT 企业推出基于微服务架构的医院信息平台,微服务架构实际上是 SOA 的一种变形,与传统的 SOA 相比具有敏捷开发、动态扩容等特点,早期主要用于电子商务等业务细分、多变的互联网云平台。

第二节 SOA 架构

SOA 的理念最初由全球著名的 IT 研究与顾问咨询公司 Gartner 提出,随着互联网应用的迅速发展,SOA 成为全球最佳软件工程实践方法。

一、服务的定义

在 IT 领域,服务是一个软件程序(称为"服务构件"),为用户提供特定的业务功能(服务)。服务的定义是通过规范化的描述来表征、对外提供访问地址并可被重复使用的业务功能单元。

SOA 将一个服务封装为一个服务组件，为用户提供服务，实现特定功能。用户只需要了解服务构件的外部特性，知道它的业务功能、掌握它的接口参数就可以使用。至于服务构件内部的情况，用户是无须详细了解的。SOA 服务通常分为两类：一类用于 SOA 服务之间的连接，又称为中间件；另一类面向企业业务，即业务服务。

图 2-2 是服务构件的示意图，其中图 A 是服务构件模型，图 B 是采用 UML 组件图元描述的服务构件。服务构件模型中的服务发现、服务属性、服务接口和服务绑定等功能由服务开发者（通常称为"服务提供者"）通过 SOA 注册中心向外发布，供服务使用者（通常称为"服务消费者"）使用。

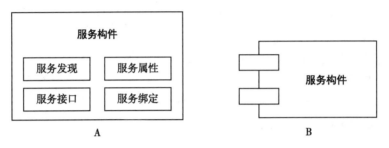

图 2-2　服务构件示意图

二、服务的描述

服务的描述包括基本描述、功能描述、非功能描述和统计特性描述。

（一）基本描述

基本描述包括服务标识符、名称、基本说明、分类、版本号、注册日期、提供者信息等服务的基本属性。

（二）功能描述

功能描述指服务的外部和内部功能特性，包括外部功能、消息、内部特性、实现特性。

1. 外部功能　包括服务功能名称、服务功能说明、输入参数、输出参数、前置条件、后置结果、故障。

2. 消息　包括消息结构和消息交换模式。

3. 内部特性　包括内部结构和内部过程。

4. 实现特性　包括服务访问地址、绑定消息协议、绑定传输协议。服务访问地址是服务提供者暴露给服务消费者的对外入口，服务消费者通过服务访问地址确定服务的网络位置；绑定消息协议包括服务访问端口类型的具体协议和服务提供者与服务消费者之间交换数据的格式规范绑定；绑定传输协议是指服务提供者与服务消费者之间传输消息的底层通讯协议。

（三）非功能描述

非功能描述指服务的质量属性，包括功能正确性、服务粒度适合性、松耦合性、可复用性、可扩展性、可用性、可管理性等关键属性。

（四）统计特性描述

统计特性描述是指服务运行过程中对各种服务运行属性的统计特性，包括服务访问次数、访问频率、访问量和成功服务次数。

可见，服务消费者掌握 SOA 服务的基本描述和功能描述，就可以正确使用服务，实现服务所提供的业务功能。服务提供者则需要提供服务的所有描述。

三、总体架构

图 2-3 是 SOA 应用技术参考模型，由 IT 基础设置、SOA 资源、SOA 支撑技术与服务、业务公共服务、行业 / 领域服务、用户以及质量、安全和治理 9 部分组成，实线框内为模型的核心部分。

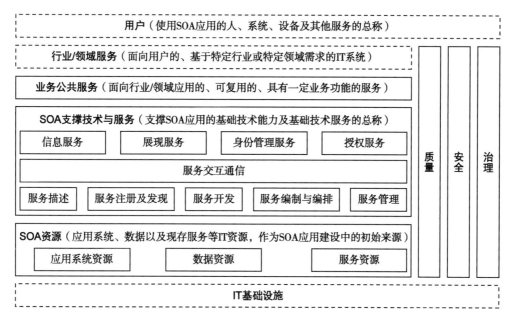

图2-3　SOA应用技术参考模型

（一）IT基础设施

IT基础设施是指承载SOA架构的运行环境（包括现有的以及未来可配置和扩展的基础环境），通常包括数据中心、计算机设备和网络等支持SOA运行的基础设施。

（二）SOA资源

SOA资源是指实现SOA应用所需要的应用系统、数据以及现存服务的IT资源，这些资源存在于组织机构内，作为SOA应用建设中服务的初始来源。例如在使用SOA前医院的信息系统以及这些信息系统产生的数据等。

（三）SOA支撑技术与服务

SAO支撑技术与服务是SOA应用的基础技术能力及技术服务的总称，是SOA应用技术的核心部分。

（四）业务公共服务

业务公共服务是一系列面向行业／领域应用的、可复用的、具有一定业务功能的服务。

（五）行业／领域服务

行业／领域服务是面向用户的、基于特定行业或特定领域需求的IT系统，是在业务公共服务基础上的行业／领域业务IT系统。

（六）用户

用户是指使用SOA应用的人、系统、设备以及其他服务的总称。

（七）质量

质量是使用SOA应用满足用户需求或期望的程度。在面向业务公共服务和行业／领域服务中，这种需求和期望通常是行业标准和规范。

（八）安全

安全是保障SOA应用安全、信息安全运行的机制和策略的总称。

（九）治理

治理是针对SOA应用所指定的运维、管控策略和机制，涵盖SOA应用的整个生命周期。

四、SOA支撑技术与服务

位于SOA应用技术参考模型中心的SOA支撑技术与服务，由一系列支撑技术和服务构成。

（一）信息服务与展现服务

信息服务与展现服务是基于发布/订阅的数据服务接口的网络服务模式,规定接口涉及发布、订阅、通知和数据获取4个动作。

1.发布 将数据源于主题进行映射,并将数据的可获取地址在网络上进行公布。发布过程会形成一个数据主题及相应的数据发布端。数据主题构成包括标识名称、类型、有效期、更新周期等属性。数据发布端构成包括对应的数据主题、访问地址(通过该地址可以访问发布端中各种服务和数据)、数据发布端的服务接口(服务消息格式)等属性。

2.订阅 是指订阅者通过与数据发布端的消息交互,进行的数据订阅、退订、暂停、重启、更新等数据操作。

3.通知 是指数据源有新数据时,相关数据主题的数据发布端通过调用该主题订阅者的数据接收端服务,将数据消息展现给订阅者。

4.数据获取 是指订阅者通过数据发布端上的数据获取服务,可查询数据发布端上的主题数据,并可获得某个主题的最新数据。

（二）身份管理服务

身份管理服务是指对实体提供与身份相关的服务,包括鉴别、查询、同步、转换等。同样一个实体(人或物)在不同的SOA应用场景中的身份(担任的角色)可以是不同的,不同身份的属性也是不同的,图2-4是实体、身份、属性及其关系示意图。在SOA应用场景中,由身份管理服务提供方来提供身份管理服务。

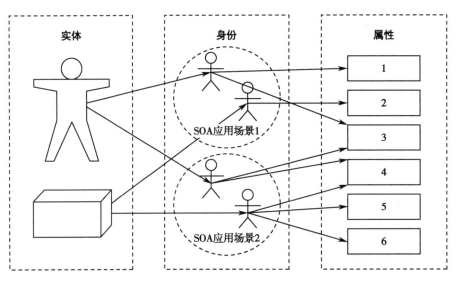

图2-4 实体、身份、属性及其关联关系示意图

（三）授权服务

授权服务是指在确认实体身份后,根据实体的身份和属性,给实体赋予访问、发布、应用等操作权限的功能。

（四）服务交互通信

服务交互通信在服务消费者与服务提供者之间提供接入、传输、路由和转换功能,图2-5是服务交互通信的示意图。

图2-5中,服务消费者发送服务请求到服务交互通信,在服务交互通信中对请求信息进行必要的转换,再通过路由和传输,把服务请求传输到服务提供者,如图2-5中线①所示。之后,服务提供者发送应答到服务交互通信,在服务交互通信中对应答信息进行必要的转换,再通

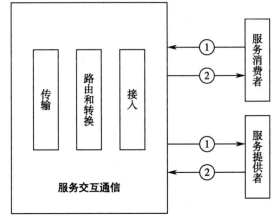

图2-5 服务交互通信示意图

过路由和传输,把服务应答传输到服务消费者,如图2-5中线②所示。

服务交互通信为服务提供者和服务消费者提供多种协议的接入方式,包括 HTTP/HTTPS、JMS、FTP/SFTP、SMTP/POP3 等传输协议,以及 SOAP、JSON 等消息协议。

路由功能是指根据一组特定的规则,把服务消费者的请求消息传输到正确的服务提供者,并返回应答结果。路由功能包括基于确定地址的路由功能、基于内容解析地址的路由功能和基于业务规则的路由功能。转换功能是指在服务提供者与服务消费者之间提供消息格式和内容的转换功能。

传输机制负责在服务消费者与服务提供者之间完成信息的正确传输,具有支持同步调用与异步调用、支持不同平台之间的信息传输、对需要传输的信息设置不同的优先级别等功能。

服务交互通信的功能主要由企业服务总线(ESB)实现。

(五)服务描述

服务描述请见本节相关内容。

(六)服务注册与发现

服务注册与发现规定了服务提供者、服务消费者、服务注册中心的功能要求。图2-6是服务注册与发现的参考模型。

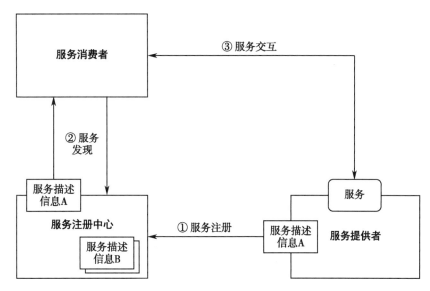

图2-6　服务注册与发现的参考模型

服务提供者将其所能提供的服务通过服务注册的行为在服务注册中心进行注册(图2-6①),把"服务描述信息 A"注册到服务注册中心。服务消费者通过服务发现的行为从服务注册中心获取符合其业务需求的服务描述信息,服务注册中心把"服务描述信息 A"发给服务消费者(图2-6②)。根据收到的"服务描述信息 A",服务消费者直接与服务提供者提供的符合其业务需求的服务进行服务交互(图2-6③)。

服务注册中心保存不同的服务提供者的多项服务描述信息,例如图中的"服务描述信息 B"等。图2-6显示了 SOA 服务的注册、发现和交互过程,在整个过程中还应包括管理、接口和集成等环节。

(七)服务开发

服务开发是指服务的技术开发和物理实现过程,包括提供构建新服务所需要的开发、配置、调试、测试和运行环境、支持已有应用系统或数据资源的服务化封装、遵循服务开发相关标准等功能。

服务集成开发(《GB/T 32419.5—2015 信息技术 SOA 技术实现规范 第5部分:集成服务开发》)是服务开发的另一种类型。在 SOA 中,需要集成的服务有两类,即业务服务和支撑服务。业务服务指面向行业/领域应用的、可复用的、具有一定业务功能的服务;支撑服务是业务服务所需的基础技术能力及服务的集合,包括 SOA 支撑技术与服务中列出的各项服务。服务集成开发以服务构件为基本元素,通过调用其他服务构件的接口,使用被调用服务的服务实现,用于自身服务实现的开发。通过服务集成开发可以将若干个现有的服务构件组合为一个组合服务构件。

服务开发与服务集成开发是不同的，后者是指以服务构件为基本元素，通过调用其他服务构件的接口及服务，用于自身服务实现的开发。

（八）服务编制与编排

服务编制是指为实现特定业务功能，将一组服务以中心控制、可执行业务流程的方式进行组合，形成更大程度服务的过程。服务编制是实现 SOA 服务可组合性的方法，是若干服务根据需要组合为新服务，实现更复杂的应用的过程。图 2-7 是服务编制参考模型。

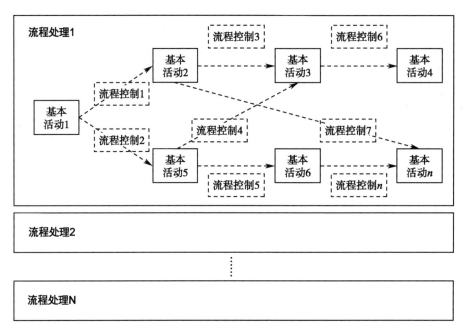

图 2-7　服务编制参考模型

在图 2-7 中，每个流程处理的结果就是服务编制形成的一个服务。每个流程处理都是不同的基本活动按照不同流程控制进行处理的过程。通过对基本活动按照业务逻辑控制进行结构化编排，最终形成业务活动定义。编制后的服务按照业务活动定义进行服务调用、数据处理、事件处理，并且在出现错误和异常时进行处理或补偿。

1. 基本活动　是与外界进行交互最简单的形式，主要包括服务调用、服务接收、服务响应、赋值、等待、空操作、人工活动、结束等。

2. 流程控制　规定了一组活动发生的顺序。结构化活动通过将业务流程执行的基本活动整合起来描述业务流程是如何被创建的，这些活动表达了业务协议中所涉及的控制模式、数据流、故障和外部事件的处理以及在流程实例之间进行消息交换的协调。流程控制类型包括顺序执行、并行执行、条件执行、循环执行、选择执行。

3. 流程处理　具体分为业务流程处理、事件流程处理、异常流程处理和补偿流程处理。业务流程处理是指对业务数据进行处理，包括对交换数据进行采集、处理、传输等操作；事件流程处理是指在时间处理程序中进行任何类型的活动，主要包括消息事件处理和警告事件处理；异常流程处理主要包括业务流程活动执行过程中出现的异常捕获和处理；补偿流程处理是指在业务操作被撤销或回滚失败时需要进行的补偿处理。

（九）服务管理

服务管理包括服务资源管理、服务访问管理、服务监控管理和服务评价管理 4 项内容。

1. 服务资源管理　服务资源目录与注册、服务版块管理以及服务资源安全性管理。

2. 服务访问管理　实现服务访问用户的身份鉴别，以及服务的授权管理与访问控制。

3. 服务监控管理　实现服务运行期间的状态信息获取和配置操作管理。

4. 服务评价管理　实现对服务资源方位记录的审计、统计分析和服务影响评价。

五、微服务

（一）微服务的概念

1. 微服务定义　微服务的定义有多种表述。

（1）一般性定义：微服务是一种架构，是将单个的整体应用程序分割成更小的项目关联的独立服务。一个服务通常实现一组独立的特性或功能，包含自己的业务逻辑和适配器。各个微服务之间的关联通过暴露 API 实现。这些独立的微服务不需要部署在同一个虚拟机、同一个系统和同一个应用服务器中。微服务是 SOA 的一种变体。

（2）Thomas Eri 定义：一种非不可知服务，通常包括特定处理和实现需求的逻辑小功能范围。

（3）Gartner 定义：微服务是一个面向服务的应用程序组件，具有严格的范围、强封装、松散耦合、可独立部署和可独立扩展特点。

（4）Microsoft 定义：微服务是一种用于生成应用程序的体系结构方法，应用程序中的每个核心功能（或服务）都单独进行生成和部署。微服务体系结构是松散耦合的分布式体系结构，因此一个组件的故障不会中断整个应用。各个独立组件协同工作，并通过定义明确的 API 协定进行通信，生成微服务应用程序，以满足快速变化的业务需求。

（5）AWS 定义：微服务是一种开发软件的架构和组织方法，其中软件由通过明确定义的 API 进行通信的小型独立服务组成。

（6）百度定义：面向服务体系结构（SOA）架构样式的一种变体，提倡将单一应用程序划分成一组小的服务，服务之间互相协调、互相配合，为用户提供最终价值。每个服务运行在其独立的进程中，服务与服务间采用轻量级的通信机制互相沟通（通常是基于 HTTP 的 RESTful API）。每个服务都围绕着具体业务进行构建，并且能够独立地部署到生产环境、类生产环境等。另外，应尽量避免统一的、集中式的服务管理机制，对具体的一个服务而言，应根据上下文，选择合适的语言、工具对其进行构建。

2. 微服务特征　在 SOA 架构中，为了面向服务，需要将业务流程在功能上分解为一组细粒度操作，这使我们能够识别可能成为服务和服务能力的潜在功能上下文和边界。在这个初始分解阶段，可以将业务流程操作组织为两个主要类别，即不可知上下文与非不可知上下文的。

在每个不可知上下文中，解决方案逻辑将进一步分解组织成一组不可知的服务能力，即解决独立关注点的服务能力。因为它们是不可知的，所以能力是多用途的，可以重复使用以解决多个问题，即重用。

在不可知服务逻辑分离之后剩余的是针对业务流程的逻辑，这个逻辑在本质上具有单一目的，归类为非不可知逻辑。非不可知逻辑的子集（或"微任务"）往往具有特殊性能或可靠性需求，当这类逻辑抽象到单独的服务层时，可以通过微服务加以实现。微服务实现通常是高度自治的，以便最小化对它们功能边界之外资源的依赖性。微服务通常被放在容器内。容器内部除了微服务，还含有微服务所需的公共服务和系统组件等。

SOA 服务可以通过对企业原有的非 SOA 服务经过 SOA 封装后形成，对服务的颗粒度或者说业务功能范围并没有限制。但微服务应该具有小的颗粒度，或者说是最基本的、最小的业务功能逻辑。可以理解为微服务具有原生服务的属性，即微服务没有超类，是不能再抽象的服务。

（二）微服务的原理

1. 微服务的基本架构　微服务的基本架构如图 2-8 所示。微服务的基本架构主要包括以下部分。

（1）微服务发现机制和注册中心：作为一种轻量化的应用，微服务在运行过程中时刻都在动态变化，服务随时可能被复制、删除或重新定位，因此需要创建一种微服务的发现机制，用来感知服务是否正常。一个微服务部署启动后会在服务注册中心进行注册，注册的信息包括微服务本身的网络、实例地址和路由信息等。

（2）微服务网关：微服务网关主要作为微服务架构中的所有微服务和客户端的出入口，接收所有 Web 请求，实现包括路由转发、身份权限认证、网关安全防护、协议适配和流量控制等功能。

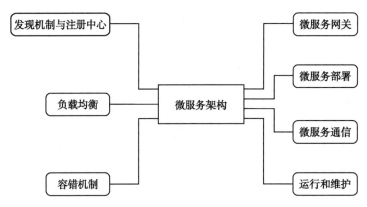

图 2-8　微服务的基本架构图

（3）负载均衡：在微服务架构中，需要部署多个服务实例，即采用集群化、主备、双活等部署方式，实现微服务的高可用性，同时要求支持主流的负载均衡算法。负载均衡主要有轮询法，将任务轮流分配；最小连接数算法（least connections scheduleing，LCS），将任务分配给即时最小连接数的微服务节点；随机法，随机选择一台微服务节点来分配任务。

（4）微服务部署和通信：在微服务架构中，微服务独立进行部署，各微服务之间不存在部署上的强相关性。微服务通信是指微服务之间在网络传输过程中是如何高效、准确地实现信息交互和消息传递，一般分为同步通信和异步通信两种。同步通信一般采用 Thrift 和 REST 两种协议，没有消息中间件，适合比较简单的应用场景；异步通信通常是通过消息中间件的方式，采用 KAFKA 等协议，实现消息的灵活交互，适合相对复杂的应用场景。一般微服务架构会同时采用这两种通信方式来实现系统的伸缩和可用性。

（5）容错机制：在微服务体系中，通常会有多种微服务之间的互相调用和前后依赖关系，某个微服务出现故障都会导致多个相关联的微服务不可用，从而造成业务流程中断。比较常见的有超时重试、限流和熔断等容错机制。超时重试机制就是对各个微服务设置超时响应时间和重试次数，一旦触发设置的阈值就可以启动该机制。限流和熔断两种机制主要是针对微服务由于负载过高而引起的问题，限流就是设置最大访问数量或最大访问速率；熔断就是通过记录和监测服务的运行和任务执行情况，超过阈值则拒绝接收新的服务请求。

2. 容器化技术和 Docker　容器化技术是指独立的应用进程以容器的形式部署运行在操作系统之上，容器化技术中应用最多的就是 Docker。Docker 技术成为微服务架构实现的重要手段，对微服务进行封装，实现了媒体平台与应用的解耦、能力和应用的灵活部署与管理。

应用和服务经过打包移植到容器中，在不同平台上通过发布和虚拟化的实现。Docker 技术是开源的，基于 Go 语言进行开发，遵循标准化的 Apache2.0 协议，采用 C/S 架构，容器创建和管理等通过 API 实现。

镜像（image）、容器（container）和镜像库（docker repository）是 Docker 技术中比较重要的几个概念。镜像就是模板，用于创建容器，容器是基于镜像创建的运行实例，镜像库则用来管理镜像。Docker 技术的基础架构如图 2-9 所示，主要由客户端（client）、守护进程（daemon）、镜像（image）、容器（container）和镜像仓库（docker repository）等几部分组成。

Docker 客户端会向服务端发送包括容器创建、启动等请求，服务端的守护进程负责接收处理这些请求。客户端和服务端可以部署在一台机器上，也可以通过远程 API 互相通信来完成容器的相关功能。通常容器和镜像都会部署在 Docker host 上，镜像仓库既可以提供 Docker 官方的镜像库（docker hub），也可以将私有镜像进行注册（private registry）。

3. Kubernetes　Docker 技术已经成为主流的容器虚拟化技术，为了方便对 Docker 容器进行规模化和集群化管理，谷歌公司推出了 Kubernetes（k8s）的容器集群管理系统。与 Kubernetes 相关的几个重要的概念包括 Master、Node、Cluster（集群）、Service（服务）和 Pod。

（1）Master：是指集群的控制节点，在每个 Kubernetes 集群中都需要有一个或一组被称为 Master 的节点，负责整个集群的管理和控制。Master 通常占据一个独立的服务器，是整个集群的核心。

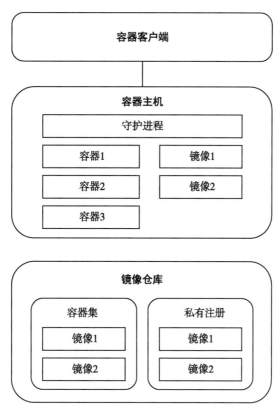

图 2-9　Docker 技术的基础架构

（2）Node：Kubernetes 集群中除 Master 外的其他服务器被称为 Node。与 Master 一样，Node 可以是一台物理主机，也可以是一台虚拟机。Node 是 Kubernetes 集群中的工作负载节点，每个 Node 都会被 Master 分配到一些工作负载（Docker 容器）。

（3）Cluster（集群）：表示一个由 Master 和 Node 组成的 Kubernetes 集群。

（4）Service（服务）：通常由多个程序副本提供服务。Kubernetes 里的 Service 具有一个全局唯一的虚拟 Cluster IP 地址，一旦 Service 被创建，在 Service 的整个生命周期中，它的 Cluster IP 地址都不会改变。客户端可以通过这个 Cluster IP 访问该服务。Service 可以理解为微服务架构中的一个微服务。Service 定义了服务的访问入口，实际上代理了由一组 Pod 构成的应用实例。

（5）Pod：是 Kubernetes 的最小单元，容器包括在 Pod 中，一个 Pod 由一个被称为"根容器"的 Pause 容器和一个或多个紧密相关的用户业务容器组成。Pod 相当于逻辑主机，每个 Pod 都有自己的 IP 地址，称为 Pod IP。

图 2-10 是 Kubernetes 集群整体结构图，展示了共 4 个节点的 Kubernetes 集群的结构图。其中包含一个 Master 节点和三个 Worker 节点。Master 节点上运行着 API Server、Controller Manager、Scheduler 和 Etcd Server 四个关键进程。其中，API Server 进程提供 HTTP Rest 服务，负责资源的增删改查，是用户访问集群的入口；Controller Manager 进程负责执行集群层面的操作，包括生命周期方法以及 API 业务逻辑；Scheduler 进程负责调度容器，会根据容器所请求资源的可用性、服务质量要求、亲和力约束等调度容器至最合适的节点上；Etcd Server 进程负责管理所有资源对象的数据，因为 Kubernetes 底层存储是基于 Etcd 键值数据库实现的。

Worker 节点上运行着 Kubelet、Container Runtime 和 Kube Proxy 组件。Kubelet 是 Kubernetes 集群中最重要的控制器，负责 Pod 对应的容器的创建、停止等工作，并和 Master 节点进行协作，完成各种管理工作；Container Runtime 组件通过容器引擎接口调度底层的容器引擎，管理员可以自由选择合适的容器管理引擎，例如 Docker 作为容器运行管理引擎；Kube Proxy 组件是实现 Kubernetes 中 Service 通信与负载均衡的重要组件，创建虚拟 IP，使得客户端可以直接访问该虚拟 IP 并透明代理服务中的 Pod。

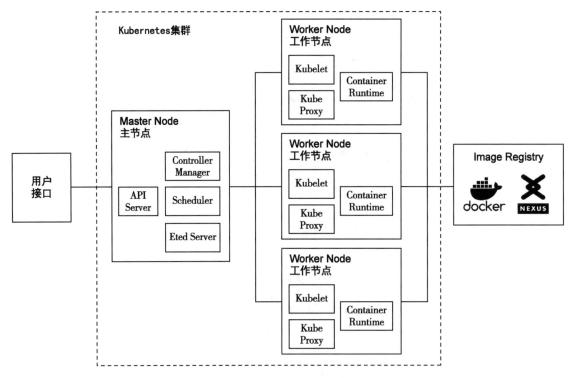

图 2-10　Kubernetes 集群整体结构图

（三）微服务的优势

微服务架构将服务进行拆分，采用相对独立的服务部署模式，采用统一的接口规范和标准进行通信，架构虽然变得复杂，但优势也很明显。

1. 敏捷性　微服务促进形成小型开发团队，这些团队负责自己的服务。各团队在小型且易于理解的环境中行事，并且可以独立、快速、灵活工作。

2. 易扩展　通过微服务，可以独立扩展各项服务以满足其支持的应用程序功能的需求。

3. 技术灵活　技术选型去中心化的特点决定了采用微服务架构的云平台，其建设可以自由选择合适的技术栈。

4. 复杂度可控　微服务对应用进行分解，避免出现应用复杂度不断上升的累积过程，易于维护。

5. 容错机制　微服务架构的容错机制可以确保在某一组件或服务发生故障时，故障会被隔离在单个微服务中，从而避免出现全局性不可用问题。

6. 开发运维一体化　基于微服务架构的系统和平台，能够很方便地推广开发运维一体化（DevOps），实现开发和运维的高度协同，提高系统和平台的可靠性、稳定性和安全性，未来的业务和技术发展也需要 DevOps。

7. 业务的快速变化　微服务架构的敏捷性、易扩展性、技术灵活性等优势，非常适合业务快速发展、技术架构快速迭代的领域。

第三节　医院信息平台架构

一、总体架构

图 2-11 是基于电子病历的医院信息平台总体架构，由门户层、应用层、服务层、信息资源层、信息交换层、业务应用层、基础设施层、信息安全体系、系统运维管理和信息标准体系组成。

基于电子病历的医院信息平台的总体架构基于 SOA 技术标准，在架构的表述上重点突出了医院信息化业务特点。通过对照 SOA 应用技术参考模型和基于电子病历的医院信息平台总体架构的功能对照如表 2-1 所示。

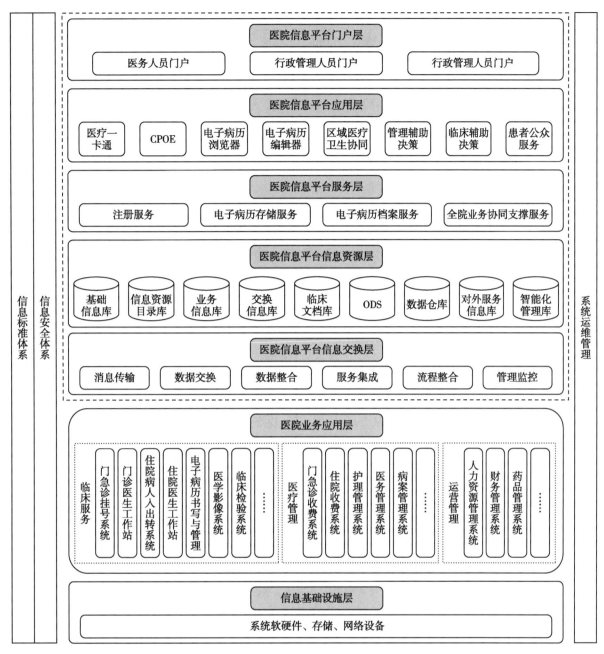

图 2-11 基于电子病历的医院信息平台总体架构

表 2-1 SOA 应用技术参考模型和基于电子病历的医院信息平台总体架构的功能对照表

SOA 应用技术参考模型	基于电子病历的医院信息平台总体架构
IT 基础设施	信息技术设施层
SOA 资源（数字资源部分）	医院信息平台信息资源层
SOA 支撑技术与服务	医院信息平台信息交换层
业务公共服务	医院信息平台服务层
行业 / 领域服务	医院信息平台应用层
用户	医院信息平台门户层
质量	信息标准体系
安全	信息安全体系
治理	系统运维管理

基于电子病历的医院信息平台总体架构的医院信息化业务特征主要体现在 SOA 应用技术参考模型的 SOA 资源、业务公共服务和行业 / 领域服务 3 部分,对应为基于电子病历的医院信息平台总体架构的医院信息平台服务层、医院信息平台信息资源层和医院信息平台应用层。

国家先后出台了 2 项医院信息平台技术标准,《WS/T 447—2014 基于电子病历的医院信息平台技术规范》和《WS/T 846—2024 医院信息平台交互标准》,从架构和交互层面对医院信息平台技术规范做了详细描述。

本部分内容是对医院信息平台架构的总体介绍,进一步的内容请阅读本书的第三部分。

二、平台业务特征

(一)医院信息平台服务层

医院信息平台服务层是医院信息平台应用中需求多样化的部分,其服务的研发过程应充分体现 SOA 的服务思想。在介绍平台服务之前,先简要介绍健康信息服务架构(health informatics-service architecture,HISA),作为分析、开发平台服务的指引。作为一种方法学和技术指引,HISA 同样适用于医院信息平台(系统)的其他服务和应用。

医院信息平台服务层包括注册服务、电子病历存储服务、电子病历档案服务和全院业务协同支撑服务。因篇幅所限,本部分仅以注册服务为例进行介绍。

1. 健康信息服务架构(HISA) 平台服务基本属于 SOA 服务中的业务服务类型,其构建过程遵循 SOA 规范。国际标准化组织(ISO)在 2020 年发布的《健康信息服务架构标准 HISA(第 2 版)》为医疗领域信息系统 SOA 服务开发提供了规范性的指引。HISA 定义了医疗信息系统通用的一组工作流程、信息和服务,适用于各类医疗健康机构和各种医疗健康应用程序,并促进医疗健康系统之间的互操作。HISA 基于开放分布式处理参考模型(ODP),从企业观点、信息观点和计算观点 3 个维度,定义和规范医疗业务 SOA 服务开发。

(1)企业观点:指定一组企业级的基本公共需求,这些需求与系统信息、功能和流程所支持的组织战略、目的、范围和策略相关。

(2)信息观点:指定信息系统信息模型的基本语义,规范系统处理的信息种类以及对信息使用和解释,以集成通用企业数据并支持标准化的企业级需求。

(3)计算观点:指定信息系统提供服务的范围和特征,如信息系统的功能和流程,以允许访问公共数据以及执行支持信息观点和企业流程的业务逻辑。

对照基于开放分布式处理参考模型(ODP)提出的企业观点、信息观点、计算观点、工程观点和技术观点,HISA 并不包括工程观点和技术观点,主要是考虑这两个级别属于物理层面,而 HISA 更多属于概念和架构层面。HISA 内容不涉及特定技术解决方案或产品,从而确保与不同工程和技术规范(包括编程语言和通信机制)之间对同一计算对象模保持一致性,这种一致性最终实现系统组件的互操作和可移植性。

以下内容将参考 HISA 规范,举例对医院信息平台服务层的相关服务开发进行介绍。

2. 注册服务 注册服务包括对患者、医疗卫生服务人员、医疗卫生机构(科室)、医疗卫生术语等的注册管理服务,以下以患者注册服务为例进行介绍。

(1)企业观点:患者注册用于对前来医院就诊患者的基本信息进行管理,通过对患者基本信息的统一管理,可以实现对患者信息最完整的保存,可以解决患者信息在各个系统中的不一致问题,以避免重复录入患者基本信息的情况。

患者注册服务在医院信息平台上形成一个患者注册库,安全地保存和维护患者的诊疗标识号、基本信息,并可为医疗就诊及公共卫生相关的业务系统提供人员身份识别功能。

患者注册库主要扮演两大角色。其一,它是唯一的权威信息来源,并尽可能地成为唯一的患者基本信息来源。其二,解决跨越多个信息系统时患者身份唯一性识别问题。患者注册服务是医院信息平台正常运行不可或缺的,只有通过统一的患者注册管理,才能确保记录在医院各个信息系统中的患者被唯一地标识,各类诊疗业务数据通过统一管理的患者注册记录关联起来,最终形成患者在机构内的全局共享诊疗信息记录。企业观点的描述通常采用文字叙述或 UML 用例图。

(2)信息观点:规定信息系统的信息对象属性、关系和状态等基本特征,以提供通用数据的全面集成存储,并支持医疗健康机构的基本业务流程。信息观点的描述通常采用 UML 类图、XML。

信息观点最直接的表述是相关数据元、数据集标准。患者注册服务的信息观点表述为《WS 363.2—2011 卫生健康信息数据元目录第 2 部分:标识》《WS 363.3—2011 卫生信息数据元目录 第 3 部分:人口学及社会经济学特征》《WS 363.13—2011 卫生信息数据元目录 第 13 部分:卫生费用》等标准的相关数据元,这些数据元用于患者注册 SOA 服务数据规范以及访问端口数据协议和交换数据格式规范绑定。

(3)计算观点:定义由计算对象组成的计算模型,能够满足企业观点描述的要求(功能、流程等),以及确定其与信息观点的关系,并为访问和操作系统处理的信息提供接口或访问机制。

患者注册 SOA 服务的主要流程:当患者前来就诊时,对患者基本信息进行收集,调用医院信息平台的患者注册服务进行注册。患者注册服务涉及的功能如表 2-2 所示。计算观点的描述通常采用 UML 图、BPMN 以及表格等。

表 2-2 患者注册 SOA 服务涉及的功能

患者注册服务操作	描述
查询患者信息服务	根据部分信息查找患者
获取患者 ID 服务	根据所有符合要求的患者信息返回患者 ID
注册新患者服务	添加一个新的患者信息
更新患者信息服务	根据患者 ID 更新其他信息
作废患者信息服务	作废某位患者信息及其相关 ID
患者身份匹配服务	根据模糊身份匹配算法,对数据中心患者身份进行合并
注册异常处理	回滚处理

(二)医院信息平台信息资源层

医院信息平台信息资源层包括基础信息库、信息资源目录库、业务信息库、交换信息库、临床文档库(clinical document repository,CDR,又称临床数据中心)、操作数据存储(operational data store,ODS)、数据仓库(DW)、对外服务信息库,以及随着平台应用产生的运行数据中心、科研数据中心、数据湖等。根据 SOA 应用技术参考模型关于 SOA 资源的解释,医院信息平台信息资源层对应了 SOA 资源的数据资源。

图 2-12 是医院信息平台信息资源层的数据架构图,描述了数据存储的三个层面以及服务目标。

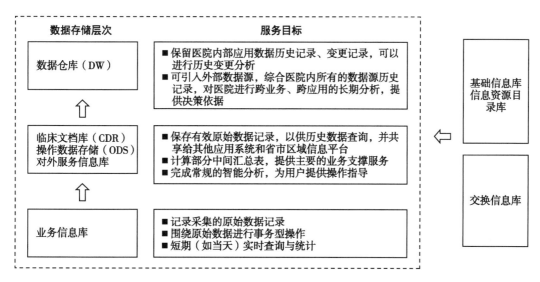

图 2-12 医院信息平台信息资源层数据架构图

1. 业务信息库 是整个医院信息平台的数据基础,主要存储原始业务产生的数据,以未经过进一步加工的数据为主。包括诊疗业务流程产生的结果数据、医疗服务管理数据以及医院运营管理流程产生的结果数据。

2. CDR 是医院为支持临床诊疗和全部医教研活动,以患者为中心重新构建的一层数据存储结构。

3. ODS 数据库 主要涵盖临床和管理数据，对数据即席查询、数据仓库、面向患者的信息服务以及区域卫生提供数据层支持。

4. 对外服务信息库 是医院对外提供各类形式的信息服务时，根据具体的信息服务业务模式和安全考虑，设计的相对独立信息服务数据库。

5. 数据仓库 是在临床数据、医院管理类数据以及财务类数据采集的基础上对各类数据进行归类整合并加以利用。按其数据性质大致可分为三类，即卫生资源信息、临床诊疗信息、卫生业务信息。

6. 基础数据库和信息资源目录库 为各个数据存储层面提供基础信息服务。

7. 交换信息库 为各个数据存储层面提供信息交互服务。

与医院信息平台服务层比较，医院信息平台信息资源层还需要进一步规范性、架构性的指引。目前数据治理、数据中台等技术与方法的研究应用，是对信息资源层的持续改进。

（三）医院信息平台应用层

医院信息平台应用层包括医疗一卡通、CPOE、电子病历浏览器、电子病历编辑器、区域医疗卫生协调、管理辅助决策、临床辅助决策、患者公众服务等业务服务。这些服务是基于医院信息平台的其他层面而构建的组合业务服务，这些组合业务服务通过集成、组合、编排平台层服务、业务应用层服务、中间件，形成面向平台的新服务。

医院信息平台应用层是提供面向用户的业务应用服务，其特征与医院信息平台服务层相似，其应用或服务的开发可参考 HISA 相关内容。

三、展望

医院信息系统架构正在不断改进和发展中，国内医疗信息化企业已经将中台、微服务和云原生等技术用于医院信息系统建设，并取得初步应用效果。

（一）中台架构

中台通过对业务、数据和技术的抽象，对服务能力进行复用，构建企业级的服务能力，消除了企业内部各业务部门、各子公司的壁垒，适应了企业，特别是大型企业集团业务多元化的发展战略。中台是在 SOA 的面向服务基础上，在业务、数据和技术层面通过深入分析构建的，包括业务中台、数据中台和技术中台的架构。例如，数据中台构建了企业的数据体系、数据资产、数据管理和数据服务，为企业的数字化转型提供了有力支撑。在医院信息化建设中，中台有许多应用案例。其中，数据中台对医院信息平台架构中数据资源的数据治理和服务应用，大大提高了对数据资源的应用能力。

（二）微服务架构

现有的 SOA 架构与微服务架构，前者适合于医院内部中心化的集成应用场合，后者则适用于去中心化或多中心化的应用场合。微服务架构采用按主题域驱动设计方法，将业务进行细颗粒度的划分，装入容器内通过轻量级的通信协议连接提供应用。微服务技术在医疗领域的应用还需要时间和实践的积累。医院可以利用 SOA 架构与微服务架构的特点，通过整合应用，提高医院信息化的性能。例如，保持现有的信息平台 SOA 架构，但对业务繁忙、变化多的应用采用微服务架构，从而提高整个医院信息平台的敏捷性和稳定性。医院业务微服务的抽象与封装、面向微服务的医院基础设施建设、现有 SOA 平台与微服务平台的融合、过渡以及数据一致性、医院信息部门和 IT 人员的技术积累等，都是应用微服务技术需要探讨和解决的问题。

（三）云原生架构

云原生是由云原生计算基金会（CNCF）建立的一个开源生态系统，CNCF 将云原生定义为使用开源软件以及容器、微服务、服务网格和不可变基础设施和声明式 API 等技术，在云计算平台上开发和部署可扩展的应用程序。云原生技术有利于各组织在公有云、私有云和混合云等新型动态环境中构建和运行可弹性扩展的、具备良好互操作性的应用软件。我国作为 CNCF 第二大开源项目贡献国，在推广云原生技术领域中作出了积极贡献，并实现了如阿里云、腾讯云等许多成功云原生应用。采用云原生架构的医院信息系统，目前还主要体现在医疗卫生信息化厂商的技术方案中。

（李小华　赵　霞　张海波　曾　艺）

参考文献

[1] ISO/IEC. Information Technology-Open System Interconnection-Basic Reference Model：7498：1994［EB/OL］. ISO/IEC，1994：11-1［2023-06-01］. https://standards.iso.org/ittf/PubliclyAvailableStandards/index.html

[2] ISO/IEC. Information Technology-Open Distribution Processing-all parts：ISO/IEC 10746：1998［EB/OL］. ISO/IEC，1998：12-1［2023-06-01］. https://standards.iso.org/ittf/PubliclyAvailableStandards/index.html

[3] 国家质量监督检验检疫总局，国家标准化管理委员会. 信息技术——面向服务的体系结构（SOA）术语：GB/T 29262—2012［S］. 北京：中国标准出版社，2013.

[4] 国家质量监督检验检疫总局，国家标准化管理委员会. 信息技术 面向服务的体系结构（SOA）应用的总体技术要求：GB/T 29263—2012［S］. 北京：中国标准出版社，2013.

[5] 国家质量监督检验检疫总局，国家标准化管理委员会. 信息技术 SOA 支撑功能单元互操作所有部分：GB/T 33846—2017［S］. 北京：中国标准出版社，2017.

[6] 国家卫生和计划生育委员会. 基于电子病历的医院信息平台技术规范：WS/T 447—2014［S］. 北京：中国标准出版社，2014.

[7] 国家质量监督检验检疫总局，国家标准化管理委员会. 信息技术 SOA 技术实现规范 第 1 部分：服务描述：GB/T 32419.1—2015［S］. 北京：中国标准出版社，2015.

[8] 国家质量监督检验检疫总局，国家标准化管理委员会. 信息技术 SOA 技术实现规范 第 4 部分：基于发布 / 订阅的数据服务接口：GB/T 32419.4—2016［S］. 北京：中国标准出版社，2016.

[9] 国家质量监督检验检疫总局，国家标准化管理委员会. 信息技术 SOA 技术实现规范 第 6 部分：身份管理服务：GB/T 32419.6—2017［S］. 北京：中国标准出版社，2017.

[10] 国家质量监督检验检疫总局，国家标准化管理委员会. 信息技术 SOA 支撑功能单元互操作 第 3 部分：服务交互通信：GB/T 33846—2017［S］. 北京：中国标准出版社，2017.

[11] 国家质量监督检验检疫总局，国家标准化管理委员会. 信息技术 SOA 技术实现规范 第 2 部分：服务与注册发现：GB/T 32419.2—2016［S］. 北京：中国标准出版社，2016.

[12] 国家质量监督检验检疫总局，国家标准化管理委员会. 信息技术 SOA 支撑功能单元互操作 第 4 部分：服务编制：GB/T 33846.4—2017［S］. 北京：中国标准出版社，2017.

[13] 国家质量监督检验检疫总局，国家标准化管理委员会. 信息技术 SOA 技术实现规范 第 3 部分：服务管理：GB/T 32419.3—2016［S］. 北京：中国标准出版社，2015.

[14] 托马斯•埃尔. SOA 架构服务与微服务分析及设计［M］. 2 版. 李东，李多，译. 北京：机械工业出版社，2018.

[15] Gartner. Should your team be using microservice architectures［EB/OL］.（2021-08-20）［2023-06-01］. https://www.gartner.com/smarterwithgartner/should-your-team-be-using-microservice-architectures.

[16] Azure. 什么是微服务［EB/OL］.（2022-12-19）［2023-06-01］. https://azure.microsoft.com/zh-cn/solutions/microservice/.

[17] AWS. Implementing Microservices on AWS［EB/OL］.（2021-11-09）［2023-06-01］. https://docs.aws.amazon.com/pdfs/whitepapers/latest/microservices-on-aws/microservices-on-aws.pdf.

[18] 任连仲，陈一君，郭旭，等. HIS 内核设计之道［M］. 北京：电子工业出版社，2021.

[19] 冯志勇，徐砚伟，薛霄，等. 微服务技术发展的现状与展望［J］. 计算机研究与发展，2020，57（5）：1103-1122.

[20] 龚正，吴治辉，闫健勇. Kubernetes 权威指南［M］. 5 版. 北京：电子工业出版社，2021.

[21] ISO. Health informatics Service architecture（HISA）all parts：ISO 12967：2020［EB/OL］.（2020-11-10）［2023-06-01］. https://www.iso.org/standard/71037.html.

[22] 陈新宇，罗家鹰，邓通，等. 中台战略［M］. 北京：机械工业出版社. 2022.

[23] ALYSSA F. Cloud native computing foundation（CNCF）［EB/OL］.（2021-10-01）［2023-06-01］. https://www.techtarget.com/searchitoperations/definition/Cloud-Native-Computing-Foundation-CNCF#：～：text=The%20CNCF%20defines%20cloud-native%20computing%20as%20the%20use，and%20deploy%20scalable%20applications%20on%20cloud%20computing%20platforms.

第二篇

信息系统篇

第三章

门诊信息系统

门诊信息系统作为医院信息化建设的基础,是医院临床工作的关键部分,也是医院日常运营的重要支撑。随着信息技术的不断发展和医疗改革的不断深入,医院开始重视门诊信息系统的建设,以提高医院的服务质量、提升患者的满意度。门诊信息系统既是医护人员进行患者管理和诊疗的工具,也是患者获取医疗服务和管理自身健康的平台。

本章将详细介绍门诊信息系统的功能和特点,包括门诊挂号、预约挂号、门诊医生工作站、排队叫号、电子健康码等,同时也会探讨门诊信息系统在医院信息化建设中的重要作用,以及门诊信息系统在相关评级中的要求。

第一节　系统概述

门诊信息系统是指将患者在医院门诊就诊的所有信息进行集中化、网络化、数字化处理,使得医务人员可以通过系统获取患者的相关资料,同时也可以帮助患者快速就诊和获取治疗服务。门诊信息系统建设一般包含以下几个方面,即门诊挂号、门诊医生诊疗、门诊药房管理、门诊财务管理等,详细功能模块见图3-1。

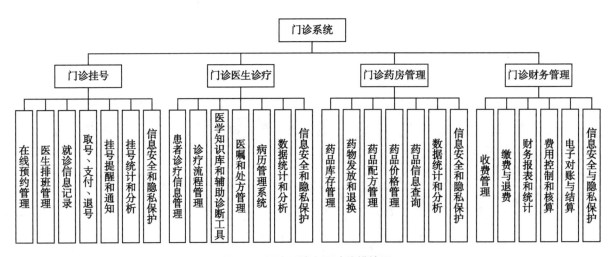

图3-1　门诊系统主要功能模块图

门诊信息系统建设主要包含以下内容。

一、门诊挂号系统

门诊挂号系统是门诊信息系统中最基本的功能,从服务方式上可以分为两类,一类是基于医院现场的服务窗口挂号或自助机挂号,另一类是基于互联网技术的线上预约挂号,也是目前各家医院主要的挂号方式。门诊预约挂号系统是指通过互联网、移动通信等技术手段,为患者提供在线预约挂号服务的系统。它的主要功能是方便患者进行预约挂号,减少患者排队等候的时间,优化医院资源的利用效率,提高医院门诊服务的质量和效率。门诊预约挂号系统的主要功能包括以下几个方面。

1. 在线预约挂号 患者可以通过系统选择就诊科室、医生和预约时间,进行预约挂号。系统会实时显示医生的可预约时间和剩余挂号数量,方便患者作出选择。

2. 医生排班管理 系统可以根据医生的工作时间和科室需求,自动排班,确保合理安排医生的工作时间,就诊时间不冲突。

3. 就诊信息记录 系统会自动记录患者的就诊信息,包括就诊时间、医生、挂号号码等,方便医院进行信息管理和统计分析。

4. 取号、支付、退号 患者可以通过系统自助取号,节省排队等候时间。同时,系统也提供在线支付和退号功能,方便患者办理挂号和退费等事务。

5. 挂号提醒和通知 系统可以通过短信、邮件等方式向患者发送挂号提醒和就诊通知,确保患者准时就诊,避免忘记或错过预约时间。

6. 挂号统计和分析 系统可以对挂号数据进行统计和分析,包括挂号人数、就诊率、科室繁忙程度等,为医院管理提供参考依据。

7. 信息安全和隐私保护 系统需要具备良好的安全机制,确保患者的个人信息和医疗隐私数据得到有效保护,防止信息泄露和滥用。

总而言之,门诊挂号系统通过信息化手段,提供方便快捷的挂号预约服务,优化医院资源利用,提高门诊服务质量。它对患者来说,减少了排队等候时间,提供便捷的预约方式;对医院来说,提高了医疗服务水平。

二、门诊医生诊疗系统

门诊医生诊疗系统是为医生提供高效、便捷的诊疗服务管理工具的系统。它的主要功能包括电子病历、医嘱、检验、影像等,可以帮助医生更有效地管理患者的就诊信息,提供辅助诊疗工具,使医生能够更加全面、准确地掌握患者的病情和诊疗方案,提升医生的工作效率和诊疗质量。门诊医生诊疗系统的主要功能包括以下几个方面。

1. 患者诊疗信息管理 系统会记录患者的基本信息、病历信息、诊断结果、过往就诊记录等,方便医生对患者进行全面诊疗。医生可以通过系统查阅患者的就诊历史、检查结果和医嘱等信息,提供更精确的诊断和治疗建议。

2. 诊疗流程管理 系统可以提供诊疗流程的管理功能,帮助医生安排患者的就诊顺序,避免重复等候和混乱。医生可以根据系统提示,快速了解患者的诊疗需求,并进行相应处理和安排。

3. 医学知识库和辅助诊断工具 系统可以集成医学知识库和辅助诊断工具,帮助医生进行疾病诊断和治疗决策。医生可以通过系统检索相关文献、解读影像检查结果、进行临床决策分析等,提高诊断准确率和治疗效果。

4. 医嘱和处方管理 系统可以提供医嘱和处方管理功能,医生可以通过系统书写电子医嘱和处方,方便患者用药和药房配药。系统还可以自动检查药物的相互作用和禁忌证,避免药物不良反应和药物误用。

5. 病历管理系统 是门诊信息系统中的关键功能之一,它可以帮助门诊医生追踪患者的病情,记录诊疗过程,并实现病历的共享和管理。目前,电子病历已经成为门诊系统建设的重点和难点之一,许多医院正在加大电子病历智能化和智慧化的建设投入。

6. 数据统计和分析 系统可以对就诊数据进行统计和分析,包括患者就诊情况、诊断统计、药物使用情况等。医生可以通过系统获取数据报表和统计图表,进行医疗质量评估和疾病监测,为临床决策提供依据。

7. 信息安全和隐私保护 系统需要具备良好的信息安全机制,确保患者的个人信息和医疗隐私得到有效保护,防止信息泄露和滥用。

通过门诊医生诊疗系统,医生可以更快速、准确地了解患者的病情和就诊历史,提供个性化的诊疗方案。同时,系统还可以帮助医生管理工作流程和医疗资源,提高工作效率和医疗服务质量。

三、门诊药房管理系统

门诊药房管理系统是指在医院门诊部门中,用于管理和优化药房业务流程的系统。它的主要功能是帮助药房管理药品库存、药品发放、药品退换等操作,提高药物管理的效率和准确性。目前,药品自动配药、智能发药等技术已经在药房广泛应用。门诊药房管理系统的主要功能包括以下几个方面。

1. 药品库存管理 系统会记录药品的库存数量、批次和有效期等信息,帮助药房管理药品的入库和出库流程。药房可以通过系统实时查看药品库存情况,避免药品短缺或过期。

2. 药物发放和退换 系统可以记录患者的用药信息和医嘱,帮助药房工作人员准确发放药品。同时,系统还可以管理药品的退换流程,确保药品退换的准确性和安全性。

3. 药品处方管理 系统可以记录医生开具的处方信息,方便药房进行准确的配药操作。药房工作人员可以通过系统查找药品配方和用量,减少人工配错的风险。

4. 药品价格管理 系统可以管理药品的价格信息,包括药品的进价、售价和折扣等。药房可以通过系统进行药品价格的设定和调整,确保药品价格的准确性和合理性。

5. 药品信息查询 系统可以提供药品信息查询功能,方便医生和药房工作人员查找药品的详细信息,包括药品的名称、规格、用途、剂量等。

6. 数据统计和分析 系统可以对药房的药品使用情况进行统计和分析,包括药品销售量、药品消耗趋势等。药房可以通过系统生成报表和图表,帮助管理者了解药品的使用情况和采购需求。

7. 信息安全和隐私保护 系统需要具备良好的信息安全机制,确保药品和患者的隐私信息得到有效保护,防止信息泄露和滥用。

通过门诊药房管理系统,药房可以更高效地管理药品库存和药品发放流程,减少人工错误和药品浪费,提高药品管理的质量和效率。同时,系统还可以提供数据支持和统计分析,帮助药房管理者更好地掌握药品的使用情况和采购需求。

四、门诊财务管理系统

门诊财务管理系统主要是为医院门诊部门提供资金管理、财务报表、收费等服务。国内外医院门诊部门已经普遍实现了电子化收费,有些医院还开展了线上支付等创新支付方式。门诊财务管理系统的建立有助于提高门诊部门的资金管理和数据分析能力。

医院门诊财务管理系统是指在医院门诊业务中,用于管理和优化财务流程的系统。它的主要功能是帮助医院管理门诊收入、费用和财务数据,实现门诊财务的准确记录和有效管理。门诊财务管理系统的主要功能包括以下几个方面。

1. 收费管理 系统可以记录患者的就诊费用,包括挂号费、诊疗费、检查费、药品费等各项费用。系统可以根据医院的收费标准和政策自动计算费用,并发出相应的缴费通知。

2. 缴费与退费 系统可以提供患者缴费和退费的管理功能。患者可以通过系统进行自助缴费,选择支付方式进行费用结算。同时,系统也可以处理患者的退费申请和退费流程,确保退费操作的准确性和安全性。

3. 财务报表和统计 系统可以生成财务报表,包括日报、月报、年报等,提供门诊财务的概览和分析。系统可以对门诊收入、费用、欠款等进行统计和分析,帮助管理者了解门诊的财务状况和经营情况。

4. 费用控制和核算 系统可以对门诊费用进行控制和核算,包括诊疗费用、药品费用等。系统可以提供费用预算和费用核准的功能,帮助医院控制费用支出和合理使用资源。

5. 电子对账与结算 系统可以与医保系统、支付平台等进行对接,实现电子对账和结算功能。通过系统可以自动对账和结算,减少人工操作和错误风险,提高财务结算的效率和准确性。

6. 信息安全与隐私保护 系统需要具备良好的信息安全机制,确保患者的支付信息和个人隐私得到有效保护,防止信息泄露和滥用。

通过门诊财务管理系统,医院可以更好地管理门诊部门的财务流程,实现门诊财务的准确记录和有效管理。系统可以提供财务报表和统计分析，帮助医院管理者了解门诊的财务状况和经营情况，增强财务管理的决策支持和监控能力。

总体来说，门诊系统已经成为医院门诊部门必不可少的信息化建设之一，它可以为医生提供高效、便捷、准确的服务，同时也可以实现医患的信息共享和沟通。未来，门诊系统建设还将面临新的挑战和机遇，如大数据分析、人工智能等技术的深入应用，以及医疗数据安全和隐私保护等问题的解决。相信随着技术和管理的不断提升，门诊系统建设将会得到更加广泛的推广和应用。

第二节　预约挂号信息系统

一、预约挂号系统概述

（一）预约挂号系统的概念

预约挂号系统是一种通过在线预约来安排医疗服务的系统，并通过医疗服务的需求与资源之间的匹配情况合理安排医疗资源，达到提高医院服务质量和效率的目的。医院预约挂号系统是医院利用现场预约、语音电话、网站、短信、微信公众号、支付宝、其他自助设备等方式为患者提供预约挂号服务的系统。

医院预约挂号服务是卫生部信息化建设的基础项目之一，是医院缓解看病难，提高医疗服务品质的有效手段。医院提供预约挂号服务体现了以患者为中心的服务理念，方便群众就医咨询、提前安排就医计划、减少候诊时间、简化就医环节，有利于医院提升管理水平、提高工作效率和医疗服务质量、降低医疗安全风险。

（二）预约挂号系统的发展

1. 现场挂号向线上挂号发展　传统挂号形式，挂号资源都集中在医院内部，只能在医院现场挂号。通过网络的线上预约挂号方式，挂号资源基本对外开放，患者足不出户就可完成预约挂号。

2. 人工服务向自助服务发展　随着自助挂号设备投入使用，患者可以不用在挂号窗口排长队，就可自助完成预约挂号。电脑网络预约、手机网络预约、短信预约等都属于自助挂号服务。

3. 预约登记向预约挂号发展　在网络支付平台建立以前，患者挂号只能采用预约登记的方式，还不能在线支付挂号费和诊金。随着互联网技术的发展和应用，预约挂号系统逐渐实现了在线预约，患者可以通过电脑、手机等设备进行预约挂号，系统可以进行实时管理、统计、分析。该阶段的预约挂号系统具有便捷、快速、准确等特点，大大提高了预约挂号的效率和体验。

未来医院预约挂号系统的发展趋势将会是人工智能预约。基于大数据和人工智能算法，预约挂号系统可以对就诊需求进行分析，自动推荐最优预约时间和医生，进一步提高就医效率和准确性，同时也更加方便患者就诊。

二、预约挂号系统业务流程

预约挂号系统功能模块如图 3-2 所示，主要包含以下业务流程。

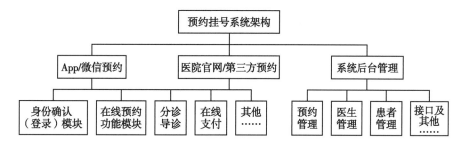

图 3-2　预约挂号系统功能模块图

（一）排班管理

排班管理的顶层业务流程如图 3-3 所示。

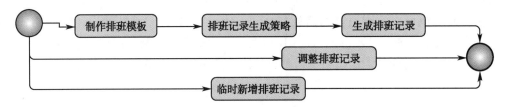

图 3-3　排班管理的顶层业务流程图

（二）停诊

停诊是"调整排班记录"的操作之一，此功能适用于排班当日医生由于有事不能出诊的情况，停诊前，若有患者已挂出此医生的号，医院要负责通知患者"医生已停诊"，患者接到通知后可以选择换号或退号。

（三）门诊挂号 / 预约挂号

门诊挂号 / 预约挂号与预约登记流程有两个不同之处：首先是前者有付款交易和打印票据的过程；其次是不需要违约黑名单管理。门诊窗口挂号有加号权限，而预约挂号则不开放加号权限。预约挂号的业务流程如图 3-4 所示。

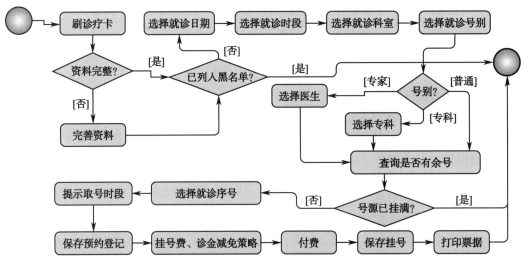

图 3-4　预约挂号的业务流程图

（四）退号

一般输入挂号的票据号码来退号，若对应的挂号记录已由医生接诊，则不予退号。所退的号源按照资源回收策略进行回收。通过网络退号的应通过支付平台进行电子退款。退号的业务流程如图 3-5 所示。

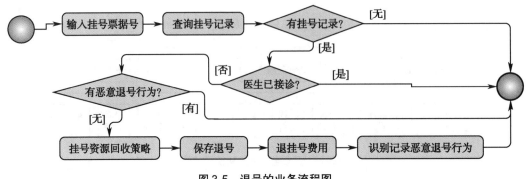

图 3-5　退号的业务流程图

三、预约挂号系统功能

预约挂号系统功能可以划分为基础数据层、号表管理层、号源开放层、挂号服务层、登记挂号层、数据利用层共 6 个层次。挂号系统的功能层次模型如图 3-6 所示。图中的箭头表示数据流向。每一层次自下向上为上层模块提供数据来源服务。

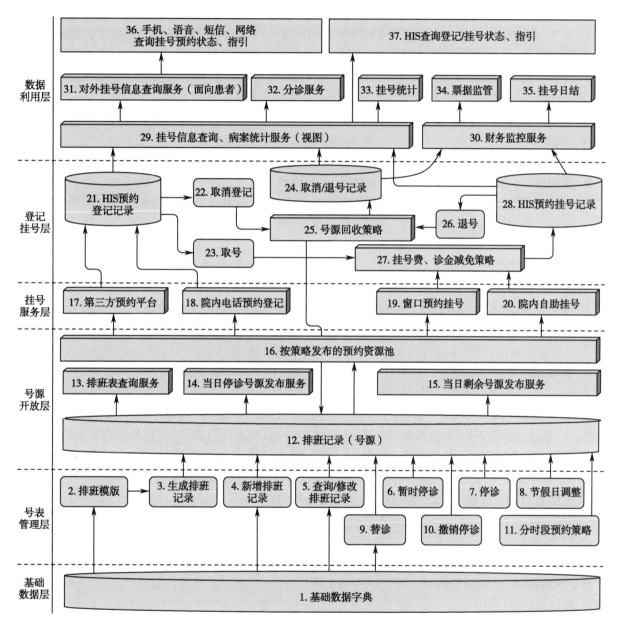

图 3-6　挂号系统功能层次模型

（一）基础数据层

基础数据层表示挂号系统需要的基础数据字典，包括定义出诊时段字典、定义号名（号源名称）、定义号别（出诊医生职称）、出诊科室字典、楼层指引字典、医护人员字典、医护人员专长字典。对于集团医院，不同院区的出诊时段可能不一样，需要分别定义。出诊科室字典来源于 HIS 门诊科室和医技科室字典；楼层指引字典用于挂号单上打印就诊科室的位置；医护人员字典来源于 HIS 门诊科室的出诊医生；医护人员专长字典用于挂号过程和分诊过程的导诊。

（二）号表管理层

号表管理是门就诊流程有序的保证，具体内容如下。

1. 排班模板　排班管理员定义一周的排班母版，一般以号名为单位定义出诊时段、总号数、加号数、预约号数、限号数等，并可随时修改排班母版。

2. 生成排班记录　该模块用来根据已定义的排班模板生成一段时间内的排班记录表。

3. 新增排班记录　该功能用来应对医生临时增加出诊的情况。这种情况一般是相同时段仅出诊一次，以后不在同一时段出诊。

4. 查询/修改排班记录　该模块用来对排班记录进行查询和/或修改，纠正与实际出诊的偏差。

5. 暂时停诊　该功能用于停止已经挂出的排班记录，对于已经挂出的号，医生要负责出诊。

6. 停诊　该功能适用于排班当日医生由于有事不能出诊的情况，停诊前，若有患者已挂出此医生的号，医院要负责通知患者"医生已停诊"，患者接到通知后可以选择换号或退号。

7. 节假日调整　该功能用于将法定节假日的排班表与某一工作日的排班表进行调换或者调整为某一周末的排班表。

8. 替诊　该功能用于实现当医生本人不能出诊时，由其他医生临时替代出诊的情况。

9. 撤销停诊　该功能用于对暂时停诊或停诊的号恢复为出诊状态。

10. 分时段预约策略　是指根据医院各科室患者就诊的特点，在定义排班模板或增加排班记录时，定义各个号源的就诊时段，每个时段分配不同的挂号资源预约数，目的是使患者了解自己的就诊时段，节省就诊时间。

（三）号源开放层

号源开放层用于定义号源的发布策略并发布挂号资源。

1. 排班记录（号源）　是指通过号表管理层的功能模块生成可以挂号的号源。

2. 排班表查询服务　挂号业务相关人员可通过排班表查询服务查询排班情况和号源剩余情况，以便回答患者的咨询和进行导诊。

3. 当日停诊号源发布服务　是指医院在门诊大厅通过 LED 屏幕或大尺寸平板电视将当日号源停诊情况予以公布，提醒患者不要盲目排队挂号。

4. 当日剩余号源发布服务　是通过门诊挂号大厅信息显示系统将当日及规定时间内门诊出诊医生个人信息、数量、楼层分布、诊室布局、每个医生最高挂号数、目前已有挂号数、挂号费等相关数据予以公布。通过提供的大屏幕显示接口功能，实现挂号资源的大屏幕显示。

5. 按策略发布的预约资源池　对预约号源按照预约挂号不同形式定义发布策略并进行资源发布。例如定义网络预约可以提前预约的天数；凭预约条挂号的资源不对外发布，只能通过医院现场窗口预约的规则定义等。

（四）挂号服务层

挂号服务层向门诊患者提供多种挂号形式，门诊患者既可在现场，也可以通过网络挂号，例如窗口挂号、窗口预约挂号、电话预约登记、自助挂号、网上预约挂号、第三方平台预约挂号等形式，并向登记挂号层提供登记或挂号信息。

（五）数据利用层

数据利用层的主要功能模块如下。

1. 挂号信息查询、病案统计服务　提供与挂号数据相关的各类查询统计和数据挖掘的接口服务。

2. 财务监控服务　对挂号消耗的财务票据和挂号日结的财务数据进行审计监控。按财务规定格式打印收款方式汇总单和收款分类汇总单，并结账所有挂号未结账数据。例如结账报表信息有收款方式汇总单，按现金、记账等收款方式汇总收费张数、收费金额、退费张数、退费金额、合计金额。汇总使用的发票号码范围和张数。汇总作废重打印的发票号码和张数。满足财务部门对门诊挂号员工作量统计的要求。收款分类汇总单上应打印各号别、各科室的挂号数和金额、合计金额。挂号结账单应支持结账历史的打印。

3. 门诊挂号统计　能查询门诊科室挂号、退号、加号、停号、号满情况并生成统计报表。

4. 面向患者的挂号查询服务　对单个患者提供手机、语音、短信、网络查询挂号预约状态和指引服务。

四、预约挂号系统相关测评指标要求

1. 预约挂号系统在《三级甲等医院评审标准》中的要求　第三部分：医疗技术临床应用管理（第七十八条）优化门诊，实施多种形式的预约诊疗服务，逐步提高患者预约就诊比例。及时公开出诊信息。开展多学科诊疗，方便患者就医。

【概述】　预约诊疗、公开出诊信息、开展多学科诊疗是提高门诊医疗服务效率和医疗质量的重要方式。

【细则】　2.5.78.1 实施多种形式的预约诊疗服务，逐步提高患者预约就诊比例。

2. 预约挂号系统在《互联互通标准化成熟度测评》中的要求　国家医疗健康信息互联互通标准化成熟度测评中对门诊信息系统提出了以下要求。

在互联互通应用效果章节的第 5.1.1 部分，平台上的公众服务应用系统建设情况及利用情况的患者线上服务功能中要求：四级乙等≥5 个，四级甲等≥7 个，五级乙等≥10 个，预约挂号系统就在其中。

3. 预约挂号系统在《医院智慧服务分级评估标准体系》中的要求　01.01.3【诊前服务】【诊疗预约】【预约挂号】（基本项）：支持患者在院外进行预约挂号，预约方式包括网站、手机 APP、区域挂号平台等。

第三节　门诊医生工作站

一、门诊医生工作站概述

门诊医生站是医疗机构信息化建设的重要组成部分，也是门诊医生接诊的重要工具。门诊医生工作站是围绕以患者信息为中心，给医生提供的一个集成化信息平台，协助医生完成日常的门诊医疗工作。医生通过门诊医生工作站获取患者各种 HIS 信息，处理门诊电子病历、诊断、处方、检查、检验、治疗处置、门诊手术和卫生材料等工作，并通过质控环节提高医生的工作质量。门诊医生工作站是门诊管理系统中的核心。患者的医疗数据是门诊管理系统的核心，而门诊医生工作站是发送和接收这些数据的集合处，也是门诊信息系统的轴心。它的首要目标是服务门诊医生的日常工作，代替并减少医生门诊手工书写工作，规范门诊医疗文书，通过合理规划门诊业务流程，缩短患者的候诊时间，提高门诊工作效率。

近年来，门诊医生工作站在医院数字化建设中不断改进，经历了由单机版到网络、由以收费信息为核心到以患者就诊信息为核心、由局部业务到系统集成业务的发展过程。门诊医生工作站的意义已不在于取代纸质病历和处方，其核心价值应该是实现医院医疗信息共享。目前国际上较为先进的门诊医生工作站理念是以患者医疗数据中心为基础的区域协同系统的一部分，是以患者全程关怀为中心的患者关系管理系统的一部分。

二、门诊医生工作站信息系统相关建设标准

门诊医生工作站质量控制功能是通过提示、禁止等方式，实现医疗服务过程的质量实时监测和控制，从事后监控向事前管理转变，从被动管理向主动管理转变，为医务人员提供实时、高效、准确的信息服务。

（一）符合卫生部《处方管理方法》

1. 诊断　处方录入必须要有诊断，诊断库可参考选择国际标准的 ICD10 诊断库及最新的诊断标准。

2. 处方药品数量、疗程的限制　西药药品数量不超过 5 个，中成药不超过 3 个，超过的自动分处方打印；疗程最多不超过 7 天。

3. 毒麻药品管理　毒麻药品处方须记录患者或者患者代理人的身份证等资料；开毒麻药品处方的医生须有资质。

4. 抗生素三级管理　根据抗生素特点、临床疗效、细菌耐药性、不良反应等因素分为三级，并能设定

不同级别医生使用抗生素的权限,特殊使用级的抗生素只允许在急诊会诊后使用。

(二)符合公费医疗与医保政策

根据患者的公费医疗资料(如患者身份、费别、公费属性、医保标志)等,对不同患者的费别、公费项目、自付项目、自费项目按不同背景色区分显示。向医生显示公费医疗患者当天、当月已记账金额和记账限额,当费用超额时提醒医生和患者超额部分金额。

三、门诊医生工作站架构与业务流程

从整个门诊医生工作站流程图(图 3-7)中可以看出,其功能是整个门诊流程中的核心。

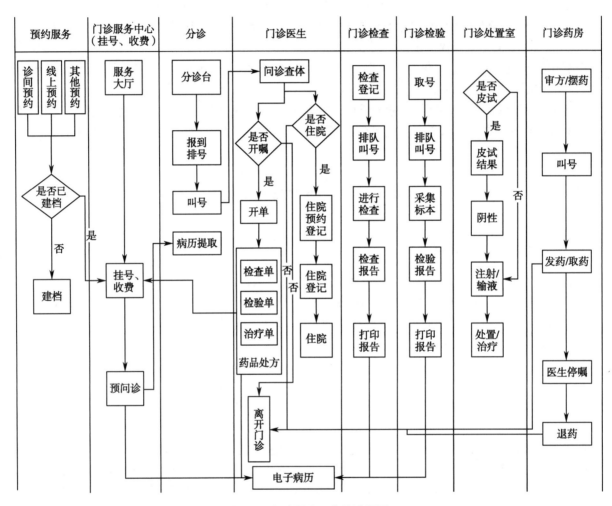

图 3-7　门诊医生工作站流程图

四、门诊医生工作站主要功能

(一)排队叫号

医生登录系统后,系统根据分诊策略,医生可从候诊列表中获取当日就诊的患者基本信息,例如就诊卡号、就诊号、姓名、性别、年龄、医保类别等。医生根据候诊队列中的患者挂号次序直接从诊间叫号,叫号信息可在候诊区大屏幕集中显示或在诊间门外小屏幕显示。叫号的语种和遍数可灵活处理。医生还可根据特殊情况,允许取消叫号或者再叫号。

分诊区的患者在叫号前后存在未到、候诊、到达、过号状态,形成了待分诊队列、候诊队列、到达队列、过号队列和复诊队列。

(二)预问诊

预问诊系统是在预约挂号系统的基础上,通过智能知识库、智能问诊表单,提前对患者病情描述进行记录和解答,实现患者在智能终端上提前对病情进行录入和答疑,减少医生重复问诊及信息录入,提高就医效率。主要功能包括问诊知识库、问诊表单设计、问诊数据回写等。

（三）接诊

患者到达诊室后,医生接诊。医生诊病后,在系统执行下诊断、录入医嘱、门诊病历等操作,有需要者可直接进行诊间预约下一次复诊时间等操作。

1. 录入诊断　医生可以根据患者的情况下相应的中医诊断或西医诊断（ICD10）,包括诊断名称、诊断类型（分为初诊、复诊）。在诊断结果中可以添加各种诊断,并可以把此患者上一次诊断的资料调出作为参考。在诊断录入的同时,可以选择是否针对某项疾病进行鉴别处理。对需要上报的疾病,系统能提供各种报卡,并可以在处方上打印。录入诊断可提供多种输入法,支持按模板、历史记录选择。

2. 门诊医嘱　医嘱录入时,应具有如下功能:①支持个人、科室、全院医嘱模板录入;②支持历史记录的复制,记忆使用频率;③支持多种输入法,如拼音首码、五笔首码、助记码等;④可以开成组医嘱;⑤允许插入、修改、删除、审核停止医嘱等;⑥可根据执行科室不同而自动打印等。

3. 药品处方　药品分为西药、中成药、中草药。在录入处方时,要求具有以下功能:①支持多药库选择药品;②既支持商品名、通用名,也支持化学名,之间应能互相转换;③系统提供药品相应的剂量、用法、频率、疗程默认值,可修改,但固定用法不能修改;④自动根据取整和门诊药房最小发药量计算取药总量,可修改;⑤中草药方剂,支持复制既往方剂、常用方剂、协定方剂为当前方剂,在旧方剂基础上修改,能输入各种中草药的用量和特殊处理方法、服用方法、每天剂数、天数等。

4. 治疗单　医生把治疗过程中须完成的治疗项目输入电脑,治疗项目应按照国家统一的收费标准输入。治疗单包括大换药、激光治疗、高压氧等各种非检查检验类项目。

5. 检查申请单　为规范管理,方便操作,系统设计时应根据检查科室需求,把各种检查项目进行组合,形成检查申请单,并根据执行科室的不同自动按照各检查科室的申请单模板进行分类打印。医生在开检查申请单时可选择组合项目,也可单选其中某个单项,当单项与组合重复时,应提醒医生。

6. 检验申请单　可根据临床需要和检验科室自身特点,把各检验项目进行组合,并根据多种分类方法对检验组合进行分类。按照检验规则,对以上开出的检验项目组合进行归类,生成申请单,以减少抽血量。例如相同检验科室、相同标本、相同容器的检验项目组合合并为同一申请单,只需用一支试管抽血。

7. 门诊病历

（1）就诊病历:医生根据患者提供的病情,录入主诉、现病史、既往史、体检、辅助检查、诊断、处理、备注等信息。目前处理方式有两种,即纯文本和结构化。纯文本录入方式容易实现,但录入速度和实用性不高,且信息的再利用性基本失效。采用结构化的方式实现时,医生通常按照病种先定义结构,再采用通用模板提高录入速度,且录入的信息可为以后的科研随访提供依据。

（2）随访病历:随访对医疗及科研具有重要意义,特别是对于肿瘤患者和慢性病患者,患者病程比较长,一般需要一定时间内定期随访。门诊电子随访病历应与门诊电子病历合为一体,医生按随访病历模板要求填入记录,即完成了随访病历的填写。

8. 入院电子申请单　对于需要住院治疗的患者,医生能够直接在门诊医生工作站查询到病区床位状态,若有空床,医生可直接打印入院登记卡;如无,则为患者预约床位。住院病区护士站可查看入院申请的工作表,护士处理工作表,发送处理结果消息到门诊医生工作站。

（四）门诊收费管理

门诊收费系统是用于处理医院门诊收费业务的联机事务处理系统,包括门诊收费、退费、审批、打印报销凭证、结账、统计等功能。系统在符合财政部、卫生部颁布的《医院会计制度》和有关财务制度基础上,要以患者为中心,优化服务流程,减少患者排队时间,提高收费工作效率和服务质量,减轻窗口业务工作强度。

1. 收费业务流程　门诊收费主体业务包括收费审批、收费、退费、日结账、收费查询,其业务流程如图3-8所示,门诊收费业务流程如图3-9所示。

2. 退费业务流程　如图3-10所示。

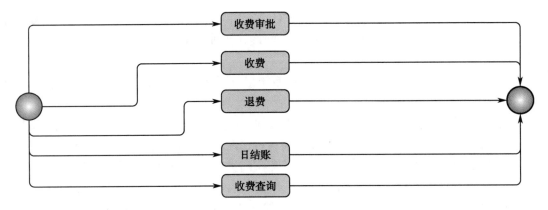

图 3-8　门诊收费主体业务流程图

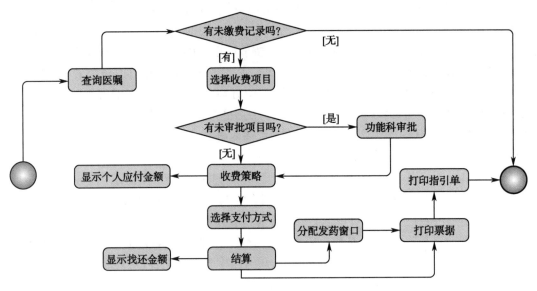

图 3-9　门诊收费业务流程图

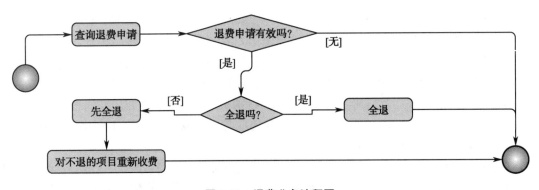

图 3-10　退费业务流程图

根据门诊药品管理规定，通常药品一旦发出就不能退药。在特殊情况下，需要经药师审核同意，给患者开出同意退药单，此单送达门诊医生工作站，由医生参照此单作出退药申请，并打印退药申请单。退药申请单送达药房，再由药师审核并确认退药数量。最后收费员根据申请单进行退费处理。退药业务流程如图 3-11 所示。

（1）退费、退药：支持全退费或部分退费。必须按现行会计制度和有关规定严格管理退款过程，程序必须使用冲账方式退款，保留操作全过程记录，应使用执行科室确认监督机制强化管理。已发药时，必须按照退药、取消确认流程，才能退药费。

已确认检验、检查时，必须到对应的执行科室取消执行，才能退诊疗费。

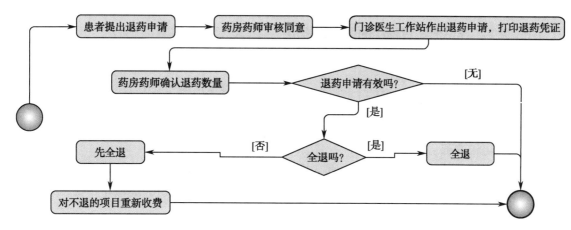

图 3-11　退药业务流程图

（2）退费重收：该业务适合于当医保中心不能提供在线服务（如系统升级等原因）时，或者由于公费医疗项目审批周期较长，医院端可以先给予患者按自费方式结算，当外部业务恢复或审批通过时，再重新给予患者按相应待遇统筹记账。退费重收前后，药品的发药状态和诊疗项目的执行状态不受影响。要注意"全退费"和"全部项目重新收费"这两个步骤应在同一个事务内完成，任何一个步骤没有完成，都要进行事务回滚。

3. 收费日结功能设计　收费日结的内容应包括发票使用清单、退费发票清单、收款方式汇总单、账单分类汇总表、公费医疗记账单清单、本院职工收费汇总表等。能查询、打印历史结账单，当系统结账结果与手工对账有出入时，可通过查询收费台账查出问题所在。

（五）门诊药房配发药管理

1. 门诊药房配发药流程　患者缴费时，系统就已经为患者分配了取药窗口号，打印在指引单或收费发票上。药房按窗口号自动接收已收费电子处方，自动打印配药单（或药袋）。急诊患者的配药单优先打印。配药师根据配药单上打印的药品药柜位置取药或由发药机完成自动配药，并在系统中记录配药人，已配好药的患者信息（姓名），立即发送到大屏幕的对应取药队列，患者看到有自己的名字就可以到对应窗口取药。药师核对发药，确认发药后系统做药品出库处理，同时患者信息从大屏幕队列中删除。门诊药房配发药业务流程如图 3-12 所示。

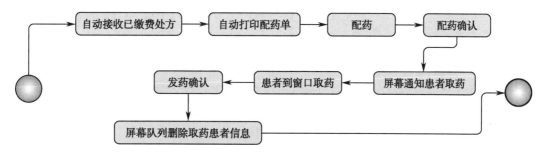

图 3-12　门诊药房配发药的业务流程图

2. 功能设计

（1）配药发药优先级控制：配药发药队列先按照急诊、速诊、普通的优先级排序，再按照患者缴费时间的先后顺序排列。

（2）分配取药窗口的策略：药房配药窗口设置开启和关闭两个状态。开启状态的窗口队列人数可以增减。按照窗口队列人数的多少，优先找人数最少的窗口进行分配，若队列人数相同则随机选取窗口分配。

（3）配药单打印模式：配药单可以采取打印纸质药袋和药单两种方式。推荐采用药袋方式，它便于保存，既是配药单，又可以装药品（特别是散装药品），同时带有药品服用说明功能。药单方式仅具有配药功能，通常要在发药窗口配置打印机，打印不粘胶用法说明贴在药品包装盒上。如果患者退药，就不好回收贴了不粘胶说明的药品。

五、门诊医生工作站建设过程中的重点和难点

（一）系统选型和采购

在门诊信息系统的选型和采购过程中，需要考虑系统的功能完备性、易用性、稳定性以及各方面的成本等问题。同时，还需要对供应商进行严谨的评估和筛选，确保选到的系统供应商具有实力、口碑好，并能提供良好的售后服务。

（二）流程优化和变革

在门诊信息系统的实施过程中，需要对原有的医疗流程进行重新设计、优化和变革。这涉及多个方面，如就诊流程、挂号预约、医生排班以及移动办公等。这些改变需要得到医院领导和相关部门的支持，并且需要以患者为中心，持续改进流程。

（三）数据整合和转换

在门诊信息系统实施之前，需要对原有数据进行整合和转换。这涉及数据的格式、标准以及相关的数据结构，统一数据的来源以及格式，确保数据的一致性和准确性。此外，还需要保障数据的安全性，以免数据泄露或丢失。

（四）培训和推广

门诊信息系统实施之后，需要针对不同角色的工作人员进行对应的培训和推广，确保他们能顺利掌握系统的使用方法、操作流程以及注意事项，从而提高工作效率。同时，还要进行推广宣传，让更多用户知晓并使用系统，提高其满意度和认可度。

六、门诊医生工作站相关测评指标要求

（一）门诊医生工作站在国家电子病历应用水平分级评价中的要求

见表3-1。

表3-1　门诊医生工作站在国家电子病历应用水平分级评价中的相关要求

03.01.6	处方书写	基本项	（1）书写处方时可跟踪既往处方执行情况
03.01.6	处方书写	基本项	（2）处方数据能够自动作为门诊病历内容
03.01.6	处方书写	基本项	（3）能够接收到开方医师自己处方的点评结果
03.01.6	处方书写	基本项	（4）发生药物不良反应时能够有记录与上报处理功能
03.06.6	门诊病历记录	选择项	（1）门诊病历具有安全控制机制，分科室访问权限机制和日志
03.06.6	门诊病历记录	选择项	（2）有法律认可的可靠电子签名
03.06.6	门诊病历记录	选择项	（3）可根据诊断、性别、年龄等自动定义病历结构和格式

（二）门诊医生工作站在医院信息互联互通标准化成熟度测评中的要求

1. 在4.4业务应用系统（生产系统）建设情况中对临床服务系统建设情况，评审指标要求选择医院已建成并投入使用的临床服务系统中明确要求门诊医生工作站。

2. 在5.2平台联通业务范围内，对接入平台的临床服务系统接入情况中包含门诊医生站建设。

第四节　电子健康码

一、电子健康码系统概述

电子健康码的前身是居民健康卡，是国家卫生健康委统一标准的就诊服务卡，面向全体居民发放，在全国医疗卫生机构通用，是方便居民看病就医及实现健康管理的基础载体。自2012年推广实施以来，已在全国28个省发行应用，在推动跨机构跨区域诊疗服务一卡通用、新农合跨省异地就医结报、促进区域医疗业务协同等便民惠民服务方面取得了积极成效。为适应新时代背景下居民医疗健康的实际需求，国

家卫生健康委统计信息中心在实体居民健康卡基础上,提出了基于健康二维码的电子健康码建设理念,开展了创新融合应用试点建设。

2022年11月9日,国家卫生健康委、国家中医药管理局、国家疾病预防控制局印发《"十四五"全民健康信息化规划》(以下简称《规划》)。根据《规划》,到2025年,我国将初步建设形成统一权威、互联互通的全民健康信息平台支撑保障体系,基本实现公立医疗卫生机构与全民健康信息平台联通全覆盖。

《规划》要求,以普及应用居民电子健康码为抓手,建立居民以身份证号码为主、其他证件号码为补充的唯一主索引,推动"一码通用"。依托区域全民健康信息平台,推动检查检验结果互通共享。

统筹推进与相关部门信息系统联通,提高监测预警、实时分析、集中研判和辅助决策的能力。建立集中、统一、高效的应急指挥辅助决策体系,提升疫情应急处置能力和精准防控水平;加强健康码标准规范使用,强化赋码和转码规则规范实施,推进互通互认、一码通行。

二、电子健康码系统架构及流程图

1. 电子健康码系统主要包含应用层、跨域主索引平台、个人信息源几大模块,详细内容见图3-13。

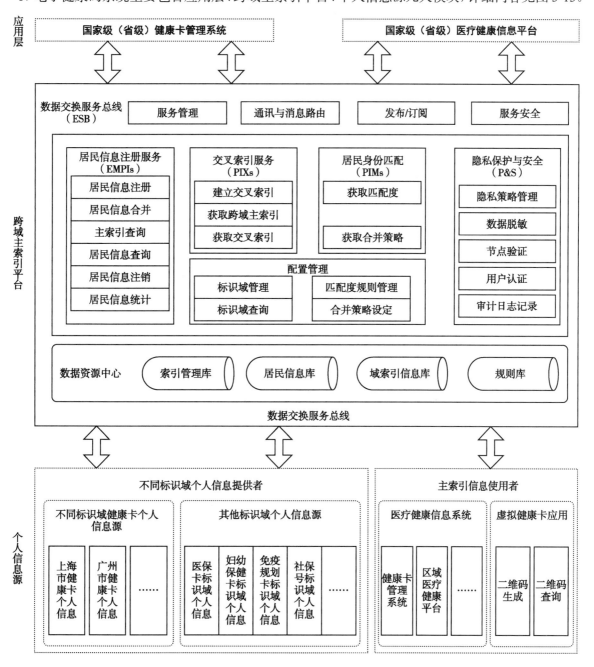

图3-13 电子健康码系统主要模块组成

2. 系统架构　详细内容见图3-14。

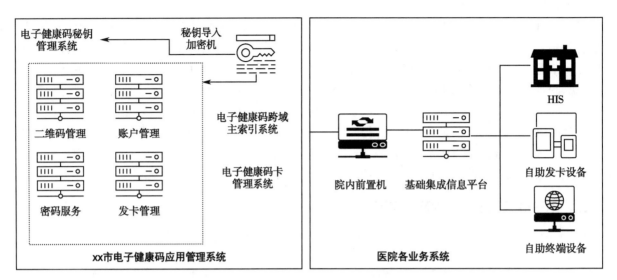

图 3-14　电子健康码系统架构图

三、电子健康码系统功能

电子健康码系统是一种医疗信息化系统,它通过手机应用或其他终端设备提供居民电子健康码信息。电子健康码是一种数字化的健康证明,可以包含居民的基本信息、医疗保健记录和诊断结果等。电子健康码可以帮助政府和医疗机构管理居民的健康信息,提高医疗服务效率和质量。居民电子健康码系统通常包括以下几个方面内容。

1. 基本信息管理　居民的基本信息包括姓名、性别、年龄、身份证号码等,这些信息是建立电子健康码的基础。

2. 医疗保健记录管理　电子健康码系统可以帮助居民保存医疗保健记录,包括就诊记录、检查结果、诊断报告等,帮助医疗机构提供更加精准的诊疗服务。

3. 健康管理服务　电子健康码系统可以提供健康管理服务,包括健康咨询、健康评估、生活方式建议等,帮助居民更好地管理自己的健康。

4. 监测功能　电子健康码系统可以监测居民的健康状况,如血压、血糖、心率等,帮助居民及时发现健康问题并及时处理。

5. 数据分析和应用　电子健康码系统可以对收集的居民健康数据进行分析,提供大数据支持,帮助医疗机构提供更加精细化的诊疗服务和公共健康管理。

总之,电子健康码系统是一种集医疗保健记录、健康管理、监测和数据分析等功能于一体的信息化系统,通过数字化的方式提供准确、高效、便捷的健康信息服务。

四、电子健康码相关测评要求

国家医疗健康信息医院信息互联互通标准化成熟度测评中对电子健康码有明确要求,具体指标如表3-2所示。

表 3-2　电子健康码在医院信息互联互通标准化成熟度测评中的要求

5.1.1.5	支持使用居民健康卡或电子健康卡/码就诊;支持全流程电子一卡(码)通应用就诊	0.1	满足一项要求,为五级乙等;满足两项要求,为五级甲等	五乙得 0.05 分;五甲得 0.1 分

(杨洋　潘晓雷　吴龙)

参考文献

[1] 刘永. 医院信息系统与门诊流程优化研究[J]. 中国设备工程, 2019(09): 65-66.

[2] 邵倩, 王磊, 周治宇, 等. 集中信息系统在医院门诊管理中的研究与应用[J]. 江苏卫生事业管理, 2018, 29(12): 1445-1447.

[3] 巩蕾. 医院挂号预约管理系统设计[J]. 电脑编程技巧与维护, 2022(02): 66-68+80.

[4] 陈博, 焦娣, 李晨, 等. 门诊预约挂号系统的设计与应用[J]. 智慧健康, 2022, 8(04): 1-4.

[5] 郭亮. 基于云计算的中小型医院门诊管理信息系统开发与研究[J]. 电脑编程技巧与维护, 2020(02): 52-53+76.

[6] 李宏亨, 廖建涵, 刘晓红, 等. 应用电子叫号技术构建医院信息系统的探讨[J]. 信息与电脑(理论版), 2019(11): 19-20.

[7] 辛芮. 基于HIS系统环境下的医院收费内部控制建设探讨[J]. 财经界, 2022(02): 89-91.

[8] 严谨, 熊芳. 基于诊间扣费的门诊业务流程的再造研究[J]. 中国卫生信息管理杂志, 2018, 15(06): 655-658.

[9] 王玲. 浅谈公立医院门诊退费存在的问题及改进措施[J]. 中国总会计师, 2021(11): 154-155.

[10] 张翠翠. 门诊药房信息自动化管理系统的应用探讨[J]. 中国民康医学, 2019, 31(10): 138-139.

[11] 杨小波. 计算机信息系统在医院药房管理中的应用及意义探讨[J]. 计算机产品与流通, 2019(01): 124.

[12] 邢辉. 浅析公立医院电子健康卡建设[J]. 科学技术创新, 2021(22): 189-190.

[13] 丁力, 陆宙, 王泳, 等. 电子健康卡在医疗机构中的建设与实践[J]. 科技创新与应用, 2020(21): 72-73.

第四章

急诊信息系统

本章主要从系统概述、遵循标准、系统架构、数据架构、业务流程与系统功能五个方面介绍急诊信息系统。重点讲述遵循国家关于急诊急救领域标准规范，利用新一代信息技术，建立包含院前急救系统、急诊临床信息系统、急诊协同服务系统、急诊科室管理系统、五大中心（胸痛、卒中、创伤、危重孕产妇和危重新生儿）信息系统为一体的、涵盖院前急救的全流程的信息平台，实现院前、院内与院间的急诊急救高效协同。急诊信息系统的测评标准可参考本书中门诊信息系统、住院信息系统和电子病历部分相关内容。

第一节　系统概述

一、背景概述

进入新时代，随着一系列重要文件的发布，提出提升急危重症医疗救治能力、创新急诊急救服务模式，建立快速、高效、全覆盖的急危重症医疗救治体系等要求，同时，急诊科作为医院急危重症救治的重点学科，也需要实现平台化精细化管理、急危重症融合、急救能力前移、内外科协同的发展目标。目前，医院信息化发展已基本实现智慧化诊疗、管理和服务，但急诊信息化仍相对薄弱，存在系统应用不连续、数据标准不统一、数据质量及可用性低、缺少数据共享和闭环管理等问题，迫切需要构建急诊一体化信息平台和专病数据平台，规范并优化诊疗流程，实现数字化管理，提升诊疗效率、促进学科和医院高质量发展。

二、建设目标

急诊信息系统旨在利用新一代信息技术，衔接 120 院前急救系统，构建覆盖从院前急救、院中急诊、五大中心、重症 ICU 的业务协同及质控管理平台，与院内已建系统对接，实现业务全流程及数字化闭环管理，规范救治流程，提升救治能力，降低致死率和致残率。进一步为多院区一体化、区域医疗中心建设、三甲医院评审、智慧管理、智慧服务、电子病历评级等重点工作提供业务及数据支持，促进学科和医院高质量发展。

三、技术创新

新一代信息技术在急诊医学发展的医教研管四个方面均能起到促进作用，助力学科发展。

1. 以 5G 技术为支撑，提升医院院前急救、院中急诊的协同应急救治能力。
2. 以互联互通为手段，呈现急危重症患者治疗全景，沉淀积累数据资产。
3. 以大数据、人工智能为驱动，实现急诊科教研管精细化、智慧化。

四、主要应用

1. 移动互联网　急诊急救有众多的场景需要移动互联网的支持，包括便民服务中的高风险人群筛查，院前急救阶段的现场急救、车上急救、远程会诊、车上患者信息传输，院内急诊中的床旁检查、床旁检测、移动输液、移动护理、移动会诊等。未来，有可能支撑需要更大数据流量的 VR、AR、MR、数字孪生、元宇宙等技术与急诊急救的融合创新。

2. 物联网　主要应用在智能监测和预警、智能定位和导航、五大中心患者绿色通道时间轴自动采集等方面的应用创新,让急诊急救工作更加自动化。

3. 云计算　在急诊急救的应用可以提供网络、存储、计算、安全等方面的基础能力,实现虚拟化部署、容器化部署、计算资源优化和调度、安全管理,为急诊急救工作提供稳定、安全、弹性的环境。

4. 大数据　在急诊急救的应用:①临床诊疗的前结构化数据采集、数据的引用调用、互联互通及辅助诊疗;②运营及管理数据的统计分析和决策支持;③医疗与管理的数据质控、智能提醒,帮助医院防范医疗事故,满足数据上报,完成评审评级等工作;④在教学与科研的病例分析和专病数据库建设方面有广泛应用。

5. 人工智能　在急诊急救领域的应用有智能调度、智能诊疗和问答机器人等,在急危重症救治过程中实现智能推荐、智能提醒、智能分诊、智能医嘱、辅助诊疗、智能评分、智能质控、语音后结构病历、智能报表生成等 AI 应用。

第二节　相关标准

急诊信息系统遵循的标准规范如表 4-1 所示。

表 4-1　急诊信息系统相关标准规范

文件名	标准号/文件号	标准类型
《医院智慧管理分级评估标准体系(试行)》	国卫办医函〔2021〕86 号	管理类
《医院智慧服务分级评估标准体系(试行)》	国卫办医函〔2019〕236 号	管理类
《电子病历系统应用水平分级评价标准(试行)》	国卫办医函〔2018〕1079 号	管理类
《胸痛中心建设与管理指导原则(试行)》	国卫办医函〔2017〕1026 号	管理类
《卒中中心建设与管理指导原则(试行)》	国卫办医函〔2016〕1235 号	管理类
《创伤中心建设与管理指导原则(试行)》	国卫办医函〔2018〕477 号	管理类
《危重孕产妇救治中心建设与管理指导原则(试行)》	国卫妇幼发〔2017〕42 号	管理类
《危重新生儿救治中心建设与管理指导原则(试行)》	国卫妇幼发〔2017〕42 号	管理类
《急诊专业医疗质量控制指标(2015)》	国卫办医函〔2015〕252 号	管理类
《医院急诊科规范化流程》	《医院急诊科规范化流程》	管理类
《急诊患者病情分级试点指导原则》	卫医管医疗便函〔2011〕148 号	管理类
《急诊科建设与管理指南(试行)》	卫医政发〔2009〕50 号	管理类
《电子病历共享文档规范　第 1 部分:病历概要》	WS/T 500.1—2016	数据类
《电子病历共享文档规范　第 2 部分:门(急)诊病历》	WS/T 500.2—2016	数据类
《电子病历共享文档规范　第 3 部分:急诊留观病历》	WS/T 500.3—2016	数据类
《电子病历共享文档规范　第 17 部分:一般护理记录》	WS/T 500.17—2016	数据类
《电子病历共享文档规范　第 18 部分:病重(病危)护理记录》	WS/T 500.18—2016	数据类
《全国医院信息化建设标准与规范(试行)》	国卫规划函〔2019〕87 号	技术类
《基层医疗卫生信息系统基本功能规范》	WS/T 517—2016	技术类
《院前急救机构与医院急诊科患者病情交接单》	WS/T 621—2018	技术类
《远程医疗信息系统基本功能规范》	WS/T 529—2016	技术类
《院前医疗急救指挥信息系统基本功能规范》	WS/T 451—2014	技术类
《创伤院前与院内信息链接标准》	WS/T 815—2023	技术类

第三节　系统架构

急诊信息系统可以划分为五个层次，如图4-1所示。

1. 终端层　服务对象可以利用各种类型的终端设备、服务渠道接入信息平台，获取相应的服务支持，满足急诊急救在多种场景下开展工作的需要。

2. 业务层　通过业务层中的业务应用，提供面向急诊急救专业化临床服务支持，包括院前急救系统、急诊临床信息系统、急诊协同服务系统、急诊科室管理系统和五大中心信息系统。

3. 基础平台层　基于SOA架构，将平台中各类公用的组件和服务整合成应用服务，为业务层、协作平台层、终端层、对象层提供服务支持。

4. 感知层　通过与医疗设备、辅助设备及业务系统的集成对接，延伸扩展了信息平台的数据共享交换能力，通过数据的采、存、转、用，形成以数据驱动的"大平台"。

5. 关键技术支撑层　融合当前最适宜的5G、物联网、大数据、人工智能等新一代信息技术，创新急诊急救应用服务。

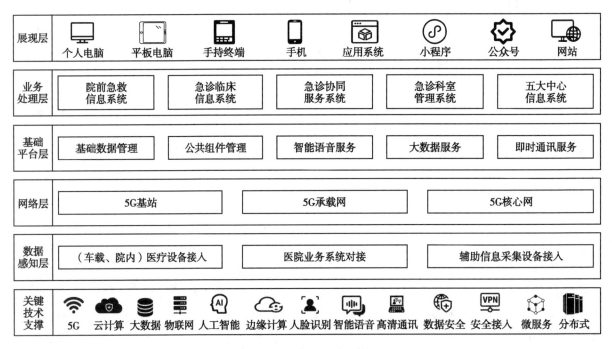

图4-1　急诊信息系统架构图

第四节　数据结构

数据结构旨在实现对急诊急救数据的存储、整合、关联、分析、共享，以及完善数据标准、强化数据治理的目标。通过建模工具、数据采集、数据开发、自主分析、可视化、容器部署等工具，提供一站式的数据服务；通过数据应用沉淀，建立和完善急诊急救的标签库、指标库、模型库并反哺业务及管理过程，形成良性循环的数据应用生态，如图4-2所示。

根据急诊业务的划分，将急诊信息系统的数据模型分为5大业务域，包括院前急救、急诊临床、协同服务、五大中心和基础数据，如图4-3所示。进一步细分急诊信息系统5大业务域的关键属性，见表4-2。

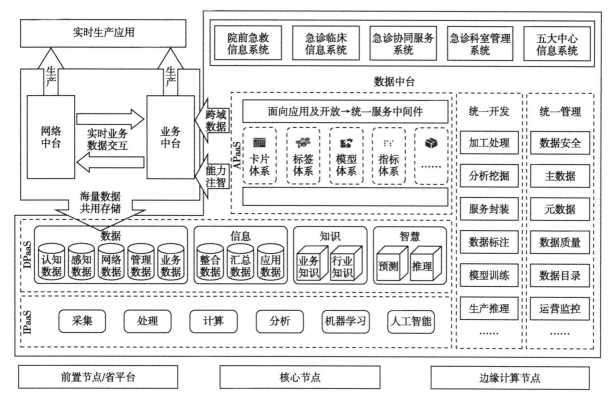

图 4-2　急诊信息系统数据结构图

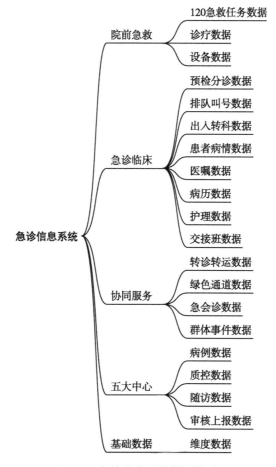

图 4-3　急诊信息系统数据模型图

表 4-2　急诊信息系统数据模型明细表

业务域	数据模型	关键属性
院前急救	120急救任务数据	急救任务、救护车辆、随车人员、任务执行等数据
	诊疗数据	患者档案、检验检查、急救处置、远程会诊、院前电子病历等数据
	设备数据	监护仪、呼吸机、POCT设备等数据
急诊临床	预检分诊数据	患者档案、来院方式、主诉病史、评分评估、流程病学、分诊结果等数据
	排队叫号数据	患者档案、诊室队列、候诊时间等数据
	出入转科数据	入科、出科、转科、分床等数据
	患者病情数据	患者档案、生命体征、检验检查、诊疗护理等数据
	医嘱数据	诊断医嘱、医嘱执行等数据
	病历数据	患者档案、病史主诉、生命体征、检查检验、诊断医嘱、治疗护理等数据
	护理数据	出入量、皮肤管理、观察项、导管管理、护理计划、护理记录、病情评估等数据
	交接班数据	区域统计、患者档案、患者病情、注意事项等数据
协同服务	转诊转运数据	患者档案、病情病史、转诊转运申请、转诊转运评估、转诊转运执行等数据
	绿色通道数据	患者档案、协同科室、绿色通道等数据
	急会诊数据	患者档案、病情病史、检查检验、急会诊申请、急诊记录等数据
	群体事件数据	群体事件、患者档案、患者流转、患者诊疗等数据
五大中心	病例数据	患者档案、检查检验、诊断病嘱、时间轴、评分评估、诊疗护理等数据
	质控数据	患者档案、时间节点、质控指标等数据
	随访数据	患者档案、随访计划、随访档案等数据
	审核上报数据	患者档案、诊疗、质控等数据
基础数据	维度数据	药品及耗材维度、疾病医疗诊断维度、人员维度、科室维度、收费项目维度

第五节　系统功能与流程

一、总体流程

急诊业务主要包括院前急救、院中急诊、急危重症中心和院后随访4大部分，每部分均可在"急救大脑"的辅助下提升决策支持能力，同时也为"急救大脑"提供样本数据，积累更丰富的数据资产，见图4-4。

二、院前急救系统

（一）概述

院前急救系统旨在利用5G、物联网等新一代信息技术进行救护车数字化改造、院前患者建档、诊疗数据传输、智能分诊、业务协同等，实现"上车即入院""院前院内一体化"的目标。

（二）业务流程

院前急救系统衔接120指挥调度系统，获取120出车任务后自动生成出车任务单并通知随车人员出车。随车人员到达目标地点接到患者后利用系统建档、登记相关诊疗信息。院前急救系统还可以获取车载医疗设备的监测数据，申请与院内专家通过音/视频远程会诊。到院后系统自动生成院前病历和交接单。院内可以引入院前病历中的信息快速开展救治工作，见图4-5。

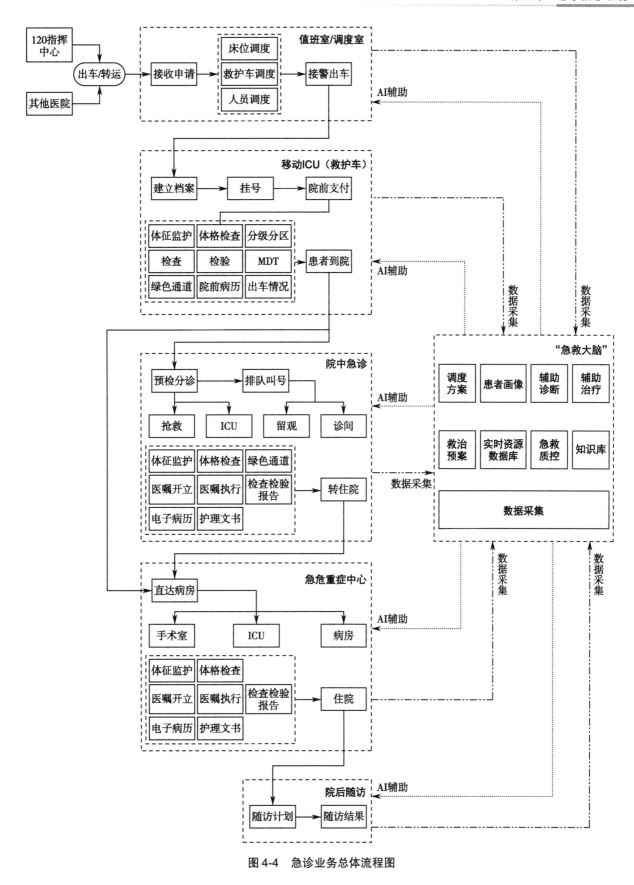

图 4-4　急诊业务总体流程图

（三）院前调度系统

院前调度系统通过获取 120 指挥调度中心的出车任务信息，以短信、语音电话或即时通讯软件等方式通知一线人员出车。该系统兼设任务采集、任务派发、任务接收三大功能。

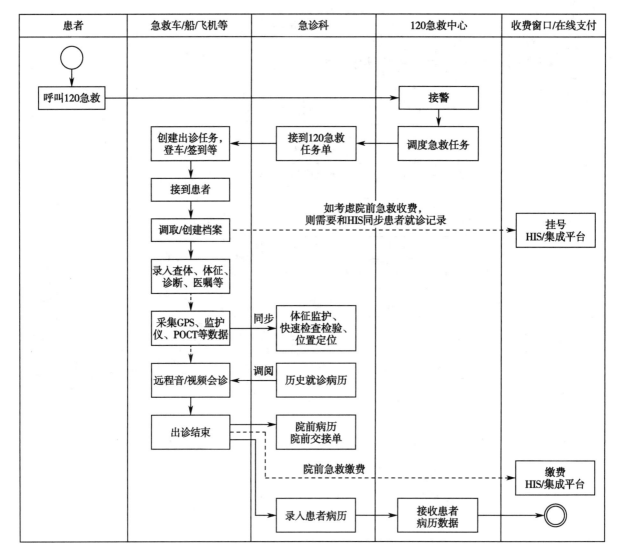

图 4-5　院前急救系统业务流程图

（四）院前急救工作站

主要针对院前急救以移动工作为主的特点，将相关业务功能集成到车载或移动终端上。

1. 患者建档　能够利用移动设备或专用的读卡设备快速建档。

2. 急救管理　提供查体信息、检查检验信息、处置信息、分诊、院前医嘱、院前病历、院前文书等信息登记功能。

3. 院前可实现绿色通道管理功能。

4. 远程会诊管理　一线人员通过高清音 / 视频方式邀请院内外专家进行实时远程会诊（详见本书相关内容）。

5. 业务办理　在院前阶段办理挂号、缴费、入院申请等业务。

（五）采集传输系统

对接车载心电图机、除颤仪、监护仪、呼吸机、POCT 等医疗设备，自动获取设备监测到的心电、血压、血氧、呼吸、体温、检查结果、检验结果等数据，结合院前急救系统的分诊功能、评分量表，自动生成"三区四级"分诊结果和评估结果。

采集到的监测数据自动保存并同步到院内，院内指挥中心、远程会诊中心或相关科室医护人员可以通过大屏、电脑设备、移动设备动态查阅监测数据。

（六）远程协作系统

远程协作系统集成了车辆信息、患者信息、诊疗信息、医护人员信息，方便一线人员与院内外专家在线协作救治。展示内容包括：救护车运行、患者身份、诊疗救治、绿色通道、随车人员等信息。

（七）转诊转运系统

转诊转运系统是实现跨机构协同救治的应用系统,遵循双向转诊制度。分为转入患者和转出患者两种情况,见图4-6。

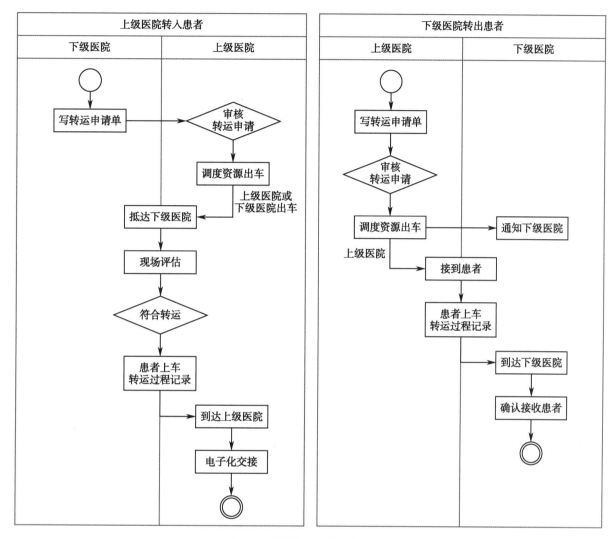

图4-6　转诊转运系统业务流程图

1. 转出医院应用端　以App、小程序、网站等方式供转出医院快速注册、接入使用。具备申请接收医院安排车辆转运功能;以及填报上传转诊转运患者信息(包括患者基本信息、诊疗信息、检查检验报告信息、时间节点信息)功能;提供各种专病常用评分工具;具备查询历史转运记录、获取转出患者治疗后转归结果功能。

2. 接收医院管理端　具备转诊申请审核、调阅转诊患者资料、转诊患者评估功能,提供转诊统计报表。

三、急诊临床信息系统

（一）概述

急诊临床信息系统是整个急危重症信息化的基础平台,以预检分诊为入口,从排队叫号、诊间、抢救、留观、EICU到患者转归,补充医生工作站,强化护士工作站,增加质控要素,实现急诊救治全流程闭环管理。

（二）业务流程

分诊护士利用预检分诊系统输出"三区四级"标准分诊结果,将患者分流到诊室、抢救室,由医生继续提供诊疗服务,见图4-7。

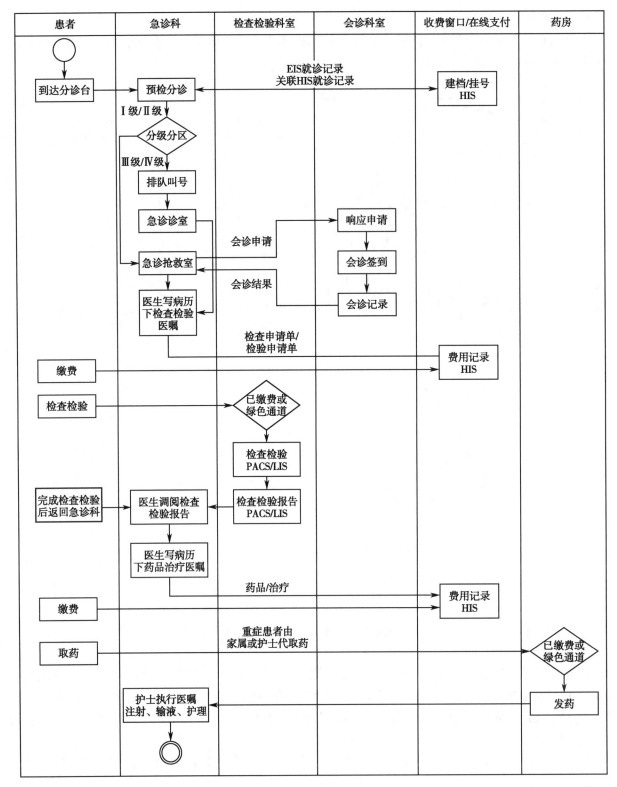

图4-7　院中急诊业务流程图

（三）急诊预检分诊系统

急诊分诊台是急诊科的入口，配套建设急诊预检分诊系统将有助于科学、合理地建立"三区四级"分诊和绿色通道的"急危重优先"的就诊秩序，提升患者的就诊体验。

1.遵循《急诊患者病情分级试点指导原则（2011征求意见稿）》《医院急诊科规范化流程》（WS/T 390—2012）等规范要求，输出"三区四级"分诊结果。

2.能够获取已挂急诊号的患者信息，或者刷卡建档及分诊。

3. 能够为"三无"人员建档,后期可补充完善"三无"人员信息。

4. 针对患者群体的差别提供相应的主诉病征库、分诊知识库,辅助分诊护士分诊。

5. 能够手工填报或者利用监护设备读取患者体征数据,输出标准化的"三区四级"分诊结果,能够结合评分量表自动生成评分结果。

6. 能够标识急危重症患者(如胸痛、卒中、创伤、危重孕产妇、危重新生儿)并开启绿色通道、具备先诊疗后付费及通知功能。

7. 能够针对群体事件登记和管理。

8. 能够打印腕带或病情标识卡。

9. 能够进行流行病学登记。

10. 具备患者预检分诊信息同步功能。

（四）急诊排队叫号系统

急诊排队叫号系统是针对急诊业务特点而建立的排队叫号系统,能够结合急诊预检分诊结果建立"急危重优先"的就诊秩序,如图4-8所示。

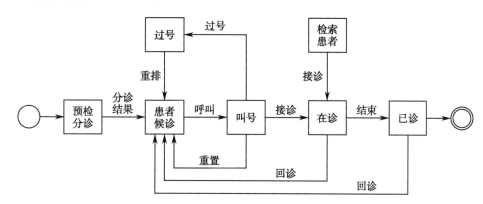

图 4-8　急诊排队叫号系统业务流程图

1. **候诊队列管理**　系统按"急危重优先"的规则进行队列管理。

2. **候诊队列显示**　按黄色、绿色、回诊在诊间区分显示。

3. **医生叫号管理**　具备顺呼、重呼、特呼、暂停、过号、叫号查询等功能。

4. 患者分诊后系统会自动计算候诊时长,超过候诊时长将进行提醒。

（五）急诊门诊工作站

急诊门诊工作站是急诊门诊医生为普通急病患者提供诊疗服务的信息平台,操作方式和内容与门诊医生工作站比较一致,主要包括叫号接诊、电子医嘱、电子病历三部分应用。

1. **叫号**　呼叫下一位患者进入诊室,可以重复叫号或过号处理,过号患者信息将在诊室小屏、候诊区大屏显示。

2. **接诊**　医生接诊并记录接诊时间。

3. **录入诊断**　可能录入ICD10的中西医诊断码,能够下达多个诊断。

4. **医嘱下达**　具备科室、个人医嘱模板。具备拼音首码、助记码、医嘱名称模糊查询等快速录入手段。具备医嘱成组处理。医嘱下达时提供用量、频次、次数、数量等默认值,允许修改。

5. 具备调用相应系统的功能,如开具检查申请单、检验申请单和输血申请单,可以查询、调阅报告结果。

6. **结构化急诊电子病历**　具备历史病历查阅、复制、打印操作。具备插入引用医嘱、生命体征、检查报告、检验报告、诊断、评分、病情记录、时间节点、会诊等信息。

7. **患者转归**　具备转区、出科、转住院等转归操作。

（六）急诊抢救工作站

急诊抢救工作站是在急诊门诊工作站的基础上,针对急诊抢救室的工作特点进行补充优化形成的。除了具备急诊门诊工作站的功能外,急诊抢救工作站还具备如下功能。

1. 具备先诊疗后付费模式。

2. 具备多医生协同连续书写电子病历,形成一份病程记录功能。

3. 医生可以查阅医嘱执行、护理记录内容,可以引用监护设备的体征数据、护理记录等内容到电子病历中。

4. 具备抢救室知情同意书的编辑、打印、签名、上传功能。有条件的医院应当利用移动设备实现知情同意书电子文件手写签名,或者集成电子云签名服务以进一步提升工作效率。

(七)急诊留观工作站

急诊留观工作站是在急诊门诊工作站的基础上,针对急诊留观室的工作特点进行补充优化形成的。除了具备急诊门诊工作站的功能外,急诊留观工作站还具备如下功能。

1. 具备预缴费(住院)和后缴费(门诊)两种模式。

2. 具备多医生协同连续书写电子病历,形成一份病程记录功能。

3. 医生可以查阅医嘱执行、护理记录内容,实现医护人员的协同联动。

(八)急诊EICU工作站

1. 遵循病历基本书写规范、电子病历应用管理规范(试行)、三级检诊制度等制度规范的要求,系统能根据患者入科时间、电子病历书写情况进行质控管理。

2. 具备中央监护功能,对接患者床旁监护设备获取监测数据,异常值高亮告警。

3. 具备按金管理模式。

4. 具备过敏药物、合理用药、危急值、多重耐药菌等提醒功能。

5. 具备检查、检验、手术申请功能。

6. 具备用血申请和输血反应上报功能。出现输血反应的需要填报不良反应系统。

7. 具备多医生协同连续书写电子病历,形成一份病程记录功能。

8. 具备结构化电子病历的书写功能。具备病历模板套用功能,自动填写或者引用插入病历内容。设置质控规则进行提醒。

9. 医生可以查阅医嘱执行、护理记录内容,实现医护人员的协同联动。

(九)急诊护理工作站

针对急诊护理的业务特点,提供实现患者管理、医嘱执行、护嘱下达、护理文书管理、病情记录、护理记录、导管管理、费用记录等功能。适用于急诊的抢救区、留观区、EICU、综合病房的护理工作管理。

1. 患者管理 具备患者的入、出、转和床位分配功能,具备列表和床卡模式。具备预出观、取消预出观操作。具备患者分类管理功能。具备多种条件组合查询定位患者信息功能。具备新医嘱、新报告、未缴费等多种标志动态提醒功能。

2. 诊疗信息查阅 具备患者的360°视图、诊断、医嘱、检查报告、检验报告等信息调阅功能。

3. 医嘱执行 自动同步医嘱数据,且分拆成护理任务。具备新医嘱、未执行、已执行、已核对医嘱、执行、取消执行、已缴费、未缴费功能,能够易于区分显示。具备皮试功能,结果能够显性提示。具备医嘱执行单的批量打印功能。

4. 护理文书 包括结构化的风险评估单、评分量表、同意书、护理单4类护理文书。具备自定义护理文书模板、插入、作废、提交、撤销、更新、打印、打印前更新等功能。

5. 病情记录 具备病情记录功能,具备自定义病情模板功能。

6. 护理记录 具备结构化护理记录功能,可以记录观察项、出量、入量、护理措施/效果等内容。具备护理记录新建、作废、审核、撤销、打印、导出 Word/Excel 功能。具备自动采集监护设备监测数据功能。具备护理记录分阶段模板功能,可以定义入室、抢救开始、抢救结束、出室等阶段的模板。

7. 导管管理 具备患者护理工作中置管、拔管、拔管原因、取消拔管、作废等操作。置管操作包括置管名称、置入深度、外露长度、最大天数、置入部位、置管时间等。具备当前记录和历史记录浏览模式。

8. 费用记录 具备耗材、溶剂补录功能,或从医嘱系统、计费系统中同步补录医嘱项目、费用项目数据,能够自动计算相应费用。具备冲销、打印操作。

（十）急诊移动护理工作站

利用平板、手持终端可移动的特点，提供移动功能版本方便医护人员移动式、点选式快速开展工作，适配并覆盖护理工作站的功能。

（十一）急诊输液管理系统

快速登记输液记录且核对信息，减少护士医嘱处理时间，提高转抄及执行医嘱的正确率。

具备患者识别（扫码或录入的方式）。具备分配座位、座位互换、一键释放区域空位、大屏显示患者输液状态功能。具备查询患者新开的输液医嘱、当天医嘱执行情况、配药查对、录入外带药品、剩余时间提醒功能。具备配液人及配液时间功能。具备接瓶或多路用药、静脉注射和肌内注射药品打印标签功能。具备输液患者流量、工作量报表统计功能。

（十二）急诊移动输液管理系统

利用平板、手持终端可移动的特点，提供移动功能版本方便医护人员移动式、点选式快速开展工作，适配并覆盖输液管理系统的功能。

四、急诊协同服务系统

（一）概述

急诊协同服务系统以绿色通道、急会诊、群体突发事件管理为核心功能，对于跨部门、跨科室所需要开展的协同救治工作提供数字化服务，以达到信息互通、数据沉淀、管理质控的目标。

（二）绿色通道系统

可以在救护车上或预检分诊台发起绿色通道申请，调集资源为急危重患者开启协同救治的快速通道，提升患者的救治成功率。

在救护车、分诊台或诊室均可以启动绿色通道，启动后将同时通知抢救室、医技科室或住院专科科室，由多个科室协同开展救治，见图4-9。

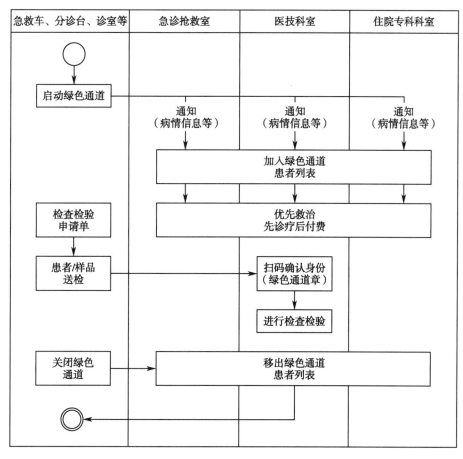

图4-9　绿色通道系统业务流程图

绿色通道系统遵循急诊绿色通道管理制度,进行多科室协同管理。具备绿色通道申请、绿色通道信息查询、同步推送患者信息、结束绿色通道、自动生成绿色通道表单、通知科室配置功能。具备短信、语音、即时通信软件等多种通知方式。

(三)急会诊管理系统

急会诊管理主要为开展多学科联合诊疗工作提供支持。急会诊管理系统遵循急诊会诊制度的规范要求,对会诊申请、会诊记录进行管理,如图4-10所示。

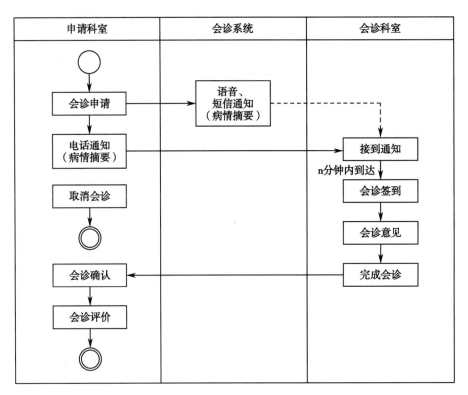

图4-10　急会诊管理系统业务流程图

具备急会诊管理功能,包括急会诊申请、通知、确认、签到、会诊结果登记等功能。具备扫码、刷卡、工号输入等签到方式,能够查看签到情况,未签到科室以易于识别的方式显示。能够查看所有急会诊记录,具备多种条件组合检索功能。

(四)群体突发事件管理系统

群体突发事件管理系统是针对群体事件的突发性、涉及患者数量和医疗资源多、社会关注度高等特点而设计的闭环管理应用。须遵循重大意外伤害事故应急预案进行应急管理。

具备群体突发事件登记、事件告警、任务派发、群体事件患者预检分诊、群体事件信息简报、群体事件小结报告、应急预案管理等功能。

五、急诊科室管理系统

(一)概述

急诊科室管理系统通过建设资源管理、交接班管理、质控管理及统计分析等模块,采集、分析科室人、财、事、物几方面的运行情况,为日常管理、评审评级、评优表彰等提供数据依据。

(二)急诊资源管理系统

对急诊科相关人员、设施等资源进行登记管理,形成急诊科的救治资源台账。包括资源类别管理、指标值/目标值管理、资源登记管理、资源统计管理。

（三）急诊交接班管理系统

为医护人员提供无纸化的交接班服务。可以汇总展示在科患者情况、留观患者情况、转入转出情况等，可以对一个或多个患者同时进行医护交接班。

遵循病历基本书写规范、交接班管理制度等制度规范的要求，系统能根据患者入科时间、电子病历书写情况进行质控管理。自动生成交接班区域汇总数据，包括患者总数、新入院、转入、手术、危重、出院、死亡等内容。自动生成患者交接班数据。具备自动生成区域内的患者交接班信息功能，可以二次修改。具备CA签名或电子云签名，交接人一键录入、签名提交、一键打印等功能。

（四）急诊质控管理系统

根据统计口径从相关的业务系统自动采集数据并自动计算出各项质量指标数值，为急诊科开展PDCA持续改进提供数据支持。

1. 急诊专业医疗质量控制指标（2015年）　响应《国家卫生计生委办公厅关于印发麻醉等6个专业质控指标（2015年版）的通知》的要求，落实急诊专业医疗质量控制指标（2015年），按国家要求进行采集、统计和上报，如表4-3所示。

表4-3　急诊专业医疗质量控制指标

序号	指标名称
1	急诊科医患比
2	急诊科护患比
3	抢救床位病患比
4	急诊Ⅰ、Ⅱ、Ⅲ、Ⅳ级患者比率
5	抢救室滞留时间中位数
6	急诊心肌梗死（STEMI）患者的平均门药时间
7	急诊心肌梗死（STEMI）患者的平均门球时间
8	急性缺血性脑卒中患者的平均溶栓时间
9	急诊抢救室患者死亡率
10	急诊手术患者死亡率
11	ROSC成功率
12	非计划重返抢救室率

2. 急诊护理质控指标　主要统计急诊抢救、留观、EICU等护理工作的执行情况，如表4-4所示。

表4-4　急诊护理质控指标

序号	指标名称
1	护患比
2	每抢救、留观患者24小时平均护理时数
3	抢救、留观患者身体约束力
4	住院患者跌倒发生率
5	置管患者非计划拔管率
6	护理级别占比

六、五大中心信息系统

（一）概述

五大中心信息系统参照国家发布的胸痛、卒中、创伤、危重孕产妇和危重新生儿五大中心建设指南及信息化要求，提供管理应用、协同应用、质控管理、数据共享交换、数据审核上报等功能服务，皆在为医院提供一套以质控和PDCA为导向的协作平台，改变原有手工抄报的方式，做到可溯源、科学管理。

（二）业务流程

五大中心业务包括 120 转运、患者自行来院、院中急诊救治、专科住院救治、院后随访等关键环节，系统对各个环节的数据进行采集、质控，形成一体化的质控管理系统，见图 4-11。

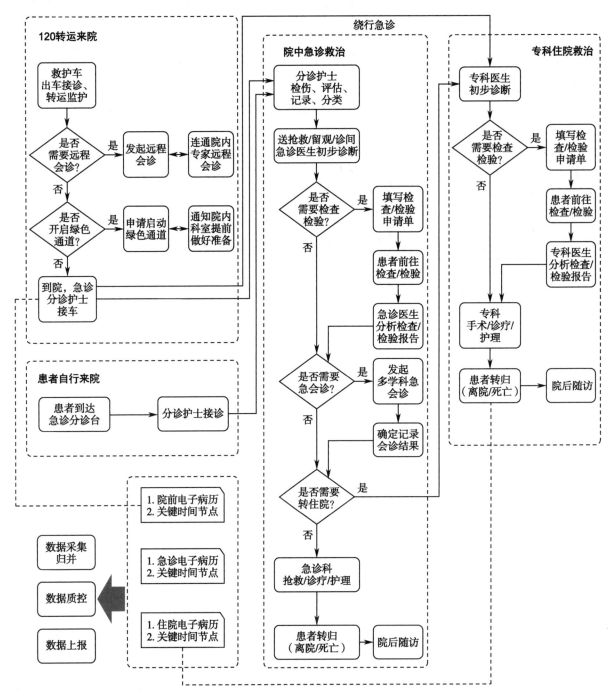

图 4-11　五大中心信息系统业务流程图

（三）应用功能

1. 管理应用

（1）患者管理：具备患者档案导入、建立临时档案、档案合并功能。具备分组功能，根据各科室的职责分工设定质控节点。具备时间节点自动采集、手工填报、数据正确性校验功能。

（2）评分量表：具备评分功能。提供胸痛、卒中、创伤、危重孕产妇或危重新生儿五大病种的评分工具。具备自动计算评估结果功能，根据评估结果的严重程度用易于区分的方式显示。

（3）随访管理：方便医生对患者进行跟踪观察，了解疾病的预后、转归、病情演变规律等临床资料，有利于提升医学科研工作的开展和医务工作者业务水平的提高,从而更好地为患者服务。

(4)资源管理:对中心的相关人员、设施等资源进行登记管理,形成五大中心救治资源台账。包括资源类别管理、资源登记管理、资源统计管理。

2. 协同应用 支撑五大中心开展院间、院内高效协同救治工作,系统将集成调用急诊协同服务系统中的功能,并且根据各中心的实际需要进行配置,实现系统的集约化建设和快速上线运行。所含内容包括:①绿色通道通知系统;②急会诊管理系统;③群体突发事件管理系统。

3. 质控管理

(1)时间节点采集:通过3种方式智能化采集时间节点,有效提升质控数据的客观性、真实性。

1)自动化方式:主要有系统数据同步和RFID自动采集两种方式。

2)半自动化方式:利用移动设备点选录入、NFC刷卡、扫描二维码录入。

3)手工方式:无法自动化、半自动化采集的内容通过手工补录方式完成。

(2)救治质控管理:利用规则引擎制定的质控规则协助医护人员在救治过程中及时发现问题、纠正问题,包括数据必填项校验提醒、时间节点次序合理性校验提醒、下一步工作提醒、时间质控指标预警、检查检验质控提醒等功能。

1)胸痛中心医疗质量控制指标:根据《胸痛中心建设与管理指导原则(试行)》等文件的要求,质量控制指标见表4-5。

表4-5 胸痛中心医疗质量控制指标

序号	指标名称
1	全部STEMI患者发病到首次医疗接触(S2FMC)时间
2	PPCI治疗的STEMI患者入门至导丝通过(D2W)时间
3	全部STEMI患者来源方式
4	发病12小时以内STEMI患者接受再灌注治疗的比例
5	STEMI患者出院带药符合指南的比例
6	STEMI患者院内死亡率
7	STEMI患者平均住院天数
8	STEMI患者平均住院费用

2)卒中中心医疗质量控制指标:根据《卒中中心建设与管理指导原则(试行)》等文件的要求,质量控制指标见表4-6。

表4-6 卒中中心医疗质量控制指标

序号	指标名称
1	静脉溶栓患者的ONT时间
2	静脉溶栓患者的DNT时间
3	血管内治疗患者的OPT时间
4	静脉溶栓患者的DPT时间
5	静脉溶栓患者的DRT时间
6	脑梗死患者神经功能缺损评估率
7	急性脑梗死患者接受静脉溶栓率
8	静脉溶栓的急性脑梗死患者抵达医院到给药时间小于60分钟的比率
9	急性脑梗死患者急诊就诊25分钟内完成头颅CT影像学检查率
10	从抵达医院到开始血管内治疗的时间(DPT)
11	出院时脑梗死患者抗栓治疗率
12	出院时合并心房颤动的脑梗死患者抗凝治疗率
13	出院时非心源性脑梗死患者他汀类药物治疗率
14	出院时合并高血压的脑梗死患者降压治疗率

序号	指标名称
15	出院时合并糖尿病的脑梗死患者降糖药物治疗率
16	接受血管内治疗的急性缺血性卒中患者72小时内出血转化的比例
17	接受CEA患者术中使用TCD和/或电生理监测率
18	接受CEA患者术后30天内卒中和死亡发生率
19	接受CAS患者术后30天内卒中和死亡发生率
20	接受CEA或CAS患者出院后30天内的随访率
21	缺血性卒中患者术后规范化抗凝治疗率
22	自发性SAH患者入院时病情严重程度评估率
23	自发性ICH患者入院时病情严重程度评估率
24	aSAH患者发病72小时内行动脉瘤处理的比例（发病48小时内入院）
25	AVM导致的卒中患者在30天内行病因治疗的比例
26	aSAH患者（H-H分级≤Ⅲ级）围术期恶化转归率（死亡率或自动出院）
27	非脑疝自发性ICH患者围术期恶化转归率（死亡率或自动出院）

3）创伤中心医疗质量控制指标：根据《创伤中心建设与管理指导原则（试行）》等文件的要求，质量控制指标见表4-7。

表4-7　创伤中心医疗质量控制指标

序号	指标名称
1	严重创伤患者到达医院后至开始进行抢救的时间
2	从就诊到完成全身快速CT、胸片和骨盆片的检查的时间
3	患者需要紧急输血时，从提出输血申请到护士执行输血的时间
4	存在上呼吸道损伤、狭窄、阻塞、气管-食管瘘等影响正常通气时建立人工气道的时间
5	张力性气胸或中等量气血胸时，完成胸腔闭式引流的时间
6	抢救室滞留时间中位数：急诊抢救室患者从进入抢救室到离开抢救室的时间（以小时为单位）由长到短排列后取其中位数
7	严重创伤患者从入院到出院之间的手术次数
8	严重创伤患者重症监护病房住院天数
9	严重创伤患者呼吸机使用时长（以小时为单位）和呼吸机相关肺炎发生率
10	严重创伤患者（ISS≥16）抢救成功率
11	创伤患者入院诊断与出院时确定性诊断的符合率
12	年收治创伤患者人数
13	接受外院转诊患者比例
14	需要转诊治疗的创伤患者转诊比例
15	创伤患者年平均住院日
16	创伤患者均次住院费用

4）危重孕产妇救治中心质控指标：根据《危重孕产妇救治中心建设与管理指导原则（试行）》等文件的要求，质量控制指标见表4-8。

表4-8　产科专业医疗质量控制指标

序号	一级指标名称	二级指标名称
1	剖宫产/初产妇剖宫率	剖宫产率
		初产妇剖宫产率
2	阴道分娩椎管内麻醉使用率	
3	早产/早期早产率	早产率
		早期早产率

序号	一级指标名称	二级指标名称
4	巨大儿发生率	
5	严重产后出血发生率	
6	严重产后出血患者输血率	
7	孕产妇死亡活产比	
8	妊娠相关子宫切除率	
9	产后或术后非计划再次手术率	
10	足月新生儿 5 分钟 Apgar 评分<7 分发生率	

5）危重新生儿中心质控指标：根据《危重新生儿救治中心建设与管理指导原则（试行）》等文件的要求，质量控制指标见表4-9。

表 4-9　危重新生儿中心质控指标

序号	指标名称
1	新生儿住院人数　含危重病例百分比(%)
2	危急重症抢救成功率(%)
3	住院患者抗菌药使用率(%)
4	住院患者抗菌药使用强度（DDDs）占比(%)
5	NICU 院感发生率
6	Ⅱ级新生儿病房院感发生率
7	平均住院日
8	住院患者人均费用
9	诊断准确率(%)
10	严重程度分度准确率(%)
11	影像学诊断准确率(%)
12	并发症发生率(%)
13	治愈率(%)
14	病死率(%)
15	后遗症（脑积水、脑萎缩、脑瘫、智力低下）发生率(%)
16	PS 替代治疗(%)
17	氧疗天数 CPAP 使用天数
18	呼吸机通气天数
19	支气管肺发育不良（BPD）发生率(%)
20	早产儿视网膜病（ROP）发生率(%)
21	气漏发生率
22	支气管肺发育不良发生率
23	胆红素脑病发生率
24	坏死性小肠结肠炎（NEC）发生率
25	颅内出血发生率
26	脑白质损伤发生率

（3）数据分析：提供科室运行管理数据的统计分析，辅助中心主任、管理人员利用数据分析进行科学、合理的决策和管理。具体内容如下：①患者入径分析；②病种分析；③质控点依从性分析；④其他管理、报表分析。

4. 数据共享交换对接　主要针对五大中心在质控管理过程中的数据需求，对接院前急救、院中急诊、HIS、LIS、PACS、EMR、输血等系统，丰富了数据利用能力，同时保证数据的一致性。

5. 数据审核上报管理　通过录入员提交数据→数据校验提醒→审核员审核→一键上报及归档的流

程,完成质控数据上报国家平台的工作。

注:部分中心尚未建立数据填报平台,可以参照胸痛、卒中中心的对接方式预留相关接口。

6. 专病数据库服务

(1)建立五大中心专病数据库模型,包括患者信息、病史、诊断、检验、检查、医嘱、病历、手术、麻醉、输血、用药、护理输液、转归、质控、费用、随访等模型,可以采集、存储五大病种救治过程、转归结果和院后随访的多维度数据。

(2)具备历史存量数据和增量数据的入库处理功能。

(3)具备多类数据的接入和同步功能。

(4)具备多种入库条件设置。

(5)制定数据标准进行数据治理和加工,实现数据标准、格式的统一,例如全部转换为 ICD 9 或 ICD 10 编码。

(6)具备查看病例时间轴、病例 360° 视图功能。

(7)具备多种检索方式、组合条件筛选出合适的病例纳入研究队列的功能。

(8)具备指定特征病例,自动识别类似的患者人群实现快速批量分组 / 入组功能。

(9)具备能够监测临床系统数据变化,自动同步更新入组后的病例数据的功能。

(10)具备根据课题设置相应 CRF 表单功能。

(11)具备自动填写 CRF 表单功能。

(12)具备手工补录数据或批量导入数据功能。

(13)具备项目组成员管理、权限管理功能。

(14)具备数据审计日志功能。

7. 基础组件服务

(1)时钟同步服务:保证五大中心信息系统及相关的设备设施在时间上保证一致性、精确性。

(2)救治路径管理:①具备救治路径定义功能;②具备救治路径和表单分组功能;③具备按角色配置诊疗环节事件功能;④具备路径节点校验规则定义功能。

(3)规则引擎服务:根据预设的业务规则实现约束提醒、触发管控动作、自动计算结果等功能。主要包括规则配置、规则管理、业务规则验证、业务规则执行。

(4)报表引擎服务:具备报表引擎服务以及为系统的各类报表应用提供统一服务的能力,具体如下:①具备自定义统计报表、数据图表功能;②具备高级查询功能,高级查询在业务中用于满足明细数据的查询需要;③具备可视化展示功能,利用多样化的图表进行数据可视化呈现。具备报表可视化编辑功能;④具备数据分析功能;⑤具备数据钻取功能,可以从汇总数据逐层钻取到源头的明细数据;⑥具备多种图表切换展示功能,包括饼图、折线图、柱状图、散点图等;⑦具备质控指标预警功能,可以对任意指标项设置预警等级、预警阈值、逻辑关系(大于、等于、小于、并且、或者等)、预警提示说明、预警通知人员名单,当指标值超出阈值范围时进行预警;⑧具备报表打印、导出功能。

(伊永菊　李媛婷)

参考文献

[1] 刘琳辉,贺立新,童金燕.基于新一代信息技术的全流程一体化急诊信息系统建设探索[J].岭南急诊医学杂志,2021,26(05):538-540.

[2] 中国县域医共体急诊急救大平台建设规范专家共识组.中国县域医共体急诊急救大平台建设规范专家共识[J/OL].临床急诊杂志,2020,21(6):401-411.

[3] 张鹏.急诊医疗管理信息系统的设计与应用[J].机电信息,2021(12):49-51.

[4] 郑军,张文中.5G技术在院前急救系统中的应用探索[J].医疗装备,2022,35(12):7-9.

[5] 梁栋.基于5G网络的院前急救信息系统应用分析[J].电子元器件与信息技术,2023,7(02):191-193+197.

[6] 苗开贵,沈亚奇,王沛沛.智能化急诊预检分诊系统对急诊预检分诊质量的影响[J].齐鲁护理杂志,2022,28(20):160-162.

[7] 王能才,曹彤,曹富平,等. 医院急诊临床信息系统建设方案设计与研究[J]. 中国医学装备,2022,19(02):22-26.

[8] 急诊预检分诊专家共识编写组. 急诊预检分诊专家共识[J/OL]. 临床急诊杂志,2018,19(6):401-407.

[9] 何静静,王晓静,周田田,等. 基于物联网的急诊专病绿色通道信息系统的构建及应用[J]. 江苏卫生事业管理,2023,34(06):803-805+809.

[10] 吴晨曦."绿色医嘱"模式下急诊多中心智慧急救系统的建立与应用[J]. 中医药管理杂志,2021,29(22):181-182.

[11] 袁骏毅,潘常青,李榕,等. 基于临床数据中心的冠心病专病数据库的构建与实现[J]. 中国卫生信息管理杂志,2022,19(05):707-712.

第五章

住院信息系统

住院信息系统是医院实现住院患者整个住院期间疾病诊治和费用结算的统一管理系统，是医院信息化建设的重要组成部分。本章主要介绍出入院管理系统、住院医生工作站、护士工作站、智慧病区交互系统及无纸化病案系统，内容涵盖住院信息系统概述、相关标准、系统架构、数据结构、系统功能与流程、相关测评指标等。住院信息系统通过标准数据接口实现数据高度共享以及与其他系统无缝集成，达到整个住院诊疗流程系统化、规范化和智慧化管理的目的。

第一节　系统概述

住院信息系统用于住院患者管理，是医院信息系统为临床服务的集中体现，主要实现住院患者住院诊疗过程统一管理。住院信息系统要为医生和护士服务，实现医生和护士医疗文书的计算机处理，规范医疗行为，减少差错事故。通过系统网络采集和管理患者的基础信息、医嘱信息、病程记录、检查检验报告和护理信息，最终形成完整的住院电子病案。

一、出入院管理系统

住院处管理系统主要实现住院患者从预约住院到出院结算处理的流程管理，贯穿于住院患者整个住院过程。

1. 医院信息化建设初期，单纯地把手工费用计算部分进行系统管理，因此最早的住院处管理系统是一个费用录入系统，功能只限于简单的患者入院、费用录入结算、出院处理。

2. 随着医院信息化的发展，住院处管理系统不再只是费用的结算功能，除了原有的入院登记、出院结算等院内功能外，还包括对外的医保登记及结算、住院预约、床位调配管理以及与其他医院间的转院转诊服务等功能。

二、住院医生工作站

住院医生工作站是协助医生完成病房日常医疗工作的计算机应用程序，主要任务是处理诊断、医嘱、检查、检验、治疗处置、手术、护理、会诊、转科和出院等信息。具备长期和临时医嘱处理功能，包括医嘱的开立、停止和作废，通过医嘱实现医生、护士、药师等不同角色工作协同。住院医生工作站在医院的信息化发展中占有重要地位，实现住院业务统一高效、资源整合、互联互通、信息共享。以传统的纸质病历、化验单为诊疗依据的诊疗方式，既不易保存，又耗费时间，患者诊断信息、医生诊疗方案等珍贵数据容易丢失。以现代化的电子信息数据为依托的诊疗方式，改变了传统诊疗流程，极大地减少了患者的就诊时间，显著提高了医生的工作效率，为建设智慧医院环境打下了坚实基础。

住院医生工作站不仅以录入医嘱和书写病历为主要功能，还系统实现电子病历结构化，实现表格化的病历录入，用户可以根据需要定制各专科病种的结构化模板，显著减少书写工作量，规范诊疗方式和流程，同时配合合理用药等辅助功能，使医生的诊疗过程更科学高效。通过与护士工作站、医学影像存档与实验室信息管理系统、药房、住院收费系统的实时动态连接，方便实现医嘱转抄校对、检查检验结果实时调取，药品库存、配伍禁忌查看，患者费用信息自动核算。患者的全部诊疗过程通过计算机处理，减少了人工传递信息过程中的误差和时间延误，为精确诊疗、快捷服务创造了条件。

三、护士工作站

护士工作站是临床信息系统的重要组成部分之一，它协助病房护士完成日常护理工作，同时可方便地核对并处理医生下达的长期和临时医嘱，并对医嘱的执行情况进行管理。具体功能包括患者一览卡、医嘱转抄校对、医嘱执行、批量计价、特殊患者管理、护理文书书写等。

传统的医院信息系统都是以有线联网的方式提供服务。随着医院信息化的发展，传统护士工作站逐渐无法满足医院信息化需求，移动护士工作站依靠无线网络技术，通过无线网络保持与整个信息系统网络实时连接，将患者信息从护士工作站带到了患者床旁。移动护士工作站紧扣患者床旁需求，护士可以在床旁提取患者的医嘱执行信息，可以将采集到的患者的体温、脉搏、呼吸、血压、出入量等信息直接导入系统中。移动护士工作站的应用彻底解决了"在哪里发生的信息在哪里录入"的问题，减少了对纸张的依赖，使临床护理工作更方便、快捷，提高了临床护理工作的质量和效率。

四、智慧病区交互系统

智慧病区建设是新一代信息技术与医疗服务深度融合的创新工程，为医务人员和患者提供了集智慧医疗、智慧服务和智慧管理于一体的信息化服务，是落实国家《"十四五"全民健康信息化规划》提出的智慧医院建设示范行动的重点任务。

美国有一项关于输液泵降低错误率的研究，发现输液泵可在静脉用药时进行错误拦截，同时也可降低药物不良事件发生率，改善了护理实践和成本效益。墨西哥学者对当地医院 ICU 进行了为期两年的回顾性研究，对输液泵实施后的影响进行了评价，结果显示在研究期间输液泵共拦截了 166 次重大给药错误，有效避免了严重的输液错误，并显著减少了与给药相关的药物不良事件。Ryu 等对智能床边系统（smart bedside station system，SBS）的应用情况和满意度进行了调查，结果显示 SBS 提高了患者的就医满意度。在 SBS 提供的个性化服务内容中，最常使用的功能是个人健康信息查询，如实验室检查结果、每日用药与费用清单、餐饮情况等；其次是信息支持，如提供医院指南和健康信息，生活便捷订购服务，如点餐、更换床单等。

目前，我国医疗资源分布失衡，大城市三甲医院门诊和住院患者不断增加，病区内人满为"患"，医护人员均处于高负荷工作状态。传统的病房管理模式已无法满足患者的治疗需求与满意度，在医疗过程中存在以下问题：①输液、用药、手术、治疗等医疗环节的身份识别均采用传统的人工口头核对方式，存在打错针、输错药的风险；②护理过程中的记录单录入、护理计划统计等大量重复性工作由护士手工完成，存在疏漏的风险；③查房过程中，医生需要携带纸质病历，记录大量信息，无法实时开立医嘱处理病情；④在床护比不足的情况下，护士仍需要在病房和工作站之间往复奔波响应患者频繁的护理需求和日常工作，效率较低；⑤患者病情恶化风险大部分只能做到事后处理，难以第一时间有效掌握急危重症患者的体征恶化，避免风险的发生。

基于上述问题，利用信息化技术建设了智慧病区，将传统病区改造为现代化智慧病区，为医护人员提供智能化应用，为患者提供优质高效的医疗健康服务，为病区管理者提供基于实时数据的信息分析和决策方案。

五、无纸化病案系统

病案是医院最宝贵的财富，也是医院管理的重要数据来源。传统纸质病案归档管理模式存在高成本、低效率、归档情况掌握不及时、各级医师病案完成质量评价困难、精细化管理缺乏有效依据等诸多问题。如何将进入病案室的病案资料转化成可被充分利用的临床数据，提升管理效率，成为医院面临的一项新课题，病案无纸化管理将是医院信息化建设发展的必然趋势。

无纸化病案系统主要是把患者的信息进行集成处理，经过虚拟打印技术将患者的电子病历、HIS、LIS、PACS 等系统中的信息转化为标准的 PDF 文档格式；对于尚未与 CA 电子签名对接的业务系统，使用数字化翻拍技术，将有签字确认的纸质病案进行数字化扫描，并将扫描后的电子文档整理上传到电子病案数据库进行存储。当医护人员需要查询病案或患者需要打印病案时，全数字化病案引擎会从无纸化病案数据库中采集信息，经过加工处理后，传送到综合查询端。

无纸化病案管理系统实现了病案的闭环管理和追踪，彻底改变了医院病案的传统管理模式，能有效降低管理成本、提升管理效率，使医院管理更加有据可依。病案采用通用的 PDF 格式存档，有效提升病案数据共享能力，促进医院信息化建设，提高医院的管理质量。

第二节　相关标准

2009 年国家卫生部将信息标准化专业委员会提出的医疗健康信息标准体系概念模型将医疗卫生信息标准分类为基础标准、数据标准、技术标准、信息安全与隐私保护标准、管理标准，是国内最常引用的卫生信息标准分类。住院信息系统在相关标准中明确了具体内容和标准类型，如表 5-1 所示。

表 5-1　住院信息系统相关标准与类型

标准名称	标准主要内容	标准类型
医院信息平台应用功能指引（2016 年版）	对住院医嘱管理、护理记录、输液管理、非药品医嘱执行、药品医嘱执行、护理质量管理、住院患者出入转、移动医护医疗、移动查房、病区床位管理等住院相关信息系统的相关应用功能进行规范	技术
医院信息化建设应用技术指引（2017 年版）	对住院医嘱管理、护理记录、输液管理、非药品医嘱执行、药品医嘱执行、护理质量管理、住院患者出入转、移动医护医疗、移动查房、病区床位管理等住院相关信息系统的相关应用技术进行规范	技术
全国医院信息化建设标准与规范（试行）	住院医嘱管理：实现住院用药、检查、检验、手术、治疗、输血等业务的全流程管理 移动查房：通过移动终端实现医生移动查房，支持调阅患者本次或历史就诊信息，支持直接下达医嘱等工作的实时记录	技术
WS 445—2014 电子病历基本数据集（第 6 部分、第 7 部分、第 8 部分、第 10 部分、第 14 部分）	规定了助产记录、护理操作记录、护理评估与计划、住院病案首页、住院医嘱数据集元数据属性和数据元属性，适用于指导住院相关信息系统的采集、存储、共享以及信息系统的开发	数据
WS/T 500—2016 电子病历共享文档规范（第 14-21 部分，第 23-25 部分、第 32 部分、第 52 部分）	规定了待产记录、阴道分娩记录、剖宫产记录、一般护理记录、病重（病危）护理记录、手术护理记录、生命体征测量记录、出入量记录、入院评估、护理计划、出院评估与指导、住院病案首页、住院医嘱文档模板以及对文档头和文档体的一系列约束。适用于电子病历中相关记录的规范采集、传输、存储、共享交换以及信息系统的开发应用	数据
三级医院评审标准（2020 年版）	完善患者入院、出院、转科、转院服务管理工作制度和标准	管理
电子病历系统应用水平分级评价标准（试行）	对病房医嘱处理、病房检验申请、病房检查申请、患者管理与评估、医嘱执行、护理记录等进行评价	管理
医院信息互联互通标准化成熟度测评方案（2020 年）	规定了待产记录子集、阴道分娩记录子集、剖宫产记录子集、一般护理记录子集、病重（病危）护理记录子集、手术护理记录子集、生命体征测量记录子集、出入量记录子集、入院评估子集、护理计划子集、出院评估子集、住院病案首页子集、住院医嘱子集等标准成熟度等级区分	管理

一、基本数据集

住院信息系统相关的《WS 445—2014 电子病历基本数据集》第 7 部分护理操作记录、第 14 部分住院医嘱等，规定了基本数据集的数据集元属性。下文以护理操作记录、住院医嘱数据集为案例介绍数据集元数据属性、数据元公用属性以及数据元专用属性。

（一）数据集元数据属性

住院医嘱、护理操作记录数据集元数据属性如表 5-2 所示。

表 5-2　住院医嘱、护理操作记录数据集元数据属性

名称	住院医嘱数据集	护理操作记录数据集
数据集标识符	HDSD00.15_V1.O	HDSD00.08_V1.O
数据集发布方	国家卫生标准委员会信息标准专业委员会	国家卫生标准委员会信息标准专业委员会
关键词	住院医嘱	护理操作、病重（病危）护理、手术护理等记录
数据集语种	中文	中文
数据集分类 - 类目名称	卫生综合	卫生综合
数据集摘要	患者在医疗机构住院时，医师在医疗活动中下达的医学指令	患者在医疗机构进行就诊时的护理操作信息
数据集特征数据元	处方药品组号、电子清单编号、医嘱类别代码、医嘱项目类型代码、医嘱项目内容、医嘱计划开始日期时间、医嘱计划结束日期时间、医嘱备注信息、医嘱开立者签名、医嘱开立科室、医嘱审核人签名、核对医嘱护士签名、医嘱执行者签名、医嘱执行科室、医嘱执行状态、医嘱停止日期时间、医嘱取消日期时间等	护理等级代码、护理类型代码、导管护理描述、气管护理代码、体位护理、皮肤护理、营养护理、护理观察项目名称、护理操作名称、护理操作结果、发出手术安全核对表标志、收回手术安全核对表标志、呼吸机监护项目、术前清点标志、术后核对标志、起搏器心率（次 / 分）、排尿困难标志、植入性耗材标志等

（二）数据元公用属性

住院医嘱、护理操作记录数据集的数据元公用属性如表 5-3 所示。

表 5-3　住院医嘱、护理操作记录数据元公用属性

类别	数据元属性名称	住院医嘱	护理操作记录
标识类	版本	V1.O	V1.O
	注册机构	国家卫生标准委员会信息标准专业委员会	国家卫生标准委员会信息标准专业委员会
	相关环境	电子病历	电子病历
关系类	分类模式	分类法	分类法
管理类	主管机构	卫生部统计信息中心	卫生部统计信息中心
	注册状态	标准状态	标准状态
	提交机构	中国人民解放军总医院	中国医科大学附属盛京医院

（三）数据元专用属性

住院医嘱数据集的数据元专用属性如表 5-4 所示。

表 5-4　住院医嘱数据集的数据元专用属性

数据元名称	定义	数据元值的数据类型
住院号	按照某一特定编码规则赋予住院就诊对象的顺序号	S1
科室名称	患者在医疗机构就诊的科室名称	S1
病区名称	患者当前所在病区的名称	S1
病房号	患者住院期间所住病房对应的编号	S1
病床号	患者住院期间所住床位对应的编号	S1
患者姓名	患者本人在公安户籍管理部门正式登记注册的姓氏和名称	S1

数据元名称	定义	数据元值的数据类型
性别代码	患者生理性别在特定编码体系中的代码	S3
年龄（岁）	患者年龄满 1 周岁的实足年龄，为患者出生后按照日历计算的历法年龄，以实足年龄的相应整数填写	N
年龄（月）	年龄不足 1 周岁的实足年龄的月龄，以分数形式表示：分数的整数部分代表实足月龄，分数部分分母为30,分子为不足 1 个月的天数	S1
体重（kg）	患者体重的测量值，计量单位为 kg	N
处方药品组号	由系统从 1 开始根据自然递增的原则赋予每条新增医嘱的顺序号	S1
电子申请单编号	按照某一特定编码规则赋予电子申请单的顺序号	S1
医嘱类别代码	表示临床医嘱类别的分类代码	S2
医嘱项目类别代码	医嘱项目分类在特定编码体系中的代码	S3
医嘱项目内容	对医嘱项目具体内容的描述	S1
医嘱计划开始日期时间	医嘱计划开始时的公元纪年日期和时间的完整描述	DT
医嘱计划结束日期时间	医嘱计划结束时的公元纪年日期和时间的完整描述	DT
医嘱备注信息	对下达医嘱的补充说明和注意事项提示	S1
医嘱开立者签名	开立医嘱的人员签署的在公安户籍管理部门正式登记注册的姓氏和名称	S1
医嘱开立日期	医嘱开立结束时的公元纪年日期和时间的完整描述	DT
医嘱开立科室	开立医嘱的科室名称	S1
医嘱审核人签名	对医嘱进行审核的人员签署的在公安户籍管理部门正式登记注册的姓氏和名称	S1
医嘱审核日期时间	对医嘱进行审核时的公元纪年日期和时间的详细描述	DT
核对医嘱护士签名	核对护士签署的在公安户籍管理部门正式登记注册的姓氏和名称	S1
医嘱核对日期时间	对医嘱进行核对时的公元纪年日期和时间的详细描述	DT
医嘱执行者签名	执行医嘱的人员签署的在公安户籍管理部门正式登记注册的姓氏和名称	S1
医嘱执行日期时间	医嘱执行结束时的公元纪年日期和时间的完整描述	DT
医嘱执行科室	执行医嘱科室名称	S1
医嘱执行状态	显示医嘱执行状态的信息描述	S1
医嘱停止日期时间	医嘱停止时的公元纪年日期和时间的完整描述	DT
停止医嘱者签名	停止医嘱人员签署的在公安户籍管理部门正式登记注册的姓氏和名称	S1
医嘱取消日期时间	取消医嘱时的公元纪年日期和时间的完整描述	DT
取消医嘱者签名	取消医嘱的人员签署的在公安户籍管理部门正式登记注册的姓氏和名称	S1

二、共享文档规范

住院信息系统相关的《WS/T 500—2014 电子病历共享文档规范》第 17 部分一般护理记录、第 52 部分住院医嘱等，规定了文档内容构成和信息模块。下文以住院医嘱、一般护理记录为案例介绍电子病历共享文档规范的文档内容构成。

（一）《WS/T 500.52—2014 电子病历共享文档规范》第 52 部分：住院医嘱

规定了文档内容构成和信息模块，如表 5-5 所示。

表 5-5　住院医嘱文档内容构成

文档构成	信息模块	基数
文档头	文档活动类信息	1..1
	患者信息	1..1
	创作者信息	1..1
	数据录入者信息	0..1
	文档管理者信息	1..1
	关联活动信息	0..*
文档体	生命体征章节	1..1
	医嘱章节	1..1

（二）《WS/T 500.17—2014 电子病历共享文档规范》第 17 部分：一般护理记录
规定了文档内容构成和信息模块，如表 5-6 所示。

表 5-6　一般护理记录文档内容构成

文档构成	信息模块	基数
文档头	文档活动类信息	1..1
	患者信息	1..1
	创作者信息	1..1
	数据录入者信息	0..1
	文档管理者信息	1..1
	关联活动信息	0..*
文档体	诊断记录章节	1..1
	过敏史章节	1..1
	生命体征章节	1..1
	四肢章节	1..1
	健康评估章节	1..1
	健康指导章节	0..1
	护理记录章节	1..1
	护理观察章节	0..1
	护理操作章节	0..1
	手术评估记录标志章节	0..1
	护理隔离章节	0..1

第三节　系统框架与数据结构

一、住院信息系统框架

住院信息系统框架如图 5-1 所示。

（一）出入院管理系统框架

出入院管理系统包括预住院、入院管理、床位管理、出院管理、预交金管理等，其框架如图 5-2 所示。

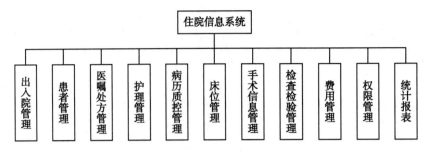

图 5-1 住院信息系统框架

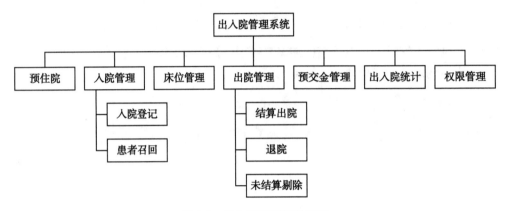

图 5-2 出入院管理系统框架

（二）住院医生工作站框架

住院医生工作站包括医嘱管理、数据查询、主诊组设置、辅助功能等，其框架如图 5-3 所示。

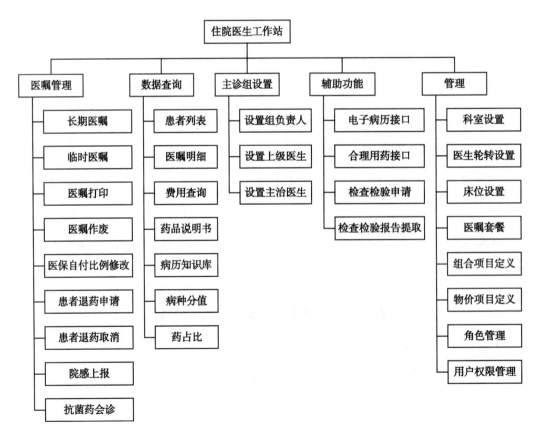

图 5-3 住院医生工作站框架

（三）护士工作站框架

护士工作站框架包含病区护士站、移动护理、护理病历、护理管理，如图 5-4 所示。

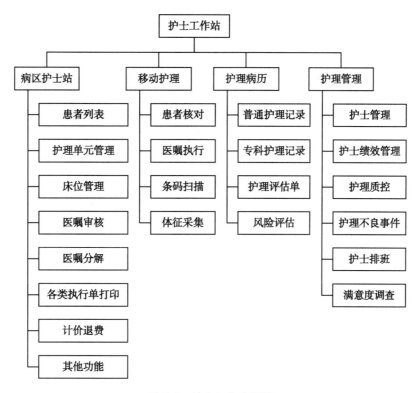

图 5-4 护士工作站框架

（四）智慧病区交互系统框架

智慧病区交互系统框架包含移动查房、体征实时监测等，如图 5-5 所示。

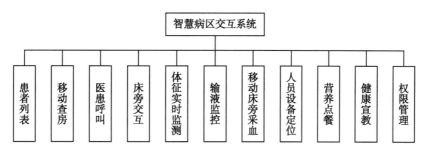

图 5-5 智慧病区交互系统框架

（五）无纸化病案系统框架

无纸化病案系统框架包含移动签署、病案签收等，如图 5-6 所示。

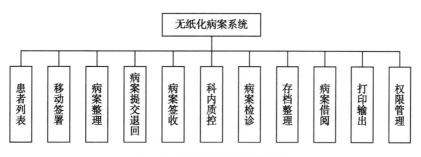

图 5-6 无纸化病案系统框架

二、住院信息系统数据结构

住院信息系统数据结构如图 5-7 所示。

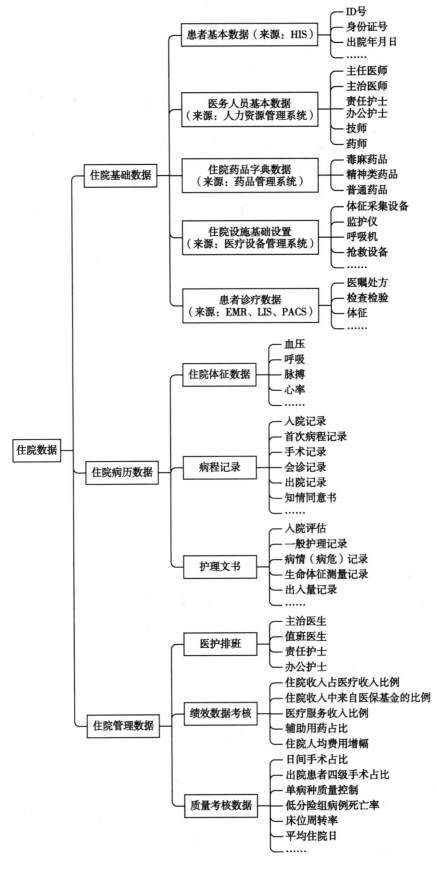

图 5-7　住院信息系统数据结构

第四节　系统功能与流程

一、出入院管理系统功能与流程

（一）功能

1. 预住院　针对病情相对稳定需要住院治疗的患者因没有空床不能立刻收治的情况，通过收住虚拟床位的形式，进行正式住院前的术前一切必要检查和处置，患者不收住院但接受医院给予的必要检查和处置，术前准备完毕后，根据床位情况安排正式入院，从而缩短患者术前住院等待时间，降低医疗费用。

2. 入院管理

（1）入院登记：患者进入住院流程，首先进行入院登记，即在医院信息系统中建立一份个人基本资料档案，患者的基本资料是病案首页的一部分。

1）住院号：患者住院一般只有一个住院号，但若多次住院，住院系统必须有一个唯一号作为标志，通常有两种方式：①使用住院号＋入院次数作为唯一号；②系统自动生成一个流水号。第一种方式便于管理，但在处理患者删除、合并等情况时容易出现问题。

2）入院来源：来源分为急诊入院、普通门诊入院与他院转入 3 种方式。前两种来源的患者持有由医生工作站上填写的"入院申请单"办理入院，入院时直接提取患者的基本资料，并补充其他内容，如联系人姓名、电话、常住地址、付款方式等病案首页信息。

3）床位分配：入院时根据入院科室、床位类型、收治等级、病情状态等因素，对患者进行床位调配。

（2）患者召回：是一种特殊情况，一般是已经办理出院手续的患者因费用或者其他原因需要重新转回在院状态，而患者一般不在病房（不占用病区床位）。对于召回的患者，医生和护士可以对其进行书写病历、录入医嘱等操作。

3. 出院管理

（1）患者出院：在正常情况下，当患者达到出院标准时，由经管医生开具出院证明并提交到护士工作站，护士在处理好出院所需事项后再提交住院处，患者在出入院处办理出院手续，完成一个住院的整体流程。

1）离院方式：①医嘱离院，即经医生诊断患者病情好转或痊愈，达到出院要求；②医嘱转院；③非医嘱离院，如患者或者家属主观上强烈要求主动出院；④患者死亡。

2）费用结算：办理出院的主要工作是核对患者在院期间费用的准确性，对于不同费用类别的患者（公费医疗、医保等）计算出个人自付金额，与预交金做冲销。

（2）删除记录：对于在院时间未满 24 小时且未发生费用的患者，按病案要求做退院处理，即删除该患者本次住院记录，释放住院号。释放的住院号可为第一次新入院患者使用。

（3）未结算患者：当患者需要离开医院，但暂时无法办理结算时，通常以未结算方式保存在系统内，定义为未结算患者（不占用病区床位，进入未结算的时间点后不再产生费用变化），如果需要修改费用，必须把未结算患者做召回处理。

4. 床位管理　医院的床位按照所在房间（单人、双人等）分不同等级，根据患者类别自动计算床位费用（不同类别患者住在相同类型床位会产生不同床位费）。床位表中存放患者的基本信息，如床位号、住院号、姓名、性别、年龄、主管医生等。根据床位信息可打印患者腕带。

5. 预交金管理　住院患者在入院时都需要先交纳一定金额的预交金，预交金的金额根据医院管理要求而定，通常在 1 000～5 000 元。患者可以通过现金、支票等多种支付方式进行支付，支付完成后工作人员将打印三联收据并加盖医院财务印章作为支付凭证。部分医院单独设立预交金交纳窗口，有的直接由入院登记窗口收取,有的由结算收费窗口兼收预交金。患者出院时,出入院处结算患者住院费用,计算出需要个人负担的金额,与按金冲销,多退少补,并收回按金收据。

（二）流程

出入院管理系统流程包括预约住院、住院登记、出院审核、出院结算等,如图5-8所示。

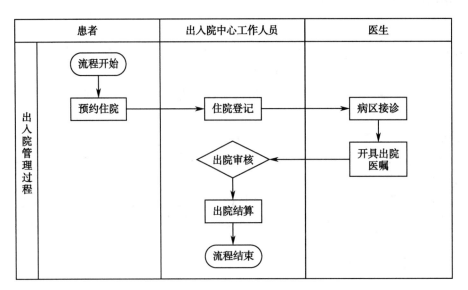

图 5-8　出入院管理系统流程图

二、住院医生工作站功能与流程

（一）功能

住院医生工作站的主要功能是记录医生日常工作情况,通过一系列信息化技术手段,将其转化为基础数据,传送至各功能子系统,快速、便捷、准确地完成患者的整个诊疗过程,切实提高医生的医疗服务质量和临床工作效率,支持医生的临床研究。主要功能包含医嘱管理、数据查询、主诊组设置、辅助功能和管理功能。

1. 医嘱管理　医嘱管理主要功能是医嘱录入,医生通过对入院患者的医嘱录入工作,确定该患者的诊疗计划。首先医生输入医嘱,由护士进行审核,审核不通过则返回医生工作站进行调整,审核通过后签名确认,信息转入药房、医技、护士管理系统,进行计费操作。如果需要退费,药品需由医生先申请退药,药房管理系统接受申请,处理退药请求。化验检查和治疗耗材等可直接在相应系统执行退费。临时医嘱校对过后即完成,长期医嘱需要经过停嘱才可完成整个医嘱管理的过程。

2. 主诊组设置　是针对医院绩效考核需求而设计的,目的是将医院收入、科室收入细化到人,做到精确考核、精确分配。临床科室根据分配情况,确定主诊组负责人以及患者上级医生、主治医生。

3. 辅助功能

（1）电子病历书写接口:可在医嘱界面直接选择患者,进入其电子病历书写界面。

（2）合理用药提醒:合理用药提醒嵌入医嘱界面,实现下达医嘱同时提示药品使用说明和配伍禁忌,协助医生决策用药。

（3）危急值提醒:针对科室化验结果达到危急值的患者,需要在科室界面冒泡提醒,并且对于下嘱医生会窗口置顶提醒。

（4）检查检验申请:根据患者治疗情况,直接在住院医生工作站开具检查化验单。

（二）流程

住院医生工作站流程包括医嘱管理、主诊组设置、辅助功能等，如图5-9所示。

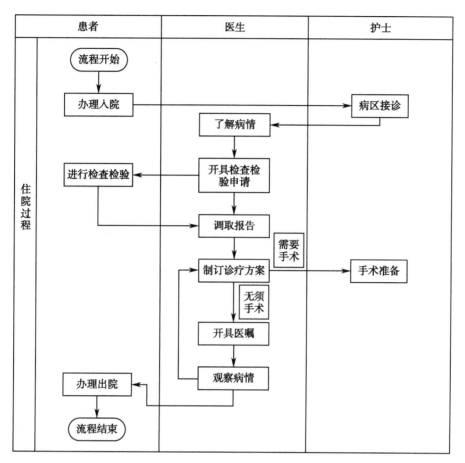

图5-9 住院医生工作站流程图

三、护士工作站功能与流程

（一）功能

1. 病区护士站 即传统的护士工作站部分，执行日常病区管理业务，主要包括病区患者管理、床位管理、医嘱审核、医嘱分解、计价退费、护嘱管理和各类执行单打印等。

2. 移动护理 随着最新的移动技术在护理领域的应用而产生的一大类系统，把护士从床边解放出来，满足护士在护理业务过程中的移动应用需求，使得护士在床边也同样能够获得信息系统的支持，加强患者信息核对、床边医嘱执行、床边记录、床边护理评估和床边生命体征采集。

3. 护理病历 实现普通护理记录、专科护理记录、护理评估、风险评估和护理表格等各类护理文书的电子化。

4. 护理管理 通过护理病历、护理计划、护理任务等相关记录，协助护理部和护士长完成部分护理业务的垂直管理，并且通过不良事件网上填报、护理人员排班等功能使人员能够进行扁平化管理。

（二）流程

护士工作站流程包括病区护士站、移动护理、护理病历、护理管理等，如图5-10所示。

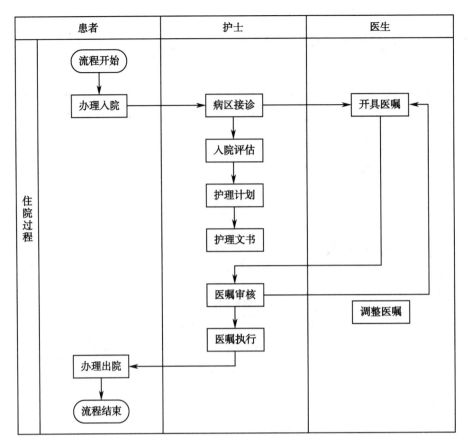

图 5-10　护士工作站流程图

四、智慧病区交互系统功能与流程

（一）功能

以患者为中心，病区为平台，以患者的健康数据管理为主线，依托物联网、大数据、人工智能等先进技术，变革颠覆传统病房护理模式，将医、护、患通过信息化紧密连接，提升患者的住院体验、提高医护人员的工作效率、降低医院信息管理成本，实现病房护理全场景的闭环管理及信息互联互通，开启数据驱动的"人本位"信息化、移动化和数字化智慧病区新时代。

1. 智慧屏联动，全场景覆盖　通过智慧屏把护士站、病区走廊、病房等区域连接起来，实现多个业务场景下的数据实时同步和交互。当患者通过床旁终端或手柄按钮进行呼叫，护士站主机响铃的同时，病房门口终端、走廊显示终端以及护士站交互大屏都会有语音及信息提醒，护士站的值班护士、走廊巡房护士都能收到信息并第一时间响应患者的需求，做到患者呼叫"无死角"。

2. 实时交互，信息零延时　基于 Web 技术 B/S 架构的信息交互平台可实现与医院 HIS、LIS 等系统数据的实时交互和传输，实时同步患者动态和护理活动内容，确保信息零延时，真正做到提高护理服务质量和工作效率，解放护士的双手。

3. 全方位集中管控病区动态　护士站交互大屏作为病区信息集成中枢，支持对接院内各信息系统及各物联系统，实时显示病区临床护理工作动态，一屏打通病区护理业务全场景，包括患者呼叫、人员定位、输液监护、体征监测、环境监测，全面掌握患者临床数据，通过大数据分析、智能提醒和风险干预，辅助护理决策，全方位满足护理业务需求。

（二）流程

1. 患者入院流程　门诊医生开具电子住院证，入院预约子模块会自动搜索并判断是否有空余床位，若所住病区没有空余床位，则患者自动进入预约通道。根据预约患者排队顺序，当有空余床位时会通过短信或 App 推送信息，同时，患者也可在 App 中查看排队顺序，提前做好入院准备。入院时，患者可以通过自助机办理入院登记、缴纳住院押金以及病历、医保登记等业务。登记完成后,护理人员对办理入院的患者进行入院宣教并佩戴腕带、测量血压及身高。最后,患者进行电子签名并打印住院证,如图 5-11 所示。

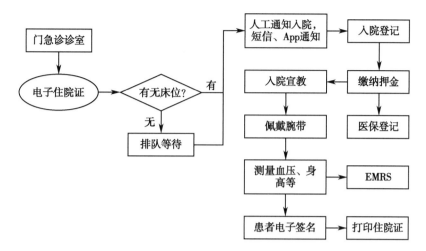

图 5-11 患者入院流程图

2. 病区日常治疗流程 住院医生通过患者基本信息、生命体征等,开具检验检查的项目申请,并随时可以通过医生端工作站查阅各种报告。护士可以通过护理端实现查看检验检查等项目预约信息、患者缴费信息及各种相关信息。患者则可以享受在线营养订餐、自助缴费及自助机清单打印等服务,如图 5-12 所示。

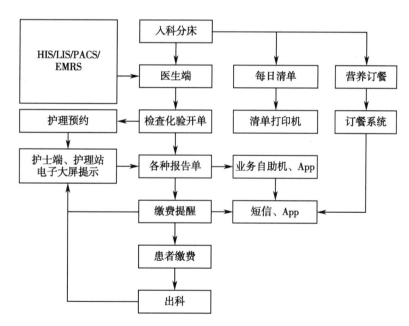

图 5-12 病区日常治疗流程图

五、无纸化病案系统功能与流程

（一）功能

1. 移动签署 是结合当前最新的移动应用设备和技术,采用原笔迹签名 +TSA（时间戳）+ 多媒体证据链的电子病案移动签署系统。该系统以文书原笔迹签署为核心设计,重点解决手签法律效力的问题,结合移动电子医疗的需求研发,应用于临床以及手术麻醉环节,符合移动医疗的管理流程。

2. 病案整理 整合各种导入的病历和采集的文书,形成完整的电子病案文档,并对文档进行完整性检查以及对病案纸质文档进行整理和归纳,以便将完整、规范的病案提交到病案室,是病案出科前的最后一道检查关口。

3. 病案签收退回　对各个科室整理完毕并提交上来的病案进行最终的完整性确认，并进行法律认证，完成归档入库的过程。病案室可根据患者的危重情况自定义病案类型及签收方式，提供超期、拒收等查询，方便病案室管理并掌握各个科室的病案完成情况。

4. 终末质控　是病案管理的重要环节，传统纸质病案的终末质控由人工进行，发现问题直接在纸质病案上进行勾画标注，再联系科室解决；病案无纸化后，病案的前后一致性比对、质控问题标注、问题反馈等过程均可线上解决。另外，传统终末质控存在统计分析困难，无法实现精确闭环式跟踪管理，通过该模块可有效解决上述问题。

5. 精细化管理　通过对病案从生成到归档再到流通的全程追踪，实现病案管理闭环，解决了传统方式下困扰医院的病案超期责任认定问题，为建立各级医师病案完成情况的评价体系提供了基础数据依据，将病案完成质量、完成效率落实到人，实现医院病案精细化管理。

6. 病案借阅　为医院科研提供基础数据。

（二）流程

无纸化病案流程包括移动签署、病案整理、病案签收、病案退回、终末质控和病案借阅等，如图 5-13 所示。

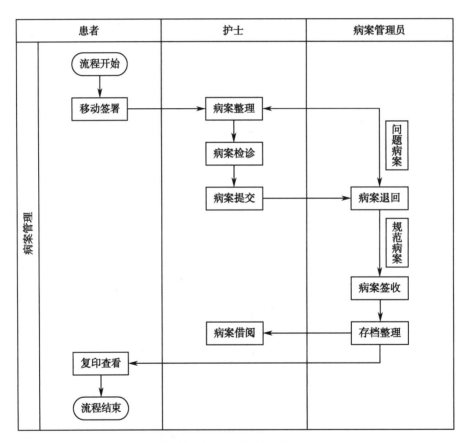

图 5-13　无纸化病案系统流程图

第五节　测评指标

一、电子病历系统应用水平分级评价标准

1. 国家卫生健康委发布的《电子病历系统应用水平分级评价标准（试行）》规定了病房医嘱处理系统

功能评价内容和数据质量评估项目内容,如表5-7和表5-8所示。

表5-7　病房医嘱处理系统功能评价内容

业务项目	系统功能评价内容	等级
病房医嘱处理 (有效应用按照近3个月的出院患者人次比例计算)根据"评分标准表"中各个级别的要求,统计出近3个月达到各个级别要求患者的人次数,计算各级别人次数与全部出院患者数比例	医生手工下达医嘱	0
	(1)在计算机上下达医嘱并记录在本地	1
	(2)通过磁盘、文件等方式与其他计算机交换数据	
	医嘱在程序间通过网络传送给病房护士	2
	(1)医嘱通过网络同时供护士、药师等使用	3
	(2)能够获得药剂科的药品可供情况	
	(3)具有全院统一的医嘱项目字典	
	(4)医嘱下达时能获得药品剂型、剂量,或检查检验项目中至少1类依据字典规则进行的核查与提示	
	(1)医嘱中的药品、检验、检查等信息可传送到对应的执行科室	4
	(2)医嘱下达时能关联项目获得药物知识,如提供药物说明查询功能等	
	(1)医嘱记录在医院中能统一管理、统一展现	5
	(2)有医师药疗医嘱下达权限控制,支持抗菌药分级使用管理	
	(3)可依据诊断判断传染病情况,并通过系统上报医政管理部门	
	(1)对药物治疗医嘱药物不良反应有上报处理功能	6
	(2)开医嘱医生能够接收自己处方的点评结果	
	(3)下达医嘱时能够参考药品、检查、检验、药物过敏、诊断、性别等相关内容知识库至少4项内容进行自动检查并给出提示	
	(4)能够实时掌握医嘱执行各环节的状态	
	(5)支持院内会诊的电子申请与过程追踪	
	(1)下达医嘱时,能够根据临床路径(指南)要求和患者的具体数据,自动对比执行与变异情况,提示输入变异原因并进行记录	7
	(2)根据检验结果、用药等情况,对传染病、医院感染暴发等自动预警并给出提示,支持对确认的传染病、医院感染暴发等情况补充信息并上报医政管理部门	
	(3)下达医嘱时可查询患者本机构内的全部医疗记录和外部医疗机构的相关医疗记录	
	(4)根据以往医疗机构内外的诊治情况和医嘱,自动进行医嘱核查并给出提示	
	(5)依据医嘱、执行情况和知识库,自动判断不良事件情况并给出提示	
	(6)支持医生在院外浏览医嘱记录	
	能共享患者医疗及健康信息并能够进行集中展示,包括机构内外的医疗信息、健康记录、体征检测、随访信息、患者自采健康记录(如健康记录、可穿戴设备数据)等	8

表5-8　病房医嘱处理系统数据质量评估项目

项目代码	业务项目	数据质量考察项目
01.01.3	病房医嘱处理	一致性:医嘱记录(医嘱项目编码,医嘱项目名称)
01.01.4	病房医嘱处理	完整性:医嘱记录(患者标识、医嘱号、医嘱分类、医嘱项目编码、医嘱项目名称、医嘱开始时间)
01.01.5	病房医嘱处理	完整性:医嘱记录(下达医嘱医生编码、下达医嘱医生姓名、医嘱状态);整合性:药疗医嘱记录与护理执行记录可对照(医嘱号、医嘱项目编码、药疗医嘱给药途径、药疗医嘱用法)
01.01.6	病房医嘱处理	完整性:医嘱记录(医嘱下达时间、医嘱状态);及时性:药疗医嘱记录(医嘱下达时间)、药房发药记录(药房发药时间)、医嘱执行记录(给药时间)、药疗医嘱记录(医嘱下达时间)、药师审核记录(药师审核时间)
01.01.7	病房医嘱处理	完整性:临床路径记录(患者入组状态、变异原因);整合性:医嘱记录(患者标识、委外检查或检验的项目编码)与委外检查或检验申请单(外部患者标识、外部检查或检验项目编码)可对照

2.《电子病历系统应用水平分级评价标准（试行）》规定了医嘱执行系统功能评价内容和数据质量评估项目内容，如表 5-9 和表 5-10 所示。

表 5-9　医嘱执行系统功能评价内容

业务项目	系统功能评价内容	等级
医嘱执行 （有效应用按医嘱执行记录数计算统计达到各级别要求医嘱执行数与总医嘱执行记录数的比例）	护士手工抄写执行单，如药品单、输液卡等	0
	（1）手工输入医嘱供执行时使用 （2）本地保存医嘱记录数据	1
	（1）能够接收医生下达的医嘱，同时支持手工增补医嘱 （2）医嘱可供药剂科或收费使用	2
	（1）每次的用药医嘱数据能与药剂科共享用于药品准备 （2）护士执行医嘱有记录	3
	（1）医嘱执行记录可供全院共享 （2）执行单能够在医嘱执行操作后产生	4
	（1）在执行中实时产生记录 （2）全院统一管理医嘱、执行记录，构成统一电子病历内容 （3）新医嘱和医嘱变更可及时通知护士	5
	（1）医嘱执行过程中有患者、药品、检验标本等机读自动识别手段进行自动核对 （2）完成医嘱执行的闭环信息记录 （3）对高风险医嘱执行时有警示	6
	（1）医嘱执行过程能够随时了解和查询医疗机构外部产生的历史医疗记录、体征记录 （2）有利用医嘱执行记录进行护理质量管理的工具	7
	可获得区域医嘱质量相关质量指标并用于分析本科室护理质量	8

表 5-10　医嘱执行系统数据质量评估项目表

项目代码	业务项目	数据质量考察项目
02.02.3	医嘱执行	一致性：医嘱执行记录（医嘱项目编码、医嘱项目名称、给药途径）
02.02.4	医嘱执行	完整性：医嘱执行记录（患者标识、医嘱号、医嘱项目编码、医嘱项目名称、医嘱执行时间）
02.02.5	医嘱执行	完整性：医嘱执行记录（医嘱分类、执行护士编码、执行医嘱护士姓名）；整合性：医嘱记录与护理执行记录（医嘱号、医嘱项目编码、药疗医嘱给药途径、药疗医嘱用法）可对照
02.02.6	医嘱执行	及时性：药房发药记录（发药时间），医嘱执行记录（给药时间），护理执行记录（标本采集时间），检验科（标本接收时间）

3.《电子病历系统应用水平分级评价标准（试行）》规定了护理记录系统功能评价内容和数据质量评估项目内容，如表 5-11 和表 5-12 所示。

表 5-11　护理记录系统功能评价内容

业务项目	系统功能评价内容	等级
护理记录 （有效应用按出院患者人次比例计算）统计近 3 个月护理记录达到各级别的人数，计算各级别人次与总出院人次的比例	手工书写护理记录、手工记录体征数据	0
	（1）体征记录用计算机本地存储 （2）体征记录可打印、绘图，无网络共享	1
	有护理记录、体征记录系统并能够通过计算机网络供本科室医生共享	2
	（1）操作中能够通过界面融合或调用其他系统方式查看其检查、检验、治疗等数据，本科室采集的体征记录可供其他部门共享 （2）有危重患者护理观察记录、护理操作情况等记录 （3）护理记录信息可供医生查看	3

业务项目	系统功能评价内容	等级
	(1)可通过系统内嵌的方式获得检查、检验、治疗等数据 (2)对危重患者有符合要求的护理观察记录、护理操作情况等记录并供全院共享	4
	(1)护理记录、体征记录数据在医院统一医疗数据管理体系中 (2)生命体征、护理处置可通过移动设备自动导入相应记录单(移动护理) (3)有护理计划模板,护理记录数据可依据护理计划产生	5
	(1)根据护理记录(如患者体征)有自动的护理措施提示 (2)具有分组安全控制机制和访问日志,以保障分组护理时信息的安全性 (3)有法律认可的可靠电子签名 (4)系统能够根据体征数据自动完成设定的护理评估 (5)可以在医院统一医疗数据管理体系中调阅患者既往护理记录	6
	(1)护理记录书写时,可查询其他医疗机构相关病历数据和知识库数据 (2)能够利用护理记录数据进行护理质量分析 (3)护理记录生成与临床路径(指南)相衔接,可与医生医嘱紧密结合	7
	可获得区域护理质量指标,能够结合本科室患者护理记录分析护理工作效率、不良事件发生率等护理质量并与区域指标进行比较	8

表 5-12 护理记录系统数据质量评估项目

项目代码	业务项目	数据质量考察项目
02.03.6	护理记录	完整性:护理电子签名记录(签名时间、签名护理记录标识);及时性:护理记录(护理计划时间)与护理记录(护理执行时间)差距小于1小时
02.03.7	护理记录	完整性:不良事件记录(发生时间、持续时间、不良事件类型、名称、记录人);整合性:护理记录文书编码与临床路径规定的文书编码可对照

二、医院信息互联互通标准化成熟度测评方案

国家卫生健康委发布的《医院信息互联互通标准化成熟度测评方案(2020年)》规定了住院信息系统的评审内容,如表 5-13 所示。

表 5-13 互联互通住院系统相关评审内容

评审内容	编号	评审指标	分值	等级要求	评分说明
2.1.7 电子病历基本数据集 第7部分:护理 - 护理操作记录	2.1.7.1	一般护理记录子集 □无此数据 □有且完全符合国家标准 □有,部分符合国家标准	0.19	一级	有且完全符合国家标准,得分;其他情况均不得分
	2.1.7.2	病危(重)护理记录子集 □无此数据 □有且完全符合国家标准 □有,部分符合国家标准	0.19	一级	有且完全符合国家标准,得分;其他情况均不得分
	2.1.7.3	手术护理记录子集 □无此数据 □有且完全符合国家标准 □有,部分符合国家标准	0.19	一级	有且完全符合国家标准,得分;其他情况均不得分
	2.1.7.4	生命体征测量记录子集 □无此数据 □有且完全符合国家标准 □有,部分符合国家标准	0.19	一级	有且完全符合国家标准,得分;其他情况均不得分

续表

评审内容	编号	评审指标	分值	等级要求	评分说明
	2.1.7.5	出入量记录子集 □无此数据 □有且完全符合国家标准 □有,部分符合国家标准	0.19	一级	有且完全符合国家标准, 得分;其他情况均不得分
	2.1.7.6	高值耗材使用记录子集 □无此数据 □有且完全符合国家标准 □有,部分符合国家标准	0.19	一级	有且完全符合国家标准, 得分;其他情况均不得分
2.1.14 电子病历基本数据集 第14部分:住院医嘱	2.1.14.1	住院医嘱子集 □无此数据 □有且完全符合国家标准 □有,部分符合国家标准	0.19	一级	有且完全符合国家标准, 得分;其他情况均不得分
2.2.48 电子病历共享文档 第48部分:住院医嘱	2.2.48.1	住院医嘱 □无此文档 □有且完全符合国家标准 □有,部分符合国家标准	0.26	三级	有且完全符合国家标准, 得分;其他情况均不得分
4.4.1 临床服务系统建设情况		医院已建成并投入使用的临床服务系统,包括 住院患者入出转系统 住院医生工作站 住院护士工作站 预住院管理系统 移动护理系统 移动查房系统(移动医生站) 电子化病历书写系统 ……	0.8	三级≥14个 四级乙等≥18个 四级甲等≥22个 五级乙等≥26个 五级甲等≥30个	三级得0.4分 四乙得0.5分 四甲得0.6分 五乙得0.7分 五甲得0.8分 其他可填写多个,只算1项分值
4.4.2 医疗管理系统建设情况		病案管理系统 护理管理系统 ……		三级≥8个 四级乙等≥12个 四级甲等≥14个 五级乙等≥18个 五级甲等≥20个	四乙得0.4分 四甲得0.5分 五乙得0.6分 五甲得0.7分 其他可填写多个,只算1项分值

（张海波　任亚颖　赵　霞　温必荣）

参考文献

[1] 李小华. 医院信息化技术与应用[M]. 北京:人民卫生出版社. 2014.

[2] 中华人民共和国卫生部. 医院信息系统基本功能规范[EB/OL]. (2002-05-28)[2023-03-01]: http://www.nhc.gov.cn/wjw/zcjd/201304/96d8f6b4aa39478fbe8e3ab23cb44461.shtml.

[3] 卢征,施征源. 基于Android系统的移动医生工作站设计与实现[J]. 中国数字医学,2013,8(08):65-66+69.

[4] 苏臻瑜. 移动护理信息系统的前期规划设计[J]. 福建电脑,2020,36(10):110-112.

[5] 李雨霏,王萍,侯黎莉. 智慧病房建设的国内外研究进展[J]. 中国医疗设备,2022,37(07):157-160.

[6] RYU B, KIM S, LEE KH, et al. Inpatient satisfaction and usage patterns of personalized smart bedside station system for patient-centered service at a tertiary university hospital[J]. Int J Med Inform, 2016, 95: 35-42.

[7] 李小华. 医疗卫生信息标准化技术与应用[M]. 2版. 北京:人民卫生出版社. 2020.

[8] 赵海鹏. 医院智慧病房建设的设计与实践探索[J]. 中国数字医学,2022,17(05):16-20.

[9] 王晓盈,姜国成,张爽,等. 病案无纸化归档管理系统的设计与实现[J]. 中国病案,2017,18(10):1-4.

[10] 张荣民,程庆林. 病案无纸化对公立医院精细化管理的作用[J]. 中国卫生信息管理杂志,2022,19(02):256-259.

第六章

医学影像信息系统

随着计算机网络、存储、通信、云计算、人工智能等技术的成熟，以及数字化医疗设备的快速发展，医学影像信息系统已经成为医院信息化必备系统之一，概念逐步深化，功能已从影像的归档与通信发展到智能诊断与协同诊断。同时，影像数据本身也成为医疗领域大数据的重要组成部分。本章主要从其系统概述、系统架构、相关技术、标准与测评指标等方面对医学影像信息系统进行总体介绍。本系统包含常规医院信息系统涉及的诊疗流程、医疗管理、计算机软件等信息化内容，同时也涉及医学影像、影像显示、医疗设备等方面的专业知识，希望读者通过本章了解相关专业技术，知晓海量数字化影像对影像诊断、临床诊疗、影像科研教学等模式的影响。

第一节 系统概述

一、系统作用

医学影像信息系统主要体现为医学影像归档与通信系统（picture archiving and communications system，PACS），是应用于医院的数字医疗设备，如 CT（计算机断层扫描）、MR（磁共振）、US（超声成像）、X 线、DSA（数字减影）、CR（计算机成像）、ECT（发射单光子计算机断层扫描）所产生的数字化医学图像信息的采集、传输、存储、管理、诊断、信息处理的综合应用系统。它集医学图像获取、大容量数据存储、图像显示和处理、数据库管理及用于传输影像的局域或广域网络等技术于一体，大大降低了医生对传统硬拷贝技术的依赖，达到更高效低价的数据存储和医学影像的显示效果。医学影像信息系统技术是进行全数字化影像诊断及管理的重要基础。

医学影像信息系统的业务工作流程相对医院其他业务流程较为简单，但技术实现难度大。医学影像信息系统的基本框架包括影像设备接口、存储设备、服务器、通讯网络、工作站等。集成的软件系统用来实现数据通讯、数据库管理、存储管理、任务队列管理、错误处理以及网络监控等功能。在物理结构上采用各种网络将不同类型的设备连接起来，包括医学成像设备、图像采集计算机、数据库、归档管理服务器以及图像阅片工作站等。

二、发展

医学影像信息系统的发展起源于 20 世纪 70 年代，当时影像普遍采用胶片存储，处理效率低下且难以归档。1982 年，美国马里兰大学医学中心开发出了第一个医学影像信息系统，标志着数字化医学影像管理系统的诞生。随着计算机技术和通信技术的发展，医学影像信息系统得到了广泛应用，并逐渐成为现代医学影像管理的标准。国内医学影像信息系统的概念引入始于 1989 年，1989—1996 年国内引入和知悉系统情况。1996 年以后，DICOM3.0 标准在国内得到普及和推广，这一时期很多医院启动 HIS、RIS、医学影像信息系统建设，众多厂商参与医学影像信息系统研制。2013 年前后区域医疗信息化需求被提出，云计算概念开始进入医疗信息系统，云影像系统被提出并被厂商研制、推广。2017 年，以肺结节人工智能辅助诊断为代表的医学影像人工智能应用表现出较好的准确率，随后被各软件厂商对接或嵌入医学影像信息系统。随着信息技术的发展，更多的应用需求不断扩展、补充医学影像信息系统新功能。

三、新趋势

医学影像信息系统的最新发展趋势主要体现在以下三方面。

1. 云影像技术 将医学影像信息系统部署到云端，使其具有更高的可扩展性和可靠性，并且方便医疗机构间的数据共享和远程协同诊断。云影像主要包括3个主要部分。

（1）云显示：图像显示所需的后处理都在服务端完成，只将显示结果传输到远程客户端或者终端设备。

（2）云工作流：云影像可以提供与传统医学影像信息系统一致的基本的各医疗机构独立工作流，供各医疗机构在其内部完成登记、影像传输、归档、诊断、报告书写签发以及临床调阅等一系列流程。

（3）云归档：云影像可以为多家医疗机构服务，所产生的影像数据都需要归档到中心存储平台上，在存储架构上不同于传统医学影像信息系统"在线 - 近线 - 离线"三级存储模式，而是采用"在线 - 归档"二级存储架构。存储技术可采用更加低价且可靠的对象存储技术。

2. 人工智能技术 人工智能在医学影像中主要应用深度学习、影像组学等技术，是基于计算机科学模拟人类认知功能的理论方法及应用系统，以扩展人类智能的一门信息科学。受益于医学影像中DICOM 协议广泛应用，检查设备产生的数据可以统一规范地保存为 DICOM 格式，这种标准数据为人工智能技术应用于医学影像辅助诊疗打下良好基础。人工智能在医学影像领域的临床应用多集中于智能筛查、病变检出、病种识别、良恶性判断、影像质控等。一方面，人工智能可以对医学影像进行识别，挖掘其重要信息，为经验不足的影像科医生提供帮助，从而提高阅片效率；另一方面，通过机器学习对大量影像数据和临床信息进行整合并训练人工智能系统，使其具备诊断疾病的能力，有利于降低影像科医生的漏诊率。人工智能技术在医学影像学领域的应用日益广泛且深入，将人工智能技术与医学影像信息系统结合是有效应用影像辅助诊疗的途径。

3. 移动端 应用基于云影像系统提供的医学影像移动应用，支持所有终端应用平台（Windows、iOS、Android）。医生用户端在支持专业的桌面影像应用服务的基础上，基于医学影像云计算图像处理及分析技术，可提供医学影像数据移动应用服务。移动应用借助手机、平板、会诊大屏等移动终端，让医生能随时随地通过互联网云影像系统查阅患者影像，方便医生进行辅助诊断、病案讨论、协作会诊等应用，而且移动影像应用提供了与桌面对等的服务，在移动端获得了与桌面端基本对等的影像功能服务，是桌面影像应用的有效补充，应用场景更丰富。使用移动端应用可以提高医生和患者的操作效率和便利性，同时也可以加强医疗团队之间的协作和沟通。

总之，随着现代医学技术的不断发展和应用场景的不断扩大，医学影像信息系统在医疗中扮演着越来越重要的角色。

第二节 相关标准

随着医学和信息技术的不断发展，医学影像系统的应用范围也在不断扩大，成为现代医疗机构必不可少的一部分。根据《全国医院信息化建设标准与规范》定义，医学影像信息系统是处理各种医学影像信息采集、存储、诊断、输出、管理、查询的计算机应用程序，必须符合国家、地方有关法律、法规、规章、制度的要求。医学影像信息系统相关的主要标准要求如下。

1. 符合 DICOM3.0 国际标准 DICOM3.0 标准用于在医学设备和系统之间传输和共享图像信息，DICOM3 协议通过定义数据结构、数据元素、协议、传输和安全机制，实现跨设备、平台和应用程序的医学图像的交换和共享。

2. 符合国际疾病分类标准 可以促进临床研究，方便信息共享，加强数据管理，以及符合国际标准等多个方面的作用。HL7 协议可以帮助医学影像信息系统与医院其他信息系统之间实现影像数据的标准化、传输和共享，从而提高影像管理的效率和准确性，为医生的诊断和治疗提供更为高质量的影像数据。通过表6-1所列技术、数据、管理等标准要求，保障了医学影像信息系统在医疗中的可靠、安全、有效应用。

表 6-1　医学影像信息系统相关标准与类型

标准（规范）名称	相关内容	标准类型
全国医院信息化建设标准与规范（试行）	利用信息化技术实现医学影像信息资料电子化传输、存储、后处理与应用调阅	技术
电子病历基本规范（试行）	检查报告书写认证和权限管理	数据
WS 445.5—2014 电子病历基本数据集	规定了检查记录基本数据集的数据集元数据属性和数据元属性，适用于检查记录基本信息的采集、存储、共享以及信息系统的开发	数据
WS/T 500（6 部分）—2016 电子病历共享文档规范	规定了检查报告的文档模板以及对文档头和文档体的一系列约束	数据
电子病历系统应用水平分级评价标准（试行）	从功能和数据质量分级评价检查报告和影像数据应用水平	管理
医院信息互联互通标准化成熟度测评方案	医学影像信息系统要与电子病历系统互联互通，实现检查状态、检查报告、影像等数据的交互共享	管理
医学数字图像和通讯标准（Digital Imaging and Communications in Medicine，DICOM）ISO 12052	涉及数字图像和与这些图像的生产和管理相关的信息交换，包括医学成像设备、信息管理和通信系统之间的通讯	数据
HL7（Health Level Seven）	规范 HIS 与医学影像系统及其设备之间的数据交互	数据
医院信息系统功能规范	医学影像系统基本功能要求	管理

第三节　系统架构

一、系统组成

医学影像信息系统流程主要包括四个环节，即图像的获取、图像的传输、图像的存储与管理和图像的阅读。每一个环节组成系统的一部分，主要包括影像采集工作站、影像传输、管理与归档服务器、应用服务器、影像阅片工作站。

（一）影像采集工作站

在以医学影像信息系统为中心的信息流中，图像采集环节是核心数据产生环节。图像采集工作站负责接纳一台或者多台设备的影像，并把这些影像发送到管理与归档服务器或者其他存储服务器。影像采集工作站用于接纳医学影像数据，是系统对外的接口，也可称为影像网关。影像采集工作站不仅采集影像，还需要采集视频、声音和文字等其他媒体数据。

影像采集工作站是系统中的重要环节，相对于其他工作站，影像采集工作站的信息量和计算量很大，对性能和可靠性要求很高。一些新的影像检查设备，比如 256 排 /512 排 CT，正在大量进入大中型医院的配置当中，此类设备每个扫描部位产生数百幅影像。当前医院高频率单次扫描产生大量影像，这些影像数据经过影像采集工作站进行压缩处理并转发到管理与归档服务器，此过程中影像采集工作站具有较高的计算密集度和 I/O 负载。

（二）影像传输

医学影像由影像检查设备产生，最初保存在设备的操作工作站上，经过影像采集工作站传输到管理与归档服务器上，然后再通过管理与归档服务器传输到阅片工作站、打印工作站等设备上，是单向数据传输过程。如果阅片工作站对影像进行标注，标注信息存储于图像文件内的时候，就需要将修改后的文件传输回管理与归档服务器，是双向数据传输过程。

（三）管理与归档服务器

在医学影像信息系统架构当中，管理与归档服务器处于中心位置，它是所有影像和报告数据的汇聚点，也是中心服务点。目前的系统架构，基本上属于服务器/客户端模型，服务器处于系统的中心位置，一般聚集了主要的数据和服务，客户端则通过访问服务器获得需要的数据和服务。管理与归档服务器的主要作用是归档和管理，是专门存储影像和其他数据的服务器，具备专门将这些影像提供给医生使用的功能。管理与归档服务器需要对大量的客户端提供高并发的海量数据服务，因此，对服务器提出了很高要求，尤其是服务器的存储和 I/O，如果配置不当，将影响整个系统的表现。

（四）应用服务器

应用服务器是以管理与归档服务器为基础，对外提供某一种专门与医学影像信息系统有关服务的实体。应用服务器主要有以下几种。

1. Web 影像服务器 能够以 Web 形式对外提供对 DICOM 影像的查询和阅览功能。

2. Web 报告服务器 能够以 Web 形式对外提供影像报告。一般需要将 DICOM 影像转换为 JPG 等互联网通用的图像格式，也需要提供标准 XML 格式的结构化报告。

3. 远程影像会诊服务器 提供远程影像的传输和互动会诊功能。

4. 放疗影像服务器 为放疗系统提供合适的影像。

5. 人工智能服务器 用于影像人工智能算法计算和三维重建。

6. 教学与科研服务器 为医学教学和科研提供专门的搜索、传输和阅片服务器。

（五）影像阅片工作站

影像阅片工作站是诊断医生浏览图像、书写报告、查阅患者相关信息的工具，其主要功能如下。

1. 从管理与归档服务器获取并传输影像数据。

2. 与 HIS、RIS 无缝连接，能够获取 RIS、HIS 的数据。

3. 提供符合 DICOM 标准的影像读取服务。

4. 能够显示和操作各种类型的医学图像，如 CT、MR、US、PT、XA、RF、SC、CR、DX、MG、DBT、IO、SC、VL、NM、ECG、内镜、显微镜等 DICOM 图像；可显示播放各种动态影像，如超声、DSA 等。

5. 提供各种图像处理工具。

6. 提供图文报告书写工具，可定制报告模板。

7. 提供查询功能，支持姓名、检查号、申请科室、疾病名、日期等查询项目，支持以患者为中心的简洁查询。

8. 提供激光胶片打印、光盘刻录功能。

9. 支持专业显示器输出、支持多屏显示。

医学影像信息系统的业务功能模块主要包括检查登记、影像阅片、检查管理、系统管理、统计管理等。考虑到医疗机构业务流程和需求的不同，上述模块有可能被集成到其他业务系统中。随着新技术的发展，3D 重建技术和 AI 辅助阅片各自具有独特的优势，可以在医学影像管理中发挥重要作用。3D 重建技术可以产生真实感强、空间感强的影像结果，对于一些难以理解、难以诊断的影像数据，3D 重建技术有助于提高影像的可读性和三维效果。AI 辅助阅片通过机器学习算法帮助医生快速、准确地进行影像诊断，提高诊断的准确性和效率。这些技术已经部署在一些厂商的医学影像信息系统中，将有助于提高医疗服务的效率和质量。

二、系统分类

（一）云影像

云影像是以物联网技术实现各类医技设备的连接，通过数据中心提供诊疗大数据的云存储、云计算、云共享、云协作服务，实现从预约登记、排队叫号、医技检查、诊断审核、质量控制、管理统计、临床数据应用、医疗协同等全诊疗过程工作，云计算影像分析及处理引擎和人工智能技术实现诊疗数据的精准分析、深度挖掘及智能决策。云影像让医院的医技诊疗大数据资源触手可及，完成快速精确的影像诊断、报告，并通过影像引导下微创介入手术与临床开放和植入手术的深度参与，为临床的重大疾病诊治提供精准、定量的、个性化的影像数据服务,提升数据价值。云影像为医院提供影像设备接入,通过网络即可快捷对接云影像提供的统一服务,让医生可以在任何时间、任何地点进行影像应用及医疗协作,为政府、医院、医生、百姓构建起高效实用、稳定安全、功能完善的云影像系统,同时让百姓享受到方便、快速、均等的互联网医疗服务。

(二)集团化医院医学影像信息系统

集团化医院指由多家医院组成的医疗集团,或者包含多个院区的大型医院。集团化医院医学影像信息系统在系统功能层面,包含了全院医学影像信息系统的所有功能,除此之外,还需要解决多院区数据同步以及协同诊断问题。在系统架构上,集团化医院医学影像信息系统有两种系统部署方式可以选择。第一种是集中式部署,数据库及主影像库集中部署,主影像库保存全部影像数据,分院部署各自的辅助影像库,用于存储短期影像数据,以解决分院影像数据调阅速度问题。集中式部署的优势是数据库数据自然实时同步,容易实现跨院区远程诊断。集中式部署的劣势是全部院区都依赖主院区的数据库,对主院区服务器性能、院区间的网络性能与稳定性有较高的要求。第二种是分布式部署,每个院区独立部署数据库与影像库,再进行院区间的数据同步。分布式部署的优势是各医院服务器独立运行,互不影响,保证了各自日常业务的高可用性。分布式部署的劣势是要另外实现不同院区数据库及影像库的数据同步,而且要实现不同院区间的协同诊断,需要完成双向同步,同步机制会比较复杂,而且不同院区的数据很难做到完全实时同步,会有一定的时间延迟。

(三)全院医学影像信息系统

全院医学影像信息系统是采用模块化结构、开放性架构,连接全院影像设备、诊断科室和临床科室,规模大、复杂度高、信息共享要求高的医学影像信息系统。全院医学影像信息系统需要连接全院所有影像设备,必须与医院的 HIS、RIS 等信息系统做到数据和流程上的紧密融合,并且提供远程诊断服务。医院无胶片化后,一般需要部署高端存储设备,并作出完善的存储及备份方案,对全院网络的性能要求比较高。因此全院医学影像信息系统的投资和实施难度都比较大,但其相对效益也比较大。实施全院医学影像信息系统后,可以实现真正取消胶片的要求,从而直接节约医院成本,同时各类影像能够在全院范围内流通,直接提高影像的使用效率和应用面,实现真正意义的大影像,对医院的临床以及教学科研工作都有很大程度的促进。随着当前集团化医院和院区建设,一些医院开始使用云影像系统或者使用分布式存储模式。

(四)Mini-PACS

Mini-PACS 是运行在某个检查科室内部的医学影像信息系统,包括申请预约、DICOM 网关、数据库、诊断工作站、服务器以及管理工作站、报告工作站等。Mini-PACS 一般不与医院的 HIS 相连,所有数据和工作流都在诊断科室内部流转,可以说是一种自给自足的医学影像信息系统。早些年,许多医院的医学影像信息系统都是从放射科或其他诊断科室的 Mini-PACS 开始,然后再到全院医学影像信息系统。因此也就出现了如何将 Mini-PACS 已有数据顺畅无误地转入全院医学影像信息系统中等一系列问题。如Mini-PACS 与全院医学影像信息系统是同一个厂商建设的,则相对容易;如果不是,就需要双方协商接口或是开放数据库权限。因此,医院在对 Mini-PACS 或全院医学影像信息系统进行选型时,应考虑到这些后续问题,否则会造成病例信息丢失或是信息匹配错误等重大问题,降低数据的延续性,形成信息孤岛。

(五)单机工作站

单机工作站是运行于单机平台的非网络版医学影像信息系统工作站。它一般具有 DICOM 网关、本地数据库、诊断和图文报告功能。其优点是安装简单、价格较低,比较适用于一些较小的基层医院以及部分特殊情况,如查体中心等。但由于单机工作站的所有数据和影像都存储在本地,不能为远端使用,所以其数据共享性较差,数据的在线时长也受到较大限制,往往会造成信息孤岛。

单机工作站的设计思想有其一定的可取性。对于视频影像子系统来说,一般都是一台工作站连接一台设备(如显微镜、超声等),为了保证医生在网络连接不通畅或其他网络传输受限的情况下仍然能继续工作,视频影像子系统能提供本地和远程两种数据连接方式,就可以实现上述需求。

第四节 数据结构

医学影像信息系统主要包含两类数据,即结构化数据库数据和影像文件数据。医学影像信息系统的表结构通常包括以下几个方面:①患者信息表,记录患者的基本信息;②影像信息表,记录患者的影像信息;③检查信息表,记录医生对患者进行的检查信息;④报告信息表,记录医生对患者进行的诊断报告信息;⑤病历信息表,记录患者的病历信息;⑥用户信息表,记录系统用户的基本信息。以上是一般情况下医学影像信息系统的表结构,不同厂家和不同系统数据表结构会有所不同。

在医学影像信息系统中,影像数据是最主要的,因为影像数据是医生进行诊断和治疗的重要依据。影像数据主要包括 DICOM 格式的文件,DICOM 是医学影像数字化和通信的标准格式,它定义了一种医用图像和相关信息存储、传输和显示的格式。DICOM 文件由一个文件头和一个或多个数据元素组成。文件头包含一些元数据,如 DICOM 版本、文件大小、患者信息、设备信息等。数据元素由一个标签和一个或者多个值组成,其中标签用于描述这个数据元素的含义,值则是具体的数据内容。每个标签都包含两个 16 位的数值,分别表示组号和元素号,通过这两个数值可以唯一地确定一个数据元素。DICOM 文件也可以包含多个图像,每个图像可以由多个图像帧组成。每个图像帧可以是二维或三维的,可以根据需要进行旋转、平移、缩放、图像重建、滤波、增强等。DICOM 还定义了一些特殊的数据类型,如多值数据、序列数据等。医疗机构的影像信息系统中存储的 DICOM 根据检查要求包含单张或者序列文件,单张 DICOM 文件大小为几十千字节到几十兆字节。当前 CT 和 MRI 检查的切片层厚和层间距逐步变薄,常见 0.5mm 到 5mm,单次检查包含的图像数量从几百张到几千张不等,图像大小为几百 MB 甚至几个 GB。随着医院的数字影像设备逐年增多,一些三甲医院接入医学影像信息系统的影像设备有上百台;影像设备产生的影像越来越清晰,影像分辨率越来越高,使得单幅影像的容量越来越大;随着医院接诊人数的增长,医疗机构影像系统接收的影像数据每年增长量巨大,大型三甲医院每年新增影像数据达到百 TB 级,影像数据的大规模存储和可扩展性应在建设初期规划。

医学影像信息系统存储管理也可称为归档管理,包括归档信息设置、服务器信息设置和归档操作等功能。为了实现对大量医学影像数据的存储和管理,医学影像信息系统需要采用合适的存储方案和技术。系统存储设计的目的是获得最大的存储容量和稳定的数据传输率,并且在满足存储需求的同时,尽可能降低存储设备的投资。为了达到这个目的,可以将系统的数据按照使用频率进行分类,并分别采用不同的存储介质进行存储。具体来说,可以将使用频率高的在线数据和使用频率较低的近线数据分别存放在不同的存储介质中。在线数据的数据量可以根据投资的要求进行设定,而近线数据的数据量则需要达到 TB 级别,并且需要随着时间的推移而不断扩充。对于使用频率低的近线数据,为了确保数据的安全性,需要进行离线备份,并且可以考虑使用异地备份,以作为本地数据的容灾性备份。对于在线数据的存储设备,最重要的要求就是高速传输和高安全性。为了满足这些要求,可以选择具有高速传输能力和数据保护机制的存储设备,如独立冗余硬盘阵列(RAID)、光纤通道等。总之,合理的影像存储方案和技术可以提高数据的存储效率和安全性,同时也可以降低存储成本和管理复杂度。因此,在设计影像存储方案时,应根据实际需求和投资预算,选择适当的存储介质和存储设备,以满足医疗机构的实际需求。

在现实的操作中,影像资料使用频率的高低主要与影像的成像时间有关。一般对于时间在 3 个月以内的数据,医生调阅的机会极高,每天医生需要根据当天生成的影像进行诊断,或者调阅患者的历史诊断进行复诊,或者调阅患者几天内的影像进行会诊等。这类数据属于使用频率高的数据。对于数据生成时间在 3 个月以后的数据,它们被调用的频率大大降低,一般在患者复诊的时候,或者医生做教学或研究的时候才会调用这类数据,这类数据属于使用频率低的数据。通过定义数据及影像的存储规则,根据规则采用手动或自动归档等方式,将系统的数据和影像从一级在线存储转移到二级近线存储或备份到数据备份设备上(离线存储)。数据和影像的存储是系统的重要组成部分,良好的存储管理,既要具备大容量和可扩展性,保证容纳系统产生的大量数据,又要具有快速的交换通道,能够对数据进行快速存取。

第五节　系统功能与流程

一、放射影像系统

医学影像信息系统流程从患者开始在 HIS 登记（挂号登记）或在 RIS 中进行检查登记开始，之后患者进入检查室，上机检查，接着阅片、书写报告和归档。

1. 临床医生在医生工作站中录入电子检查申请单，并将申请单传入 RIS。

2. 影像检查科室的 RIS 对电子检查申请单的信息进行预约、审核、划价确认。

3. RIS 与医学影像信息系统的接口引擎通讯，向对方传递包括个人信息和检查信息的 HL7 消息。

4. 医学影像信息系统接口引擎通知管理和归档服务器有新的需要调度的检查。

5. 患者到达检查科室，检查设备向 RIS 请求 WORKLIST 服务。

6. 对于支持 WORKLIST 的 DICOM 设备，电子申请单直接传入影像设备，在影像设备中选择患者，直接安排检查。采集后的影像自动送往医学影像信息系统；对于不支持 WORKLIST 的影像设备，需要在设备中输入患者的基本信息及检查信息。

7. 上机检查操作，将得到的 DICOM 影像发送到影像采集工作站，在影像采集工作站完成质量控制等操作。

8. 影像采集工作站接收到影像后，将影像送往医学影像信息系统存储服务器。如果申请科室存在缓存服务器，则影像也同时发送到科室缓存服务器。

9. 影像诊断医生根据需要调阅检查影像。

10. 影像诊断医生对影像进行调节或标注，通知管理和归档服务器更新信息并上传更新后的影像。

11. 影像诊断医生在诊断工作站上书写检查报告。

12. 医学影像信息系统接口引擎向 HIS/RIS 发送信息，通知更新检查状态。

13. 临床医生获取影像和检查报告作为诊断的依据之一。

上述是现今常规的影像检查流程。随着数字影像设备和信息技术的快速发展，以及临床诊疗需求的变化，影像检查系统中的部分环节时有改变。不同医院的不同影像学检查也会不同。如急诊患者，影像科室会快速地先出一份急诊报告给医生进行紧急处理，最终正式检查报告依据规范流程再送达临床科室。

二、超声影像系统

超声数字影像采集工作站是医学影像信息系统中重要的子系统之一。医院的超声子系统一般包括视频采集、报告书写、图文报告存储等部分。许多超声设备支持 DICOM3.0 标准，可以通过 DICOM 协议进行 DICOM 图像的发送，不需要采用采集卡。此类设备产生的图像要在设备截图后再另行传输，不支持实时显示，流程上多了一步要求，对下一步的书写报告制约性较强，相对麻烦。超声科室要求出报告的速度较快，上述方式存在一定限制。

为了减轻医生的工作量，同时为了输出一份图文并茂的高质量超声报告单，医院超声检查科室需要一个以主流的计算机软硬件技术及网络技术为开发基础的超声影像报告管理系统，以适应医院信息化、数字化、无片化管理。

超声子系统软件硬件的设计主要是实现以下功能：①超声影像动态和静态采集、显示、存储和传输；②基本图像处理，如数据压缩、图像增强、去噪声、病理信息标记等；③基于网络的影像数据发送、提取和查询，包括图文报告的书写和归档、超声数据记录与存储等；④患者相关信息查询、统计及维护；⑤计算机显示与超声设备监视器同步实现显像；⑥基于现行的医疗标准，有较强的扩展性和兼容性，易于维护；⑦数据自动备份功能；⑧支持音视频采集；⑨系统的管理和实时帮助功能。

1. 音频采集　记录医生的语音诊断信息，声音数据和影像数据一起按 AVI/MPEG 格式编码存储。这可以经过后期加工成为十分典型的影像教学资源。

2. 图像采集 分为静态图像和动态超声视频采集。超声子系统能够通过捕捉卡获取超声设备输出的视频信号或者是直接获取支持 DICOM 接口的超声设备的图形信息。清晰的图像实时显示，静态图像转化为标准的 DICOM 格式，动态视频存储可根据需要定制成各种视频文件格式。静态图像和动态超声视频的采集保存了珍贵的、生动的病例资源，既可用于教学，也可以进行科研或是学术交流，十分方便。设置手按或脚踏开关，满足了医生快速采集图像的要求。

3. 图像处理 利用现代计算机技术和图像处理技术以及信号处理技术，能够提高超声影像的质量，克服超声设备提供的影像模糊、失真、噪声大等缺点，改善图像质量。对采集到的图像数据进行压缩、增强、去噪、病理标记等处理，以便数据存储和病理诊断。

4. 影像回放 能够随时回放从超声设备上获取的图像信息，并且提供快进、倒退、单帧播放等功能，方便日后学习和研究，也为制作教学课件提供素材。

5. 图文报告 根据医院报告的模式制订报告模板，轻松地编写和打印图文报告。

6. 联机帮助 对超声子系统的使用者在操作、管理、查询、功能选择、解疑方面提供各种联机的帮助信息。

三、内镜影像系统

内镜子系统的使用能提高内镜的诊断水平，进一步实现内镜管理的系统化、数据化、规范化、实用化；为临床科研带来极大方便，缩短工作周期、提高诊断效率；可以直接进行大范围远程会诊，解决基层医院诊断水平和经验不足的问题，给临床医生和患者带来很大方便，并且能给医院带来明显的经济效益和社会效益。

内镜子系统的硬件主要包括电子内镜设备、内镜子系统工作站（包括电脑、视频采集卡及脚踏开关等）、打印机等。若是接入全院医学影像信息系统，核心影像服务器是全院共用的，一般情况下会在本科室再建一个一级影像服务器，这样不仅形成了二级备份的机制，还能提高图像数据的访问速度，实现数据分流访问。

内镜子系统主要包括内镜检查申请预约、内镜图像采集、视频处理、视频直播、DICOM 接口、图文报告书写、数据统计查询、报告模板制作等功能。申请预约可以有内镜专门的预约系统，也可以使用医院整体检查申请预约系统。针对内镜子系统的特点，有两方面需要单独说明。

1. 非标准图像标准化 内镜子系统通过采集卡与电视监视器连接，保持与电视监视器的显示同步，从而实现对图像的采集。由于输入的是电视信号，采集下来的图像并不是 DICOM 格式，所以要对非标准的图像进行格式转换，以得到标准的 DICOM 图像。一般采用视频采集卡完成图像采集和模数转换。为顺利地将不符合 DICOM3.0 标准的影像文件转换成符合 DICOM3.0 标准的影像文件，常需要配置一个 DICOM 网关，完成一体化标准影像的存储。

2. 图文报告 内镜诊断报告与超声等检查报告类似，一般包括医院的名称、患者的基本信息、对检查部位的描述、诊断结果、实验室检查结果、病灶特征影像、医生签名等。图文并茂的内镜报告是内镜子系统最直接的表现方式，最具有医学诊断价值。医院可以根据自己的需要制订个性化报告模式，在填写报告后打印出来。有别于其他检查的诊断报告，在内镜诊断报告中，不仅有镜检照片图，通常还会配有采集图像对应的在整体解剖结构中的位置标示图，使临床医生明确镜检图像的具体部位，便于后续诊断。

四、血液细胞学子系统

血液细胞学子系统作为血液细胞学诊断设备的后处理系统，完成对 PAL、NTSC 等视频信号或数码相机输出端的血液细胞学图像进行获取、显示、存贮、传送和管理，实现了血液科实验室各种血液细胞图像数字化，使血液科细胞学诊断更加精确、快捷。血液科细胞学子系统用于医院的血液科实验室，与病理子系统类似，都是基于医学显微镜的视频采集系统。血液细胞学需要进行细胞计数以及统计，因此应根据其需求特性进行专门的设计。血液细胞学子系统主要包括图像采集、细胞计数、图文报告、数据统计分析等功能。

1. 图像采集 对显微镜下的血液细胞图像进行采集。血液细胞学子系统能够通过捕捉卡获取设备输出的视频信号。影像实时同步显示,方便调整显微镜,在调整图像的亮度、对比度等操作时可看到调整效果。将非标准的血液细胞静态图像转化为标准的 DICOM 格式,既可方便地用于教学,也可以进行科研或是学术交流。

2. 细胞计数 血细胞分类计数方便、快捷,可以通过系统中的血细胞计数窗口方便、直观地对各类血细胞进行计数,并可对不同类型的血细胞进行分类统计。

3. 图文报告 根据模板轻松地编写和打印图文报告。系统将病例中最常出现的现象及结论做成模板,便于快速书写,可以将最常见的病症总结成该病的典型模板,随用随调,整个报告的书写过程几乎不需要输入多少文字,很快就可以打印出一份图文并茂的报告单。

4. 数据统计分析 系统中内嵌血液细胞学相关医学计算公式,根据血细胞计数结果自动统计分析,不需要再用手工计算,方便快捷,数据分析准确。

五、病理信息系统

病理信息系统作为病理诊断设备的后处理系统,完成对 PAL、NTSC 等视频信号或数码相机输出端的病理图像进行获取、显示、存贮、传送和管理,实现了病理科各种病理图像数字化,使病理诊断更加精确、快捷,提高了教学质量,提升了科学研究效率。

病理科内部的业务流程主要包括临床医生开申请、病理检查申请登记、收费、标本取材、大体照相、切片、深切、特殊检查、初步报告、确认报告等。

病理科原工作流程主要为收到检查申请单和标本,手工登记检查信息,样本经过取材、脱水等步骤后做成切片并诊断,诊断完成后在申请单背后书写诊断报告,再由专门医生使用报告工作站根据诊断报告录入并保存。保存申请单,但不保存显微镜影像。

按业务流程设计的病理信息系统功能模块有标本管理、取材管理、切片管理、图像采集、图文报告、特殊检查、院外会诊、归档管理、计费管理、科室管理、系统设置等。

1. 标本管理 包括检查信息登记、标本登记,以及核对冰冻材块、标本工作量统计等功能。病理检查对标本的准确描述要求较高,如标本的取材部位、标本的大小、标本的数量等,对最后的结论都有重要影响,因此要求临床医生要准确填写标本描述。通用的医生工作站无法满足病理检查申请的格式要求,因此病理信息系统要有专门的电子检查申请单,并集成到医生工作站中。

2. 取材管理 包括标本取材登记、标本记录单、切片工作单等。标本送到病理科后取材的工作质量对最后的诊断影响很大,因此要对看到的标本情况、取材的过程进行详细记录,便于事后查询和过程监控,提高工作的准确性。在取材时要对标本进行大体照相。

3. 切片管理 包括玻片条码标识、成品玻片确认。标本取材后要进行制片,在病理信息系统中主要保证每块玻片的信息准确性。病理信息系统可读取申请单上的条码,获取标本信息,打印标签,贴在玻片上。

4. 图像采集 病理信息系统能够通过视频采集卡获取数字摄像机的视频信号,实时显示清晰图像,并将静态图像转化为标准的 DICOM 格式,传入影像管理服务器。

5. 图文报告 根据需要自由设计高清晰、精美实用的图文一体化报告单,提供书写电子诊断报告功能。

6. 特殊检查 主要是对特殊检查过程的管理,包括免疫组化检查、分子病理检查、特殊染色检查等。各过程的信息传递都是通过病理信息系统完成的,提高了信息传递的准确性和及时性。

六、核医学信息系统

不同于一般的结构成像,核医学成像是功能成像,常见的核医学检查设备,如正电子发射断层成像(PET)、单光子发射断层成像(SPECT)等。核医学检查通过设备检测体内放射性物质的密度分布,计算出相应的标记物在体内的分布情况,生成相应的人体功能影像。核医学信息系统在常规影像系统功能流程的基础上,主要包括以下功能。

1. 图像融合 实现 PET、SPECT 等功能影像与 CT、MRI 等结构影像的融合显示,实现同机影像数据或者异机影像数据的三维配准,在影像配准的基础上,支持功能影像与结构影像融合显示,支持不同权值比例与伪彩色显示效果。

2. 图像测量 核医学影像需要测量一些重要的参数指标,如标准摄取值(SUV)、代谢肿瘤体积(MTV)、病灶糖酵解值(TLG)等,系统需提供相应的测量工具,以便对三维图像或者二维图像进行定量测量。

3. 流程管理 核医学检查的成像标记物具有放射性,需要在检前、检中、检后全流程进行严格管理。对打药时间、打药剂量、检后留观情况等进行详细记录。

七、远程影像诊断系统

医疗资源的不平衡使越来越多的专家集中在大城市、大医院,在影像诊断医生相对集中的情况下,需要将图像及相关信息从患者所在的检查地通过远程通信技术送到诊断医生所在地进行诊断,称为远程影像诊断。远程影像诊断系统可以实现医学影像的远程传输、存储和共享,为医疗机构提供远程影像诊断服务。远程影像系统通常由两部分组成,即前端设备和后端平台。前端设备包括 CT、MRI 等医学影像设备和相关的网络传输设备,用于采集和传输医学影像数据。后端平台包括远程影像诊断工作站、远程影像存储和管理系统等,用于接收、存储和处理医学影像数据,并提供远程影像诊断服务。

八、医学影像仿真教学系统

医学影像诊断学是医学影像学的专业核心课程,它是一门以生理学和病理学为基础,根据图像进行疾病诊断的学科,具有形象、直观的特点。随着虚拟仿真技术的发展,基于虚拟仿真技术的影像教学系统具有场景真实、使用便捷、案例丰富等诸多优势,有助于提高教学效率。

医学影像仿真教学系统建设需要满足以下功能需求。

1. 实现线上影像阅片教学训练,保障学生通过互联网访问时随堂、自学等学习途径。

2. 可以提供基于虚拟仿真技术的影像阅片模式,提供生动形象的阅片场景。

3. 具有检验登记、阅片、报告等教学流程,满足阅片分析、影片鉴别、出具诊断、书写报告等详细教学需求。

4. 具备典型病例影像数据管理功能,可以存储并管理典型病例影像数据,从而为教学工作提供丰富的案例资源。

5. 可以自定义编制影像报告模板,满足临床工作中丰富多样的影像模板需要。

6. 可以对学生进行阅片考核,考核内容可以自由组合影像类型,满足对任意类型影像考核的需求。

第六节　测评指标

电子病历应用水平测评要求

电子病历系统应用水平分级评价标准目的是:①建立适合我国国情的电子病历系统应用水平评估和持续改进体系;②使医疗机构明确电子病历系统各发展阶段应当实现的功能;③引导电子病历系统开发厂商的系统开发朝着功能实用、信息共享、更趋智能化方向发展,使之成为医院提升医疗质量与安全性的有力工具。

电子病历系统应用水平有 9 个等级,与医学影像信息系统相关的评价内容见表 6-2。在电子病历系统应用水平分级评价过程中,医院基于主要评价指标对医学影像信息系统进行功能改造,以 04.03.6 选择项中第二条评价要求"具有法律认可的可靠电子签名"为例,医院需要引进电子签名系统,并改造医学影像信息系统具有电子签名认证登录以及电子签名后发布报告的功能。依据电子病历应用水平中的要求进行改造,医学影像信息系统将向更智能、更合规、更实用的方向发展。

表6-2　电子病历系统分级评价中与医学影像信息系统相关评价

项目代码	工作角色	类别	主要评价内容
01.04.6	病房医生	基础项	(2)形成完整的检查闭环,检查执行状态可实时查看
01.05.6	病房医生	选择项	(1)检查结果和报告各阶段的状态可实时获得
01.05.6	病房医生	选择项	(2)查阅报告时,对于有多正常参考值的测量项目,能够根据测量结果和患者年龄、性别、诊断、生理指标等信息,自动给出正常结果的判断与提示
01.05.6	病房医生	选择项	(3)对于检查危急值,能够主动通知(如系统弹窗)医生、护士
03.04.6	门诊医生	基本项	(1)申请后可随时跟踪检查进展情况
03.05.6	门诊医生	选择项	(2)查阅报告时,对于有多正常参考值的测量项目,能够根据测量结果和患者年龄、性别、诊断、生理指标等信息,自动给出正常结果的判断与提示
04.01.6	检查科室	选择项	(1)能够实时掌握患者在其他检查和治疗部门的状态 (2)可结合其他部门检查、治疗安排,智能提示检查安排的冲突并给出提示
04.02.6	检查科室	基本项	(1)检查数据产生过程是否有状态记录,并有查询和跟踪工具
04.02.6	检查科室	基本项	(2)检查全过程数据记录具有防止患者、检查数据、图像不对应的自动核查处理
04.02.6	检查科室	基本项	(3)记录检查测量值时具有基本的选择或自动判断提示功能,包括各种测量值的合理范围、注释说明的合理词汇范围等
04.03.6	检查科室	选择项	(1)报告书写环境中有查询与引用临床信息、其他部门信息的工具
04.03.6	检查科室	选择项	(2)具有法律认可的可靠电子签名
04.03.6	检查科室	选择项	(3)检查报告有安全控制机制与访问日志
04.04.6	检查科室	基本项	(1)图像产生过程、图像质控、图像重现均有跟踪与管理
04.04.6	检查科室	基本项	(2)提供图像注释说明记录并能够与临床科室共享
04.04.6	检查科室	基本项	(3)历史图像完成数字化处理,并能够与其他图像整合

（严静东　张　涛　黄晶晶　林国雄）

参考文献

[1] 李小华. 医院信息化技术与应用[M]. 北京:人民卫生出版社,2014.

[2] 庄天戈. 我国PACS十年发展回顾及展望[J]. 中国医疗器械杂志,2002,26(2):82-83.

[3] 赵凯. 基于云存储的医院PACS系统存储设计[J]. 信息安全与技术,2012,3(04):92-93.

[4] 杨晶晶,王骞,宣晓华. 基于深度卷积神经网络算法的肺结节检测模型[J]. 数学建模及其应用,2017,6(04):1-9+91.

[5] 刘璟丹. 一种基于3D卷积神经网络的肺部结节自动检测方法:CN201610899135.5[P]. 2023-07-31.

[6] 端妮,张家庆,蔡荣杰,等. 中小医院PACS云服务平台架构研究[J]. 分子影像学杂志,2016,39(3):339-341.

[7] 刘再毅,石镇维. 医学影像人工智能:进展和未来[J]. 国际医学放射学杂志,2023,46(01):1-4.

[8] 史森中,张和华,黄靖,等. 5G移动智能影像系统设计[J]. 医学信息学杂志,2022,43(05):67-71.

[9] 李国练,邓智丽,李湘平,等. 基于分布式存储的PACS存储架构设计研究[J]. 网络安全和信息化,2022(03):66-69.

[10] 舒婷,刘海一,赵韡. 电子病历系统功能应用水平分级评价标准修订思路探讨[J]. 中华医院管理杂志,2018,34(3):3.

第七章

手术麻醉信息系统

新一代手术麻醉信息系统作为医院平台学科信息化体系，应能够整合手术麻醉科室、手术麻醉相关科室和手术患者的各类信息资源，通过数据共享、整合、重构，建立围术期的一体化手术麻醉信息平台，实现手术室围术期全过程一体化、数字化、智能化管理，推动传统手术室信息化升级和数字化转型，提升手术室运营管理水平和运行效率，真正实现科室管理、教学培训、手术直播、远程会诊、学术交流、麻醉及护理电子病历、医学信息数据库等一体化管理，为患者提供更加安全、优质、完善的服务。

第一节　系统概述

手术麻醉信息系统是面向手术医生、麻醉医生、手术护士、管理者提供的围术期临床、科研、管理的整体解决方案，实现了术前、术中、术后整个手术麻醉过程中的信息化，为手术室、麻醉科提供流程化、信息化、自动化、智能化的临床业务综合管理平台，同时可以对医院 HIS、LIS、PACS、EMR 等系统的数据进行整合，有效规范手术流程，解决患者诊疗信息的电子化记录问题，保障医疗安全。提高手术周转率和工作效率、改善医疗服务质量、提升医院管理水平。随着信息技术进步和医院手术麻醉学科发展，手术麻醉信息化从早期的单一手术麻醉信息系统，逐步发展到涵盖围术全过程的，由手术麻醉信息系统、数字化手术室、手术示教系统、手术行为管理系统、手术耗材和麻醉药品管理系统等组成的手术麻醉信息平台。

一、发展历程

早期麻醉医生只能通过"手录笔绘"的方式记录手术患者的体征参数及所采取的措施，随着计算机在麻醉领域的应用，产生了麻醉临床信息系统（anesthesia information management system），其主要作用是促进麻醉科和医院的临床管理质量，提高麻醉科的医疗质量和效率。早期的手术麻醉信息系统包括手术室管理、手术前麻醉评估、术中麻醉监护、术后小结等功能模块，能够记录患者的手术和麻醉信息，实现麻醉科日常工作的标准化、流程化和自动化，极大地减轻了医护人员的工作负担和手写医疗文书的压力。之后，为了满足麻醉科信息化建设的需求，实现患者医疗数据完全共享，手术麻醉信息系统逐步与医院 HIS、LIS、PACS、EMRS 等系统实现对接，并且能够支持连接多个厂家不同型号的设备，可以直接从医疗设备中实时采集患者的生命体征参数，自动生成体征趋势图并实现长期保存，根据需要可快速重现患者术中体征趋势变化。根据临床诊断、用药、体征和生理参数、住院时间等患者信息进行按需统计分析，并实现个性化查询和检索。

二、发展趋势

随着医院高质量发展的要求，新一代手术室管理信息系统趋向于建立以服务围术期临床业务为核心，为手术室、麻醉科提供流程化、信息化、自动化、智能化的一体化手术麻醉信息平台。基于国家和行业关于手术麻醉管理的政策和标准要求，通过采用先进、适宜的信息化技术，实现医院传统手术室的信息化升级和数字化转型；通过整合手术患者的 HIS、LIS、EMR 和 PACS 等医疗数据，实现整个围术期的数字化管理及信息共享，提高医疗工作效率，提升医疗水平。采用知识库、模板等技术手段，辅助麻醉医护人员更规范、更标准完成医疗操作,实现麻醉记录、护理记录等手段创新,提高医疗工作效率,减少医疗差错。应用物联网、RFID 技术,实现对手术室药品、手术器械、手术耗材、医护人员的精细化管理,以提升手术室的运行效率和质量。通过对大量业务数据进行分析统计,强化科室的质量管理,同时也可全面地对医护人员的工作量及业务水平进行绩效考核,使手术麻醉科的管理更趋精细、规范和高效。

第二节　相关标准

2022 年 1 月国家卫生健康委印发了《"十四五"卫生健康标准化工作规划》,提出健全卫生健康信息标准体系,完善基础类、数据类、应用类、技术类、管理类、安全与隐私类 6 类信息标准的制定,聚焦以居民电子健康档案为核心的区域全民健康信息化和以电子病历为核心的医院信息化两大重点业务标准。手术麻醉作为智慧医院建设的重要部分,应遵循相关的健康信息标准,才能实现医疗数据的共享和互联互通。

一、手术麻醉信息系统数据标准

自 2014 年以来国家先后颁布了一系列卫生行业数据标准,其中有关于手术麻醉的标准有《电子病历基本数据集》和《电子病历共享文档规范》。如表 7-1、表 7-2 所示,在《电子病历基本数据集》和《电子病历共享文档规范标准》中均对手术麻醉信息系统数据有相应的标准规范。

表 7-1　手术麻醉信息系统数据标准(《电子病历基本数据集》)

序号	标准(规范)名称	相关内容
1	WS 445.5—2014 电子病历基本数据集 第 5 部分:一般治疗处置记录	规范一般手术记录、麻醉术前访视记录、麻醉记录、麻醉术后访视记录数据集
2	WS 445.5—2014 电子病历基本数据集 第 7 部分:护理操作记录	规范手术护理记录数据集
3	WS 445.5—2014 电子病历基本数据集 第 10 部分:住院病案首页	规范患者住院期间实施的手术及操作
4	WS 445.5—2014 电子病历基本数据集 第 13 部分:住院病程记录	规范术前小结、术前讨论、术后首次病程记录数据集

表 7-2　手术麻醉信息系统数据标准(电子病历共享文档规范)

序号	标准(规范)名称	相关内容
1	WS/T 500.5—2016 电子病历共享文档规范 第 8 部分:治疗记录	规范治疗记录中的手术操作数据共享规范
2	WS/T 500.5—2016 电子病历共享文档规范 第 9 部分:一般手术记录	规范一般手术记录的文档模板以及对文档头和文档体的一系列约束
3	WS/T 500.5—2016 电子病历共享文档规范 第 10 部分:麻醉术前访视记录	规范术前访视记录的文档模板以及对文档头和文档体的一系列约束
4	WS/T 500.5—2016 电子病历共享文档规范 第 11 部分:麻醉记录	规范麻醉记录的文档模板以及对文档头和文档体的一系列约束
5	WS/T 500.5—2016 电子病历共享文档规范 第 12 部分:麻醉术后访视记录	规范麻醉术后访视记录的文档模板以及对文档头和文档体的一系列约束
6	WS/T 500.5—2016 电子病历共享文档规范 第 26 部分:手术知情同意书	规范手术知情同意书的文档模板以及对文档头和文档体的一系列约束

序号	标准（规范）名称	相关内容
7	WS/T 500.5—2016 电子病历共享文档规范 第27部分：麻醉知情同意书	规范手术知情同意书的文档模板以及对文档头和文档体的一系列约束
8	WS/T 500.5—2016 电子病历共享文档规范 第32部分：住院病案首页	规范住院病案首页中的手术操作数据共享
9	WS/T 500.5—2016 电子病历共享文档规范 第46部分：住院病程记录 术前小结	规范术前小结的文档模板以及对文档头和文档体的一系列约束
10	WS/T 500.5—2016 电子病历共享文档规范 第47部分：住院病程记录 术前讨论	规范术前讨论的文档模板以及对文档头和文档体的一系列约束
11	WS/T 500.5—2016 电子病历共享文档规范 第48部分：住院病程记录 术后首次病程记录	规范术后首次病程记录的文档模板以及对文档头和文档体的一系列约束

二、手术麻醉信息系统技术标准

自2016年以来，国家发布了《基于电子病历的医院信息平台技术规范》《全国医院信息化建设标准与规范（试行）》和《电子病历系统应用水平分级评价标准（试行）》等信息技术标准，如表7-3所示，其中针对手术麻醉信息系统提出了相关的技术标准要求。

表7-3 手术麻醉信息系统技术标准

标准（规范）名称	相关内容
全国医院信息化建设标准与规范（试行）	利用信息化技术实现围术期全过程手术麻醉业务的闭环管理
WS/T 547—2017 医院感染管理信息系统基本功能规范	规定了一般手术记录、麻醉术前访视记录、麻醉记录、麻醉术后访视记录、手术护理记录的文档模板以及对文档头和文档体的一系列约束，适用于电子病历中上述记录的规范采集、传输、存储、共享交换以及信息系统的开发应用
WS/T 447—2014 基于电子病历的医院信息平台技术规范	规定了一般治疗处置记录基本数据集的数据集元数据属性和数据元属性，适用于一般治疗处置记录基本信息的采集、存储、共享以及信息系统的开发
医院信息平台应用功能指引（国卫规划函〔2016〕1110号）	利用信息化技术、物联网技术，对手术室的人流、物流进行精细化管理，在围术期全过程管理提供手术与手术室管理信息支持，提高手术室的工作效率和质量
医院信息化建设应用技术指引2017年版（试行）	实现手术信息全过程的共享、集成和展示，应用麻醉知识库开展术前风险评估、术中风险预警和麻醉复苏效果评估
医院信息系统基本功能规范（2002年）	手术、麻醉管理分系统功能规范

三、手术麻醉信息系统基础标准

2023年国家卫生健康委发布了《手术部位标识标准》等3项推荐性卫生行业标准，用于规范手术麻醉信息系统相关的标识、术语应用，如表7-4所示。

表7-4 手术麻醉信息系统基础标准

标准（规范）名称	相关内容
WS/T 813—2023 手术部位标识标准	规定手术部位标识的原则、人员、时间、工具和方式等内容，适用于开展手术的各级各类医疗机构
WS/T 814—2023 患者体验调查与评价术语标准	规定患者体验调查与评价术语的分类和定义（或释义），适用于各级各类医疗机构患者体验调查与评价工作
WS/T 815—2023 严重创伤院前与院内信息链接标准	规定院前急救机构将严重创伤患者从院前转至接诊医院时有关信息录入和信息链接的方式、内容和数据库要求，适用于全国各级各类院前急救机构的医务人员与接诊医院的医务人员之间进行严重创伤患者病情信息的交接

第三节　系统架构

随着医院手术室的快速发展以及卫生管理部门的考核要求,单一的手术麻醉信息系统已无法满足围术期的全过程信息化管理,因此需要以手术麻醉信息系统为核心建立手术麻醉信息平台。手术麻醉信息平台数据中心位于平台层面,为数字化手术室＋手术示教系统、手术行为管理系统、手术麻醉信息系统、手术药品管理系统、手术耗材管理系统等子系统,提供数据、交互、服务、质量、标准和安全层面的支撑。

如图7-1所示,手术麻醉信息平台主要包含了数字化手术室＋手术示教系统、手术行为管理系统、手术麻醉信息系统、手术药品管理系统、手术耗材管理系统等5个子系统,整体架构围绕术前、术中、术后的业务流程,实现对手术室人、财、物的全流程、全角色统一管理,能够极大提升医院手术室信息化建设水平,实现医疗信息管控,区域医疗信息共享。

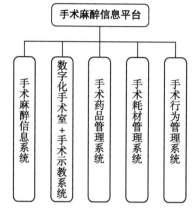

图7-1　手术麻醉信息平台框架

一、数字化手术室＋手术示教系统架构

数字化手术室＋手术示教系统基于国家和行业关于手术麻醉管理的政策和标准要求,通过采用先进、适宜的信息化技术,实现围术期全过程的手术室信息化管理,实现医院传统手术室的信息化升级和数字化转型,以手术室为中心,实现全院覆盖:以手术室为中心,与示教室、学术报告厅、主任办公室、病理科等各业务单元实现音视频互联互通,有效突破传统手术室信息孤岛等问题,全面提升手术效率。数字化手术室＋手术示教系统包括手术过程信息管理、信息系统显示集成、手术室管理驾驶舱、家属谈话4个模块,如图7-2所示。

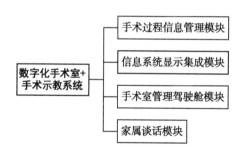

图7-2　数字化手术室＋手术示教系统框架

二、手术麻醉信息系统架构

手术麻醉信息系统以服务围术期临床业务为核心,为手术麻醉医护人员、业务管理人员提供信息化的临床业务综合服务,实现手术过程的信息化管理。手术麻醉信息系统包括手术麻醉排班、术前管理、术中管理、术后管理、手术护理、手术电子病历、手术病案管理、手术麻醉质量管理、计价与药品管理9个模块,如图7-3所示。

三、手术行为管理系统架构

手术行为管理系统是通过应用物联网、RFID技术,实现对手术室人员和物品的精细化管理,以提升手术室医疗护理工作效率和质量,降低人工工作量和成本,提高手术间利用率、规范手术室医护人员行为的物联网管理系统,由手术行为管理、智能收发衣鞋管理、患者协同管理、手术考勤管理、衣鞋清洗管理、管理通知平台6个模块组成,如图7-4所示。

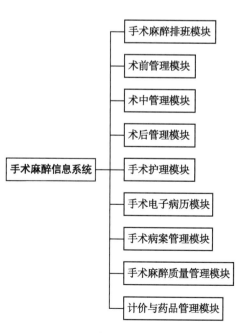

图7-3　手术麻醉信息系统框架

四、手术药品管理系统架构

手术药品管理系统是采用先进的智能称重、声光导引、智能监测、智能标签识别等技术,实现对手术麻醉期间患者用药管理,特别是毒麻药品使用和存放管理的数字化系统,由手术药品管理、智能药柜和数据接口 3 个模块组成,如图 7-5 所示。

五、手术耗材管理系统架构

手术耗材管理系统是运用物联网 +RFID 技术实现手术室耗材的规范化和精细化管理的数字化系统,切实满足手术需求,避免浪费,保证患者的手术安全,提高医护人员的工作效率,由订单管理、出入库管理、库存管理、医用耗材 UDI 管理、高值耗材追溯管理 5 个模块组成,如图 7-6 所示。

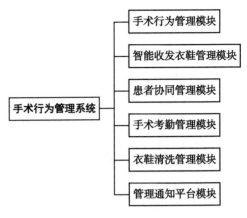

图 7-4 手术行为管理系统框架

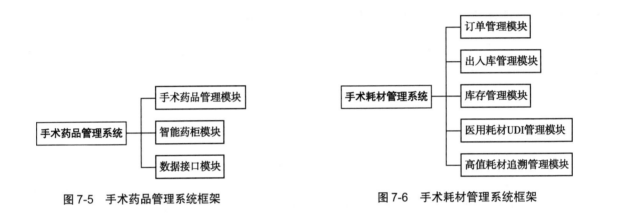

图 7-5 手术药品管理系统框架　　　　图 7-6 手术耗材管理系统框架

第四节　数据结构

手术麻醉作为医院医疗行为的重中之重,不仅涉及麻醉科、手术室,还包括各临床科室。根据对围术期过程的分析,得到如图 7-7 所示的手术麻醉数据结构,将手术麻醉数据分为基本数据、管理数据、电子病历数据三个部分。

一、手术麻醉基本数据

手术麻醉基本数据主要来源于 HIS、LIS、PACS 等核心业务系统,是手术麻醉业务的基础部分,贯穿围术期全过程,是实现手术麻醉信息全院共享的关键数据。手术麻醉基本数据根据业务类型进一步细分为患者基本数据、医务人员基本数据、手术麻醉设施基本数据、手术麻醉药品数据和患者诊疗数据。患者基本数据来源于 HIS,主要包含患者就诊 ID 号、姓名、性别、年龄、民族、联系地址等数据,具有"高频使用、低频更新"的特点,属于跨业务、跨系统共享的业务主数据。医务人员基本数据与人力资源管理系统更新同步,主要有手术医生、麻醉医生、手术护士等人员的基本信息,也属于医院主数据的一部分。手术麻醉设施基本数据来源于手术室医疗设备采集的相关信息,如麻醉机、呼吸机、监护仪、镇痛泵等,与患者信息绑定进行关联记录。手术麻醉药品数据是基于手术室药品管理所形成的麻醉药品和普通药品的基本数据,供手术室内业务系统共享使用。手术患者诊疗数据来源于 HIS、LIS、PACS 等各核心业务系统,包括患者体征信息、手术医嘱、检验结果、检查结果等诊疗数据,是手术麻醉业务开展的核心数据。

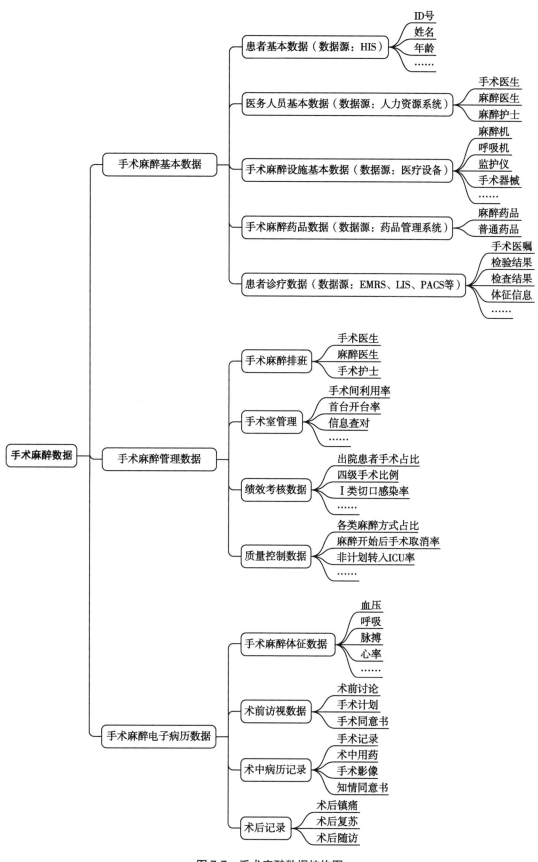

图 7-7　手术麻醉数据结构图

二、手术麻醉管理数据

手术麻醉管理数据主要来源于手术排班、手术室管理等业务,基于对手术室的整体运营管理,形成手术室的质量控制数据和医护人员的绩效考核数据,是促进手术室管理水平提升、医院高质量发展的重要数据。

根据手术室的管理要求,将手术麻醉管理数据分为手术麻醉排班管理数据、手术日常运营管理数据、绩效考核数据和质量控制数据。手术麻醉排班管理数据是基于对手术医生、麻醉医生、手术护士安排所产生的业务数据,供全院业务系统共享查看。手术日常运营管理数据包括了手术间利用率、首台开台率、手术患者信息核对等信息,是体现手术室运行效率和安全的重要数据。绩效考核数据是根据三级公立医院绩效考核中关于手术的考核指标所提取的相关数据,主要包括出院患者手术占比、出院患者微创手术占比、出院患者四级手术占比、手术患者并发症发生率、I 类切口手术部位感染率等指标,反映了医院医疗技术、医疗质量、医疗服务的综合实力。质量控制数据是根据麻醉专业医疗质量控制指标所提取的考核数据,包括各类麻醉方式占比、麻醉开始后手术取消率、非计划转入 ICU 率等,体现了医院麻醉学科的建设水平。

三、手术麻醉电子病历数据

手术电子病历数据是围绕患者从术前、术中、术后的全过程的诊疗数据,是手术室的核心业务数据。根据围术期的全过程管理,分为手术麻醉体征数据、术前访视数据、术中病历数据和术后记录数据。手术麻醉体征数据是患者在手术过程中通过设备仪器采集的体征信息,包括血压、呼吸、脉搏、心率等,是手术麻醉记录单中的重要医疗数据。术前访视数据包含了术前讨论、手术计划和手术知情同意书等内容,记录患者的基本情况,通过全面的评估,从而制订合理、完备的麻醉方案,确保患者围术期安全。术中病历数据是记录患者手术经过、术中发现及处理等情况的数据,主要有手术记录、麻醉记录、术中用药、术中影像等,提供了关于手术操作过程的客观、准确、可靠的信息,有助于评估医生的临床能力,并可以在出现纠纷时作为证据。术后记录数据主要包含术后复苏记录、术后镇痛记录、术后随访记录等,记录了患者在复苏期的生命体征数据。

第五节　系统功能与流程

一、手术麻醉信息系统

手术麻醉信息系统以服务围术期临床业务为核心,为手术麻醉医护人员、业务管理人员提供信息化的临床业务综合服务,实现手术过程的信息化管理。

（一）**手术麻醉信息系统业务流程**

手术麻醉信息系统的业务流程主要包括手术排班、术前访视、手术安排、患者信息核查、术中进程监控、麻醉记录、术中护理记录、收费计价、术后器械清点、术后复苏、术后随访等,如图 7-8 所示。

临床医生在医生工作站开出手术申请单,提交到手术麻醉信息系统,麻醉医生根据手术申请进行排班。在术前麻醉医生对患者进行术前访视,确认可以进行手术后,在系统上进行手术安排,申请医生可查看患者的手术安排情况。患者送到手术室准备手术前,手术护士扫描患者腕带获取患者身份信息,核对基础信息、手术信息、台次信息,当患者身份信息一致时,完成入室操作,在麻醉实施前、手术开始前、出手术间前进行三次患者信息核对,每次均由外科医生、护士及麻醉医生一起参与核对工作并将核对结果记录在手术麻醉工作站中。在手术过程中,系统记录患者体征数据,麻醉医生填写麻醉记录单,记录患者体温、吸氧、呼吸管理方式及手术重要步骤,术后患者送到 PACU 室等待苏醒。

（二）**手术麻醉信息系统功能**

手术麻醉信息系统包括手术申请接收安排、手术排班、麻醉风险评估、患者信息核查、手术护理管理、术中麻醉记录、手术进程管理、术后镇痛管理、术后麻醉总结、恢复记录、麻醉医嘱计费、术后随访等功能模块。

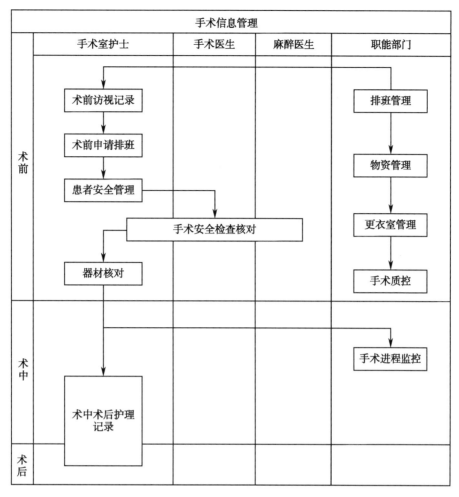

图 7-8 手术麻醉信息系统业务流程

1. 手术申请接收安排 通过 HIS 获取患者基本信息,手术申请可从 HIS 发起,也可直接调用手术麻醉信息系统的手术申请模块。临床科室提出手术申请,生成电子申请单;与现有系统整合,避免信息重复录入。接收指定患者 HIS 下达的手术申请信息,包括门诊和住院等手术申请。支持调阅、查看已经申请的手术信息及状态,查看手术通知单等。

2. 手术排班 接收从 HIS 中下达的手术申请,集中显示指定日期所有可安排的人员信息,根据规则自动完成手术间及人员安排,以图形化方式操作,批量完成手术间及医护人员安排;根据手术安排情况自动生成手术通知单并打印;记录手术停台和停台原因。

3. 麻醉风险评估 对手术患者在围术期的风险进行结构化评估,系统通过分析与预测患者的麻醉风险评估结果,给出麻醉计划及麻醉需要的注意事项等;支持术后随访内容的结构化,记录患者在术后的并发症等信息,提供整个闭环评估分析的依据;根据麻醉风险评估知识库内容,系统自动生成阳性结果,并自动汇总到麻醉风险评估报告中,有阳性结果的内容标题用颜色突出标识,方便麻醉医生查阅;可通过移动端进行麻醉术前访视,访视记录实时同步到手术麻醉信息系统,在手术麻醉信息系统进行查看和打印;术前访视中能够根据患者手术方式、手术时间、精神状态及麻醉分级由系统知识库给出镇痛计划及建议。

4. 患者信息核查 扫描患者腕带获取患者身份信息,由护士核对基础信息、手术信息,台次信息,当患者身份信息一致时,完成入室操作;保存麻醉医生、手术医生及手术护士三方的核查记录,在麻醉实施前、手术开始前、出手术间前进行三次患者信息核对。

5. 手术护理管理 按照科室要求的格式生成护理记录单,支持同步麻醉单上的相关信息,并记录患者手术过程中的护理信息;记录巡回护士、主刀上台、第一刀、主刀下台等事件时间,完成首台登记,为统计准点开台率提供数据支撑;支持手术护士在手术过程中交接班,记录交接时间,手术结束后分别计算交接人的工作量;支持多人交班、一对多交班、多对一交班等多种交班模式。

6. 术中麻醉记录 记录患者体温、吸氧、呼吸管理方式及手术重要步骤；对连续事件进行倒计时提醒，如麻醉医师在添加主动脉阻断时，可设置阻断时间，系统开始倒计时提示；对接手术间床旁设备，包括麻醉机、监护仪等，自动获取并记录数据。

7. 手术进程管理 通过大屏显示当天手术安排信息，根据手术进展实时刷新手术状态；可针对不同手术事件自动触发显示公告内容；以时间轴形式显示各手术间手术状态和进程，包括手术间、台次、患者信息、病区、手术人员安排等。

8. 术后镇痛管理 电子化记录管理患者术中镇痛以及术后镇痛随访情况；对接无线镇痛泵系统，记录镇痛泵的使用情况，方便跟踪；全面记录术后镇痛情况，包括镇痛用药、镇痛泵、镇痛方式等。

9. 术后麻醉总结 根据术中各项麻醉记录及事件进行全面总结，填制《麻醉总结单》并存入系统，进行术后麻醉总结，记录麻醉中并发症情况、停手术原因等。

10. 恢复记录 记录术后复苏过程中麻醉用药、事件情况、生命体征等信息，自动生成复苏记录单，提供麻醉苏醒评分；生成麻醉总结记录单，对患者的麻醉过程、麻醉效果进行总结。

11. 麻醉医嘱计费 手术结束后，自动识别汇总麻醉记录中的麻醉用药，并把实际剂量转换为最小包装单位，自动识别麻醉时长，以及麻醉过程中使用的耗材，汇总耗材与处置等计费项，一键提交至 HIS，完成术中用药的医嘱记录与费用记录。

12. 术后随访 记录术后镇痛模式及用药，镇痛随访状况，并可使用移动端进行麻醉术后访视，实现术后镇痛随访的相关信息管理；录入术后随访记录内容，生成术后随访记录单，存入系统。

二、数字化手术室+手术示教系统

数字化手术室+手术示教系统是通过采用先进、适宜的信息化技术，实现以手术室为中心，与示教室、学术报告厅、主任办公室、病理科等各业务单元实现音视频互联互通，有效突破传统手术室信息孤岛等问题，全面提升手术效率。

（一）数字化手术室+手术示教系统业务流程

数字化手术室+手术示教系统的业务流程主要包括信息集成显示、手术室设备集成与整合、手术示教与观摩等，如图7-9所示。

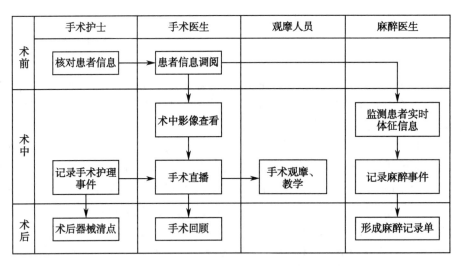

图7-9 数字化手术室+手术示教系统业务流程

1. 数字化手术室+手术示教系统与医院 HIS、LIS、PACS、EMR 等信息系统无缝集成，手术过程中医生可通过系统随时查看患者的基本信息、检查报告、检验结果和医嘱、医疗文书等。支持国际标准 HL7 接口获取 HIS 内的患者信息，支持 DICOM 接口协议获取 PACS 服务器图片。

2. 将手术室全景摄像机信号、高清术野摄像机信号、专用医学成像设备（DSA、X线机、腔镜、显微镜、监护仪等）信号、床边监护设备（监护仪、麻醉机、血气分析仪）、术中术者语音信号等同步进行数字化集成和显示。

3．在手术室通过网络实现高清手术直播，其他人员可以实时观看手术视频，同时显示手术室场景视频、术野视频、腔镜等医疗设备视频、手术患者病历信息、患者生命体征信息等。

（二）数字化手术室＋手术示教系统功能

数字化手术室＋手术示教系统包括手术过程信息管理、手术信息集成显示、手术视频采集、视频控制、手术病历管理、手术室平台管理、家属谈话管理等功能模块。

1．手术过程信息管理　手术麻醉过程的信息化管理，显示手术麻醉的进程、状态、时间、监控、预警等相关数据信息，并具备警示和提示功能；医务人员可浏览手术信息、患者信息、麻醉人员信息；在大屏上显示患者手术间、手术医生、手术名称等信息，提高手术的安全性。

2．手术信息集成显示　集成 HIS、PACS、LIS、EMRS 等医院信息系统数据，同步医护人员信息和每日手术患者信息，调阅患者 PACS 影像数据和检查报告、检验报告结果和电子病历等数据。

3．手术视频采集　采集术中腔镜系统画面、术中 B 超系统画面、术中显微镜系统画面、DSA 扩展画面、全景相机画面、术野相机画面、监护仪画面等常规手术室设备图像信息；支持 3D、2D 画面采集与传输；依据不同协议进行配置，实现设备的手术影像画面采集。

4．视频控制　视频路由控制、一键设置、权限管理、设备控制、设备数据采集、影像存储、画中画处理、音视频混编、视频录像、音频传输、多媒体控制、音视频编辑等功能的集中管理与控制；整合和展示麻醉、监护、腔镜、术野摄像、手术显微镜、DSA、机器人等各类设备影像和数据；实现所有示教手术室、移动示教采集车、示教教室的连接控制。

5．手术病历管理　支持手术拍照功能，可在手术过程中截取手术画面，生成高清照片格式进行保存；支持图片预览，可配置实现拍照时是否叠加患者信息，并可根据情况对画面进行标注；基于同一时间记录手术信息、高清手术影像画面、手术照片等多路信息，形成手术病历文件。

6．手术室平台管理　实现多手术室、多示教室、多科室端的统计管理和控制，包括用户管理、设备管理、软件版本管理、手术资源管理、手术辅助系统管理等功能；具备手术直播与转播功能，实现超高清示教调度，可实时观看患者完整的手术治疗过程，包括术野视频、手术室场景视频、腔镜等医疗设备画面、患者病历报告、患者生命体征等。

三、手术行为管理系统

手术行为管理系统是可以实现手术室精细化管理的工具，通过物联网、RFID 技术应用，记录各关键环节数据，将手术衣、鞋与领用人信息关联，实现对进出手术室人员准入控制、行为可追溯的管理，提高手术间利用率、规范手术室医护人员行为。

（一）手术行为管理系统业务流程

手术行为管理系统的业务流程主要包括门禁准入、更衣更鞋、入手术间、出手术间、还衣还鞋、门禁准出等，如图 7-10 所示。

手术行为管理系统对接手术排班系统，首先对进入手术室的人员进行身份识别，校验手术医生当天是否有安排手术，医护人员通过指纹、刷脸、密码等方式进入更衣更鞋区，在智能鞋柜、智能衣柜取出衣鞋，进入手术间。在手术结束后，医护人员通过操作智能收衣机和智能收鞋机归还手术衣鞋。

（二）手术行为管理系统功能

手术行为管理系统包括手术更衣区管理、智能发衣管理、智能发鞋管理、智能回收管理、衣鞋清洗管理、护工管理、手术考勤管理、数据统计、管理通知等功能模块。

1．手术更衣区管理　在手术室进入更衣区前门口设置门禁，可根据需求设置不同的验证方式，如刷卡、指纹、人脸识别；与手术排班系统集成，自动采集员工信息，验证进入手术辅助区人员的

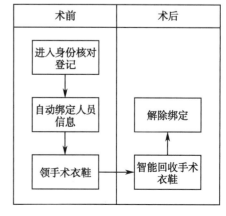

图 7-10　手术行为管理系统业务流程

身份权限；基于 RFID 等技术自动记录人员进出、衣鞋的领用、归还等重要节点相关信息。

2. 智能发衣管理　医护人员在任何一台自动发衣机刷 IC 卡或者进行人脸识别，系统能够自动与中心服务器比对识别人员身份，作出发衣、开门、提示等，并自动发放相应尺寸的洗手衣（如大、中、小号），自动进行衣物与领物人信息的关联登记。

3. 智能发鞋管理　医护人员在自动发鞋机通过刷 IC 卡或者进行人脸识别，系统能够自动与控制服务器比对识别人员身份，并作出发鞋提示等。

4. 智能回收管理　手术鞋放到智能收鞋机的回收托板上，刷 IC 卡或人脸识别后，通过红外物品检测装置或 RFID 检测装置对手术鞋进行识别并自动回收；手术衣回收支持系统自动检测确认回收，同时也支持手工录入衣物归还记录的方式。

5. 衣鞋清洗管理　通过对衣鞋内的 RFID 进行批量扫描识别，实现对手术衣鞋的跨部门交接进行快速清点并记录，对消洗衣物进行批量扫描，可自动统计衣鞋的型号及数量，并实时形成报表，和院内相关系统对接，实现污衣回收、送洗等全流程的闭环管理。

6. 手术考勤管理　记录医护人员进入手术室时间，进行比对，判断医护人员是否迟到，对迟到人员记录迟到信息。

7. 数据统计　统计查询一个完整流程中各个环节、各个控制点的信息数据，如手术衣使用数据、污衣回收数据等，按时间段统计手术衣鞋发放量、归还量、未归还量统计，对更衣鞋柜的使用状态、各区域柜子使用情况等信息进行统计查询，统计衣物的领用归还信息，统计各科室违规占用衣物情况。

8. 管理通知　手术排班、门禁考勤、设备通知等信息将自动推送到平台，医护人员通过平台即可查看自己的手术安排及考勤情况等，并及时收到提醒信息，推送消息到没有正常换衣、换鞋的违规人员手机上，作为提示告知，督促其自觉遵守手术室管理流程。

四、手术药品管理系统

手术药品管理系统主要采用先进的智能称重、声光导引、智能监测、智能标签识别等技术，实现对手术室药品库存全自动监测、效期批号智能管理，自动生成补货预警、医嘱取药错误提示，自动生成报表账册等，从而有效杜绝取药差错，在不增加药师工作量的前提下，提高整体药事管理效率，促进手术室实现精细化管理。

（一）手术药品管理系统业务流程

手术药品管理系统的业务流程主要包括选择手术患者、选择手术药品、取出药品自动监测计数、生成取药记录、实时自动盘点、空瓶回收生成回收记录、打印手术处方计费等，如图 7-11 所示。

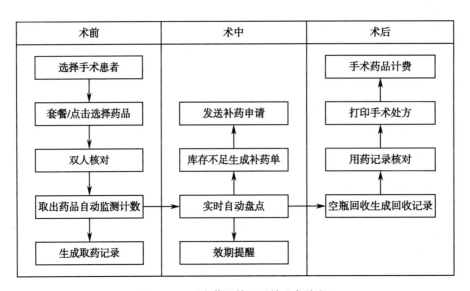

图 7-11　手术药品管理系统业务流程

手术药品管理系统对接手术麻醉信息系统,根据对应的手术患者信息选择手术药品并取出,取出药品时自动生成取药记录并监测计数,取出后实时自动盘点,对接近设定效期药品发送预警信息,库存不足时自动生成补药单发送至药房。术后手术药品空瓶回收时生成回收记录并核对,接收手术麻醉信息系统记录用药信息,药柜取用药品与手术麻醉信息系统核对无误后,完成手术处方并打印并计费。

(二)手术药品管理系统功能

1. 登录管理　医护人员可使用多种登录方式如指纹登录、RFID 登录、账号密码登录、人脸识别登录。

2. 消息提醒　展示药柜中近效期药品信息,包括 3 个月近效期和 6 个月近效期,展示药柜中库存低于警戒线的药品信息,自动盘点异常数据记录,监控温湿度是否在规定范围内,超出范围进行告警提示。

3. 用户管理　维护用户指纹信息,如添加、删除指纹;用户可以进行绑定工卡和解除绑定以及修改密码等操作。

4. 入出库管理　通过系统记录毒麻药品入出库明细,可按补药单进行入库,支持单据临时挂起。紧急情况下,可通过检索快速从药柜中找出对应药品并智能开柜取药,生成取药记录。

5. 手术药品盘点　可同时盘点多个毒麻药品柜,自动生成盘点账实盘差异数据;完成盘点后生成盘点记录,刷新账面库存,根据系统可进行定时盘点、闲时盘点,生成盘点账实盘不符的异常记录。

6. 手术间药品管理　实现快速取药和手术退药,以及术中取药记录;消耗后毒麻药品的空瓶回收,支持空瓶自动计数;可打印毒麻药品红处方;手术后用药信息记录可关联手术患者。

7. 信息展示　大屏展现手术药品柜数据现状、汇总、统计、分析等内容,实现手术室药品精细化管理。

五、手术耗材管理系统

手术耗材管理系统主要基于 RFID、物联网等技术,实现对手术室高值耗材的入出库、使用等全流程闭环追溯管理,减轻耗材管理人员的工作负担,促进手术室精细化管理。

(一)手术耗材管理系统业务流程

手术耗材管理系统的业务流程主要包括选择手术耗材采购计划单、耗材配送及预验收、绑定 UDI 码入库、绑定耗材使用患者计费、生成相关单据、库存盘点等,如图 7-12 所示。

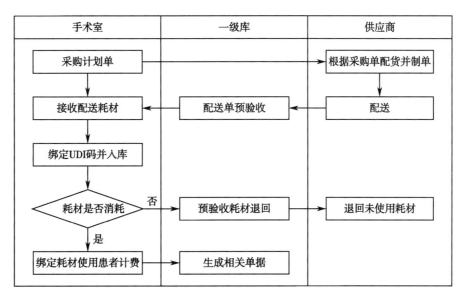

图 7-12　手术耗材管理系统业务流程

手术耗材管理系统与手术麻醉信息系统、HIS 等对接,根据手术排期,手术室提前生成采购计划单并发送给供应商配货,一级库预验收后发送给手术室绑定 UDI 码入库,术中使用时扫描手术患者腕带信息绑定计费,如耗材未消耗,则手术室退回给一级库,一级库再通过系统退回到供应室。

（二）手术药品管理系统功能

1. 耗材数据维护　维护耗材相关基础数据管理,包括供应商档案、生产厂商档案、耗材物资档案、耗材物资分类、耗材供货目录等。实现耗材物资分类管理;具备国标 68 分类、2018 新分类,及医院自定义分类三种物资分类标准;耗材系统物资字典实时接口联动医院 HIS 的收费项目字典。

2. 订单管理　实现手术中心库房耗材采购管理;具备采购计划单、采购订单管理;做到耗材订单信息录入以及采购订单审核管理。

3. 库存管理　提供手术耗材的进销存库存业务管理,实现入出库审核、月结盘点、库存上下限预警功能。

4. 医用耗材 UDI 管理　具备耗材 UDI（医疗器械唯一标识）编码管理;具备物资档案耗材 UDI 手动维护。

5. 高值条码规则管理　高值耗材全流程业务条码化管理,原厂商一物一码、类条码、院内自定义物流码三种条码管理方案,通过条码唯一查询定位高值耗材,以及实现耗材消耗全流程追溯。

6. 高值耗材追溯管理　高值耗材计费联动核销管理;具备消耗后自动记录耗材消耗信息,包括耗材明细信息、关联患者信息、手术信息、科室信息、医生信息,高值耗材消耗全流程追溯管理和上下游全流程信息追溯,正逆向追溯管理;具备正向追溯,可通过出现问题耗材批次追溯到消耗患者;具备逆向追溯,可通过出现问题患者追溯耗材全流程物流信息;上游可追溯耗材供应商、生产厂商及生产批次信息;下游可追溯耗材消耗科室、终端使用患者;中游可追溯医院一级库、二级库进销存业务信息。

第六节　测评指标

国家卫生健康管理部门先后发布了多项文件,对医院手术麻醉信息化建设提出要求。卫生部办公厅在 2011 年印发了《电子病历功能应用水平分级评价方法及标准（试行）》,其中要求手术信息可在全院范围内安全共享,并实现全流程数据跟踪与闭环管理,依据知识库实现全流程实时数据核查与管控。2020年国家卫生健康委发布了《国家医疗健康信息医院信息互联互通标准化成熟度测评方案》,提出手术麻醉系统要与电子病历系统互联互通,实现手术麻醉数据与电子病历数据交互共享的要求。

一、电子病历应用水平分级评价

电子病历包含丰富的临床数据和经验,是医院医疗信息系统的核心。电子病历应用水平分级评价标准在手术麻醉业务主要针对手术预约与登记、麻醉信息作出要求,并且在数据质量方面也有一致性、完整性、整合性、及时性的考核。

（一）手术预约与登记

手术预约与登记是电子病历应用水平分级评价中第六个角色治疗信息处理中的内容,针对手术的申请与安排、手术全过程记录、手术字典等数据的共享统一有着不同层级的要求。如表 7-5 所示,每一个等级均有相对应的系统功能评价内容,医院要达到初级电子病历应用水平须满足等级 4 的功能要求;达到中级电子病历应用水平须满足等级 5 的功能要求;达到高级电子病历应用水平至少要满足等级 6 的功能要求。

表 7-5　手术预约与登记业务项目

业务项目	系统功能评价内容	等级
手术预约与登记	手工登记安排	0
	（1）手术室使用计算机记录手术安排	1
	（2）数据可通过文件或移动存储设备方式导出	

续表

业务项目	系统功能评价内容	等级
手术预约与登记	（1）在手术室登记手术安排，信息供手术室其他环节使用	2
	（2）术后能够校正申请安排时记录的信息	
	（3）有已定义的手术名称表	
	（1）在临床科室申请手术	3
	（2）手术室安排后信息与其他部门共享	
	（3）手术室与临床科室能共享手术名称、编码信息	
	（1）手术申请与安排记录供全院使用	4
	（2）支持麻醉医生查看手术安排记录并支持麻醉相关信息的修正完善	
	（3）能够提供手术准备、材料准备清单	
	（4）有全院统一的手术名称表、手术编码	
	（1）手术记录数据与手术安排衔接，成为医院统一医疗记录管理体系内容	5
	（2）提供机读手段标识患者并提示部位、术式、麻醉方式的信息	
	（3）实现手术分级管理，具有针对手术医生的权限控制	
	（1）具有对手术全过程状态记录及在院内显示功能	6
	（2）手术过程信息、手术物品清点与核对数据成为手术记录内容	
	（3）根据检查、检验结果，患者评估信息和知识库，对高风险手术给出警示	
	（4）对于术前文档有完整性检查，并对问题给出提示	
	（1）能够获取患者在其他医院的手术记录信息	7
	（2）手术记录结果可供其他医院使用	
	（3）有患者 ID 对照功能	
	（4）可告知患者家属手术进行状态等信息	
	能够获得区域手术分级信息以及难度、数量指标、质量指标，并用于与本院手术难度、数量、质量指标进行对比	8

（二）麻醉信息

麻醉信息也属于电子病历应用水平分级评价中第六个角色治疗信息处理中的内容，针对麻醉记录单的数据采集、数据完整性、与其他业务系统数据共享、自动风险评估等内容提出了要求。如表 7-6 所示，达到初级电子病历应用水平至少要能实现麻醉记录的全院共享；达到中级电子病历应用水平则要求能够将麻醉记录数据纳入医院整体医疗记录，并能够判断麻醉过程中出现的非正常监测参数，并在麻醉记录单和相关图表中显示；达到高级电子病历应用水平要求麻醉过程的重要信息可全程记录，并且在麻醉过程中出现危急生理参数时可以根据知识库进行自动判断并给出提示。

表 7-6　麻醉信息业务项目

业务项目	系统功能评价内容	等级
麻醉信息	手工记录并绘制麻醉记录单	0
	（1）各手术间单独记录麻醉及监护的体征数据，生成麻醉记录单	1
	（2）麻醉记录单可通过移动存储设备或文件方式导出供其他计算机使用	
	（1）麻醉机、各种监护仪等仪器使用计算机自动采集和记录	2
	（2）麻醉记录单数据通过网络在手术室共享	
	（1）麻醉记录数据可供手术科室共享	3
	（2）提供麻醉记录单查看工具供其他系统进行界面集成	
	（3）能够记录术中用药情况并在麻醉记录单中体现	
	（1）麻醉记录供全院共享，提供其他系统数据接口	4
	（2）可提供 1 种以上自动风险评分功能	
	（1）麻醉记录数据纳入医院整体医疗记录	5
	（2）能够判断麻醉过程中出现的非正常监测参数，并在麻醉记录单和相关图表中显示	

续表

业务项目	系统功能评价内容	等级
麻醉信息	（1）麻醉过程重要信息可全程进行记录和显示	6
	（2）在麻醉过程中出现危急生理参数时，根据知识库进行自动判断并给出提示	
	可获得其他医院病历中的麻醉记录信息，并用于术前访视与风险评估参考	7
	能够获得区域麻醉质量控制指标，并与本院麻醉质量进行对比分析	8

二、互联互通标准化成熟度测评

医院信息互联互通标准化成熟度测评是通过对各医疗机构组织建设的以电子病历和医院信息平台为核心的医院信息化项目进行标准符合性测试以及互联互通实际应用效果评价，医院测评依据《电子病历基本数据集》《电子病历共享文档规范》《基于电子病历的医院信息平台技术规范》等标准。信息互联互通标准化成熟度在手术麻醉业务对数据和应用分别有不同的要求，数据共享要求有数据集标准化情况、共享文档标准化情况，应用方面有互联互通交互服务、业务应用系统建设、应用建设利用情况和平台联通业务范围等内容。

（一）数据标准化情况

表7-7、表7-8所示为互联互通标准化成熟度在手术麻醉数据集、共享文档规范的评审指标，基于《电子病历基本数据集》和《电子病历共享文档规范》对手术麻醉的数据完整性、一致性提出了要求，要实现高等级的互联互通标准化成熟度，必须满足手术麻醉数据标准化的评审内容。

表7-7　手术麻醉基本数据及要求

评审内容	评审指标	分值	等级要求
2.1.5 电子病历基本数据集 第5部分：治疗处置 - 一般治疗处置记录	一般手术记录子集	0.19	一级
	麻醉术前访视记录子集	0.19	一级
	麻醉记录子集	0.19	一级
	麻醉术后访视记录子集	0.19	一级
2.1.6 电子病历基本数据集 第6部分：治疗处置 - 助产记录	剖宫产手术记录子集	0.19	一级
2.1.7 电子病历基本数据集 第7部分：护理 - 护理操作记录	手术护理记录子集	0.19	一级
2.1.9 电子病历基本数据集 第9部分：知情告知信息	手术同意书子集	0.19	一级
	麻醉知情同意书子集	0.19	一级
2.1.13 电子病历基本数据集 第13部分：住院病程记录	术前小结子集	0.19	一级
	术前讨论子集	0.19	一级

表7-8　手术麻醉共享文档规范要求

评审内容	评审指标	分值	等级要求
2.2.9 电子病历共享文档规范 第9部分：一般手术记录	一般手术记录	0.26	三级
2.2.10 电子病历共享文档规范 第10部分：麻醉术前访视记录	麻醉术前访视记录	0.26	三级
2.2.11 电子病历共享文档规范 第11部分：麻醉记录	麻醉记录	0.26	三级
2.2.12 电子病历共享文档规范 第12部分：麻醉术后访视记录	麻醉术后访视记录	0.26	三级
2.2.19 电子病历共享文档 规范 第19部分：手术护理记录	手术护理记录	0.26	三级
2.2.26 电子病历共享文档 规范 第26部分：手术知情同意书	手术知情同意书	0.26	三级
2.2.27 电子病历共享文档 规范 第27部分：麻醉知情同意书	麻醉知情同意书	0.26	三级

（二）互联互通应用

在互联互通交互服务情况测评指标中，对手术申请信息新增、手术申请信息更新、手术申请信息查询、手术排班信息新增、手术排班信息更新、手术排班信息查询、手术状态信息更新、手术状态信息查询等交互服务提出要求。在业务应用系统建设情况中，要求有已建成并投入使用的手术麻醉管理系统，应用建设利用情况及利用情况中要求提供手术麻醉闭环管理和手术器械包全流程闭环管理,在平台联通业务范围则要求手术麻醉管理系统接入平台,实现内部业务连通。

(温必荣 姜 波 赵 霞 张海波)

参考文献

[1] 莫远明,刘小洲,王毅,等. 基于 HIE 信息平台的手术麻醉信息平台设计与应用[J]. 现代医院,2020,20(2):247-250.

[2] 李小华. 医院信息化技术与应用[M]. 北京:人民卫生出版社,2014.

[3] 张辉,连万民,刘翔,等. 麻醉与围手术期医学科专科数据平台设计与实现[J]. 中国数字医学,2020,15(10):40-43.

[4] 李小华. 医疗卫生信息标准化技术与应用. 2 版.[M]. 北京:人民卫生出版社,2020.

[5] 胡建平. 医院信息系统功能设计指导[M]. 北京:人民卫生出版社,2018.

[6] 温必荣,张海波,任亚颖,等. 主数据驱动的手术麻醉数据治理探讨[J]. 医学信息学,2022,43(7):14-19.

[7] 邱声,朱敏,张海荣,等. 基于医院信息平台的手术麻醉流程改造探索[J]. 中国数字医学,2022,17(1):78-83.

[8] 周庆利,徐健. 医院信息化实施策略与案例集[M]. 杭州:浙江大学出版社,2021.

第八章 医学检验信息系统

本章涵盖了医学检验信息系统从样本采集、标本处理、实验室检测到结果报告和数据管理等各个环节。首先对医学检验信息系统进行了概述,介绍其定义、作用和发展历程。接着详细介绍了系统的架构和各模块的功能,深入阐述了每个模块的应用。此外,还介绍了系统功能创新和改进方面的措施,以及医学检验信息系统出现故障时的应急方案。通过流程图展示了医学检验信息系统和POCT床旁检验系统业务流程,并介绍了医学检验信息系统的数据结构以及与医院各业务系统、平台的数据对接情况,强调了检验数据在全院统一管理机制下的优化应用,简述了系统的相关标准和测评指标。以实现医学检验信息系统在流程应用中的精细化管理,最终形成院内检验流程闭环管理和检验数据全流程应用。

第一节 系统概述

医学检验信息系统,业内常简称为LIS,是医院信息化建设的重要系统之一,应用于临床各业务诊疗场景。检验项目涉及生物化学、微生物学、细胞学、免疫学、体液学和分子生物学等多个学科,在医院除了检验科,风湿免疫科、皮肤科、药学科、重症医学科等都有相关的检验项目开展,除了在辅助临床上具有重要意义,在科研的数据分析上也发挥了一定作用。

医院信息化的萌芽,可以追溯到三十多年前,发展至今重要的变革之一是检验信息化。医学检验信息系统的出现,彻底解决了在检验设备上或者在电脑word文档上录入报告的问题,实现了检验数据自动传输和统一打印患者检验报告,提高了检验科工作人员的工作效率。随着多年的发展,医学检验信息系统已经成为医院的重要信息系统之一,在功能上更完善、智能化。现在,基本上所有的医学检验信息系统都能实现标本上机,经过人工或者智能审核后,临床医生和患者可自行查看和打印报告。医学检验信息系统在医院各部门中发挥了重要作用,帮助实现了检验环节的闭环和各方面质控,提高了医疗质量。

随着新技术在各行各业的发展和应用,对医疗行业信息化也有了新冲击,特别是对检验的信息化思考和探讨更加深入。在某些发达国家的医院,已有全面自动化的LIS实例,称之为TLA(total laboratory automatiom),TLA是LIS未来的发展方向,它贯穿于检验闭环的整个流程,从临床医生开单开始,到最后报告出来,都能实现自动化,通过智能技术减少人为操作的失误,检验技术人员可以把时间和精力放在检验数据的审核和质控上,这将成为医院检验信息化的新标杆,也能推动医院整体信息化走上新台阶。

第二节 系统架构和功能

一、系统架构

医院检验信息系统,作为医院信息化建设的一部分,既要规范检验数据的传输和应用,又要与医院其他系统,如电子病历系统、影像信息系统、数据平台等数据高效共享,并且涉及医、护、技业务流程。从功能应用上,由用户管理模块、标本登记模块等11个常规功能模块组成该系统框架,如图8-1所示。

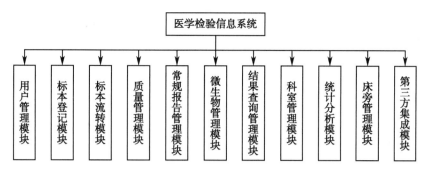

图 8-1 医学检验信息系统框架

二、常规功能

医学检验信息系统的功能模块主要包括：用户管理模块、标本登记模块、标本流转模块、质量管理模块、常规报告管理模块、微生物管理模块、结果查询管理模块、科室管理模块、统计分析模块、床旁管理模块、第三方集成模块（表8-1）。每个模块都有具体的功能和应用场景，通过系统的集成和协作，实现医学检验流程的全面管理和控制。

表 8-1 医学检验信息系统功能模块

功能模块	模块组成	内容
用户管理模块 功能描述：是医学检验信息系统的核心模块，主要负责管理系统的用户信息和权限控制	用户注册和登录	该功能允许用户注册系统账号（或由系统管理员在管理端进行新建），并且通过账号和密码登录系统。在登录时，系统会对用户身份进行验证，以确保只有合法的用户才能够访问系统
	用户信息管理	该功能允许系统管理员管理用户信息，包括姓名、联系方式、邮箱地址等。此外，用户管理模块还允许用户修改其密码，以保障账号安全
	用户权限管理	该功能允许管理员对用户的权限进行管理，包括分配用户角色、授权用户操作权限、限制用户访问范围等
	安全日志管理	用户管理模块还可以记录用户的登录和操作行为，以便系统管理员进行审计和监控，这有助于系统管理员追踪异常操作和检测潜在的安全风险
	用户反馈管理	用户管理模块还可以提供用户反馈功能，允许用户提交系统使用中的问题和建议，管理员可以通过该功能了解用户需求并及时对系统进行优化和改进
标本登记模块 功能描述：是医学检验信息系统的另一个核心模块，主要负责管理患者的基本信息和标本数据源	患者基本信息管理	该功能允许操作者记录患者的基本信息，包括姓名、性别、出生日期、联系方式、地址等。管理员可以通过该功能查看、添加、修改或删除患者的基本信息
	叫号	该功能允许工作人员按患者报到的顺序进行叫号采样，具有跳号和过号的功能，护士在采集患者样本前会先对患者信息进行核对，无误后才进行采样，采集后自动叫下一个患者
	标本条码打印管理	该功能允许工作人员将检验项目通过分并管逻辑打印成条码标签，系统能提示采集样本所需要的容器和采集要求以及注意事项等知识库。检验医生可以批量打印条码，包括门诊、住院、体检和科研的条码，可以根据不同类型的条件进行查询管理
	标本作废管理	该功能允许工作人员通过患者号、条码、姓名等方式查询患者条码信息，可以以条码号为条件作废条码，作废时可以输入作废原因和工号进行记录，作废的条码可以在系统不合格标本中进行统计分析

功能模块	模块组成	内容
标本流转模块 功能描述：是医学检验信息系统的一个重要组成部分，主要负责管理检验标本的打包，出科、运送和签收，为检验医生提供全面、准确的标本监控服务，更加精确地定位标本所在位置	标本打包管理	该功能允许工作人员对已采集的标本条码进行打包操作，可以将相同标本来源的样本进行分类打包，可以明确每个包的标本数量和总数量
	标本出科管理	该功能允许工作人员对已打包的标本进行出科操作，出科记录标本交接人工号和标本出科时间和科室地点
	标本运送管理	该功能记录标本运送时间和运送者工号
	标本签收管理	该功能允许检验科工作人员对送达检验科的标本进行签收，记录送达者、送达时间、签收者和签收时间，签收时间可以用于 TAT 统计
质量管理模块 功能描述：是医学检验信息系统的一个重要组成部分，主要负责检测仪器的稳定水平	质控批号及有效期管理	该功能可维护质控批号及批号有效期，系统会提示将要过期的批号，超过有效期的批号在系统中不能使用，需要重新维护批号
	质控物管理	该功能可维护质控物，质控物需要和 LIS 项目进行对应，确保质控结果能在 LIS 上显示和使用
	质控规则维护	该功能可以维护质控规则参数，如靶值、失控规则等，用于判断质控结果是否失控，失控处理措施和统计等功能
	质控结果及图像	该功能接收质控结果，并能根据维护的规则分析质控结果是否失控，最终形成多种类型的质控图像供检验医生直观地分析数据，确保检验仪器和结果的准确性和可靠性
常规报告管理模块 功能描述：是医学检验信息系统的一个重要模块，主要用于管理常规项目的标本上机、接收结果、结果编辑、结果批准、结果复查、报告模板选择和结果发布上传	标本上机管理	该功能可以指定标本在需要的设备上机分析，可以分配指定的流水号，也支持一个标本在不同的设备上分析，允许跨专业组进行上机分析，大大提高了标本在科室的可用性，减少患者的采集次数
	结果接收与编辑管理	该功能可以接收设备分析的检验结果，也能接收结果附带的图像，检验医生可以根据图像对结果进行辅助分析，检验结果可以重复接收，也能对结果进行编辑，系统将会保留一份原始结果，以便和修改后的结果进行对比参考
	结果批准与复查管理	该功能提供结果批准和复查，能查看报告 TAT 时间，批准的结果根据不同的模板最终形成检验报告单，并能发布到 HIS 或微信端供医生或患者查看，对于异常或不确定的结果可以进行复查，并能发布危急值，复查结果可以与上次结果进行对比，供检验医生参考
微生物管理模块 功能描述：主要用于检测和培养微生物项目，是医学检验信息系统的一个重要模块	接种	该模块提供微生物条码拆分打印，一个条码可以打印多个子条码，用于贴在接种的培养基上，方便后续对培养结果进行筛查和汇总
	培养过程	该模块提供记录微生物标本培养日志过程，可分为第一天、第二天和第三天对标本性状的观察进行记录，如需处理的标本系统可记录处理的过程并支持对接高拍仪或可以通过手机小程序的方式拍照样本性状图片进行记录，最终可形成微生物过程的图文报告
	血培养瓶管理	该模块提供血培养瓶管理方式，血培养瓶需要提前分发到临床各个科室进行采集标本备用，瓶子分布分散，集中管理难度大，通过血培养瓶管理模块可以很好地把这些耗材管理起来，降低耗材成本，外借和归还可以通过该模块登记和上机后的传输进行有效管理，最终可以以报表方式统计出各科室瓶子的使用和归还情况
	多级报告	该功能允许工作人员将患者的微生物报告进行拆分批准，先批准初级报告，对报阳的标本可以进行多级批准，最终形成一份终极报告

功能模块	模块组成	内容
结果查询管理模块 功能描述：是医学检验信息系统的一个重要组成部分，主要负责对患者的检验报告进行查询和统计，以便为医生、医院管理人员和患者提供检验报告	检验报告查询	该功能允许检验科工作人员，医院管理人员或者患者通过患者编号、患者姓名、标本条码号或者身份证等信息对报告进行查询，该模块可以提供给第三方厂商调用，可以在平台、HIS、微信公众号等应用上进行查阅、打印或者下载
科室管理模块 功能描述：是医学检验信息系统的一个重要组成部分，主要负责科室事务管理，包括文档管理、仪器管理、人员管理、科研管理、通知管理，为科室日常事务管理提供有力帮助	文档管理	该功能可以实现科室内部文档传阅，文档可由上向下传阅，也可以由下向上提交，可以设定终止步骤
	仪器管理	可以提供仪器月保养、周保养维护计划，可以记录仪器故障和维修情况，可以设置保养内容和保养套餐
	人员管理	提供人员档案管理、合同管理、继续教育管理等功能
	科研管理	该功能提供科研成果、获奖证书、论文上传和下载管理
	通知管理	该功能可以实现科内消息通知机制，能精确到科内人员，增加与患者信息沟通机制，和微信公众号对接，具有临床沟通机制，通过多途径把信息传递到相关人员处
统计分析模块 功能描述：是医学检验信息系统的一个重要组成部分，主要负责对患者的检验结果数据进行分析和统计，以便为医生、医院管理人员和公众提供有用的信息和建议	数据汇总和处理	该功能允许将患者的检验数据从不同来源汇总到同一个数据库中，以方便进行数据处理和分析，负责对数据进行清洗和预处理，以消除数据中的错误和异常值，提高数据质量
	数据统计和可视化	该功能允许对患者的检验数据进行统计和可视化处理。例如，可以统计患者的检验结果指标平均值、标准差、阳性率等，并通过柱状图、折线图、饼图等方式将统计结果可视化展示出来，便于医生和患者理解和使用
	数据分析和挖掘	该功能允许对患者的检验数据进行更深入的分析和挖掘。例如，可以对不同性别、年龄、项目等人群的检验数据进行比较和分析，以发现潜在的规律和趋势。还可以采用机器学习和数据挖掘等技术，对大量数据进行自动化处理和分析，提高数据分析效率和准确度
	阳性率统计	该功能允许生成检验报告数据的阳性率，为科室提供重要数据
	数据安全保护	该功能允许采取多种安全措施保护患者的检验数据不被非法获取和使用。例如，可以采用权限控制、加密传输、防病毒软件等技术手段，确保患者的检验结果数据安全可靠
床旁管理模块 功能描述：利用便携式设备直接在最接近患者的地方完成标本采集、检测和结果报告等整个流程的检验。报告可以在HIS或医生端查看，为医护人员提供方便、快捷、高效的检验检测方式	模块管理功能	（1）能正常开立检验申请单和打印床旁检测标本条码 （2）能正常退检和退费 （3）标本能正常上机，结果能正常传输，支持多种型号的设备指令接收和结果上传 （4）能正常发报告，报告结果说明可以用固定字典，支持手工录入 （5）能使用电子签名，能在LIS查看检验申请单内容 （6）报告能自助打印，能上传到医院信息平台 （7）能正常产生和保存标本日志和报告编辑日志 （8）标本状态和报告状态能正常同步到平台 （9）能登记质控结果，能统计质控报表，管理仪器每天的校准、室内质控、室间质评 （10）能进行报告结果查询，能使用LIS统计功能统计日常工作量，可根据不同科室需求生成对应工作量、绩效等统计报表 （11）能正常维护字典项目 （12）护士站可以针对上传结果异常的标本进行核漏，允许护士对无门诊、住院号的患者进行标本登记，并可在补录医嘱补收费后进行患者信息修改并绑定医嘱

续表

功能模块	模块组成	内容
第三方集成模块 功能描述：是指将医学检验信息系统与其他医疗信息系统、电子病历系统、体检系统、手术麻醉信息系统进行集成，以实现数据的共享和交换	数据交换和共享	该功能可以实现医学检验信息系统的患者信息和报告与其他医疗信息系统的数据共享和交换。例如，当患者在医院开检验项目时，可以通过该功能接收检验患者信息到医学检验信息系统，实现数据交互，患者可以通过自助打印或者微信公众号查询检验报告，实现数据共享
	多样化的数据格式支持	该功能可以支持不同格式的数据交换，如 XML、JSON 等，以便不同系统之间能够实现互联互通。例如，将检验结果通过 XML 格式传输给电子病历系统，以便医生能够更好地了解患者的结果
	安全数据交换	该功能可以确保数据的安全传输，避免数据泄露和篡改。例如，通过使用 HTTPS 协议和数字证书，可以实现数据传输的加密和身份验证，确保数据的安全性和完整性
	用户身份验证	该功能可以实现对外部用户的身份验证，以确保只有经过授权的用户才能访问医学检验信息系统中的数据。例如，将电子病历系统中的医生账号与医学检验信息系统中的医生账号进行关联，以确保只有授权的医生才能够访问患者的检验数据
	实时数据同步	该功能可以实现实时数据同步，确保外部系统中的数据与医学检验信息系统中的数据保持同步。例如，当患者在医院进行采样检验时，检验结果可以实时同步到医生信息管理系统中，以便医生和患者能够更加方便地查看和管理相关数据

三、系统功能模块示例

功能模块的具体实现方式和功能可根据医院的需求进行定制和扩展。医学检验信息系统的目标是为医院提供综合全面的实验室信息管理解决方案，提高医疗服务质量和效率。

1. 标本登记模块 主要用于管理患者的基本信息和标本数据源（图 8-2）。

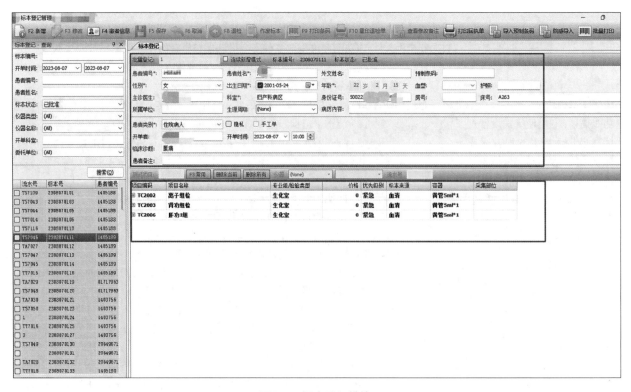

图 8-2 标本登记模块

2. 标本流转模块 主要用于管理检验标本的打包、出科、运送和签收（图8-3）。

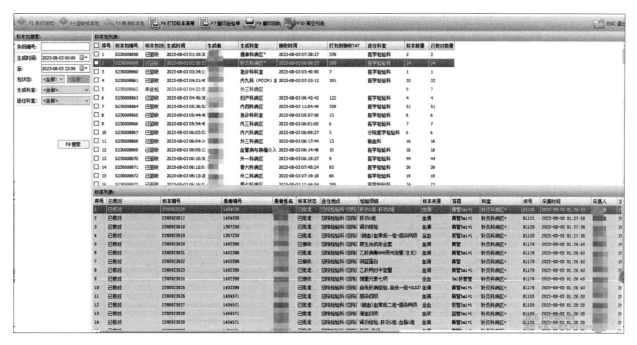

图 8-3 标本流转模块

3. 标本跟踪闭环流程 检验过程中对标本进行全程跟踪和管理，确保标本在每个环节都有完整记录和可追溯性（图8-4）。

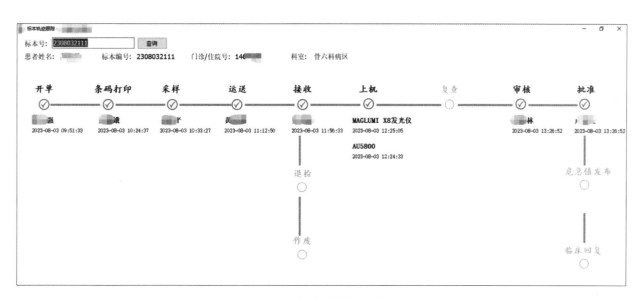

图 8-4 标本跟踪闭环流程

4. 质量管理模块 主要用于检测仪器的稳定水平（图8-5）。

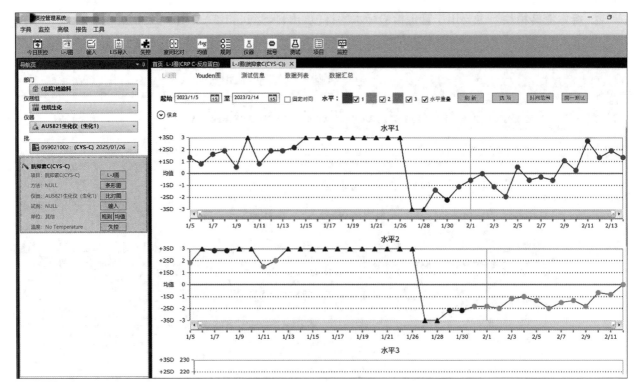

图 8-5 质量管理模块

5. 常规报告管理模块 主要用于管理常规项目的标本上机、接收结果、结果编辑、结果批准、结果复查,报告模板选择和结果发布上传(图 8-6)。

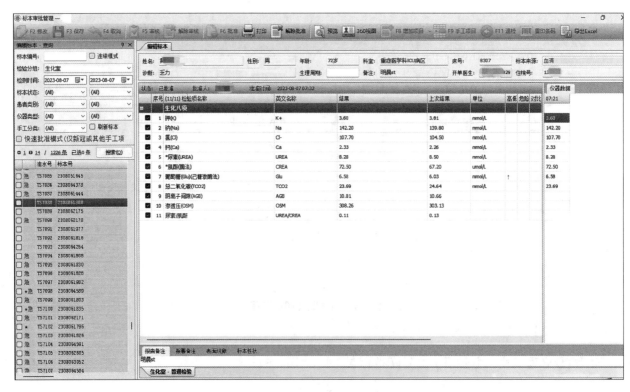

图 8-6 常规报告管理模块

6. 项目结果趋势图　用于显示检验特定项目的结果随时间变化的趋势（图8-7）。

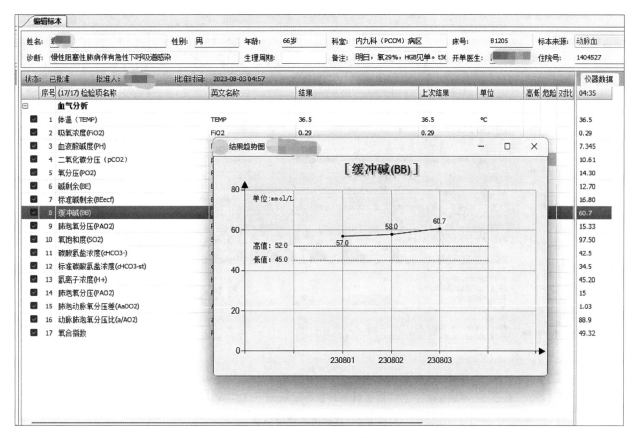

图8-7　项目结果趋势图

7. 微生物管理模块（菌种管理）　主要用于检测和培养微生物项目（图8-8）。

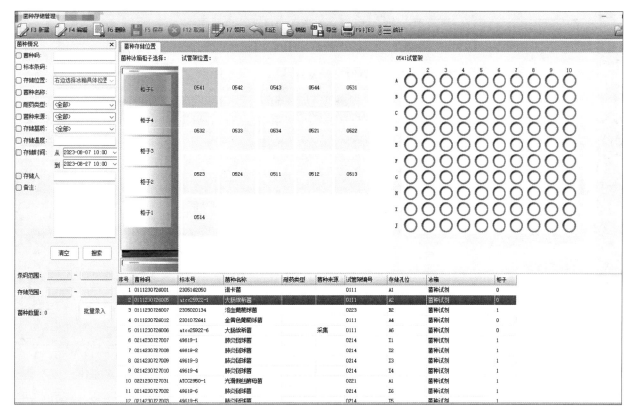

图8-8　微生物管理模块（菌种管理）

8. 结果查询管理模块 主要用于对患者的检验报告进行查询和统计（图8-9）。

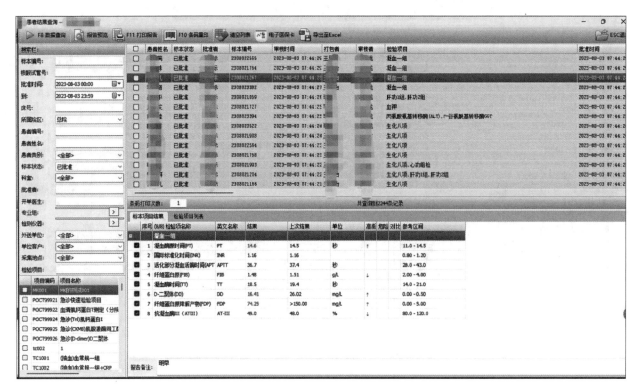

图8-9 结果查询管理模块

9. 仪器管理模块 主要用于管理和追踪各种仪器设备的一个专门模块（图8-10）。

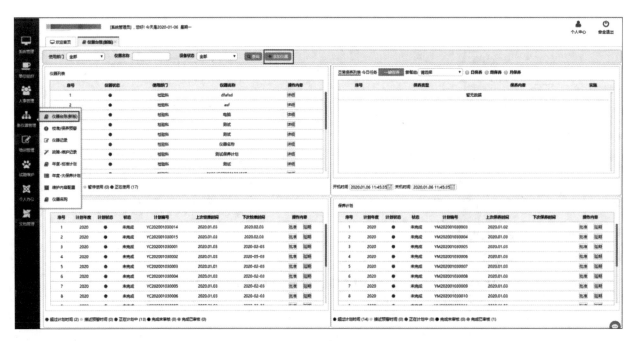

图8-10 仪器管理模块

10. 统计分析模块 主要用于对患者的检验结果数据进行统计和分析（图8-11）。

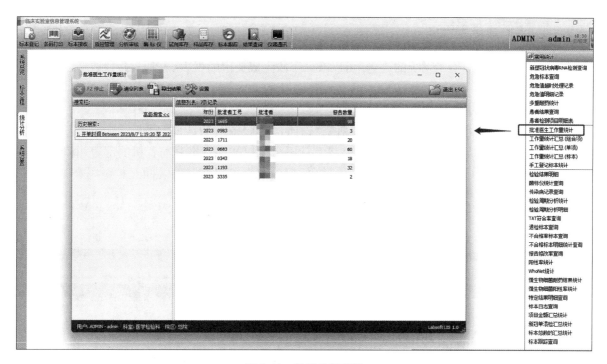

图 8-11　统计分析模块

四、功能创新与改进

医学检验信息系统功能的创新和改进，可以不断提升系统的性能、可用性和用户满意度。同时，密切关注用户需求的变化和新技术的发展，及时进行功能创新和优化，以保持竞争优势和用户黏性。

（一）新冠核酸混采功能

医院的检验系统通常只支持单采样，不支持混采采样，通过手工贴标签的方式关联容易造成失误，也会导致每日检验科向国家卫生健康委上报检测数据与粤核酸平台显示不相符。在当时的大环境下，通过改造检验系统，可以实现混采患者和标本在检验系统上的信息关联，该功能可应用于大规模流行病检验筛查，如图 8-12 所示。

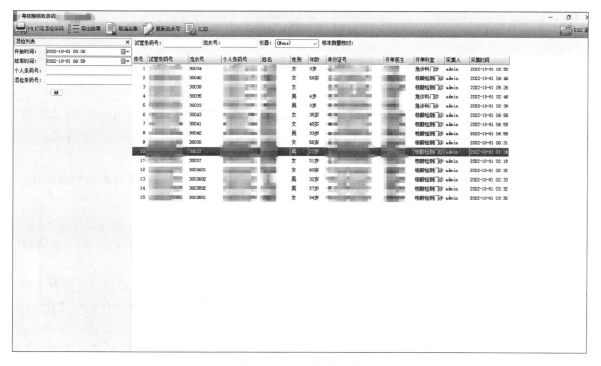

图 8-12　检验混采功能

（二）检验数据上报平台

针对医院检验数据的上报要求，通过系统改造已实现传染病数据上报、微生物 Whonet 数据上报、多种耐药数据上报等。通过检验系统的改造，可以根据字段生成要求的报表，并通过接口改造，实现数据自动监测和上报。

（三）检验结果互认

为进一步深化推进医药卫生体制改革，落实"改善医疗服务行动计划"要求，减少重复检验检查费用，减轻群众看病就医负担。按照广东省的结果互认平台接口文档标准和前置机的部署，检验系统通过接口改造，实现并接入广东省统一的结果互认平台，检验数据可以在各医院间互相调用查阅、留存，如图 8-13 所示。

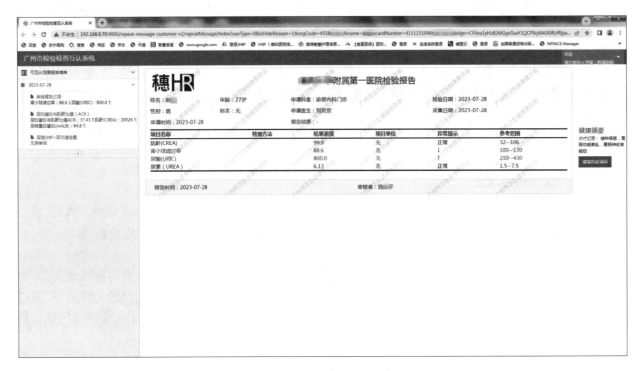

图 8-13 检验结果互认平台

（四）智能采血功能

智能采血功能可以解决传统 LIS 存在的一些问题，如患者签到烦琐、采血流程不规范、标本处理效率低等。智能采血系统遵循智能化、集成化、标准化以及安全化的设计理念，其智能采血功能主要包括患者签到叫号、自动贴管、传输与分拣等四大子功能。

1. 患者签到叫号 患者可以通过自助设备或人工窗口进行签到，系统会自动分配一个排队号码，患者只需等待叫号进行采血操作，实现患者签到和叫号功能的自动化处理。

2. 自动贴管 该子功能采用自动化设备和人工智能算法，实现采血管的自动贴标签和信息绑定，护士只需要把患者号在系统上进行扫描，自动贴管机就能完成条码分管和标签贴管功能，护士拿到贴好标签的试管就可以进行采血，采血效率大幅提高。

3. 传输 从采血点到检测点全程自动化传输，避免人为搬运和丢失。该子功能通过轨道方式把样本自动传送到检测点，实现采血管的自动传输。具体流程为：采血点护士将采血管放入传输轨道设备中，设备会自动识别采血管的信息并传输到相应的检测设备处，确保采血管高效、准确完成运送。

4. 分拣 通过分拣机，根据患者检测项目自动把样本分拣到相应卡位中，分拣机确保检测样本按一定专业组或标本类型顺利进行分拣。该功能采用人工智能算法和自动化设备，实现采血管的自动分拣，提高检验医生分拣标本的效率。

五、应急预案

为保障医学检验信息系统的正常运行，提高网络与信息安全事件的应急处置能力，最大程度地减少网络与信息安全事件造成的损失，特制订该应急预案。

（一）日常准备工作

医学检验信息系统作为医院的核心系统之一，应建立完善的网络安全应急响应预案，明确责任分工、紧急联系人列表、应急流程、恢复策略等关键要素。定期模拟网络安全事件的场景，组织科室成员进行应急响应演练，测试预案的可行性和有效性，根据演练结果，及时调整和改进预案。应建立完善的数据备份和恢复机制，确保数据的完整性和可用性。制订应用、系统、数据等备份计划，定期检查备份空间、备份日志，周期验证备份数据的完整性和可用性。

（二）应急处置

1. 网络故障

（1）局部网络故障：网络工程师应第一时间到达故障现场，立即排查网络故障，查看主交换机并及时解决，短时间内无法解决的应立即上报，通知门急诊、检验科及各病区，并启用备用交换机。

（2）全院网络故障：应立即上报，通知门急诊、检验科及各病区故障原因，门急诊及住院医生改用手工申请单，相关科室采用备用方案进行抽血和报告发放。

（3）确认事件后，通知检验科所有仪器独立工作，切换到单机版系统，连接打印机，检测完成后，由单机版系统打印报告，并由科室安排发放到临床科室。

2. 服务器故障

（1）系统工程师立即排查故障原因并及时解决，短时间内无法解决的应立即上报，通知门急诊、检验科及各病区，并启用备用服务器。

（2）门急诊及住院医生改用手工申请单，门急诊抽血室，住院护士根据手工申请单抽血，并在抽血管上做好标识。

（3）确认事件后，通知检验科所有仪器独立工作，切换到单机版系统，连接打印机，检测完成后，由单机版系统打印报告，并由科室安排发放到临床科室。

（4）明确必须重装服务器时，要先将重要数据进行备份，同时联系 LIS 厂商工程师看能否在 24 小时内赶到现场，若不能则必须确保有工程师在最短时间内远程操作配合服务器重装以及恢复已备份的数据。操作全过程做好审计并记录留底。

3. 业务系统故障　系统升级易导致部分功能应用报错，系统在升级前应做好版本控制，将原系统程序以及代码进行备份，在升级前做好功能测试。若在升级过程中出现系统故障导致程序无法使用，应立即评估影响范围和影响程度，及时告知门急诊、检验科及各病区恢复时间。在业务高峰期，在不影响业务正常开展的情况下，可及时回退到上一个正常版本，再查找具体故障原因。

（三）后期恢复

系统恢复正常运行后，信息科配合相关科室把手工数据和单机版数据及时录入系统，回传到正式数据库中，仔细核对数据并做好记录。

第三节　系统流程

医学检验信息系统的业务流程可以通过流程图展示，主要包括样本采集、检验项目选择和执行、结果录入和审核、报告打印和发放等环节。这些环节之间通过系统的自动化和集成化实现了信息的流动和共享，提高了工作效率和质量。

一、医学检验信息系统流程

医学检验信息系统流程涵盖了门诊、住院的全流程业务应用，如图 8-14 所示。

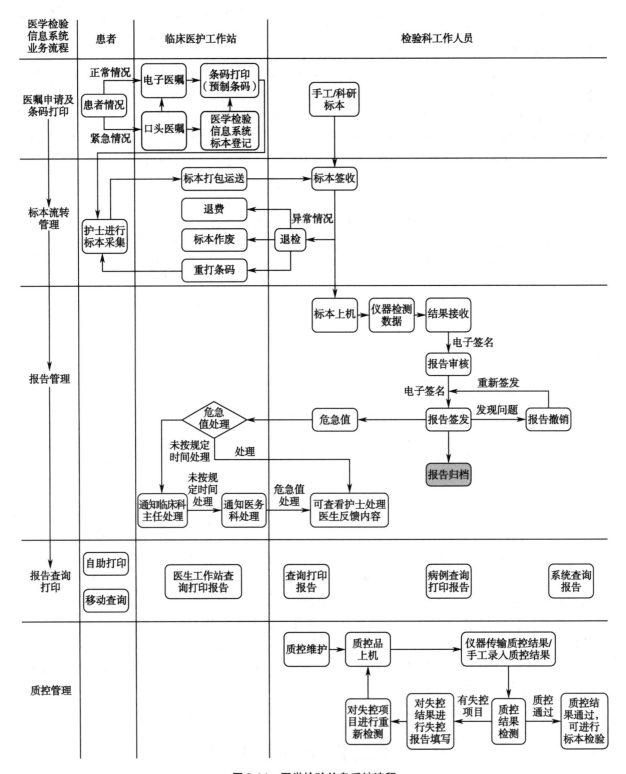

图 8-14 医学检验信息系统流程

二、POCT 床旁检验系统流程

POCT 床旁检验系统是一种在患者身边或临床现场进行快速诊断和检测的系统，主要覆盖了重点临床科室的业务应用，如图 8-15 所示。

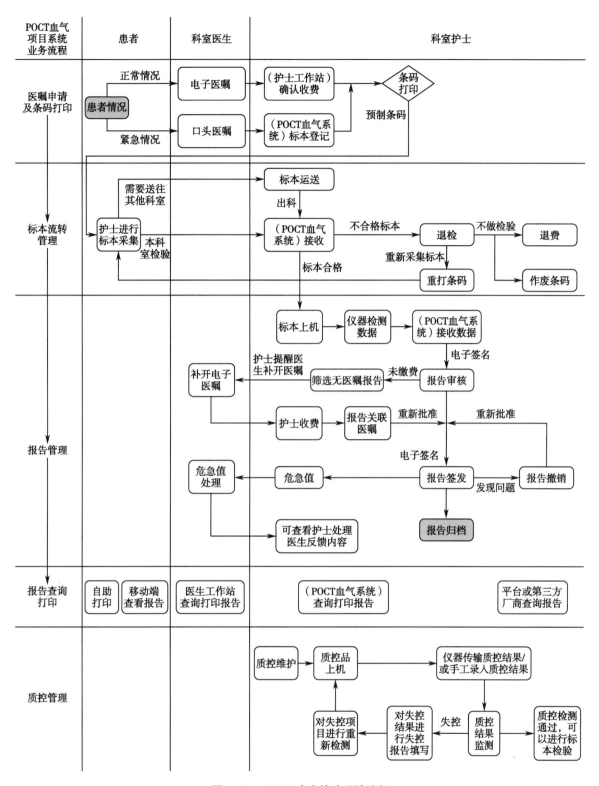

图 8-15 POCT 床旁检验系统流程

第四节 数据结构与数据接口

一、数据结构

医学检验信息系统的数据结构通常包括检验系统基础数据、质量管理基础数据、检验结果数据、第三方接口数据等。这些数据可以与医院的其他业务系统和平台进行对接,实现数据的共享和交换。同时,医学检验信息系统也需要遵循相关的标准和指南,如 HL7、DICOM 等,保证数据的一致性和互操作性。

图 8-16 为医学检验信息系统的数据结构,展现为 3 个层次。

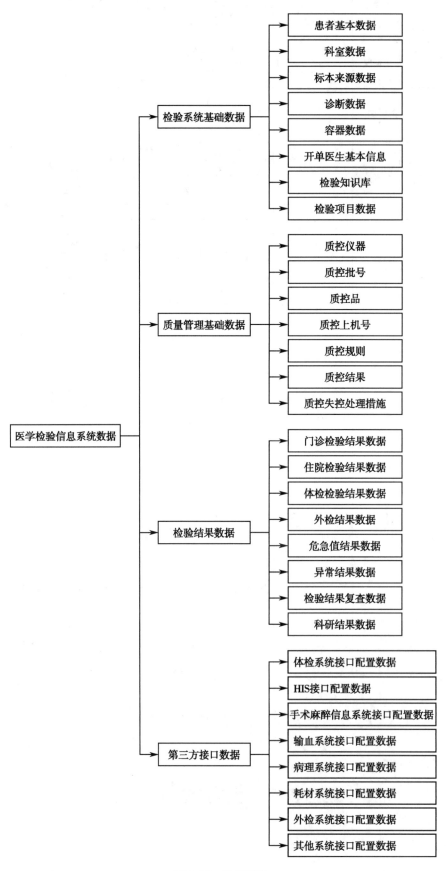

图 8-16　数据结构

二、数据接口

医学检验信息系统的数据接口是指不同系统间,不同应用程序间进行数据交换和通信的一种机制或协议。它允许系统或应用程序之间相互传输、共享和访问数据,以实现数据的集成和互操作性,达到检验数据全院统一管理的目的。

(一)数据接口服务

表 8-2 描述了医学检验信息系统与医院平台和其他系统的常用接口。

表 8-2　数据接口

接口类型	接口名	描述	发送方	接收方
字典同步	科室字典	同步全院系统的科室字典库	平台	检验系统
	人员字典	同步平台提供的所有操作员字典	平台	检验系统
	组合字典	同步平台所有套餐大项	平台 /HIS	检验系统
	明细项目字典	存放结果的明细项目字典	平台	检验系统
	收费项目字典	收费明细项目字典	HIS	检验系统
	检验知识库	采集要求、项目说明、临床意义、项目适应证	平台	检验系统
费用服务	费用同步	与平台 /HIS 对接,实现费用信息同步	平台 /HIS	检验系统
检验申请服务	检验申请与撤销	与平台 /HIS 检验项目申请对接	平台 /HIS	检验系统
标本信息服务	PDA 对接	与移动护理对接	移动护理	检验系统
外送标本服务	外送对接	与金域、达安等对接	检验系统	外送机构
标本状态服务	标本状态	与平台 /HIS 对接标本状态	检验系统	平台 /HIS
危急值服务	危急值推送	与平台 /HIS 对接危急值	检验系统	平台 /HIS
报告服务	图文报告推送	完成报告后通过推送服务把结果及报告内容推送给平台 /HIS	检验系统	平台 /HIS
签名服务	检验者电子签名	使用 CA 签名服务	签名系统	检验系统
	报告医生签名	完成报告时的电子签名	签名系统	检验系统

(二)数据接口管理

1. 住院检验申请数据全院统一管理

(1)检验医嘱申请、医嘱处理、检验条码打印、检验科接收等系统内统一记录、统一管理。全院检验项目申请具有相同的字典库。

(2)全院采用统一的检验标本字典,医生在进行检验申请时从统一维护的检验标本字典中进行选择。

(3)实现病历医嘱一体化管理,住院开写检验申请时,医生在下达检验申请时,可以直接查阅患者相关病历信息。

2. 门诊检验申请数据全院统一管理

(1)医生从全院统一的检验项目字典中选择检验项目,并能够获取检验项目数据。

(2)门诊有全院统一的检验标本字典并在申请中使用,医生从全院统一的检验标本字典中选择查看标本类型,申请检验项目。

(3)门诊下达检验申请单时,能查询临床医疗记录,实现病历与医嘱的一体化管理,医生在下达检验申请时可查看患者相关医疗文书记录。

3. 标本字典、标本采集记录等数据全院统一管理

(1)全院采用统一的检验项目字典,门诊医生工作站可从统一的检验项目字典中获取项目,检验开单后,检验科室可接收检查申请。已实现检验申请数据全院统一管理,将检验申请数据抽取至临床数据中心。

(2)标本采集可根据检验知识库进行标本类型、患者关联、采集要求等的核对,防止标本差错。门诊患者在进行标本采集时,通过扫描患者条码进行身份核对,并自动生成标本条码,以确保患者标本的唯一性,住院护士通过 PDA 扫描患者腕带及标本条码确保标本准确。

4. 检验结果作为医院整体医疗数据统一管理

(1)全院检验项目、明细等内容均使用统一字典进行管理,并进行有效分类,方便检索、维护。检验科在检验系统录入检验结果明细、发布检验报告,同时检验结果集成到信息平台实现数据共享,临床科室可以在客户端查询患者的检验结果。

(2)检验结果可按项目进行结构化数据记录:检验结果按项目的结构化模板进行维护并存储,方便系统间与各临床业务科室对检验数据的挖掘与利用。

(3)有实验室内质控记录:实验室内质控记录,能够维护实验室相关质控项目,方便检验科室开展实验室内质控工作。

第五节　相关标准和测评指标

医学检验信息系统的相关标准和测评指标包括数据的准确性、完整性、及时性、安全性等方面。同时,也需要考虑系统的稳定性、可靠性、易用性和用户满意度等方面的指标,以评估系统的性能和效果。

一、相关标准

表 8-3 列出医学检验信息系统的相关信息标准。

表 8-3　医学检验信息系统相关信息标准

标准(规范)名称	相关内容	标准类型
WS 363.9—2023 卫生健康信息数据元目录第 9 部分:实验室检查	规定了医疗卫生机构对患者进行实验室检查相关信息的数据元标识符、数据元名称、定义、数据元值的数据类型、表示格式和数据元允许值	数据
WS 445.4—2013 电子病历基本数据集 第 4 部分:检查检验记录	用于指导检查检验记录基本信息的采集、存储、共享以及信息系统开发	数据
WS 500.7—2016 电子病历共享文档规范 第 7 部分:检验报告	适用于电子病历中的检验报告的规范采集、传输、存储、共享交换以及信息系统的开发应用	数据
国家三级公立医院绩效考核操作手册(2022 版)	用于三级公立医院的绩效制度考核及操作执行步骤	数据
ISO 15189 实验室管理规范	ISO15189 医学实验室—质量和能力的专用要求,是由国际标准化组织 ISOTC 212 临床实验室检验通用的检测实验室认可要求	管理
统一临床检验知识库规范	临床检验知识库整合多家知名实验室的专业和管理知识,全面结合 CAP、ISO15189、JCI 等国际实验室认证机构的要求,提供实验室日常操作中的重要专业管理知识、管理体系文件和知识方法工具,是实验室认证、医院等级评审、员工培训和知识更新的"百宝书"	管理
检验科 15 项质量控制指标(2015 版)	临床检验质量控制指标(简称质量指标)是评价临床实验室检测质量和能力的客观依据,其中部分指标已被纳入国家三级医院绩效考核指标体系	管理
JCI 国际认证标准	JCI 认证是一种国际医疗保健认证标准,通过评估医疗机构的治疗质量、服务质量、安全措施、卫生环境等多个方面来判断该机构是否达到国际标准	管理

二、测评指标

国家电子病历系统应用水平分级评分标准是对电子病历系统的功能、应用、数据质量情况进行分级评价的标准,表 8-4~表 8-6 列出了检验相关分级评价指标。

表 8-4　标本处理测评指标

项目代码	业务项目	系统功能评价内容	数据质量评价内容	功能评分
05.01.0		未用计算机等级		0
05.01.1		（1）实验室接收检验标本时在本地计算机登记 （2）登记数据可以文件或移动存储设备方式导出		1
05.01.2		（1）接收标本时贴条码供实验室共享数据，具有标本查重处理功能 （2）可实现标本登记并用于实验室内管理		2
05.01.3		（1）依据申请数据检验标本采集 （2）使用机读方式标识标本 （3）标本在实验室检验过程各环节有记录	标本记录关键数据项与字典的一致性	3
05.01.4	标本处理（有效应用按总检验项目人次比例计算）统计近3个月检验标本处理达到各个级别功能的人次数，计算与总检验人次数的比例	（1）临床科室有与实验室共享的标本字典并具有与项目关联的采集要求提示与说明 （2）实验室与临床科室共享标本数据 （3）标本采集和检验全程记录并在全院共享	标本记录必填项的完整性	4
05.01.5		（1）标本字典、标本采集记录等数据在医院统一管理 （2）标本采集可根据检验知识库进行标本类型、患者关联、采集要求等的核对，防止标本差错 （3）对接收到的不合格标本有记录	（1）标本记录必填项、常用项的完整性 （2）标本记录与检验申请记录相关项目具备完善的数据对照	5
05.01.6		（1）标本采集、传送及交接状态可获得，并能够供实验室、临床科室共享 （2）能够提供与患者用药、生理周期、检验项目等相关联的自动核对，避免获得不恰当的标本 （3）对于不合格标本能够反馈给采集部门并作出说明	（1）标本传送记录完整性 （2）检验申请记录与标本处理相关记录中时间项目符合医疗处理流程的逻辑关系	6
05.01.7		（1）支持获取本医疗机构以外的检验申请并能够接收这些申请对应的标本 （2）患者可在院外查询本人的待检项目，并有访问管控措施 （3）可通知患者标本采集时间、注意事项等	区域协同检验标本传送中有关数据患者标识应可对照	7
05.01.8		（1）具有统计分析标本采集到接收时间的记录，并依据数据进行质量管理分析与控制 （2）可获得区域标本质量管理指标并用于与本实验室质量数据进行对比分析		8

表 8-5　检验结果记录测评指标

项目代码	业务项目	系统功能评价内容	数据质量评价内容	功能评分
05.02.0		未用计算机等级		0
05.02.1	检验结果记录（有效应用按总检验项目人次比例计算）统计近3个月检验结果记录达到各个级别功能的人次数，计算与总检验人次数的比例	（1）手工输入检验结果或用计算机采集检验数据 （2）数据在本地记录，代替手工登记本		1
05.02.2		（1）计算机系统能够从检验仪器获得检验数据 （2）检验结果在实验室内共享		2
05.02.3		（1）检验结果能够传送给临床科室 （2）有自动判断检验正常值、提示正常值范围功能 （3）检验系统提供展现检验结果工具供其他系统进行界面集成或直接调用	检验结果记录关键数据项与字典的一致性	3

续表

项目代码	业务项目	系统功能评价内容	数据质量评价内容	功能评分
05.02.4	检验结果记录(有效应用按总检验项目人次比例计算)统计近3个月检验结果记录达到各个级别功能的人次数,计算与总检验人次数的比例	(1)检验结果可供全院共享,可为医院其他系统提供检验数据接口 (2)出现危急检验结果时能够向临床系统发出及时警示 (3)对支持双向数据交换的仪器实现双向数据交换	检验结果记录必填项的完整性	4
05.02.5		(1)检验结果作为医院整体医疗数据管理体系内容 (2)检验结果可按项目进行结构化数据记录 (3)有实验室内质控记录	(1)检验结果记录必填项、常用项的完整性 (2)检验结果记录与上下游流程中的记录具备完善的数据对照	5
05.02.6		(1)检验结果产生过程可随时监控,状态能够及时通知临床科室 (2)有结合临床诊断、药物使用、检验结果数据进行结果核对分析的知识库,并能够提供相关提示	检验结果记录与上下游相关记录时间项符合医疗过程逻辑关系	6
05.02.7		(1)检验结果数据记录可区分院内与外院检验 (2)有完整的实验室间质控记录	区域协同中检验记录有关数据中患者、检验项目、标本数据可对照	7
05.02.8		可获得区域检验质控指标,并能够用于与本实验室质控指标对比		8

表8-6 检验报告生成测评指标

项目代码	业务项目	系统功能评价内容	数据质量评价内容	功能评分
05.03.0	报告生成(有效应用按总检验项目人次比例计算)统计近3个月检验报告处理达到各个级别功能的人次数,计算与总检验人次数的比例	手工书写报告		0
05.03.1		(1)输入数据后在本地产生报告单 (2)可用文件或移动存储设备方式导出检验报告		1
05.03.2		(1)能根据检验仪器采集数据自动形成报告 (2)产生报告单在检验科内共享		2
05.03.3		(1)检验报告供其他部门共享 (2)检验报告中有参考范围提示 (3)检验报告能够与临床检验申请自动对应	检验报告记录关键数据项与字典的一致性	3
05.03.4		(1)报告数据可供全院使用 (2)审核报告时,可查询患者历史检验结果 (3)发出报告中的异常检验结果的标识 (4)检验报告包含必要的数值、曲线、图像	检验报告记录必填项的完整性	4
05.03.5		(1)检验报告纳入全院统一数据管理体系 (2)报告审核时能自动显示患者同项目的历史检验结果作为参考	(1)检验报告记录必填项、常用项的完整性 (2)检验报告记录与医疗流程上下游相关记录中的关联项目具备完善的数据对照	5
05.03.6		(1)检验审核、结果状态能够与临床共享 (2)检验的标本接收、分析、审核等过程有完整记录并能够闭环监控 (3)报告审核时可自动显示患者历史检验结果和其他相关结果供分析	检验报告记录与医疗流程上下游相关记录中时间关系符合医疗过程逻辑	6

续表

项目代码	业务项目	系统功能评价内容	数据质量评价内容	功能评分
05.03.7	报告生成(有效应用按总检验项目人次比例计算)统计近3个月检验报告处理达到各个级别功能的人次数,计算与总检验人次数的比例	(1)支持将外院检验申请的报告传送回申请者 (2)能够根据检验结果、历史检验情况自动进行报告是否需要人工审核的判断,可根据性别、年龄、诊断、历史检验结果等情况自动给出检验结果性质的判断 (3)支持患者在院外浏览本人的检验报告,具备授权控制,并有完整的浏览记录	区域系统检验报告有关数据与外部机构具有可对照性	7
05.03.8		可获得区域检验报告质量指标数据,并与本实验室的阳性率、重复检验率、质控等质量指标进行对比分析		8

第六节　精细化管理

检验科室作为医院临床辅助科室,其效率与医院的临床科室诊疗效率息息相关。检验的精细化管理,可优化检验科室流程,提高效率,对医院的管理尤为重要。现从业务流程、危急值和检验结果三个方面进行精细化管理。

一、业务流程精细化

在一个科学的 LIS 中,检验标本往往是多样化的,常见的检验标本除了血液,还有尿液、痰液、粪便、组织切片等。以抽血为例,医生开具检验申请单后,在抽血采样台抽血,检验系统根据采样的标本类型与试管的起始编号和颜色提示,如在抽血时试管与检验项目标本不一致,系统会作出提示,配管后同时打印出试管信息识别条码和患者回执单,识别条码贴在试管上进行患者基本信息核实,有利于后期闭环管理。

二、危急值管理

结合检验仪器设备和标准,在检验系统中每个检验指标均设定正常值范围以及阈值,检验危急值是指检验指标超过阈值的异常检验结果。危急值在检验科检测间的大屏幕上会显示出来,包括患者的基本信息、开单科室、检验项目、异常结果等,检验科工作人员需要在屏幕显示的规定时间内审核危急值的项目,核实无误后,发送到临床科室,临床护士和医生都能及时接收到患者的危急值提醒,并制订下一步诊疗计划。

三、检验结果管理

检验结果的发布支持多种方式,与各系统,如 HIS、PACS 做接口,检验结果发布后,通过触发器直接插入各系统的数据库定义的检验结果数据表中,可通过 360°视图直接查看检验系统发布的检验数据,也可以通过检验系统直接提供的 Web 接口链接查看检验数据并打印相关报告。

在患者服务方面,患者可以通过回执单在检验科服务台让工作人员协助打印检验报告,可通过院内的自助机识别回执单、电子健康码、医保码、身份证、患者 ID 等多种方式打印检验报告,也可通过医院公众号关联患者信息后查看相对的检验结果。

(张家庆　张远健　管伟明　赖　荣)

━━━◆ 参考文献 ◆━━━

[1] 冯天亮,尚文刚. 医院信息系统教程[M]. 北京:科学出版社,2012.

[2] 陆元善. LIS 系统在检验科应用中的体会[J]. 上海医学检验杂志,2003,18(6):389-399.

[3] 陈斌, 卢中心. 医学检验结果互认的实施现状分析[J]. 医学与社会, 2013, 26(6): 51-53.

[4] 吴艳凌, 吕炜, 韩崇旭, 等. 全自动医院智能采血管理系统的应用评价[J]. 国际检验医学杂志, 2015, (23): 3503-3504.

[5] 刘乃丰. 东南大学出版社[M]. 南京: 东南大学出版社, 2020.

[6] 王宇军, 陈筱凡. 检验科信息系统的应用[J]. 浙江临床医学, 2008, 10(3): 430.

[7] 吉向阳. 检验科信息化管理 LIS 系统的实践及应用[J]. 中国卫生标准管理, 2014, 5(12): 118-119.

[8] 郭志强, 李军, 蒋芬, 等. 检验科信息系统 LIS 与 HIS, PEIS 系统兼容应用体会[J]. 现代检验医学杂志, 2012, 27(3): 150-152.

[9] 梁旭信. 医院检验信息化管理的现状与对策[J]. 求医问药, 2013, (01): 386-387.

[10] 王韬. 医院信息化建设[M]. 北京: 电子工业出版社, 2017.

第九章

重症医学信息系统

本章主要介绍重症医学信息系统的相关内容，包括系统概述、相关标准、系统架构、数据结构、系统功能与流程。在系统概述部分，主要介绍系统的定义和意义；在相关标准部分，主要介绍系统相关国家标准和文件；在系统架构部分，主要介绍系统总体架构、各个组成部分以及它们之间的关系；在数据结构部分，主要介绍系统数据架构、基本数据集以及共享文档规范；在系统功能与流程部分，主要介绍系统流程的整体运行和各子系统的功能作用。

第一节　系统概述

重症监护室（intensive care unit，ICU）是现代医院综合实力的集中体现，是危重症患者进行集中监护治疗等医疗活动的重要临床科室。由于科室与收治患者的特殊性，重症监护病房的建设相比普通病房，面临着更多的问题，如：①需要收集与整理的护理资料比较繁杂，包含科研、护理质量、患者病情等资料，使用传统的整理、录入方式效率不高；②患者病情变化快，监护过程中一般需要使用如呼吸机、监护仪、输液泵、血气分析仪等多种医疗设备，临床监测和评估项目远多于一般病患，采集的数据量非常庞大，缺少自动采集工具；③缺少电子化护理记录单自动生成工具，医护人员需要人工记录医疗设备产生的数据，形成护理记录单，需要付出很大的人力、物力，而且还可能在记录准确性和时效性等方面出现问题；④缺少自动提醒和重症临床决策支持信息化工具，使用传统的护理方式需要医护人员消耗大量精力，时刻关注患者病情变化，工作压力巨大。因此，为解决这些问题，需要建设重症医学信息系统，满足重症科室的信息化需求。

重症医学信息系统是面向ICU建立的信息系统，它的出现改善了重症监护室的监护治疗方式，建立重症医学信息系统后，重症监护室的医护人员对患者的护理效果、护理效率与护理质量均可以得到提高。重症医学信息系统功能模块应包含重症数据采集、重症信息集成、重症临床管理、重症辅助诊疗和重症科室管理，能够实现监护设备的集成、监护数据的实时采集、记录、整理、统计与分析。通过使用重症医学信息系统，医护人员能够提高重症监护治疗质量，如系统可以根据采集到的患者数据自动形成电子护理记录单，医护人员从传统的人工记录护理单的工作中解放出来，提高医疗文书记录的准确性和及时性；医护人员可以实时了解患者的体征数据，及时准确地掌握患者的健康状况，快速准确地记录病情变化及医嘱执行情况，并进行适当调整；系统可实现部分流程的自动化，提升监护治疗的工作效率，使得医护人员把更多的精力用于对患者的救治中。对于科室管理而言，重症医学信息系统通过与医院其他信息系统互联互通，可以协助管理人员完成绩效统计、成本核算、科室物资管理等工作，从而提高重症监护室的科室管理水平，保障医疗质量安全。

在未来的发展中，重症医学信息系统还将进一步发挥科研管理、数据挖掘分析、疾病预警分析与治疗闭环、专科病情分析等作用，让医护人员能够更好地利用数据，辅助临床决策和科研分析，提高工作效率和重症医学救治水平。

第二节　相关标准

一、相关信息标准

表 9-1 列出重症医学信息系统的相关信息标准,旨在通过重症医学信息系统实施与应用的标准化,规范重症监护的工作流程、实现重症监护业务的数字化和网络化、规范重症监护中的各种医疗文书、高效共享重症患者 HIS、LIS 和 PACS、手术等方面的信息,实现对重症监护过程的有效管理,从而提高重症监护管理工作的整体水平。

表 9-1　重症医学信息系统相关标准

标准(规范)名称	相关内容	标准类型
DB11T 1866—2021 重症医学数据集患者数据	该标准规定了重症医学的数据元属性、数据元信息、数据元值域代码表等内容,从重症患者的维度规范了 9 大类数据元(详见本书相关内容)	数据
全国医院信息化建设标准与规范(试行)	利用信息化技术实现重症监护信息的闭环管理;医院护理记录支持危重症护理记录单	技术
三级医院评审标准(2020 年版)	医疗服务能力与质量安全监测数据的系列重症监护数据指标	数据
国家三级公立医院绩效考核操作手册(2022 版)	绩效考核对重症监护数据的考核指标	数据
电子病历基本规范(试行)	重症监护护理单和质控统计的内容和格式	数据
WS 445.5—2014 电子病历基本数据集	规定了一般治疗处置记录基本数据集的数据集元数据属性和数据元属性,适用于一般治疗处置记录基本信息的采集、存储、共享以及信息系统开发	数据
WS/T 500(9-12,19 部分)—2016 电子病历共享文档规范	规定了一般手术护理记录的文档模板以及对文档头和文档体的一系列约束。适用于电子病历中上述记录的规范采集、传输、存储、共享交换以及信息系统开发应用	数据
电子病历系统应用水平分级评价标准(试行)	重症监护数据实现全流程跟踪与闭环管理评价标准	管理
中共中央 国务院关于深化医药卫生体制改革的意见	建立统一的重症数据平台,在统一的规范体系下,实现监护病房信息化,达到数据共享和多业务系统数据交换的目标	管理
医院信息互联互通标准化成熟度测评方案	重症信息系统要与电子病历系统互联互通,实现重症信息数据与电子病历数据交互共享的要求	管理

二、基本数据集

目前,尽管国内外已正式发表的以重症医学为主题的数据集仍相对较少,但国内已有地方标准从患者维度提供了重症数据集参考模型,国外也形成了以患者为中心的重症数据集。

在国内基础数据集中,与重症相关性最大、最具有代表性的是于 2021 年发布的北京市地方标准《DB11T 1866—2021 重症医学数据集 患者数据》。该数据集在现有数据标准的基础上,从多维度梳理形成了重症患者数据集,具体数据元类型涵盖重症患者基本信息数据元、住院信息数据元、入出科室信息数据元、护理记录单信息数据元、血气分析信息数据元、中心实验室检验信息数据元、入量信息数据元、出量信息数据元。

国外以重症为主题的数据集则以由麻省理工学院发布并维护的 MIMIC 重症监护医学信息数据集为代表,最新版本 MIMIC-Ⅳ 2.2 版于 2023 年 1 月 6 日正式发布,最新版本的数据集还添加了院外随访数据方面的数据元。该数据集的最新版本 MIMIC-Ⅳ 2.2 版由 2008 年至 2019 年间共 299 712 名患者、431 231 次就诊次的基础上总结得出,数据集中的数据元随版本迭代和新数据的纳入持续更新。

三、共享文档规范

共享文档规范用于规范医疗文档结构,即通过文档模板结构化、数据元与值域标准化,达到医疗文档的结构化表述,实现医疗文档的共享。国家卫生行业发布的《WS/T 500—2016电子病历共享文档规范》共包括53个部分,其中下列6部分包含了重症医疗的内容。

《WS/T 500.17—2016电子病历共享文档规范 第17部分:一般护理记录》

《WS/T 500.18—2016电子病历共享文档规范 第18部分:病重(病危)护理记录》

《WS/T 500.20—2016电子病历共享文档规范 第20部分:生命体征测量记录》

《WS/T 500.21—2016电子病历共享文档规范 第21部分:出入量记录》

《WS/T 500.24—2016电子病历共享文档规范 第24部分:护理计划》

《WS/T 500.29—2016电子病历共享文档规范 第29部分:特殊检查及特殊治疗同意书》

第三节 系统架构

一、总体结构

根据重症医学业务需求,重症医学信息系统采用多层架构体系来设计,包含基础物理层、数据存储层、数据交互层、业务逻辑层、应用表现层、用户层,系统总体架构见图9-1。

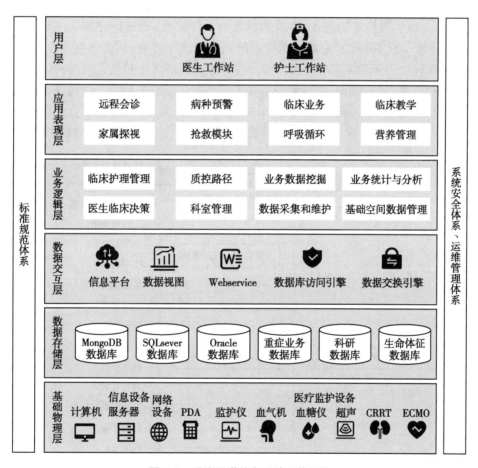

图9-1 重症医学信息系统总体架构

1. 基础物理层 与常规信息系统不同,重症医学信息系统除包含信息设备外,还应包含医疗设备。信息设备包括计算机、服务器、存储设备、网络设备等,为系统提供计算、存储和通信等基础设施;医疗设备包括监护仪、血气机、血糖仪、超声等医疗设备。

2. 数据存储层 负责存储重症患者的相关数据,包括病历、影像、检查报告等。数据存储层通常采用分布式存储架构,将数据分散存储在不同的服务器上,提高数据的可靠性。

3. 数据交互层 负责实现数据的传输和交互,通常采用医院内部的专用网络,保证数据传输的安全性和稳定性。

4. 业务逻辑层 负责实现系统的业务逻辑,包括患者信息管理、医生查房管理、护理计划管理、药品管理等。业务逻辑层通常采用组件化的设计思想,将功能划分为不同组件,便于模块化开发和维护。

5. 应用表现层 负责呈现重症医学信息系统的用户界面。应用表现层通常采用 Web 应用程序的形式,通过 Web 浏览器等客户端与系统进行交互。

6. 用户层 负责接收用户的操作和请求,并将请求传递给相应的业务逻辑层和数据存储层。用户层通常采用简单易用的界面设计,使用户能够方便地使用重症医学信息系统。

二、功能结构

重症医学信息系统结构主要由重症数据采集子系统、重症信息集成子系统、重症临床管理子系统、重症辅助诊疗子系统和重症科室管理子系统五部分组成。根据物理部署情况,重症医学信息系统主要由系统服务器、信息接口同步单元、医生工作站、护士工作站、科主任工作站、设备数据采集中央站等构成。

重症数据采集、信息集成、临床管理、辅助诊疗和科室管理是重症医学信息系统中不可或缺的五个关键组成部分,它们共同构成了一个完整的重症医学信息系统,为医生提供更加全面和准确的诊疗支持,提高医疗效率和患者治疗效果。通过数据采集,系统可以收集患者的生理数据和临床信息,包括生命体征、病史、检查结果等,为医生提供更加细致、客观的诊断和治疗依据;通过信息集成,系统可以将不同来源的数据进行整合和分析,帮助医生更好地了解患者的病情和治疗进展,从而更精确地制订个性化的治疗方案;通过临床管理,系统实现医疗数据的实时监测和分析,提高医生对患者病情的把握和预测,从而更好地制订和调整治疗方案;通过辅助诊疗,系统可以为医生提供及时的诊断治疗建议和提醒,帮助他们更好地应对重症患者的诊疗需求;通过科室管理,系统可以为科室运营、科研和综合管理提供数据支持,同时为家属探视和患者关怀提供技术支撑,打造"有温度的 ICU"。重症医学信息系统功能结构见图 9-2。

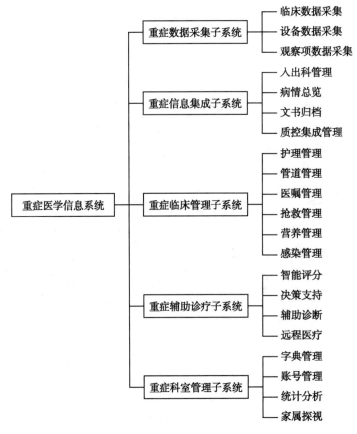

图 9-2 重症医学信息系统功能结构

三、相关技术

随着科技的进步，先进的信息技术与重症医学实现了更深层次的融合，物联网、5G、大数据、云计算和人工智能等技术的应用，使得重症医学信息化应用更加全面、高效、精准，为患者提供更好的医疗服务。

（一）物联网

物联网是一个基于互联网、传统电信网等的信息承载体，它让所有能够被独立寻址的普通物理对象形成互联互通的网络。物联网技术的应用可以为重症医学信息系统提供更加精准和及时的数据支持，从而提高疾病的诊断和治疗效果。

物联网技术一方面可以实现设备之间的互通和数据共享，使得医疗机构可以更加高效地管理和共享数据，降低了数据处理和存储的成本，提高了数据的安全性和可靠性；另一方面，可以通过数据采集和分析，提高重症医学信息系统的智能化程度，帮助医护人员更加深入地了解患者的病情和治疗效果，为重症预防和患者安全提供支持。例如基于物联网技术和激光雷达设备或可穿戴设备建立患者姿态识别系统，在卷积神经网络（CNN）等人工智能技术的支持下，可通过患者姿态智能判断患者是否出现危急特征，并及时通知医护人员进行干预。因此物联网技术的应用可以为重症医学提供更加全面和高效的支持，从而提高疾病的诊断和治疗效果。

（二）5G

5G 也称为第五代移动电话行动通信标准，主要优势在于其速度、容量、时延和连接性。5G 技术的发展让数据传输速率大幅提高、延迟显著降低，可为重症信息系统的数据远程交互、处理和分析带来如虎添翼的效果。

5G 与重症领域的结合能有效增强重症患者与医护人员、医疗机构、医疗设备间的实时互动；5G 高传输速度与低延迟的特点，更加快多源、异构、海量重症数据的集成，建设蕴含高价值信息的重症知识库与资源库，在数据资产挖掘、重构重症信息化建设内容及方向上发挥作用。5G 在重症医学信息系统中的应用，可以提高医护人员对患者的监测、管理和治疗效果，帮助医生和护理人员更好地了解患者情况，为重症患者提供更加及时、高效的医疗服务。同时，5G 的广泛应用还将促进医疗信息化、智能化和数字化的发展，为医疗行业的转型升级提供强有力的支撑。

（三）大数据

大数据是指大量、高速、多样、低价值密度、真实的数据集合，使用大数据技术可以为重症医学信息系统提供更加全面、准确、实时的数据支持，从而提升医疗服务的质量和效率。

与其他医疗数据相比，重症医学的数据更为重要、复杂，其不仅与健康和生命安全息息相关，而且数据结构和类型也更加庞杂和繁琐。重症医学信息系统的主要数据来源为医疗数据资源，如电子病历数据、临床检验数据、医学影像数据、医疗设备实时监测数据等，并呈现出数据规模大、数据结构多样、数据价值高等显著特征。大数据分析在重症医学领域的广泛应用，能够大幅提高对患者治疗的安全系数，为患者制订更有针对性的治疗方案。

（四）云计算

云计算是一种分布式计算技术，它可以将巨大的数据计算任务分解成许多小任务，然后通过多个服务器协同完成这些任务。云计算提供了可靠的数据存储和处理能力，可以大大提高重症患者的医疗信息管理效率。

云计算可以将重症患者的医疗数据存储在云端，通过网络实时获取和处理，大大减少了在数据采集和传输过程中的资源消耗和提高数据的安全性以及可靠性；使用虚拟化技术，可以将系统的不同功能模块虚拟化，实现灵活的资源调度和共享，提高系统的可扩展性和可靠性；提供大量在线计算资源，包括CPU、内存、存储和数据库等，可以支持系统的复杂计算任务，提高计算效率。

（五）人工智能

人工智能是研究、开发用于模拟、延伸和扩展人的智能的理论、方法、技术及应用系统的一门新的技术科学。人工智能技术可以用于分析和管理大量的重症病例数据，帮助医护人员更好地诊断和治疗疾病。如将人工智能技术应用于疾病预测，通过机器学习方法，使用历史临床数据进行训练，结合当前患者数据,预测患者的健康状况,以辅助重症监护室的医护人员对患者当前病情进行诊断,通过辅助决策的方式减轻重症监护室医护人员的监护压力。

但是,人工智能在重症医学领域的应用还面临着一些挑战,例如数据安全性、数据质量控制、算法的可解释性等。同时,由于人工智能技术的性能受到计算能力和算法复杂度等因素的限制,因此在处理大规模数据和复杂的医学问题时,人工智能技术还需要不断进行优化和改进,也需要医院建设好医疗大数据平台,打好数据基础。

第四节　数据结构

各子系统数据之间相互关联,共同构成了重症医学信息系统的数据架构。数据采集子系统负责采集数据,包含临床数据集、设备数据集、观察项数据集;信息集成子系统对数据进行处理和分析,包含出入转科数据集、患者基础数据集、文书数据集、质控数据集等;临床管理子系统对患者进行全面管理,包含护理数据集、管道数据集、医嘱数据集、抢救数据集、感染数据集等;辅助诊疗子系统提供智能辅助功能,包含重症评分数据集、知识库数据集、会诊数据集等;科室管理子系统提供科室运营相关功能,包含字典数据集、账号数据集、家属探视数据集等。重症医学信息系统的各子系统之间通过数据共享和交换实现了数据的互通和互动,为重症患者的治疗和管理提供了有力支持。重症医学信息系统数据架构见图9-3。

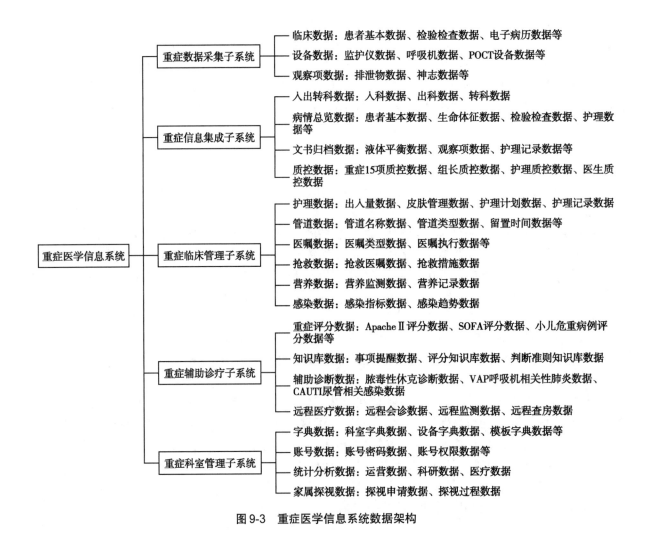

图9-3　重症医学信息系统数据架构

第五节　系统功能与流程

重症医学信息系统包括数据采集、信息集成、临床管理、辅助诊疗、科室管理等子系统。数据采集子系统负责收集重症患者的基本信息、病史、症状、体征、实验室检查结果、影像学检查结果等数据，用于建立重症患者的个人档案和病历；信息集成子系统将采集到的数据进行整合和分析，包括医疗信息的一体化展示和汇集，以便为医护人员提供更准确、更全面的信息；临床管理子系统实现诊疗、护理的一体化管理，为医生和护士提供实时的、准确的临床数据，以便于进行医疗决策和治疗方案的制订；辅助诊疗子系统将收集到的数据用于支持辅助诊断、决策支持，并提供远程医疗等功能，支持医护人员进行疾病诊断、预后预测、远程协助；科室管理子系统提供字典管理、账号管理、统计分析、家属访视等功能，为科室个性化配置和管理提供信息化工具。

重症医学信息系统为患者在 ICU 治疗期间提供诊疗支持，其主要业务流程见图 9-4。

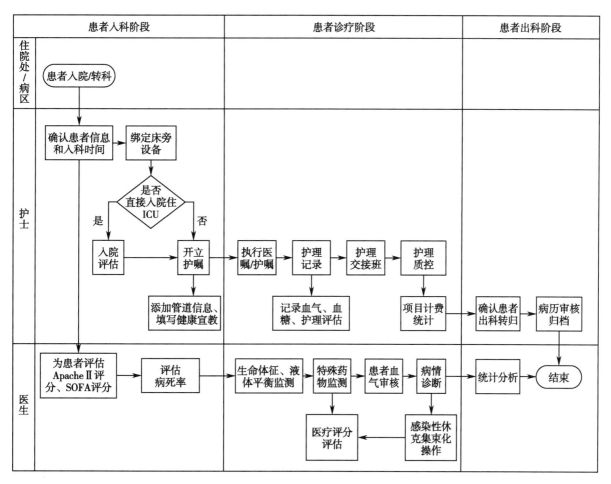

图 9-4　重症医学信息系统主要业务流程

患者入科阶段，系统自动获取患者的基本信息，护士在患者入科后首先进行患者基本信息和入科时间确认，然后进行床旁设备绑定、开立患者护理计划；医生进行 ApacheⅡ评分、评估病死率等操作。

患者诊疗阶段，护士执行医/护嘱，确认生命体征、出入量数据，编写护理记录、护理评估、护理交接班记录、护理质控等文书；医生对患者的生命体征、出入量、特殊药物进行监测，并对患者病情进行诊断，对脓毒症患者进行感染性休克集束化操作，以及对患者进行对应的医疗评估，全面了解患者的诊疗情况。

患者出科阶段,护士进行患者出科转归确认、病历审核及归档;医生对患者数据进行统计分析并加以利用。

一、重症数据采集子系统

重症数据采集子系统包含临床数据采集、设备数据采集、观察项数据采集等功能模块,实时监测患者相关指标并对治疗进行连续实时监控及调节,有助于提高重症临床治疗水平,改善患者生存质量,延长患者生存时间。该子系统可利用大数据及云计算技术,通过数据的采集以及整合,形成重症临床数据中心,为医疗大数据分析及利用提供数据基础。

（一）临床数据采集

临床数据采集是指在重症患者医疗过程中收集和记录患者的基本信息、病史、诊断结果等,以便进行分析和治疗。临床数据采集可以让医生全面了解患者住院期间的病情,有利于得到更精准的诊断、制订出更科学的治疗方案,同时也可以帮助护理人员提高护理质量,及时知晓患者的临床数据,并采取相应的护理措施。

临床数据采集子系统的数据获取渠道主要包括医嘱系统、LIS、PACS、RIS 和 EMR 系统等。采集的数据主要包括患者基本信息、医嘱信息、检验检查信息、手术信息、病历文书信息等。

（二）设备数据采集

设备数据采集利用 5G、物联网技术,通过设备数据接口协议、设备中央站等方式自动采集床边医疗设备数据,数据可自动记录在重症护理记录单上,做到无纸化记录数据,消除信息孤岛。设备数据采集的重要功能是体征预警,当采集的数据出现异常时,系统提醒医护人员了解患者的最新状况,提高诊断和治疗的准确性和效率。

系统支持采集数据频率自定义设置和体征预警设置,例如抢救时采集频率可设置为 60 秒 / 次或以上,当出现异常数据预警时,对异常数据可以进行二次修改,支持手动修正数据并保存修改痕迹。采集到的数据可提供数字、曲线图等多种展现方式。需要采集的床边设备包括监护仪、呼吸机、血气机、血糖仪、CRRT、PICCO、ECMO 等,采集数据包括心率、呼吸、血氧、脉搏、血压、氧浓度等。

（三）观察项数据采集

观察项数据采集是指在重症患者的治疗过程中可以为医护人员提供必要的观察数据,实时监测患者的生命体征、药物使用情况、治疗效果、记录病历等信息,涵盖以下几个方面。

1. 记录患者的心率、心血氧饱和度等指标,帮助医生快速掌握患者的生命体征。

2. 监测患者正在使用的药物,如抗生素、镇痛药等,以便医生及时调整治疗方案,确保患者用药安全。

3. 监测患者的生命体征变化和药物浓度变化等指标,评估治疗效果,以帮助医生及时调整治疗方案,最大程度地提高治疗效果。

4. 记录患者在 ICU 中的直接观察情况,如神志、瞳孔大小、对光反射、排泄物等,以便医生更好地了解患者的病情和治疗情况,为得到准确的诊断和制订有效的治疗方案提供有力支持。

二、重症信息集成子系统

重症信息集成子系统包含入出科管理、病情总览、文书管理、质控集成管理等功能模块,通过该子系统可以实现诊疗一体化展示,规范重症医疗流程,提高质控水平,以患者诊疗过程为主线,实现对重症患者标准化、规范化、流程化的全程监护,实现 ICU 的数字化管理。

（一）入出科管理

入出科管理模块用于管理患者的入科和出科流程,对科室床旁设备进行分类管理,可以自动地将设备与床位进行关联,方便将非固定设备分配到对应的床旁或解除关联,帮助医护人员实现对患者的高效管理和精细化服务。

患者入科时,该模块自动提取患者信息（基本信息、诊断、入科来源、身高、体重等）,并可在入科时提前进行设备绑定及报警值设置（可针对单个患者对默认报警值进行个性化设置）,方便医护人员审核患者信息、提交病历资料和药物清单等信息，为后续治疗提供有力支持。在特殊情况下该模块提供患者紧急入科，并提供人工录入住院号搜索入科患者的功能。

患者出科时，该模块记录患者出科转归信息，提供患者出科转归审核功能。患者出科后，该模块提供所有已出科患者在科病情及护理过程回顾。

（二）病情总览

病情总览模块用于收集、整合、分析和管理重症患者的临床数据，包括患者的基本信息、病史、症状、体征、电子病历等，可按天或周动态展示患者生命体征变化趋势图、自动汇集患者出入量平衡变化并展示趋势，展现神志、瞳孔、神经评分等神经系统相关观察数据、查看患者检查、检验、特殊事件的异常值和警示值等。该模块实现了患者信息的可视化呈现和实时更新，使医护人员能够更好地了解患者的病情状况，及时采取相应的治疗和护理措施。

在病情总览模块中，医护人员可以通过查看不同维度的数据，了解患者的病情状况和变化趋势。例如，医生可以通过查看患者的出入量数据、医嘱和护理计划，了解患者的治疗情况和身体状况；护理人员可以通过查看患者的护理记录，了解患者的生理状况、心理状态、疼痛程度、舒适度等，从而更好地为患者提供治疗和护理服务。

（三）文书管理

文书管理是指对重症患者的文书进行收集、整理、保管、利用和分析的过程，利用电子签名技术可实现电子化的归档和共享，可以提高医护人员的工作效率，减少文书丢失、损坏、误用等情况的发生。文书管理模块可查询患者在科期间的所有文书记录，并支持按时间查询，提供各类文书的打印功能；全自动生成特护单，实现特护单上医嘱执行信息、生命体征数据、观察监测信息、出入量信息、护理措施记录等信息的自动采集、模板化记录。文书格式可根据管理部门或临床科室要求定制，支持彩色图形或趋势图的制作以及内容缩放、预览与打印。归档后的文书在授权用户（如护士长）进行解除归档操作后方可更新，防止特护单数据的随意修改，保证文书记录的一致性。

常用文书包括护理记录单、护理计划单、病历病程记录单、医嘱单、检验检查报告、体温单等；重症特殊文书包括特护单、观察项记录单、液体平衡记录单、抢救记录单、重症健康教育单等。

（四）质控集成管理

重症监护病房患者病情复杂且是医院感染的高发区，对其进行质量控制，必须做到精细化管理。质控集成管理除了提供常规的重症医学专业医疗质量控制15项指标的自动统计和上报功能外，还提供不同角色的质控指标，包括组长质控、护理质控、医生质控，以及质控数据集成查询、导出功能，确保重症医疗服务的质量和安全。

1. 组长质控　是指由组长对所负责的患者进行全面的质量管理，包括患者的病情、治疗方案、护理计划等，是保证患者得到高质量医疗服务的关键环节。

2. 护理质控　是指由护士长或护理主管对患者进行全面的护理质量管理，包括患者的生理状况、心理状态、疼痛程度、舒适度等，是确保患者得到优质护理服务的基础。

3. 医生质控　是指医生对所负责的患者进行全面的医疗质量管理，包括患者的病情诊断、治疗方案制订、用药合理性等，是保证医疗服务高效和安全的核心。

三、重症临床管理子系统

重症临床管理子系统包含护理管理、管道管理、医嘱管理、抢救管理、营养管理、感染管理等功能模块，实现对患者临床信息的全面管理，为医护人员提供全面、准确、实时的临床数据支持，提高重症患者的治疗效果和生存率。

（一）护理管理

护理管理模块主要包括出入量管理、皮肤管理、护理计划、护理记录等功能，可以帮助医护人员更有效地管理患者的信息，提高患者的治疗效果。

1. 出入量管理　支持护士记录患者每天的液体摄入量、尿量、输血量等数据，从而及时掌握患者的出入量情况，避免患者出现脱水等情况。

2. 皮肤管理　支持以文字和图片的形式帮助护士记录患者的皮肤状况,比如压疮分期及护理信息等,从而及时发现患者的皮肤及用药问题,采取相应的护理措施。

3. 护理计划　支持护士根据患者的病情和治疗情况,设定目标、措施、行为,并生成护理计划表单,跟踪护士执行情况,帮助护士制订科学合理的护理计划,从而更好地照顾患者。

4. 护理记录　支持护士记录患者每次护理情况,如入院评估、护理措施、病情记录和交班报告等,从而方便医生了解患者的护理情况,及时调整治疗方案。

（二）管道管理

管道管理模块的主要目的是实现对患者导管的集中管理,同时收集各类导管事件作为知识库支撑,支持对患者导管事件的监测、记录以及相应护理措施的执行记录;统计患者的引流量,生成出量动态图,并关联到出入量统计中。该模块支持常规的导管更换、新增、拔除等日常操作,删除导管等特殊操作则需要提供授权,能够对管道的护理过程进行记录,提供导管质控数据的自动统计以及管道知识库,如导管有效期、危险度、护理措施等。

面对重症患者病情复杂多变的情况,管道管理模块支持人体图、列表等呈现方式,且可根据科室的实际要求,对管道名称、留置时间、留置深度、有效期、周围皮肤状态等信息进行详细记录,为医护人员提供全面的管道情况。

（三）医嘱管理

医嘱管理模块自动从医嘱系统中提取数据,并自动按照长期、临时、输液、服药、治疗等进行分类,方便医护人员查看。医护人员可记录和修改医嘱执行情况,用不同颜色标识不同状态的医嘱,利用系统快速进行用药物剂量的换算,确保入量汇总准确,实现医嘱闭环管理。

医嘱管理可以确保患者的医嘱被连续执行并记录归档,帮助医生在整个住院期间根据患者的康复情况和治疗需求调整医嘱,以达到最佳治疗效果;可以自动化管理患者的药物清单,并实现自动分配和给药,有助于减少人为错误并提高药物治疗的有效率。

（四）抢救管理

抢救管理模块主要实现医护人员对重症患者采取的抢救措施及抢救相关信息的管理。由于抢救过程往往时间紧、病情变化快,该模块提供预置的抢救模板,快速进行护理、药物、处置、检验、管道等事件的记录;提供抢救口头医嘱记录功能,通过快速点选、少量输入数据即可完成记录,并自动汇总以供审核,生成口头医嘱单;保存所有患者的抢救记录,支持后期的查询、增补、修改。

（五）营养管理

营养管理模块根据每日医嘱内容系统自动计算营养相关数值,结合营养监测结果自动提醒营养不良;支持医护人员根据病情对患者进行营养目标设定,查看每日所需营养和实际营养监测结果;支持营养情况汇总以及治疗结束后历史记录的追溯。

重症患者病情复杂,治疗过程通常需要较长时间,营养不良的发生率在30%～50%,而营养不良导致重症患者总住院时间及住 ICU 时间明显延长、并发症增多,尤其是感染性并发症及病死率明显上升,总住院费用增加45%～102%。因此,营养的相关风险一直伴随着治疗过程,营养管理也是重症患者疾病康复的关键因素之一,其强调生命体征的稳定,对治疗效果有较大影响。

（六）感染管理

感染管理模块支持对患者感染情况进行回顾分析,能自动提取并展现患者感染相关的检验检查及用药情况,并与感染指标进行对比分析,提供变化趋势图,辅助医生日常诊疗工作。该模块帮助医护人员统计“三管”（气管插管、导尿管、血管内导管）感染率,并提供感染相关的指标数据以供院感系统使用。感染管理有助于对患者进行分级分区管理,能协助医护人员根据病情严重程度分配相应的重症病房和治疗方式,有效预防重症患者之间的交叉感染。

四、重症辅助诊疗子系统

重症辅助诊疗子系统包含智能评分、决策支持、辅助诊断、远程医疗等功能模块,能够有效利用医疗数据实现医疗评估、辅助决策、远程协助一体化管理,提高医护人员的工作效率,为患者的健康保驾护航。

（一）智能评分

智能评分模块实现对重症患者病情的实时监测和评分，帮助医护人员更好地了解患者的病情和治疗进展；可以根据患者的生理参数、病理指标、诊疗记录等数据进行实时评分，并根据患者的病情变化进行动态调整。

该模块可以计算几十种指标的评分，能够根据临床科室需求增加自定义评分，并提供直观易懂的计算过程和分数依据，方便医护人员核对评分；能够充分利用医疗数据以及患者信息自动计算出相应分值，无须医护人员二次录入，并提供患者评分结果的变化曲线。该模块支持的评分包括 Apache Ⅱ、Spas Ⅱ、TISS、小儿危重病例评分等。

（二）决策支持

决策支持模块利用人工智能技术收集、分析和管理重症患者的各类医疗信息，为医护人员提供快速、准确和有效的辅助决策。

知识库是辅助决策的重要组成部分，用于存储和管理各种有用的数据和信息，包括各类文本、图片、音频、视频等，并对数据进行分析和挖掘，从中提取有用的知识和信息，如规律、趋势、模型等。

现有重症知识库主要在重症相关的专家共识与指南的基础上建立。经梳理查询，重症相关专家共识可分为重症预防类、重症医技类、重症诊疗类、重症用药类、重症患者管理类等类别，可为患者的重症预防、检查、诊疗、用药、管理等方面提供全方位的决策支持。

在专家共识与指南等的基础上建立的知识库根据不同的临床情况提供了多种判断准则，简单的情况可通过一个参数进行判断；对于复杂的病情，如败血证，则可结合多个参数进行综合判断，甚至还可根据患者各项指标的变化趋势进行判断，对临床上多种复杂情况作出预判与提示。当患者出现符合规则的临床表现时，系统会给予提示和报警，并将信息传递给医护工作站，在专家共识等权威知识库的基础上为医护人员提供实时决策支持。

（三）辅助诊断

辅助诊断模块提供规范化诊治流程管理的功能。ICU 医生可事先在知识库设置好诊断流程、步骤和内容，在诊断确认时该模块根据知识库提供路径式的流程指引，实现标准化诊断管理，同时可以对诊疗过程中收集到的临床数据进行分析，自动生成诊断报告，帮助医生更快速地了解患者的疾病情况和诊断结果。

常见的辅助诊断：怀疑患者脓毒症休克、VAP 呼吸机相关性肺炎、CRBSI 血管内管道相关血行感染、CAUTI 尿管相关感染等。针对重症患者常用的诊断，该模块为医护人员提供操作指引，起到提醒医护人员规范操作的效果。

（四）远程医疗

远程医疗模块主要包含远程会诊、远程监护、远程查房等功能，注重于医疗服务的传播和扩散，利用5G、云服务和互联网技术，实现不同医疗机构医生间的远程交流和协作。

远程医疗可以帮助医生跨越地域和时间的限制，为患者提供更加灵活、便捷和高效的医疗服务。首先，医护人员可以通过远程会诊与其他医疗机构专家进行实时讨论，协助诊断、治疗患者；其次，通过远程监护功能可监测患者的生命体征、治疗进展、治疗方案等，以确保患者得到最佳的治疗效果；最后，通过移动端文字、图片、音视频的方式实现远程查房，能够实时了解患者的病情和治疗进展，快速给出治疗建议，提高诊疗效率。

五、重症科室管理子系统

重症科室管理子系统包含字典管理、账号管理、统计分析、家属探视等功能，支持系统模板、系统参数、预警提醒和用户账户的自定义管理，并提供数据综合统计分析及家属双向探视服务，从科室管理的角度为临床和管理部门提供一体化管理工具，提升科室管理水平。

（一）字典管理

字典管理是重症医学信息系统重要组成部分之一，可以帮助系统管理人员对系统中的各种数据进行维护和管理。字典管理模块提供了科室参数字典、设备参数字典、菜单字典、护理模板字典配置等功能，科室可根据自身的业务、管理需求,自主设置符合科室要求的各项配置,使得重症科室拥有符合自身个性化需求的信息系统,提高了科室的管理效率和工作质量。

(二)账号管理

账号管理模块实现对用户账号、角色权限的管理,科室管理人员可自行为新同事创建用户账号并且分配用户角色,对已离职或者转科的护士进行账号禁用或科室权限调整;可对账号密码规则和修改期限进行设置,还可以对不同角色进行不同权限划分,如医生角色只能操作医生模块的功能,护士角色只能操作护士模块的功能等,并且可与用户手机号码进行绑定,实现手机验证码登录。

(三)统计分析

统计分析模块实现对科室管理、医疗、科研数据的统计分析,支持数据的查询、导出、打印。科室管理人员可在系统中查看到科室的运营情况数据,更好地为科室作出相关决策,提高科室运营水平;医护人员通过图形化的数据分析及对比,可以更好地了解患者的病情概况,更快地作出医疗诊断;科研人员通过多条件的数据检索,快速获得患者的医疗数据,有助于提高科研效率与水平。

(四)家属探视

家属探视模块利用 5G 技术实现家属对 ICU 单元的患者进行音视频的双向探视。患者家属可以通过该模块向科室提出探视请求,包括探视的时间、地点等。科室可以通过该模块向患者和家属提供健康教育知识,包括日常生活、饮食、运动等方面的建议,并收集患者和家属对探视的反馈意见,及时进行改进。保护患者和家属的个人隐私信息是该模块的重要考虑因素,因此系统采用加密技术、数据备份等手段,实现敏感数据的脱敏以及保护,确保患者和家属的信息安全。

第六节　重症医学信息系统测试指标

本节列举与重症医学相关的一系列测试指标,包含《电子病历系统应用水平分级评价标准(试行)》《医院信息互联互通标准化成熟度测评方案》两项重要测评文件对重症医学信息系统的要求,可作为系统建设需求梳理的参考。文件涵盖了对于重症医学信息系统及数据整合性、一致性、及时性、完整性、互通性等方面的测试指标,对于重症医学信息系统的建设和优化都具有一定的参考价值。

一、《电子病历系统应用水平分级评价标准(试行)》

(一)信息利用

"信息利用"工作角色部分的测评指标主要考察医疗过程产生的医疗信息的数据整合、管理指标生成、知识库的生成等,侧重于医疗信息在医疗安全、质量管理中的应用。在"信息利用"工作角色中,与重症相关的评价项目为临床数据整合,即按整合的临床医疗数据中符合一致性、完整性、整合性、及时性要求数据的比例系数计算,结果须达到数据质量评价指标的要求。

(二)病房护士

"病房护士"工作角色部分的测评指标主要考查病房护士相关业务流程的电子病历系统应用水平。在"病房护士"工作角色中,与重症相关的评价项目包含患者护理与评估、医嘱执行以及护理记录。

(三)治疗信息处理

"治疗信息处理"工作角色部分的测评指标主要考察医院中开展的各种需要持续多次重复执行的专科检查,主要包括透析、康复、放射治疗、针灸、推拿等,以及部分临床科室有计划执行的持续或需要多次重复执行的专门治疗项目,但不包括药物治疗(如化疗、输液、注射等)、外科换药、需要进入手术室的手术治疗。在"治疗信息处理"工作角色中,与重症相关的评价项目包含一般治疗记录以及监护数据。

二、《医院信息互联互通标准化成熟度测评方案》

(一)临床服务系统建设情况

该部分与重症医学相关的评审指标要求医院已建成并投入使用一定数量的临床服务系统,其中输血管理系统、重症监护系统、心电管理系统、应急事件监测管理系统等与重症医学相关的系统也被列举在内，医院可选择建设这些系统增加该项测评的计数，提高评级得分。

（二）医疗服务应用系统建设情况及利用情况

该部分与重症医学相关的评审指标要求医院能够提供医院运行、医疗质量与安全监测指标，其中患者医疗质量与安全指标、单病种质量监测指标、重症医学质量监测指标、合理用药监测指标、DRGs 医疗服务指标等与重症医学相关的监测指标也被列举在内，医院可选择实现这些指标增加该项测评的计数，提高评级得分。

（三）平台联通业务范围

该部分与重症医学相关的评审指标要求医院将一系列临床服务系统接入平台，其中输血管理系统、重症监护系统、心电管理系统、应急事件监测管理系统等与重症医学相关的临床服务系统也被列举在内，医院可选择将这些系统接入平台增加该项测评的计数，提高评级得分。

（余俊蓉　张　灵　莫远明　陶　涛　黎鹏安）

参考文献

[1] 杨丽，李敏. 数字化重症病区整体解决方案的构建及应用[J]. 全科护理，2019，17（26）：3295-3297.

[2] 王微微. 护理资料规范化管理在重症监护室中的应用[J]. 中医药管理杂志，2018，26（19）：121-122.

[3] 张迪. 数字化重症监护系统的设计与应用[J]. 网络安全技术与应用，2021（04）：52-54.

[4] 周瑜，许姗姗，谢秀华. 重症监护信息系统在 ICU 工作中的应用[J]. 中国数字医学，2020，15（04）：136-138.

[5] 常玉杰，刘金英，赵蕊，等. 重症监护室与普通病房护士的工作压力情况调查分析[J]. 河北医药，2015，37（13）：2052-2054.

[6] 赵颖. 重症监护临床信息系统在 ICU 护理中的应用[J]. 中国数字医学，2020，15（10）：143-144+127.

[7] 王丹丹，贺文静，杨同男，等. 重症医学科即时检测信息系统的全流程构建与应用[J]. 中国数字医学，2022，17（11）：75-78+102.

[8] 王静，曹英，李艳. DoCare7.0 信息系统在 CCU 重症患者结构化电子护理记录的应用[J]. 护理学杂志，2022，37（08）：39-40.

[9] 陈永强，李庆印. 重症监护发展现状与趋势展望[J]. 中国护理管理，2017，17（09）：1153-1158.

[10] 苏嫦娥，朱林，范胤璞，等. 数字化重症监护病房的管理[J]. 中国护理管理，2009，9（03）：28-29.

[11] 马振芝，宋均英，王敏，等. 重症监护信息系统在 ICU 护理工作中的应用[J]. 齐鲁护理杂志，2019，25（15）：46-48.

[12] 邱泽亮，梁梁，胡芳侣，等. 集成化重症监护临床信息系统的开发与临床应用[J]. 现代医院管理，2018，16（04）：79-82.

[13] MAYER-SCHÖNBERGER V, CUKIER K.Big data: A revolution that will transform how we live, work, and think[M]. Boston: Houghton Mifflin Harcourt, 2013.

[14] 王星，刘晓燕. 医疗大数据环境下的疾病预测模型研究[J]. 制造业自动化，2022，44（07）：24-27.

[15] JOHNSON A E W, BULGARELLI L, SHEN L, et al. MIMIC-Ⅳ, a freely accessible electronic health record dataset[J]. Scientific data, 2023, 10（1）：1.

[16] 莫远明，王毅. 重症快速反应小组中央监控平台设计与实现[J]. 医学信息学杂志，2020，41（04）：62-65.

[17] 刘畅，康焰. 中国重症医学质量控制指标的思考[J]. 中国医刊，2021，56（05）：475-476.

[18] 颜碧清. 重症患者营养治疗策略[J]. 现代实用医学，2020，32（08）：887-889.

第十章 治疗信息系统

治疗信息系统是医技科室对患者进行治疗时使用的信息管理系统,是医院信息化建设的重要组成部分。本章主要从康复理疗系统、高压氧系统、营养系统、血液透析系统、放疗系统及核素治疗系统进行介绍,内容涵盖治疗系统概述、相关标准、系统架构、数据结构、系统功能与流程、相关测评指标等。治疗系统通过对接医疗设备,采集治疗数据,提供数字化治疗手段,并与医院信息系统进行集成,实现治疗业务全流程闭环管理。

第一节 系统概述

治疗信息系统主要包括康复理疗、高压氧、营养、血液透析、放疗和核素治疗等系统,是医技科室为患者有计划执行或需要多次重复执行的专门治疗项目的信息管理系统。

在 HIS 建立初期,治疗信息系统作为一个子系统或功能模块存在于 HIS 中,只有简单的登记、执行、记录等功能。随着医院信息化建设的快速发展,治疗过程的各环节记录、监控数据要求越来越完善。治疗信息系统为了满足《电子病历系统应用水平分级评价标准(试行)》《医院互联互通标准化成熟度测评方案》《医院信息化建设应用技术指引》《医院信息平台应用功能指引》等政策和规范的要求,根据康复理疗、高压氧、营养、血液透析、放疗、核素治疗等不同治疗类型分化成独立的治疗信息系统,并在实际使用中不断完善发展。

一、康复理疗系统概述

康复理疗是一种通过物理、运动和康复等治疗手段帮助患者恢复或改善功能的治疗方法,适用于各种身体功能失调和疾病,如运动系统疾病、神经系统疾病、呼吸系统疾病等。

在 2010 年以前,康复理疗系统作为一个功能模块存在于 HIS 中,治疗师开立医嘱,进行康复评定、制订康复方案只能通过手写的形式去完成。随着医院信息化和康复医学的快速发展,HIS 里的康复治疗模块基本功能已经无法满足医生对于信息系统的使用需求,独立的康复理疗系统能够针对康复理疗在信息系统中完善每一个流程环节,实现康复理疗系统业务全过程闭环管理。

二、高压氧系统概述

高压氧治疗是将氧气加压到高压,通过人工呼吸机或特殊的高压氧舱,使人体吸入高浓度氧气,氧气分子向身体内部渗透,从而提升身体氧含量,改善人体生理功能,加快患者伤口愈合和疾病康复。

随着医院信息化建设的快速发展,高压氧系统从 HIS 的一个功能模块发展为一个独立的信息管理系统,涵盖了高压氧治疗预约登记、方案及计划、疗程结果评估、患者治疗状态监控等多种功能,实现了高压氧系统业务全过程闭环管理。

三、营养系统概述

营养治疗管理主要为患者在营养膳食方面提供科学合理的治疗方案。患者因疾病或手术造成的营养代谢受损,延迟的营养治疗将导致急危重症患者迅速出现营养不良,在不同程度上增加死亡率、感染率以及其他并发症,影响治疗效果,延长患者住院时间。因此科学合理的营养治疗措施对患者疾病治疗和康复有着十分重大的意义。

在信息系统发展初期,营养系统作为一个子系统或功能模块存在于 HIS 中,营养科医生只能给患者开立营养医嘱,其他营养管理功能无法在系统中实现。随着医院信息化的发展与对患者营养膳食管理要求的深入研究,营养系统已经发展为一个越来越完善的独立系统。营养系统不仅具有患者膳食订餐、配送和库房管理等功能,而且能够为患者进行营养风险筛查、营养会诊和营养评估,根据患者营养情况开立肠内营养医嘱,制订营养治疗方案,定期对患者进行营养宣教和复诊监测,动态掌握患者的营养情况,加快患者的疾病康复,实现营养治疗业务全过程闭环管理。

四、血液透析系统概述

血液透析是一种通过特殊透析器,将血液中多余的水分和废物清除出去,以达到治疗肾衰竭等一系列疾病的方法。血液透析可以有效治疗慢性和急性肾衰竭等疾病,改善患者的生活质量和预后,但也存在一定的风险和不良反应,如感染、低血压。因此,患者在进行血液透析治疗前需要接受全面的评估和指导,以确保治疗的安全性和有效性。

以前血液透析系统多以单机版形式存在,无法与 HIS 进行对接,大部分工作流程需要手工录入。随着医院信息化建设的快速发展,血液透析系统经过多次更新迭代和升级,目前已经实现了集治疗数据采集、存储、统计分析一体的血液透析治疗全过程闭环管理。

五、放疗系统概述

放疗即放射治疗的简称,是利用各类放射线治疗机或加速器产生的放射线等治疗恶性肿瘤的一种方法,是治疗恶性肿瘤的重要手段之一。放疗系统对于实现治疗过程的可计划性、治疗结果可追溯性、质控点超限预警及时性和操作便捷性具有重要意义。

随着放疗水平迅速发展,放疗技术对患者诊断信息、各种摆位设备及治疗计划的设计和执行精度要求越来越高,传统放疗科室面临着放疗数据难以管理、医疗信息难以保存和传递、数据安全性等问题。

如今,放疗系统已经发展成以精确计划放疗为核心,具备精准诊断(如各种检查和影像诊断)、精准定位(如各种摆位设备)、精确治疗(如各种先进治疗技术)的信息管理系统。同时,放疗系统将放射定位设备、加速器系统、治疗计划系统、多叶光栅等设备连接起来,实现了放疗全过程自动化闭环管理。

六、核素治疗系统概述

核素可用于治疗癌症和其他疾病,通过使用放射性同位素(核素)来破坏癌细胞或其他异常细胞,能够帮助患者减轻症状或缓解疾病。相对于传统的化疗和放疗,核素治疗对患者的不良反应比较小。核素治疗可以针对特定类型的癌症和疾病进行个性化治疗,也可以在其他治疗方法无效的情况下提供替代治疗方案,是一种安全、有效、个性化的治疗方法。

随着医院信息化建设的快速发展,目前核素治疗系统已经实现了患者管理、治疗评估、治疗方案及计划、核素制备、输送、监测治疗过程、诊疗结果评估等全过程闭环管理。

第二节　相关标准

医技治疗在相关标准中明确了具体内容和标准类型,如表 10-1 所示。

表 10-1　治疗信息系统相关标准与类型

标准(规范)名称	相关内容	标准类型
医院信息化建设应用技术指引(2017 年版)	规定了透析治疗、放疗、化疗、康复、放射介入及高压氧等治疗系统应用技术	技术

续表

标准（规范）名称	相关内容	标准类型
医院信息平台应用功能指引（2016年版）	规定了透析治疗、放疗、化疗、康复、放射介入及高压氧等治疗信息系统具体功能，实现治疗业务全过程闭环管理	管理
三级医院评审标准（2020年版）	规定了医疗服务能力与质量安全监测数据中血液透析、康复、放疗数据指标，规定了临床服务质量与安全管理中血液透析、营养、康复、放疗质量保障与持续改进要求	数据
WS 445.5—2014电子病历基本数据集	规定了一般治疗处置记录基本数据集的数据集元数据属性和数据元属性，适用于一般治疗处置记录基本信息的采集、存储、共享以及信息系统开发	数据
WS/T 500（第8部分）—2016电子病历共享文档规范	规定了一般治疗处置记录的文档模板以及对文档头和文档体的一系列约束；适用于电子病历中上述记录的规范采集、传输、存储、共享交换以及信息系统开发应用	数据
电子病历系统应用水平分级评价标准（试行）（2018年版）	治疗数据实现全流程跟踪与闭环管理评价标准	管理
医院信息互联互通标准化成熟度测评方案（2020年版）	治疗系统要与电子病历系统互联互通，实现治疗数据与电子病历数据的交互共享要求	管理

第三节　系统架构

一、治疗信息系统总体架构

治疗信息系统总体架构如图10-1所示。

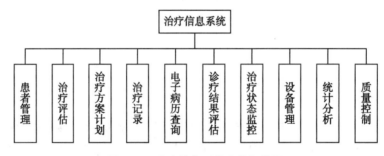

图 10-1　治疗信息系统总体架构图

二、康复理疗系统架构

康复理疗系统架构如图10-2所示。

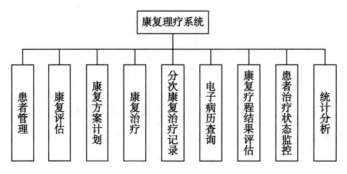

图 10-2　康复理疗系统架构图

三、高压氧系统架构

高压氧系统架构如图10-3所示。

四、营养系统架构

营养系统架构如图10-4所示。

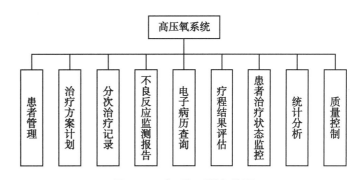

图10-3　高压氧系统架构图

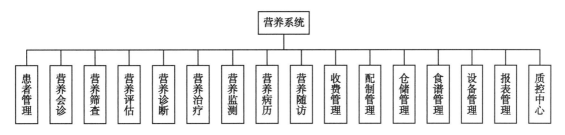

图10-4　营养系统架构图

五、血液透析系统架构

血液透析系统架构如图10-5所示。

六、放疗系统架构

放疗系统架构如图10-6所示。

七、核素治疗系统架构

核素治疗系统架构如图10-7所示。

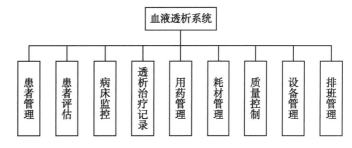

图10-5　血液透析系统架构图

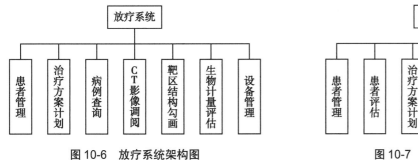

图10-6　放疗系统架构图　　　　图10-7　核素治疗系统架构图

第四节　数据结构

一、数据架构

治疗信息系统数据架构如图10-8所示。

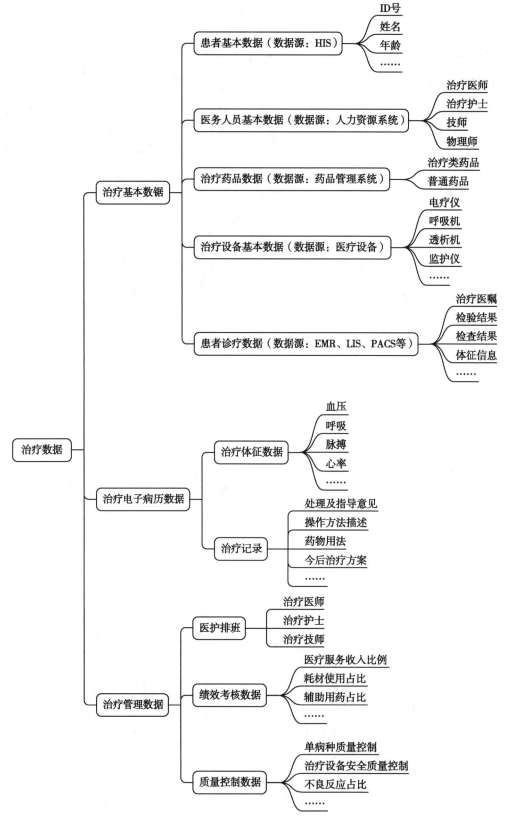

图 10-8 治疗信息系统数据架构图

二、基本数据集

《WS 445.5—2014 电子病历基本数据集第 5 部分：一般治疗处置记录》规定了一般治疗处置记录基本数据集的数据集元数据属性，如表 10-2 所示。

表 10-2　一般治疗处置记录基本数据集元数据属性

元数据子集	元数据项	元数据值
标识信息子集	数据集名称	一般治疗处置记录基本数据集
	数据集标识符	HDSD00.06_V1.0
	数据集发布方 - 单位名称	国家卫生标准委员会信息标准专业委员会
	关键词	麻醉、治疗、手术、输血
	数据集语种	中文
	数据集分类 - 类目名称	卫生综合
内容信息子集	数据集摘要	患者在医疗机构进行就诊时的治疗处置所产生的主要的信息
	数据集特征数据元	处理及指导意见、有创诊疗操作标志、介入物名称、随访方式代码、随访周期建议代码、手术及操作代码、手术级别代码、手术体位代码、手术过程描述、皮肤消毒描述、手术切口描述、引流标志、出血量（mL）、引流材料名称、术前麻醉医嘱、麻醉适应证、麻醉方法代码、气管插管分类、麻醉描述、ASA 分级标准代码、麻醉恢复情况、清醒日期时间、拔除气管插管标志、输血性质代码、输血指征、输血过程记录、输血品种代码、输血量（mL）、输血反应类型等

（一）数据元公用属性

《WS 445.5—2014 电子病历基本数据集第 5 部分：一般治疗处置记录》规定了一般治疗处置记录基本数据集的数据元公用属性，如表 10-3 所示。

表 10-3　一般治疗处置记录基本数据集数据元公用属性

属性种类	数据元属性名称	属性值
标识类	版本	V1.0
	注册机构	国家卫生标准委员会信息标准专业委员会
	相关环境	电子病历
关系类	分类模式	分类法
管理类	主管机构	卫生健康委员会统计信息中心
	注册状态	标准状态
	提交机构	卫生健康委员会统计信息中心

（二）数据元专用属性

《WS 445.5—2014 电子病历基本数据集第 5 部分：一般治疗处置记录》规定了一般治疗处置记录基本数据集的治疗记录子集数据元专用属性，如表 10-4 所示。

表 10-4　一般治疗处置记录基本数据集治疗记录子集数据元专用属性

数据元名称	定义	数据元值的数据类型
门（急）诊号	按照某一特定编码规则赋予门（急）诊就诊对象的顺序号	S1
住院号	按照某一特定编码规则赋予住院就诊对象的顺序号	S1
电子申请单编号	按照某一特定编码规则赋予电子申请单的顺序号	S1
科室名称	患者在医疗机构就诊的科室名称	S1
病区名称	患者当前所在病区的名称	S1
病房号	患者住院期间，所住病房对应的编号	S1
病床号	患者住院期间，所住床位对应的编号	S1
患者姓名	患者本人在公安户籍管理部门正式登记注册的姓氏和名称	S1

续表

数据元名称	定义	数据元值的数据类型
性别代码	患者生理性别在特定编码体系中的代码	S3
年龄（岁）	患者年龄满 1 周岁的实足年龄，为患者出生后按照日历计算的历法年龄，以实足年龄的相应整数填写	N
年龄（月）	年龄不足 1 周岁的实足年龄的月龄，以分数形式表示：分数的整数部分代表实足月龄，分数部分分母为 30，分子为不足 1 个月的天数	S1
体重（kg）	患者体重的测量值，计量单位为 kg	N
疾病诊断编码	患者所患的疾病诊断特定编码体系中的编码	S3
处理及指导意见	对某事件进行处理及指导意见内容的详细描述	S1
有创诊疗操作标志	标识患者是否接受过有创诊疗操作的标志	L
操作编码	为患者实施的手术及操作在特定编码体系中的编码	S3
操作名称	按照 ICD-9-CM-3 的名称	S1
操作目标部位名称	实施操作的人体部位名称	S1
介入物名称	实施手术操作时使用 / 放置的材料 / 药物的名称	S1
操作方法描述	操作方法的详细描述	S1
操作次数	实施操作的次数	N
操作日期时间	对患者实施的操作结束时的公元纪年日期和时间的完整描述	DT
药物名称	药物通用名称	S1
药物用法	药物（含中药）治疗疾病具体用法的描述	S1
中药使用类别代码	临床治疗中中药使用情况分类在特定编码体系中的代码	S3
药物使用频次代码	标识单位时间内药物使用的次数	S3
药物剂型代码	药物剂型类别在特定编码体系中的代码	S3
药物使用剂量单位	标识药物剂量的计量单位	S1
药物使用次剂量	单次使用药物的剂量	N
药物使用总剂量	服药者在一段时间内累计服用某药物的剂量总计	S1
用药途径代码	药物使用途径在特定编码体系中的代码	S3
过敏史标志	标识患者有无过敏经历的标志	L
过敏史	患者既往发生过敏情况的详细描述	S1
医嘱使用备注	医嘱执行过程中的注意事项	S1
今后治疗方案	今后治疗方案的详细描述	S1
随访方式代码	进行医学随访的方式类别在特定编码体系中的代码	S3
随访日期	对患者进行随访时当日的公元纪年日期的完整描述	D
随访周期建议代码	患者接受医学随访的建议间隔时长在特定编码体系中的代码	S3
医嘱执行者签名	执行医嘱的人员签署的在公安户籍管理部门正式登记注册的姓氏和名称	S1
签名日期时间	进行电子签名时的公元纪年日期和时间的完整描述	DT

三、共享文档规范

《WS/T 500.5—2016 电子病历共享文档规范　第 8 部分：治疗记录》规定了文档内容构成和信息模块，如表 10-5 所示。

表 10-5 治疗记录文档内容构成

文档构成	信息模块	基数
文档头	文档活动类信息	1..1
	患者信息	1..1
	创作者信息	1..1
	数据录入者信息	0..1
	文档管理者信息	1..1
	关联活动信息	0..*
文档体	既往史章节	0..1
	生命体征章节	0..1
	入院诊断章节	1..1
	治疗计划章节	0..1
	手术操作章节	0..1
	用药管理章节	0..1

第五节 系统功能与流程

一、医技治疗系统功能与流程

（一）医技治疗系统功能

1. 患者管理 通过对接医院 HIS、检验、检查等系统，获取患者相关信息，主要包括基本信息、现病史、既往史、检查、检验等。

2. 治疗评估 患者进行治疗前，医生会对患者的病情、病史、一般健康状况、药物使用和过敏情况等进行评估，确定患者是否需要进行治疗。

3. 治疗方案及计划 医生完成评估后，根据患者的疾病情况和检验、检查结果，制订合适的治疗方案及计划，包括治疗次数、治疗时间、治疗方式等内容。根据实际情况选择合适的医疗设备，如高压氧舱、透析机、放疗设备等。

4. 治疗记录 医生或技术人员根据治疗方案，使用医疗设备或药物制剂进行治疗，如康复理疗、高压氧治疗、营养治疗、血液透析、放疗、核素治疗等。每次治疗都会形成一份治疗记录，在治疗过程中记录患者的情况，如不良反应信息。治疗师可以根据患者的多次治疗记录确认治疗效果，以便了解患者的病情动态变化。

5. 治疗状态监测 主要包括监测仪器设备的各项指标参数是否存在异常，患者生命体征信息是否在合理参考值范围内。在整个治疗过程中，医护人员进行治疗过程记录和管理，实时监测患者的病情变化，当出现异常时能够及时调整、处理。

6. 疗程结果评估 需要综合评估多种指标，以确定治疗是否有效，并及时调整治疗方案，主要包括临床观察指标评估、生化指标评估、影像学检查评估、病理学检查评估等。

7. 电子病历查询 治疗系统对接电子病历系统，医生能够通过电子病历查询患者日常病程记录、治疗记录、查房记录等信息，以便了解患者的病情变化及治疗康复情况，为制订下一步治疗方案做好准备。

8. 统计分析 治疗数据能够生成各种统计分析报表，如医生工作量表、治疗收入、患者病种、服务项目类别、仪器设备使用情况等，以便查看科室的整体情况。

9. 质量控制 是指对治疗中的每个环节进行监测和评估，确保治疗过程安全、有效和规范，主要包括患者监测、设备安全性检查等。

（二）医技治疗系统流程

医技治疗流程包括预约登记、诊断评估、治疗方案及计划、医技治疗、治疗过程监测、治疗结果评估、填写治疗记录等，如图10-9所示。

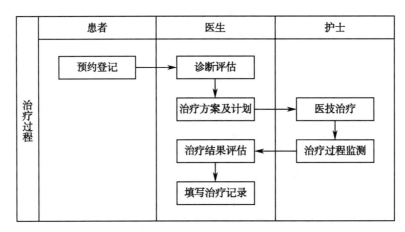

图10-9　医技治疗系统治疗流程图

二、康复理疗系统功能与流程

（一）康复理疗系统功能

1. 患者管理　通过对接医院其他系统获取患者信息，包括康复住院患者和康复门诊患者。患者信息主要包括基本信息、转科、会诊、门诊、入院、出院、康复评定情况、治疗情况等。

2. 康复评估　提供常用的评估量表模板，能根据评估选项自动计算出评估结果，生成评估报告。常用评估量表包括关节活动范围评定量表、肌力量表、疼痛评定量表、认知功能评定量表、日常生活活动能力（ADL）评估量表、脊髓损伤评定量表、吞咽功能评定量表、儿童康复功能评定量表、运动功能评定量表等。

3. 康复方案及治疗计划　根据评估结果，结合患者疾病情况，将评估量表的异常结果带入治疗计划，医生制订相应的康复方案及治疗计划，开立治疗医嘱，根据治疗计划进行相应的康复治疗。

4. 康复治疗　治疗计划完成后，治疗师进行排班和治疗。

（1）治疗排班：治疗师根据患者治疗项目和治疗场地使用情况，设置治疗时间、地点、治疗设备等，生成排班记录。

（2）治疗方法和仪器：康复理疗系统包括多种治疗方法，如电刺激、冷疗、热疗、按摩、运动训练、体位调整等。同时，康复理疗系统包含各种治疗仪器和设备，如电疗仪、冷疗仪、热疗仪、按摩椅、牵引床等。

（3）治疗执行：治疗方案通过治疗任务执行，治疗师可以查看患者当前治疗任务，能够以列表形式展示当前已完成和未完成的治疗任务。治疗任务包含治疗时间、治疗项目、治疗师、治疗设备、频次、数量、本次完成次数、治疗区域等要素，治疗师根据治疗情况书写治疗记录。

5. 分次康复治疗记录　对于需要进行多次康复治疗的患者，每次治疗完成后会生成一次治疗记录，治疗师可以查看患者的多次康复治疗记录来确认治疗效果，以便了解患者病情的动态变化。

6. 电子病历查询　电子病历系统能够根据康复科书写治疗记录的需要，制作康复治疗记录专科模板，在书写记录时，可以直接引用康复评估、治疗过程等数据，提升治疗师书写病历的工作效率。治疗师可以查询患者的电子病历记录，如日常治疗记录、康复治疗项目知情同意书、查房记录、病程记录等。上级医师可对治疗师的康复电子病历记录进行审核、修改，完善文书质控流程，并可按照医院对电子病历的要求进行归档保存。

7. 康复疗程结果评估　康复疗程结束后，能够对历次治疗记录的指标结果生成可视化趋势图，根据指标结果数据进行治疗效果评估。

8. 患者治疗状态监控　能够对患者治疗过程进行实时监控,查看患者治疗状态变化,并能查看历次治疗过程记录,确定患者治疗情况是否在预期康复范围内,以便进行治疗方案的动态调整。

9. 统计分析　能够对治疗师及医生的工作量、康复治疗收入、患者病种、服务项目类别、仪器设备使用情况等生成统计分析报表,以便查看科室的整体运行情况。

(二)康复理疗系统流程

康复理疗系统治疗流程包括开立治疗处方、填写评估量表、评估结果和治疗建议、康复方案和治疗计划、排班、治疗任务、治疗、治疗结果评估、查看治疗效果、填写康复治疗记录等,如图10-10所示。

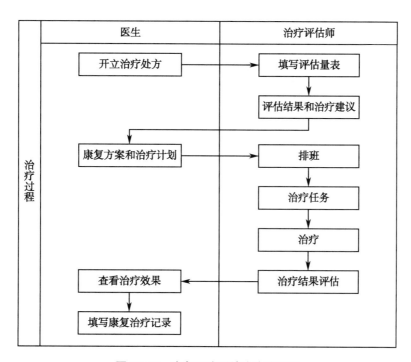

图 10-10　康复理疗系统治疗流程图

三、高压氧系统功能与流程

(一)高压氧系统功能

1. 高压氧治疗预约登记　医生对患者进行问诊,了解相关病史,完成体格检查以及必要的实验室检查后,进行高压氧治疗预约并登记患者信息。

2. 患者基本信息管理　高压氧系统通过对接其他系统接口获取患者的姓名、性别、年龄等基本信息,以及检查、既往史等信息,在治疗过程能够了解患者病情的情况变化。

3. 方案及计划　根据患者的病情和检查结果,医生制定适合的治疗方案和计划,治疗方案包含治疗时间、压力、治疗频次等内容。

4. 分次高压氧治疗记录　每次高压氧治疗过程都会形成一份治疗记录。在治疗过程中记录患者的反应,如不适、疼痛、呕吐等。同时,记录治疗时间和吸氧压力,以确保治疗过程中吸氧量和时间的准确性。如果发生机器故障或其他技术问题等意外事件,需要在系统中记录,以便今后对系统进行改进和完善。

5. 患者治疗状态监控　高压氧治疗状态监控主要包括监控氧气浓度、气压变化和患者生命体征。

(1)监测氧气浓度:在治疗过程中,需要监控患者呼吸的氧气浓度,通常使用专业的氧气流量计或浓度分析仪,确保氧气浓度在治疗计划范围内。

(2)监测气压变化:高压氧治疗需要将患者置于高压氧舱中,监测舱内气压变化非常关键。在治疗过程中,应定期检查舱内气压情况,确保气压处于治疗计划范围内。

（3）监测患者生命体征：高压氧治疗可能让患者产生一定的生理反应,如晕厥、头痛、恶心等。因此,在治疗过程中,应定期监测患者的生命体征,如心率、呼吸等,以及记录患者的不适症状。

6. 不良反应监测报告　在治疗过程中,患者产生的所有不适症状都应该在系统中记录下来,并生成不良反应监测报告,为后续的治疗进行方案评估和调整。

7. 疗程结果评估　需要综合评估多种指标,以确定治疗是否有效,并及时调整治疗方案,主要包括临床观察指标评估、生化指标评估、影像学检查评估、病理学检查评估等。

8. 电子病历查询　高压氧系统对接电子病历系统,医生能够通过电子病历查询患者日常病程记录、高压氧治疗记录、查房记录等信息,以便了解患者的病情变化及治疗康复情况,为制订下一步治疗方案做好准备。

9. 统计分析　高压氧系统能够生成各种统计分析报表,如高压氧舱使用记录、医生工作量表、氧气使用总量、耗材使用总量等。

10. 质量控制　需要对设备进行全方位安全检查,确保设备安全性和使用效果的全面提升,质量控制主要包括设备安全性检查、氧气纯度监测、压力控制、环境安全保障、废气排放处理等。

（二）高压氧系统流程

高压氧系统流程包括预约登记、治疗方案及计划、治疗、治疗过程监控、不良反应监控、治疗结果评估、填写治疗记录等,如图10-11所示。

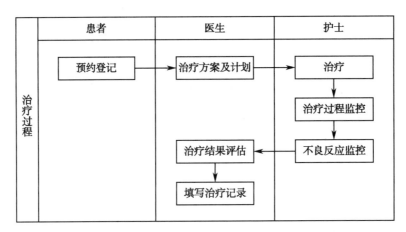

图10-11　高压氧系统治疗流程图

四、营养系统功能与流程

（一）营养系统功能

营养系统可以获取HIS门诊和住院患者的基本信息,根据患者的实际营养状况,进行合理科学的营养治疗。

1. 营养会诊　系统根据住院号、姓名、会诊申请时间查询会诊患者,查看会诊状态及会诊报告。临床医生根据患者的疾病情况,向营养师发起会诊申请,给需要营养支持的患者进行治疗。营养师根据患者的营养情况,填写会诊意见,并将会诊结果反馈给临床医生调阅查看。

2. 营养筛查　营养科根据国际规范的制式量表进行营养风险筛查,其中主要的风险筛查量表包括NRS2002量表、MUST量表、MNA-SF量表、BCA量表、MIS量表、STAMP量表、PONS量表、STRONGkids量表、Nutric量表等。

3. 营养评估　根据患者营养风险筛查情况,对患者进行营养评估；根据患者不同部位发生的症状帮助患者了解可能缺乏的营养素信息；通过不同的评估量表进行综合的营养体征评价,生成营养评估报告。营养评估量表主要包括SGA量表、PG-SGA量表、MNA量表、体格检查量表、临床检查量表、饮食爱好量表、膳食回顾量表、饮食频率调查量表、运动调查量表、孕期体重增长评估量表、婴幼儿体格评估量表、早产儿生长评估量表、肿瘤患者简明膳食自评工具等。

4. 营养诊断 根据患者的评估结果，为患者下达营养诊断。

5. 营养治疗 包括营养设定、膳食治疗、肠内营养治疗、肠外营养治疗、营养宣教、运动指导。

（1）营养设定：设定每日所需的热量，可用 BEE 公式、DRIs、拇指法则、烧伤公式计算。

（2）膳食治疗：系统具有智能营养素推荐算法功能，能精准计算出患者个体化的营养素推荐值，推荐值涵盖能量、三大产能营养素、宏量及微量营养素，满足不同人群个体化营养素摄入需求。营养师根据营养推荐值为患者制订相应的膳食治疗方案。

（3）肠内营养治疗：是指经胃肠道提供代谢需要的营养物质及其他营养素的营养支持方式，包括口服、鼻胃管、鼻肠管等途径。它是营养支持的首选方法，营养素能够直接经肠吸收，帮助患者改善营养不良状态，促进康复，缩短住院时间。

（4）肠外营养治疗：是指从静脉内为手术前后及危重症患者供给营养的营养支持方式，输注途径分为周围静脉营养和中心静脉营养，通过静脉途径供应患者所需营养要素，包括热量（碳水化合物、脂肪乳剂）、必需和非必需氨基酸、维生素、电解质及微量元素。肠外营养治疗能在患者无法正常进食的情况下维持营养，增加体重和愈合伤口。

（5）营养宣教：通过图片、文字和视频的方式，对门诊、住院和出院患者科普疾病的饮食宜忌、营养治疗方案、食谱等多方面知识。

（6）运动指导：提供全面的能量消耗评价，结合膳食摄入分析，通过运动能量消耗的方式改善患者的营养状况。根据不同种类的运动（如走路、跑步、游泳等）消耗，营养师为患者制订合适的运动指导计划。

6. 营养监测 患者定期复诊，监测身高、体重、BMI、血红蛋白、前白蛋白、白蛋白等变化趋势，生成患者营养变化趋势图，根据营养变化情况调整营养治疗方案。

7. 营养病历 病历具有引用数据功能，通过引用营养风险筛查记录、营养评估记录、营养诊断记录、营养会诊记录、肠内医嘱记录、查房记录等数据，将营养诊疗过程的信息全部整合，完善营养病历的内容。

8. 营养随访 将院内门诊、住院患者移入随访，按照所处状态汇总随访患者清单，根据患者病情进行疾病分类，如糖尿病、高血压、高血脂、脂肪肝、肾病及其他等。为患者制订个性化的随访计划；随访计划包含膳食记录、体格体征记录、运动记录、生化结果等。在系统中向特定患者发送复诊提醒通知，生成未来复诊的患者清单。根据对应疾病标签给患者定时做营养建议推送、科普知识推送。

9. 收费管理 对肠内营养制剂做收费、退费、充值、提现、出院结算、打印费用清单等操作。

10. 配制管理 对下达的肠内营养医嘱进行肠内营养制剂配制，配制后由配餐员进行统一配送。

11. 仓储管理 库房对肠内营养制剂采购、入库、出库、库存查询、库存不足预警等数据进行自动化处理，实现无纸化、高效化、规范化管理。

12. 食谱管理 对食材、菜肴、食谱等数据进行维护。

13. 设备管理 对系统外接的硬件设备，如自动售卖机、自动配制机进行添加、删除等管理。

14. 报表管理 按照业务需求生成各种统计报表，分析数据情况，如肠内营养医嘱报表、费用汇总和明细统计、营养风险筛查工作量、营养评估工作量、营养会诊工作量、产品报表、库存报表、进销存报表、成本报表等。

15. 质控中心 根据国家临床营养专业质控中心下达的指标和要求，生成相关质控数据并上报。

16. 订餐配送 订餐系统根据营养师下达的肠内营养医嘱，配制好肠内制剂。患者可以通过扫描二维码进入订餐系统，选择自己需要的菜谱。订单下达后，由配餐员进行统一配送。

（二）营养系统流程

营养系统流程包括入院、营养筛查、营养评估、营养诊断、制订营养干预计划、实施营养干预、营养监测、出院、营养随访等，如图 10-12 所示。

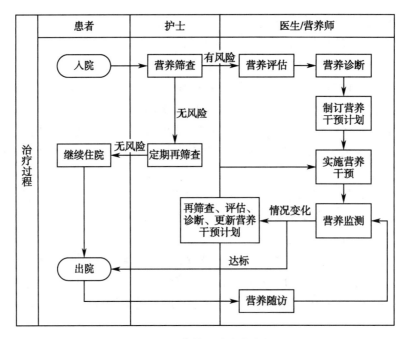

图 10-12　营养系统治疗流程图

五、血液透析系统功能与流程

（一）血液透析系统功能

1. 患者基本信息　血液透析系统通过对接医院其他系统获取患者信息,患者基本信息主要包括姓名、性别、年龄、现病史、既往史、检查、检验等信息。

2. 评估　在进行血液透析前,医生会对患者的肾脏功能、体重、血压等进行评估,从而确定透析时间和透析频率,并制订相应的透析计划。

3. 病床监控　主要包括透析装置监控、生命体征监测、活动监控和电解质监测等,通过血液透析系统能够进行实时追踪监控,医护人员可以及时发现问题并采取必要措施,从而确保透析过程的安全性,保证患者的安全。

（1）透析装置监控:包括监控透析装置内的温度、压力、流量等指标,并根据患者的情况调整透析机参数。

（2）生命体征监测:包括监测患者的呼吸、心率、血压等生命体征,以及监测其在透析过程中的反应和不良反应。

（3）活动监控:监控患者在透析过程中的活动情况,包括是否出现头晕、恶心、抽筋等状况。

（4）电解质监测:定期监测患者的电解质水平,如钾、钠、镁等,避免出现电解质失衡。

4. 透析治疗记录　系统通过引用患者的基本信息、体征评估、透析过程中的生命体征情况、电解质水平、透析机参数和设定参数等内容,形成一份透析治疗记录。透析治疗记录可以帮助医护人员更好地了解患者的病情和治疗效果,及时调整治疗方案,提高血液透析治疗效果。

5. 用药管理　是指在血液透析治疗过程中对患者使用的药物进行科学合理地管理,提高血液透析系统用药管理水平,可以使患者更加安全和舒适地完成血液透析治疗。用药管理主要包括药品分类、记录用药、废弃药物处理等内容。

6. 耗材管理　主要包括耗材采购领取、耗材存放、耗材使用、耗材成本管理。

7. 质量控制　是指对血液透析治疗中的每个环节进行监测和评估,确保透析过程的安全、有效和规范。质量控制主要包括患者监测、血液流量控制、透析膜控制、消毒控制、水质控制等。

8. 设备管理　主要包括设备采购管理、设备安装与验收、设备维护与保养、设备故障维修、设备升级与更新、设备使用培训与操作等内容。

9. 排班安排　根据患者的透析治疗计划,结合设备使用情况,为医护人员选择合适的时间和日期,在系统中进行排班,确保透析中心的设备和人员安排始终保持高效、优化的状态。

（二）血液透析系统流程

血液透析系统流程包括预约登记、透析评估、透析排班、安排透析机位、下达透析医嘱、透析治疗、透析监测、透析质量控制、填写治疗记录等,如图 10-13 所示。

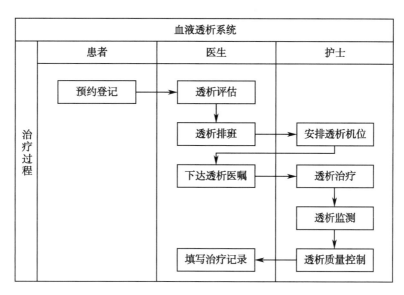

图 10-13　血液透析系统治疗流程图

六、放疗系统功能与流程

（一）放疗系统功能

1. 患者预约登记管理　放疗系统通过对接 HIS 获取患者的基本信息、检查信息等内容,医生补充录入患者的放疗基本信息后,预约登记放疗时间。

2. 治疗方案及计划安排　治疗方案及计划安排包括以下步骤。

（1）患者评估:评估患者的病情、病史、一般健康状况、药物使用和过敏情况等。

（2）计算剂量:根据病情和患者评估结果计算放疗剂量,并根据患者身体部位和组织类型选择放疗方案。

（3）制订治疗计划:物理师通过放射治疗计划系统,结合患者的病情,根据放疗剂量和治疗方案制订治疗计划,包括放疗次数、持续时间和每次放疗时长等。

（4）安排治疗时间:根据患者的日常生活和工作计划安排放疗的具体时间和日期。通常放疗治疗时间需要持续数周甚至数月。

（5）实施治疗:按照治疗计划和放疗方案在放疗系统中进行放疗治疗。每次通常需要在治疗室内进行 20～60 分钟放疗治疗。

（6）治疗跟踪:治疗期间需要定期跟踪和评估患者的治疗效果、不良反应,包括测量肿瘤大小、剂量接收情况和不良反应等。

（7）治疗结束:治疗完成后,进行最后的评估和检查,并为患者提供有关治疗后的护理和随访等建议。

3. 病历查询　医生通过查询患者病历,了解患者的病情变化、治疗情况等,以便在接下来的治疗过程中提供更好的治疗方案及计划。

4. CT 影像调阅及靶区结构勾画　是指在进行放射治疗前,通过调阅患者 CT 影像,对患者的靶区结构进行准确勾画,以便为放疗计划制订提供依据。

在放射治疗前,医生需要根据患者的病情及 CT 影像,确定放射治疗需要照射的部位,即靶区。靶区结构非常复杂,包括肿瘤组织、周围正常组织等。因此,需要对靶区进行准确勾画,以便为放疗计划的制订提供依据。

放疗系统一般可以通过计算机图像处理技术对患者的 CT 影像进行调阅,并进行靶区结构勾画。医生可以通过放疗系统的勾画工具对靶区结构进行裁剪、分割、区分等操作,以便确定需要照射的靶区范围。靶区结构勾画的准确性对于放疗计划的制订非常重要,它直接影响到放疗的疗效和安全性。因此,放疗系统的 CT 影像调阅及靶区结构勾画功能在放疗中具有非常重要的作用。

5. 生物计量评估　是指对放疗系统的辐射输出进行测量和评估,以保证放疗系统的治疗效果和安全性。生物计量评估要求对放疗系统的辐射输出进行准确测量,并计算吸收剂量、剂量分布等参数,以预测患者受到的放射剂量。生物计量评估需要使用一系列先进的放射学测量设备,如电离室、照相机、剂量计等,以确保放疗系统的辐射输出能够准确地被控制和测量。同时,生物计量评估还需要考虑放疗系统的环境和物理特性,如射束方向、入射角度、射束形状、照射时间等因素对剂量的影响,以便作出正确的治疗计划并采取适当措施。通过生物计量评估,能够确保患者接受的放射剂量准确可靠,从而保证放疗的效果和安全性。

6. 设备管理　放疗设备需要进行日常维护和管理,确保设备的性能和质量达到最佳状态,保证患者安全接受治疗。管理人员能够通过系统对放疗设备进行日常管理,主要包含日常维护、校准、修理、更新、培训等管理内容。

（二）放疗系统流程

放疗系统流程包括预约登记、固定网膜制作、CT 模拟定位、靶区勾画、治疗计划制订、CT 模拟复位、验证、上级治疗、执行完毕记录等,如图 10-14 所示。

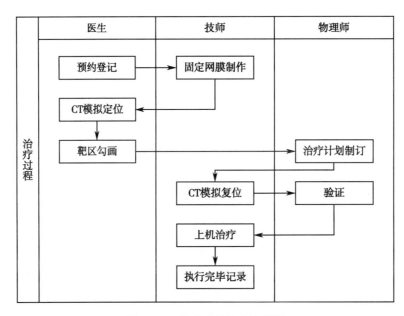

图 10-14　放疗系统治疗流程图

七、核素治疗系统功能与流程

（一）核素治疗系统功能

1. 患者基本信息　核素治疗系统通过对接医院信息系统获取患者信息,主要包括姓名、性别、年龄、现病史、既往史、检查、检验等内容。

2. 患者评估　在进行核素治疗之前,医生需要对患者进行全面评估,包括病史、体格检查、实验室检查、影像学检查等。通过这些评估,可以确定患者是否适合进行核素治疗,以及确定治疗计划和治疗剂量等。

3. 治疗方案及计划　医生完成评估后,针对患者的疾病情况制订合适的治疗方案及计划,治疗方案包括核素类型、核素剂量、核素浓度等。

4. 核素制备　在核素发生器中制备核素，通常使用的是放射性碘、放射性铊等。

5. 核素输送　将制备好的核素输送到治疗部位，通常使用的是注射或口服方式。

6. 监测治疗过程　在治疗过程中，医生需要使用监测仪器对核素的分布和浓度进行实时监测，以确保治疗的安全和有效。

7. 疗程结果评估　治疗结束后，医生对患者进行评估，以确定治疗效果及不良反应情况。

（二）核素治疗系统流程

核素治疗系统流程包括预约登记、患者评估、治疗方案及计划、核素制备、核素输送、核素治疗、监测治疗过程、治疗结果评估等，如图10-15所示。

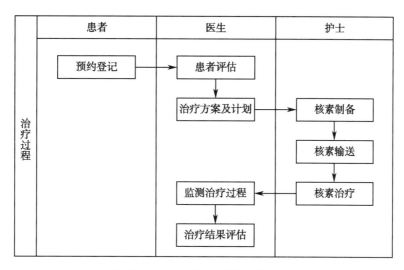

图 10-15　核素治疗系统治疗流程图

第六节　测评指标

一、《电子病历系统应用水平分级评价标准（试行）》

《电子病历系统应用水平分级评价标准（试行）》规定了一般治疗记录的系统功能评价内容和数据质量评估项目内容，如表10-6和表10-7所示。

表 10-6　一般治疗记录系统功能评价内容

业务项目	系统功能评价内容	等级
一般治疗记录（有效应用按治疗项目人次比例计算）统计近3个月各项治疗记录处理达到各个级别功能的人次数，计算与总治疗人次数的比例	未用计算机登记和记录	0
	（1）治疗科室使用计算机记录治疗申请、预约或治疗记录数据	1
	（2）治疗相关信息可通过文件、移动存储设备方式供其他系统共享	
	（1）治疗科室有部门内部治疗登记记录系统	2
	（2）申请、治疗记录等数据在科室内部能够共享	
	（1）治疗时间安排表可供其他部门查询共享	3
	（2）治疗申请、预约、记录数据能够与其他临床科室共享	
	（3）可提供治疗数据访问界面或程序供其他部门调用	
	（1）治疗安排信息可被全院查询	4
	（2）治疗记录数据可供全院访问，有数据交换接口	

续表

业务项目	系统功能评价内容	等级
一般治疗记录（有效应用按治疗项目人次比例计算）统计近 3 个月各项治疗记录处理达到各个级别功能的人次数，计算与总治疗人次数的比例	（1）有每次治疗的登记或执行记录，内容包括时间、项目等 （2）治疗记录纳入全院统一的医疗档案体系 （3）治疗过程中的评估有记录	5
	（1）治疗过程各环节有记录、可监控 （2）治疗评估能够利用检验、检查的数据 （3）对于高风险治疗有警示和必要的核查 （4）可根据评估结果对治疗方案自动给出建议	6
	（1）可接收医疗机构外部的治疗申请，并能够将治疗记录传送回申请者 （2）支持患者在院外浏览本人的治疗计划与安排	7
	能够获得区域治疗科室数量、质量指标，并能够用于与本科室质量指标进行对比	8

表 10-7　一般治疗记录数据质量评估项目

项目代码	业务项目	数据质量考察项目
06.01.3	一般治疗记录	一致性：治疗执行记录（治疗项目编码、治疗项目名称）
06.01.4	一般治疗记录	完整性：治疗执行记录（患者标识、患者姓名、治疗项目名称）
06.01.5	一般治疗记录	完整性：治疗执行记录（治疗时间、治疗师）；整合性：治疗执行记录与治疗计划记录或治疗处方（患者标识、治疗项目）可对照
06.01.6	一般治疗记录	完整性：治疗预约记录（预约时间、治疗计划项目）；及时性：治疗申请记录（申请时间）、治疗计划记录或治疗处方记录（治疗计划时间）、治疗执行记录（治疗时间）
06.01.7	一般治疗记录	整合性：医联体医疗机构间治疗申请、治疗记录（患者标识、治疗项目）可对照

二、《医院信息互联互通标准化成熟度测评方案（2020 年版）》

《医院信息互联互通标准化成熟度测评方案（2020 年版）》规定了治疗的评审内容，主要为电子病历基本数据集第 5 部分一般治疗处置记录和电子病历共享文档规范第 8 部分治疗记录，如表 10-8 所示。

表 10-8　互联互通治疗相关评审内容表

评审内容	编号	评审指标	分值	等级要求	评分说明
2.1.5 电子病历基本数据集 第 5 部分：治疗处置 - 一般治疗处置记录	2.1.5.1	治疗记录子集 □无此数据 □有且完全符合国家标准 □有，部分符合国家标准	0.19	一级	有且完全符合国家标准，得分；其他情况均不得分
2.2.8 电子病历共享文档规范 第 8 部分：治疗记录	2.2.8.1	治疗记录 □无此文档 □有且完全符合国家标准 □有，部分符合国家标准	0.26	三级	有且完全符合国家标准，得分；其他情况不得分
4.4.1 临床服务系统建设情况	4.4.1.1	医院已建成并投入使用的临床服务系统 …… □核医学管理系统 □放射治疗管理系统 □血透系统 □康复治疗系统 ……	0.8	三级≥14 个 四级乙等≥18 个 四级甲等≥22 个 五级乙等≥26 个 五级甲等≥30 个	三级得 0.4 分 四乙得 0.5 分 四甲得 0.6 分 五乙得 0.7 分 五甲得 0.8 分 其他可填写多个，只算 1 项分值

续表

评审内容	编号	评审指标	分值	等级要求	评分说明
5.2.1 基于平台的内部连通业务	5.2.1.1	接入平台的临床服务系统的接入情况,接入的系统 …… □核医学管理系统 □放射治疗管理系统 □血透系统 □康复治疗系统 ……	0.7	四级乙等≥8 个 四级甲等≥15 个 五级乙等≥26 个 五级甲等≥30 个	四乙得 0.4 分 四甲得 0.5 分 五乙得 0.6 分 五甲得 0.7 分 其他可填写多个,只算 1 项分值

（张晓东 李健业 韦 宇）

参考文献

[1] 李达,段振飞,贾子善,等. 康复专科信息系统的设计与实现[J]. 中国数字医学,2017,12(9):65-67.

[2] 孙婕,王泽阳,刘新平,等. 高压氧信息管理系统的设计与应用[J]. 智慧医院建设与实践,2021,8(10):44-48.

[3] 岳丹,印剑锋,梁志刚. 医院营养诊疗系统的设计与实现[J]. 中国数字医学,2020,15(10):30-32.

[4] 徐潭. 血液透析信息管理系统的应用效果研究[J]. 黑龙江科学,2022,13(8):106-107.

[5] 唐斌,黎杰,康盛伟,等. 放射治疗管理信息系统的研发[J]. 中国医疗设备,2017,32(2):117-120.

[6] 郭华源,薛万国. 核医学信息系统的设计与集成[J]. 医疗卫生装备,2011,32(10):54-56.

[7] 苏彬,陈海军,厉景宇,等. 康复治疗管理系统的应用与思考[J]. 康复管理,2018,33(4):351-352.

[8] 彭莉,刘絮卿,金圣海,等. 血液透析信息管理系统的设计与实现[J]. 中国数字医学,2017,12(6):39-41.

[9] 曹磊,马国鹏,马利亚. 放射治疗计划管理信息系统的设计与实现[J]. 中国数字医学,2016,11(12):44-46.

[10] 吴智理,王晖,韩亚骞,等. 基于信息化管理系统的放射治疗业务流程优化[J]. 医学信息,2021,34(3):9-11.

第十一章

血液信息系统

近年来，医院信息管理系统在各大医院已经得到广泛应用，临床输血的科学管理同样是医院信息化建设的重要内容，也是临床输血精细化管理的必然趋势。应用血液信息系统能够使输血科的日常工作从烦冗的手写信息和手工统计中解脱出来，回归医疗服务本位，向无纸化和高效能转型，实现临床用血管理的标准化和规范化，并能提升输血科的管理水平和服务质量。同时，血液信息系统的用血合理性评估、用血疗效评价以及用血统计分析的大数据在临床输血科学研究方面具有重要的指导和借鉴意义。本章主要从系统概述、相关标准、系统架构、系统功能、数据结构和测评指标六个方面来阐述血液信息系统。

第一节　系统概述

现代输血医学的发展要求临床血液输注不仅要具备安全性，而且要具备有效性、合理性和经济性。患者不再满足于医院为他们提供安全的血液，而是希望获得最有效，最合理和最经济的输血治疗，减少输血不良反应的发生率和避免不必要的血液浪费。随着信息技术进步和医院临床输血科室的发展建设，目前的输血流程控制已经无法满足《医疗机构临床用血管理办法》以及三级综合医院评审标准的要求，并且输血科作为医院的一线重点科室，是连接临床医生和护士、输血管理委员会、血液中心、患者及家属的桥梁，一个微小的失误就可能造成无法挽回的损失。同时，卫生部颁布的《临床输血技术规范》规定患者在输血前必须常规进行血型鉴定、抗体筛查及交叉配血三项实验，上述实验对提高临床输血的安全性具有互补作用，缺一不可，是输血前检测的"三道保险"，也是临床有效输血的保障。

因此，为了确保临床用血信息的准确无误，实现合理用血和安全用血，同时能够与血站系统的血液资源信息对接，以及同医疗机构的 HIS（hospital information system）、LIS（laboratory information system）、EMR 系统（electronic medical record）业务流程无缝衔接，保证血液从血站入库、配发血到血袋销毁的整个血液生命周期闭环数据的科学性和可追溯性，建立了一套完整的血液信息系统，对受血人员的申请用血信息和血液配发信息进行管理。血液信息系统包括用血信息申请、审核、配血前检查、配血、发血管理；血液接收入库、配血处理、发血出库、输血反馈等，便于临床医生按照输血规范快速准确地完成患者的用血申请和血液领取，并且能及时完成申请审批以及配血实验和发血操作等流程，减少患者申请用血的等待周期，全过程无纸化，使输血科的工作效率得到极大提高。同时，也能够规范临床科室进行血袋输注的巡视和记录以及不良反应的处理，以达到血袋出库后到输注结束的全闭环跟踪管理，医疗责任全程可追溯，确保临床输血安全。

血液信息系统经过技术迭代，目前一般采用 B/C/S（browser/client/server）架构进行设计，临床科室采用 Web 浏览器方式进行交互，兼容主流浏览器的内核，数据库采用大型关系数据库，如 SQLSERVER，数据安全性高；输血科内部则采用客户端交互方式，能够更加直观展现业务的操作流程以及相关的统计报表信息。血液信息系统一般基于 MVC 技术框架，采用可扩展、松耦合的模块化配置方式，同时能够对接 HIS、LIS、EMR、移动护理、集成平台等医院信息系统，实现数据共享与交互，满足临床业务需求，实现临床用血闭环管理。

第二节　相关标准

表 11-1 列出血液信息系统相关标准与类型。

表 11-1　血液信息系统相关标准与类型

标准（规范）名称	相关内容	标准类型
全国医院信息化建设标准与规范（试行）	实现输血业务的全流程管理 具备医嘱录入、核对、作废等功能。支持住院检查、检验、输血等住院医嘱类型	技术
全国医院信息化建设标准与规范（试行）	按照《病历书写基本规范》要求，确保病历书写及时、完整、规范，内容包括知情同意书等	技术
三级医院评审标准（2022 年版）	输血反应发生例数和发生率数据指标	数据
三级医院评审标准（2022 年版）实施细则	加强临床用血过程管理，严格遵循输血适应证开展用血，根据规定完成用血审批，开展输血前后评估，规范输血记录	技术
三级医院评审标准（2022 年版）实施细则	加强手术用血管理，积极开展并推广自体输血，建立自体输血标准和规范，开展自体输血质量控制	技术
国家三级公立医院绩效	绩效考核对临床输血数据的考核指标	数据
WS 445—2014 电子病历基本数据集	规定了知情告知信息基本数据集的数据元数据属性和数据元属性，适用于知情告知信息基本信息的采集、存储、共享以及信息系统开发	数据
WST 500.1—2016 电子病历共享文档规范	规定了输血治疗同意书的文档模板以及对文档头和文档体的一系列约束，适用于电子病历中输血治疗同意书的规范采集、传输、存储、共享交换以及信息系统开发应用	数据
WST 500.1—2016 电子病历共享文档规范	规定了输血记录的文档模板以及对文档头和文档体的一系列约束，适用于电子病历中的输血记录的规范采集、传输、存储、共享交换以及信息系统开发应用	数据
国卫办医函〔2018〕1079 号 - 电子病历系统应用水平分级评价标准（试行）	血液准备 （1）具有血液字典 （2）有血液查询工具供临床科室共享信息	数据
国卫办医函〔2018〕1079 号 - 电子病历系统应用水平分级评价标准（试行）	血液准备 （1）库存血液情况或血液可保障情况可供全院共享 （2）血库能够查询和统计住院患者血型分布情况	技术
国卫办医函〔2018〕1079 号 - 电子病历系统应用水平分级评价标准（试行）	血液准备 （1）具有根据住院患者或手术患者血型分布情况提供配置血液库存的知识库和处理工具 （2）应在备血前进行用血相关文档的审核，并给出提示	技术
国卫办医函〔2018〕1079 号 - 电子病历系统应用水平分级评价标准（试行）	配血与用血 （1）临床用血申请与血库共享 （2）配血情况、用血记录可供临床科室查询	技术
国卫办医函〔2018〕1079 号 - 电子病历系统应用水平分级评价标准（试行）	配血与用血 （1）配血过程有完整记录 （2）临床申请用血、血库配血时，可共享与患者用血相关的配血检验信息	技术
国卫办医函〔2018〕1079 号 - 电子病历系统应用水平分级评价标准（试行）	配血与用血 （1）配血、血液使用记录、输血反应等数据纳入医院统一医疗记录系统 （2）能够查询到临床医疗数据、检查与检验数据	技术
国卫办医函〔2018〕1079 号 - 电子病历系统应用水平分级评价标准（试行）	配血与用血 （1）整个用血过程有完整记录 （2）系统中在各个环节有根据患者体征、基本情况、检验结果、诊断等进行用血安全检查监控环节，出现不符合安全条件时自动给出警示	技术

续表

标准（规范）名称	相关内容	标准类型
国卫办医函〔2018〕1079号-电子病历系统应用水平分级评价标准（试行）	（1）支持与其他相关医疗机构交换血液使用、输血反应数据，用于进行机构间输血质量管理 （2）出现输血不良事件时能追溯到院内相同供血者血液的其他使用记录或库存记录	技术
国卫办医函〔2018〕1079号-电子病历系统应用水平分级评价标准（试行）	可获得区域血液使用质量管理指标，可结合医院病种、手术信息进行本院血液使用质量管理	技术
医院信息互联互通标准化成熟度测评方案	临床输血系统要与电子病历系统互联互通，实现临床输血数据与电子病历数据的交互共享要求	管理

第三节　系统架构

血液信息系统一般采用四层架构，主要包括业务应用层、应用支撑平台、数据支撑平台、外部系统对接。应用层主要包括输血申请子模块，配血实验子模块和库存管理子模块等；应用支撑平台主要包括申请单管理引擎、检查实验引擎、仪器联机引擎、报表服务引擎以及消息服务引擎；数据支撑平台主要包括数据的采集、整合、共享和管理；外部对接系统模块主要针对 HIS、LIS、EMR 等信息化系统进行数据的交互和共享。该系统的总体架构如图 11-1 所示。

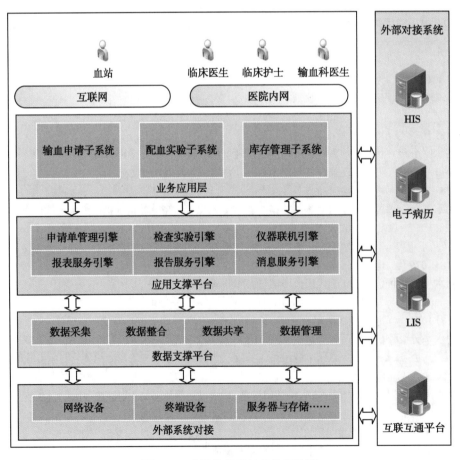

图 11-1　血液信息系统总体架构图

血液信息系统满足《全国医院信息化建设标准与规范（试行）》，数据项目内容设计符合《卫生部临床输血技术规范》和《医疗机构临床用血管理办法》的相关规定，要求开放式接口设计，便于和其他系统对接、整合，业务功能主要包括临床用血模块、输血科管理模块、系统维护及辅助功能模块等，血液信息系统各功能模块架构如图11-2～图11-4所示。

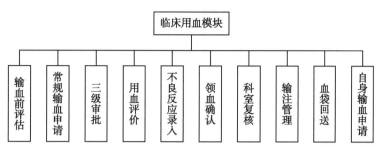

图11-2　临床用血模块框架图

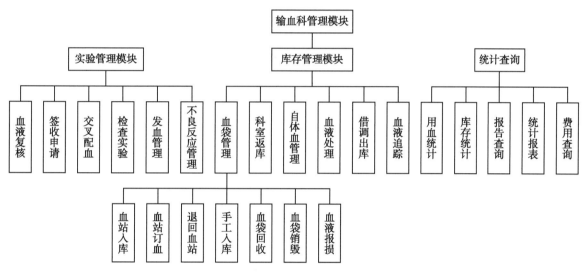

图11-3　输血科管理模块框架图

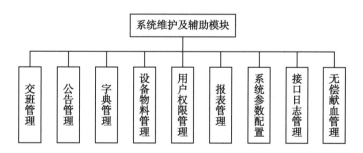

图11-4　系统维护及辅助功能框架图

第四节　系统功能

血液信息系统主要包括临床用血管理、输血科管理、统计查询、系统维护及辅助、第三方业务协同五大功能模块。临床用血管理包括输血前评估、常规输血申请、三级审批、领血确认、科室复核、输注管理、血袋回送、自身输血申请、不良反应上报、用血评价等；输血科管理包括签收申请、交叉配血、发血管理、血站订血、血袋回收、血袋销毁、血袋报损、血站入库、血液追踪、自体血管理等；统计查询包括用血统计、库存统计、费用查询、报告查询，统计报表等功能；系统维护及辅助包括交班管理、公告管理、字典管理、用户权限维护，系统参数配置等功能；第三方业务协同主要包括：对接 HIS 进行患者信息和医生信息的获取，医嘱和费用信息的推送和确认，对接 LIS 进行输血前检验结果的获取，ABO 血型、抗体筛查以及 Rh 分型结果等信息同步，对接移动护理系统进行血袋复核以及血液输注巡视和不良反应信息等闭环数据同步，对接集成平台进行数据交互和信息共享。同时血液信息系统能够提供丰富的统计报表以及数据分析图表、出入库月结报表、工作量统计等信息，便于输血科进行日常维护和管理。血液信息系统与临床用血工作同步，实现系统间的数据互联互通，减少输血不良反应发生的概率，提升了临床用血的效率。

（一）基本功能介绍

表 11-2 列出血液信息系统基本功能。

表 11-2　血液信息系统基本功能

基本功能		具体内容和要求
临床用血管理模块：主要对临床用血申请进行合理性审核，对临床科室输注信息核对和记录进行规范性管理，确保信息准确无误且及时	申请管理	系统支持自动获取 HIS 患者信息以及 LIS 检验结果信息，能够根据患者的检验结果进行输血前评估；支持临床科室医生进行日常异体用血申请，并按照临床输血管理规范的要求进行申请的三级审批（上级审核、主任审核、医务科审核）
	输血前评估	系统根据患者输血前的血常规、"凝血四项"等检验结果以及各项检验指征的参考范围判断输血申请的合理性，并提示开单医生申请是否合理，引导医生进行合理输血申请
	自身输血申请	支持临床科室进行贮存式自体血输血的申请和审批
	不良反应录入	记录临床输注过程中患者产生的不良反应信息，同时记录临床采取的紧急处理措施，并上报输血科
	领血确认	支持临床科室对输血科发送的领血通知进行确认操作和领血处方打印操作，便于护工去输血科领血时进行双人核对
	科室复核	支持临床科室对输血科出库的血袋进行双人复核，确保血袋信息与患者基本信息相符
	输注管理	支持对患者血袋进行输注开始、输注暂停、输注结束、输注巡视操作中的体征信息和输注信息进行记录和管理
	血袋回送	支持临床对输注结束后的血袋进行回送输血科的操作
	用血评价	针对输注结束的血袋，根据患者输血前后的检验结果进行比较，记录患者的疗效信息
输血科管理模块：主要对血袋的生命周期从入库、审核到配血、发血、血袋回收、销毁等整个过程的闭环管理以及对输血科的交叉配血等实验信息进行记录和管理	申请签收	输血科根据当前库存情况，以及患者的检验结果和诊断信息，按照优先级，对临床的输血申请单进行审批操作
	交叉配血	输血科对审批通过的临床常规输血申请进行交叉配血实验和库存分配，以及配血信息的审核和报告，并出具配血报告单
	检查实验	输血科根据科室仪器设备情况，对患者的标本，按照医嘱要求进行血型鉴定、Rh 分型、血栓弹力图、抗体筛查等检查进行实验操作
	发血管理	输血科对已配好的血袋进行出库核对操作，确保患者信息与申请的血袋信息相符，并同临床领血人同时双签确认后进行出库
	血液复核	输血科对血袋的 ABO 血型和 RhD 血型进行复核记录，以及对血袋 Rh 分型结果的复核和数据进行录入
	不良反应管理	输血科对临床输注中填写的不良反应事件以及采取的措施进行审核以及调查和上报

续表

基本功能		具体内容和要求
	库存管理	支持对血袋的入库以及流转进行管理,包括血液手工入库、文本入库、血液回送、血液报损、血袋回收、血袋销毁、血站退血、血站订血等操作
	自体血管理	支持输血科针对患者的贮存式自身输血申请以及出入库相关信息进行记录管理和审核操作
	科室返库	支持输血科对临床退回科室的血袋进行核对和返库操作
	血液处理	支持对库存的血袋分配预配血号,分配 RFID 码等操作
	血液追踪	支持对血液从入库到输注结束的整个闭环流转信息进行跟踪和追溯
	借调出库	支持对外部借调的血袋进行出库的记录和管理
	血站入库	支持对接血液中心进行血液订单所有血袋的一键入库操作,以及对损坏或失效血袋进行退回血站操作
统计查询模块:主要针对临床用血和费用进行统计,以及报告查阅	用血统计	支持对临床科室和医生的用血情况按照不同维度进行统计和评估
	库存统计	支持对库存血液按照成分类别进行统计归类,同时标注一、二、三级警戒线,便于输血科及时跟进库存情况,进行提前备血
	报告查询	支持查询患者的配血和发血报告单以及各项检查、实验的报告查阅
	费用查询	支持对 HIS 收费项目,按血液费、配血费以及实验费等分类进行统计和查询
系统维护及辅助模块:主要针对系统的参数配置和辅助工作进行维护和管理	字典管理	支持对医学专业术语和规范的字典信息以及血液相关术语进行维护和管理
	权限管理	支持对系统的用户和职称等操作权限进行管理
	交班管理	支持对输血科的交班信息进行记录和管理
	公告管理	支持对系统的公告进行编辑和发布
	无偿献血	支持对无偿献血的供者和受者的相关信息进行记录和管理
	系统参数配置	针对系统运行的业务参数和系统配置参数进行维护和管理
第三方业务协同模块:主要针对第三方信息系统进行数据交互和信息共享	HIS 业务协同	支持从 HIS 获取患者信息以及医生职称信息,支持对 HIS 进行医嘱的推送和执行,以及 HIS 费用信息的交互
	LIS 业务协同	支持从 LIS 获取患者输血前检测结果信息,以及患者 ABO 血型、RhD 血型以及抗体筛查等结果信息的查询和交互
	移动护理业务协同	支持从移动护理系统进行领血确认、科室复核、血液输注和血液巡视、不良反应记录等数据信息的对接和交互
	CDR 业务协同	支持将输血申请从开单到输注结束所有节点的业务信息以及血袋整体闭环流转的数据信息实时推送到集成平台数据中心,便于第三方厂家进行数据交互和共享
	互联互通业务协同	支持将输血申请从开单到输注结束所有节点的业务信息以及血袋整体闭环流转的数据信息对接到集成平台,进行数据交互和共享
	EMR 电子病历系统	支持将输血申请从开单到输注结束所有节点的业务信息以及血袋整体闭环流转数据信息,实时推送到电子病历系统,进行数据的交互和共享

（二）系统流程说明

血液信息系统操作流程主要分为临床医生操作阶段、输血科医生操作阶段和临床护士操作阶段。临床医生发起用血申请,并根据患者的用血量和体征信息经过临床三级审批完成申请审核,然后输血科医生根据血库的库存情况和申请单紧急程度进行签收和交叉配血实验以及血液出库,临床护士收到领血通知后根据领血处方去输血科领取血袋,回到临床科室后再进行双人核对和血液输注,并及时巡视记录患者的体征信息和不良信息,最后由临床护士回送输注结束的血袋交由输血科进行血袋回收、销毁等操作。血液信息系统的整体业务流程如图 11-5 所示。

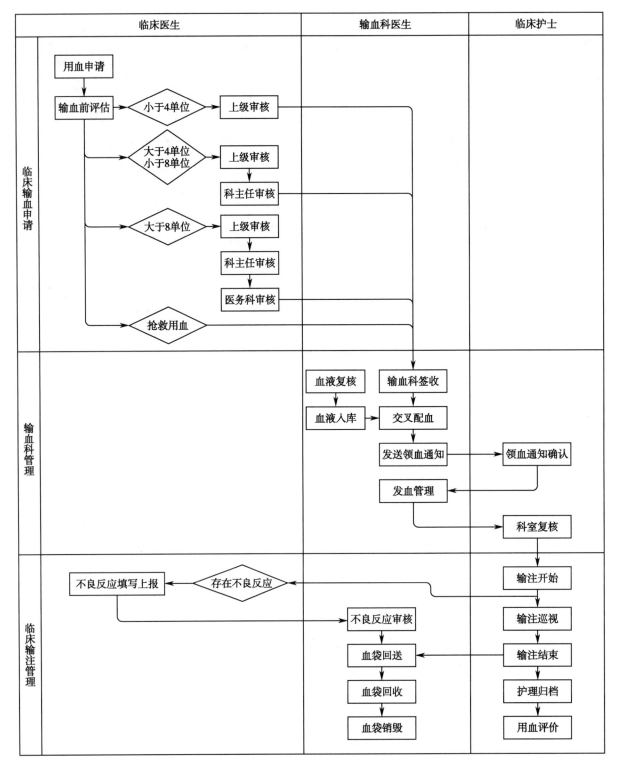

图 11-5 血液信息系统业务流程

同时，血液信息系统支持同医院其他信息系统进行业务协同，能够将输血整体的业务流转记录进行闭环管理和展示。通过对接集成平台进行数据交互，能够实时将输血申请和审核信息、签收审核、输血科配血和发血以及血袋的操作流转记录信息推送到临床数据中心，也能接收移动护理端推送的血袋复核及血袋输注巡视等信息，从而达到临床用血业务数据的整体闭环和跟踪管理，还能满足电子病历评级和互联互通测评对数据质量的要求。输血申请单闭环信息展示如图 11-6 所示。

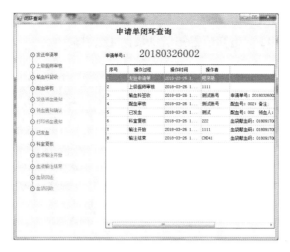

图 11-6　输血申请单闭环流转展示

第五节　数据结构

血液信息系统的数据结构主要由申请管理数据部分、配发血及实验数据部分、库存管理数据部分和字典管理数据部分组成。申请管理数据主要关联申请单信息和申请审批相关信息；配发血及实验数据主要关联患者标本的实验结果数据以及交叉配血的结果信息；库存管理数据主要关联了血袋出入库信息和血袋流转记录；字典管理数据主要记录了血液信息系统中输血相关术语的管理以及人员科室权限等信息的维护。

（一）数据架构

系统的主要数据架构设计如图 11-7 所示。

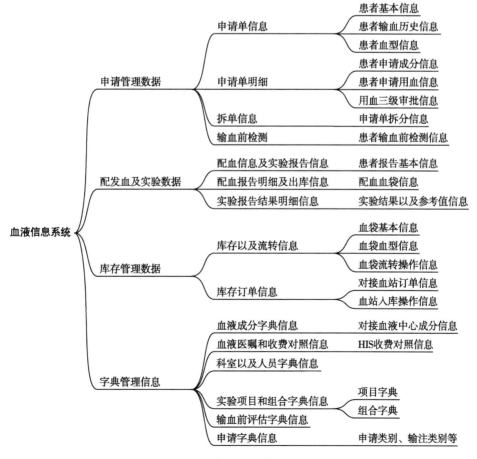

图 11-7　血液信息系统数据架构图

（二）基本数据集

1. 数据元公共属性 表11-3列出知情告知信息数据元公共属性。

表11-3 知情告知信息数据元公共属性

属性种类	数据元属性名称	属性值
标识类	版本	V1.0
	注册机构	国家卫生标准委员会信息标准专业委员会
	相关环境	卫生信息
关系类	分类模式	分类法
管理类	主管机构	卫生部统计信息中心
	注册状态	标准状态
	提交机构	中国人民解放军第四军医大学卫生信息研究所

2. 数据元专用属性 表11-4列出输血治疗同意书子集数据元属性。

表11-4 输血治疗同意书子集数据元属性

内部标识符	数据元标识符	数据元名称	定义	数据元值的数据类型	标识格式	数据元允许值
HDSD00.10.024	DE01.00.010.00	门（急）诊号	按照某一特定编码规则赋予门（急）诊就诊对象的顺序号	S1	AN..18	—
HDSD00.10.058	DE01.00.014.00	住院号	按照某一特定编码规则赋予住院就诊对象的顺序号	S1	AN..18	—
HDSD00.10.056	DE09.00.118.00	知情同意书编号	按照某一特定编码规则赋予患者本人的知情同意书的顺序号	S1	AN..20	—
HDSD00.10.020	DE01.00.010.00	科室名称	患者在医疗机构就诊的科室名称	S1	AN..50	—
HDSD00.10.004	DE08.10.026.00	病区名称	患者当前所在病区的名称	S1	AN..50	—
HDSD00.10.002	DE08.10.054.00	病房号	患者住院期间，所住病房对应的编号	S1	AN..10	—
HDSD00.10.001	DE01.00.019.00	病床号	患者住院期间，所住床位对应的编号	S1	AN..10	—
HDSD00.10.006	DE01.00.026.00	患者姓名	患者本人在公安户籍管理部门正式登记注册的姓氏和名称	S1	A..50	—
HDSD00.10.051	DE02.01.039.00	性别代码	患者生理性别在特定编码体系中的代码	S3	N1	GB/T 2261.1—2003
HDSD00.10.030	DE02.01.040.00	年龄（岁）	患者年龄满1周岁的实足年龄，为患者初审后按照日历计算的历法年龄，以实足年龄的相应整数填写	N	N1..3	—
HDSD00.10.031	DE02.01.032.00	年龄（月）	年龄不足1周岁的实足年龄，以分数形式表示：分数的整数邻代表实足月龄，分数部分分母为30，分子为不足1个月的天数	S1	AN..8	—
HDSD00.10.018	DE05.01.024.00	疾病诊断编码	患者所患的疾病诊断特定编码体系中的编码	S3	AN..11	ICD-10
HDSD00.10.043	DE06.00.106.00	输血史标识代码	既往有无输血经历的分类代码	S2	N1	1.无 2.有 9.未说明
HDSD00.10.044	DE06.00.340.00	输血指征	受血者接受输血治疗的指征描述	S1	AN..500	—

（三）共享文档规范

1. WST 500.13—2016 第 13 部分：输血记录　表 11-5 为输血记录文档内容构成。

表 11-5　输血记录文档内容构成

文档构成	信息模块	基数
文档头	文档活动类信息	1..1
	患者信息	1..1
	创作者信息	1..1
	数据录入者信息	0..1
	文档管理者信息	1..1
	关联活动信息	0..*
文档体	实验室检查章节	1..1
	入院诊断章节	1..1
	输血章节	1..1

2. WST 500.28—2016 第 28 部分：输血治疗同意书　表 11-6 为输血治疗同意书文档内容构成。

表 11-6　输血治疗同意书文档内容构成

文档构成	信息模块	基数
文档头	文档活动类信息	1..1
	患者信息	1..1
	创作者信息	1..1
	数据录入者信息	0..1
	文档管理者信息	1..1
	关联活动信息	0..*
文档体	诊断记录章节	1..1
	输血章节	1..1
	治疗计划章节	1..1
	意见章节	1..1
	风险章节	1..1

第六节　测评指标

（一）《电子病历系统应用水平分级评价标准（试行）》

表 11-7 列出《电子病历系统应用水平分级评价标准（试行）》中血液信息系统相关指标。

表 11-7　血液信息系统相关指标

业务项目	系统功能评价内容	等级
血液准备（有效应用按输血人次比例计算） 统计近 3 个月血液准备处理达到各级别功能的输血人次数，计算与总输血人次的比例	手工记录血液来源	0
	（1）使用计算机记录血液来源、类型和可保障情况 （2）数据通过文件或移动存储设备方式共享	1
	计算机记录的血液来源、库存情况可通过网络供血液保障科室配血、发放使用	2
	（1）具有血液字典 （2）有血液查询工具供临床科室共享信息	3
	（1）库存血液情况或血液可保障情况能够供全院共享 （2）血库能够查询和统计住院患者血型分布情况	4

续表

业务项目	系统功能评价内容	等级
	（1）具有根据住院患者或手术患者血型分布情况提供配置血液库存的知识库和处理工具	5
	（2）应在备血前进行用血相关文档的审核，并给出提示	
	（血液记录全程可跟踪管理，包括血液预订、接收、入库、储存、出库等）	6
	（1）能够与机构外部血液机构交换和共享血液信息	7
	（2）可按照住院患者情况动态调整库存血液配置或根据血液配置提示临床科室适当调整手术安排	
	可获得区域血液使用范围、损失指标，可结合医院病种、手术信息进行本院血液使用范围、损失率管理	8
配血与用血（有效应用按输血人次比例计算）统计近3个月配血处理达到各级别功能的输血人次数，计算与总输血人次的比例	手工记录配血情况	0
	（1）使用计算机记录配血与血液使用、输血反应数据	1
	（2）可通过移动存储设备或文件方式导出并共享数据	
	（1）在血库输入用血、配血数据、用血记录、输血反应数据	2
	（2）整个血库内各个环节共享数据	
	（1）临床用血申请与血库共享	3
	（2）配血情况、用血记录可供临床科室查询	
	（1）配血过程有完整记录	4
	（2）临床申请用血、血库配血时，可共享与患者用血相关的配血检验信息	
	（1）配血、血液使用记录、输血反应等数据纳入医院统一医疗记录系统	5
	（2）能够查询到临床医疗数据、检查与检验数据	
	（1）整个用血过程有完整记录	6
	（2）系统中在各个环节有根据患者体征、基本情况、检验结果、诊断等进行用血安全的检查和监控，不符合安全条件时自动给出警示	
	（1）支持与其他相关医疗机构交换血液使用、输血反应数据，用于进行机构间输血质量管理	7
	（2）出现输血不良事件时能追溯到院内相同供血者血液的其他使用记录或库存记录	
	可获得区域血液使用质量管理指标，可结合医院病种、手术信息进行本院血液使用质量管理	8

（二）《医院信息互联互通标准化成熟度测评方案》

表11-8列出血液信息系统相关指标。

表11-8　血液信息系统相关指标

评审内容	编号	评审指标	分值	等级要求	评分说明	指标说明
2.1.5 电子病历基本数据集第5部分：治疗处置-一般治疗处置记录	2.1.5.6	输血记录子集 □无此数据 □有且完全符合国家标准 □有，部分符合国家标准	0.19	一级	有且完全符合国家标准，得分；其他情况均不得分	
2.1.9 电子病历基本数据集第9部分：知情告知信息	2.1.9.3	输血治疗同意书子集 □无此数据 □有且完全符合国家标准 □有，部分符合国家标准	0.19	一级	有且完全符合国家标准，得分；其他情况均不得分	
2.1.10 电子病历基本数据集第10部分：住院病案首页	2.2.13.1	输血记录 □无此文档 □有且完全符合国家标准 □有，部分符合国家标准	0.26	三级	机构有该业务且完全符合国家标准，得分；机构无该业务时不勾选，得分；其他情况均不得分	

续表

评审内容	编号	评审指标	分值	等级要求	评分说明	指标说明
2.2.28 电子病历共享文档规范第 28 部分：输血治疗同意书	2.2.28.1	输血治疗同意书 □无此文档 □有且完全符合国家标准 □有，部分符合国家标准	0.27	三级	有且完全符合国家标准，或无此业务，得分；其他情况均不得分	
3.2.7 申请单信息交互服务	3.2.7.10	输血申请信息新增服务 □无此服务 □有且完全符合国家标准 □有，部分符合国家标准	0.2	四级甲等	有且完全符合国家标准，得分；其他情况均不得分	
	3.2.7.11	输血申请信息更新服务 □无此服务 □有且完全符合国家标准 □有，部分符合国家标准	0.2	四级甲等	有且完全符合国家标准，得分；其他情况均不得分	
	3.2.7.12	输血申请信息查询服务 □无此服务 □有且完全符合国家标准 □有，部分符合国家标准	0.2	四级甲等	有且完全符合国家标准，得分；其他情况均不得分	

（贺嘉嘉　林圻　张文）

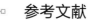

参考文献

[1] 钟春平，申卫东，李彬，等. 临床输血服务与输血治疗[J]. 现代医院，2011, 11(1): 122-124.

[2] 中华人民共和国卫生部. 医疗机构临床用血管理办法[EB/OL].（2012-06-07）[2024-12-11]. http://www.nhc.gov.cn/wjw/c100022/202201/ef74cdc7a8684462888f031588dec6dd/files/ea35e8f9c25d409d909ebd44ad27091b.pdf.

[3] 中华人民共和国卫生部. 临床输血技术规范[EB/OL].（2000-10-01）[2024-12-11]. http://oss.gxzyy.com.cn/20190814/145657803.pdf

[4] 李晓雪，吉素清，靳十周，等. 血液标本规范化对安全有效输血的影响[J]. 中国输血杂志，2012, 25(11): 1216-1218.

[5] 尚红，王毓三，申子瑜，等. 全国临床检验操作规程[M]. 北京：人民卫生出版社，2019.

[6] 王忠庆，邵尉，程大也，等. 临床输血闭环管理信息系统的设计与应用[J]. 中国数字医学，2015, 10(5): 44-46.

[7] 洪建，杜明超，周典，等. 闭环合理输血管理系统建设的实践与探索[J]. 中国数字医学，2017, 12(8): 82-84.

[8] 周宸棋，黄玉清，熊尚华. 闭环管理下医院血液信息系统全流程设计与应用[J]. 信息与电脑，2022, (17): 134-137.

第十二章 电生理信息系统

电生理检查是以电、声等形式的能量刺激生物体,测量、记录和分析生物体发生的电现象,包括心电图、脑电图、经颅多普勒、肌电图、动态心电图、运动心电图、测听仪等。与放射检查、核医学检查、超声检查、内镜检查和病理检查等共同组成了医院医技检查体系。电生理信息系统将电生理数据采集、网络传输、报告编写、集中存储、临床共享、远程会诊、统计检索整个流程进行数字化管理。

第一节 系统概述

一、发展历程

20 世纪 70 年代,我国电生理信息系统刚刚起步,主要受到美国和欧洲等发达国家的启发和影响。当时,北京军区总医院神经康复科与柏林威震克医院神经科合作,引进电生理信息系统,完成了我国电生理诊断技术的首次引进和拓展。此后,多个医院相继引进了该技术,但规模较小,应用范围比较有限。

20 世纪 80 年代,我国的医疗信息化开始逐步发展。计算机已经开始进入我国家庭和工业领域,并逐渐应用到医疗领域。从此,我国电生理信息系统的应用范围开始逐步扩大,越来越多的医院引进这一技术。同时,随着微机技术的不断发展,电生理信息系统的功能也在逐步完善,包括数据采集速度、分析精度、功能模块的灵活拓展等。数字心电图机采用数字信号处理技术,将心电信号转换为数字信号进行存储,部分厂家提供的计算机软件可以对机器上采集的心电数据进行分析和诊断,不再需要手写报告,大大提高了心电图检查的质量和效率。同时实现将传统热敏记录纸换成普通打印纸,在降低成本的同时延长报告保留时间。

随着医院信息系统的建立,放射、超声、内镜、核医学等影像检查率先实现了医疗影像的数字化集中存储与发布共享,为临床提供了快速有效的辅助工具。心电图室对信息化建设的需求越来越强烈,单机版的心电数据管理软件开始联网,逐步和医院信息系统、电子病历系统等进行对接,实现医疗信息共享。相比之下,其他比较分散的电生理检查项目,如动态心电图、动态脑电图、肌电图、肺功能、动态血压等,由于品牌众多,信息化连接困难,多数还停留在单机工作、单机打印的模式,很难接入医院信息化平台。

随着互联网时代的到来,医疗信息化进程不断深入。电生理信息系统通过网络把分散在医院各科室的心电图、动态心电、脑电图、肌电图等设备的数据信号整合到电生理信息系统中,在医院实现电生理检查从预约登记、电子叫号、计费、检查、报告,到集中存储、临床共享、统计检索全流程的信息化管理。

进入 21 世纪初,我国医疗信息化的建设更加迅速,同时也推动了电生理信息系统的发展。2003 年,国家"十五"科技攻关项目"数字医疗"正式启动,其中涉及电生理信息系统等技术的开发和研究,推进了我国电生理信息系统技术成果的转化和应用。

目前,我国电生理信息系统应用十分广泛,多数大型综合医院和心血管专科医院均设有心电图室,且已实现电生理信息系统的普及和应用。同时,也有专业的医疗设备生产厂商,在国际市场电生理信息系统研发、制造和销售方面具有一定竞争力。未来,我国将继续把医疗信息化建设作为重要的国家战略和经济发展的支柱产业,加快电生理信息系统的发展和应用,不断提高医疗服务水平,促进我国医疗卫生事业的持续健康发展。

二、最新进展

物联网技术可以将现代心电仪器和监测设备连接成一个网络,使得数据采集和传输更加高效、准确和便捷。这些设备可以通过云计算平台实现数据存储和共享,可以实时追踪和监控患者的心电信号。医生可以通过互联网远程访问心电图数据,并且可以随时与患者交换信息。这种方式可以避免传统的院内监测和长时间等待,尤其是对于偏远地区的患者和那些需要长期监测的患者,具有重要意义。人工智能(AI)技术可以帮助医生快速、准确地分析心电图数据,识别潜在问题,提供慢性病预警机制。专门制作心电图图像识别算法,能够准确实现信号去噪、波形识别和心律自动分析,部分人工干预,帮助医生更好地作出判断和诊断。

物联网、云计算和 AI 这些技术的应用可以提高心电电生理系统的准确性和效率,加快医学决策的速度,降低医疗费用和风险。它们将在完全数字化的心电电生理系统应用中发挥更加重要的作用。使用移动互联网 5G 技术将患者的生命体征监测数据实时回传到院前急救调度指挥中心,必要时专家可通过远程视频指导急救医生进行急救工作,实现远程协助救援。通过设备物联、云计算等新一代信息化技术,将分散在医疗机构内、分院、社区甚至不同城市间的动态心电图、心电图机等多种电生理检查设备数据资料整合到一个系统中,实现检查流程的信息化、病历数据和检查报告的集中存储、分析、质控与共享利用,支撑区域电生理平台、远程会诊等共享应用场景。

三、主要作用

心电电生理信息系统可利用信息化手段,实现各级乡镇卫生院、社区医院、床旁的心电电生理检查数据的获取,按需传送到上一级医院或直接传送到心电电生理信息平台,由诊断医院医生进行诊断。诊断完成后,由诊断医院分发检查结果,各级乡镇卫生院、社区医院、床旁收到相应的诊断报告并打印。心电电生理信息系统的建设有以下作用。

1. 以医院的技术力量为依托,为基层医院提供有效的心电电生理检查,实现基层医院患者就近会诊,方便区域内的心血管病患者在不同级别的医疗机构都能享受到同质化的心电电生理检查与治疗,解决看病难、看病贵问题。医联体内医疗资源对基层覆盖,优质医疗资源下沉基层,提高基层医务人员心电诊断水平和区域医疗信息化程度。

2. 实现床旁诊断信息化,不仅提高工作效率,提升服务水平及医院整体形象,而且改善患者的就医体验,提高医务人员和患者的满意度,提高床旁诊断量。

3. 实现心电电生理信息化集中管理、危急值闭环管理,助力医院电子病历及互联互通评级。

4. 实现了电生理检查患者资料存储,方便医生查阅、统计及分析,为医疗、管理、教学和科研工作提供翔实的数据支持。

第二节　相关标准

电生理信息系统是医疗领域中用于记录、分析和管理心脏或神经系统电生理数据的重要工具。卫生相关标准在电生理信息系统的设计、开发和使用中起着关键作用,表 12-1 从数据标准、技术标准、安全标准和管理标准的角度来描述这些标准,如表 12-1 所示。

表 12-1　电生理信息系统相关标准与类型

标准(规范)名称	相关内容	标准类型
医学数字图像和通讯标准(digital imaging and communications in medicine,DICOM)ISO 12052	涉及数字图像和与这些图像生产和管理相关的信息交换,包括医学成像设备、信息管理和通信系统之间的通讯	数据
HL7(Health Level Seven)	用于医疗信息交换的标准,包括心电电生理数据的格式标准和数据元标准	数据

续表

标准(规范)名称	相关内容	标准类型
电子病历基本规范(试行)	检查报告书写认证和权限管理	数据
WS/T 00(6部分)—2016 电子病历共享文档规范	规定了检查报告的文档模板以及对文档头和文档体的一系列约束	数据
文件传输(file transfer protocol,FTP)协议	可以满足各类医疗相关档(如非 DICOM 的影像文件、图形文件、音视频档、病案等)从远程终端到资料中心的上传和存储	数据
ANSI/AAMI EC 13—2002 医疗电气设备.第2-27部分	规定了心电图仪用监测设备的基本安全和性能的特殊要求,确保电生理设备的安全性和可靠性,包括电气安全、电磁兼容性(EMC)、生物兼容性等	技术
ANSI/AAMI EC 38—2007 医疗电气设备.第2-47部分	用于非固定式心电图仪系统安全(包括基本性能)的特殊要求	技术
IEC 60601—2-25: 2011	规定了针对心电图(ECG)监测设备的要求,确保心电监测设备符合国际电气安全标准,包括心电描记器基本安全性和基本性能的特殊要求	技术
YY 1079—2008 心电监护仪	对心电监护仪的过载保护、工频电容差的要求,并将心率报警的启动时间由12秒提高到10秒	技术
ISO/IEC 29101: 2018 隐私体系结构框架	规定了用户保护和存储、处理个人身份信息(PII)的信息和通信技术(ICT)系统中隐私高级体系框架、相关控件	安全
GB 35273—2017 信息安全技术个人信息安全规范	规定了开展收集、存储、使用、共享、转让、公开、披露、删除等个人信息处理活动应遵循的原则和安全要求	安全
医院信息系统基本功能规范(卫办发〔2002〕116号)	规定了临床检查分系统基本功能要求	管理
电子病历系统应用水平分级评价标准(试行)	规定了功能和数据质量分级评价检查报告和数据的应用水平	管理
医疗健康信息集成规范(integrating the healthcare enterprise,IHE)	提出一个互操作框架,将卫生领域内的信息化技术集成起来,通过采用医疗卫生信息标准,促进电生理信息在系统间、机构间实现无缝传递	管理

第三节 系统架构

一、总体架构

针对实际需求建立心电电生理信息网络系统,为医技科、临床科室、社区门诊之间建立起心电电生理信息传输与报告发布的网络化流程,实现心电电生理检查从预约登记、操作检查、编写报告,到集中存储、网络传输、临床共享、医生会诊、统计检索全流程的数字化管理,实现心电电生理数字化存储、信息化共享、提高医生之间协同工作能力。

1. 心电电生理门诊、体检 连接医院现有的心电电生理检查设备,通过与医院 HIS 集成,从 HIS 中获取患者资料实现电子申请预约,通过护士工作站或自助机进行报到,通过安装在候诊区的 LED 电子显示叫号系统,有秩序地呼叫患者检查,医生在心电电生理分析系统集中进行报告处理。

2. 针对病房心电电生理采集 临床护士或医生使用便携式心电图机进行心电床旁检查,采集结束后通过无线方式将心电数据发送至诊断中心,由医生进行诊断分析,心电系统可自动对上传的数据按危急程度进行分类,医生对危重的患者进行优先诊断。诊断完成后可在护士工作站进行报告打印,同时也可以直接在心电图机上查看诊断内容。

3. 针对家庭 患者使用智能手机通过蓝牙连接便携式采集盒进行心电图采集,数据上传到医院的远程诊断中心进行诊断,诊断完成后患者可以在手机 App 上查看诊断报告,避免患者频繁就医,提高患者的生活质量和满意度。

4. 针对社区医院　建立针对心脏病患者的服务体系，贯穿社区与急诊医疗机构的基本心电图、电生理检查，专家传输会诊技术，从发现病情到急救，从入院直至进行检查与治疗的全过程数据传输、存储。系统将社区医生的初步诊断到转至上级医生会诊，然后直接通知急救或导管室进行处理，入院后给上级心脏介入医生提供第一手病情资料，能够远程协助、帮助乡镇卫生院等基层卫生部门，对心血管疾病患者进行快速、准确诊断，对早期诊治心血管疾病具有重要意义，为百姓提供一个方便的心脏检查体系，更好地发展基层医疗，更好地为患者服务。

5. 针对诊断中心　检查后的数据由专业医生集中诊断并发布报告，通过 Web 浏览方式将报告发布在全院医生工作站上，实现心电电生理信息图像全院发布并共享。通过大屏实时监测，系统可以对患者进行连续的、实时的监测和记录，医生可以及时了解患者的心脏功能和病情变化，如出现异常可及时进行干预。对于会诊病例，医生可以帮助下级医院进行诊断并发布报告，同时可对下级医院医生的检查、报告进行质量评分。利用手机、平板等智能设备，医生可以在任何有网络的地方进行心电数据查看和诊断。

6. 针对平台　系统为管理和研究增加了统计模块，为研究人员提供实验数据，方便进行数据挖掘和大数据分析。工作量统计模块可以对检查人员、报告人员、检查设备等工作量进行快速统计。质量控制模块可以对检查质量、诊断报告质量和时间效率质量进行控制和管理（图 12-1）。

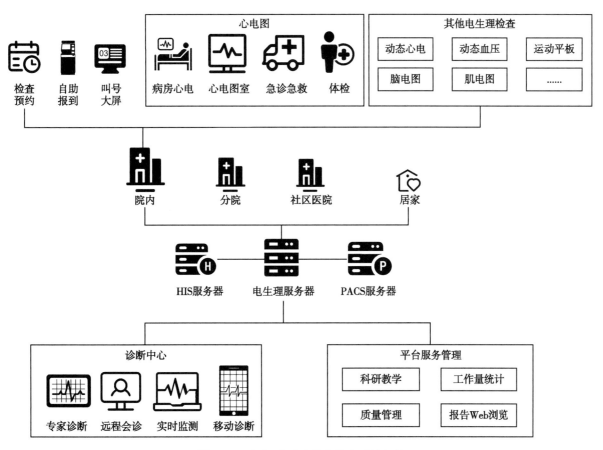

图 12-1　心电、电生理信息管理系统架构

二、功能架构

心电图系统功能一般分为系统设置、病历管理、采集、报告和其他几个大类。系统设置主要用于配置软件对应的医院、科室信息，用户管理、权限控制、打印和报告相关设置。病历管理负责病历的增删改查，导入和导出，新建病历时可手动新建，也可通过接口调取 HIS 申请单新建。采集模块根据不同的检查项目采集患者的心电图，采集完成后将数据上传服务器。诊断中心医生可以通过报告模块进行心电图分析和诊断，生成报告并上传 HIS，同时也可进行专家会诊、视频问诊（图 12-2）。

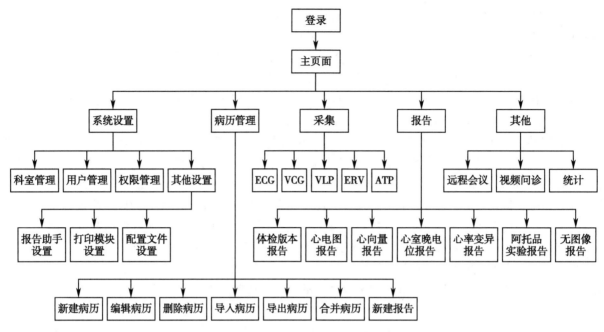

图 12-2　心电图系统功能模块

电生理系统功能架构与心电图系统功能架构类似,不同之处在于数据的采集方式和报告处理。电生理系统的采集模块通过监听文件夹的方式接收其他电生理软件通过虚拟打印方式生成的 PDF 报告,将 PDF 报告作为原始数据上传服务器。编写报告时利用 OCR、手动复制或截图方式提取原始报告文件上的内容,形成新的报告,按统一的模板进行发布。

三、网络架构

电生理信息系统网络架构(图 12-3)包括以下几个层次。

1. 客户端层　是指用户接入系统的接口,通常包括心电图机、电生理检查设备、医生工作站、移动 App、Web 报告查询等设备和应用,这些设备和应用通过网络连接到系统服务器,实现数据的传输和交互。

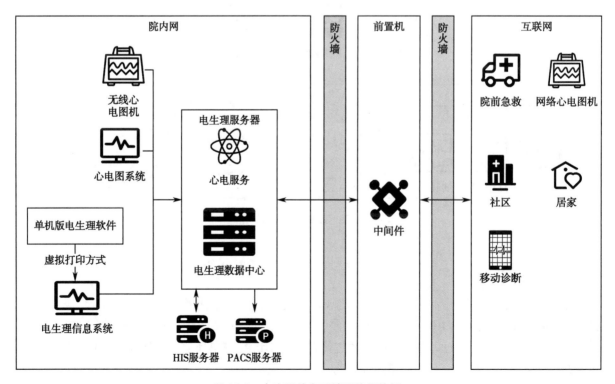

图 12-3　电生理信息系统网络架构图

2. 网络层　是电生理信息系统的核心部分,负责数据的传输和处理,通常采用三层或四层架构,包括交换机、路由器等设备,实现数据的快速传输。

3. 服务器层　是系统的数据存储和处理中心,包括数据库服务器、应用服务器和文件服务器,这些设备负责数据的存储管理和分发,保证系统的高效运行和安全性。

4. 外部网络层　是系统与外部网络的接口,包括互联网和外部数据中心(如 CA 中心),这些设备通过安全通道与系统相连,实现数据的共享和交互,保证系统的安全性和稳定性。

第四节　数据结构

一、电生理信息系统的数据结构

电生理信息系统的数据结构可以根据不同的电生理类型进行分类和组织,可分为以下几类数据结构(图 12-4)。

1. 多通道信号数据　用于存储多个通道的电生理信号数据,如脑电图(EEG)、心电图(ECG)等。

(1)通道信息:包含通道名称、采样率、信号质量等。

(2)信号数据:采用数组或矩阵形式存储,每行表示一个时间点,每列表示一个通道的信号值。

2. 事件数据　记录与特定事件相关的电生理数据,如刺激时刻、反应时刻等。

(1)事件标签:描述事件类型,如刺激类型、反应类型等。

(2)事件时间:记录事件发生的时间点。

(3)关联通道:指示与事件相关的通道。

3. 周期性信号数据　用于存储周期性波形的电生理信号数据,如心电图中的心脏节律。

(1)周期信息:包括周期长度、起始时间、结束时间等。

(2)信号数据:采用数组或矩阵形式存储,每行表示一个周期,每列表示一个时间点的信号值。

4. 空间信号数据　用于存储空间分布的电生理信号数据,如脑电图中的电极分布图。

(1)电极位置信息:包含电极坐标、区域标识等。

(2)信号数据:采用数组或矩阵形式存储,每行表示一个时间点,每列表示一个电极的信号值。

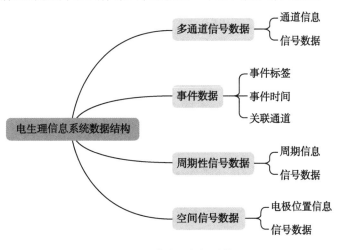

图 12-4　电生理数据结构

二、数据流

系统结构可按数据的产生、流向、利用顺序分为三层。最下层为医院端,它包含了客户端系统。其上一层为数据交换层,它主要是指医院端的前置机,它用于整合上传、下载的数据。再上层为数据存储处理层,它是指中心端的数据库和应用服务器,它的作用是存储所有共享数据,是整个数据共享平台的数据基础。最上层为展示层,它包括外网查询、报告分析和打印、信息管理等(图 12-5)。

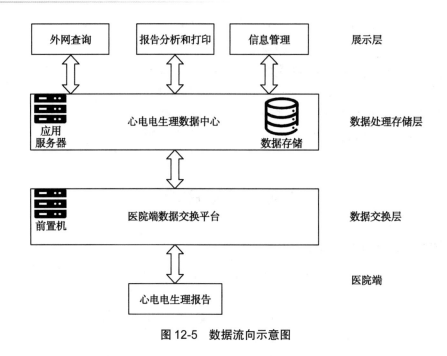

图 12-5 数据流向示意图

第五节 系统功能与流程

一、数据存储中心

服务器设立在院内信息中心,负责存储与管理所有的心电电生理检查数据与诊断报告,是整个院内心电诊断系统的核心。服务器上安装心电电生理综合服务软件,负责与住院科室的移动心电检查设备、院内门诊的心电诊断工作站和电生理检查设备建立传输通道,并实现加密传输。服务器用来接收门诊和住院的心电图数据,由心电图室、心内科的专业医生诊断,诊断完成后结果实现院内共享。通过服务器开放的外网访问端口,医生可以通过 PC 端、Web 浏览器、智能手机、手持电脑等设备访问院内心电电生理检查数据,在线分析原始数据,让疑难患者第一时间获得及时有效的诊断和会诊。

二、系统功能

1. 护士站登记叫号模块 应用于门诊心电图室,与预约登记系统一起工作,提供检查登记、排队叫号功能,通过在候诊区安装液晶显示屏与音箱,自动语音呼叫患者就诊,并在显示屏上显示待检查患者的信息。

2. 心电检查工作站 是固定位置的心电图检查设备,主要应用于门诊心电图室、病房台车,可以获取预约登记工作站上的待检查患者列表,并直接进行心电图采集、上传。

3. 院前急救心电接入 可以快速、准确地将急救现场获取的心电数据上传到心电信息系统中,便于医生远程查看和分析,从而提高急救效率和抢救成功率。具体实现方法如下。

（1）选择合适的心电图采集设备:为了实现院前急救心电接入心电信息系统,需要选择便携式心电设备,支持无线数据传输和数据存储功能。

（2）心电数据的采集和传输:急救人员在现场采集心电数据后,可通过无线传输方式将心电数据传输到心电信息系统中,实现实时上传和存储。这方面需要解决数据传输速度、数据传输稳定性、数据传输安全性等问题。

（3）心电数据的处理和分析:心电信息系统可以对上传的心电数据进行处理和分析,提取相关特征和指标,如心率、ST 段变化、QRS 波形等,以便医生进行远程查看和分析。

（4）医生远程查看和分析：医生可以通过心电信息系统远程查看和分析院前急救上传的心电数据，为急救人员提供指导和决策支持。

院前急救心电接入心电信息系统可以实现院前急救心电数据的快速上传、存储、处理和远程查看，为急救工作提供有效的支持和保障。同时，需要考虑数据采集和传输、数据处理和分析、医生的远程查看和分析等方面的要求，以实现院前急救心电信息的全面、系统、高效管理和应用。

4. 床旁心电接入 建立床旁心电图采集模式，使用便携式心电图机在床旁进行采集，采集后心电图数据直接传输至心电图诊断中心，发出诊断报告。同时报告可通过 Web 浏览系统或 HIS 医生工作站供全院共享。

5. 心电报告工作站 一般设立在心电诊断中心或心电图室，负责集中处理所有心电病历报告，具有专业的心电图处理分析功能。

（1）新病历到达即时提醒功能：当便携式心电图机发送新病历时，心电医生工作站自动弹出提示窗口并发出声音，提示医生有新病历到达。

（2）病历列表：显示查询到的心电图病历，按检查时间顺序排列。病历列表中具有病历状态显示。包括未检查、已检查、未报告、已报告、已审核、已发送状态。

（3）强大的心电图分析功能：显示同步十二导心电图波形，支持多种波形布局方式；支持同步、连续模式切换等；自动分析心率、PR 间期、电轴等所有心电参数；具有电子标尺功能，测量幅值与压差，支持对波形局部放大；具有 AI 辅助诊断功能。

（4）编写报告功能：提供丰富的报告诊断库，医生可以自动诊断或手动编写心电报告，支持报告模板内容自定义、打印预览。

（5）图谱对比功能：支持心电图原始数据多次对比功能。在对比模式下，支持导联电压、走纸速度、显示模式、波形放大、复合波等功能。

（6）历史记录功能：支持心电图检查历史记录功能，同步显示历史记录下所有检查记录。

（7）导联纠错：纠正肢体导联与胸导联接错修复功能。

（8）导联修改：支持加做导联名称快速修改以及单个导联名称修改功能。

（9）常规心电图数据：根据专业的算法生成心向量波形、高频心电、频谱心电。

（10）心电图波形采集颜色显示：可自由设置分析时波形颜色、底纹颜色，防止长时间分析造成的用眼疲劳。

（11）系统危急预警：系统自动预诊断科室传输过来的心电图，根据诊断结果的危急情况在报告队列中排序显示，并以特殊颜色预警。诊断医生对危急病历优先诊断。

（12）病房危急值提醒

1）检查医生危急标记：当对急诊患者进行快速心电图检查时，标记危急，传输至心电图诊断中心，急诊病历以特殊颜色显示，提醒报告医生优先诊断。

2）诊断中心危急值标记：报告医生对心电图诊断完成后，对危急值心电图进行标记，提醒病房进行相关危急处理。

（13）科室医生之间可通过系统即时消息或视频进行心电图诊断的交流、答疑、教学等。

（14）区域心电信息系统支持上级医院对下级医院进行心电图采集和诊断质量的质控评分，有利于监督、提高基层医院心电图检查和诊断水平。

（15）统计医生工作量并导出 Excel，可自由配置具体统计信息。

6. 脑电图工作站

（1）脑电图报告：包括文字报告、脑电背景图、脑电间歇期图（如有）、脑电发作期图（如有），这些都需要导出至报告平台供临床查阅以及门诊患者打印。

（2）脑电图审核及会诊：通过将脑电波图形及视频数据传输至平台，不同院区的医生可以实时查阅相关数据并出具报告，实现不同院区实时会诊功能。

（3）既往检查关联：能查阅患者既往脑电报告及其他检查检验结果。必要时可查阅既往脑电数据（包括视频数据）。根据患者的年龄、检查结果、诊断等关键词进行统计分析；可以将数据自动进行统计学分析,生成表格进行下载、导出等操作;可以进行工作量统计,包括数量及金额。

脑电图工作站对于癫痫的诊断和预防具有以下作用。

(1)癫痫发作类型诊断:脑电图可以对癫痫发作类型进行诊断,包括部分性癫痫、失神发作、肌阵挛性癫痫等。

(2)癫痫病变部位定位:脑电图可以对癫痫病变部位进行定位,通过分析脑电波形的变化,可以确定脑部哪个区域发生了异常放电,从而确定病变部位。

(3)癫痫发作频率监测:脑电图可以对癫痫发作频率进行监测,包括癫痫发作的持续时间、发作间隔等信息的记录和分析,有助于医生了解患者的病情。

(4)癫痫治疗效果评估:脑电图可以对癫痫治疗效果进行评估,通过比较治疗前后的脑电波形变化,可以判断治疗是否有效,有助于医生调整治疗方案。

(5)癫痫预测和预防:脑电图可以对癫痫的预测和预防进行研究,通过分析患者的脑电波形,可以预测患者是否容易发生癫痫发作,从而采取相应的预防措施。

7. 肌电工作站

(1)肌电图报告电子化:通过获取工作站 Word 报告,将其发送至软件报告平台,供门诊患者自助打印以及病房医生实时查阅结果。

(2)既往相关检查关联及数据统计:能实时查阅患者既往检查肌电图报告及其他检查检验结果,并可根据患者的年龄、检查结果、诊断等关键词进行统计分析;可以将数据自动进行统计学分析,生成表格进行下载、导出等操作;可以进行工作量统计,包括数量及金额。

8. 临床 Web 浏览查询模块 为临床医生提供了强大的浏览与分析技术(基于 Web 技术设计)实现临床科室快速调阅、查看心电图报告与波形。对于心电图室发出的报告,临床医生直接在办公室或护士站计算机上即可实时浏览。无须安装软件,使用院内任意一台联网络计算机均可浏览。同时临床 Web 浏览系统还支持在线波形分析、处理、测量与报告功能。

9. 可视化心电大数据监控平台 可对院内、区域心电图数据进行精确统计分析,包括阳性率、PR 间期等心电数据以及各种心电图诊断结果,进而形成统计报表,完成整个心电数据的分析统计。实现患者心脏健康大数据的统计分析,可针对不同的病种病情进行统计检索,实现卫生部门针对辖区内心脏方面病情进行的详细数据统计。系统支持大屏可视化显示,支持不同分辨率自适应,适合临床教学大屏浏览。

大数据监控平台可以对心电图诊断全过程进行监控,对诊断超时、危急病例等进行优先处理,并及时以消息、短信方式通知专家、专家组。

三、系统业务流程

在医院的计算机中心设立心电电生理服务器,建立医院的心电图、电生理数据管理库。实现心电电生理检查,包括心电、脑电、肌电从预约登记、电子叫号、计费、检查、报告,到集中存储、临床共享、统计检索全流程的信息化管理。心电电生理系统与其他业务系统的交互情况具体见图12-6。

1. 检查申请 心电电生理信息系统与 HIS 无缝对接,实现数据交互,由临床或门诊医生在 HIS 中开具电子检查申请单,申请单带有条形码。临床或门诊医生也可开出手工申请单,经收费在 HIS 中形成检查项目。另一个申请来源是体检系统,体检系统开出包含检查申请的体检指引单,指引单带有条形码。

2. 预约登记 门诊心电图室设立预约登记系

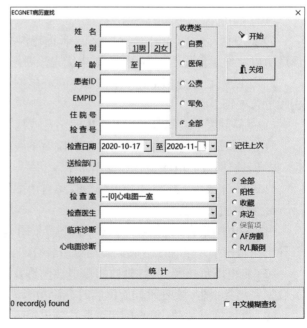

图 12-6 多条件组合查询界面

统,完成患者的信息录入工作。对于住院检查,在检查申请提交后,将相关信息传至本系统,进行预约安排。

3. 排队叫号 通过在候诊区安装液晶显示屏与音箱,自动语音呼叫患者就诊,并在液晶显示屏上显示待检查患者信息。

4. 电生理检查 在院内,社区医院使用现有的心电图机、电生理设备进行检查;在救护车上使用网络心电图机进行采集;居家用户使用便携式、可穿戴式心电设备进行数据采集。

5. 分析诊断 诊断中心医生对各科室、分院、终端设备上传的数据进行诊断分析,必要时可进行会诊,审核通过后进行报告发布。对于会诊的病例,上级医院可以对下级医院的检查和诊断进行质控评分。

6. 报告上传 报告审核完成后上传 HIS 进行归档。

7. 报告浏览 安装临床 Web 浏览模块实现全院医生工作站的心电图网络浏览功能,可进行测量、打印、下载、分析等操作。

业务流程如图 12-7 所示。

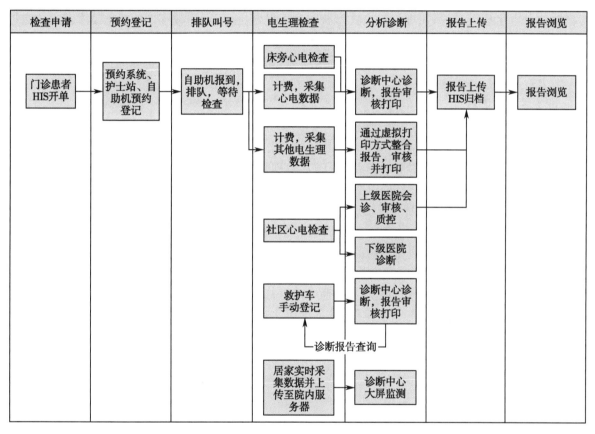

图 12-7 心电电生理信息系统业务流程图

四、设备联网

1. 设备联网的目的 设备联网的主要目的是现实多设备之间的数据共享与协同工作,提高医疗服务的质量和效率,具体来说可以分为以下几个方面。

(1)提高诊断准确性:通过多设备联网可以实现数据的共享和交流,医生可以更全面地了解患者的病情,从而提高诊断的准确性和精度。

(2)提高工作效率:心电电生理设备联网可以实现自动化数据采集、传输和处理,减少医护人员的工作量和人为误差,提高工作效率和工作质量。

(3)提高医疗服务水平:通过多设备联网可以实现全面、系统的医疗服务,提高医疗服务的水平和质量,满足患者对医疗服务的需求和期望。

（4）促进医疗信息化建设：多设备联网是医疗信息化建设的重要组成部分，可以实现医疗数据的互通和共享，为医疗信息化建设提供强有力的支持。

2. 设备联网的技术方法

（1）心电图机设备联网方法：医院在实施心电信息管理平台之前，已经购买了大量各种品牌的心电图机，这些心电图机都是单人单机的工作模式，无法与 HIS 进行数据交互，这些心电图机通过数据线或无线的方式与计算机进行连接，设备将采集的数据传输到计算机工作站。系统支持将常见数字心电图机上传的数据转换成国际通用标准的 XML 格式心电数据，发送到心电图网络系统进行分析、诊断，实现全院医生浏览共享。

本身带有以太网、Wi-Fi 功能或带有 4G、5G 移动网络功能的平板采集盒和网络心电图机可以直接联网使用。

（2）其他电生理设备联网方法：针对电脑式电生理设备，系统通过数字图像技术，获得设备原始数据、典型波形、分析值，最终生成检查报告，包含患者信息、典型波形、分析图表、报告结果等内容，存储为 JPG、BMP、XML 或 PDF 格式，并能够提取患者基本信息进行入库管理。

针对部分电生理设备，采用虚拟输出技术获取分析报告，由于通用数字图像输出技术获得的数据全部为图像，而设备本身输出的检查信息不能直接提取或导入（由于型号众多且无标准，每台单独开发接口工作量巨大且没有兼容性，原机软件的成熟度制约了联网的可能性），通过虚拟输出技术可直接获取检查报告，与 HIS 中登记的病历进行匹配。

3. 设备联网的流程

（1）设备接入：将各种心电电生理设备接入网络中。对于不带联网功能的设备，使用专用的数据线和工作站计算机进行连接。对于带有网络功能的设备，需要先配置网络连接环境，如插入网线、配置 Wi-Fi、插入移动流量卡等，然后配置网络协议参数，如 FTP、HTTP 等。

（2）数据采集：不带网络功能的心电图机、心电采集盒，通过有线（串口、USB）或无线方式将采集的数据或文件传输到工作站软件。带有网络功能的心电图机，可直接将采集的数据发送到数据存储服务器。

（3）数据存储：心电图系统通常与 HIS 进行对接，采集的数据可以直接上传到心电服务器。对于其他电生理设备，采集的原始数据由设备专用的工作站软件进行管理。

（4）数据处理：心电图系统对采集的数据进行处理和分析，输出报告上传到心电系统。其他电生理工作站医生在完成报告后需要将原始数据和报告通过虚拟打印的方式传输到电生理信息系统进行进一步处理，如匹配患者信息、参数提取、报告重排等工作，之后才将检查数据和报告上传至电生理信息系统。

（5）数据共享：心电图系统可以直接将报告发送到 HIS、PACS 进行调阅，其他电生理软件需要借助电生理信息系统进行统一发布管理。

五、心电内外网交互

根据医院管理要求，将心电外网服务器的数据同步到心电内网服务器中，直接通过心电内网工作站诊断后回传，由心电内网服务器同步至心电外网服务器，再由各分院获取报告，从而省去增加心电外网诊断工作站的成本。该流程所需要的网络环境由医院信息科提供，负责将心电数据在心电外网服务器与心电内网服务器的交互工作。交互的基本流程：在心电内网部署两个服务，一个负责接收，另外一个负责发送。当心电外网服务有相应的需要诊断的数据时，接收服务会将数据同步到心电内网服务器，并由诊断工作站诊断；当发送服务监控到有需要返回外网的数据时，会主动将数据推送回外网服务器。

第六节　测评指标

一、对标电子病历六级及以上的测评指标

电子病历系统应用水平分级评分标准是对电子病历系统功能、应用、数据质量情况进行分级评价的

具体标准，表12-2中按照角色列出了具体要求。

表12-2　电子病历六级及以上与检查相关的测评要求

项目代码	工作角色	选择项	主要评价内容
01.04.6	病房医生	基本	形成完整的检查闭环，检查执行状态可实时查看
01.05.6	病房医生	选择项	（1）检查结果和报告各阶段状态可实时获得 （2）查阅报告时，对于有多正常参考值的测量项目能够根据测量结果和患者年龄、性别、诊断、生理指标等自动给出正常结果的判断与提示 （3）对于检查危急值，能够主动通知（如系统弹窗）医生、护士
01.05.07	病房医生	选择项	对于危急值通知具有按时效管控、分级通知、反馈功能
03.04.6	门诊医生	基本	（1）申请后可随时跟踪检查进展情况 （2）检查申请可利用全院统一的检查安排表自动预约
03.04.7	门诊医生	选择项	申请检查时，能够查询历史检查结果、其他医疗机构检查结果和报告
03.05.6	门诊医生	选择项	（1）检查结果和报告各阶段的状态可实时获得 （2）查阅报告时，对于有多正常参考值的测量项目能够根据测量结果和患者年龄、性别、诊断、生理指标等自动给出正常结果的判断与提示 （3）对于检查危急值，能够主动通知（如系统弹窗）医生、护士
03.05.7	门诊医生	基本	对于危急值通知具有按时效管控、分级通知、反馈功能
04.01.7	检查科室	基本	（1）有根据本部门检查预约、等候、执行检查时间进行本部门服务效率分析工具 （2）患者可在院外查看申请单状态，可通知患者预约时间、检查注意事项等
04.02.6	检查科室	基本	（1）检查数据产生过程有状态记录，并有查询和跟踪工具 （2）检查全过程数据记录具有防止患者、检查数据、图像不对应的自动核查处理 （3）记录检查测量值时具有基本的选择或自动判断提示功能，包括各种测量值的合理范围、注释说明的合理词汇范围等
04.02.7	检查科室	选择项	（1）能够获取医院外部检查数据和检查状态并进行记录，本科室检查记录和状态可传给外部系统使用 （2）具有针对检查记录的患者识别和防止数据对照差错规则与工具 （3）检查等候过程中可通知患者检查顺序、等候人数、预计检查时间等信息
04.02.8	检查科室	选择项	有针对检查记录的数据完整性、数据记录管理等质量控制工具
04.03.6	检查科室	选择项	（1）具有法律认可的可靠电子签名 （2）检查报告有安全控制机制与访问日志
04.03.7	检查科室	基本	（1）书写报告过程中有智能提示，有智能化的词汇控制 （2）支持患者在院外浏览本人的检查报告，具备授权控制，并有完整的浏览记录
04.03.8	检查科室	基本	（1）有对检查报告内容规范性的管理控制 （2）能够获取区域检查报告的检查阳性率等质控指标，并有将本科室指标与之对比工具
09.02.7	电子病例基础	基本	全部电子病历系统在数据产生过程可实现可靠电子签名，如每个医嘱、每段病程记录、每个阶段的检查报告等
10.01.6	信息利用	选择项	较全面的临床信息数据仓库，包括从病历中的入院记录、病程记录、出院小结，检查报告和病历报告中的检查描述、检查结论（诊断）内容中抽取出的结构化数据内容
10.01.7	信息利用	基本	（1）完整临床数据仓库，包括影像、图形、结构化数据等，内容覆盖医疗过程所有业务系统的数据 （2）有可定义的数据内容选择与抽取工具，具备常用的管理、研究、教学数据处理工具
10.02.6	信息利用	选择项	能够从系统中产生某类单病种质量指标中的重要考察指标，如ST段抬高型心肌梗死、心力衰竭、社区获得性肺炎、急性脑梗死、髋、膝关节置换术，冠状动脉旁路移植术、儿童社区获得性肺炎、围术期预防感染、剖宫产、慢性阻塞性肺疾病、围术期预防深静脉栓塞等

二、互联互通五级测评指标

五级乙等是在满足四级甲等要求的基础上,法定医学报告及健康体检共享文档符合标准,平台实现院内术语和字典统一,实现与上级平台基于共享文档形式的交互,提供较为完善的互联网诊疗服务,初步实现基于平台的临床决策支持、闭环管理、大数据应用,医院信息平台的性能满足接入上级信息平台的要求,初步实现与上级信息平台的互联互通。

五级甲等是在满足五级乙等要求的基础上,医院信息平台实现与上级信息平台进行丰富的交互且医院信息平台的交互服务完全满足医疗机构内部标准化的要求,医院与上级平台实现术语和字典的统一,基于平台提供较为完善的临床决策支持、闭环管理,实现丰富的人工智能和大数据应用,实现丰富的跨机构业务协同和互联互通应用(表12-3)。

表 12-3 互联互通五级测评要求

评审内容	编号	评审指标
3.1 互联互通标准化建设情况		
3.1.4	3.1.4.1	采用开放的软件标准协议
统一身份认证及门户服务	3.1.4.3	支持 SSO 单点登录
3.2 互联互通交互服务情况		
3.2.7 申请单信息交互服务	3.2.7.6	检查申请单查询服务
3.2.8	3.2.8.3	检查状态信息更新服务
状态信息交互服务	3.2.8.4	检查状态信息查询服务
3.2.10	3.2.10.7	检查预约状态信息新增服务
预约信息交互服务	3.2.10.8	检查预约状态信息更新服务
	3.2.10.9	检查预约状态信息查询服务
4.3 信息安全情况		
4.3.2 应用安全	4.3.2.5	支持 CA 认证或其他第三方认证方式
4.3.3 数据安全	4.3.3.3	数据传输进行加密处理,关键数据可追溯
4.3.4	4.3.4.3	提供许可指令管理服务
	4.3.4.4	提供数据保密等级服务
隐私保护	4.3.4.5	支持对关键个人病历信息(字段级、记录级、文件级)进行加密存储保护
4.4 业务应用系统(生产系统)建设情况		
4.4.1 临床服务系统建设情况	4.4.1.1	医院已建成并投入使用的临床服务系统 (1)心电管理系统 (2)其他功能检查管理系统
5.1 应用建设情况及利用情况		
5.1.1 公共服务应用系统建设情况及利用情况	5.1.1.2	患者自助终端包括的内容 (1)自助报到 (2)自助检查预约
5.1.4 新技术应用情况	5.1.4.1	大数据技术应用情况 (1)知识图谱 (2)深度学习 (3)机器学习
	5.1.4.2	其他新技术应用情况 (1)5G (2)物联网 (3)可穿戴设备

续表

5.2.1 基于平台的内部连通业务	5.2.1.1	接入平台的临床服务系统的接入情况，接入的系统 （1）心电管理系统 （2）其他功能检查管理系统
5.2.2 基于平台的外部连通业务	5.2.2.1	医院信息平台是否接入上级信息平台，如是，与上级已联通的业务 区域远程医疗

（王文辉　陈韵儿）

参考文献

[1] 卢喜烈. 电生理网络系统[J]. 电生理学杂志, 2009, (6): 438-439.

[2] 贾蕾. 医院电生理信息系统的思考及应用. 信息技术与信息化. 2019 (9): 223-225.

[3] 陈超, 马赟, 于文敏. 基于 AI 辅助的远程心电监测预警平台构建[J]. 微型电脑应用. 2023, 39 (04): 40-43.

[4] 薛政凯, 陈康寅. 人工智能辅助的心电图诊断在心血管疾病中的应用[J]. 中国心血管病研究, 2022 (003): 20.

[5] 张子旋, 张青芝, 赵鹏, 等. 基于 5G 技术的院前急救协同平台设计及应用. 中国医院建筑与装备. 2023, 24 (1): 60-62.

[6] 于泳芬, 于蕾刘, 环颉. 心电网络信息系统在临床及分级诊疗中的应用[J]. 现代电生理学杂志, 2022, 29 (3): 174-177.

[7] 孙晓云, 杨俊武. 远程心电诊断危急值管理和质控系统关键问题探讨[J]. 中国社区医师, 2020, 36 (29): 2.

[8] KATALINIC A, WALDMANN A, SCHWAAB B, et al. The TeleGuard trial of additional telemedicine care in CAD patients.1 Utilization of the system[J]. J Telemed Telecare, 2008, 14 (1): 17-21.

[9] 廖彦昭, 张焕基, 陈少芬. 基于远程心电图大数据的社区 AED 普及最佳实践方案的研究[J]. 心电图杂志: 电子版, 2019 (1): 2.

第十三章

电子病历系统

电子病历是电子化的患者记录，能够对患者所有医疗活动进行记录，储存患者健康相关的全部医疗信息或动态信息的数字化记录，包括病史、检查、检验、影像等资料。本章以电子病历系统的诞生背景为起点，通过介绍电子病历系统的发展历程和国内外相关标准，揭示其在我国的本土适配化过程及发展演变。同时，基于现阶段医疗机构对电子病历系统采集、存储、处理、传输、挖掘、利用的需求，介绍电子病历系统的系统架构、数据结构、功能流程及专科电子病历架构，并分析电子病历系统相关国家测评标准，为读者了解、建设电子病历系统提供支持。

第一节　系统概述

一、发展历程

电子病历（EMR）是患者医疗记录的数字化版本。电子病历的概念自 20 世纪 60 年代就已经存在，但直到 20 世纪 90 年代才开始得到广泛使用，医疗保健行业开始从纸质记录向数字记录转变。这一转变在一定程度上是由技术进步、对医疗记录进行简化和医护人员的获取需求推动的，也正是在此时，我国开始尝试使用电子病历，一些医疗机构开始使用电子病历系统，但这些系统并不普及。

我国电子病历的应用研究始于 2000 年左右，电子病历发展历程经过了 4 个阶段。第一阶段是 2001—2009 年，可称之为"病历电子化阶段"。早期主要是以满足病历文书的电子化需求为主，研究快速、便利的医疗文档编辑技术是当时电子病历领域的热点。在此阶段，主要是利用编辑器，把纸质病历变成电子化文档。第二阶段是 2010—2013 年，这是"电子病历系统的普及阶段"，开始以服务于管理为目标，增加了管理内容，如病案管理、流程管理、质控管理等。第三阶段是从 2014 年至今，这是"电子病历升级换代阶段"，是以满足医生的需求为目标，让医生应用系统更方便、看数据更方便，数据整合得更全面。在此阶段，出现了标准化、互联互通的需求，从而电子病历的建设重点集中在标准化上。第四阶段是"病历智能化阶段"。随着集成平台和数据中心的建设，整合的数据将使得电子病历系统变得越来越智能，具备更多的辅助决策、智能分析、提醒报警功能。当前已有少数医院进入这一阶段，绝大多数医院尚处于准备阶段。

二、主要作用

电子病历的主要功能是为医疗保健专业人员提供一个数字化版本的患者病历，包括患者的病史、诊断、药物、检查结果和其他相关医疗信息。在广义内涵上，要其在医疗需要时，随时随地提供安全、可靠、实时地访问患者健康记录的能力；能够采集和管理就诊和长期的健康记录信息；能够在医疗服务过程中为医生提供主要信息源；辅助为患者或患者组制订诊疗计划、提供循证医疗；采集用于持续质量改进、利用率调查、风险管理、资源计划和业绩管理的数据；采集用于病案和医疗支付的患者健康相关信息；提供纵向、适当过滤的信息以支持医疗研究、公共卫生报告和流行病学活动；支持临床试验和循证研究等功能。

三、最新进展

循证医学与个性化诊疗的快速发展,以及医药卫生改革、医疗数字化转型升级、新型信息化技术应用的不断推动,迫切要求临床医学与信息技术从简单交叉应用走向深度融合发展,满足用户趋于个性化、专业化的实际需求。因此,电子病历也不断向专科化、智能化方向转变,专科电子病历、移动访问、语音识别、患者门户、人工智能整合等新兴应用逐渐在各级医疗机构崭露头角,如人工智能技术与电子病历系统嵌入整合,帮助分析和解释大量的患者数据,用于协助临床决策、预测患者结果和识别潜在的健康风险等;语音电子病历录入技术使医生能够随时随地快捷地采用语音识别服务,准确客观记录患者的病历情况,提高医生病历书写的工作效率。

此外,构建以患者为中心的新型医疗服务模式,为患者提供连续、安全、规范、有效、主动、协作、经济的全人群全程医疗健康服务,需要以电子病历(EMR)为基础,与电子健康档案(EHR)紧密结合,这已经成为现代医疗健康服务的发展方向。

第二节 相关标准

一、国内标准

(一)内地标准

见表 13-1。

表 13-1 内地标准表

标准(规范)名称	相关内容	标准类型
《电子病历基本架构与数据标准(试行)》	规范医疗机构电子病历管理,明确医疗机构电子病历系统应当具有的功能,更好地发挥电子病历在医疗工作中的支持作用,促进以电子病历为核心的医院信息化建设工作	技术
三级医院评审标准(2020年版)	医疗服务能力与质量安全监测数据的系列手术麻醉数据指标	数据
国家三级公立医院绩效考核操作手册(2022版)	部分考核指标来源于病案首页	数据
电子病历基本规范(试行)	病历相关记录的内容和格式	数据
WS 445—2014 电子病历基本数据集	规定了电子病历的基本数据集	数据
WS/T 500—2016 电子病历共享文档规范	适用于电子病历中记录的规范采集、传输、存储、共享交换以及信息系统的开发应用	数据
电子病历系统应用水平分级评价标准(试行)	以电子病历为核心的医院信息化建设,实现全流程跟踪与闭环管理评价标准	管理
医院信息互联互通标准化成熟度测评方案	以信息技术为基础,以测评技术为手段,实现电子病历信息共享	管理
电子病历应用管理规范	遵循该标准,电子病案的签名、存储、复制、管理符合规范要求	数据
病案首页编码规范	实现病案首页编码规范要求,以支持对电子病历信息的全面统计和分析	技术
住院病案流程状态监控应用技术规范	按照该规范,实现对住院病案流程状态的精细化监控	技术
医疗信息安全管理规定	保护电子病历数据的安全性和完整性	安全
国家卫生信息化标准化管理委员会组织和管理规定	病案管理系统的建设和运营应遵循该管理规定,确保项目的顺利进行并符合法律政策要求	管理

(二)中华人民共和国香港特别行政区政府相关标准

中华人民共和国香港特别行政区政府目前大力投资建立和部署统一的医疗信息系统,以提高患者护理质量和简化行政流程。系统的建设由医管局统筹管理,为包括 43 家公立医院、49 个专科诊所和 73 个普通诊所提供一套全面的医疗保健系统,系统同时可为私人诊所提供服务。在系统建设过程中,注重电子健康记录信息的标准化工作,以确保电子数据准确、有效传输,支持数据重复使用,减少重复检查。目前,电子健康记录互通采用 HL7 标准,规范健康记录资料的包装、交互、设定语言、结构和数据类型。中华人民共和国香港特别行政区政府于 2009 年 6 月发布《电子健康记录内容标准手册》,详细定义了香港地区电子病历标准化的内容和信息标准,为电子病历数据在港交互、共享提供了基础。其发布的标准内容主要包括索引管理和临床医术语表,包含患者索引、患者管理资料、医护人员索引、医疗术语表编撰指南(诊断及医疗程序、化验报告、药物、中药)等相关内容的数据标准(表 13-2)。

表 13-2　中华人民共和国香港特别行政区政府电子病历相关标准列表

电子病历标准名称	相关内容	标准类型
管理医护接受者索引	包含全港电子健康记录互通系统("医健通")中所有参与者的识别资料,通过建立此索引,"医健通"能够准确地将患者与其在系统内的健康数据相关联,使其健康记录能够在医疗机构间互相传递	索引管理
医护机构管理医护接受者资料患者管理资料	定义使用"医健通"的医护机构如何管理患者数据。患者在医健通登记,且同意医护机构互相传递健康数据后,医护接受者的健康数据即可互通。医护机构可以互相传递的健康数据包括:①读取患者在"医健通"的电子健康记录;②上传患者的健康数据到"医健通"进行共享;③从"医健通"下载患者的敏感药物不良反应信息至医疗机构的本地电子病历系统	索引管理
管理医护人员索引	医护人员索引包含参与"医健通"的所有医护人员的识别资料,用于识别和认证每位使用"医健通"的医护人员,包括医疗专业人员和医疗行政/辅助人员	索引管理
医疗术语表编撰指南 - 诊断及治疗程序	定义诊断和治疗相关的术语及其编撰方法,包括诊断、流行病学资料、疾病风险、过敏记录、显著异常体征和检查结果、病理生理、食物药物不良反应、健康警示及诊断性和探索性的治疗方法	临床术语
医疗术语表编撰指南 - 化验报告	定义实验室检查相关的术语标准及编撰方法,包括引用第三方术语	临床术语
医疗术语表编撰指南 - 药物	定义药物及药物使用相关的术语标准及编撰方法,包括药品名称、药物成分、剂量、使用方法等	临床术语
医疗术语表编撰指南 - 中药	定义传统中医药相关的术语标准及编撰方法,包括香港地区中医术语描述方法、药材、炮制品、饮片、颗粒、中成药的描述和记录规范	临床术语

二、国外标准

美国的电子病历(electronic health record,EHR)标准化进程在全球范围内具有较强的影响力。美国政府、医疗机构、标准开发组织和技术公司都在推动电子病历的标准化,其标准化主要由以下几个方面工作构成。第一,美国政府通过制定和实施相关政策和法规,推动电子病历的标准化。例如,《健康信息技术经济临床健康法案》(Health Information Technology for Economic and Clinical Health Act,HITECH Act)为电子病历的推广和标准化提供了资金支持和政策指导。第二,鼓励标准开发组织工作。美国有多个专门的标准开发组织(SDOs)参与电子病历的标准化工作,包括健康级别 7 国际组织(health level seven international,HL7)、国家电子疾病监测系统协会(public health data standards consortium,PHDSC)、医疗信息和管理系统协会(healthcare information and management systems society,HIMSS)等。这些组织开发了一系列健康信息标准,如 HL7 FHIR(fast healthcare interoperability resources)、CDA(clinical document architecture)、SNOMED CT(systematized nomenclature of medicine clinical terms)、LOINC(logical observation identifiers names and codes)等,这些标准被全世界普遍应用。第三,美国通过认证和测试程序来确保电子病历系统的标准化。例如,由美国国家标准与技术研究院(national institute of standards and technology,NIST)和美国健康信息技术认证委员会(office of the national coordinator for health information technology,ONC)合作开发的认证测试程序,以确保电子病历系统符合联邦健康信息技术标准、实施规格和认证标准。

在电子病历标准化与共享方面,澳大利亚也相对领先。它们的电子病历系统——My Health Record(MHR),是一个全国性的电子健康记录系统。这个系统由澳大利亚数字健康局(australian digital health agency,ADHA)负责运营,为患者、医生和医院提供一个安全且便利的在线平台,用以访问和分享重要的健康信息。MHR 系统严格遵守了一系列国际和国内的电子健康记录标准,其中包括 HL7、SNOMED CT 和 LOINC 等。

澳大利亚数字健康局还在其官方网站上详细列出了各种互联互通标准和协议,并为政府和行业参与者提供了开发者手册和相关培训资料。它们提供的标准包括:①传输与消息标准,这是用于系统间数据交换的消息格式化;②术语与词汇标准,这是用于统一理解健康概念的结构化分类系统;③安全相关标准,这是保护个人或组织信息访问控制权的规范;④隐私规范,这是保护数据完整性和保密性的要求;⑤标识符,这是对医务工作者、患者、组织或设备的唯一识别的规范以及电子病历内容相关标准,包括了消息内容(数据)的组织和结构。

第三节　系统架构

一、病历书写

(一)门诊电子病历系统

电子病历系统整体架构由病历编辑器、病历模版管理和相关流程管理模块组成,流程管理应包含病历书写流程、病历质控流程、数据对接流程等模块,可通过临床数据中心或集成信息平台接口共享其他临床信息系统数据,如图 13-1 所示。

门诊电子病历系统的设计应遵循界面友好性、系统稳定性、功能扩展性、系统规范性、安全性等理念。

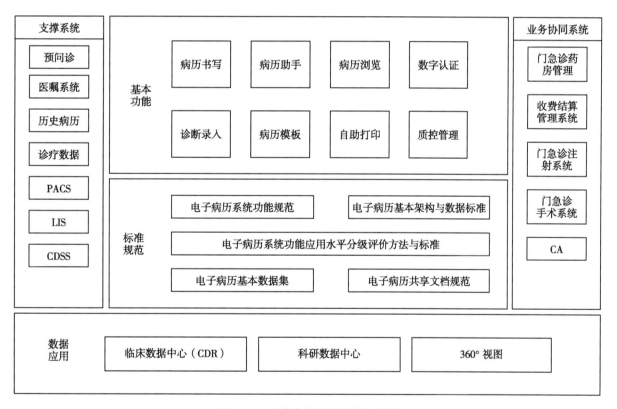

图 13-1　门诊电子病历系统架构图

(二)住院电子病历系统

住院电子病历不仅是对患者综合医疗信息的电子文件集合,更重要的是其在医疗质量控制、临床决策支持、医院运营管理、区域医疗信息共享、医疗行为监管中起着十分重要的作用。围绕与电子病历相关的诊疗业务、管理业务以及支持体系,通过医院信息平台促进信息资源在临床医疗和管理运营中的高效利用,实现涵盖门诊医生站、住院医生站、护理工作站、病历质控、病案管理、科研等多个医疗环节的电子病历资料共享,提高医疗资源优化配置。

图 13-2 是住院电子病历系统架构图。住院电子病历系统应采用开放式的体系结构，在保障系统易于扩充的同时，使相对独立的子系统易于组合调整。此外，为了确保系统运行的可靠性，系统应具有强大的容错能力，保证数据传输的畅通。

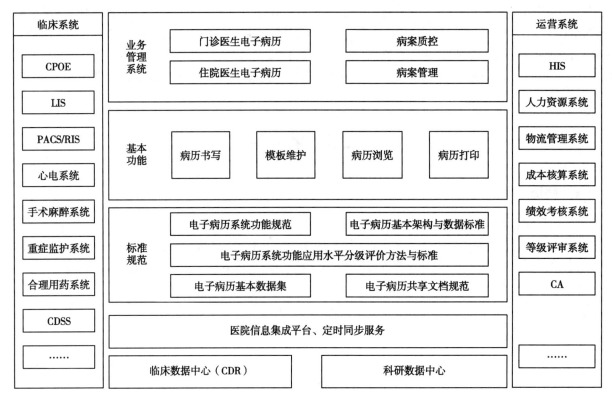

图 13-2　住院电子病历系统架构图

二、病历质量管理系统

病历质量管理系统通过建立和完善病历质量全流程监控与管理体系，对电子病历系统进行全方位的监控，主要包含科室质控、环节质控、终末质控、首页质控、时限质控等，如图 13-3 所示。

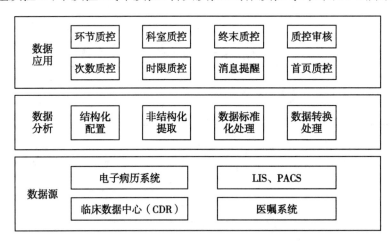

图 13-3　病历质量管理系统架构图

三、病案管理系统

病案归档数据来源于临床各个业务系统，包含电子病历系统、门急诊系统等，病案管理系统架构包含四部分内容，即 CA 认证服务、应用功能、对外服务、临床系统，病案的无纸化归档以数字签名 CA 认证为实现基础，如图 13-4 所示。

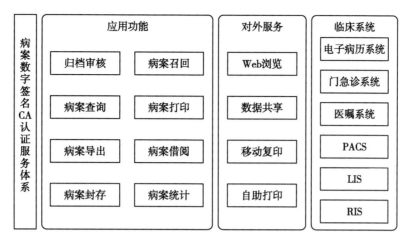

图 13-4　病案管理系统架构图

第四节　数据结构

一、电子病历系统数据架构

病历书写

1. 门诊电子病历系统　门诊电子病历系统数据结构通常由多个部分组成,包括诊断录入、病历助手、病历书写、病历浏览、自动打印、模板维护等,如图 13-5 所示。

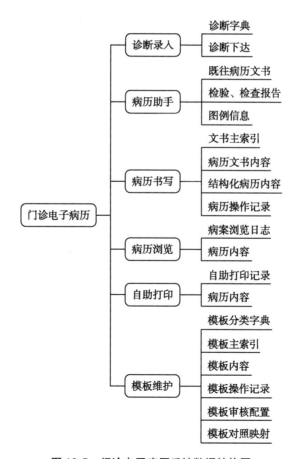

图 13-5　门诊电子病历系统数据结构图

2. 住院电子病历系统 住院电子病历系统数据结构通常由多个部分组成,包括诊断录入、病历助手、病历书写、病历浏览、病案首页、护理管理、会诊管理、危急值、模板维护等,如图13-6所示。

3. 病历质控管理系统 病历质量管理系统数据结构通常由多个部分组成,包括基础字段、科室质控、环节质控、终末质控、统计分析等,如图13-7所示。

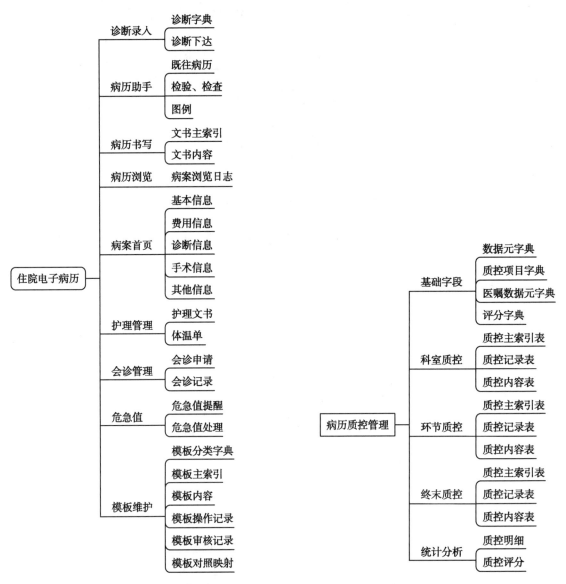

图13-6 住院电子病历系统数据结构图　　图13-7 病历质控管理系统数据结构图

4. 病案管理 病案管理系统的数据架构分为两层,第一层为基本数据,包括患者基本信息、系统用户信息和病案数据;第二层为病案管理数据,包括扫描数据、打印数据、借阅数据等病案应用数据,如图13-8所示。

二、基本数据集

2014年5月30日国家卫生计生委发布行业标准《WS 445—2014电子病历基本数据集》,该标准分别定义了病历概要、门(急)诊病历、门(急)诊处方、检查检验记录、一般治疗处置记录、助产记录、护理操作记录、护理评估与计划、知情告知信息、助产记录、护理操作记录、护理评估与计划、知情告知信息、住院病案首页、中医住院病案首页、入院记录、住院病程记录、住院医嘱、出院小结、转诊(院)记录、医疗机构信息等17个部分的基本数据集的数据集元数据属性和数据元属性,适用于指导以上17类电子病历基本信息的采集、存储、共享以及信息系统开发。

该标准对于每一类电子病历文档都做了数据元定义,确定了数据集应包含的具体数据元,对于确定电子病历的具体文档必须包含的数据、数据元属性具有非常强的指导意义。

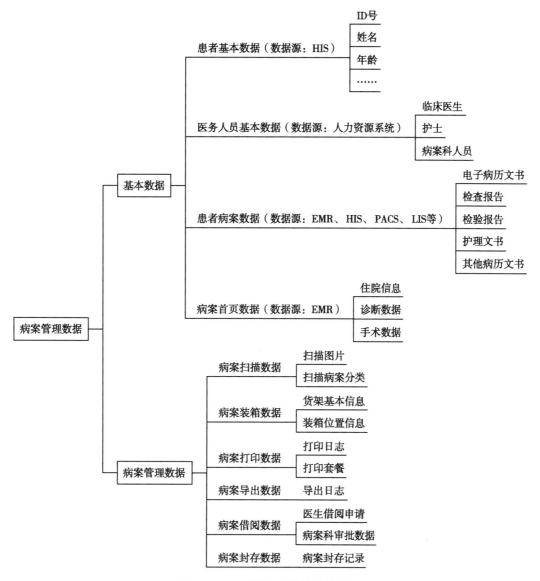

图 13-8　病案管理系统数据结构图

三、主要共享文档规范

《电子病历共享文档规范》是以满足医院内部不同信息系统以及医院外不同机构之间的互联互通、信息共享为目的所制定的科学、规范的医疗信息标准,在结构上遵循《卫生信息共享文档编制规范》,并结合业务实际进行了细化和应用落地。标准遵循 HL7 RIM 模型,借鉴了国际上已有的成熟文档架构标准 ISO/HL7 CDA R2 三层架构,同时结合我国医疗卫生业务需求,进行本土化约束和适当扩展,以适合我国卫生信息共享文档共享与交换。

第五节　系统功能与流程

医疗机构应用的电子病历系统应包括病历书写、病历质量管理、病案管理等功能,如图 13-9 所示。

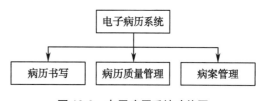

图 13-9　电子病历系统功能图

一、病历书写

（一）门诊电子病历系统

应按照卫生管理部门医疗文书书写规范的要求，具备协助门诊医护人员高效书写病历并整合其他系统的医疗数据，完成门诊患者医疗数据采集与管理的功能，能够完成患者门诊期间所有病情变化、诊断信息、检验检查申请、治疗方案等临床信息的记录工作。图 13-10、图 13-11 和表 13-3 分别描述了门诊电子病历系统功能和流程。

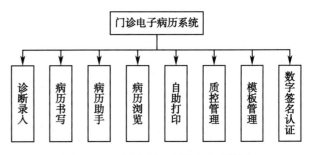

图 13-10　门诊电子病历系统功能图

表 13-3　门诊电子病历系统功能表

系统功能	详细描述
诊断录入	提供诊断录入功能,包含中医、西医诊断及自定义临床诊断
病历书写	提供快捷的模板、书写助手和自由书写,可快速记录患者的病史、症状、体征、诊断等信息,实现电子化病历书写,提高医疗工作效率
病历助手	可检索患者历次就诊的检验结果、检查结果、病历内容、诊疗计划、体征等数据,并将数据直接引用写入病历中
病历浏览	查看打印、审核病历信息,提高医疗服务效率和质量
自助打印	实现与自助打印机交互,提供门诊自助打印的方式
质控管理	实现对科室整体医疗服务质量的控制,如手术、检查、治疗等,旨在保证医院内各科室的医疗质量
模板管理	实现按个人、科室、通用编写病历模板,能够更好地服务临床,满足不同人群的需求,提高医疗工作效率
数字签名认证	提供可靠、安全、有法律依据的加密方式,保证病历文书的完整性、准确性、一致性

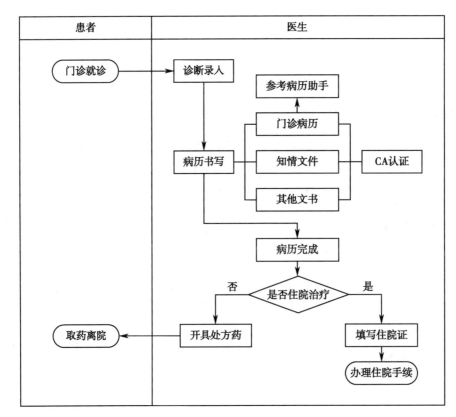

图 13-11　门诊电子病历系统流程图

（二）住院电子病历系统

住院病历系统应按照卫生部及地方卫生主管部门《病历书写规范》的要求，提供完整、规范的电子病历系统及多种病历文书模板，覆盖各种病历文档的内容，协助医务人员快速处理患者诊疗过程中形成的文字、符号、图表、影像等资料。包括但不限于：住院病案首页、入院记录、病程记录（首次病程记录、日常病程记录、上级医师查房记录、疑难病例讨论记录、交（接）班记录、转科记录、阶段小结、抢救记录、操作记录、会诊记录、术前小结、术前讨论记录、手术记录、手术安全核查记录、术后首次病程记录、死亡记录、死亡病例讨论记录）手术同意书、麻醉同意书、输血治疗知情同意书、特殊检查（特殊治疗）同意书、病危（重）通知书等。图 13-12、图 13-13 和表 13-4 分别描述了住院电子病历系统功能和流程。

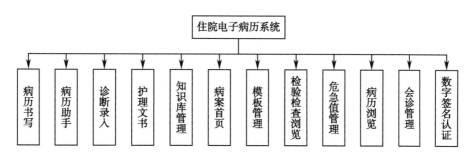

图 13-12 住院电子病历系统功能图

表 13-4 住院电子病历系统功能表

系统功能	详细描述
病历书写	提供快捷的模板、书写助手和自由书写，可快速记录患者病史、症状、体征、诊断等信息，实现电子化病历书写，提高医疗工作效率
病历助手	可检索患者历次就诊的检验结果、检查结果、病历内容、诊疗计划、体征等数据，并将数据直接引用写入病历中
诊断录入	提供诊断录入的功能，包含中医、西医诊断及自定义临床诊断
病历管理	对病历进行分类、整理、存档、检索和共享，实现病历信息的全面、准确和安全管理
病案首页	记录患者基本信息、诊断结果、手术信息和费用等，是医院管理、医保结算和统计分析的重要依据，提高医疗质量和管理效率
模板管理	实现按个人、科室、通用编写病历模板，能够更好地适用临床，满足不同人群的需求，提高医疗工作效率
病历浏览	查看打印、审核病历信息，提高医疗服务效率和质量
护理文书	实现对患者护理过程的电子化记录和管理，包括护理计划、护理评估、护理措施、护理效果等，提高患者护理质量和安全
知识库管理	将医学知识、规范、指南等整合进电子病历系统，形成系统的知识库，以便医务人员快速获取和应用
检查检验	实现患者检查、检验结果的电子化记录和管理，包括影像资料、实验室检测结果等，提高精准诊断和治疗效果
危急值管理	危急值管理是发现患者危急情况、及时通报、快速处理、评估反馈的管理机制，以提高患者安全和生命体征的稳定
会诊管理	会诊包括科内会诊、科间会诊、全院会诊，一般由有一定资历的医生共同诊断疑难杂症
数字签名认证	提供可靠、安全、有法律依据的加密方式，保证病历文书的完整性、准确性、一致性

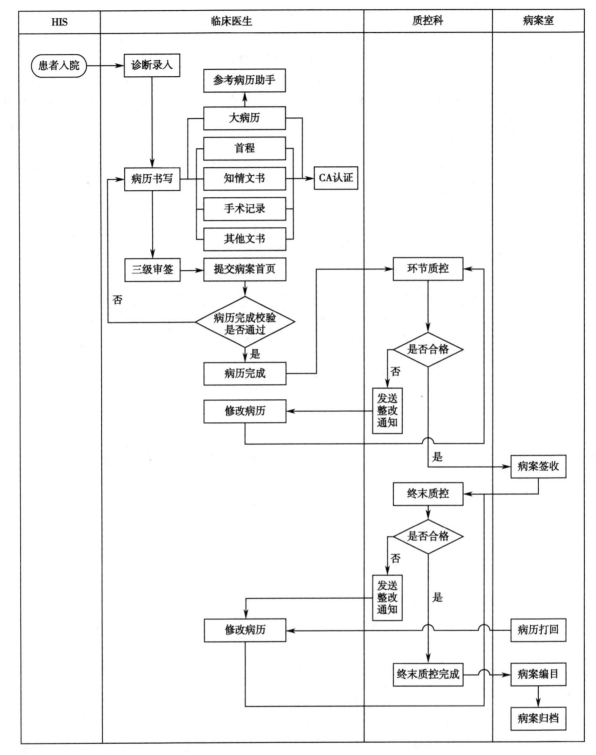

图 13-13　住院电子病历系统流程图

二、病历质量管理系统

电子病历质量管理系统应具备科室质控、环节质控、终末质控以及事前、事中、事后提醒和指标分析统计功能，支持对病历资料书写内容的完整性、逻辑性、时效性进行实时监控、考核。图 13-14、图 13-15和表 13-5 分别描述了病历质量管理系统功能和流程。

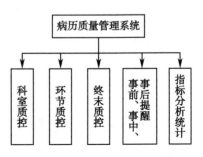

图 13-14　病历质量管理系统功能图

表 13-5　病历质量管理系统功能表

系统功能	详细描述
科室质控	科室内部资质较高的人（如科主任）对本科室内病历进行环节质控,如果发现缺陷发送整改通知书给医生,提示医生有病历需要修改
环节质控	对电子病历系统中各个环节进行质量控制,包括数据录入、数据存储、数据传输、数据分析等环节,确保数据的准确、完整、可靠
终末质控	病案室人员对已完成的病历做最后的编码、封存和归档,形成电子病案
事前、事中、事后提醒	设置提醒和提示机制,在病历记录和审核过程中及时发现和纠正问题,提高病历数据质量
指标分析统计	应运用科学统计方法对电子病历数据进行定量分析和统计,评估病历数据的质量,发现并纠正数据问题,为医疗质量管理提供数据支持和决策依据

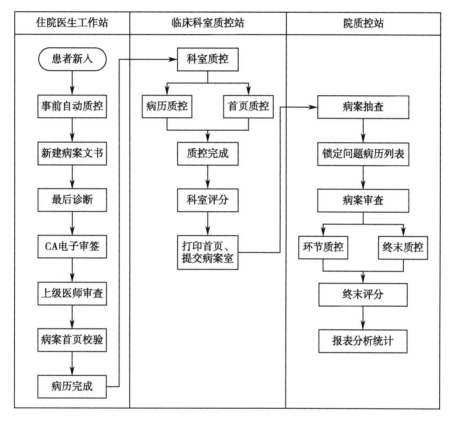

图 13-15　病历质量管理系统流程图

三、病案管理系统

病案管理系统一方面包含对纸质病案进行签收、扫描、装箱等收集管理操作,另一方面包含对电子病案的自动归档、病案查询、病案借阅、病案统计等电子病案的归集与利用。图 13-16、图 13-17 和表 13-6 分别描述了病案管理系统功能和流程。

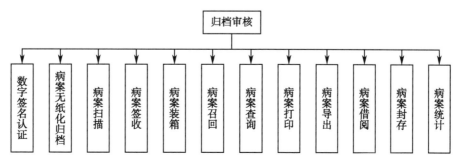

图 13-16　归档审核系统功能图

表 13-6　病案管理系统功能表

系统功能	详细描述
数字签名(CA)认证	各业务系统通过调用数字签名,对医疗相关记录增加医生、护士、医技人员的数字签名;在患者知情同意、病史确认等环节,应具备手写签字与指纹记录结合的患者数字签名功能
病案无纸化归档	自动归档:抓取各业务系统医疗记录,包括但不限于病历记录、护理记录、围术期记录、医技报告等制式文档及文档数字签名,并保存到数据库 病案完整性校验:依据病案书写规范制定完整性校验规则,结合医嘱与医技报告对应关系,提供病案完整性校验功能和制式文档与系统源数据内容比对功能,辅助病案管理人员核对记录内容 病案闭环追踪:应具备病案状态追踪、操作日志追踪、问题病案追查等功能,追踪病案管理全过程
病案扫描	应具备病案扫描功能,能够借助高拍仪等设备,将纸质病历扫描、设置标签,扫描件与无纸化病案相结合,组成完整病案
病案签收	应具备条码扫描功能,对剩余少量纸质病历进行签收,统计签收率
病案装箱	应具备条码扫描功能,记录箱号、货架位置
病案审核	能够对自动归档的电子病案进行查询并人工核查病案完整性,审核通过后进行确认
病案召回	应具备病案召回功能,针对归档后需要修改的特殊病历,经审批后方能修改指定病历文件
病案查询	根据病案首页信息查询患者病案,可浏览患者就诊期间的全部病案内容
病案打印	支持患者病案打印,应具备病案页数、费用自动统计功能
病案导出	应具备电子病案分类导出功能
病案借阅	应具备病案借阅功能,申请后经病案科审批后,临床医生方可浏览相应电子病案
病案封存	应具备病历封存功能,支持封存病历打印。已经封存的病历,仅允许新增
病案统计	对病案归档数据、病案应用数据进行数据统计

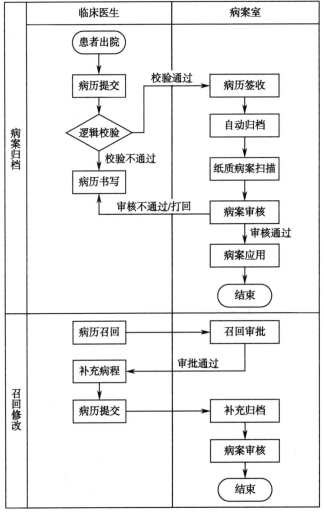

图 13-17　病案管理系统流程图

第六节　专科电子病历系统

一、专科电子病历产生的意义

随着国家《"十四五"全民健康信息化规划》等政策的先后推出，健康主管部门和各级医疗机构对专科信息化建设重要性的认识逐渐提升，对专科医疗垂直纵深、精细化发展的信息技术水平也有了更高要求。与综合通用型电子病历系统不同，临床专科业务在管理和流程方面都有其独特性和专属性，更倾向于对临床业务的全面改造和优化。除口腔、妇幼、肿瘤、眼科、骨科、心血管等专科医院外，各综合医院的重点科室也是专科化和专病化建设的重点。实践证明，专科电子病历能够进一步发挥电子病历在优化医疗流程、改进医疗质量、保障医疗安全、降低医疗差错、提高医疗效率、提升科研水平等方面的作用。

二、专科电子病历的发展历程

专科电子病历最初诞生源于科室对于学科研究的高度重视、专科流程与规范化的精细需求以及医疗信息技术的快速发展，传统电子病历的临床数据采集已经为临床、科研积累了丰富的数据基础，但专科医院及临床专科在诊疗流程和专科科研样本上的特殊需求，推动综合性电子病历不断向专科化发展，专科电子病历因此应运而生。专科电子病历将解决问题的重点转移到专科临床业务的管理以及专科专病科研数据的提取、利用、分析方面，同时通过积累专科病历信息，形成专科知识库，为学科、专科建设提供辅助决策支持。

三、专科电子病历的特点

（一）专科病历书写

专科电子病历需要根据专科临床业务需求，由医院进行专科门诊、住院电子病历模板定制，实现符合专科要求的患者首诊资料、病情记录、治疗方案、特色检查等信息的完善、规范书写，通过标准化记录辅助诊疗进度把控和诊疗质量保障，结构化展示患者的基本信息、既往史、家族史、住院门诊信息、疾病诊断、实验室检查、用药情况、治疗方案等信息。

（二）专科病历质量管理

依据各临床专科实际需求及不同特点，制订与临床工作流程深度结合的专科电子病历质控及管理规则，保障质量控制管理人员对病历资料完整性、逻辑性和时限性的实时监控与随机抽查，并兼具事前提醒、事中监督、事后考核功能，以达到提高医疗质量的目的。

（三）专科病案管理

专科病案管理需要结合各专科诊疗流程与需求，通过精细化专科流程管理，在落实对纸质病案签收、扫描、装箱等收集管理操作的同时，实现对电子病案的自动归档、病案查询、病案借阅、病案统计，通过无纸化与专科特色的结合，实现电子病案的归集与利用，使病案管理切实服务于专科临床。

四、专科电子病历系统架构

基于专科电子病历的特殊属性和实现模式，构建专科电子病历系统架构，如图13-18所示。

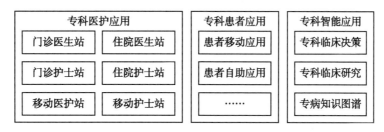

图13-18　专科电子病历系统架构图

五、常见专科电子病历介绍

（一）口腔专科电子病历

1. 口腔专科特点　国内口腔专科具有以下特点：大门诊，小病房，门诊治疗以操作为主，处方用药为辅；病历记录时间紧，且非叙述性病历居多；门诊预约诊疗、患者就诊秩序管理权限在医生；口腔门诊分科繁多，各专业相互区别；临床需要专科系统具备应用集成化、简易化、持续化、治疗标准化等特点，满足口腔专科病历复杂、精细、个体化需求。

口腔专科与其他专科的区别在于，80%以上的业务发生在门诊，且精确治疗单位是具体牙位而非个人。口腔专科电子病历以口腔门诊医生工作站为核心，能够处理从看诊队列管理到病历书写，从复诊预约到处方处理等各项口腔专科日常业务的功能。

2. 口腔DPSKI数据模型　根据门诊口腔DPSKI数据模型图（图13-19），通过与医院现有门诊挂号、收费系统深度集成，为医生提供全面统一的临床数据管理和治疗标准化流程支持。

通过口腔DPSKI数据模型及相应系统的开发，具备在流程上贴近牙科的治疗场景，在数据利用上真正以牙位为诊疗单元的科研和诊疗方案分析能力。

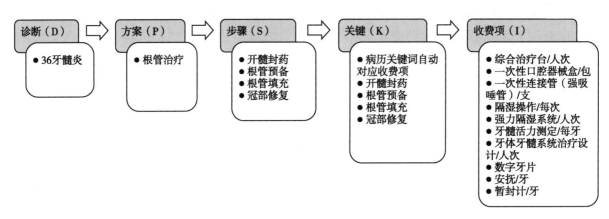

图13-19　门诊口腔电子病历DPSKI数据模型图

3. 口腔专科电子病历系统功能　见表13-7。

表13-7　口腔专科电子病历系统功能

系统功能	详细描述
复诊患者预约管理	应具备医生个人日历管理工具，可自动生成预约单，实现医生与护士在患者预约/提醒/确认流程的互动
治疗序列和治疗方案管理	临床诊断应精确到牙位牙面，可自动关联对应ICD-10/ICD-11编码，并能够依托临床知识库，在治疗方案级别维护多次门诊的序列关系
根据临床路径智能化生成门诊病历	能够根据诊断和治疗过程数据，采集生成病历模板，宜具备自动按照牙位组织病历描述的功能
门诊处方和检验检查申请单集成一体化	应与医嘱关联生成收费项目，能够实现与门诊收费系统、检验检查系统集成，实现医嘱级别的检验检查申请单内容集成
口腔影像文件管理	宜对口腔影像文件分组保存，能够根据医生要求生成图像列表，并严格控制下载和访问权限
牙周评估表图形化显示	系统检查表录入完成后，应图形化显示各检查项目，如探诊深度、牙龈退缩、角化龈宽、菌斑指数、出血指数等
口腔检查图图形化标记	应通过图形化界面标识和记录口腔检查所见、治疗计划等数据
患者看诊治疗时间轴视图化展现	宜通过时间轴直观展现同一患者多次看诊的治疗过程记录
牙位信息快速录入病历	应遵循病历书写所见即所得的标准，能够使用符合国际口腔医疗标准及表现形式的牙位图，快速完成口腔专科病历的牙位信息录入，减少文字录入的比例

（二）产科专科电子病历

产科是临床科室中一个较为特殊的科室，在孕妇入院分娩或手术前，医务人员已经与孕妇在整个孕期建立了长期沟通与接触，具备个体管理周期长的特点。产科专科电子病历一般以妊娠为主线指导产检诊疗流程开展。

1. 基于产科专科特点的信息化建设

（1）产科特色临床数据展现：基于产科专科特点，实现妊娠图、产程图、智能高危评分等产科特定数据的关联展现。

（2）"孕护医"业务数据协同：应集成孕妇妊娠周期全流程数据，构建覆盖院前、院中、院后的产科App服务及自助服务。

（3）产检档案管理支撑公卫妇幼工作：宜基于专科流程实现建档协同管理、孕妇宣教、营养门诊等功能，形成完整数据链条支撑公卫妇幼工作。

（4）基于临床数据驱动病历文档生成：能够结合产科临床症状、体征、病史、检验、检查及医嘱自动生成产科病历文档。

（5）产科数据采集标准化：为规范产科医疗文书，产科数据采集应遵循国家标准化数据元、数据集。

（6）产科数据综合利用：能够对产科的临床、运营、质量与安全等数据进行深度挖掘分析，为临床决策、科研、管理提供数据支持。

2. 产科电子病历功能及流程　基于产科独有特点，梳理产科业务流程，依托医院CDR及临床辅助医技等系统，构建产科专科电子病历，应包含门诊医生站（产检档案管理、孕妇学校、营养门诊）、住院医生站、住院护士站、产房工作站、产科门诊自助、产科微信综合平台等，如表13-8所示。

表 13-8　产科电子病历系统功能

系统功能	详细描述
预检登记	预检分诊应具备孕检信息登记、分类等功能
病史采集	应完整采集孕产妇月经史、婚育史、既往史、个人史、家族史，以及配偶病史等信息
妊娠风险评估	应根据孕产妇病史、体征及其他基本信息，判断妊娠风险，并对相应风险进行评估（五色评估）
门诊诊断	应依据病史、体征、评估结果等数据，科学确立门诊诊断
门诊病历书写	将前期采集到的病史、体征、评估、诊断数据汇集记录，并记录重点报告信息，结合孕产妇当前情况给出后期产检方案或康复方案，记录在册，保存签名后形成产科门诊病历
产检管理	结合孕妇当前临床状态，确立所属妊娠时期，按照常规产检项安排产检，并结合孕妇当前特殊临床状态甚至妊娠并发症调整产检计划
临产评估	孕妇妊娠后期，临产时，产房内医、护、助对宫颈、产道、骨盆等一系列的评估，形成评估文档保存
产程记录	在分娩过程中，医、护、助对观察到的孕产妇情况、处置信息等记录保存
新生儿管理	新生儿娩出后进行新生儿评估、新生儿信息记录、新生儿信息与第三方信息系统互通
产后访视	对分娩出院后的产妇做跟踪随访，对身体恢复情况做记录
妊娠周期管理	整个妊娠周期医疗服务活动结束后，通过信息系统做闭环处置，结束本次妊娠

产科专科电子病历系统流程（图13-20）是由产科专科的业务流程决定的，业务流程又是由产科科室角色划分和妊娠分娩生理过程决定的。同其他科室一样，孕产妇挂号后到门诊分诊台分诊，由门诊分诊台护士登记体征、采集录入病史、做妊娠风险预评估并进行健康宣教；分诊后到诊间由门诊医生明确诊断并开具门诊处方，做产检管理；到分娩期进入产房，由产房内的医、护、助做临床评估并做好产程记录，分娩出院后做好产后访视记录。

（三）肿瘤专科电子病历

肿瘤专科电子病历以MDT为基础，构建肿瘤专病数据库，对患者数据进行多方位采集、存储，以患

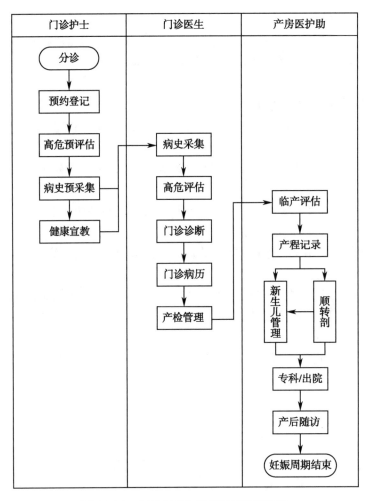

图 13-20　产科专科电子病历系统流程图

者诊疗过程为主线,形成患者诊疗数据中心,为集中数据展现和数据挖掘提供支持,并为医院学科建设发展提供持续增长的数据战略资源。

1. 肿瘤专科电子病历特点

(1)业务目标:肿瘤专科在日常诊疗过程中,围绕 MDT 管理、诊疗方案跟踪、患者管理以及肿瘤专病库统计四个目标,实现肿瘤精准治疗,为科研提供基础数据。

(2)数据管理:通过数据过滤、清洗、转换等算法,将肿瘤学科数据以符合肿瘤治疗特点的方式进行提取、转换、展示,打破患者住院次数的概念,以满足 MDT、科研的需要。

(3)构建专科病种数据库:将患者个人信息、病史信息、检验检查信息、MDT 信息、肿瘤治疗信息、治疗后康复信息、病理信息等肿瘤亚专科专属信息进行归集,形成肿瘤专业各亚专科病种数据库。

(4)建立亚专科数据集:以肿瘤亚专科为基点,建立各亚专科数据集和数据元。

2. 肿瘤专科电子病历系统功能及流程　如表 13-9 所示。

表 13-9　肿瘤专科电子病历系统功能

系统功能	详细描述
首页展示	集中展示科室患者人数、年度 MDT 病例占比、MDT 病例手术根治切除率、MDT 病例术后复发率等信息
患者登记	初诊患者确定入院治疗,由患者本人至病房找住院总进行信息登记,登记之后患者根据科室 MDT 要求做相关检查,完善院前 MDT 患者资料
MDT 会诊	通过会诊大屏,借助会诊模板,完成患者 MDT 会诊结果信息录入,生成会诊报告

续表

系统功能	详细描述
排床	为预入院患者安排入院日期、设定床位
在院查房	提供个性化模板录入查房信息,满足特殊数据的录入,同时患者检验、医嘱、检查、体征、手术照片等信息的同步与展示,便捷查看患者状态
患者诊疗概览	提供肿瘤亚病种诊疗概览功能,包括患者基本信息、基线信息、术前治疗信息、系统治疗信息、手术信息、术后病理信息、淋巴结清扫及转移信息、术后并发症信息等,打破患者住院次,患者全诊疗周期数据管理,并将患者肿瘤治疗的全过程转成可视化时间轴表格,展现肿瘤治疗全过程
随访管理	根据随访需要,建立不同的随访模板,满足不同科室的差异化需求;应用不同随访方案,对随访的患者进行分类,形成患者随访记录
质控管理	包括数据质控和流程质控:数据质控,对诊疗文书中的质控项进行质量监控,确保数据的准确性;流程质控,对诊疗流程进行质量监测,确保流程完整性

肿瘤专病数据库管理系统以 MDT 为基础,患者入院前,由住院总进行患者登记、汇总,进行 MDT 会诊给出治疗方案,进行预排床,患者入院后,系统收集院中患者治疗过程中所产生的所有信息,包括化疗、手术、术后病理、并发症等,患者出院后,提供随访功能,补充患者院外数据,完善专病库信息,为科研统计提供完整的患者数据。详细流程如图 13-21 所示。

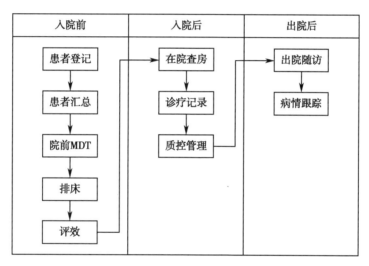

图 13-21 肿瘤专科电子病历系统流程图

(四)科研电子病历

科研电子病历通过建立不同学科各自的数据元体系,汇总成为全院的研究数据标准;基于国际标准和国家标准以及科研实际需要,对于每项数据的内容(值域)进行术语标准化,实现不同数据元取值的统一。例如,对临床模板内容的改造可分为两类,一是现有病历模板中包含的内容,需要将病历模板中原有的结构化元素进行标准化,使其成为基于数据元的标准化元素;二是现有病历模板中没有的内容,需要按照病历模板内容、分类和格式把这些数据项对应的数据元补充到病历模板中,这样病历模板同时包含了临床和科研两方面内容,可用于收集、管理和分析患者的临床数据,包括病史、体格检查、实验室检查、影像学检查等。科研电子病历可以提高数据的准确性和完整性,并且可以实时检索和分析数据,加速研究进展。

科研电子病历具有很多优势。首先,它可以减少数据输入错误和丢失的风险;其次,它可以帮助研究人员快速访问和分析数据,发现潜在的相关性和趋势。

第七节 测评指标

一、《电子病历系统应用水平分级评价标准（试行）》

如表 13-10 所示。

表 13-10 电子病历系统应用水平分级评价相关指标

工作角色	业务项目	等级要求
病房医生	病房病历记录（有效应用按出院患者人次比例计算） 统计近 3 个月书写病历功能达到各个级别的病历数，计算各级别病历数与全部出院人次数比例	0～8
门诊医生	门诊病历记录（有效应用按门诊人次数计算） 统计近 3 个月书写门诊病历功能达到各个级别的门诊人次数，计算各级别门诊人次数与门诊总人次数比例	0～8
病历管理	病历质量控制（实现出院患者人次比例计算） 统计近 3 个月达到各个级别功能处理的病历数，计算与总出院患者病历数的比例	0～8
	电子病历文档应用	2～8
电子病历基础	病历数据存储（有效应用按照已有记录年限考察） 按照评分标准表中要求统计病历中各项内容存储达到各级年限的病历数，计算与总病历数的比例	5、6
	电子认证与签名（有效应用按系统数考察：1、4、6、7 级以全部子系统为基数；2、3、5 级以相关子系统为基数） 统计各个需要独立认证系统达到相应级别要求的系统数，计算与总系统数的比例	5、6、8

二、《医院信息互联互通标准化成熟度测评方案》

如表 13-11 所示。

表 13-11 医院信息互联互通标准化成熟度测评相关指标

评审内容	评审指标	等级要求
电子病历基本数据集标准化情况	有且完全符合国家标准	一级 二级
电子病历共享文档标准化情况	有且完全符合国家标准	三级 四级乙等 五级甲等
临床服务系统建设情况	电子化病历书写与管理系统 病历质控系统 专科电子病历系统（眼科、产科、口腔等）	三级≥14 个 四级乙等≥18 个 四级甲等≥22 个 五级乙等≥26 个 五级甲等≥30 个
医疗管理系统建设情况	病案管理系统	三级≥8 个 四级乙等≥12 个 四级甲等≥14 个 五级乙等≥18 个 五级甲等≥20 个

三、《信息安全技术 - 信息系统安全等级保护测评要求》

如表 13-12 所示。

表 13-12 信息系统安全等级保护测评相关指标

序号	评审内容
1	身份鉴别(S3)
2	访问控制(S3)
3	安全审计(G3)
4	剩余信息保护(S3)
5	通信完整性(S3)
6	通信保密性(S3)
7	抗抵赖(G3)
8	软件容错(A3)
9	资源控制(A3)

四、《国家三级公立医院绩效考核测评指标》

如表 13-13 所示。

表 13-13 国家三级公立医院绩效考核测评相关指标

评审内容	评审指标	指标来源
医疗质量	出院患者手术占比	病案首页
	出院患者微创手术占比	病案首页
	出院患者四级手术比例	病案首页
	手术患者并发症发生率	病案首页
	Ⅰ类切口手术部位感染率	病案首页
	单病种质量控制	病案首页
	低风险组病例死亡率	病案首页

五、《三级医院评审标准(2022年版)》

如表 13-14 所示。

表 13-14 三级医院评审相关指标

评审内容	评审指标
信息管理	医院信息系统能够系统、连续、准确地采集、存储、传输、处理相关的信息,为医院管理、临床医疗和服务提供包括决策支持类的信息技术支撑,并根据国家相关规定,实现信息互联互通、交互共享

(王 琼 石 峰 唐丹丹 孙朋朋 林 凯)

参考文献

[1] 沈剑锋. 现代医院信息化建设策略与实践[M]. 北京:人民卫生出版社,2019.

[2] KONG X,YANG Y,GAO J,et al. Overview of the health care system in Hong Kong and its referential significance to mainland China[J]. Chin Med Assoc. 2015,78(10):569-573.

[3] CHEUNG N,FUNG V,WONG WN,et al. Principles-based medical informatics for success:how Hong Kong built one of the world's largest integrated longitudinal electronic patient records[J]. Stud Health Technol Inform 2007,129(1):307-310.

[4] 李小华. 电子病历技术与应用[M]. 北京:人民卫生出版社,2017.

[5] 中华人民共和国国家卫生健康委员会.《电子病历共享文档规范》解读[EB/OL]. (2016-09-12)[2023-02-25]. http://www.nhc.gov.cn/zwgk/jdjd/201609/cf3fe4947766490fbc95a482b47f9112.shtml.

第十四章 体检信息系统

随着社会的发展和人们生活水平的提高,健康已成为人们关注的重要话题。体检是一种有效的预防性医疗措施,可以及时预防和发现各种疾病,提高人们的健康水平和生活质量。随着体检需求的增加,体检中心或医院面临着如何提高体检效率、质量和服务水平的挑战。为了解决这些问题,体检信息系统应运而生。本章涉及体检信息系统的概述、相关标准、系统架构、数据结构、系统功能与流程、测评标准和体检信息系统与第三方集成接口等内容。

第一节 系统概述

体检信息系统是一种用于管理医疗机构中患者体检信息的计算机化信息管理系统,主要用于收集、存储、处理和分析体检信息。其主要作用是提高体检工作效率,促进健康管理和疾病预防,为企业和个人提供精准的健康管理服务。以下将从发展过程、主要作用和最新进展三个方面对体检信息系统进行详细介绍。

一、发展过程

体检信息系统的发展过程可以分为以下四个阶段。

第一阶段:单机版体检系统。这是最早的体检信息系统,主要用于体检中心的内部管理,如登记、收费、结果录入、报告打印等功能。这种系统的优点是简单、易用,缺点是数据不能在多台计算机中共享、不能与其他系统对接、不能满足远程体检和健康管理的需求。

第二阶段:网络版体检系统。这是随着网络技术的发展而出现的体检信息系统,主要用于实现体检中心内部的网络化管理,如数据传输、结果审核、报告查询等。这种系统的优点是提高了工作效率和数据安全性,缺点是不能与外部系统对接、不能实现互联网+健康管理模式。

第三阶段:集成版体检系统。这是随着医院信息化建设的推进而出现的体检信息系统,主要用于实现体检中心与医院其他信息系统(如 HIS、PACS、LIS 等)的衔接和集成,如数据共享、业务协同、资源优化等。这种系统的优点是提高了医院整体的服务水平和管理水平,缺点是不能满足个性化和多样化的健康管理需求。

第四阶段:云端版体检系统。这是随着云计算和大数据技术的发展而出现的体检信息系统,主要用于实现体检中心与互联网、移动端、智能设备等的连接和交互,如数据分析、健康评估、健康干预、健康促进等。这种系统的优点是提高了用户的服务体验和健康管理效果,缺点是需要解决数据安全和隐私保护等问题。

二、主要作用

(一)规范体检流程

体检信息系统采用流程化的体检管理模式,从预约、登记、缴费、分诊,到检查、总检、报告、追踪随访等各个环节,都有明确的操作规范和流程控制,避免了人为的失误和混乱,保证体检有序进行。

（二）提高体检工作效率

体检信息系统可以将体检的各个环节进行有效整合和管理，实现与各种医疗设备和信息系统（如PACS、LIS、HIS）无缝对接，自动提取和录入体检结果，从而减少工作人员的工作量和疏漏风险。例如，体检预约、检查、结果输出和反馈等环节都可以通过系统实现自动化管理，提高工作效率。

（三）提升体检工作质量

通过信息系统对各体检环节的管控，对各类异常结果进行差异化管理，以及一些智能化手段的运营，如各体检类别的分类管理、过往的历史呈现，结构化结果以及结论处理，智能 AI 文字纠错功能，以及对危急值，重大阳性 A 类、B 类实时提醒追踪，实现体检机构面对大量体检工作忙而不乱、繁而有序，从而实现质的提升。

（四）促进健康管理和疾病预防

体检信息系统可以建立并有效管理日益庞大的体检数据，进行数据分析和统计，评估体检者的健康状况，并根据体检结果生成健康管理方案，对体检者进行随访和干预，提高健康意识和服务黏性。

（五）为企业和个人提供精准的健康管理服务

通过体检信息系统，企业和个人可以随时了解员工或自己的健康状况，定期进行健康评估和管理，及时掌握身体状况变化，提高对健康的关注和管理水平。

三、最新进展

随着大数据、云计算和人工智能等技术的不断发展和应用，体检信息系统也在不断更新和升级，主要表现在以下三方面。

（一）云计算和大数据技术的应用

云计算和大数据技术可以为体检信息系统提供强大的数据存储、处理、分析和共享能力，实现数据的安全、高效、智能和价值化。例如，通过云平台，可以实现体检中心之间的数据互联互通，形成区域性或全国性健康档案库，为健康政策制定、疾病防控、科学研究等提供数据支撑。通过大数据分析，可以挖掘体检数据中的隐含规律和知识，为健康评估、风险预测、干预方案等提供智能决策支持。

（二）人工智能和机器学习技术的应用

人工智能和机器学习技术可以为体检信息系统提供强大的数据挖掘、知识获取、智能诊断、自动建议等功能，实现数据的深度利用和智能化服务。例如，通过人工智能技术，可以实现对体检图像、声音、视频等非结构化数据的识别、分析和解释，提高体检结果的准确性和可读性。通过机器学习技术，可以实现对体检者的个性化画像、健康需求、行为模式等的学习和理解，提供个性化的服务和建议。

（三）移动互联网和物联网技术的应用

移动互联网和物联网技术可以为体检信息系统提供强大的数据采集、传输、展示和交互能力，实现数据的实时性、便捷性和多样性。例如，通过移动互联网技术，可以实现体检者通过手机、平板等移动设备进行体检预约、查询、反馈等操作，增强用户体验和满意度。除了企业体检管理，越来越多的人开始注重个人健康管理，通过物联网技术，可以实现对体检者的生理参数、生活习惯（如心率、步数、睡眠质量等）等数据的实时监测和采集，扩大体检范围和内容，并通过智能算法分析和反馈用户的健康状况和建议。

第二节　相关标准

为了保证体检信息系统的规范性、可靠性和可用性，需要遵循一些标准。相关标准是指在体检信息系统的设计、开发、测试、部署、运行和维护等过程中需要参考或遵守的规范或规则，它们可以是国家标准，也可以是行业标准、国际标准，见表14-1。

表14-1　体检信息系统相关标准与类型

标准（规范）名称	相关内容	标准类型
医院信息互联互通标准化成熟度测评方案	通过对各级医疗机构组织建设的以电子病历和医院信息平台为核心的医院信息化项目进行标准符合性测试以及互联互通实际应用效果的评价	管理
三级医院评审标准（2020年版）广东省实施细则	以国家三级医院评审标准（2020年版）为指南，结合广东省三级医院建设的实际，遵照标准只升不降、周期全程追踪的原则，推进三级医院评审工作的一系列细则	管理
全国医院信息化建设标准与规范（试行）	针对目前医院信息化建设状况，着眼未来信息化发展要求，针对二级、三级乙等、甲等医院的临床业务及医院管理工作，从软硬件、安全保障、新兴技术应用等规范医院信息化建设的主要内容及要求	管理
健康信息学健康体检基本内容与格式规范（GB/T 40423—2021）	关于健康体检基本内容与格式规范的国家标准，确立了健康体检基本内容、体检数据元模型、目录与相应值域代码等	管理
2014年中华医学会健康管理学分会健康体检基本项目专家共识	采用1+X体系框架，包括健康体检基本项目目录、健康体检自测问卷和体检报告首页三部分内容，是我国医疗机构开展体检服务的基本参考依据	管理
健康体检中心管理规范（试行）（国卫医发〔2018〕11号）	独立设置的健康体检中心医疗机构（非医疗机构内）的管理进行规范，包括诊疗项目、科室设置、人员配置、基本设施等建立健康体检质量管理体系	管理
国家三级公立医院绩效考核操作手册（2022版）	用于三级公立医院的绩效制度考核及操作执行步骤	数据
中华人民共和国个人信息保护法	保护个人信息权益，规范个人信息处理活动，促进个人信息合理利用法律	安全
网络安全等级保护测评（三级）	是一个全方位系统安全性标准，包括物理安全、应用安全、通信安全、边界安全、环境安全、管理安全等，三级为安全标记保护级	安全
信息安全技术信息系统密码应用基本要求（GB/T 39786—2021）	是信息系统安全技术——信息系统密码应用基本要求，指导商用密码应用与安全性评估工作的一项基础性标准	安全

第三节　系统架构

　　系统架构是指系统的整体结构和组成，它决定了系统的功能、性能、可靠性、可维护性和可扩展性等方面。系统架构的设计是系统开发的重要环节，它需要根据系统的需求、目标、约束和环境等因素进行综合考虑和权衡，选择合适的技术方案和框架，实现系统的高效运行和管理，如图14-1所示。

　　1. 用户管理模块　是体检信息系统的一个核心模块，主要负责管理系统的用户信息和权限控制。

　　2. 患者管理模块　是体检信息系统的另一个核心模块，主要负责管理患者的基本信息和体检历史记录。

　　3. 体检项目管理模块　是体检信息系统的重要组成部分，主要负责管理体检项目的信息，以便为患者提供更全面、准确的体检服务。

　　4. 体检结果管理模块　是体检信息系统的重要组成部分，主要负责记录患者的体检结果，并对结果进行管理、分析和报告。

　　5. 预防性健康体检模块　是体检系统的重要模块，主要用于管理预防性健康体检套餐、维护报告模

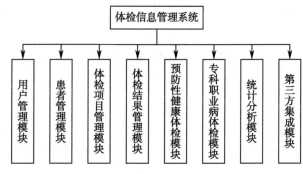

图14-1　体检信息系统架构

板、维护报告上传接口。

6. 专科职业病体检模块　主要用于检测和管理从事特定行业、岗位的工作人员的职业健康问题，包括但不限于矿工、化工工人、医务人员等职业。

7. 统计分析模块　是体检信息系统的重要组成部分，主要负责对患者的体检数据进行分析和统计，以便为医生、医院管理人员和公众提供有用的信息和建议。

8. 第三方集成模块　是指将体检信息系统与其他医疗信息系统、电子病历系统、医学影像系统、支付系统等外部系统进行集成，以实现数据的共享和交换。

第四节　数据结构

数据结构是指系统中存储和处理的数据的组织和表示方式，它决定了系统的数据质量、效率和安全性等。数据结构的设计是系统开发的重要环节，需要根据系统的功能需求、业务规则、数据特点等因素进行合理抽象和建模，选择合适的数据类型和结构，实现数据的有效存储和操作，如图14-2所示。

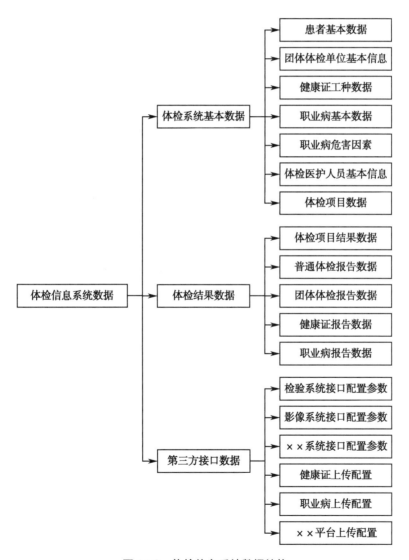

图14-2　体检信息系统数据结构

数据域的作用是为体检信息系统提供统一的要求、指导和依据，保证数据的质量和安全，促进数据的兼容和互通，提升数据的可用性和可维护性，见表14-2和表14-3。

表 14-2　体检信息系统 CRJKTJ 表（成人健康体检表）

英文名	数据元名称	定义
EMPI	患者主索引	患者主索引
PHYSICAL_RECORD_NO	健康体检表编号	按照某一特定编码规则规定的健康体检表顺序号
PRE_PHONE_NO	本人电话号码	本人联系电话的号码，包括国际、国内区号和分机号
NAME	本人姓名	本人在公安管理部门正式登记注册的姓氏和名称
PER_SEX_CODE	性别代码	本人生理性别
REPORTING_DATE	填报日期	填报本记录表单时的公元纪年日期和时间的完整描述
REPORTING_DOCTOR_NAME	填报医生姓名	填报人在公安管理部门正式登记注册的姓氏和名称
PRIMARY_DOCTOR_NAME	责任医师姓名	责任医师在公安户籍管理部门正式登记注册的姓氏和名称
EXAMINATION_DATE	检查（测）日期＝体检日期	受检者某项检查（测）当日的公元纪日期
PULSE_RATE	脉率	单位时间内脉搏次数的测量值，计量单位为次/min
BREATHING_RATE	呼吸频率	单位时间内呼吸的次数，计量单位为次/min
HEIGHT	身高	身高的测量值，计量单位为 cm
WEIGHT	体重	体重的测量值，计量单位为 kg
WAISTLINE	腰围	腰围测量值，计量单位为 cm
BMI	身体质量指数	根据体重（kg）除以身高的平方（m²）计算出的指数
HEART_RATE	心率	心脏搏动频率的测量值，计量单位为次/min
LEFT_EYE_VISOIN	左眼裸眼远视力值	不借助任何矫正工具，所测得的左眼最佳远视力值
RIGHT_EYE_VISOIN	右眼裸眼远视力值	不借助任何矫正工具，所测得的右眼最佳远视力值
LEFT_EYE_CORRECT_VISOIN	左眼矫正远视力值	借助矫正工具，所测得的左眼最佳远视力值
RIGHT_EYE_CORRECT_VISOIN	右眼矫正远视力值	借助矫正工具，所测得的右眼最佳远视力值
FUNDUS_EXAM_ABNORMAL_FLAG	眼底检查结果异常标志	标识眼底检查是否存在异常
FUNDUS_EXAM_ABNORMAL_DESC	眼底检查结果异常描述	对受检者眼底检查异常情况的详细描述
ABDOMINAL_TENDERNESS_FLAG	腹部压痛标志	标识腹部检查是否存在压痛
ABDOMINAL_TENDERNESS_DESC	腹部压痛描述	腹部检查压痛情况的描述
ABDOMINAL_MASS_FLAG	腹部包块标志	标识腹部检查是否存在包块
ABDOMINAL_MASS_DESC	腹部包块描述	腹部检查包块情况的描述
BARREL_CHEST_FLAG	桶状胸标志	标识肺部检查是否存在桶状胸
VULVA_ABNORMAL_FLAG	外阴异常标志	标识受检者外阴检查是否存在异常
VULVA_ABNORMAL_DESC	外阴异常描述	受检者外阴检查异常情况的具体描述
VAGINA_ABNORMAL_FLAG	阴道异常标志	标识受检者阴道检查是否存在异常
VAGINA_ABNORMAL_DESC	阴道异常描述	受检者阴道检查异常情况的具体描述
UTERINE_CERVIXL_ABNORMAL_FLAG	宫颈异常标志	标识受检者宫颈检查是否存在异常
UTERINE_CERVIXL_ABNORMAL_DESC	宫颈异常描述	受检者宫颈检查异常情况的具体描述
UTERINE_BODY_ABNORMAL_FLAG	宫体异常标志	标识受检者宫体检查是否存在异常
UTERINE_BODY_ABNORMAL_DESC	宫体异常描述	受检者宫体检查异常情况的具体描述
UTERINE_ADNEXA_ABNORMAL_FLAG	附件异常标志	标识受检者附件检查是否存在异常
UTERINE_ADNEXA_ABNORMAL_DESC	附件异常描述	受检者附件检查异常情况的具体描述
HGB	血红蛋白值	受检者单位容积血液中血红蛋白的含量值，计量单位为 g/L

英文名	数据元名称	定义
WBC	白细胞计数值	受检者单位容积血液内白细胞的数量值,计量单位为 G/L
PLT	血小板计数值	受检者单位容积血液内血小板的数量值,计量单位为 G/L
HUPR_24	尿蛋白定量检测值	采用定量检测方法测得的 24 小时尿蛋白含量,计量单位为 mg/24h
SG	尿比重	受检者尿比重测量值
URINE_PH	尿液酸碱度	受检者尿液的 pH
FBG	空腹血糖值	受检者空腹时血液中葡萄糖定量检测,结果值,计量单位为 mmol/L
PPG2H	餐后两小时血糖值	受检者餐后两小时血糖的测量值,计量单位为 mmol/L
MAU	尿微量白蛋白	受检者每分升(1/10)尿液内白蛋白的数量值,计量单位为 mg/dL
HBALC	糖化血红蛋白值	血液中糖化血红蛋白的测量值,计量单位为 %
ALBUMIN	白蛋白浓度	肝功能检查血清白蛋白的检测结果值,计量单位为 g/L
TOTAL_BILIRUBIN	总胆红素值	单位容积血清中总胆红素的含量,计量单位为 μmol/L
CONJUGATED_BILIRUBIN	结合胆红素值	结合胆红素的检测结果值,计量单位 μmol/L
SERUM_CREATININE	血肌酐值	血肌酐的检测结果值,计量单位为 μmol/L
SERUM_POTASSIUM	血钾浓度	受检者血液生化检查中 K^+ 含量的检测结果值,计量单位为 mmol/L
SERUM_NATRIUM	血钠浓度	受检者血液生化检查中 Na^+ 含量的检测结果值,计量单位为 mmol/L
TOTAL_CHOLESTEROL	总胆固醇值	单位容积血清中胆固醇酯与游离胆固醇的总含量,计量单位为 mmol/L
TRIGLYCERIDE	甘油三酯值	甘油三酯的检测结果值,计量单位为 mmol/L
HBEAB	乙型肝炎病毒 e 抗体检测	乙型肝炎病毒 e 抗体定性检测结果的结果代码
HBEAG	乙型肝炎病毒 e 抗原检测	乙型肝炎病毒 e 抗原定性检测结果的结果代码

表 14-3　体检信息系统 ETJKTJ 表（儿童健康体检表）

英文名	数据元名称	定义
EMPI	患者主索引	患者主索引
CHILD_VISIT_RECORD_NO	儿童健康检查记录表单编号	某一特定编码规则赋予儿童健康体检记录表单的顺序号
PER_URRHA_NO	城乡居民健康档案编号	城乡居民个人健康档案的编号
RECORD_EFFECT_TIME	表单生效时间	表示文档的生效时间
NAME	本人姓名	本人在公安管理部门正式登记注册的姓氏和名称
SEX_CODE	性别代码	本人生理性别的代码
BIRTH_DATE	出生日期	本人出生当日的公元纪年日期
RECORD_CREATEOR	文档创建者	创建本表单工作人员名
VISIT_DATE	本次随访日期	对儿童进行健康体检当日的公元纪年日期
VISIT_DOCTOR_NAME	随访医生姓名	随访医师在公安户籍管理部门正式登记注册的姓氏和名称

续表

英文名	数据元名称	定义
VISIT_DOCTOR_MO_NAME	医生所在单位名称	随访医生所在机构名称
MO_ADDR	医疗机构地址	医生所在机构地址
CUSTODIAN_MO_NAME	保管机构名称	文档管理机构名称
CUSTODIAN_MO_PHONE_NO	保管机构电话	文档管理机构的联系电话
CUSTODIAN_MO_ADDR	保管机构地址	文档管理机构地址
LENGTH	身长	儿童卧位身高的测量值,计量单位为 cm
WEIGHT	体重	儿童体重的测量值,计量单位为 kg
BABY_FACE_CODE	儿童面色代码	儿童健康体检时观察儿童面色的代码
RICKETS_SYMPTOM_CODE	可疑佝偻病症状代码	儿童体检时发现可疑佝偻病症状的代码
RICKETS_SIGN_CODE	可疑佝偻病体征代码	对儿童体检时发现可疑佝偻病体征的代码
GAIT_ABNORMITY_FLAG	步态异常标志	标识儿童步态是否异常
SKIN_EXAM_ABNORMITY_FLAG	皮肤检查异常标志	标识儿童体检时皮肤检查是否异常
BREGMA_CLOSE_FLAG	前囟闭合标志	标识婴儿前囟是否闭合
BREGMA_TD	前囟横径	新生儿前囟横径的测量值,计量单位为 cm
BREGMA_VD	前囟纵径	新生儿前囟纵径的测量值,计量单位为 cm
BREGMA_RENSION_CODE	前囟张力代码	发现新生儿前囟张力大小的代码
HC	头围	儿童头围的测量值,计量单位为 cm
CERVICAL_MASS_FLAG	颈部包块标志	标识儿童是否有颈部包块
CERVICAL_MASS_DESC	颈部包块检查结果描述	
EYE_EXAM_ABNORMITY_FLAG	眼外观检查异常标志	标识儿童眼外观检查是否异常
EYE_EXAM_ABNORMITY_DESC	眼外观检查异常结果描述	对儿童眼外观检查异常结果的详细描述
LEFT_EYE_VISOIN	左眼裸眼远视力值	不借助任何矫正工具,所测得的左眼最佳远视力值
RIGHT_EYE_VISOIN	右眼裸眼远视力值	不借助任何矫正工具,所测得的右眼最佳远视力值
LEFT_EYE_CORRECT_VISOIN	左眼矫正远视力值	借助矫正工具,所测得的左眼最佳远视力值
RIGHT_EYE_CORRECT_VISOIN	右眼矫正远视力值	借助矫正工具,所测得的右眼最佳远视力值
EAR_EXAM_ABNORMITY_FLAG	耳外观检查异常标志	标识儿童耳外观检查是否异常
EAR_EXAM_ABNORMITY_DESC	耳外观检查异常结果描述	儿童耳外观检查异常结果的详细描述
BABY_HS_CODE	新生儿听力筛查结果代码	新生儿听力筛查结果的代码
MOUTH_EXAM_ABNORMITY_FLAG	口腔检查异常标志	标识儿童口腔检查是否异常
MOUTH_EXAM_ABNORMITY_DESC	口腔检查异常结果描述	儿童口腔检查异常结果的详细描述
TEETHING_NO	出牙数(颗)	婴幼儿乳牙萌出的数量,计量单位为颗
DECAYED_TOOTH_NO	龋齿数(颗)	儿童龋齿的数量,计量单位为颗
CARDIAC_AUSCULTATION_ABNORMITY_FLAG	心脏听诊异常标志	标识儿童心脏听诊是否存在异常
CARDIAC_AUSCULTATION_ABNORMITY_DESC	心脏听诊异常结果描述	心脏听诊异常结果的详细描述
LUNG_AUSCULTATION_ABNORMITY_FLAG	肺部听诊异常标志	标识儿童肺部听诊是否存在异常
LUNG_AUSCULTATION_ABNORMITY_DESC	肺部听诊异常结果描述	肺部听诊异常结果的详细描述
ABDO_PALPATION_ABNORMITY_FLAG	腹部触诊异常标志	标识儿童腹部触诊是否异常
ABDO_PALPATION_ABNORMITY_DESC	腹部触诊异常结果描述	对儿童腹部触诊检查异常结果的详细描述
UMBILICAL_SEPARATION_FLAG	脐带脱落标志	标识婴儿是否出现脐带脱落
UMBILICAL_EXAM_RESULT_CODE	脐带检查结果代码	对婴儿脐带检查结果的代码

续表

英文名	数据元名称	定义
UH_FLAG	脐疝标志	标识儿童是否发生脐疝
FOUR_LIMBS_ACTIVITY_ABNORMITY_FLAG	四肢活动度异常标志	标识儿童四肢活动度是否异常
FOUR_LIMBS_ACTIVITY_ABNORMITY_DESC	四肢活动度异常结果描述	对儿童四肢活动度异常结果的详细描述
SPINE_EXAM_ABNORMITY_FLAG	脊柱检查异常标志	标识儿童脊柱检查是否异常
SPINE_EXAM_ABNORMITY_DESC	脊柱异常结果描述	对儿童脊柱检查异常结果的详细描述
AEDEA_EXAM_ABNORMITY_FLAG	外生殖器检查异常标志	标识儿童外生殖器检查是否存在异常
AEDEA_EXAM_ABNORMITY_DESC	外生殖器检查异常结果描述	外生殖器检查异常结果的详细描述
ANUS_EXAM_ABNORMITY_FLAG	肛门检查异常标志	标识儿童肛门检查是否异常
ANUS_EXAM_ABNORMITY_DESC	肛门检查异常结果描述	对儿童肛门检查异常结果的详细描述
OUTDOOR_ACTIVITY_DURATION	户外活动时长	询问家长儿童每日在户外活动的平均时间,计量单位为h
FOLLOW_UP_VISIT_SICKEN_FLAG	两次随访之间患病标志	标识在对儿童进行两次随访之间是否有患病
FOLLOW_UP_VISIT_PNEUMONIA_NUM	两次随访间患肺炎住院次数	两次随访之间儿童因患肺炎住院的次数
FOLLOW_UP_VISIT_DIARRHEA_NUM	两次随访间患腹泻住院次数	两次随访之间儿童因患腹泻住院的次数
FOLLOW_UP_VISIT_TRAUMA_NUM	两次随访间因外伤住院次数	两次随访之间儿童因外伤住院的次数
FOLLOW_UP_VISIT_OD	两次随访间患其他疾病	在对儿童进行两次随访之间所患其他疾病情况的描述
HB	血红蛋白值	受检者单位容积血液中血红蛋白的含量值,计量单位为g/L
TAKE_VITD_NAME	服用维生素D名称	儿童每日服用维生素D的名称
TAKE_VITD_DOSE	服用维生素D剂量	儿童每日服用维生素D的剂量,计量单位为IU/d
AGE_FOR_HEIGHT_RESULT_CODE	年龄别身高评价结果代码	年龄别身高评价结果的代码
AGE_FOR_WEIGHT_RESULT_CODE	年龄别体重评价结果代码	体重别身高评价结果的代码
PHY_DEVE_CODE	体格发育评价代码	儿童体格发育评价结果的代码
CDA_CODE_FLAG	儿童发育评估通过标志	标识儿童发育评估是否通过
CHG_TYPE_CODE	儿童健康指导类别代码	对儿童体检后进行健康指导的类别代码
TRANSFER_FLAG	转诊标志	标识儿童是否经历转诊的过程
TRANSFER_RESON	转诊原因	对儿童转诊原因的简要描述
TRANSFER_IN_DEPT_NAME	转入医疗机构名称	儿童转诊转入的医疗卫生机构的组织机构名称
TRANSFER_IN_MO_NAME	转入机构科室名称	儿童转诊转入的医疗卫生机构的科室名称
NEXT_VISIT_DATE	下次随访日期	对儿童进行下次医学随访的公元纪年日期

第五节 系统功能与流程

一、系统功能

体检信息系统的系统功能是指系统能够为用户提供的各种服务和操作,体现了系统的价值和作用。系统功能的设计是系统开发的重要环节,需要根据系统的目标用户、业务需求、功能需求等因素进行详细分析和描述，确定系统的功能模块、功能点、功能流程等，实现用户与系统的有效交互，见表14-4。

表14-4　体检信息系统功能

功能模块	模块组成	内容
用户管理模块 功能描述：是体检信息系统的一个核心模块，主要负责管理系统的用户信息和权限控制	用户注册和登录	该功能允许用户注册系统账号（或由系统管理员在管理端进行新建），并且通过账号和密码登录系统。在登录时，系统会对用户身份进行验证，以确保只有合法的用户能够访问系统
	单点登录服务	该功能支持接入信息平台统一门户服务功能。用户可通过统一权限认证安全、自动、快速登录，最终实现系统登录后可以直接进入体检系统各模块的操作，避免重复登录、重复认证
	用户信息管理	该功能允许系统管理员管理用户信息，包括姓名、联系方式、邮箱地址等。此外，用户管理模块还允许用户修改其密码，以保障账号的安全性
	用户权限管理	该功能允许管理员对用户的权限进行管理，包括分配用户角色、授权用户操作权限、限制用户访问范围等
	安全日志管理	该功能可以记录用户的登录和操作行为，以便系统管理员进行审计和监控，有助于系统管理员追踪异常操作和检测潜在的安全风险
	用户反馈管理	该功能可以提供用户反馈功能，允许用户提交系统使用中的问题和建议，管理员可以通过该功能了解用户需求并及时对系统进行优化和改进
患者管理模块 功能描述：是体检信息系统的另一个核心模块，主要负责管理患者的基本信息和体检历史记录	患者基本信息管理	该功能允许体检医生记录患者的基本信息，包括姓名、性别、出生日期、联系方式、地址等，管理员可以通过该功能查看、添加、修改或删除患者的基本信息
	体检历史记录管理	该功能允许体检医生查看、添加、修改或删除患者的体检历史记录，体检医生也可以将患者的病历记录与体检历史记录进行关联，以便更好地了解患者的身体状况
	患者查询和统计	该功能允许体检医生通过各种方式查询和统计患者的信息，以便更好地管理和服务患者，体检医生可以按照不同的标准（如年龄、性别、体检结果等）对患者进行分类和筛选，并生成相关的报告和图表
	体检预约管理	该功能允许患者或体检医生在系统中进行体检预约，并安排相应的体检时间，患者也可以通过系统查询自己的体检预约状态和结果
体检项目管理模块 功能描述：是体检信息系统的一个重要组成部分，主要负责管理体检项目的信息，以便为患者提供更全面、准确的体检服务	体检项目分类管理	该功能允许管理员对体检项目进行分类管理，以方便患者根据需要选择合适的体检项目，例如，可以将体检项目按照不同的身体部位、不同的检查目的、不同的检查方法等分类
	体检项目信息管理	该功能允许管理员对每个体检项目的详细信息进行管理，包括项目名称、项目描述、检查标准、价格等，管理员可以通过该功能添加、修改或删除体检项目
体检结果管理模块 功能描述：是体检信息系统的一个重要组成部分，主要负责记录患者的体检结果，并对结果进行管理、分析和报告	体检结果录入	该功能允许体检医生将患者的体检结果录入系统中，录入的数据包括各项检查指标的数值、异常情况的描述等信息，体检结果可以根据不同的体检项目进行分类，方便查询和管理，同时该功能也允许对已录入的体检结果进行编辑和删除操作，在发现录入错误或其他异常情况时，可以及时进行修改或删除，以保证数据的准确性和完整性
	体检结果查询	该功能允许体检医生根据患者的档案号、姓名、身份证号码、体检时间等信息查询患者的体检结果，查询结果可以按照不同的标准进行排序和筛选，方便医生进行诊断和治疗
	体检结果报告生成	该功能允许体检医生生成体检结果报告，报告的格式可以根据需要进行定制，包括患者基本信息、体检指标、异常情况说明、医生建议等内容，报告可以直接输出或通过系统发送给患者

功能模块	模块组成	内容
	体检结果分析和统计	该功能允许体检医生根据不同的标准对体检结果进行分析和统计，例如可以统计不同体检项目的异常率、体检结果的分布情况、体检结果的时间趋势等
	360°全景视图	该模块提供了接入信息平台 360°全景视图的能力，体检医生可通过调用 360°全景视图实现快速准确地查看体检客人包括住院、门诊记录在内的历史就诊记录、医嘱记录、检查报告、检验报告、病理文书，临床医生也能通过 360°全景视图查看该患者的体检异常指标、体检总检报告等资料
预防性健康体检模块 功能描述：是体检系统的一个重要模块，主要用于管理预防性健康体检套餐、维护报告模板、维护报告上传接口	预防性体检套餐项目管理	该功能允许体检医生维护工种，并根据工种维护体检套餐项目
	预防性体检结果报告生成	该功能可根据工种维护不同的报告模板，例如可根据餐饮、驾驶证等维护各自的报告模板
	预防性体检结果报告上传功能	该功能提供了常见的上传接口，管理员可根据各平台的要求迅速维护各工种的报告上传接口
专科职业病体检模块 功能描述：主要用于检测和管理从事特定行业、岗位的工作人员的职业健康问题，包括但不限于矿工、化工工人、医务人员等职业	职业病体检患者信息管理	该模块提供了职业病体检人员信息的录入、查询、编辑和删除功能，包括姓名、性别、年龄、职业、工作时间等基本信息，用于后续的健康监护和疾病发现
	职业病危害因素维护	该模块提供职业病危害因素的检测和评估功能，包括颗粒物、化学物质等不同类型的职业危害因素
	职业病体检结果报告生成	该模块可以根据分析结果自动生成专业的职业病体检报告，其中包括被检查人员的基本信息、体检指标、分析结果以及医生或护士的建议等内容
统计分析模块 功能描述：是体检信息系统的一个重要组成部分，主要负责对患者的体检数据进行分析和统计，以便为医生、医院管理人员和公众提供有用的信息和建议	数据汇总和处理	该功能允许将患者的体检数据从不同来源汇总到同一个数据库中，以方便进行数据处理和分析，该模块还需要负责对数据进行清洗和预处理，以消除数据中的错误和异常值，提高数据质量
	数据统计和可视化	该功能允许对患者的体检数据进行统计和可视化处理，例如可以统计患者的体检指标平均值、标准差、分布情况等信息，并通过柱状图、折线图、饼图等方式将统计结果可视化展示出来，便于医生和患者理解和使用
	数据分析和挖掘	该功能允许对患者的体检数据进行更深入的分析和挖掘，例如可以对不同性别、年龄、职业、疾病类型等不同人群的体检数据进行比较和分析，以发现潜在的规律和趋势，该模块还可以采用机器学习和数据挖掘等技术，对大量数据进行自动化处理和分析，提高数据分析效率和准确度
	数据报告和建议	该功能允许生成体检数据报告和健康建议，例如可以根据患者的体检数据生成健康报告，包括疾病风险评估、健康指数、建议的生活方式和饮食习惯等，这些报告和建议可以帮助患者更好地了解自己的身体状况，制订更科学、合理的健康计划
	数据安全保护	该功能允许采取多种安全措施保护患者的体检数据不被非法获取和使用，例如可以采用权限控制、加密传输、防病毒软件等技术手段，确保患者的体检数据安全可靠
第三方集成模块 功能描述：是指将体检信息系统与其他医疗信息系统、电子病历系统、医学影像系统、支付系统等外部系统进行集成，以实现数据的共享和交换	数据交换和共享	该功能可以实现体检信息系统与其他医疗信息系统的数据共享和交换，包括患者基本信息、体检结果等，例如当患者在医院接受治疗时，可以通过该功能将其体检结果与医疗记录进行关联，方便医生查看患者的健康状况
	多样化的数据格式支持	该功能可以支持不同格式的数据交换，如 XML、JSON 等，以便不同的系统之间能够实现互联互通，例如将体检结果通过 XML 格式传输给电子病历系统，以便医生能够更好地了解患者的健康状况

续表

功能模块	模块组成	内容
	安全数据交换	该功能可以确保数据的安全传输，避免数据泄露和篡改，例如通过使用 HTTPS 协议和数字证书，可以实现数据传输的加密和身份验证，确保数据的安全性和完整性
	用户身份验证	该功能可以实现对外部用户的身份验证，以确保只有经过授权的用户才能够访问体检信息系统中的数据，例如将电子病历系统中的医生账号与体检信息系统中的医生账号进行关联，以确保只有授权的医生才能够访问患者的体检数据
	实时数据同步	该功能可以实现实时数据同步，确保外部系统中的数据与体检信息系统中的数据保持同步，例如当患者在医院进行检查时，检查结果可以实时同步到体检信息系统中，以便医生和患者能够更加方便地查看和管理相关数据

二、系统流程

（一）个人体检流程

个人体检流程（含预防性健康体检和专科职业病体检模块）是指系统为个人客户提供的体检服务流程，体现了系统的灵活性和适应性，如图 14-3 所示。

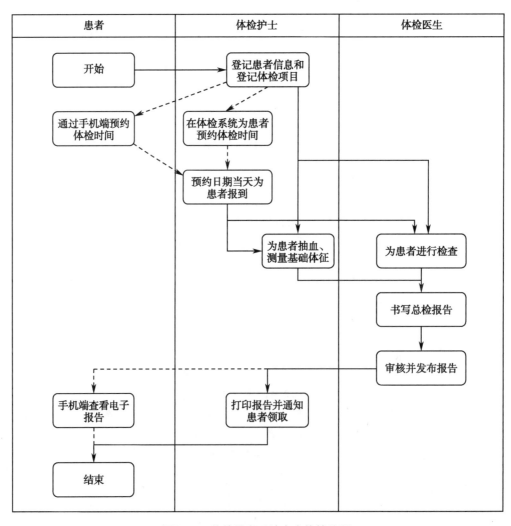

图 14-3　体检信息系统个人体检流程

（二）团体体检流程

团体体检流程是指系统为团体客户提供的体检服务流程，体现了系统的便捷与高效，如图14-4所示。

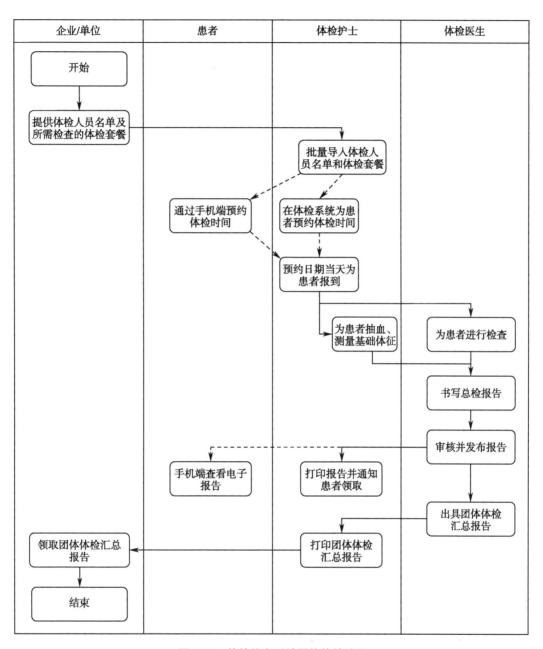

图 14-4 体检信息系统团体体检流程

第六节 运作模式与接口

一、运作模式

根据体检机构的规模，体检信息系统一般可分为三种运作模式，即独立运作模式、合作运作模式、第三方体检模式。

（一）独立运作模式

这种模式下，体检机构拥有自己的设备、人员和数据管理系统，可以独立完成体检流程和报告生成。体检信息系统需要考虑如何实现设备的接口对接、数据的采集和存储、报告的生成和打印等功能，以及如何保证数据的安全和隐私。

1. 优点

（1）自主性：独立运作模式可以根据自己的业务需求和特点，根据拥有的设备，选择或定制适合自己的体检信息系统，不受医院医技部门或其他机构的限制或干扰，可以更好地满足客户的需求和偏好。

（2）灵活性：独立运作模式可以根据市场变化和技术进步，及时更新或升级体检信息系统，增加新的功能或优化旧的功能，提高体检信息系统的性能和效率。

（3）创新性：独立运作模式可以利用体检信息系统的数据分析和挖掘，发现客户的需求和行为，开发新的体检产品和服务，形成自己的核心竞争力和差异化优势。

2. 缺点

（1）成本高：独立运作模式的体检系统因需要直接接入各种型号的设备，开发成本较高，而且因和医院医技部门使用不同的信息系统，需要体检机构自己解决各种问题和难题，增加了体检机构经营成本和风险。

（2）兼容性差：独立运作模式需要保证体检信息系统与其他设备的兼容性和互通性，如与不同厂商或型号的体检设备等，需要体检机构自己进行适配和调试，增加了工作量和复杂度。

（二）合作运作模式

这种模式下，体检机构与医院其他部门或其他机构合作，利用它们的设备和人员来完成部分体检项目（如影像检查、标本检验项目）。体检信息系统需要考虑如何实现与第三方系统的数据交换和共享、如何协调不同部门的工作流程和时间安排、如何处理异常情况和投诉等问题，以及如何保证服务质量和客户满意度。

1. 优点

（1）节省成本：这种模式下，体检信息系统可以不考虑与不同厂商或型号的体检设备对接的适配、调试工作，只需要和第三方信息系统对接，降低开发成本。对于体检机构来说，也能降低采购体检信息系统的成本。

（2）提高质量：这种模式可以利用医院医技部门或其他机构的专业技术和设备，提高影像检查、检验项目等的质量和准确性，提升体检机构的专业水平和信誉度。

2. 缺点

（1）增加风险：这种模式需要与其他机构或部门进行数据交换和传输，增加了数据安全和隐私泄露的风险，需要体检信息系统具备高度的安全性和保密性，防止数据丢失、泄露、篡改等。

（2）降低效率：这种模式需要与其他机构或部门进行协调和沟通，增加了工作流程和环节的复杂度，需要体检信息系统具备高度的兼容性和互通性，防止数据延迟、错误、冲突等。

（3）减少可控性：这种模式需要依赖其他机构或部门的服务质量和水平，降低了体检机构对影像检查、检验项目等的控制力和主动性，需要体检信息系统具备高度的监督性和反馈性，防止服务不及时、不满意、不规范等。

（三）第三方体检模式

在这种模式下，体检机构只负责提供体检预约和咨询服务，将客户转接给第三方机构进行体检。体检信息系统需要考虑如何实现与第三方机构的合作协议和标准、如何管理客户的信息和需求、如何跟踪客户的体检进度和结果、如何提供后续服务和支持等，以及如何保证客户的利益和权益。

第三方体检模式和合作运作模式拥有类似的优缺点，即在节省成本和提高体检质量的同时，也会存在高风险、低效率、不可控的缺点，并因该模式下的体检机构不再直接提供体检服务，所以会更适合目标为搭建区域平台的体检机构选择，信息系统也需要从提供体检功能的传统模式转变成提供更多元化预约服务、咨询服务的平台式系统。

二、系统接口

体检信息系统与第三方集成接口是指体检系统为了实现与其他信息系统的数据交互和业务协作,需要设计和开发的接口,它体现了系统的互操作性和兼容性。接口的设计是系统开发的重要环节,需要根据系统的功能需求、业务规则、数据特点等因素进行详细的分析和描述,确定接口的类型、名称、参数、返回值、异常处理等,实现接口的规范和标准,详见表14-5。

表14-5　体检信息系统与第三方集成接口

接口类型	接口名	描述	主动方	接收方
字典同步	科室字典	同步全院系统的科室字典库	平台	体检系统
	人员字典	同步平台提供的所有操作员字典	平台	体检系统
	组合字典	同步平台所有套餐大项	平台/HIS	体检系统
	明细项目字典	存放结果的明细项目字典	平台	体检
	收费项目字典	收费明细项目字典	HIS	体检
档案互通	建卡服务	患者主索引、门诊诊疗卡及体检档案卡的基础信息同步	平台	体检
费用服务	体检开单服务、修改、退费	与平台HIS对接,实现开单基本资料及项目费用信息的互联互通	体检	平台、HIS
申请服务	超声申请与撤销	与第三方超声系统的检查项目申请对接	体检	平台、影像
	影像申请与撤销	与第三方影像系统的检查项目申请对接	体检	平台、影像
	检验申请与撤销	与第三方检验系统的检查项目申请对接	体检	平台、检验
	病理申请与撤销	与第三方病理系统的检查项目申请对接	体检	平台、病理
	电生理申请（碳13、肺功能、睡眠监测、脑电图）与撤销	与第三方电生理系统的检查项目申请对接	体检	平台、电生理
	静态心电申请与撤销	与第三方静态心电系统的检查项目申请对接	体检	平台、静态心电图
	动态心电图与撤销	与第三方动态心电系统的检查项目申请对接	体检	平台、动态心电图
	内镜申请与撤销	与第三方内镜系统的检查项目申请对接	体检	平台、内镜系统
报告服务	第三方图文报告推送	所有第三方完成报告后通过推送服务把结果及报告内容推送给体检系统	第三方系统	平台、体检
体检者服务类	微信推送	关注公众号或实时自动推送微信信息	体检	微信
	短信服务	登记手机号,实现短信通知服务	体检	短信平台
	危急值重大阳性通知	重大异常及出现危急值报告时及时自动推送短信通知体检者	体检	短信平台
签名服务	体检者电子签名	自身资料或知情同意书等的签名服务	签名系统	体检
	报告医生签名	各报告医生完成报告时的自动签名	签名系统	体检

第七节　测评指标

国家电子病历应用水平各级评级中目前还未有涉及体检系统强制需求,在《国家医疗健康信息医院信息互联互通标准化成熟度测评方案(2020年版)》中要求如表14-6所示。

表 14-6　体检信息系统测评指标

章节	类别	服务名	内容
2.2 共享文档章节	共享文档	未有健康体检记录	从体检系统核对健康体检记录的内容
3.2 交互服务章节	交互服务	未有就诊卡信息新增服务	体检建卡,体检系统就诊卡新增信息同步给门诊 HIS
3.3 交互服务章节	交互服务	未有就诊卡信息更新服务	体检修改就诊卡,体检系统就诊卡更新信息同步给门诊 HIS
3.3 交互服务章节	交互服务	未有就诊卡信息查询服务	建卡前体检系统查询门诊就诊卡信息

（陈　翔　周　敏　崔　巍　章小勇）

参考文献

[1] 高伟,李木,孙婕,等. 智能化健康体检服务平台的设计与应用[J]. 中国卫生信息管理杂志,2023,20(03):454-458.

[2] 谢礼梅. 关于智能健康体检管理系统构建的研究[J]. 电脑知识与技术,2022,18(27):48-49+55.

[3] 刘志伟. 医院体检管理系统的发展和应用研究[J]. 科技创新报,2019,16(04):193+195.

[4] 金玉,金华. 健康体检模式的研究进展[J]. 当代护士(中旬刊),2016(02):6-8.

[5] 马东,梁铁,刘秀玲,等. 健康体检信息管理系统的设计与实现[J]. 计算机与网络,2016(14):3.

[6] 文杰. 医院体检管理信息系统的开发及应用[J]. 计算机产品与流通,2018(02):138.

[7] 王杰,王雪,李跃龙,等. 职业病体检信息管理系统的构建[J]. 黑龙江科技信息,2016(13):181.

[8] 王艳. 医院健康体检管理系统的功能分析与评价[J]. 福建电脑,2018,34(06):149+160.

[9] 王兵,荆芒,张小亮,等. 大型三甲医院智能体检系统建设思考[J]. 医学信息学杂志,2019,40(10):40-43.

[10] 李烨,张世霞,王鑫. 医院信息集成平台与体检系统接口设计与应用[J]. 中国新通信,2021,23(07):83-85.

[11] 王勇,王雪. 体检管理系统与医院 LIS,PACS 系统接口建设[J]. 家庭医药. 就医选药,2017(08):172-173.

第十五章 中医医院信息系统

中医医院信息化作为卫生信息化的重要内容，是中医院医疗活动必不可少的支撑和手段，是实现中医医院科学管理、提高效益、改善医疗服务质量的重要途径。中医医院信息系统作为医院临床、管理业务运行中必不可少的基础性设施，信息化规划、信息系统建设、信息技术应用是发展中需要重点解决的内容。

具有中医药特色的中医医院信息系统涵盖但不限于中医健康与疾病管理信息系统、中医药事服务系统、中药煎药管理与质控系统、制剂管理系统、中医科教管理系统。

第一节 中医医院信息化技术与应用概论

管理创新和技术创新是推动组织发展与进步的两大动力，医院信息化发展的最佳状态是管理创新与技术创新体系能够良好匹配、有效协同、递进式互动。中医医院信息化发展应致力于在现有体制下制定中医信息化相关理论与技术标准规范，实现充分利用信息技术、改善医院信息化格局、提升医疗信息化服务水平与服务能力的目标。

一、中医医院信息化特点

中医医院是传承、创新、发展中医药的主要执行者，其信息化建设质量将影响中医药信息化事业发展水平。我国中医医院信息化建设始于 20 世纪 80 年代，目前正朝着智慧化、智能化方向建设与发展，信息化成为提升中医医院现代化管理水平、中医医疗服务能力和患者满意度的重要基础。

（一）信息化支撑日益受到重视

党中央、国务院高度重视信息化工作，实施网络强国战略，加快建设数字中国，深化健康医疗大数据应用，出台的中医药发展意见、规划和行动普遍将信息化上升到前所未有的高度，对中医医院信息化建设提出具体任务要求和建设举措。国家层面出台的"十二五""十三五""十四五"中医药信息化规划中，均单独列出中医医院信息化主要任务。

（二）信息化服务逐步多样化

业务需求是中医医院信息化建设与发展的原动力，也是智慧中医医院、互联网中医院建设的重要源泉。中医医院信息化建设从单机应用发展到"互联网＋中医医疗"新业态，服务内容从挂号收费、药品划价、财务管理、药房药库管理、人事管理等医院传统管理服务转变到医生工作站、护士工作站、临床实验室系统、医学影像系统、中药制剂管理、中药煎药等医院临床医技服务，实现分时段预约挂号、智能导医分诊、候诊在线提醒、检验检查结果推送、移动支付等便民惠民服务，以及中医电子病历、医院信息集成平台、中医临床研究分析系统、智慧中药房等互联互通与智慧化服务。

（三）中医药特色优势不断深化

中医医院是中医药传承创新发展的主要力量。在计算机引入中医药领域之初，最先应用于中医临床诊断、辨证论治等凸显中医药特色方面，但由于硬件和软件开发能力主要处于研究层面而未能深入应用。中医医院信息化工作者不仅重视服务好医院管理与决策，也注重遵循中医诊疗规律、体现辨证论治思想，研究开发出中医临床科研一体化系统、中医体质辨识系统、中医辅助诊疗系统、名老中医经验传承系统等，开展中医临床大数据知识研究，推进大数据、人工智能等技术与中医药融合发展，探索发现中医临床诊疗数据中的事实与规律,以自动化技术赋能中药房,建设智慧和共享中药房,提供中药处方审方点评、中药代煎配送、用药咨询指导等服务。

二、中医医院信息化发展趋势

(一)中医医院信息化现状

国家高度重视中医药事业发展,出台了一系列中医药传承创新发展政策,对中医医院信息化建设提出具体要求和任务。中医医院信息化建设正在不断推进,《中医医院信息系统基本功能规范(试行)》明确提出要加强集成平台建设,强化中医医院内部信息资源整合与共享,推进以中医电子病历、电子处方为核心的信息系统建设,建设智慧中药房,实现中药电子处方直接接入,提供在线中药药事服务。"互联网+"正在与医疗健康、中医药健康服务全面融合,不断催生新业态。人才队伍、信息标准、网络安全是中医医院信息化建设的重要支撑,越来越受到医院重视,贯穿于医院信息化各项工作中。中医医院应主动研究探索全院主数据标准,建立主数据管理平台,积极落实《网络安全法》和网络安全等级保护制度,引入网络安全等级保护测评机构组织开展安全性评测和等级测评。

(二)中医医院信息化发展展望

1. 创新便民惠民服务,推进中医医院"一体化"共享服务　中医医院应利用大数据、人工智能、物联网、5G 等信息技术不断丰富智慧医疗、智慧服务、智慧管理应用场景,积极开展互联网中医医院建设,打通线上、线下融合渠道,简化看病就医服务流程,提供分时段挂号、检查检验、治疗等候等预约服务,以及智能化就医引导、候诊提醒、诊间支付、移动支付结算、检查检验结果推送、健康咨询等,开展诊前、诊中、诊后线上、线下一体化无缝衔接的中医医疗服务。

2. 智慧中医医院内涵建设,凸显中医药特色　中医医院要更好地落实《关于加快中医药特色发展若干政策措施》,应用信息技术研究分析中医药传承创新对智慧中医院的建设要求,以患者为中心进行总体规划、整体设计、分步实施,构建以中医电子病历为核心的医院信息平台,深入医院各部门、科室、临床专业和层次中,完善医生工作站、护士工作站、PACS、LIS 等临床医技业务系统,深挖电子病历中医药特点,建立智慧中药房,研究开发和应用名老中医经验传承、智能中医辅助诊断、中医临床路径、中医临床知识库、中医临床数据挖掘等具有中医药特色优势的信息系统,建立形成全流程医疗数据闭环,实现院内信息高度共享和互联互通。积极参加电子病历系统应用水平分级评价、医院信息互联互通标准化成熟度测评,实现以评促建、促改、促发展。

3. 实施医院数据治理行动,创造中医临床数据价值　中医医院应用大数据理念和知识工程技术方法,开展中医临床大数据知识行动,整合与利用医院中医临床数据资源,在中医药信息标准基础上对中医临床原始数据进行知识属性化重构和结构化、数据化加工,开展中医临床知识关联分析,将中医临床隐性知识显性化,建立数据化中医临床知识库,绘制中医临床知识图谱,不断挖掘中医医院数据价值,为实现中医医院智慧化及其治理体系与能力现代化提供重要技术支撑。

4. 夯实信息化建设基础,健全信息化支撑体系　中医医院应不断加强中医病证分类与代码、中医临床主数据等数据标准应用,安排专人梳理已发布的医疗健康、中医药信息标准,研究符合医院业务实际需求的信息标准库,构建标准映射规则,使标准真正落地实施。同时积极参与行业、地方和团体标准的制定及修订工作,提升标准化支撑能力。严格执行网络安全等级保护标准和制度,做好医院信息系统、电子病历系统等核心信息系统等级保护定级、测评和整改,建设网络安全态势感知与应急处置体系,严格管理患者信息、中医临床数据和生物样本库信息等,重视患者信息和中医临床数据的使用安全,实行中医临床数据资源的分级分类管理,定期分析评估和整改安全威胁及风险。

第二节　中医健康与疾病管理信息系统

一、系统概述

本部分中提到的中医健康与疾病管理(以下简称"中医健康管理")、中医健康与疾病管理信息系统(以下简称"中医健康管理系统"）主要是指在中医理论指导下,结合西医健康与疾病管理的方法手段和运用现代信息技术手段进行健康与疾病管理的信息系统。作为中医药事业数字化转型的重要组成部分,中医健康管理系统以中医健康管理和未病管理理念为主导,对个体或群体的健康进行全面监测、分析、评估,提供健康咨询和指导以及对健康危险因素进行干预,包括疾病预防、早期筛查、治疗方案制订、健康干预措施推荐等,促进中医药事业发展和普及,提高中医药的临床效果和治愈率。融合信息化技术与中医健康管理理念的策略实施可以提高患者的治疗效果和生活质量,同时减轻医生的工作负担和管理难度,是一种有益的医疗管理模式。

二、系统架构

中医健康管理系统总体架构如图 15-1 所示,主要包含"三大门户"、健康管理服务平台、数据服务总线。

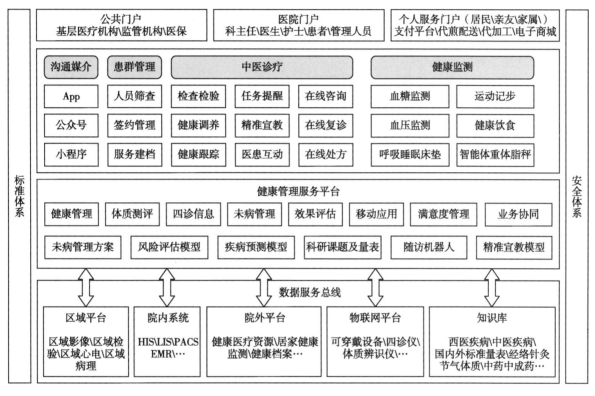

图 15-1　中医健康管理系统架构图

1. 三大门户　主要是指面向医院医生、护士和医务工作者的医院门户;面向个人的个人服务门户;面向基层医疗机构、监管机构、医保等部门的公共门户。

2. 健康管理服务平台　平台用户定位于医院健康管理服务中心、治未病专科、慢病专科以及社区医疗服务中心医疗科,使之能够方便地进行社区居民及患者健康档案建立,规范地完成健康教育、疾病咨询、家庭医生预约服务等,以及各种查询、统计、分析工作。平台将从体检、中医体质辨识、功能检测和中医经络检测等阶段即开始导入患者健康信息,提供评估服务,集成健康干预、健康调养、健康追踪和健康宣教等功能,并且与名老中医知识库、中医科普知识库和养生知识库等系统对接。对健康、亚健康人群进行管理,提供以个人为中心的健康管理服务,准确评价服务对象的自身健康状况,提出控制危险因素的措施并进行跟踪,最终达到减少疾病发生及控制疾病进展的目的。

3. 数据服务总线　基于主数据管理的集成平台以统一集成引擎、HL7 引擎为基础,形成统一的应用集成框架,包括代理服务、适配器、目录服务、共享交换服务、流程服务、安全服务、信息服务、协作服务等,支持异构应用系统的集成,提供方便易用的配置工具,为数据采集和交换提供了基础服务。提供对所有区域协作平台、医疗卫生机构以及下属医疗卫生单位业务信息系统、院外相关业务服务平台、物联网信息平台、知识库等的信息集成,为上层应用平台的建设提供一个标准的、统一的数据视图和业务服务操作界面,支撑区域健康管理服务信息化。

三、数据结构

中医健康管理相关数据如下。

1. 健康档案数据 包括个人基本信息、健康状况、生活方式、家族病史、慢性病史、体检结果等数据，为健康管理提供基础数据。

2. 生物信息数据 包括基因、蛋白质、代谢物等数据，为个性化诊疗和治未病管理提供支持。

3. 生活方式数据 包括饮食、运动、睡眠等生活方式数据，为制订健康管理计划和治未病干预提供数据支持。

4. 健康监测数据 包括生命体征、疾病风险评估、健康行为等数据，为治未病干预和健康管理提供数据支持。

5. 医疗数据 包括医疗记录、诊断、治疗方案等数据，为制订治未病干预计划和个性化诊疗提供支持。

以上数据可以通过电子健康档案、医疗信息化系统、智能穿戴设备、移动医疗应用等渠道获取和管理，为健康管理提供数据支持。

为加强中医预防保健（治未病）服务科技创新，支撑和引领中医预防保健（治未病）服务进一步科学规范和健康发展，中医药行业在政策引领下积极开展中医预防保健（治未病）服务标准化共性技术研究、中医预防保健（治未病）服务标准体系构建研究、中医预防保健（治未病）服务标准研制，出台颁布了 T/CACM 1067—2018 中医治未病术语、T/CACM 1068.1—2018 中医治未病信息数据元目录 T/CACM 1068.2—2018 中医治未病信息数据元值域代码、T/CACM 1073—2018 中医治未病服务规范 中医健康管理云平台系统建设规范、T/CIATCM 017—2019 治未病管理信息系统基本功能规范、T/CIATCM 050—2019 基层医疗卫生机构中医诊疗区（中医馆）治未病信息系统基本功能规范。

四、系统功能与流程

1. 中医健康管理 该模块用于居民管理自己的中医健康服务信息，主要功能包括中医健康保健服务申请、膳食管理、健康咨询指导、服务评价问卷等。①中医健康保健服务申请：支持居民提出中医健康保健服务申请，查看申请反馈结果。②膳食管理：支持居民进行膳食问卷调查，系统自动计算得出每餐的实际营养素与营养搭配比例，并将推荐需要量与每餐搭配进行对比，对居民提出营养健康建议。③健康咨询指导：支持已接受中医健康保健服务的居民，同医生进行一对一的网络健康咨询。④服务评价问卷：支持居民参与中医健康保健服务评价问卷调查，即在问卷有效期内在线完成和提交问卷，问卷结果可自动汇总，作为服务满意度管理和服务资源统计的基础数据。

2. 中医体质测评 该模块用于居民根据《中医体质分类与判定》标准进行体质辨识，主要功能包括中医体质问卷表填写、中医体质辨识结果生成、中医体质辨识结果反馈等。①中医体质问卷表填写：支持居民依据自身情况填写中医体质问卷调查表。②中医体质辨识结果生成：支持中医体质测评模块依据中华中医药学会制定的《中医体质分类与判定》标准，计算出居民各种体质所得分值，判定该居民所属中医体质。③中医体质辨识结果反馈：支持根据体质测评结果获取针对性的健康建议，包括生活习惯、合理饮食、运动建议。

3. 中医四诊信息管理 该模块用于医生记录望、闻、问、切四诊信息，主要功能包括中医四诊信息查询、中医四诊信息录入、中医四诊信息修改与中医处方生成等。①中医四诊信息查询：支持医生调阅中医电子病历，访问居民的四诊信息。②中医四诊信息录入：支持医生根据居民的实际情况，录入望、闻、问、切过程中居民的神色、形态、语声、气息、舌象、脉象等内容。③中医四诊信息修改：支持医生根据居民的实际情况，修改望、闻、问、切过程中居民的神色、形态、语声、气息、舌象、脉象等内容。④中医处方生成：支持医生根据居民的中医四诊信息和中医诊断结果生成中医处方。

4. 中医未病管理

（1）老年人的未病管理：该模块用于老年人体质辨识和调理，主要功能包括中医体质信息采集、中医体质辨识、中医健康保健指导、健康档案录入等。①中医体质信息采集：按照老年人中医药健康管理服务记录表中的问题，逐项询问其近一年的体验、感觉，查看舌苔和舌下静脉及皮肤等情况，选择相应分值。②中医体质辨识：按照体质判定标准表计算出居民的具体得分，将计算得分填写在老年人中医药健康管理服务记录表体质辨识栏内。根据得分,判断该老年人的体质类型是平和体质或是偏颇体质等,并将体质辨识结果及时告知居民。③中医健康保健指导:针对老年人不同体质特点,从中医养生方面进行中医健康保健指导。④健康档案录入:支持中医健康保健服务后记录老年人的相关信息,纳入老年人健康档案。

(2) 0～36个月儿童的未病管理:该模块主要是针对小儿的生理病理特点和主要健康问题,通过对家长开展中医饮食起居指导、传授中医穴位按揉方法,改善儿童健康状况,促进儿童生长发育。①饮食起居指导:根据不同月龄儿童的特点,向家长提供儿童中医饮食调养、起居活动指导。②中医穴位指导:根据不同月龄儿童的特点,指导家长对儿童进行摩腹、捏脊和穴位按揉的未病管理服务。③健康档案录入:支持记录中医健康保健服务后儿童的相关信息,纳入儿童健康档案。

5. 中医疾病管理

(1) 患者信息管理:支持对患者信息的人工录入;支持从院内其他系统中自动导入患者基本信息;支持院内患者主索引服务;支持对患者信息的多条件查询;支持对患者信息的跟踪和维护;通过患者主索引信息可以查看患者相关各类医疗信息,包括门诊病历、住院记录、影像资料、心电图信息、体检信息、检验指标等;提供分别针对队列诊疗计划和科研项目的患者纳入管理功能;具有自动生成队列和科研项目中患者日程的功能;支持对患者信息多条件查询统计与管理。

(2) 疾病登记管理:支持根据患者主索引从其他系统导入患者诊疗数据,导入标准交换格式的数据并自动化填表;支持对患者诊疗信息进行多条件查询,生成检查结果历史趋势图,分项目历史数据支持关键指标提取、指示功能;支持危急值提醒;支持患者转诊信息导入;支持数据导出成多种格式的文件,并支持数据打印。

(3) 诊疗计划管理

1) 诊疗计划模板管理:支持诊疗计划模板的创建、修改、删除、审批及查询;支持诊疗计划模板中时点和任务的添加、修改、删除功能,并可以实现对时点和任务的关联;支持修改诊疗计划模板时对进行中患者诊疗计划进行区别处置;支持对诊疗计划模板历史版本保留;支持按照科室、病种对诊疗计划进行分类。

2) 日程管理:支持自动生成纳入诊疗计划患者的日程;支持以日历的形式显示患者日程,填写日程中的任务;支持对患者日程状态进行分类,并能够以分类为基础进行统计;支持对患者日程进行改期、脱窗;支持日程管理与门诊挂号信息对接;支持通过日程信息对就诊患者进行分类管理;支持日程任务完成情况的统计。

3) 患者诊疗计划管理:支持患者诊疗计划变更、续期、结案;支持患者诊疗计划完成情况统计。

4) 提醒管理:支持提醒计划设置;支持发送短信提醒。

(4) 预约管理:支持自动、人工预约;支持预约取消、延期、转诊;支持预约信息短信通知;支持预约提醒及时间、频率、内容设置;支持针对指定患者的预约;支持预约日程绑定;支持预约自动考勤。

(5) 通用量表管理

1) 量表模板管理:支持量表自定义;支持多种控件类型;支持量表模板导入、导出及量表模板审批;支持量表项目之间内嵌逻辑;支持按照患者分类建立通用量表模板。

2) 量表数据管理:支持多种数据格式;支持对量表数据的编辑;支持基于量表数据生成历史趋势图;支持调整显示样式和字体大小,格式化打印;支持多格式量表数据导出。

(6) 疾病宣教:支持宣教课程的创建、修改、删除以及线上课程和线下课程的设置;支持多种类型附件上传;支持宣教课程计划;支持课程签到;支持患者课程进度管理。

(7) 数据分析:支持患者量表数据的趋势分析、分布统计及特征标记等;支持患者量表数据特征标记功能;支持生成用于分析的数据研究集,用于实现基于中医药库专业词典的垂直搜索引擎;支持对已经生成的数据研究集进行分析,包括专题子模块和即时业务分析。

(8) 协作医院管理:支持对协作医院进行组织管理;支持协作医院患者管理、诊疗计划管理、日程管理等;支持与协作医院共享患者诊疗计划;支持与协作医院共同进行日程管理;支持互联网中数据录入功能,并提供可靠的网络安全管理方案。

(9) 名医工作室:支持名医信息创建、修改、删除、查询等功能;支持对院内医生进行名医标识的功能;支持院外名医管理功能;支持名医治疗过的患者信息、诊疗计划、日程管理以及慢病宣教等综合管理功能;支持名医名方管理,名方的创建、删除、修改、查看、列表和查询功能。

6. 效果评估与满意度管理　该模块用于医生评估和评价居民健康状况以及用于系统管理员管理居

民信息和制订服务评价问卷,主要功能包括居民信息管理、健康评估、检测结果管理、问卷管理等。①居民信息管理:支持医生对申请中医健康保健服务的居民进行反馈,对已接受服务的居民进行管理。②健康评估:支持医生根据服务对象最近的健康状况和干预效果,提交最新健康评估结果。③检测结果管理:支持医生为服务对象记录各专项检测结果,包括血压、血糖、血脂等。④问卷管理:支持管理员进行中医健康保健服务内容、服务效果、服务接受度、满意度等方面的问卷制订和发布。问卷必须具备发布对象范围和制订完成日期等要素。对于已完成的问卷数据,系统可根据一定的规则进行合格性筛查。支持对问卷合格性规则的配置和修改。

7. 移动应用管理　该模块用于利用移动端程序进行结果查询和结果反馈,主要功能包括中医体质测评、医生健康建议、意见反馈、综合查询等。①中医体质测评:支持居民通过移动端进行体质数据的提交,并能查询体质辨识结果及注意事项。②医生健康建议:支持居民通过移动端查询每日医生提供的健康建议,包括中医适宜、禁忌事项,每日营养膳食等信息。③意见反馈:支持居民通过移动端提交居民意见反馈给医生,包括医生健康建议涵盖的内容、食疗方推荐等。④综合查询:支持居民查询相关的检测结果、报告、评估等,以及查询中医养生知识。

8. 业务协同　中医健康管理系统支持与 HIS、中医电子病历系统、体检系统、其他系统等相关应用系统进行数据交互。系统各个服务模块相应的结果信息应以共享文档的形式提供,符合数据标准化要求。①HIS 接口:提供居民的姓名、性别、出生日期、社保卡号、既往病史等交互信息。②中医电子病历系统接口:通过治未病辅助设备采集到的健康数据反馈至中医电子病历系统,生成中医四诊信息,包括面色、五官、脉象、舌象等信息。③体检系统接口:提供体检报告交互信息,包括身高、体重、血糖值、收缩压等信息。④功能仪器对接:系统支持集成治未病中心现有且具备互联条件的功能仪器(红外线热成像仪器、体表温度测量仪、四诊评估仪、身体成分分析仪、全身电子扫描检测仪、精神压力分析仪、中医经络检测仪);支持与具备互联条件功能仪器的对接,具备互联条件的功能仪器应有接口服务或数据库、有可访问的通用数据格式文件、有物联互通通讯标准、有清晰的检查结果或展示报告。⑤其他系统接口:包括医保接口、新农合接口等,提供居民健康卡号、社会保障卡号等交互信息。

9. 业务流程　中医健康管理系统业务流程如图 15-2 所示。

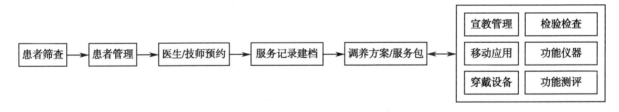

图 15-2　中医健康管理系统业务流程图

(1)患者筛查:通过体检中心门诊系统/检验系统筛查,将符合条件的患者推荐到中医健康管理系统。

(2)患者管理:通过门诊卡号自动从门诊获得患者的基本信息,并可通过基本信息表进一步完善患者信息。

(3)医生/技师预约:可配置医生/技师号池,用户通过 App/微信小程序即可完成预约和签到,届时医生/技师执行预约的治疗调养服务即可。

(4)服务记录建档:通过手工或系统自动定期导入患者病历来新增建档服务记录(治未病病历)。

(5)调养方案/服务包:根据患者实际情况参照服务包模板生成个性化的调养方案,并完成调养方案的跟踪执行及疗效评价。

(6)检验检查:从医院检验系统(LIS)、影像系统(PACS)、体检中心系统等一键获取检验检查、影像和体检报告。

(7)功能仪器:与常用中医功能仪器(如经络仪、身体成分分析仪等)对接。

(8)功能评测:根据患者问卷反馈结果自动生成评测报告,或导入功能仪器自带的检测报告,最终推送到患者 App/微信小程序端供随时查阅。

(9)宣教管理:医生通过调养方案关联等方式为患者精准匹配宣教内容作为待看任务推送到患者

App/ 微信小程序端。

（10）移动应用：通过移动应用实现用户自行预约、信息反馈、宣教学习、医患交流等。

（11）穿戴设备：通过接入血糖仪、血压计等穿戴设备，获取更多用户居家生命体征数据，以便帮助医生更好地掌握调养效果，适时调整调养方案。

第三节　中医药事服务系统

一、中药煎药管理与质控系统

（一）系统概述

中药煎药管理与质控系统指对中药的煎制过程进行信息化管理和质量控制，主要包括中药煎药过程数据采集、处理、存储、传输及交换、分析与利用的基本功能，实现中药调剂、传输、泡药、煎药、包装、配送等全过程的信息化管理。

（二）系统架构

中药煎药管理与质控系统主要涉及系统应用、数据库、接口、基础设施等几个方面，系统架构如图 15-3 所示。

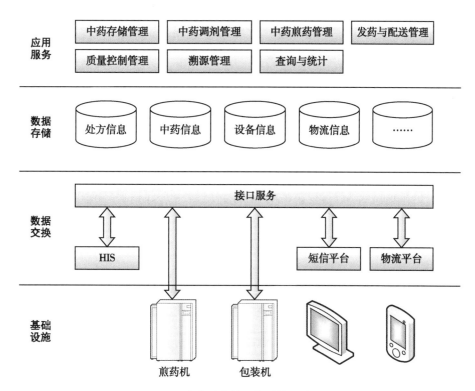

图 15-3　中药煎药管理与质控系统架构图

（三）数据结构

中药煎药管理与质控系统涉及处方信息、处方调剂审核信息、煎药信息、发药与配送信息、质量控制管理信息、溯源管理信息等，主要数据元有处方编号、处方审核药剂师签名、处方调配药剂师签名、处方调剂日期时间、煎药机编号等，参照《T/CIATCM 023—2019 中药煎药管理与质量控制信息基本数据集》。

（四）系统功能与流程

1. 中药储存管理　支持自动获取中药饮片基本信息；支持多个中药调剂室管理模式；提供中药饮片入库和领药管理功能；提供中药调剂室之间的药品调拨功能；提供中药饮片调剂室盘存管理功能；支持报损报溢管理；提供中药饮片调价管理功能。

2. 中药调剂管理 提供接收中药饮片处方信息管理功能,支持第三方系统(包括 HIS 等)接口导入、手工录入或批量导入处方功能;提供对接收中药饮片处方信息的审核管理功能;提供中药饮片的调配管理功能,支持对配药信息进行审核管理;提供中药饮片调剂复核及拍照管理功能,支持对配药进行复核管理;提供经调剂后的中药饮片发至煎药中心的管理功能。

3. 中药煎药管理 提供中药饮片收药管理功能;提供中药饮片浸泡管理功能;提供对中药饮片进行煎煮管理功能;支持对中药饮片处方煎药方案的处理;提供煎药机的分配管理功能;支持毒性中药饮片及外用中药饮片等中药饮片专机煎煮管理;支持对常用煎药方案建立模板,支持自定义模式;支持通过 PDA 扫描识别码控制煎药机执行煎药方案;提供对煎药完成的中药汤液进行包装管理功能;提供对中药汤液成品及药渣进行留样管理功能;提供对煎药机、包装机的清洗与消毒管理功能,支持对煎药机、包装机的清洗与消毒操作人员、时间、频次、消毒药品等记录管理功能;提供汤剂包装后分区分类定位上架存储管理功能;提供移动客户端系统管理功能。

4. 发药与配送管理 提供对患者代煎中药进行发药的功能,支持短信提醒;提供根据职能和工作职责进行权限管理功能,支持对过程和计划执行情况进行实时监测、检查、对比分析功能;提供对汤剂成品进行配送管理功能。

5. 质量控制管理 提供整个过程的人员身份识别和权限管理功能;提供整个过程中为保障患者信息、处方、中药饮片及煎煮成品的一致性进行环节控制的管理功能;支持移动终端和条码管理,支持照片与录像处理并与相关信息关联;提供质量控制管理功能,包括配伍禁忌(如"十八反""十九畏"等)、妊娠禁忌、药品超量、煎药方案、浸泡水量、浸泡时间、煎药温度、煎煮时间、包装容量与剂量等;支持报警管理和提醒服务;提供整个过程复核管理功能,支持拍照和快速记录;提供整个过程进行抽样检查管理功能;提供整个过程中质量控制信息记录痕迹管理功能。

6. 溯源管理 提供根据权限进行中药饮片来源溯源查询管理功能;提供根据权限进行中药饮片煎药过程溯源查询管理功能;提供根据权限进行参与煎药全过程溯源查询管理功能;提供根据权限进行煎药与包装设备溯源查询管理功能;提供根据权限和患者信息对中药汤液成品和药渣进行溯源查询管理功能;提供根据权限进行煎药过程的影像与照片溯源管理功能。

7. 查询与统计 提供各种工作量(员工工作量、煎药机工作量、包装机工作量及配送工作量)统计功能;支持自定义单项和多项组合查询与统计分析;支持自动生成多种格式的统计报表、图形;支持查询与统计结果信息可通过浏览器页面、计算机窗体、打印机输出、Excel 报表、图形表现、仪表盘或标准化的 XML/JSON 格式输出功能。

8. 业务流程 中药煎药管理与质控系统业务流程如图15-4 所示。

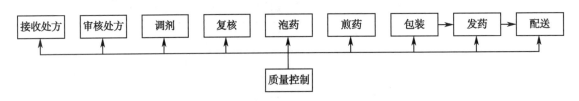

图 15-4 中药煎药管理与质控系统业务流程图

(1)接收处方:从 HIS 接口获取或手工录入、批量导入处方及药品信息。

(2)审核处方:对处方的配伍禁忌、妊娠禁忌、药品超量等进行审核,对存在问题的处方进行提示。

(3)调剂:调剂人员对审核通过的处方进行调剂。

(4)复核:复核人员对处方和调剂药品信息进行核对确认。

(5)泡药:泡药人员扫描泡药桶与处方进行关联,设置浸泡水量、浸泡时间。

(6)煎药:煎药人员扫描煎药机与处方进行关联,设置煎煮方案。

(7)包装:根据处方自动分包。

(8)发药:发送短信提醒,药房人员扫描患者缴费单、汤剂袋,发放汤剂。

(9)配送:根据患者预留信息打印快递单,扫描快递单、汤剂袋后寄给患者。

（10）质量控制：对接方到发药的整个过程进行质量控制与监控。

二、制剂管理系统

（一）系统概述

制剂管理系统主要是以医院制剂室日常服务为中心，对医院制剂生产进行管理，可服务于临床、教学和科研，促进教学和科研的发展。

（二）系统架构

制剂管理系统主要涉及系统应用、数据库、接口等几个方面，系统架构如图 15-5 所示。

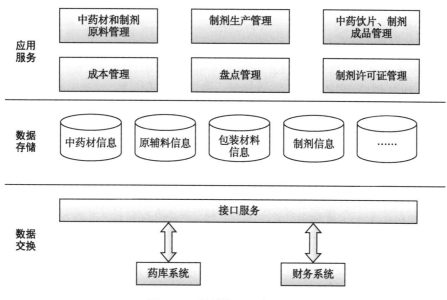

图 15-5　制剂管理系统架构图

（三）数据结构

制剂管理系统涉及中药材信息、原辅料信息、包装材料信息、制剂信息等，主要数据元有中药材名称、原辅料名称、制剂名称、规格、批号、批次、有效期、医疗机构制剂许可证编号等。

（四）系统功能与流程

1. 中药材和制剂原料管理　提供录入中药材、原辅料、包装材料和半成品采购计划单的功能；支持根据库存上下限设置，自动生成采购单；提供中药材、原辅料、包装材料、半成品入库登记功能，支持验收入库；支持不合格或过期中药材、原辅料、包装材料、半成品的退货操作；支持对库房中出现破损、变质、过期等情况的中药材、原辅料、包装材料、半成品进行报废处理；提供中药材、原辅料、包装材料、半成品的批次、有效期管理功能；支持有效期自动报警。

2. 制剂生产管理　提供制剂生产过程、生产工序管理功能；提供质控信息管理功能，包括中药材、原辅料入库质量检查，制剂半成品和成品检验等；提供定额管理功能，包括工时定额、产量定额和水电气的消耗定额等。

3. 中药饮片、制剂成品管理　支持以药品申领单和手工录入方式向申领部门调拨中药饮片、制剂成品，提供领药单修改功能；支持对库房中出现破损、变质、过期等情况的中药饮片、制剂成品进行报废处理；提供中药饮片和制剂成品的批次、有效期管理功能，支持有效期自动报警；提供中药饮片、制剂成品调价记录功能。

4. 成本管理　支持制剂的财务账目及报表分析，包括月收支报表、月发出成品统计表、原辅料出入库明细表、原辅料、卫生材料及包装材料月消耗统计表、部门领用清单等；提供制剂的成本核算，并能自动生成记账凭证；支持根据核算收入与核算成本，计算出具体炮制中药饮片、制剂药品相关的效益并生成报表输出；支持计划、采购、应付款和付款管理；支持自定义具体的核算周期，对炮制中药饮片和制剂药品的收入及成本进行多层面核算。

5. 盘点管理　支持多种录入方法，支持多用户同时录入；提供制剂室库存中药材、原辅料、包装材料、半成品和制剂成品盘点功能；提供盈亏计算功能；提供系统对账功能；提供库存的日结、月结和年结功能；提供盘存审核前多种辅助检查手段。

6. 制剂许可证管理　提供医疗机构制剂许可证信息的录入、编辑、查询功能；提供许可证核发和变更的记录功能；支持注册即将到期的预警提示。

第四节　中医科教研管理系统

一、系统概述

中医科教研管理系统是在标准化、规范化的基础上，充分利用计算机技术、信息技术、数理统计、数据挖掘等技术所建立的一个实现中医临床科研教学一体化的技术体系，包括医疗业务平台（含中医电子病历子系统）、数据管理平台、临床研究平台。中医科教研管理系统是根据中医临床医疗和科学研究的具体特点研究和设计开发的，其核心子系统中医结构化电子病历系统，符合中医特点，适合中医、中西医结合临床医疗工作的需要。

二、系统架构

中医科教研管理系统是一个集成系统，分为四大块：一是支撑系统，包括科研信息整合共享数据仓库、临床业务集成平台、企业资源管理系统；二是面向科研工作的服务平台；三是面向临床工作的服务平台；四是面向管理的服务平台。系统总体架构如图15-6所示。

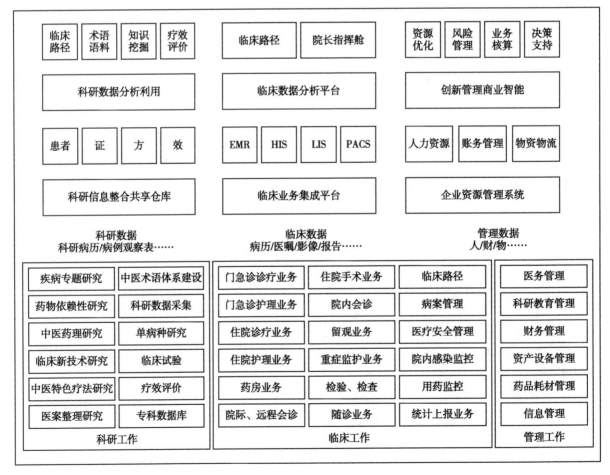

图 15-6　中医科教研管理系统架构图

三、系统功能与流程

中医科教研管理系统主要功能如下。

（一）结构化的中医电子病历

在对临床医疗信息规范化、数字化处理的基础上，按照临床医疗活动的程序和中医辨证论治的临床思维模式构建中医结构化电子病历，将适应临床医疗的信息采集、病历书写与适应科研的数据管理与挖掘分析有机结合，融为一体。信息的采集随医疗活动的开展同步进行，符合临床医疗工作的流程和习惯。

（二）临床与科研数据共享

利用中医科教研管理系统能方便、快捷地采集临床医疗信息，并及时、准确、真实地将临床医疗收集的文字信息进行数字化处理，直接转化为科研所需的数据，不需要对临床医疗信息进行再加工，即可直接为科研所用，实现了临床科研信息共享。所有信息均来源于临床实践且随着医疗活动的进行不断积累，信息丰富，数据量大，客观真实，符合中医科研"源于临床"的特点。

（三）为中医临床科研提供先进实用的技术支持

利用本系统存储的海量临床信息数据，可以开展多方位科学研究工作，为疾病的症状学研究、证候要素研究、证候分类及证候分布规律研究、治则治法研究、方药研究、方药配伍规律研究、证效关系、量效关系、时效关系、治疗方案的筛选与优化研究、诊疗指南规范与标准研究、中医量表研究等提供信息数据资料和技术支持。既是开展临床研究的大容量数据库，使临床医疗信息得到最充分的利用，又为临床研究提供统计分析、数据挖掘、科学评价等技术支持。

（四）为中医临床经验与学术思想的研究和传承提供研究平台

名老中医临床经验与学术思想的继承和研究是繁荣发展中医学术、提高临床疗效、培养临床名医的重要途径，但是名老中医临床经验和学术思想的研究目前还缺少先进的技术手段和方法。利用中医科教研管理系统，可以及时、准确地收集名老中医临床医疗信息，转化为可供科研利用的数据，建立名老中医临床医疗信息与临床经验及学术思想研究信息共享平台，使名老中医临床经验知识库成为临床经验挖掘和学术思想研究的源泉，有助于实现对名老中医有效临床经验的高效学习和研究提高，全面提高中医药传承创新能力。

（五）中药新药发现与研究

经过多年大组病例临床应用，筛选安全有效的中药经验方，研制中药新药，是中药新药研究的重要途径。中医辨证论治、个体化诊疗、药物随证加减、医生个体用药习惯与经验等临床诊疗特点又使得有效核心处方的筛选和确定相当复杂。中医科教研管理系统可基于海量的临床数据，尤其是基于完整保存的、结构化的患者多诊次中医诊疗处方的药物组成和剂量、用法等数据和疗效评价相关指标，通过关联分析、聚类分析、复杂网络分析等多种数据挖掘方法，发现选药组方规律，发现安全有效的核心处方，为中药新药临床前研究提供极有价值的证据。

（六）中医药知识管理

中医药知识来源于古籍、医院临床实践、医学研究，包括经典文献、临床经验、疾病诊断治疗方案、方剂、药材信息等。采用数据库或知识图谱等技术，将中医药知识进行结构化存储和管理，使知识可以按照分类、标签等方式进行组织。以知识检索与查询、个人知识中心、个人技能模型、知识社区、中医专家社交网络、专家地图等功能形式，推动中医药知识汇集、整理、应用与传承，辅助临床人员在临床实践中自我学习和积累经验。

第五节　中医药信息化标准及测评指标

一、中医药信息化标准

中医药信息标准化是推动中医药信息化高质量发展、规范业务应用信息系统建设、实现信息资源互联互通、推进中医药健康大数据开放共享的基本需求。当前中医药信息化服务需求不断增加，对中医药信息标准化建设提出更高要求，中医药信息标准化发展成为必然趋势。

1995 年发布的国家标准《中医病证分类与代码》得到广泛应用，为推进中医医疗服务规范化、标准化管理发挥了重要作用，促进了中医诊疗信息有效互联互通。

2013 年，国家中医药管理局印发的《中医药信息标准体系表（试行）》对推动中医药信息标准化建设具有里程碑意义，是中医药信息标准化建设顶层性、指导性文件，为今后中医药信息标准制修订工作提供了导向和依据。

2016 年，中国中医药信息研究会制定《团体标准管理办法（试行）》并于 2019 年发布修订版，规定中医药信息团体标准的组织管理。2018 年，中国中医药信息学会成立标准化工作办公室和中医药信息标准化专家技术委员会，分别负责中医药信息团体标准的组织管理和技术审查。2019 年，中国中医药信息学会发布《T/CIATCM 058—2019 中医药信息标准编制通则》，明确中医药信息标准制修订程序及要求，规范中医药信息标准结构和编写要求并规定不同类别中医药信息标准编制的技术要求。

2015 年，国家中医药管理局设立 101 项中医药信息标准研究与制定项目，研究制定 90 项中医药信息团体标准。此外持续发布《针灸学通用术语》《健康信息学中医药数据集分类》等 5 项国家标准，完成《中医病证分类与代码》等 4 项国家标准修订。国际标准化组织（ISO）发布《中医药文献元数据》等 18 项中医药信息国际标准，均由我国专家担任项目负责人，我国在传统医药信息国际标准化工作领域处于领先地位。2020 年，世界卫生组织首次将中医药等传统医学纳入第 11 版《国际疾病分类》。

二、中医药信息化测评指标

国家中医药管理局出台《中医医院信息化建设基本规范》和《中医医院信息系统基本功能规范》，为中医医院电子病历系统建设指明方向，并提出具体要求。行业层面发布相关系统建设指南、功能规范类文件包括：《中医电子病历系统建设指南》《基层医疗卫生机构中医诊疗区（中医馆）远程会诊系统建设指南》《中医类别执业医师定期考核管理信息系统功能规范》《中医医院资源管理信息系统建设指南》《中医医院协同办公系统基本功能规范》《中医临床护理信息系统基本功能规范》《中医流派传承数据库建设指南》《中医医院康复科信息系统基本功能规范》《中医医院成本核算管理信息系统基本功能规范》《中医健康管理云平台系统建设规范》《中医医院教学管理信息系统基本功能规范》《中医医院科研管理信息系统基本功能规范》等。

中医医院主动实施应用《中医病证分类与代码》《国际疾病分类（ICD）》《卫生信息交换标准（HL7）》《医学数字影像和通讯标准 3.0（DICOM 3.0）》等信息标准。大多数中医医院应用 ICD-10 以及《中医病证分类与代码》，建立统一的患者主索引以及建立全院主数据标准，积极参加医院信息互联互通标准化成熟度测评、电子病历系统应用水平分级评价、医院智慧管理分级评估以及医院智慧服务分级评估，医疗健康与中医药信息标准正在不断实施应用。

（王　茂　王斯琪　徐飞龙　曾宇平）

参考文献

[1]　T/CIATCM 017—2019，治未病管理信息系统基本功能规范[S]．北京：中国中医药信息学会，2019．

[2]　T/CACM 1073—2018，中医治未病服务规范 中医健康管理云平台系统建设规范[S]．北京：中华中医药学会，2018．

[3]　高翔，甘昕艳，杨瑞春，等．"互联网+"中医治未病云平台在社区健康管理中的示范应用[J]．中国数字医学，2021，16（06）：104-109．

[4]　胡铁骊，欧阳荣，周博翔，等．中药煎药管理与质量控制系统建设指南的研究与实践[J]．中国数字医学，2017，12（03）：15-17．

[5]　T/CIATCM 023—2019，中药煎药管理与质量控制信息基本数据集[S]．北京：中国中医药信息学会，2019．

[6]　周博翔，胡铁骊，欧阳荣，等．中药煎药管理与质量控制系统设计与应用[J]．中国数字医学，2018，13（03）：72-74．

[7]　张艺然，朱佳卿，李强，等．我国中医药信息标准发展历程及展望[J]．医学信息学杂志，2021，42（07）：7-11．

第十六章 药品管理信息系统

医院药品管理信息系统是一种应用计算机技术和信息技术的管理系统,用于协助医院管理药品的采购、库存、配药、发药、退药和药品追溯等方面。本章帮助读者全面了解医院药品管理相关的业务流程和信息系统的相关知识,从药品在医院内部流转的各个业务环节出发进行效益分析,识别药品成本浪费的关键控制节点,通过优化药品管理制度和流程、升级信息化管理手段、加强成本效益分析、实施品类差异化管理等各种方式,可以有效提升医院药品管理水平。

第一节 系统概述

一、药品管理业务背景

近年来,国家通过医疗、医药、医保"三医联动"撬动医药行业供给侧改革,以医保支付为出发点陆续推行带量采购、医保谈判、DRGs 付费等措施,有效提升了医保资金的合理配置,并形成了稳定的药品降价预期。

"三医联动"改革对医院内部的精细化管理提出了新的要求:医保局将带量采购的中选药品使用比例纳入医疗机构医保考核评价指标体系,对因规范使用中选品种而减少医保基金支出的医院,结余部分按比例留给医院,推动医院主动规范医生的医疗行为。药品零加成要求医院对药品的全生命周期管理更加精细化,减少在非创收领域的管理成本浪费。

"三医联动"改革,给医院药品管理带来了更高的挑战,需要医院通过信息化手段,提高药品管理的精细化水平,确保药品使用的合理性和安全性,以达到节约医保资金、提高医疗服务质量的双重目标。

二、药品管理信息系统的主要作用

通过构建药品管理信息系统,可以实现医院药品管理的全生命周期管理。系统能够科学制订采购计划,自动生成需求并优化供应链管理效率。此外,系统还支持药品的批次效期管理和托管,减少医院资金占用,实现医疗服务价值回归。同时,系统能够自动将药品出入库记录流转至财务系统,生成财务记账数据,实现业财一体化。

在药品全生命周期管理中,药品目录管理、计划和需求申请、供应商管理、采购管理、库存管理和收费结算是六个关键环节。根据国内领先医疗机构的相关调研表明,药品目录更新不及时、HIS 药品主数据维护不规范、药品采购计划与执行存在跨部门信息沟通不畅、药品供应商评价及退出机制不完善以及近效期药品管控不严格等问题比较突出。借助药品管理信息系统,这些问题可以得到有效解决,进一步提升医院药品管理的精细化水平。

三、药品管理信息化发展趋势

回顾药品管理信息系统的发展历史,传统的医药药品管理初期一般在 HIS 内,作为临床系统的一个延伸模块进行简单的进销存管理,主要面向医护人员,为其提供进销存数据的电子化记录。伴随着药品业务的不断发展以及医院精细化管理的不断深入,传统的 HIS 药品模块已经无法满足精细化管理的业务需求,同时 HIS 药品模块也与其他业务系统,如合同系统、财务系统、成本系统没有互联互通;因此基于药品目录的寻源、准入、合同、采购、库存管理、成本核算的专业药品管理信息系统应运而生,成为第二代药品管理信息系统;第二代药品管理信息系统的建设逐渐包含了归口管理部门对药品越来越多的管理需求,包括药品批次效期预警、供应商准入资质、合同管理、药品托管等,同时支持与院外阳光采购平台对接,实现了药品院内外流程的闭环管理。

四、药品管理信息化最新进展

随着信息技术的不断发展,医院药品管理信息系统将应用更多的先进技术,包括条码、RFID、无线网络、自动控制等信息传输、信息识别、信息控制技术。新技术和新模式,如互联网、云计算、大数据等,正在与传统信息化架构深度融合,为医疗行业变革和管理创新提供充足动力和无限可能。集团化和多组织架构为医疗机构的规模扩大和管理延伸提供了支持。互联网和云计算架构为"无边界"组织提供了足够的开放性,而物联网和大数据则将"云"与"端"相连,使数据高度集成,从而实现数据增值和数据驱动。

第二节　相关标准

医院药品管理信息系统的相关标准与类型见表 16-1。

表 16-1　医院药品管理信息系统相关标准与类型

序号	标准(规范)名称	相关内容	标准类型
1	国家药品监督管理局信息化标准—药品使用单位追溯基本数据集	规定了药品使用单位采集、存储以及向药品追溯系统提供的基本数据集的分类和内容	数据
2	国家三级公立医院绩效考核操作手册(2023 版)	合理用药绩效考核指标(指标 16~21)	管理
3	《公立医院运营管理信息化功能指引》	要求医院针对药品预算、药品成本核算、药品数据要素进行管理	数据
4	《关于推动公立医院高质量发展的意见》	强化信息化支撑作用,建立药品追溯制度,探索公立医院处方信息与药品零售消费信息互联互通	管理
5	中华人民共和国药品管理法	医疗机构药事管理	管理
6	公立医院内部控制管理办法(2020 年版)	加强临床科室在药品、医用耗材、医疗设备的引进和使用过程中的管理 医院应当将内部控制关键管控点嵌入信息系统,应当建立药品、可收费医用耗材的信息流、物流、单据流对应关系	管理
7	三级医院评审标准(2022 年版)	加强药品管理,规范药品遴选、采购、储存、调剂,建立全流程监测系统,保障药品质量和供应,静脉药物调配中心和调配工作符合有关规定 建立药品采购制度和流程,加强集中采购管理	管理
8	医院智慧管理分级评估标准体系(试行)	医院应该建立完整的药品管理信息系统,并且与其他系统进行数据交互	技术
9	关于做好辅助用药临床应用管理有关工作的通知	规范行为,持续提高临床合理用药水平	管理
10	医院信息互联互通标准化成熟度测评方案(2020 年版)	运营管理系统建设情况需要包含药品管理信息系统,基于平台的内部连通业务对药品管理信息系统也提出了要求	管理

第三节 系统架构

一、药品管理信息系统整体架构

药品管理信息系统主要包括采购管理、药库管理、药房管理、合理用药管理和静脉配置中心管理等核心业务模块。这些业务模块共同构成了药品管理信息系统的整体架构。药品管理信息系统还需要与外部临床系统、财务系统等其他系统进行紧密集成,实现数据交互和共享,形成从药品需求、采购、库存物流、临床使用、供应商结算的闭环管理流程。在整个管理流程中,药品管理信息系统需要准确地记录药品的流向,确保药品的安全性、有效性和合规性。图 16-1 为药品管理信息系统整体架构图。

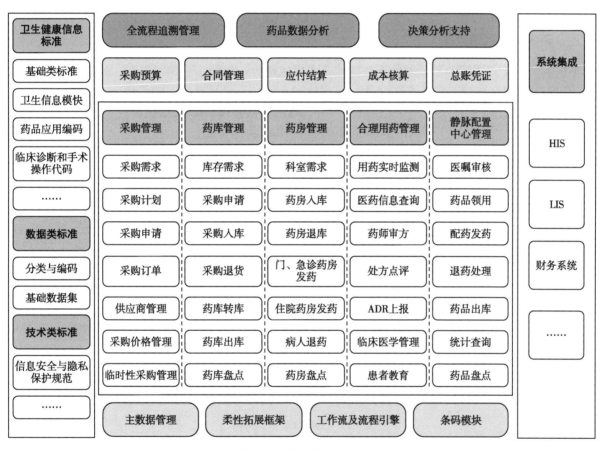

图 16-1 药品管理信息系统整体架构

二、药库管理系统架构

药库管理系统是医院药品管理信息化系统中的重要模块之一,其主要职责是对药品进行全过程的管理,包括药品的入库、出库、盘点、库存管理、报废处理、药品调拨等。药库管理系统的核心功能包括库存管理、采购管理、配送管理、财务管理等。通过系统对药品库存信息的实时监控和管理,药品管理人员可以及时了解药品的库存情况,确保药品的安全性和有效性。图 16-2 为药库管理系统架构图。

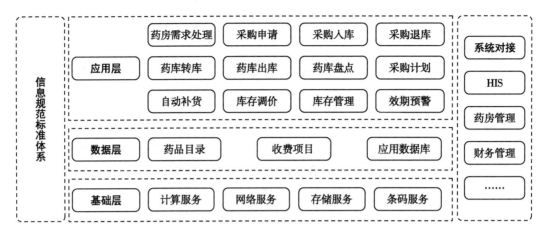

图 16-2　药库管理系统架构

三、药房管理系统架构

药房管理系统是医院药品管理信息系统的重要组成部分，是医院药品供应链的最后一环，直接面向患者，负责药品的存储、配药、发药等工作。药房管理系统的目标是确保医疗机构药品安全、有效供应，并提高药房工作效率，减轻医护人员工作负担。图 16-3 为药房管理系统架构图。

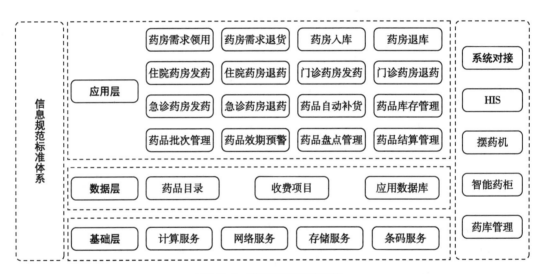

图 16-3　药房管理系统架构

四、合理用药监控管理系统架构

合理用药监控管理系统旨在提高医疗质量，保障患者用药安全。该系统主要包括规则库、数据采集、分析处理和提醒干预等功能。通过医院信息系统与处方系统的联动，采集患者用药数据，并结合药品的性质、剂量、用法等信息，运用临床指南、规范和病例比对等方式，对医生的处方进行实时监控和评价。图 16-4 为合理用药监控管理系统架构图。

五、静脉配置中心管理系统架构

静脉配置中心管理系统主要用于对静脉药物的配置和管理。该系统通过自动化的配置流程、标准化的操作规范、全程电子化的数据记录等方式，提高了静脉药物配置的安全性、准确性和效率。系统包括设备管理、药品管理、配液管理、质控管理等子系统。图 16-5 为静脉配置中心管理系统架构图。

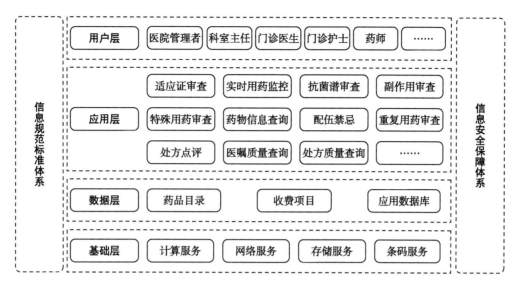

图 16-4 合理用药监控管理系统架构

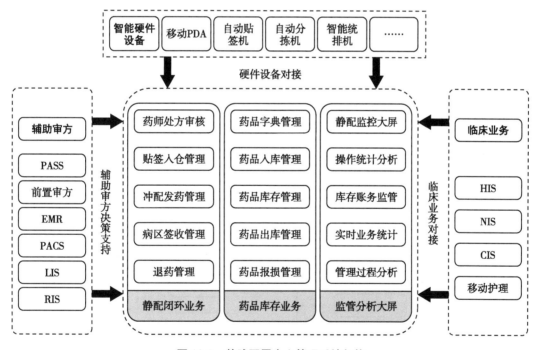

图 16-5 静脉配置中心管理系统架构

第四节 数据结构

一、数据结构

药品管理信息系统主要包括主数据管理、需求管理、采购管理、入库管理、出库管理、库存管理、合理用药监控管理七大部分,主要数据结构如图 16-6 所示。

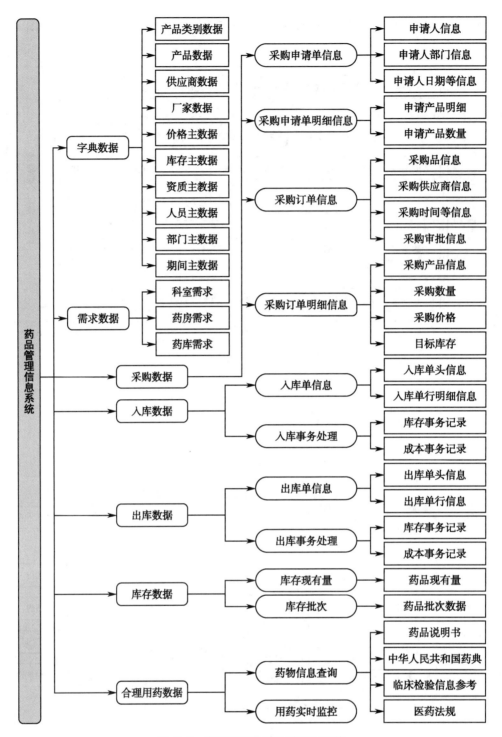

图 16-6　药品管理信息系统数据结构

二、主要数据集

　　药品管理基本数据集的完整性和准确性对于医疗机构的药品管理具有重要意义。医疗机构需要根据药品管理的需要,制定相关的数据采集、录入、管理、维护标准和规范。同时,还需要建立完善的数据备份、恢复和安全保障机制,确保药品管理数据的可靠性和安全性。主要的基本信息数据集如表 16-2 所示。

表 16-2　数据集标准

序号	数据项名称	数据项短名	数据项英文名称	数据项说明	数据类型	表示格式	允许值	约束	备注
1	药品使用单位名称	YPSYDWMC	medicalOrg anization Name	药品使用单位的名称	字符型	an..200		必选	
2	卫生机构代码	WSJGDM	HIC	符合 WS 218—2002 的规则的卫生机构唯一代码标识	字符型	an..22		条件必选	存在时必选
3	统一社会信用代码	TYSHXYDM	USCID	药品使用单位的统一社会信用代码	字符型	an..18		条件必选	存在时必选；没有统一社会信用代码时使用组织机构代码
4	药品使用单位类型	YPSYDWLX	medicalOrg anization Type	参照 WS 218—2002 附录 A 中大类的值	字符型	an1		必选	
5	药品使用单位地址	YPSYDWDZ	address	药品使用单位所在地址	字符型	an..200		必选	
6	药品使用单位地址 - 国家（或地区）	YPSYDWDZGJ HDQ	countryOrR egionCode	药品使用单位地址中的国家或地区的名称代码	字符型	an3	见 A.4	必选	
7	药品使用单位地址 - 省、自治区、直辖市	YPSYDWDZSZ XSZZQ	provinceCo de	药品使用单位地址中的省、自治区、直辖市或特别行政区的名称代码	字符型	an6	见 A.4	必选	
8	药品使用单位地址 - 市（区 / 自治州 / 盟）	YPSYDWDZSQ ZZZM	cityCode	药品使用单位地址中的市、地区、自治州或盟的名称代码	字符型	an6	见 A.4	必选	
9	药品使用单位地址 - 县（自治县 / 县级市）	YPSYDWDZXZ ZXXJS	countyCode	药品使用单位地址中的县、自治县或县级市的名称代码	字符型	an6	见 A.4	必选	
10	药品使用单地址 - 乡（镇 / 街道办事处）	YPSYDWDZXZ JDBSC	township	药品使用单位地址中的乡、镇或城市街道办事处的名称	字符型	an..70		必选	
11	药品使用单位地址 - 村（街 / 路 / 弄等）	YPSYDWDZCJ LLD	village	药品使用单位地址中的村或城市的街、路、弄等名称	字符型	an..70		必选	
12	药品使用单位地址 - 门牌号码	YPSYDWDZMP HM	houseNumbe r	药品使用单位地址中的门牌号码	字符型	an..70		必选	
13	固定电话号码	GDDHHM	tel	药品使用单位用于对外联系的固定电话号码	字符型	an..18		必选	
14	传真号码	CZHM	fax	药品使用单位用于对外联系的传真号码	字符型	an..18		必选	

续表

序号	数据项名称	数据项短名	数据项英文名称	数据项说明	数据类型	表示格式	允许值	约束	备注
15	电子信箱	DZXX	email	药品使用单位用于对外联系的电子信箱地址	字符型	an..50		必选	
16	药品使用单位网址	YPSYDWWZ	webURL	药品使用单位在互联网域名注册管理机构或域名根服务器运行机构申请注册的域名	字符型	an..200		必选	
17	联系人	LXR	contact	追溯工作负责人的姓名	字符型	an..60		必选	
18	联系电话	LXDH	contactTel	追溯工作负责人的电话号码	字符型	an..18		必选	

三、数据标准

药品管理相关的数据标准如表 16-3 所示。

表 16-3　数据标准

分类	标准编号	标准名称
基础数据标准	GB 11643—1999	公民身份证号码
	GB 32100—2015	法人和其他组织统一社会信用代码编码规则
	GB/T 12403—1990	干部职务名称代码
	GB/T 12407—2008	职务级别代码
	NMPAB/T 0303.4—2014	药品监管信息基础数据元值域代码　第4部分：医疗器械
	NMPAB/T 0303.3—2014	药品监管信息基础数据元值域代码　第3部分：药品
	NMPAB/T 0303.2—2018	机构、人员基础数据元值域代码
	NMPAB/T 0302—2014	药品监管信息基础数据元值域代码　第1部分：总则
	NMPAB/T 1002—2019	药品监管信息分类与编码规范
业务数据标准	NMPAB/T 1008—2019	药品使用单位追溯基本数据集
	NMPAB/T 1009—2019	药品追溯消费者查询基本数据集
	NMPAB/T 1003—2019	药品追溯系统基本技术要求
	NMPAB/T 1007—2019	药品经营企业追溯基本数据集
	NMPAB/T 1006—2019	药品上市许可持有人和生产企业追溯基本数据集

第五节　系统功能

一、主数据管理

（一）药品分类管理

支持药品分类管理，包括药品分类名称及分类编码，并且支持按照药品类别定义库存成本核算方法，支持个别计价法、期间产品平均成本法、期间批次平均成本法。

（二）药品主数据管理

支持药品主数据管理，包括药品编码、名称、规格、型号、包装单位、品牌、批次、条码、产品资质、注册证管理级别等。

（三）药品价格管理

支持对药品的采购供应价格、税率管理；支持价目表起始时间、终止时间录入，自动根据起始、终止时间进行价目表生效、失效；支持对价目表临近过期的预警提醒。

（四）供应商主数据管理

支持对供应商主数据的新增、修改、失效、合并管理，管理供应商信息，包括供应商编码、名称、信用代码、联系人、地址、开票信息、资质等信息。

（五）厂家及代理商主数据管理

支持对药品的生产厂家及代理商信息进行新增、变更、删除、失效。

（六）库房主数据管理

库位主数据主要包括各级药房、药库、科室库、供应商托管库等多种库位，支持对库位进行编码、名称、上下架策略以及库位属性进行管理。

（七）部门主数据管理

针对医院的部门主数据编码、名称以及上下级结构进行统一维护；支持映射财务核算成本中心以及HIS 临床科室。

（八）员工主数据管理

支持维护员工基础档案信息，包括员工姓名、工号、所属部门等信息；支持对接人事系统进行院内员工档案的统一管理。

二、药库管理

（一）药库需求管理

支持药品需求管理，包括基于药房的需求转换成药库的需求，基于补货计划根据周期内药品出库情况、库存情况、销售情况等按规则生成药库的采购需求。

（二）常规用药采购管理

1. 支持药品采购寻源管理，线上资质审核管理。

2. 支持对接国家采购平台，院内药库采购需求与国家采购平台联通。

3. 支持采购价格管理、价目表管理、采购价格变动管理。

（三）毒麻药采购管理

1. 支持毒麻药品采购单系统标识、区分常规药品采购。

2. 支持毒麻药品采购上报、符合相关部门管理要求。

3. 支持毒麻药品供应商资质管理、资质附件管理、资质到期预警管理。

4. 支持毒麻药品印鉴卡 OCR 识别，附件上传备案。

（四）常规药品验收入库管理

1. 支持多种收货线路，一步收货直接入库，二步收货先接收再入库。

2. 支持入库单上传药品质检报告。

3. 支持基于采购订单进行整单入库或部分入库。

4. 支持手工入库和扫码入库（包括扫单据码、药品码）。

5. 支持入库的批次管理、效期管理、生产日期管理。

6. 支持货票同行发票信息录入。

7. 支持入库货架管理。

（五）药库转药房管理

1. 支持药房手工创建需求单提交补货调拨需求，药库依据药房需求进行库存调拨。

2. 支持按照药品批号、批次管理维度进行库存转移。

3. 支持转移单据打印；支持按照库位、处理日期、药品目录维度对历史调拨记录汇总、明细查询。

（六）药品调价管理

1. 支持药品目录价目表管理，记录调整前后的价格管理。

2. 支持调价药品目录库存查询。

3. 支持调价前发票红冲，调价后发票重新匹配，财务审核。

4. 支持调价药品付款核销。

5. 支持调价药品库存成本调整，可按照期间加权平均法和个别计价法调整库存成本。

6. 支持自动完成月结前成本计算或月结后成本计算管理。

（七）药库盘点管理

支持药库按照管理维度创建盘点单，生成多种盘点方式，如定期盘点、临时盘点、全面盘点、部分盘点等。

（八）药品报损管理

1. 支持药品报损申请、审批、处理等管理。

2. 支持报损药品库存管理，以待报损药品维度管理系统库存。

3. 支持报损药品质量检测、报损原因、报损处理等管理。

4. 支持报损药品库存成本折价计算管理。

三、药房管理

（一）药房领用管理

支持药房领用申请人根据业务需求、科室需求向药库发起药品领用申请，填写领用申请单，包括药品编码、名称、规格、数量、单价、金额、预计领用时间等。

（二）药房入库

1. 支持药库管理员基于药房领用单进行出库处理；药房库管员基于药库的出库数据办理药房入库，包括产品编码、名称、规格、数量、单价、金额、入库货位等；支持入库单据打印。

2. 支持入库时基于药品条码扫码入库，自动获取药品入库批次、效期等信息。

3. 支持按照入库单号、入库日期、入库产品等维度对药房入库数据进行汇总、明细查询。

（三）药房退库

1. 支持基于药房入库数据办理药房退库至药库。

2. 支持按照产品、批次管理维度进行退货。

3. 支持退货单打印。

4. 支持按照退货库位、处理日期、产品等维度对历史退货记录进行汇总、明细查询。

（四）住院药房发药出库管理

1. 支持对接 HIS，获取 HIS 住院医嘱发药数据，包括药品编码、发药数量、单位、库位等，自动扣减住院药房库存，完成药房发药出库。

2. 支持打印药房出库单。

（五）门、急诊药房发药出库管理

1. 支持对接 HIS，获取 HIS 门急诊处方发药数据，包括药品编码、发药数量、单位、库位等，自动扣减住院门急诊药房库存，完成药房发药出库。

2. 支持特殊业务场景下药房库管员可手工创建出库单进行特殊业务出库处理。

3. 支持打印药房出库单。

（六）药房库存管理

1. 支持按照产品、库位、批次、价格等不同维度查询当前药房的库存现有量，包括药品编码、名称、规格、数量、单位、价格、批次、效期等信息。

2. 支持库存效期管理及预警，对于过期药品要禁止领用，对于临期药品要及时提醒。

（七）药品批次及效期管理

药品入库时记录药品批次信息，包括生产批号、有效期、生产日期；系统可基于药品批次进行查询；系统可按照药品设置预警提醒器，药品临近批次效期时，系统自动进行库存预警，提醒库管员进行近效期药品更换；另外，针对过效期药品，药房发药时系统无法进行出库处理，严控医疗风险。

（八）药房盘点管理

支持药房按照管理维度创建盘点单，生成多种盘点方式，如定期盘点、临时盘点、全面盘点、部分盘点等。

（九）药品处置管理

针对药品过期、破损等情况，需要对药品进行处置；支持创建处置申请单，审批通过后对药品进行处置报损；系统完整记录处置过程、处置建议、处置结果。

（十）药品结算管理

针对药品货票同行，支持在药品入库时录入发票编号、发票日期等信息；支持货票不同行时可基于入库记录匹配创建发票；支持自定义发票审批流程及审批人员。

（十一）药房统计分析管理

支持提供日常业务统计报表、月底财务报表、自定义报表等；支持药品出入库记录的统计分析，药品库存现有量查询、批次效期查询等；支持药房月底财务报表，包括药房月领用报表、药品月支出明细表、月支出汇总表等。

四、合理用药监控管理

（一）用药实时监控

合理用药监控系统对药物的相互作用、注射液体外配伍、计量、药物过敏史、禁忌证、副作用、重复用药、给药途径、特殊病种或人群用药等方面进行监测，实时给予警告和提醒。功能涵盖药物要点提示、药物相互作用审查、注射药物配伍审查、药物过敏史审查、儿童用药审查、老年人用药审查、妊娠期妇女用药审查、哺乳期妇女用药审查、给药方式审查、用药剂量审查、副作用审查、重复用药审查等。

（二）药物信息查询

合理用药监控系统具有一个大型药物信息库，包括药品的基本信息、说明书、药典、医药计算公式等。主要提供包括《MCDEX药物临床信息参考》、药品说明书、《中华人民共和国药典》、临床检验信息参考、抗菌药物临床应用指导原则、医药学常用计算公式、医药法规、专项信息等药品相关信息查询，支持药物分类查询和关键词自由搜索，并可通过药品简要信息浮动窗口的形式将药物重要的安全性信息简明扼要地呈现给临床用户进行用药参考。

（三）药物监测结果统计及分析

合理用药监控系统在进行用药监控时，可以对监控结果数据进行自动采集、保存，之后提供全面的药物监测结果统计和分析。医院可以根据需求设定统计条件和统计范围，分析问题医嘱的发生情况、问题类型、分布科室、严重程度和发生频率，并可以科室、医生、药品、时间、监测类型、警示级别等关键信息对患者用药处方进行全方位统计。

五、静脉配置中心管理

（一）智能获取信息

在整个静脉药物配置管理业务流程中，支持智能硬件自动数据采集和外部系统数据定向采集，有效提升各个环节的效率和准确性，降低错配风险的同时可避免医务人员与毒化药品接触，实现全流程管控与追溯的同时保障临床患者的生命安全。

（二）药师审核

静脉配置中心系统在病区或门诊医生开出需要配置的医嘱后，经收费确认或核实医嘱后，医嘱自动发送至药物配置中心，药物配置中心的药师对各个病区或门诊提交的医嘱进行审核，系统提供合理用药软件同步对医嘱配伍合理性进行审查,并提供静脉药物用药相容性及配伍稳定性审查信息。

(三)贴签摆药

针对审核完成的医嘱,根据医院的实际情况进行综合统排过程,结合智能批次规则器和科室出舱时间要求,将相同药品、相同规格的标签排列在一起,提高各环节速度,并减少耗材使用,降低差错率。

(四)入舱核对

进入配置舱后,根据药品的针剂剂量及类别可分批次进行配置组合和核对,无限舱内复核设备,安装简便、运行稳定、响应迅速,全程提供实时退药拦截和工作量记录,避免药品浪费。

(五)冲配核对

舱内冲配实行"冲配同时核对"的工作模式。通过条形码等自动化辅助手段帮助药师和配药人员完成配液工作并实时核对。

(六)出舱核对

配置完成后系统支持成品核对人员对成品性状,是否有沉淀、是否漏液,药品、溶媒和标签是否匹配等进行复核,复核无误后成品可进行扫码出舱。

(七)病区签收

系统配合物流轨道支持便捷物流配送,病区接收到配置药品后可进行核对,完成核对后病区可进行扫码自动签收。系统驱动物流配送并完整记录物流情况及签收结果。

(八)退药管理

系统支持冲配环节减库存及计费,也支持打印标签时批量减库存及计费。实现各环节判断停医嘱检测及退药申请检测,遇特殊情况支持强行退药功能。

(九)药品处置管理

针对药品过期、破损等情况,需要对药品进行处置;支持创建处置申请单,审批通过后对药品进行处置报损;系统完整记录处置过程、处置建议、处置结果。

第六节　系统流程

一、新增药品目录管理

表16-4和图16-7分别描述新增药品目录管理的业务流程说明和流程图。

表16-4　新增药品目录管理业务流程说明

序号	流程说明	岗位	流入单据	流转单据
01	科室内部针对新药品需求进行需求评审	科室 - 主任		
02	汇总科室内部新产品需求上报至药剂科,包含原因、品种、适应证	科室 - 主任		
03	归口药剂科进行新药合理性评估,是否已有同药效产品	药剂科 - 药师		
04	组织归口部门、临床科室参会,评审新增药品清单	医务部 - 主任		
05	审核完整性	医务部 - 主任		
06	组织药剂科、临床人员进行会前评审;如果新增药品为非特殊药品,则直接流转至归口部门采购员执行药品新增流程;如果新增药品为特殊药品,还需要分管院长审批通过后执行药品新增流程	药事管理委员会		

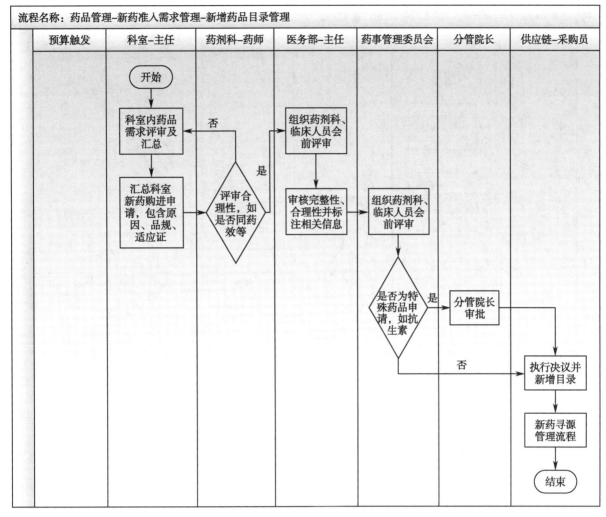

图 16-7 新增药品目录管理流程

二、药品需求管理——临时用药需求管理

表 16-5 和图 16-8 分别描述药品需求管理——临时用药需求管理的业务流程说明和流程图。

表 16-5 临时用药需求管理业务流程说明

序号	流程说明	岗位	流入单据	流转单据
01	当临床科室有临时紧急用药需求时,首先科室内部进行需求汇总和评审	科室 - 主任		
02	汇总科室内部新产品需求上报至药剂科,包含原因、品种、适应证	科室 - 主任		
03	如果临时用药紧急,则直接至分管院长审批;如果不紧急,则由药剂科进行新药合理性评估,是否已有同药效产品	药剂科 - 药师		
04	医务部进行审核通过	医务部 - 主任		
05	分管院长审批	分管院长		
06	审批通过后由采购员执行临时用药采购流程	药剂科 - 采购员		

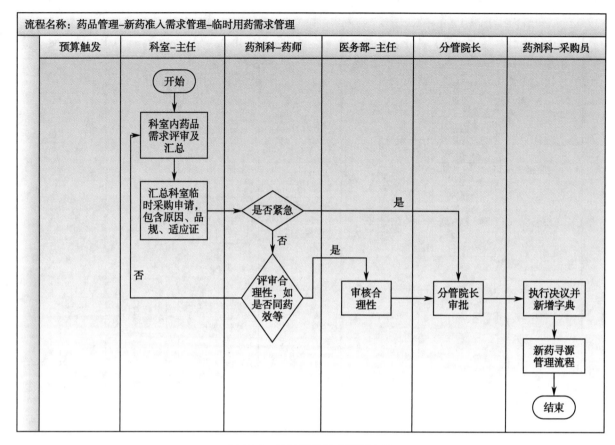

流程名称：药品管理-新药准入需求管理-临时用药需求管理

| 预算触发 | 科室-主任 | 药剂科-药师 | 医务部-主任 | 分管院长 | 药剂科-采购员 |

图 16-8　临时用药需求管理流程

三、药品需求管理——科室药品需求管理

表 16-6 和图 16-9 分别描述药品需求管理——科室药品需求管理的业务流程说明和流程图。

表 16-6　科室药品需求管理业务流程说明

序号	流程说明	岗位	流入单据	流转单据
01	科室 / 药房库管员基于当前的库存现状及需求, 向药库提交需求请领单	科室 / 药房 - 库管员		
02	当药库库存满足需求, 药库库管员依据需求出库, 当库存不满足需求, 执行药库需求管理流程	药库 - 库管员		
03	药库库管员基于科室 / 药房需求创建药品出库单并打印出库单	药库 - 库管员		
04	科室 / 药房 - 库管员依据耗材出库单, 接收耗材并验收质量问题, 没有问题进行签字确认	科室 / 药房 - 库管员		

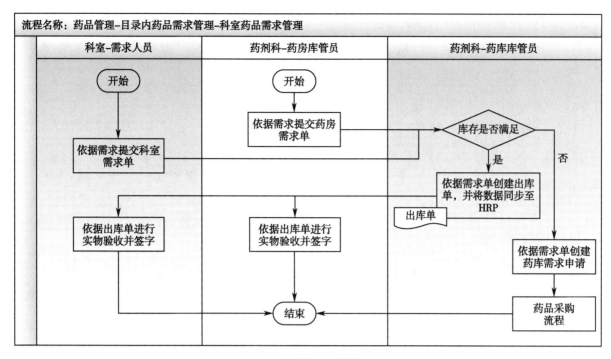

流程名称：药品管理–目录内药品需求管理–科室药品需求管理

图 16-9 科室药品需求管理流程

四、药品采购管理——采购计划编制与备案流程

表16-7和图16-10分别描述药品采购管理——采购计划编制与备案流程的业务流程说明和流程图。

表 16-7 采购计划编制与备案业务流程说明

序号	流程说明	岗位	流入单据	流转单据
01	药剂科采购员制订药品采购计划与预算	药剂科 - 采购员	需求单	采购计划
02	财务部审批药品采购计划与预算	财务部	采购计划	采购计划
03	分管领导审批药品采购计划与预算	院领导	采购计划	采购计划
04	药剂科管理员依据计划组织执行采购	药剂科 - 管理员	采购计划	采购申请
05	药库库管员汇总库房需求	药剂科 - 药库库管员	需求单	采购申请
06	药库库管员依据库房需求提交采购申请	药剂科 - 药库库管员	采购申请	采购申请
07	药剂科采购员对计划内采购执行采购，对计划外采购提交审批流程	药剂科 - 采购员	采购申请	采购订单

五、药品采购管理——药品采购执行管理

表16-8和图16-11分别描述药品采购管理——药品采购执行管理的业务流程说明和流程图。

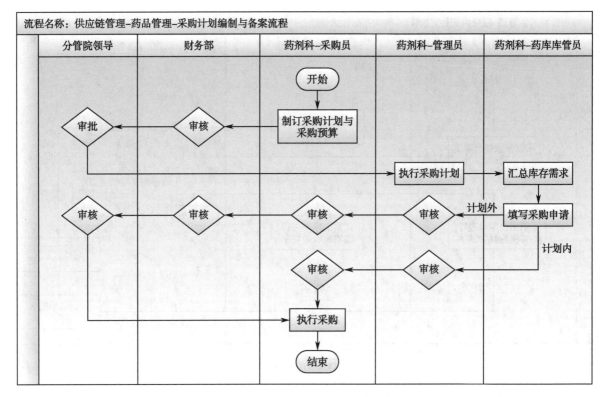

图 16-10 采购计划编制与备案流程

表 16-8 药品采购执行管理业务流程说明

序号	流程说明	岗位	流入单据	流转单据
01	药库库管员提交库存需求	药剂科 - 药库库管员	需求单	采购需求
02	药剂科采购员依据需求创建采购订单	药剂科 - 采购员	采购需求	采购订单
03	供应商通过线上或线下方式接收医院采购订单	供应商	采购订单	配送单

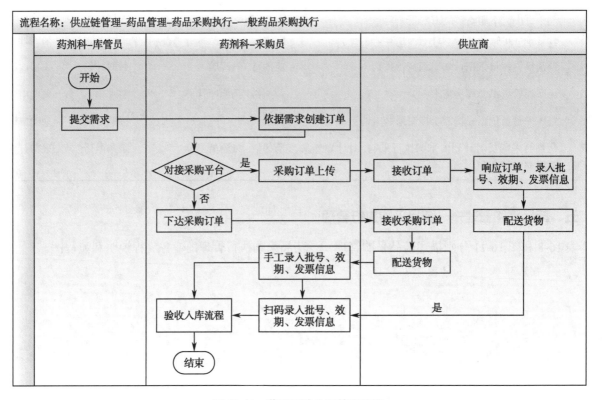

图 16-11 药品采购执行管理流程

六、药品验收入库——配送至药库

表16-9和图16-12分别描述药品验收入库——配送至药库的业务流程说明和流程图。

表 16-9　配送至药库业务流程说明

序号	流程说明	岗位	流入单据	流转单据
01	药库库管员线下验货,检查实物与送货单是否一致,质量是否合格	药剂科 - 药库库管员	配送单	验收单
02	药剂科库管员验收后录入药品目录包括批次、效期、发票号等信息	药剂科 - 药库库管员	验收单	入库单
03	药剂科库管员在系统内确认入库	药剂科 - 药库库管员	入库单	入库单

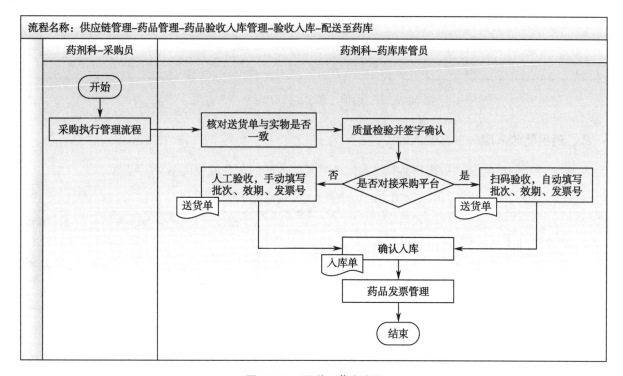

图 16-12　配送至药库流程

七、药品验收入库——直送至药房

表16-10和图16-13分别描述药品验收入库——直送至药房的业务流程说明和流程图。

表 16-10　直送至药房业务流程说明

序号	流程说明	岗位	流入单据	流转单据
01	药房库管员线下验货,检查实物与送货单是否一致、质量是否合格	药剂科 - 药房库管员	配送单	验收单
02	药房接收实物;并将验收单送至药库库管员	药剂科 - 药房库管员	验收单	验收单
03	药剂科库管员依据验收单录入药品目包括批次、效期、发票号等信息,确认入库	药剂科 - 药库库管员	验收单	入库单

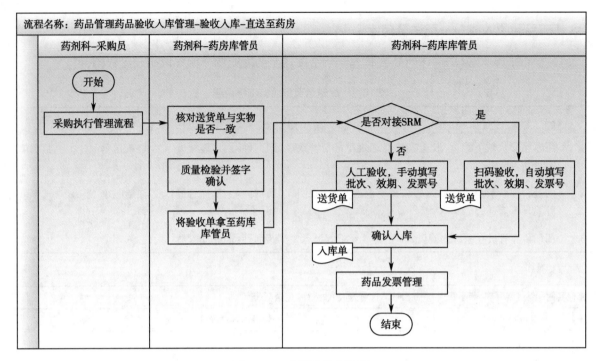

图 16-13　直送至药房流程

八、药品验收入库——其他入库

表 16-11 和图 16-14 分别描述药品验收入库——其他入库的业务流程说明和流程图。

表 16-11　其他入库业务流程说明

序号	流程说明	岗位	流入单据	流转单据
01	相关科室依据特殊场景提出出入库申请	科室	配送单	申请单
02	相关部门依据规章制度审核申请单	主管部门	申请单	申请单
03	药剂科库管员依据申请单和验收单录入药品目录包括批次、效期、发票号等信息	药剂科 - 药库库管员	申请单	入库单

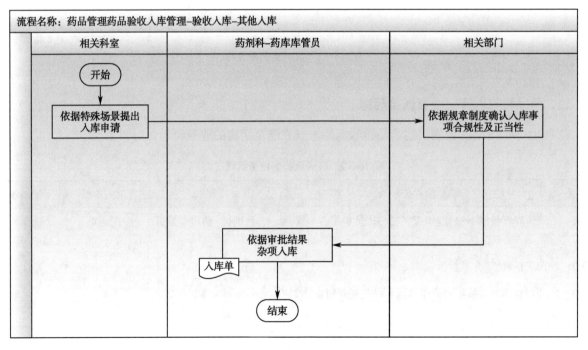

图 16-14　其他入库流程

九、药库药品管理——转库至药房

表 16-12 和图 16-15 分别描述药库药品管理——转库至药房的业务流程说明和流程图。

表 16-12　转库至药房业务流程说明

序号	流程说明	岗位	流入单据	流转单据
01	药房库管员提交需求单	药剂科 - 药房库管员	需求单	需求单
02	药库库管员处理药房需求创建出库单，非毒麻药品依据出库单备货；毒麻药品需双人依据出库单备货	药剂科 - 药库库管员	需求单	出库单
03	药库库管员拣选实物，非毒麻药品直接配送至药房，毒麻药品需通知药房取货并双人验收签字	药剂科 - 药库库管员 药剂科 - 药房库管员	出库单	入库单

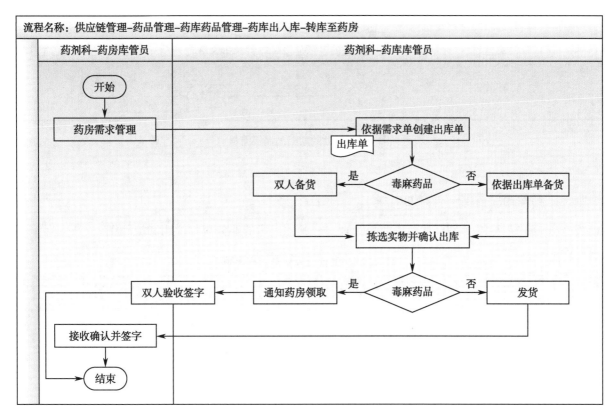

图 16-15　转库至药房流程

十、药库药品管理——近效期药品调换

表 16-13 和图 16-16 分别描述药库药品管理——近效期药品调换的业务流程说明和流程图。

表 16-13　近效期药品调换业务流程说明

序号	流程说明	岗位	流入单据	流转单据
01	药房库管员检查库存药品批次有效期，梳理出效期预警药品	药剂科 - 药房库管员	盘点单	盘点单
02	药房库管员与药库或供应商确认近效期药品是否可退回	药剂科 - 药房库管员		
03	药房库管员申请转移至药库，并将实物退回药库	药剂科 - 药房库管员	转移单	转移单
04	药库库管员接收实物，检查退回批次、效期，确认转移单	药剂科 - 药库库管员	转移单	转移单
05	药房库管员和药库库管员线下在转移单上签字	药剂科 - 药房库管员 药剂科 - 药库库管员	转移单	转移单
06	供应商接收退货，药库库管员进行采购退货流程；供应商不接受退货，药库库管员进行其他出入库流程	药剂科 - 药库库管员	退货单 出库单	退货单 出库单

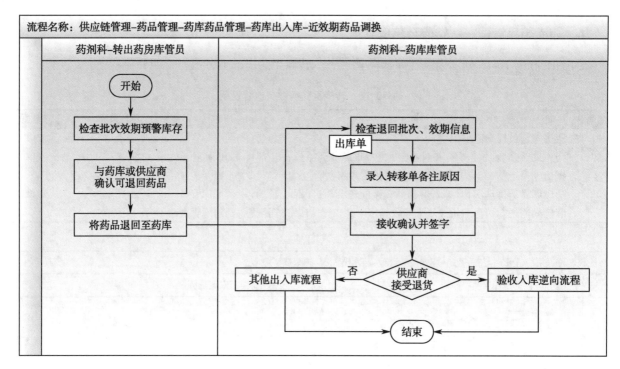

图 16-16　近效期药品调换流程

十一、药库药品管理——其他出库

表 16-14 和图 16-17 分别描述药库药品管理——其他出库的业务流程说明和流程图。

表 16-14　其他出库业务流程说明

序号	流程说明	岗位	流入单据	流转单据
01	相关科室依据特殊场景提出出库申请	科室	申请单	申请单
02	相关部门依据规章制度审核申请单	主管部门	申请单	申请单
03	药剂科库管员依据申请单录入药品目录包括批次、效期等信息做杂项出库单	药剂科 - 药库库管员	申请单	出库单

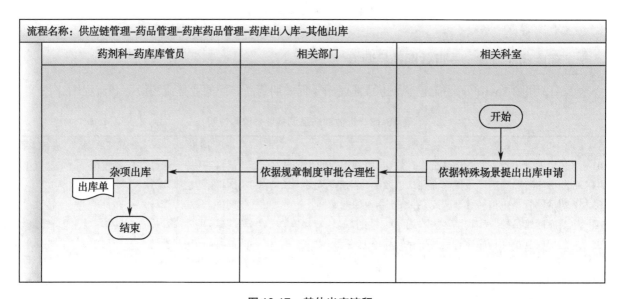

图 16-17　其他出库流程

十二、药房药品管理——住院药房发药

表 16-15 和图 16-18 分别描述药库药品管理——住院药房发药的业务流程说明和流程图。

表 16-15 住院药房业务流程说明

序号	流程说明	岗位	流入单据	流转单据
01	科室医生给患者开具医嘱	科室医生		
02	药剂科审核医嘱,并且打印配药单,并进行线下配药	药剂科 - 配药师		
03	HIS 完成医嘱发药出库,并将数据同步至药品管理信息系统同步进行药房出库	药剂科 - 发药师		
04	护士取药并给患者使用	护士		

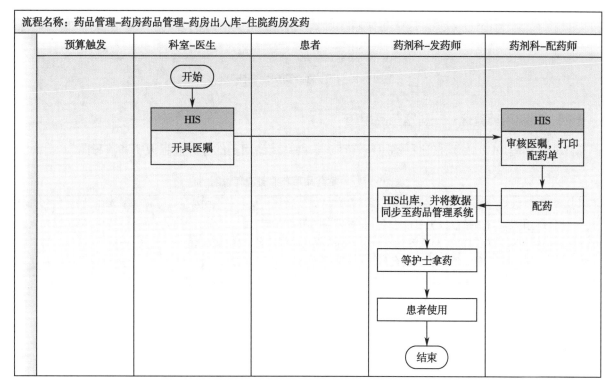

图 16-18 住院药房发药流程

十三、药房药品管理——门、急诊药房发药

表 16-16 和图 16-19 分别描述药库药品管理——门、急诊药房发药的业务流程说明和流程图。

表 16-16 门、急诊药房发药业务流程说明

序号	流程说明	岗位	流入单据	流转单据
01	医生给患者开具处方	科室医生		
02	药剂科审核处方	药剂科 - 配药师		
03	患者在收费处进行处方缴费	患者		
04	门诊药房根据审核后的处方进行备药	药剂科 - 配药师		
05	患者在药房取药,HIS 完成门诊药房发药,并将数据同步至药品管理信息系统完成药房药品出库	发药师		

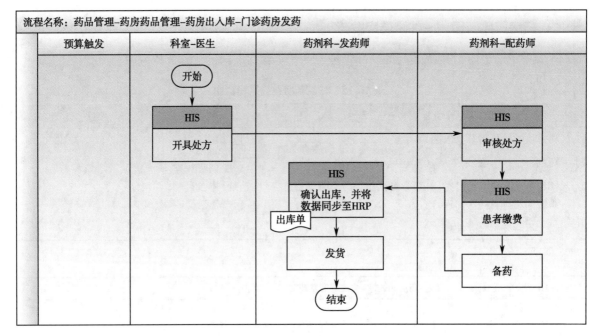

图 16-19　门、急诊药房发药流程

十四、科室用药管理——科室药品用药

表 16-17 和图 16-20 分别描述科室用药管理——科室药品用药的业务流程说明和流程图。

表 16-17　科室药品用药业务流程说明

序号	流程说明	岗位	流入单据	流转单据
01	当科室用药时分为第一次使用和已经有基数库存的两种情况	临床科室		
02	当用药为第一次使用时,科室需要先向药剂科申报药品科室备货基数;确认通过后,药库发药至药房进行基数备药	临床科室		
03	根据 HIS 备药数据进行药库出库至科室	药库管理员		
04	当用药为科室备用药时,则由科室开具处方进行换药	临床科室		
05	药库根据科室开具的处方,进行发药	发药师		

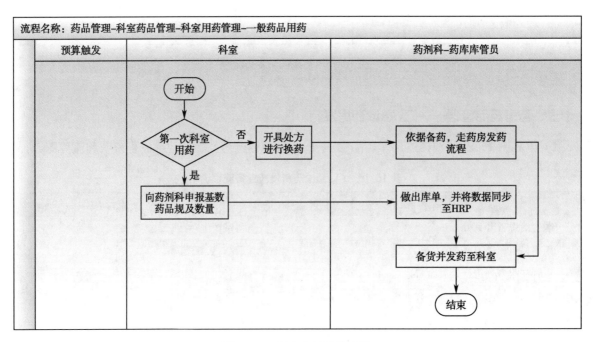

图 16-20　科室药品用药流程

十五、药品调价管理

表16-18和图16-21分别描述药品调价管理的业务流程说明和流程图。

表 16-18　药品调价管理业务流程说明

序号	流程说明	岗位	流入单据	流转单据
01	药库库管员收到调价通知后在HIS内进行调价	药库库管员		
02	通知供应商重新开票	供应商		
03	采购员接收新开发票，打印调价单	采购员		调价单

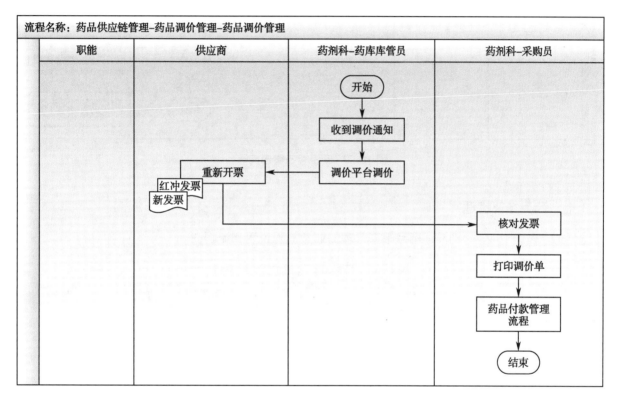

图 16-21　药品调价管理流程

十六、药品盘点管理

表16-19和图16-22分别描述药品盘点管理的业务流程说明和流程图。

表 16-19　药品盘点管理流程说明

序号	流程说明	岗位	流入单据	流转单据
01	药库库管员收到调价通知后在HIS内进行调价	药库库管员		
02	通知供应商重新开票	供应商		
03	采购员接收新开发票，打印调价单	采购员		调价单

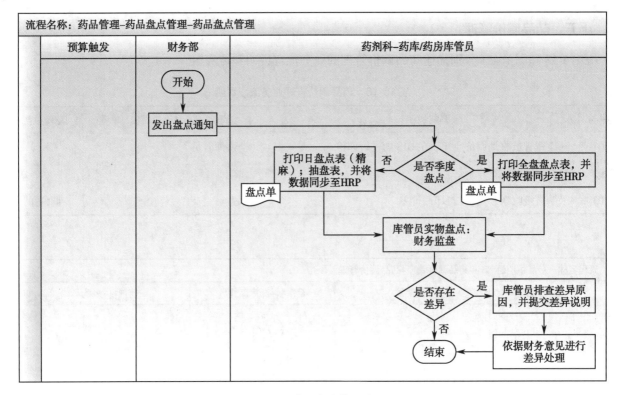

图 16-22　药品盘点管理流程

十七、药品结算管理

表 16-20 和图 16-23 分别描述药品结算管理的业务流程说明和流程图。

表 16-20　药品结算管理业务流程说明

序号	流程说明	岗位	流入单据	流转单据
01	药房 / 药库均完成当月的入、转、出库处理	库管员		
02	关闭库存期间，并且打印药品月结报表	库管员		
03	月结报表交给财务，财务核对业务报表与财务凭证是否匹配	会计		

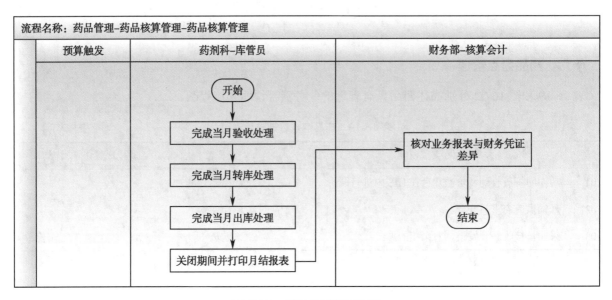

图 16-23　药品结算管理流程

第七节 测评指标

表 16-21 至表 16-26 分别罗列了《三级医院评审标准（2022 年版）》《医院智慧管理分级评估标准体系（试行）》《国家医疗健康信息医院信息互联互通标准化成熟度测评》《三级公立医院绩效考核指标和公立医院运营管理信息化功能指引》中对药品管理信息系统相关条款。

一、三级医院评审标准（2022 年版）

见表 16-21。

表 16-21　三级医院评审标准

类目	内容
四、医疗安全风险防范	（六十九）建立药品不良反应、药品损害事件和医疗器械不良事件监测报告制度，定期评估相关事件并及时反馈临床，按照国家有关规定向相关部门报告
七、药事管理与临床药学服务质量保障与持续改进	（一百一十一）加强药品管理，规范药品遴选、采购、储存、调剂，建立全流程监测系统，保障药品质量和供应。静脉药物调配中心和调配工作符合有关规定
	（一百一十三）按照有关法律法规、部门规章及临床用药指南和标准，加强抗菌药物、麻醉药品和精神药品、毒性药品、放射性药品、抗肿瘤药物、激素类药物、重点监控药物、基本药物、中药注射剂临床应用规范化管理

二、医院智慧管理分级评估标准体系（试行）

见表 16-22、表 16-23。

表 16-22　智慧管理评审标准 1

序号	工作角色	业务项目	项目说明
17	药品耗材管理	药品耗材遴选与购置	药品耗材遴选与购置过程管理
18		库存管理	物资验收、库存管理
19		消毒与循环物品管理	消毒供应物品、重复清洗物品的发放、回收、清洗、打包、消毒过程信息记录与处理
20		监测与使用评价	物品使用情况监测与管理

表 16-23　智慧管理评审标准 2

序号	项目代码	工作角色	业务项目	评价类别	主要评价内容	级别
17	05.1.0	药品耗材管理	药品耗材遴选与购置要点：药品耗材目录遴选审批、购置、支付的管理		采用手工方式进行药品耗材遴选和购置记录	0
	05.1.1				管理部门能够通过信息化手段记录处理药品耗材遴选信息，并管理采购各环节业务表单	1
	05.1.2			基本	管理部门能够通过信息系统建立统一的药品耗材供货目录，记录药品耗材及生产和供应商相关资质信息	2
	05.1.3			基本	（1）有全院统一的药品耗材基础数据字典，建立唯一标识 （2）能够通过信息系统定期提交药品耗材使用申请或计划，并根据科室计划和库存自动生成采购订单	3
	05.1.4				（1）能够记录和查询药品耗材遴选业务关键环节信息 （2）收费药品耗材与物价项目能够对照和同步 （3）系统能够记录药品耗材及供应商的资质信息，并对业务发生自动进行校验资质控制	4

序号	项目代码	工作角色	业务项目	评价类别	主要评价内容	级别
17	05.1.5			基本	（1）能够从药品耗材系统获取、汇总展示通用、医用药品耗材数据及相关审批文档，生成管理分析报表 （2）能够根据待遴选品种，自动查询在院同类同效品规的价格和用量，提供准入依据 （3）临床医技科室及财务系统能够从药品耗材系统获取入出库明细	5
18	05.2.0		库存管理要点： 各级物资库房的入、出、存管理以及信息的处理		采用手工方式进行验收与入库记录	0
	05.2.1			基本	管理部门能够通过信息化手段处理库存与临床领用相关记录，并管理验收入出库各环节业务表单	1
	05.2.2				（1）管理部门能够通过信息系统管理物资库存，入出库各环节数据能够在部门内共享 （2）管理部门能够通过信息系统自动生成入出库明细报表，财务所需月结报表	2
	05.2.3			基本	能够按照药品耗材分类、品规、领用科室综合查询入出库明细及汇总数据	3
	05.2.4			基本	能够对库存药品耗材效期进行管理与预警	4
	05.2.5			基本	能够统一汇总展示全院各类物资（包括通用物资、医用材料、药品等）入出库数	5
19	05.3.0	药品耗材管理	消毒与循环物品管理要点： 消毒供应物品、重复清洗物品的发放、回收、清洗、打包、消毒过程信息记录与处理		采用手工方式管理消毒物品的使用记录和质控报表	0
	05.3.1				管理部门能够通过信息化手段处理消毒与循环物品管理记录，制作电子数据报表	1
	05.3.2				（1）管理部门能够通过消毒与循环物品管理信息系统记录消毒与循环物品管理数据 （2）管理部门能够通过信息系统汇总生成报表	2
	05.3.3				（1）能够使用机读标识管理消毒与循环物品，如条形码、RFID等，记录循环物品的发放与回收 （2）能够采集消毒清洗等环节的质控信息，生成综合管理报表	3
	05.3.4			基本	（1）各科室能够查询循环物品的状态信息 （2）能够将消毒包与手术患者进行关联	4
	05.3.5				（1）能够统一汇总和展示消毒与循环物品管理数据 （2）能够从各科室相关系统直接获取细化分类的消毒与循环物品管理数据，如消毒包用量、种类、成本等	5
20	05.4.0		监测与使用评价要点： 药品、耗材质量、使用量、价格变动、供货周期等情况的监测		采用手工方式进行管理监测，记录使用评价数据	0
	05.4.1				管理部门能够通过信息化手段管理各自范围内监测与评价数据，出具电子公示表单	1
	05.4.2				管理部门能够通过信息系统监测和统计分析监控数据和不良事件，产生所需管理报表，并在部门内各岗位共享	2
	05.4.3				能够通过网络动态、多维度查询药品耗材产品的收入、支出情况	3
	05.4.4				（1）能够从医疗、服务等系统自动获取数据，包括耗占比、药占比、百元医疗收入（不含药品）卫生材料消耗，生成监测指标 （2）能够追踪药品、耗材等相关不良事件，全过程监控处理过程，处理结果与业务系统进行关联（如停用）	4
	05.4.5			基本	能够从多维度（如品种、科室、病种或手术、使用人等）综合分析药品耗材运营数据（如采购、领用、收入、成本等）、管理指标[如耗占比、药占比、每百元医疗收入（不含药品卫生材料消耗）趋势]	5

三、国家医疗健康信息医院信息互联互通标准化成熟度测评

见表 16-24。

表 16-24　互联互通测评评审标准

| 5.2.1.3 | 接入医院信息平台的运营管理系统的接入情况
□人力资源管理系统
□财务管理系统
□药品管理信息系统
□医疗设备管理系统
□固定资产管理系统
□卫生材料管理系统
□物资供应管理系统
□预算管理系统
□绩效管理系统
□DRG 管理质统
□楼宇智能管理系统
□后勤信息管理系统
□OA 办公系统
□投诉管理系统
□客户服务管理系统
□其他_____ | 0.7 | 四级乙等≥2 个
四级甲等≥6 个
五级乙等≥10 个
五级甲等≥14 个 | 四乙得 0.4 分；四甲得 05 分；五乙得 0.6 分；五甲得 0.7 分；其他可填写多个，只算 1 项分值 | |

四、三级公立医院绩效考核指标

见表 16-25。

表 16-25　公立医院绩效考核指标

序号	指标	指标属性	指标导向
21	国家组织药品集中采购中标药品使用比例	定量	逐步提高
	门诊次均药品费用增幅	定量	逐步降低
	住院次均药品费用增幅	定量	逐步降低

五、公立医院运营管理信息化功能指引

见表 16-26。

表 16-26　公立医院运营管理指引

序号	主题	说明
114	招标申请	支持医院内部固定资产、无形资产、药品、物资等相关标的物的招标申请管理；支持根据论证结果生成招标申请；支持招标审核等
141	资源要素监控分析	支持对人员要素、资金要素、物资要素、土地要素、房屋要素、技术要素、设备要素、信息要素、药品要素、管理要素等的监控与分析

（吴庆斌　潘志强　杨佳木　王　鹏）

◗ 参考文献 ◖

[1]　国家卫生健康委办公厅 国家中医药局办公室. 关于印发公立医院运营管理信息化功能指引的通知［EB/OL］.（2022-04-25）［2024-03-01］. http://www.nhc.gov.cn/caiwusi/s7785t/202204/8b32aad2325f4ed290c2ed6acf19fe3b.shtml.

[2]　国家卫生健康委办公厅. 关于印发医院智慧服务分级评估标准体系（试行）的通知［EB/OL］.（2019-03-18）［2024-03-01］. http://www.nhc.gov.cn/yzygj/s3593g/201903/9fd8590dc00f4feeb66d70e3972ede84.shtml.

[3]　国家卫生健康委办公厅. 关于印发医院智慧服务分级评估标准体系（试行）的通知［EB/OL］.（2019-03-05）［2024-03-01］. http://www.nhc.gov.cn/yzygj/s3593g/201903/9fd8590dc00f4feeb66d70e3972ede84.shtml.

[4]　国家卫生健康委统计信息中心. 关于印发医院信息互联互通标准化成熟度测评方案（2020 年版）的通知［EB/OL］.（2020-08-06）［2024-03-01］. http://www.nhc.gov.cn/mohwsbwstjxxzx/s8553/202008/e80dafa1334c44c38f644602406a4973.shtml.

[5]　国家药典委员会. 中华人民共和国药典，3 部［M］. 北京：中国医药科技出版社，2010.

[6]　国家食品药品监督管理局令. 药品注册管理办法［EB/OL］.（2007-07-10）［2024-03-01］. https://www.gov.cn/ziliao/flfg/2007-07/11/content_680384.htm.

[7]　国务院办公厅. 国务院办公厅关于加快推进重要产品追溯体系建设的意见［EB/OL］.（2016-01-12）［2024-03-01］. https://www.gov.cn/zhengce/zhengceku/2016-01/12/content_10584.htm.

[8]　药监局. 国家药监局关于药品信息化追溯体系建设的指导意见［EB/OL］.（2018-10-31）［2024-03-01］. https://www.gov.cn/zhengce/zhengceku/2018-12/31/content_5434073.htm.

[9]　药监局综合司. 国家药监局综合司关于启用新版《药品生产许可证》等许可证书的通知［EB/OL］.（2019-07-25）［2024-03-01］. https://www.gov.cn/zhengce/zhengceku/2019-11/15/content_5452295.htm.

第十七章　资产管理信息系统

随着医改推进，公立医院的发展模式从规模扩张转向提质增效的内涵式发展，对精细化运营管理提出更高要求。医院需要进一步加强运营管理，而资产管理是其中十分重要的一环，因此医院加强资产管理，实施更为精细、科学的管理方式已成为医院高质量发展的必然趋势。本章主要围绕医院资产管理信息系统的主要作用、发展过程、相关标准、系统和数据架构、系统功能和流程、测评指标等内容展开，指引通过资产管理信息系统的建设，实现医院资产、物资的精细化、全程化、可视化管理，最终实现业财一体化深度融合。

第一节　系统概述

资产管理信息系统是医院信息化建设的重要组成部分，也是医院管理十分重要的一环，可以实现医院资产、物资的精细化、全程化、可视化管理，最终实现业财一体化深度融合。随着信息技术进步和医院精细化管理要求，资产管理信息化从早期的单一固定资产管理信息系统，逐步发展到涵盖固定资产及无形资产等的全生命周期流程管理，由资产管理系统、物资管理系统、供应商协同系统等组成的资产管理信息平台，可与医院运营管理信息系统（HRP）内部的往来核算系统、财务核算系统、成本核算系统、绩效考核系统等实现业财融合一体化应用。

2018年国家卫生健康委发布了《全国医院信息化建设标准与规范（试行）》，要求医院建立医疗设备管理信息系统并具备供应商管理、采购管理、合同管理、招标管理、入库管理、出库管理、领用管理、盘点管理、移动盘点、状态管理、转移管理、借还管理、维修管理、报废管理、折旧管理、标签管理、效益分析、预警管理18项功能，三级及以上医院应支持其中16项功能。随后，《关于印发公立医院内部控制管理办法的通知》（国卫财务发〔2020〕31号）、《关于印发医院智慧管理分级评估标准体系（试行）的通知》（国卫办医函〔2021〕86号）等文件的相继发布均对医院资产管理提出了更高要求。

目前，资产管理信息系统应当能够支持基于资产全生命周期的360°视角观察，发掘资产信息，融合资产角色-岗位-组织关系信息，跨越医院各个层次，构建面向角色的资产多维工作面，实现面对资产实物管理人员的资产管理需要和面对资产会计人员的固定资产核算管理需要，两者既统一，又相互分离；支持基于同一资产数据模型和资产数据体系，建立实物资产和财务固定资产的不同视角反映，实现固定资产财务账、实物账账实相符，通过统一资产实体关系模型（资产物理实体、实体关系、物理属性、生命周期），实现不同专业应用、不同审视角度的关键应用，完善财务部门价值管理、实物部门实物管理两条线双管齐下的管理模式，掌握医院实物资产的日常使用情况，加强实物资产的日常使用过程控制和管理；支持通过基础数据的积累为制订固定资产配置标准和运维费用标准提供决策依据，细化资产分类管理和规范化管理，强调资产实物管理的专业性，明确资产使用单位的相关责权利；支持各类设备和物料的采购管理信息化，建立资产集中统一采购和配置平台，在准确掌控资产状态的基础之上合理调配实物资产，盘活存量资产、及时处置闲置资产，提高实物资产使用效率，同时实现资产健康分析、关键指标分析、资产使用状态监测分析、费用分析等资产分析指标体系等。

第二节　相关标准

一、医院资产管理信息相关标准

目前，国内关于医院资产管理相关标准和规范主要包含技术标准、管理标准和数据标准等。在技术标准方面，《全国医院信息化建设标准与规范（试行）》中要求医院建立医疗设备管理信息系统并对供应商管理、采购管理、合同管理、招标管理、入库管理、出库管理、领用管理、盘点管理、移动盘点、状态管理、转移管理、借还管理、维修管理、报废管理、折旧管理、标签管理、效益分析、预警管理18项功能做了要求，《公立医院运营管理信息化功能指引》中提出资产管理要围绕医院固定资产及无形资产的日常核算等全过程，实现对固定资产及无形资产等的全生命周期流程管理。在管理标准方面，《关于加强公立医院运营管理的指导意见》中提出要加强资产管理，加强货币资金、固定资产、无形资产、物资用品、在建工程等资产管理，构建资产采购、领用、库存等全链条管理体系，做好资产配置、使用、处置等各环节管理工作，强化资产使用效益的分析和追踪评价等。在数据标准方面，在公立医院绩效考核中对大型医用设备维修保养及质量控制管理提出了考核要求。相关内容详见表17-1。

表 17-1　医院资产管理信息相关标准与类型

序号	标准（规范）名称	相关内容	标准类型
1	《全国医院信息化建设标准与规范（试行）》	要求医院建立医疗设备管理信息系统并具备供应商管理、采购管理、合同管理、招标管理、入库管理、出库管理、领用管理、盘点管理、移动盘点、状态管理、转移管理、借还管理、维修管理、报废管理、折旧管理、标签管理、效益分析、预警管理等18项功能，三级及以上医院应支持其中16项功能	技术
2	《公立医院运营管理信息化功能指引》	资产管理围绕医院固定资产及无形资产的日常核算等全过程，实现对固定资产及无形资产等的全生命周期流程管理	技术
3	关于加强公立医院运营管理的指导意见	加强资产管理，加强货币资金、固定资产、无形资产、物资用品、在建工程等资产管理，构建资产采购、领用、库存等全链条管理体系；做好资产配置、使用、处置等各环节管理工作，强化资产使用效益的分析和追踪评价	管理
4	公立医院内部控制管理办法（2020年版）	资产业务内部控制	管理
5	三级医院评审标准（2022年版）	加强对医用耗材的溯源、不良事件监测与报告的管理	管理
6	医院智慧管理分级评估标准体系（试行）	医院资产增加、减少、折旧等账务管理及信息化应用，设备全生命周期管理等要求	管理
7	医院信息互联互通标准化成熟度测评方案	运营管理系统建设情况需包含资产管理系统，基于平台的内部连通业务对资产管理信息系统也提出了要求	管理
8	国家三级公立医院绩效考核操作手册（2023版）	绩效考核对大型医用设备维修保养及质量控制管理的考核指标	数据
9	WS 599.3—2018 医院人财物运营管理基本数据集 第3部分：医院物资管理	规定了医院物资管理基本数据集的元数据属性和数据元属性，适用于医院物资管理相关的卫生信息系统	数据
10	WS 599.4—2018 医院人财物运营管理基本数据集 第4部分：医院固定资产管理	规定了医院固定资产管理基本数据集的元数据属性和数据元属性，适用于医院固定资产管理相关的卫生信息系统	数据

二、基本数据集

（一）WS 599.4—2018 医院人财物运营管理基本数据集 第 4 部分：医院固定资产管理

1. 数据元公用属性　数据元公用属性描述包括标识类、关系类和管理类，详见表 17-2。

表 17-2　WS 599.4—2018 数据元公用属性

属性种类	数据元属性名称	属性值
标识类	版本	V1.0
	注册机构	国家卫生标准委员会信息标准专业委员会
	相关环境	卫生信息
关系类	分类模式	分类法
管理类	主管机构	国家卫生计生委统计信息中心
	注册状态	标准状态
	提交机构	中国人民解放军总医院

2. 数据元专用属性

（1）资产形成管理：包括资产编码、资产分类、资产名称等属性，如图 17-1 所示。

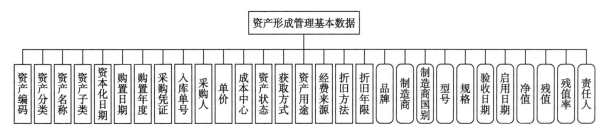

图 17-1　资产形成管理数据元专用属性

（2）资产使用管理：包括验收结果、验收人、设备种类等属性，如图 17-2 所示。

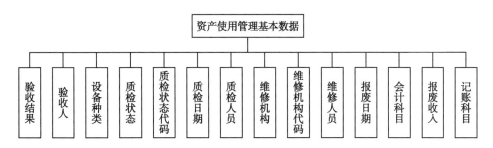

图 17-2　资产使用管理数据元专用属性

（二）WS 599.3—2018 医院人财物运营管理基本数据集 第 4 部分：医院固定资产管理

1. 数据元公用属性　数据元公用属性描述包括标识类、关系类和管理类，见表 17-3。

表 17-3　数据元公用属性

属性种类	数据元属性名称	属性值
标识类	版本	V1.0
	注册机构	国家卫生标准委员会信息标准专业委员会
	相关环境	卫生信息

属性种类	数据元属性名称	属性值
关系类	分类模式	分类法
管理类	主管机构	国家卫生计生委统计信息中心
	注册状态	标准状态
	提交机构	中国人民解放军总医院

2. 数据元专用属性

（1）药品管理：包括药品编码、药品名称、药品规格等属性，如图 17-3 所示。

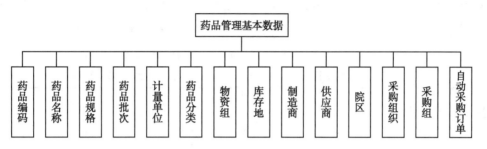

图 17-3　药品管理数据元专用属性

（2）医用普通耗材管理：包括耗材编码、普耗类型、普耗名称等属性，如图 17-4 所示。

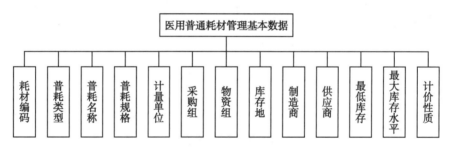

图 17-4　医用普通耗材管理数据元专用属性

（3）植入材料管理：包括植入耗材编码、植入耗材类型、植入耗材描述等，如图 17-5 所示。

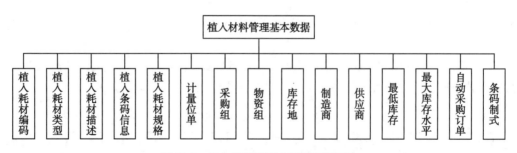

图 17-5　植入材料管理专用数据元属性

（4）医疗器械管理：包括器械编码、器械名称、器械规格等，如图17-6所示。

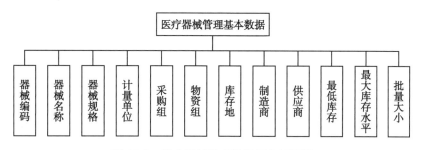

图17-6　医疗器械管理数据元专用属性

（5）后勤物资管理：包括物资编码、物资类型、物资描述等，如图17-7所示。

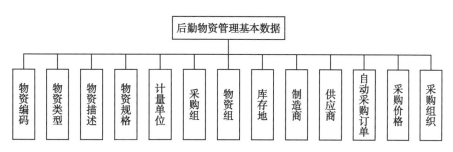

图17-7　后勤物资管理数据元专用属性

第三节　系统架构与数据结构

一、资产管理平台

通过基于一维码、二维码、电子标签不同技术应用实现资产全生命周期管理，包括资产采购可行性论证、招投标事项、资产采购合同管理、资产信息台账、资产出入库管理、资产使用管理、资产核算管理、运行管理、维修维护、设备单机绩效、资产报废清理等，并与外部的国有资产管理、临床业务系统互联互通，与HRP内部的往来核算系统、财务核算系统、成本核算系统实现业财融合一体化应用。实现设备全生命周期管理，包含涵盖设备可行性论证、预算编制及控制、招投标事项、资产合同、验收入库、领用出库、设备维修、科室转移、折旧计提、报废处理、单机绩效等设备全生命周期的管理；实现设备档案的全部集中化管理，包括但不限于需求报告、合同附件、随机资料、维修报告、监测计量报告等，都可以在系统中以附件的形式进行全档案集中；实现业财一体化应用，包括与财务核算一体化、资产合同管理一体化等；实现多端的便捷应用，包括PC端及移动端，实现移动申请、移动盘点、移动报修等；实现设备的价值管理，包括设备全成本核算、投资效益分析、单机绩效分析等。相关内容详见图17-8。

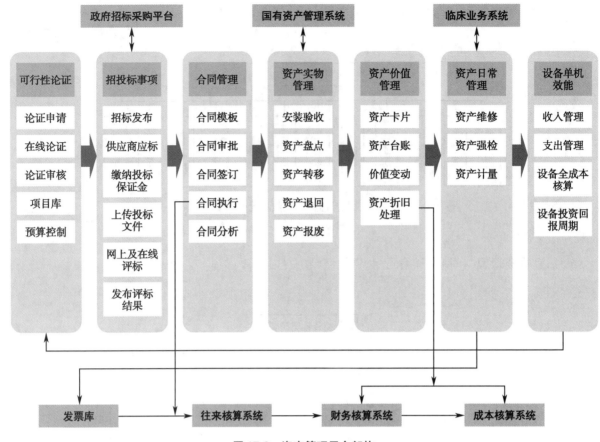

图 17-8 资产管理平台架构

二、物资管理平台

物资管理平台旨在实现各类物资的业务全流程管理，实现高值耗材全过程追溯、低值耗材基数管理及重点科室的二级库管理等物资按属性分类管理。

物资管理系统主要包含招投标管理、供应商管理、物资管理、采购管理、库存管理、高值耗材追溯等内容，实现全流程闭环管理，包含物资管理系统能够实现医院的各类物资从采购申请、形成订单、采购入库、科室申领，到物资出库、成本归集、采购结算的业务全流程管理；实现分属性精细管理，包含针对不同物资不同管理粗细度，可将医院全部物资纳入系统中管理，具体包括普通卫生材料、高值耗材、化验试剂、低值耐用品、办公用品、后勤物资、被服、五金等；实现全流程追溯管理，通过实现物资的条码应用，HIS扫码计费自动生成 HIS 出入库单据，实现医疗耗材的跟踪追溯管理，同时高值耗材出库能够与收费环节集成，可以对高值耗材实现全流程追溯，追溯到其耗材批号、请购单号、订单号、入库验收手续办理、发票号码、使用患者信息等；实现智能化管理，具体实现与医院耗材智能货柜、手术室耗材机器人等智能设备对接。相关内容详见图 17-9。

三、数据结构

医院资产管理基本数据分为固定资产管理基本数据和物资管理基本数据。其中固定资产管理基本数据分为资产形成管理基本数据和资产使用管理基本数据；物资管理基本数据分为药品管理基本数据、医用普通耗材管理基本数据、植入材料管理基本数据、医疗器械管理基本数据、后勤物资管理基本数据等。具体如图 17-10 所示。

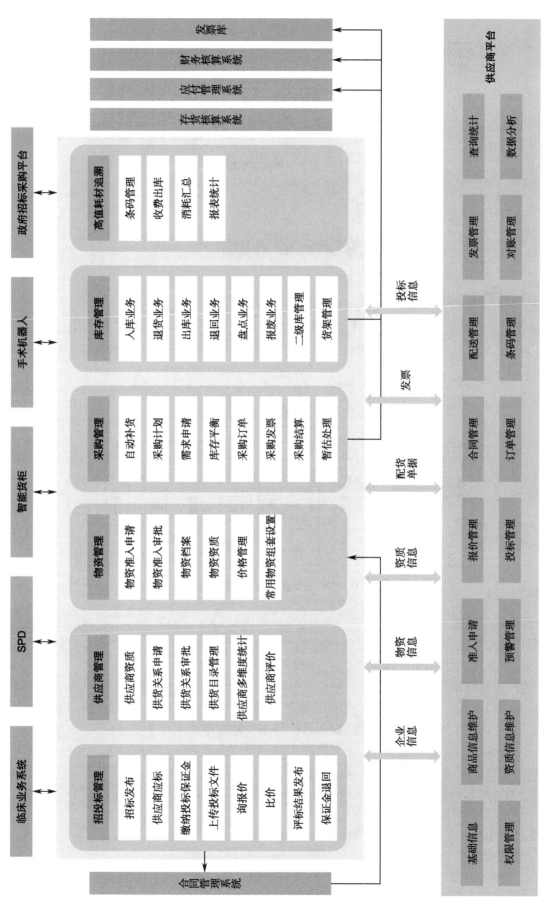

图 17-9　物资管理系统结构

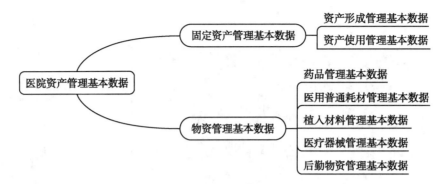

图 17-10　资产管理基本数据结构

第四节　系统功能

一、资产管理信息系统

资产管理信息系统主要功能包括资产信息管理、资产购置管理、资产调拨、资产领用及借用、资产盘点、资产处置、资产出借/出租、资产维修与保养、资产统计分析、资产质量及效益分析等，具体如图 17-11 所示。

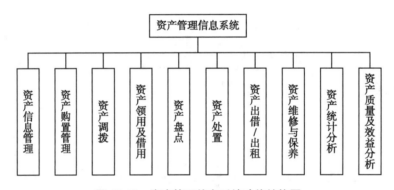

图 17-11　资产管理信息系统功能结构图

（一）资产信息管理

支持资产卡片管理，验收入库后建立资产卡片；支持资产类别、部门归属、资产汇总台账、明细账、零部件台账等分类管理；支持对资产卡片信息进行动态维护等。

（二）资产购置管理

支持购置关键环节的业务联动，包括购置申请立项、购置计划、论证审批、招标采购、验收管理、合同支付、资产入库、资产出库、台账管理、资产盘点、资产折旧、付款等。

（三）资产调拨

支持资产调拨管理，针对人员变动、部门调整、资产归属部门变动等情况，明确调出部门、调入部门、资产管理人、资产信息、调拨原因等，形成资产调拨单；支持部门间调拨、跨院区调拨等。

（四）资产领用及借用

支持资产领用及借用的申请、审批、确认、归还等流程管理。

（五）资产盘点

支持资产盘点、审批、盘盈盘亏、差异调整等；支持输出盘盈、盘亏以及差异调整数据等。

（六）资产处置

支持资产处置鉴定、处置申请、处置记录、处置报告生成等；支持完整记录资产生命周期管理；支持资产报废、报损、出售、出让、转让、置换、捐赠等。

（七）资产出借/出租

支持医院与外单位之间资产出借/出租的双向管理；支持租借合同管理、合同变更管理、合同付款管理、资产租借管理、资产归还管理、资产租借停用管理、资产租借预警设置、合同到期预警、应付款到期预警等。

（八）资产维修与保养

支持资产维修与保养管理，包括保修信息、资产保养计划、详细记录保修条款和维修记录（含维修成本）、与原厂商或供应商保修合同、台账及其他管理等；支持资产保养管理，包括保养类型、保养项目、保养时点的配置，查询保养预警信息；支持按科室、按品名、按厂家增加保养计划；支持计量检定单位管理、计量检定品名目录管理、资产计量检定预警时点设置；支持根据预设资产计量检定周期自动生成计量检定单据；支持计量检定单据审批进度查询；支持计量检定结果录入、计量检定单据归档等。

（九）资产统计分析

支持提供统计报表、管理报表、自定义报表等；支持资产流水账的统计分析，资产管理部分查询、上报财务报表，拓展分析等；支持资产的入库统计、出库统计、供应商统计、折旧报损统计、资产月报、资产折旧报表、资产变动报表、资产处置报表、资产分布查询、报表制作、报表查询、报表管理等。

（十）资产质量及效益分析

支持资产质量管理及资产效益分析相关功能，包括资产资质与证照管理、计量与检测管理、质控情况记录，资产采购前的效益论证，运行过程中的各类效益、效率、成本分析处理等；支持与相关业务系统共享信息，自动生成分析报告；支持获取汇总各科室各类资产的收入和成本数据等。

二、物资管理信息系统

物资管理信息系统主要功能包括物资基础信息管理、领用申请、物资常规管理、物资条码管理、消毒供应管理、试剂管理等，具体如图17-12所示。

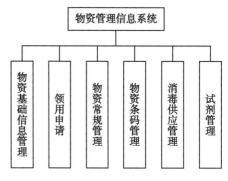

图17-12　物资管理信息系统功能结构图

（一）物资基础信息管理

支持基础信息维护，按照供应商、物资、领用科室、领用申请人、时间等多维度设置与维护；支持医院内部物资的目录维护，包括物资编码、名称、种类、规格、供应商、批次、价格等基本信息；支持历史物资目录的查询和导出；支持库房信息、领用申请人权限管理、审批设置等。

（二）领用申请

支持领用申请人根据业务需求、科室需求发起，填写领用申请单，包括物资编码、名称、规格、数量、单价、金额、预计领用时间等；支持领用申请查询、备货进度查询等。

（三）物资常规管理

支持入库管理，包括物资编码、名称、规格、数量、单价、金额、存放地点等；支持调拨管理，对存放地点、仓库之间进行物品转移，包括概要信息、调拨单号、明细信息、调拨原因、经手人、审核人、日期等；支持出库管理，包括物资编码、名称、规格、数量、单价、金额、存放地点等；支持库存管理，包括批次管理、有效期管理、定额控制管理、库存预警管理；支持物资组合套件操作，便于套件出库操作；支持物资盘点，可生成损耗单，损耗物品的库存数量、结存均价、结存金额等自动发生相应变化；支持提供二级库、科室库等多级库房的管理模式等。

（四）物资条码管理

支持对条码管理的物资进行全生命周期管理；支持与医院医嘱等系统共享条码物资数据，实时更新物资的使用对象；支持分析不同卫生材料类型、病区、员工操作记录等信息；支持领用对照管理，把物资数量和实际医嘱及收费进行对比；支持智能存取、效期管理、智能追溯、库存预警、盘点、医嘱核销等。

（五）消毒供应管理

支持消毒供应管理，包括供应室人员、器械、货架、程序、部门类型及条码设置（人员、器械、货架、程序、部门）；支持对消毒灭菌流程、流程节点、消毒包类型等进行设置、支持对消毒灭菌器械的全生命周期追溯管理；支持消毒包入库、消毒包领用申请、消毒包回收、消毒包清洗、消毒包打包、消毒包灭菌、消毒包发放、消毒包使用、消毒包盘点、消毒包追溯等各个环节的管理。

（六）试剂管理

支持试剂管理，提供临床试剂出入库管理；支持试剂全程冷链监测，记录试剂流转全过程温度监控信息、支持检验试剂仓库统一动态管理；支持在库试剂盘点；支持库存报警管理等。

三、供应商协同管理系统

供应商协同管理主要面向医院和重要供应商建立供应业务协作。供应商协同支持医院采购订单下达、供应商采购订单接收、入库验收信息同步及采购结算等业务，具体见图17-13。医院可以借助供应商协同信息共享，提高医院与供应商的工作效率，构建医院的供应链体系。

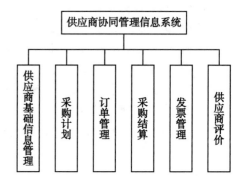

图17-13　供应商协同管理系统功能结构图

（一）供应商基础信息管理

支持对供应商进行全生命周期的管理，包括供应商基本信息、资质、供应商财务信息、采购信息、物资资质管理、供应商准入、供应商投诉与建议、采购询报价、供应商信息变更等、支持供应商价格管理，及时了解采购价格波动，实时控制采购价格等。

（二）采购计划

支持采购计划管理，包括采购计划填报、审批、批复，上级组织对下级计划汇总、修订、调整；支持采购计划按照指定的审批流转；支持按照预算平台的流程多级批复、支持采购申请管理、支持采购到货进度查询等、支持后续采购时可继承订单内容，并进行数据对比分析。

（三）订单管理

支持订单管理，包括订单编制、录入、新增、修改、删除、审核、查询等，向供应商发送催货单等；支持入库单、出库单、退货单等同步管理、支持根据采购计划自动生成采购订单；支持向物资管理传递订单信息；支持订单执行情况分析、供应商评价管理等。

（四）采购结算

支持和供应商结算对账、支持审核确认供应商结算申请单、报账管理推送、审核、付款等、支持付款跟踪，供应商和采购部门查询审批及付款进度、支持验收管理、供应商结算确认及查询等。

（五）发票管理

支持采购发票管理，包括增值税专用发票、普通发票和费用票据等、支持与入库单关联生成应付账款、支持预制发票、OCR识别、采购发票查询、发票自动匹配、发票自动校验、验重，电子化单据文件生成等。

（六）供应商评价

支持对供应商的准入评估与日常评估，包括供应商评估表、供应商评估报告、评估信息查询等、支持供应商投诉与建议，对供应商的供货情况进行监督管理、支持供应商评价方案、供应商评价体系维护与分析等、支持投诉建议维护与分析等。

四、其他功能

相关功能描述未尽事宜，可按照国家及行业相关标准规范，考虑实际情况拓展。

第五节　系统流程

一、资产管理信息系统

（一）资产采购流程

资产采购管理流程详见图 17-14。

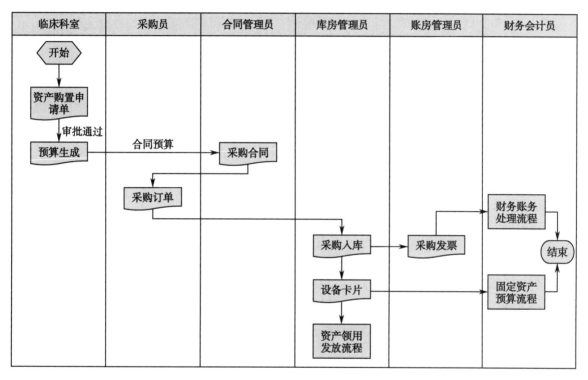

图 17-14　资产采购管理流程图

流程说明如下。

1. 科室填写设备购置申请单,预算装备委员会审批通过后,安排相应预算。

2. 负责购置设备的科室,根据批准的预算进行招投标,然后签订合同。

3. 采购人员在合同签订后,参照采购合同生成采购订单。如有预付款需要支付,可根据订单或合同生成。

4. 财务人员依据采购人员提交的预付款申请,核对并审核采购付款单,生成总账凭证。

5. 资产到货后,资产管理员对该资产进行验收,采购人员参照采购订单生成采购入库单并审核。

6. 设备管理人员可根据采购入库情况,拉单生成设备卡片,对设备卡片信息进行维修、确认、打印条码等。

7. 物资会计参照采购入库单生成采购发票,核对信息,维护发票号,传财务应付。

8. 财务人员对发票金额、资金来源等信息进行核实后,可参照设备卡片生成固定资产卡片,根据发票生成的采购应付单进行后续支付业务和账务处理。

（二）资产领用发放流程

资产领用发放流程详见图 17-15。流程说明如下。

1. 临床科室需要领用设备时,填写领用申请单,并提交科室主管审批。

2. 领用申请单通过审核后,资产管理人员可参照领用申请单生成资产领用单。

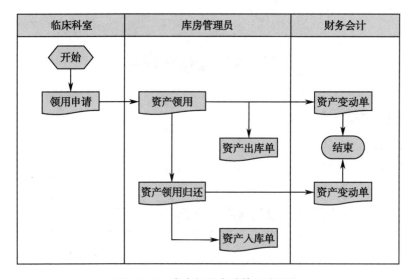

图 17-15 资产领用发放管理流程图

3. 资产领用单审批通过后会在系统中自动生成一张资产出库单,并同时发送资产变动消息给财务部门相关人员。

4. 财务会计审核资产变动单后会在系统同时生成使用部门、使用人、存放地点三张变动单,并同时更新固定资产卡片上的信息及其台账。

（三）领用归还流程

1. 当领用科室需要归还固定资产时,可在资产管理系统中填写领用归还单并提交资产管理员审批。

2. 资产管理员审批通过后,自动在库存管理系统中生成一张资产入库单,并同时发送变动消息给财务部门相关人员。

3. 财务相关人员审核资产变动单后,依据资产变动单的变更情况,在固定资产系统中生成相应的变动单,并同时更新固定资产卡片及资产财务台账。

（四）资产变动流程

资产变动管理流程详见图 17-16。

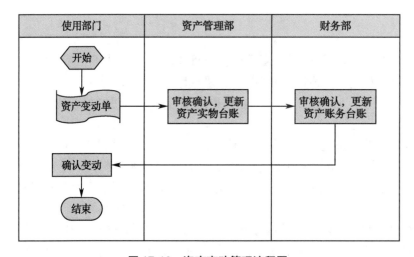

图 17-16 资产变动管理流程图

流程说明如下。

1. 当发生资产变动时,资产管理员可按变动业务类型,在资产管理系统中录入对应的资产变动单。

2. 审核资产变动单后,系统会自动发送变动消息给财务人员。

3. 财务人员可参照该消息在固定资产系统中生成相应的资产变动单,审核后更新固定资产卡片及其台账的信息。

(五) 资产盘点流程

资产盘点流程详见图 17-17。

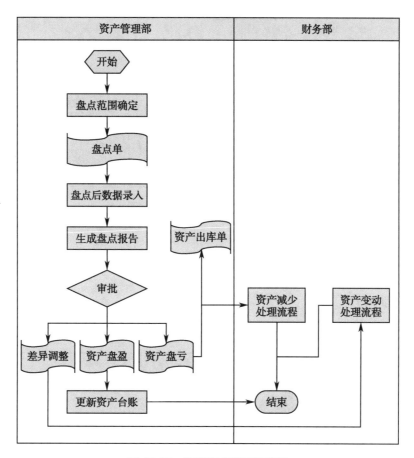

图 17-17 资产盘点管理流程图

流程说明如下。

1. 盘盈业务:若盘点时发生了"固定资产盘盈"业务,则系统首先会在物流 - 资产管理系统中自动生成一张资产盘盈单,并同时在物流 - 库存管理系统中生成一张资产入库单。资产管理人员可以参照资产入库单建立设备卡片。财务部门可参照设备卡片生成固定资产卡片。若盘盈的固定资产需要进行账务处理。

2. 盘亏业务:若盘点时,发生了"固定资产盘亏"业务,则系统会在物流 - 库存管理系统中生成一张资产出库单,同时发送资产变动消息给财务人员,财务人员根据资产变动消息可生成一张资产减少单据,审核后生成资产减少凭证。

(六) 资产报废流程

资产报废流程详见图 17-18。流程说明如下。

1. 统计汇总各科室申请报废的资产后,资产管理人员在物流 - 资产管理系统中填写状态变动单,将报废清单中的各设备状态由"在用"更改为"待报废"。

2. 待审批通过后,在物流 - 资产管理系统中填写并审批资产报废单。

3. 资产报废单审批通过后,自动在物流 - 库存管理系统中生成资产仓的资产出库单及报废仓的资产入库单,并同时发送资产报废消息给财务人员。

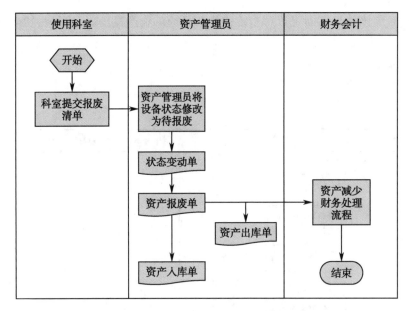

图 17-18　资产报废管理流程图

4. 财务人员参照资产报废消息生成资产减少单。

（七）资产维修流程

资产维修流程详见图 17-19。

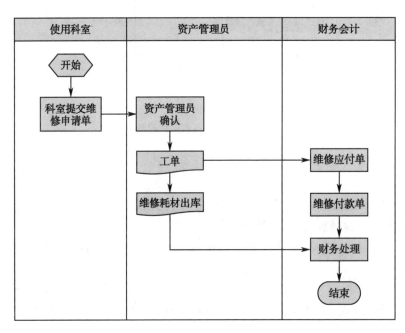

图 17-19　资产维修管理流程图

流程说明如下。

1. 资产出现故障后,使用科室在系统中填写维修申请单。

2. 资产管理员确认故障,根据情况判断是否需要维修,如需要维修则根据维修申请单生成工单。

3. 维修完成后,在工单上记录维修相关耗材领用情况,并生成相关凭证。

4. 如果涉及委托外部公司维修,则需要根据工单生成应付单,财务审核后进行付款。

二、物资管理信息系统

（一）基本采购流程

适用于单体医院或者集团各成员医院，从业务科室的物资需求申请到请购单执行自行采购的业务流程，不管医院的采购流程简单还是复杂，它都是从基本流程演变而来的。适用范围包括医疗器械、医用卫生材料、后勤杂项品、办公用品等。相关内容详见图 17-20。

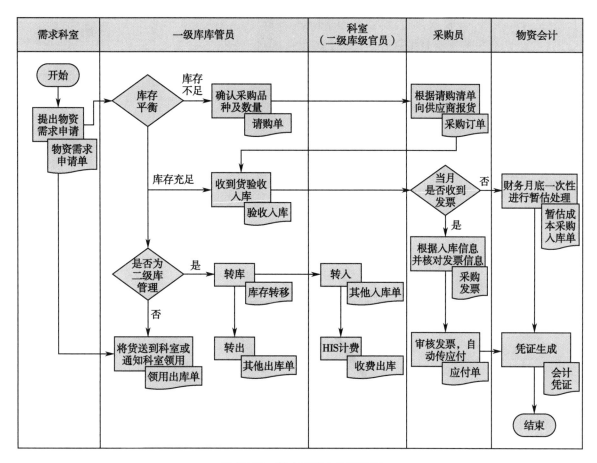

图 17-20　基本采购业务流程图

流程说明如下。

1. 需求科室向库房提交材料申请时，在系统中填写物资需求申请单。

2. 一级库仓库管理员将科室申请单进行汇总平衡，有库存的直接发放，根据申请单生成材料出库单；如果是进行二级库管理的科室则进行转库操作，将物资由一级库转到科室二级库，然后再由二级库仓库进行出库操作，形成二级库的材料出库单；无库存的则生成请购清单。

3. 一级库仓库管理员在系统中查询需求汇总平衡产生的请购单，审核确认请购单后，提交给采购员。

4. 采购员根据请购单生成采购订单，审核确认采购订单，通知供应商发货。

5. 供应商将货物送至一级库仓库，库房验收合格后，在系统中根据采购订单生成库存采购入库单。入库以后通知科室领用或者将货物直接送到科室。如果是二级库管理的科室则由一级库仓库在系统进行转库操作，形成库存转移；否则直接由物资需求申请单生成领用出库。

6. 如果供应商将发票和货物一起送到，仓库审核发票信息是否正确，然后根据库存采购入库单生成采购发票，财务审核发票生成应付单；如果供应商未将发票在本月结账周期前送到，则财务月底统一进行暂估处理。

7. 财务月底查询出由发票审核产生的应付单，点制单直接生成总账应付凭证；通过存货核算的暂估入库单生成暂估凭证和科室领用物资凭证。

（二）合同采购流程

适用于各类物资采购，主要用于指导和控制后续的采购业务，比如提供采购价格、进行采购付款，对采购数量、采购金额、采购单价等进行控制。适用范围包括医院所有物资。相关内容详见图 17-21。

流程说明如下。

1. 定义合同类型，如收款合同、付款合同、非经济类合同；与采购有关的主要是付款合同；如付款合同、资产类采购合同、信息软件类采购合同、耗材购销协议等；定义合同类型，设置合同控制条件，比如提供采购价格、进行采购付款、对采购数量、采购金额，采购单价等进行控制等。

2. 根据业务需求选择合同类型，维护采购合同；根据采购合同生成采购订单；完成基本采购流程，即采购合同 - 采购订单 - 验收入库 - 采购发 - 应付单。

（三）零星采购流程

按照业务管理规定，使用科室针对无备货的物料，非常规的零星采购需求，零星需求由各科室自制请购计划，发起零星采购流程。相关内容详见图 17-22。

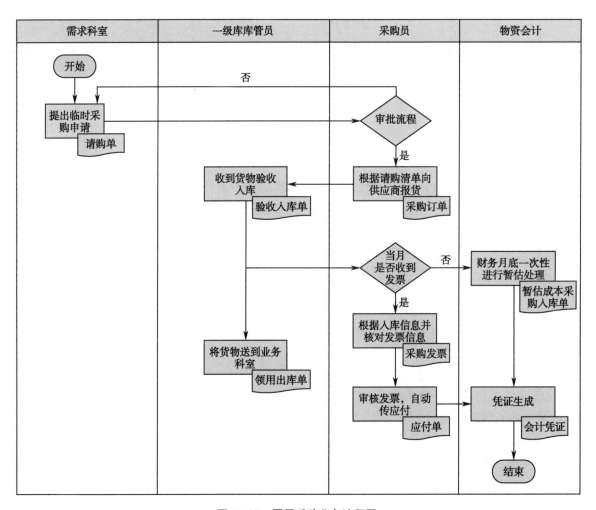

图 17-21　合同采购业务流程图

图 17-22　零星采购业务流程图

零星采购流程与医院基本采购流程基本一致,需求科室直接提交采购申请,审批后不进行需求汇总平衡,直接进入采购流程。

(四)紧急采购流程

紧急采购业务需要尽可能多地缩短采购全过程时间,主要体现在急需物品采购、紧急维修等业务场景,采购部门应本着快速响应的原则及时满足采购需求,详见图 17-23。紧急采购在 HRP 系统中执行分两种情况。

1. 先采后补 使用科室先通过线下报告的方式通知采购部门线下执行紧急采购流程,事后由采购员补录采购订单开始补录采购业务单据。

2. 快速采购 科室提出需求,要求物资在规定时间内送达,需求科室在物资需求申请单勾选紧急采购标识。

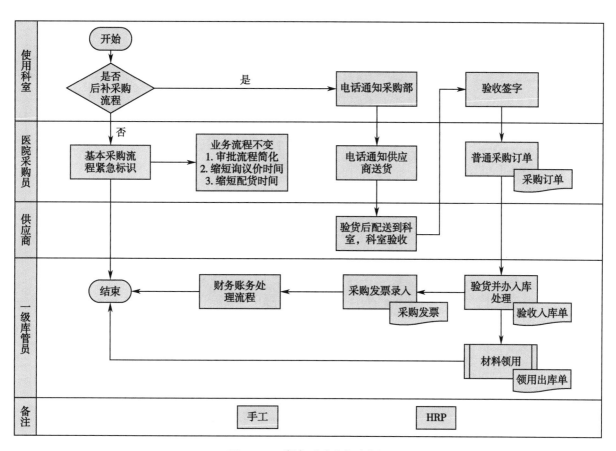

图 17-23 紧急采购业务流程图

流程说明如下。

1. 人工判断是否后补采购流程。

2. 使用科室有紧急采购需求时,线下电话向采购部门发出申请,告知所需物资。

3. 采购部门审核通过使用科室的紧急采购需求申请之后,通知供应商将所需物资紧急送货至需求科室。

4. 仓库验货后,供应商将所需物资直接配送至使用科室,使用科室进行验收。

5. 使用科室对紧急采购物资进行验收并签字确认。

6. 采购部门根据验收签字确认结果在系统中补录采购流程单据:采购订单。

7. 库管员根据采购员后补录入的采购订单,拉式生成库存采购入库单。

8. 一级库管员补录入库完成后参照采购入库单生成库存材料出库单。

9. 供应商将货物发票送达后,由一级库管员参照采购入库单录入采购发票,提交至财务会计审批执行后续财务账务处理流程。

10. 当科室提出需求要求物资规定时间内送达的紧急物资,需求科室作物资需求申请单勾选紧急采购标识,医院采购员根据科室需求执行普通采购业务流程,单独设置审批流程,缩短询价及供应商配货时间。

(五)高值耗材采购流程

主要适用于高值耗材的采购业务处理,寄存采购业务的特点为物权为供应商所有,医院只拥有保管权,有效降低医院的库存占用金额。院方根据实际使用情况,按一定周期对各科室的消耗进行汇总后与供应商结算。

1. 供应商寄存采购流程(有备货)　适用于有备货的寄存类物资的采购业务处理,主要为常用高值耗材。详见图17-24。

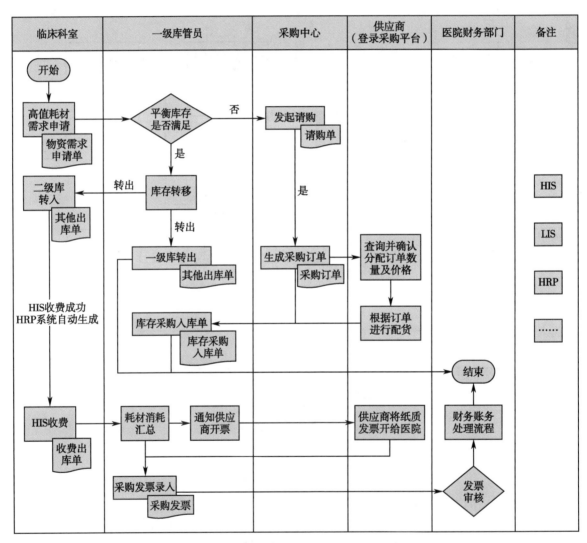

图 17-24　供应商寄存采购流程(有备货)流程图

流程说明如下。

(1)临床科室提交高值耗材需求申请,在 HRP 系统中填写物资需求申请单。

(2)由一级库库管员对需求进行汇总平衡根据补货类型生成转库单,由一级库向科室二级库补充库存数。

（3）一级库管员编辑转库单确认信息无误保存并审核完成。一级库库管员执行直接转出操作，系统自动生成只有应发数的其他出库单和应收数的其他入库单。

（4）由一级库库管员对需求进行汇总平衡，库存不足根据补货类型生成请购单，请购类型选择供应商寄存采购。

（5）请购单审核完成后拉式生成采购订单，并关联采购合同。订单类型选择供应商寄存采购订单。

（6）供货商在供应商平台查询订单情况，确认数量、单价、金额。

（7）供应商收到医院采购订单后安排发货，生成配送单。

（8）医院一级库管员参照采购订单生成库存采购入库单。

（9）HIS收费成功，HRP系统自动推式生成库存收费出库单，通过接口开发实现。

（10）根据寄存物资的消耗情况，器械库库管员按周期进行消耗汇总作为与供应商结算的依据。库管员根据消耗汇总单线下通知供应商开具纸质发票。

（11）一级库库管员收到发票后参照库存采购入库单录入采购发票提交审批流程，并将纸质发票交于医院财务会计。

（12）医院财务会计收到纸质发票后登录HRP系统进行发票审核，审核通过后生成暂估回冲单据及确认的采购应付单，审核不通过的线下与收票人员沟通，进行换票或者单据回退处理。

（13）医院财务会计通过会计平台生成总账会计凭证执行后续财务账务处理流程。

2. 供应商寄存采购流程（无备货）　适用于专业性强（如骨科材料）、价值特别高，医院不会备货，只在需要时采购的物品，此类采购业务为临床科室现场耗用后，由采购科室补录采购业务单据，需要注意采购业务日期。详见图17-25。

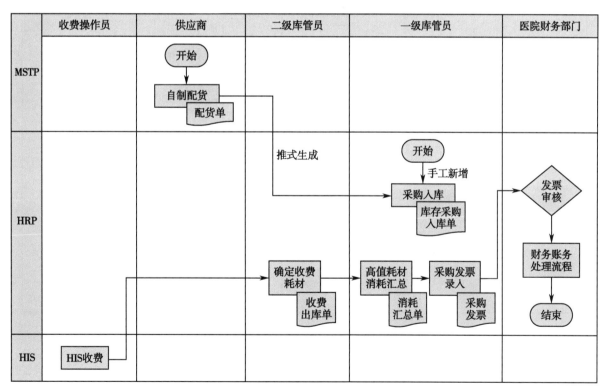

图17-25　供应商寄存采购流程（无备货）流程图

流程说明如下。

（1）供应商跟台手术结束后在供应商平台手工录入配货单。

（2）供应商提交配货单自动生成HRP采购入库单；或者由医院二级库管理员自制入库单。

（3）收费员在HIS收费成功后收费信息自动传到HRP。

（4）二级库耗材管理员根据手术耗材清单确认出库信息。

（5）一级库库管员按周期进行消耗汇总作为与供应商结算的依据。库管员根据消耗汇总单线下通知供应商开具纸质发票。

（6）医院财务会计收到纸质发票后在HRP系统进行发票审核。

（7）医院财务会计通过会计平台生成总账会计凭证执行后续财务账务处理流程。

（六）采购退货流程

适用于因质量、有效期等问题，仓库需要将药品或者耗材退回供应商的业务处理流程。可以是需求科室发出退货需求，也可以是一级库库管员发出退货需求。相关内容详见图17-26。

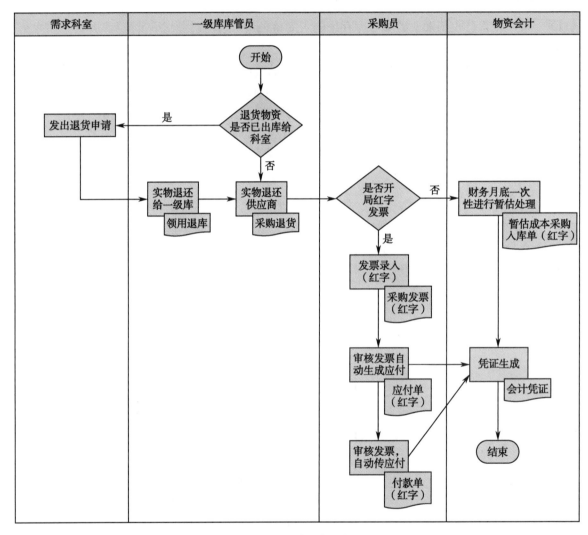

图17-26　采购退货流程图

流程说明如下。

1. 判断需要退货的物资是否已经出库给科室。

2. 如果是需求科室需要退货，首先将实物退还给一级库，一级库库管员操作领用退库单，核销已经出库数量。

3. 一级库库管员再将实物退还给供应商，操作采购退货单，核销已验收入库的数量，生成负数的单据。

4. 判断当月是否开票，若开票则发票录入；若未发票进行暂存操作，生成红字暂估采购入库单。

5．将应付单、付款单生成总账应付、付款凭证；通过存货核算的暂估入库单生成暂估凭证和科室领用物资凭证。

（七）二级库管理流程

二级库的管理流程，详见图17-27。

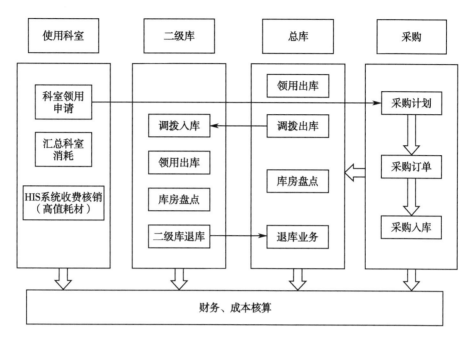

图17-27　二级库管理流程图

流程说明如下。

1．物资从总库调拨到二级库，做调拨单的同时，系统自动生成一级库的调拨出库单及二级库的调拨入库单。

2．一般物资出库，在二级库作出库单即可。月末根据出库单明细，汇总科室领用成本。

3．高值耗材及部分收费材料，通过和HIS做接口，收费的同时HRP系统自动生成一张出库单，并将患者病案号、高值耗材条码等信息回写到单据上。同时在报表中展现耗材从计划、采购、入库、领用、使用的全过程追踪。

第六节　测评指标

目前，国内医院信息化评测中，与医院资产管理信息系统相关的主要有三类。一是三级医院评审标准（2022年版），提出要依据国家相关规定，加强对医用耗材的溯源、不良事件监测与报告的管理。二是医院智慧管理分级评估标准体系（试行），加强资产账务管理，含医院资产增加、资产减少、资产折旧等账务管理及信息化应用；加强购置管理，含设备论证、采购审核流程记录、谈判过程记录、合同的管理；加强使用运维管理，含设备全生命周期管理，包括设备位置、运行使用、维护巡检、故障维修、随机配件更换、数据备份与恢复等信息的管理；加强质量管理，含设备资质与证照管理、计量与检测管理、质控情况记录；加强效益分析，含设备采购前的效益论证，设备运行过程中的各类精细效益、效率、成本的分析处理；加强库存管理，含各级物资库房的入、出、存管理以及信息的处理。三是国家医疗健康信息医院信息互联互通标准化成熟度测评，强调医院运营管理系统建设情况需包含资产管理系统，并在基于平台的内部连通业务中对资产管理信息系统提出了要求，详见表17-4。

表 17-4　医院资产管理信息系统相关测评指标

序号	标准(规范)名称	相关内容
1	三级医院评审标准(2022 年版)	依据国家相关规定,加强对医用耗材的溯源、不良事件监测与报告的管理
2	医院智慧管理分级评估标准体系(试行)	资产账务管理:医院资产增加、资产减少、资产折旧等账务管理及信息化应用 购置管理:设备论证、采购审核流程记录、谈判过程记录、合同的管理 使用运维管理:设备全生命周期管理,包括设备位置、运行使用、维护巡检、故障维修、随机配件更换、数据备份与恢复等信息的管理 质量管理:设备资质与证照管理、计量与检测管理、质控情况记录 效益分析:设备采购前的效益论证,设备运行过程中的各类精细效益、效率、成本的分析处理 库存管理:各级物资库房的入、出、存管理以及信息的处理
3	国家医疗健康信息医院信息互联互通标准化成熟度测评	运营管理系统建设情况需要包含资产管理系统,基于平台的内部联通业务对资产管理信息系统也提出了要求

（高　峰　罗雪琼）

参考文献

[1] 刘璇斐,卢泓,苏亚敏. 公立医院运营管理体系下国有资产管理模式探索[J]. 中国卫生经济,2023,42(06):70-75.

[2] 刘超. 信息化背景下的公立医院资产管理研究[D]. 北京:中国财政科学研究院,2022.

[3] 寇金萌,洪学智,卿好婕,等. 信息化下公立医院固定资产管理的问题研究[J]. 卫生经济研究,2022,39(09):78-81.

[4] 李帅. 基于全生命周期管理理念的公立医院固定资产信息化管理研究[J]. 中国管理信息化,2023,26(01):100-103.

[5] 唐衍军,黄益,蒋翠珍. 区块链助力医院物资全流程管理探析[J]. 中国卫生事业管理,2021,38(05):339-341.

[6] 张振良,冯亮涛,王玉凤. 医院信息标准化建设及测评工作实践[J]. 智慧健康,2019,5(19):22-23.

[7] 吕霞,梁军,李为,等. 大型公立医院国有资产管理系统设计、实现与应用[J]. 中国医院建筑与装备,2023,24(01):73-77.

[8] 边翠翠,高佩志,胡梅. 医院资产管理系统的实践探讨[J]. 医疗装备,2022,35(23):70-72.

第十八章

医疗质量管理信息系统

第一节　系统概述

随着我国经济和科学技术的发展,医疗设备不断更新迭代,医院向信息化和现代化方向迈进。与此同时,患者对医院服务质量的要求越来越高,无形中加大了医院的管理压力。为促进医院长期稳定发展,提高医疗质量,要求医院建立现代化医疗质量管理信息系统,并进一步健全医院临床路径管理、护理质量管理、医院感染管理、数据上报管理等质控组织,细化职责、分工明确,摒弃传统人工管理模式和信息录入方式,用自动化、信息化、严谨化的模式对医院进行全方位科学化管理。

一、临床路径信息系统

临床路径是指针对特定疾病或手术以循证医学证据和临床诊疗指南为指导,制订的一套标准化诊疗模式和程序。随着医院信息化的深入发展,临床路径流程借助信息化平台实现规范管理。医院通过建设临床路径信息系统,实施临床路径管理,使诊疗行为有明确的时间节点和目标,按病种设计最佳的医疗和护理方案,根据病情合理安排住院时间和费用,从而达到规范医疗服务行为、减少资源浪费、使患者获得适宜的医疗服务的目的。研究并开发临床路径信息系统,对医院提高医护质量,降低医疗费用,促进科间协作、医患交流,减少医疗纠纷,提高医院的核心竞争力,具有十分重要的意义。

我国的临床路径应用时间较晚,最早的一份临床报告来自四川大学华西医院,主要针对膝关节镜手术进行全面研究,展现了当时最新的临床治疗方式。在此过程中,我国针对临床工作进行了试点研究,根据不同病种,制订不同的临床治疗单,坚持遵循疾病原则,明确医学内容,实施临床医疗调整工作,为中国临床治疗质量的提高奠定了常态、持久的发展基础。

临床路径的应用和管理需要医疗管理部门、临床科室以及信息部门密切沟通、相互配合,经过不断的磨合,临床路径应用在管理方式与实现方案设计、路径定义、内容规范制作、路径入径与执行、监管与统计分析、质控等环节中总结并发挥信息技术优势,创新了管理方法,并根据管理目标和临床需求持续优化业务流程、设置合理的内容、完善信息系统功能、协调好管理规范与系统应用的关系,增强科学性和可行性,让临床路径真正成为既能提高工作效率,又能改善医疗质量的有效途径。

二、护理质量信息系统

护理质量是指护理人员为患者提供护理技术和生活服务的效果、优劣程度,是衡量护理领导者管理水平、护理人员素质、护理业务技术和工作效果的重要标志,也是衡量医院服务质量的重要标志之一。近年来,护理质量管理工作已成为医院护理工作的重点,直接影响着医院的临床医疗质量、社会形象和经济效益等。由于医疗行业近几年正处于高速发展阶段,随着一些医院规模不断扩大,门诊量不断增长,对护理质量管理工作带来了很大挑战和压力。

护理信息化是卫生信息化的重要分支,它将信息技术应用到护理工作中,把护理学、计算机技术、统计学三者结合起来,通过提高信息交流、文书书写质量和工作效率等,达到规范及提高护理服务质量的效果。使用一套先进的护理质量信息系统,通过采集护理质量评分表单,将护理过程中产生的各项检查及护理工作报表进行统计分析,并以报告形式输出各科室护理工作质量指标情况,从而进行对比分析,查漏补缺,持续改进,对准确评价护理工作强度和质量、合理化安排护理质控工作具有极大的帮助。

护理质量信息化从开始的单一护理文书数据采集及统计分析，逐渐发展成为结合护理质量管理体系的护理质量评价与反馈系统、综合型护理质量控制系统以及基于 PDCA 的护理质量评价与监控系统等。遵照医院三级质量管理体系，通常采用 PDCA 管理模型，把护理质量检查、护理缺陷、核心指标、目标管理等业务有机融合，再结合移动端技术及设备，及时发现护理隐患，分析原因，针对不同问题采取相应有效的纠正措施，防止意外的发生，将护理风险降到最低，有效保障医疗护理安全。

护理质量管理系统的有效应用，从根本上改变了传统的护理管理工作模式，将护理质量管理由定性管理向定量管理转变，由经验管理向科学管理转变，并以数据资料为依据，数字化体现全院及各科室护理质量情况，对护理质量的管理从模糊估算到量化可比，并可实行对个人、科室、全院护理工作绩效考评，使护理管理更加严谨规范，使管理工作变得更加主动有序。

三、医院感染信息系统

医院感染信息系统是医院信息化建设的重要内容，是衡量现代医院综合质量管理水平的重要标志、是医疗安全的重点。它不仅能够全方位地对医院感染情况进行监督，其目的更是构建一个医院感染实时监测预警系统，对医院感染相关因素进行主动、连续和系统监测分析，并可从多个资源点持续对患者数据进行监测和分析，从而自动捕获相关信息，包括感染患者之间的空间位置关系分析，可及时有效地预警医院感染相关事件。

国内的医院感染信息化管理起步相对较晚，大体上可分为三个发展阶段，20 世纪 80 年代中期为起步阶段，20 世纪 90 年代初期才有了可喜的开端。随后快速迈入发展阶段，不少医院相继研发出自己医院的单机版医院感染管理计算机系统，2001 年卫生部为了提高医院感染计算机监测管理水平，将湘雅医院的"医院感染管理计算机系统"在全国医院感染监控网全面推广，推动了医院感染计算机管理的工作。随后，各家医院陆续引进了该系统。但是该系统并不是一个网络版管理软件，仅为单机版应用软件，医院将监测结果通过电子邮件方式发回培训基地，所以实际上并未真正实现全国计算机联网。2002 年，各家医疗机构陆续使用全国医院感染监控网计算机管理软件，但由于标准很难统一，我国医院感染信息化管理进入踏步阶段。

随着医院信息系统（hospital information system，HIS）的广泛应用，建立在 HIS 上的医院感染管理软件日益增加，HIS 提供了涉及各个医疗环节的全面、详细的实时信息，如患者药品物资信息、检验检查信息、治疗操作信息、费用信息等，为建立动态医疗数据监控和管理系统创造了条件。通过设立医院感染管理信息系统规则，利用 HIS 中医院感染相关信息，对其进行提取、储存、整合，将纷繁复杂的纵横逻辑关系进行科学的加工、分析、处理，形成医院感染专业要求的各种量化的实时监测数据，为医院感染的控制和预防提供可靠依据。随着医院感染管理的深入研究和计算机技术的迅猛发展，医院感染管理软件将日益完善，医院感染的信息化建设必将推动医院感染管理工作高质量发展。

四、数据上报质控系统

数据上报质控系统是国家及地方卫生监管或统计部门为实现与医院的互联互通，形成稳定的数据报送、分析、反馈机制，同时规范数据报送渠道与口径，避免重复报送，实现"一次采集，多次应用"，有力支撑国家及地方卫生管理部门决策，并服务医院的科学管理，提供强有力保障的信息化产物。

信息化时代，医院掌握着大量关键的居民卫生健康数据，但以往由于信息技术等条件限制，各级部门之间的信息网络往往自成体系，相互割裂，相互之间的数据难以实现互通和共享。卫生体系数据的来源多样，形式不尽相同，即便规定了标准填报格式往往也会因为填写的数据不规范，造成数据质量低，难以整合，孤立数据无法创造价值。管理部门对于搜集上来的数据只能被动存储，无法对其进行结构化整合并统一加以利用。随着国家发展及社会进步，数据上报发生了巨大变化，经历了从手摇电话收集数据、口头传报、纸质文件报送的业务萌芽阶段；到通过磁盘存储、携带及拷贝的计算机辅助阶段；随着互联网兴起，发展到利用网络邮件、文件实时传输等方式层层上报的网络文件上报阶段；如今各级信息系统互联互通程度越来越高，逐步形成通过信息化实现数据垂直上报的体系，已发展到基于网络互通下的数据上报信息系统阶段,数据上报中间环节越来越少,工作效率和数据质量越来越高。

　　然而实现数据上报信息化只是先决条件,保证数据高度准确才能指导业务决策,保障数据上报的准确性是数据上报要重点关注的工作项。数据上报质量控制系统通过对数据从计划、获取、存储、共享、维护,到应用、消亡生命周期的每个阶段里可能引发的各类数据质量问题,进行识别、度量、监控、预警等一系列管理活动,并通过改善和提高组织的管理水平,使得数据质量获得进一步提高。数据质量监管不是一时的数据治理手段,而是循环的管理过程;数据质量监管不仅包含对数据质量的改善,同时还包含对组织的改善,使相关工作具有高效性、准确性、可操作性,降低医院相关人员的工作量和失误率,助力医院顺利完成各级各类机构规定的信息上报需求。

第二节　相关标准

一、临床路径信息系统相关标准

　　临床路径信息系统相关标准包括《全国医院信息化建设标准与规范(试行)》《三级医院评审标准(2022年版)》《电子病历应用管理规范(试行)》《电子病历基本数据集　第5部分:一般治疗处置记录》《医疗机构临床路径管理指导原则》《电子病历系统应用水平分级评价标准(试行)》和《医院信息互联互通标准化成熟度测评方案(2020年版)》,详见表18-1。

表18-1　临床路径管理信息系统相关标准与类型

标准(规范)名称	相关内容	标准类型
全国医院信息化建设标准与规范(试行)	从软硬件建设、安全保障、新兴技术应用等方面规范了未来医院信息化建设的主要内容和要求	技术
三级医院评审标准(2022年版)	规范了三级医院综合评估体系,包括前置要求、医疗服务能力与质量安全监测数据及现场检查三部分	管理
电子病历应用管理规范(试行)	电子病历应当为临床路径管理提供技术支持	管理
电子病历基本数据集　第5部分:一般治疗处置记录	规定了一般治疗处置记录基本数据集的数据集元数据属性和数据元属性,适用于一般治疗处置记录基本信息的采集、存储、共享以及信息系统的开发	数据
医疗机构临床路径管理指导原则	规定了临床路径的组织机构和职责、临床路径的选择与制定、临床路径的实施、临床路径的信息化、临床路径的监督与评价	管理
电子病历系统应用水平分级评价标准(试行)	为各医疗机构提供电子病历系统建设的发展指南,全面评估各医疗机构现阶段电子病历系统应用所达到的水平	管理
医院信息互联互通标准化成熟度测评方案(2020年版)	该方案通过标准符合性测试以及互联互通实际应用效果评价,构建了一套科学系统的分级评价技术体系	管理

二、护理质量信息系统相关标准

　　护理质量信息系统相关标准包括《三级医院评审标准(2022年版)》《三级医院评审标准(2022年版)实施细则》《医院实施优质护理服务工作标准(试行)》《护理质量指标监测基本数据集实施指南(2024版)》《国家三级公立医院绩效考核操作手册(2024版)》和《医院信息互联互通标准化成熟度测评方案(2020年版)》,详见表18-2。

表 18-2　护理质量信息系统相关标准与类型学

标准（规范）名称	相关内容	标准类型
三级医院评审标准（2022年版）	通过前置要求、医疗服务能力与质量安全监测数据、现场检查三部分内容，对三级医院进行全面评审	管理
三级医院评审标准（2022年版）实施细则	通过对《三级医院评审标准》（2020年版）的具体化和操作化，确保医院在服务和管理能达到国际标准	管理
医院实施优质护理服务工作标准（试行）	各级卫生行政部门要加强对辖区内医院开展优质护理服务的督导检查，并将《工作标准》纳入到对医院的评价考核内容中，严格按照工作进度和工作标准进行督导评估，保证工作效果	管理
护理质量指标监测基本数据集实施指南（2022年版）	指导医疗机构如何规范收集、填报及应用护理质量指标	数据
国家三级公立医院绩效考核操作手册（2024年版）	指导和规范三级公立医院绩效考核工作	管理
医院信息互联互通标准化成熟度测评方案	通过标准符合性测试，构建了一套科学系统的评价体系	管理

三、医院感染信息系统相关标准

医院感染信息系统相关标准包括《医院感染管理办法》《医院感染监测标准》《医疗废物管理条例》《医疗机构医院感染管理专职人员管理办法（2020年版）》《医院感染管理质量控制指标（2024年版）》《医院感染监测基本数据集及质量控制指标集实施指南》（2016版）《医院感染管理信息系统基本功能规范》和三级医院评审标准（2022年版），详见表18-3。

表 18-3　医院感染信息系统相关标准与类型

标准（规范）名称	相关内容	标准类型
医院感染管理办法	为加强医院感染管理，有效预防和控制医院感染而制定的办法	管理
医院感染监测标准	明确了医院感染监测的管理与要求、监测方法及医院感染监测质量的控制	管理
医疗卫生机构医疗废物管理条例	包括内镜清洗、医废管理、职业暴露、传染病、抗菌药物、手术、多重耐药军、血液透析等等指导原则、管理条例	管理
医疗机构医院感染管理专职人员管理办法（2020年版）	从政策层面规定了医院感染科室设置、人员配置以及职责与管理、培训与考核、待遇与晋升	管理
医院感染管理医疗质量控制指标（2024年版）	用于评估和监控医院在感染预防与控制、抗菌药物使用、手术部位感染等方面的管理质量和效果的标准	管理
医院感染监测基本数据集及质量控制指标集实施指南（2016年版）	为参与医院感染与防控工作的相关机构和人员推出一套统一、规范的指南用以开展医院感染监测管理的全国性技术规范	技术
医院感染管理信息系统基本功能规范	规定了医院感染管理信息系统基本要求、医院感染监测功能要求、重点环节和重点人群监测功能要求等内容	技术
三级医院评审标准（2022年版）	涵盖医疗服务、医疗质量、医院管理、设施设备等方面，包括医疗流程规范、医疗质量控制、医院感染防控等内容	管理

四、数据上报质控系统相关标准

数据上报质控系统相关标准包括《全国医院信息化建设标准与规范（试行）》《三级医院评审标准（2020

年版)》《医疗质量管理办法》《住院病案首页数据填写质量规范(暂行)》《住院病案首页数据质量管理与控制指标(2016 年版)》《病案管理质量控制指标(2021 年版)》《电子病历系统应用水平分级评价标准(试行)》《医院信息互联互通标准化成熟度测评方案(2020 年版)》《国家健康医疗大数据标准、安全和服务管理办法(试行)》《信息技术数据质量评价指标》《全民健康信息平台数据采集标准规范——医疗服务部分》和《全民健康信息平台数据质控指标规范》,详见表 18-4。

表 18-4　数据上报质控系统相关标准与类型

标准(规范)名称	相关内容	标准类型
全国医院信息化建设标准与规范(试行)	确定电子病历书写的质控目标、时间点、关键节点等质控内容,并实时监控电子病历书写的质控情况	技术
三级医院评审标准(2020 年版)	医疗服务能力与质量安全监测数据的系列病历数据指标	管理
医疗质量管理办法	医疗机构应当加强病历质量管理,建立并实施病历质量管理制度,保障病历书写客观、真实、准确、及时、完整、规范	管理
住院病案首页数据填写质量规范(暂行)	明确了填写基本要求、填写规范及填写人员要求	管理
住院病案首页数据质量管理与控制指标(2016 年版)	衡量住院病案首页数据质量,反映医疗机构服务能力的标准	管理
病案管理质量控制指标(2021 年版)	规范临床诊疗行为,涵盖人力资源配置、病历书写时效性、重大检查符合率等内容	管理
电子病历系统应用水平分级评价标准(试行)	病历质控实现全流程跟踪与闭环管理评价标准	管理
医院信息互联互通标准化成熟度测评方案(2020 年版)	病历质控系统要与医院新型平台互联互通,实现数据交互共享的要求	管理
国家健康医疗大数据标准、安全和服务管理办法(试行)	严格执行国家和行业相关标准和程序,符合业务应用技术标准和管理规范,做到标准统一、术语规范、内容准确,做好数据质量管理	数据
信息技术—数据质量评价指标	数据质量评价指标的框架和说明,数据生存周期各个阶段的数据质量评价	数据
全民健康信息平台数据采集标准规范——医疗服务部分	描述平台及业务系统之间进行数据采集与交换的标准规范,所辖范围内各级医院中医疗服务相关信息的收集、存储与共享,以及相关信息系统建设	数据
全民健康信息平台数据质控指标规范	数据采集与应用过程中,数据质控相关要求及指标。包括但不限于必填项验证、值域范围验证、数据类型验证主从关系验证、数据上传及时性、字典类数据元与原始字典一致、数据一致性验证	数据

第三节　系统架构

一、临床路径信息系统架构

临床路径系统包含临床路径管理信息系统和临床路径评价管理系统。

1. 临床路径管理信息系统　可划分为临床路径业务功能和临床路径管控功能两大功能模块,如图 18-1 所示。

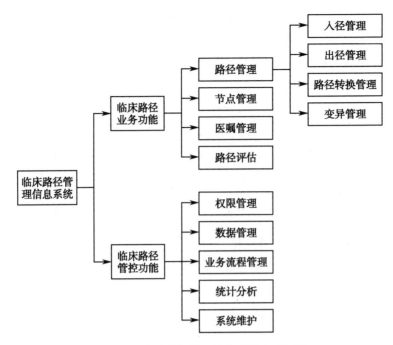

图 18-1　临床路径管理信息系统功能框架

2.临床路径评价管理系统　可划分为属性维护、表单制作、执行管控和运行统计四大功能模块，如图 18-2 所示。

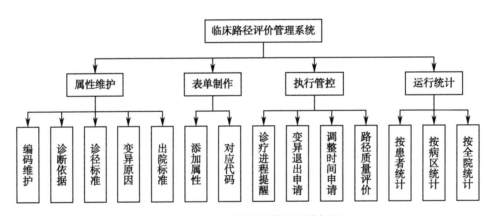

图 18-2　临床路径评价管理系统框架

二、护理质量信息系统架构

护理质量信息系统可划分为护理人员档案管理、护理质量检查管理、护理质量指标管理、护理不良事件管理和 PDCA 督导管理五大功能模块，如图 18-3 所示。

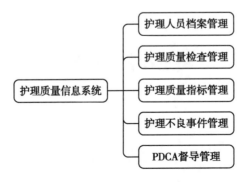

图 18-3　护理质量信息系统框架

三、医院感染信息系统架构

医院感染信息系统可划分为综合性业务功能和综合管理功能两大功能模块,如图 18-4 所示。

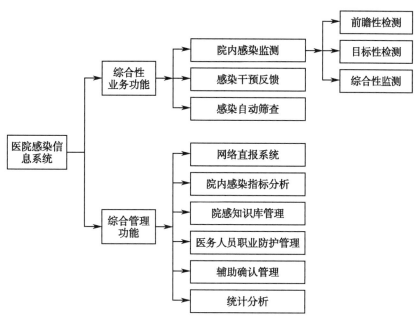

图 18-4　医院感染信息系统框架

四、数据上报质控系统架构

根据数据质量监管流程体系,数据上报质控系统可划分为数据质量概览、质量模型管理、任务调度管理、质量报告管理、数据质量整改、数据质量分析、消息通知管理等七大功能模块,如图 18-5 所示。

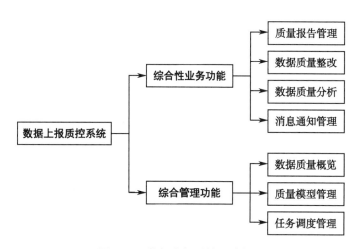

图 18-5　数据上报质控系统框架

第四节　数据结构

一、临床路径信息系统

临床路径信息系统的数据结构包含临床路径基本数据、临床路径管理数据和路径表单执行数据等，如图 18-6 所示。

1. 临床路径基本数据　包含患者基本数据、医务人员基本数据、临床路径医嘱字典、临床路径诊断和其他数据等。

2. 临床路径管理数据　包含词汇字典、路径管理、路径监控和路径报表等。

3. 路径表单执行数据　包含基本信息、路径执行天数和医嘱执行等。

二、护理质量信息系统

护理质量信息系统的数据结构包含护理人员档案管理、护理质量检查管理、护理指标管理、护理不良事件管理和 PDCA 督导管理等，如图 18-7 所示。

1. 护理人员档案管理　包含基本信息，职称、职务信息，学术管理，教育经历，培训记录，进修记录等。

2. 护理质量检查管理　包含质控内容、质控计划、质控问题分析、质控任务进度和质控指标等。

3. 护理指标管理　包含护理敏感指标管理、专科护理指标管理等。

4. 护理不良事件管理　包含不良事件填报、上报审批和上报查询等。

三、医院感染信息系统

医院感染信息系统的数据结构包含医院感染信息系统基础数据和医院感染信息系统管理数据等，如图 18-8 所示。

1. 医院感染信息系统基础数据　包含感染诊断字典、感染部位字典、抗生素字典、病原体字典、医护人员信息表和其他数据字典等。

2. 医院感染信息系统管理数据　包含医院感染报告主表、医院感染报告摘要信息表、手术信息表、病原学检验、抗菌用药和感染部位等。

四、数据上报质控系统

数据上报质控系统的数据结构包括质量报告管理、数据质量整改、数据质量分析、消息通知管理、数据质量概览、质量模型管理和任务调度管理等，如图 18-9 所示。

1. 质量报告管理　包含数据质量报告和质控结果查询等。

2. 数据质量整改　包含创建整改任务、处理整改业务、数据整改分析和单指标整改分析等。

3. 数据质量分析　包含质量模型设置汇总、业务质量分析和规则质量分析等。

4. 消息通知管理　包含通知人员配置、通知模板配置和消息通知配置等。

5. 数据质量概览　包含质量模型概览、质量异常汇总和质量得分情况等。

6. 质量模型管理　包含比对数据库配置、数据级次配置、质量模型模板、最新质量模型、定版质量模型和机构版本配置等。

7. 任务调度管理　包含前置机管理、执行器管理、任务管理和调度日志等。

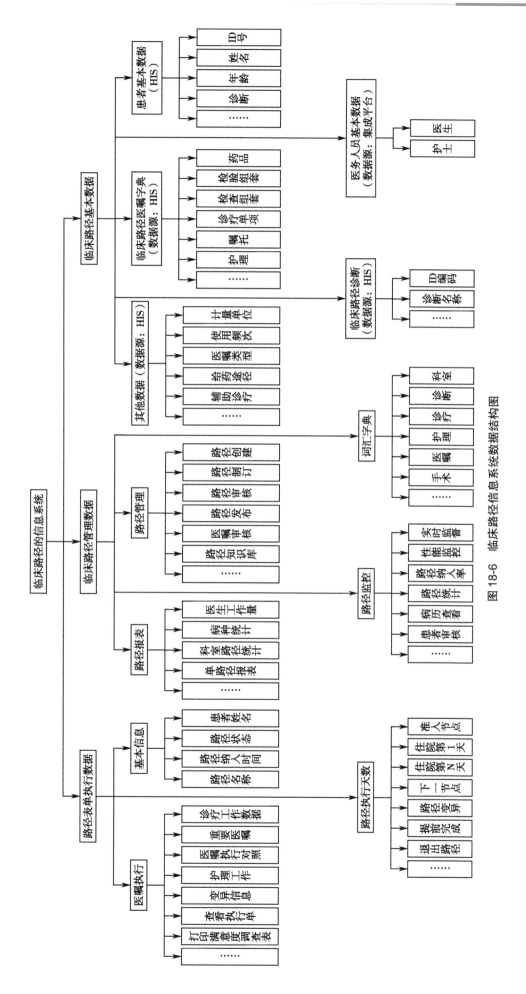

图 18-6 临床路径信息系统数据结构图

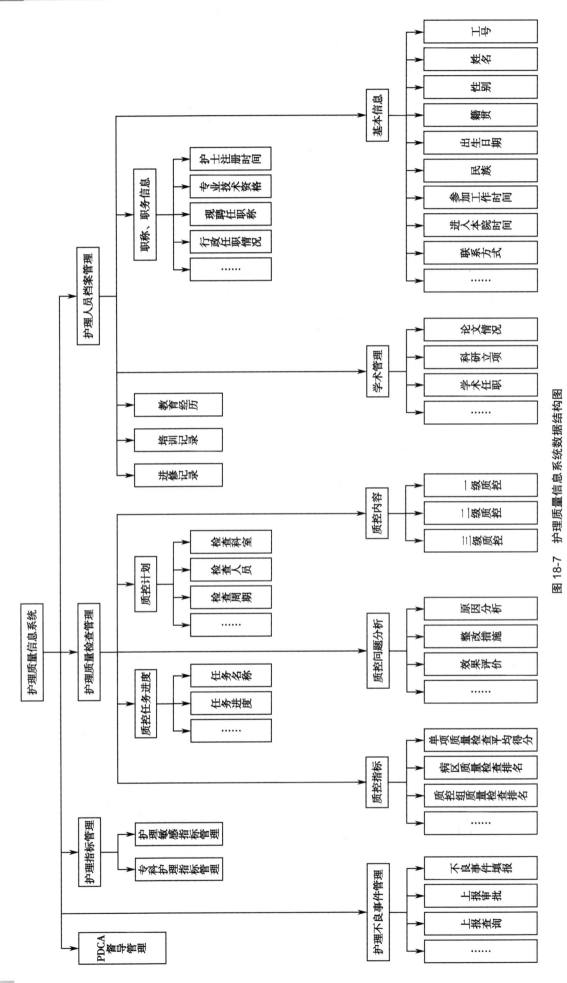

图 18-7　护理质量信息系统数据结构图

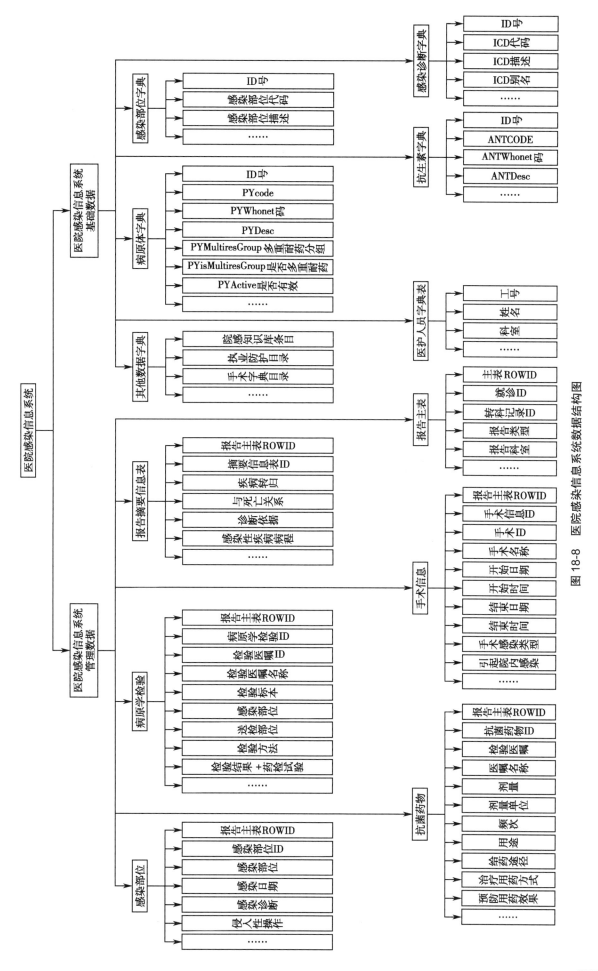

图 18-8　医院感染信息系统数据结构图

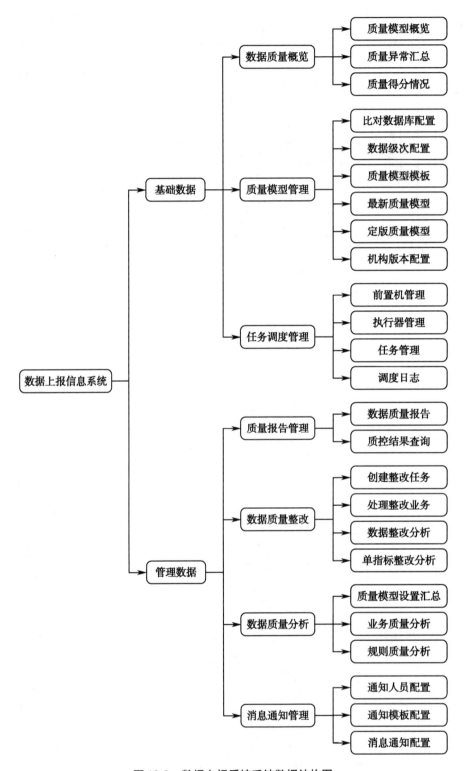

图 18-9　数据上报质控系统数据结构图

第五节 系统功能与流程

一、临床路径信息系统功能与流程

（一）基本功能

按照《医疗机构临床路径管理指导原则》，实现疾病的规范化医疗服务需要具备路径管理、变异管理、可视化路径配置、路径医嘱模板联动管理、临床路径规则管理、临床信息共享、查询统计、临床路径知识库8项功能。支持病案信息、体检信息、诊断信息、检验检查结果、实时病程记录、手术记录、治疗同意书、诊疗项目、手术方案9种临床信息共享。二级医院具备4项功能，支持6种信息共享；三级乙等医院具备6项功能，支持7种信息共享；三级甲等医院具备7项功能，支持8种信息共享。

（二）系统流程

业务处理流程见图18-10。

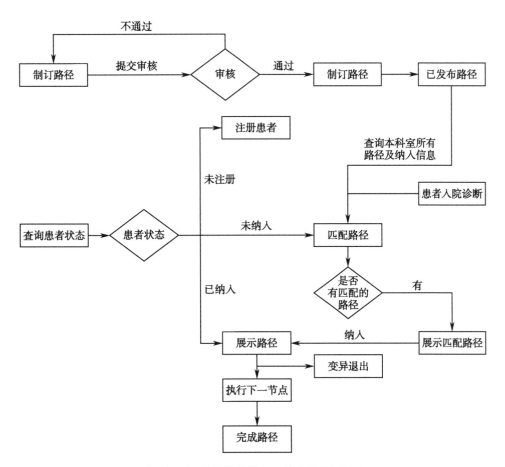

图 18-10 临床路径信息系统业务处理流程

二、护理质量信息系统功能与流程

（一）基本功能

对护理质量各要素进行计划、组织、协调和控制，使护理过程按标准满足服务需求（图18-11）。具备护理质控知识库设置、计划设置、考评点设置、整改计划设置、质控目标任务分解、质控监控规则设置、临床数据集成与调阅、质量考评结果统计分析、护理人员资质管理9项功能。

（二）其他功能

1. 护理人员档案管理　包含基本信息维护，即人员管理、人员调配和人员查询与统计。

2. 护理质量检查管理　包含质控人员管理、质控内容、质控任务计划、质控问题分析、质控任务进度管理、质控跟踪效果评价和质控指标统计。

3. 护理指标管理　包含护理敏感指标管理、专科护理指标管理和三甲统计指标管理。

4. 护理不良事件管理　包含上报填报、上报审批、上报查询和统计与分析。

5. PDCA督导管理　包含督导内容录入、签字确认管理、下一PDCA循环。

（三）系统流程

业务处理流程见图18-11。

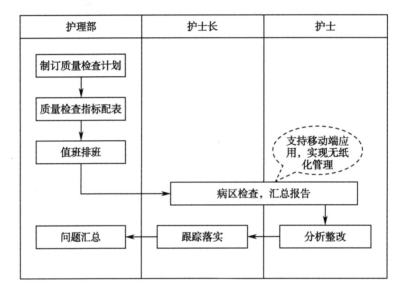

图18-11　护理质量信息系统业务处理流程

三、医院感染信息系统功能与流程

（一）基本功能

针对医疗过程中发生的感染相关情况进行监测预警、排除与确认上报、分析和反馈，对手术、ICU等重点监测人群进行综合监测和目标监测（图18-12）。

具备医院感染数据采集、感染自动筛查、感染上报与审核、感染干预反馈、院内感染监测、院内感染指标分析、院感知识库管理、环境卫生监测、医务人员职业防护管理9项功能。二级医院、三级乙等医院和三级甲等医院分别具备5、6和7项功能。

（二）其他功能

1. 智能诊断疑似病例　实时提取医嘱、检验结果、影像学结果、病程记录与护理记录中各种患者感染相关信息，如抗生素使用、培养出致病菌、血白细胞升高、肺部炎症（肺CT）、痰鸣音（病程记录）、发热等。按某感染部位诊断条件进行策略的设定，如"腹泻"的筛查策略为：便常规白细胞升高；或<5天送检便常规>3次（除去入院48小时内送检第一次便常规）；或病程记录"腹泻"；或护理记录每日大便>3次。根据各信息与感染发生相关程度进行权重排序，整合分析后输出感染疑似病例预警信息。各个筛查条件"或""与"组合其他筛查条件，运行后筛查出疑似病例，进行特异性与灵敏度分析，不断调整筛查策略。最终制订筛查医院感染可疑病例、确诊病例的筛查策略和预警条件。

2. 病例预警（实时预警）　应具备对医院感染指标设置暴发预警阈值功能，超出阈值时及时警示疑似暴发。应具备医院感染病例感染时间、病区内床位分布等情况直观展示功能。应具备对全院抗菌药物各项指标超过标准值的实时预警功能。应具备对细菌耐药率超过标准值的实时预警功能。

3. 辅助确认功能　应具备疑似医院感染病例提醒功能，以工作列表的形式供医院感染监测专职人员进行确认和排查。应具备疑似暴发辅助确认和排除功能。

作为医院感染监测工作开展的成果，医院感染监测专职人员应通过日常监测产生医院感染判断相关数据，包括医院感染部位名称、医院感染日期时间、医院感染转归情况、医院感染转归日期时间、是否新发医院感染、医院感染属性、手术部位感染名称、实验室检出病原体的感染类型等。

（三）系统流程

业务处理流程见图 18-12。

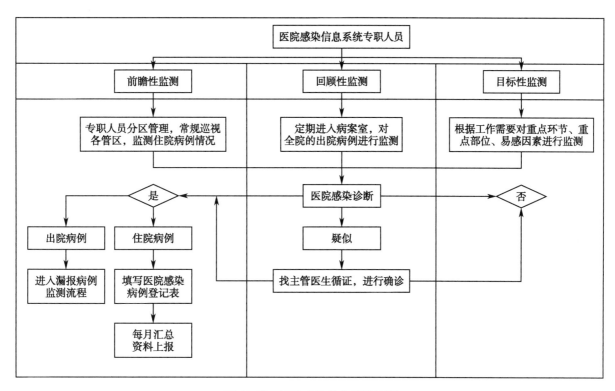

图 18-12　医院感染信息系统流程

四、数据上报质控系统功能与流程

（一）基本功能

1. 公用模块——字典服务

（1）字典管理：支持基础字典（机构科室等）、标准字典（国标、行标、院内字典等）的增删改功能。复用数据集成服务项目代码。

（2）字典对照：支持机构字典与标准字典的对照功能。复用数据集成服务项目代码。

（3）字典同步：支持从数据标准管理系统（主数据管理系统）订阅标准字典，设置更新频率定时下载标准字典数据功能；支持主动从第三方系统获取标准自定义数据。

2. 专用模块

（1）数据质量概览：主要为数据质量管理人员提供整体查看数据质量评价结果的功能。按日、周、月、季、年时间维度展示各机构横向、纵向对比、质量发展趋势、同比环比分析、数据整改情况等。

（2）质量模型管理

1）比对数据库配置：对需要进行质控的数据源配置。

2）数据级次配置：数据归属机构单位的维表配置。

3）质量模型模板：系统内置的质量模型模板，可使用模板快速建立质量模型，也可以自定义维护新的模板。

4）最新质量模型：数据质量模型包括定义目标业务需要使用数据表对象（质控表配置）、评估维度、质量校验规则、评分规则，未发布的质量模型称为最新质量模型。

5）定版质量模型：发布后的质量模型称为定版质量模型，定版后的质量模型才可以应用到数据质量校验任务中。

6）机构版本配置：可以配置机构使用的质量模型的某个特定评分，以及自定义配置机构需要进行质控的质控表。

（3）任务调度管理

1）前置机管理：配置执行数据质量校验任务的前置机 IP、校验质量模型及数据源配置。

2）执行器管理：配置数据质量校验任务执行器。

3）任务管理：配置质量校验任务调度信息，确定任务调度频率和时间。

4）调度日志：监控质控校验任务调度状态。

（4）质量报告管理

1）数据质量报告：从质量结果汇总、指标质量分析、业务质量分析、质量改善建议几方面出具数据质量分析报告。

2）质控结果查询：提供数据质量校验结果查询功能，包括校验记录数、问题记录数、问题记录详情，通过质控脚本和血缘分析定位问题根本原因。

（5）数据质量整改

1）创建整改任务：针对质量校验问题创建数据整改任务。

2）处理整改任务：整改任务问题分类、数据整改、整改审核步骤过程处理。

3）数据整改分析：进行整改问题数、问题级别、机构整改排名、整改趋势、整改过程等的统计分析。

4）单指标整改分析：分析对单指标整改后的效果。

（6）数据质量分析

1）质量模型设置汇总：对系统设计的质量模型从质控表、规则、机构几个方面进行汇总分析。

2）业务质量分析：从业务分类维度进行数据质量分析。

3）规则质量分析：从指标规则维度进行数据质量分析。

（7）消息通知管理

1）通知人员配置：配置各机构通知人员姓名、邮箱、手机号、人员分组信息。

2）通知模板配置：支持新增、编辑、启用、停用通知类型功能；支持配置各通知类型下短信模板功能，自定义配置发送内容、发送条件；支持配置各通知类型下邮件模板功能，自定义配置发送内容、发送条件。

3）消息通知配置：配置各机构通知类型、通知方式（短信、邮件）、通知人员（人员分组）、通知时间（自动发送通知时间）。

（二）系统流程

图 18-13～图 18-15 分别描述了数据上报质控系统整体业务、任务调度管理和数据质量整改的流程图。

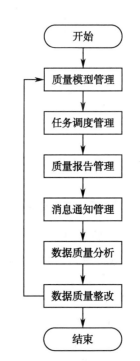

图 18-13 数据上报质控系统整体业务流程图

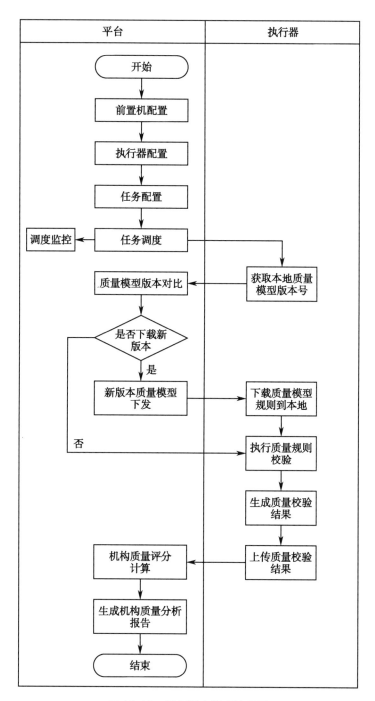

图 18-14 任务调度管理流程图

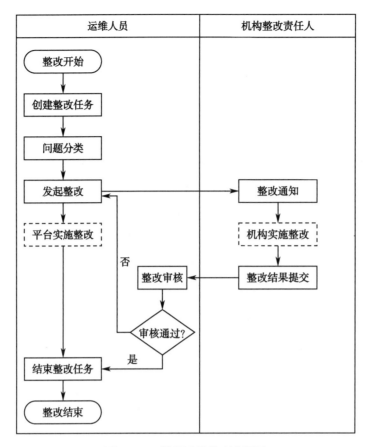

图 18-15　数据质量整改流程图

第六节　测评指标

一、临床路径信息系统测评指标

《电子病历系统应用水平分级评价标准（试行）》的知识获取和管理项目对临床路径管理有评价要求。

二、护理质量信息系统测评指标

《电子病历系统应用水平分级评价标准（试行）》中护理记录项目对护理质量进行了要求。指标中患者管理与评估和护理记录部分对护理质量进行了要求。

《医院信息互联互通标准化成熟度测评方案》中指标 4.4.2 医疗管理系统建设情况和 5.2.1 基于平台的内部连通业务对护理质量进行了要求。

三、医院感染信息系统测评指标

《电子病历系统应用水平分级评价标准（试行）》中指标 01.01.7 病房医嘱处理、10.02.3 和 10.02.7 医疗质量控制、01.01.7 病房医嘱处理对医院感染信息相关情况进行了要求。

《医院信息互联互通标准化成熟度测评方案》中指标 5.2.1 基于平台的内部连通业务对医院感染信息相关情况进行了要求。

《医院智慧管理分级评估标准体系（试行）》中指标基础与安全类别的服务监督项目中对医院感染信息相关情况进行了要求。

四、数据上报质控系统测评指标

包括《电子病历系统应用水平分级评价标准（试行）》数据质量评估项目表（2022 年修订版）中，病房医师指标 01.01.3 病房医嘱处理、01.01.4 病房医嘱处理、01.01.5 病房医嘱处理、01.01.6 病房医嘱处理、01.01.7 病房医嘱处理、01.02.3-01.02.7 病房检验申请、01.03.3-01.03.7 病房检验报告、01.04.4-01.04.7 病房检查申请、01.05.3-01.05.7 病房检查报告、01.06.3-01.06.7 病房病历记录；病房护士指标 02.01.3-02.01.7 患者护理与评估、02.02.3-02.02.7 医嘱执行、02.03.3-02.03.7 护理记录；门诊医师 03.01.3-03.01.7 处方书写、03.02.3-03.02.7 门诊检验申请、03.03.3-03.03.7 门诊检验报告、03.04.3-03.04.7 门诊检查申请、03.05.3-03.05.7 门诊检查报告、03.06.3-03.06.7 门诊病历记录。

（郑　静）

参考文献

[1] 项诗晨. 医院质量管理信息系统的设计与实现[J]. 医学信息，2016，29（16）：1-2.

[2] 刘逸敏，王杰宁，徐有福. 医院质量管理信息系统的设计与实现[J]. 解放军医院管理杂志，1996（3）：251-254.

[3] 赵鑫，王阶，陈光. 中医临床路径发展现状及对策研究[J]. 中国医院管理，2019，39（02）：44-46.

[4] 贾茜，李小莹，冀冰心，等. 临床路径信息化管理对医疗质量的影响[J]. 中国病案，2017，18（09）：36-38.

[5] 陈爱香，费丽萍，原志芳，等. 临床路径多维度管理模式的构建探讨[J]. 中国卫生标准管理，2021，12（06）：35-39.

[6] LI JL, SHEN K, HU J, et al. The clinicians'satisfaction with clinical pathway implementation: preliminary development of an assessment scale in China[J]. Risk Manag Healthc Policy，2021，14：303.

[7] 李小华. 卫生信息标准化技术与应用. 2 版[M]. 北京：人民卫生出版社，2020.

第十九章

医院行政管理信息系统

行政管理是医院管理的重要组成部分，通过建设全新行政管理信息化系统，可以实现医院行政管理工作提质增效，以先进的信息化技术和超前的管理思想赋能医院高质量发展。本章从国家的政策要求和指导出发，介绍了医院行政管理信息化的背景、发展历程和最新进展，详细描述最新一代行政管理信息系统（医院服务支撑平台）的功能定位、系统架构和建设思想，阐述行政管理信息系统对帮助医院提升管理效能的重大意义。

第一节　系统概述

公立医院是我国医疗服务体系的主体，随着我国医疗卫生体制改革的深入，医疗卫生行业的竞争日趋激烈，国家对公立医院的改革和发展提出了更高要求。

2017年，国务院办公厅印发《国务院办公厅关于建立现代医院管理制度的指导意见》（国办发〔2017〕67号），要求推动各级各类医院管理规范化、精细化、科学化，基本建立权责清晰、管理科学、治理完善、运行高效、监督有力的现代医院管理制度。

2021年，国务院办公厅印发《国务院办公厅关于推动公立医院高质量发展的意见》（国办发〔2021〕18号），要求医院建立健全现代医院管理制度，力争通过5年的努力，公立医院发展方式从规模扩张转向提质增效，运行模式从粗放管理转向精细化管理，推动公立医院高质量发展。

一、我国行政管理系统的发展历程

行政管理系统俗称OA系统，在国外没有同类产品，属于中国特有的软件产品，自问世至今，其发展历程主要经历了五代。

1995年，第一代OA系统问世，初代的OA系统功能以文字处理及信息分享为主，以文件数据库为核心，主要代表产品为莲花公司的邮件、文件系统等。

2001年，第二代OA系统问世，其以数据库为核心，主要代表产品以邮件系统、数据库产品为主。

2008年，第三代OA系统问世，其主要功能以业务及共享为核心，主要产品代表以协同办公软件为主。

2013年，第四代OA系统问世，其以业务流程及集成为核心的产品为主，主要方向是集成和整合。

2017年，第五代OA产品面世，主要以服务和内控为核心，主要方向是服务支撑平台和内控管理平台。

二、医院行政管理信息化背景

高质量发展是公立医院发展的战略目标。医院想要实现高质量发展，不仅要提高医疗技术水平和医疗服务水平，也要根据医院发展的战略不断探索、创新，将医院管理水平提升到新高度。行政管理作为医院管理的关键组成部分，涉及行政事务、医疗事务、医患沟通等方方面面，不仅关系到服务质量的提升，更关系到医院的高质量发展。

信息化是医院行政管理的重要工具，强化信息化支撑作用，实现行政管理提质增效，更好地服务于临床科室、医院职工和患者,是医院实现高质量发展的必然要求。经过多年持续的信息化投入,医院行政管理事务逐步实现信息化管理,但各部门、各业务子系统之间未能整合为高效的协同平台,不利于对行政事务全过程进行统筹管理和风险管控,无法达到医院内部控制要求。

三、医院最新一代行政管理信息系统的定位

基于医院行政管理信息化的现状,医院应从全局角度进行战略规划,对医院行政管理相关事务进行整合重构,建设创新性的行政事务管理系统——医院服务支撑平台(hospital service support platform,HSSP)。作为智能化、平台化、大数据的系统,HSSP立足于为临床科室、医院职工和患者提供高质量服务,通过内部应用系统的集成,实现医院门户、单点登录、数据、流程、沟通、报表的统一管理和内部控制,为医院走向规范、提高效率、符合监管和审计的要求提供强有力的支撑,凝聚医院高质量发展的强大合力。

系统集成了全院各科室的行政事务管理、医疗事务管理、随访管理、满意度调查管理、医患沟通管理、医院门户管理、内部控制管理等多个功能模块,在全院范围内实现统一沟通管理、统一门户管理、统一流程管理、统一知识管理、统一运营管理、统一报表管理功能,为医院医、教、研、防、管提供了全方位信息化支撑。

不同于普通的行政办公软件,医院服务支撑平台融入了现代的管理思想和内控管理思想,对医院的行政工作模式和管理模式进行了大胆的改革创新,基于先进的工作流程引擎和严谨的权限管理体系,确保行政工作规范化、制度化,有效规避风险。目前,系统已成为医院行政管理信息化的基石,为医院行政管理工作提质增效,以先进的信息化技术和超前的管理思想赋能医院高质量发展。

第二节　相关标准

医院行政管理相关的信息标准如表 19-1 所示。

表 19-1　相关标准表

标准(规范)名称	相关内容	标准类型
公立医院内部控制管理办法(2020 年 12 月)	医院应当充分利用信息技术加强内部控制建设,实现主要信息系统互联互通、信息共享,应当对内部控制信息化建设情况进行评价,增强经济业务事项处理过程与结果的公开和透明	管理
公立医院运营管理信息化功能指引(2022 年 4 月)	推动公立医院运营管理信息化应用建设,实现业务管理和经济管理科学化、规范化、精细化,保证医院经济活动合法合规、风险可控、资产安全和使用有效、财务信息真实完整,有效防范舞弊和预防腐败、提高资源配置和使用效益	安全
三级医院评审标准(2022 年版)	建立以院长为核心的医院信息化建设领导小组,制订信息化发展规划,为医院管理、临床医疗和服务提供包括决策支持类的信息技术支撑,实现信息互联互通、交互共享 实施国家信息安全等级保护制度,实行信息系统按等级保护分级管理,保障网络信息安全,推动系统运行维护的规范化管理,落实突发事件响应机制,保证业务的连续性	数据
医院智慧管理分级评估标准体系(试行)(2021 年 3 月)	加强智慧医院建设的顶层设计,充分利用智慧管理工具,实现高级业务联动与管理决策支持功能,提升医院管理精细化、智能化水平	技术

第三节　系统架构

根据目前国家对国产自主可控的要求，系统架构必须满足和支持国产信息技术应用创新环境（支持国产芯片、操作系统、数据库、浏览器、中间件等），确保技术自主可控。

医院服务支撑平台基于 B/S 架构、遵循 HTML5 规范，全面采用开源技术进行研发，可部署在 Windows、Linux 等操作系统，支持 Edge、Chrome、Safari、FireFox 等多种主流浏览器，支持 PC、苹果电脑、iPad、智能手机等设备，支持 SQL Server、MySQL，以及国产数据库等多种数据库，支持数据库及 Web 服务器负载均衡，支持分布式部署、支持大并发。支持 IIS、Nginx、Tomcat 等 Web 服务器。

建立一个由行政科室面向临床科室的医院服务支撑平台是全院行政管理信息化的建设目标，系统功能主要包括行政事务管理、医疗事务管理、随访管理、满意度调查管理、医患沟通管理、门户管理等模块。通过对医院行政管理相关事务的整合重构，建立一体化行政管理中心、一站式业务审批中心、医院管控中心和医院内控平台，为医院医、教、研、防、管提供全方位、强有力的信息化支撑。

一、为医院建立一体化行政管理中心

将医院日常行政办公、科研管理、教学管理、人力资源管理、医德医风管理、患者投诉管理等所有行政职能业务纳入本系统统一管理，形成一体化行政管理中心，简化日常事务管理，提升 IT 系统的使用体验，充分发挥 IT 系统的价值。

二、为医院建立一站式业务审批中心

将医院所有需要审核、审批的业务纳入本系统进行一站式审批（包括日常行政审批，以及 H-ERP、HIS 等业务系统中各种需要审批的业务，如物资领用申请、药品采购申请、处方权申请等），使所有审批业务过程规范、透明、可追溯。

三、建设医院管控中心和医院内控平台

将系统与 HIS、HRP 等业务系统打通，医院领导通过系统即可获取各种营运数据，各项事务在系统上审批后直接控制业务系统中的后续运行，保障每一项业务的规范运行。

通过落实各项业务的分级授权审批，与医院业务系统相结合，实现预算业务、收支业务、采购业务、资产管理、合同管理、建设项目等的规范化内控，减少人为因素，降低日常工作出错的概率，落实《行政事业单位内部控制规范（试行）》。

医院行政管理信息系统的架构如图 19-1 所示。

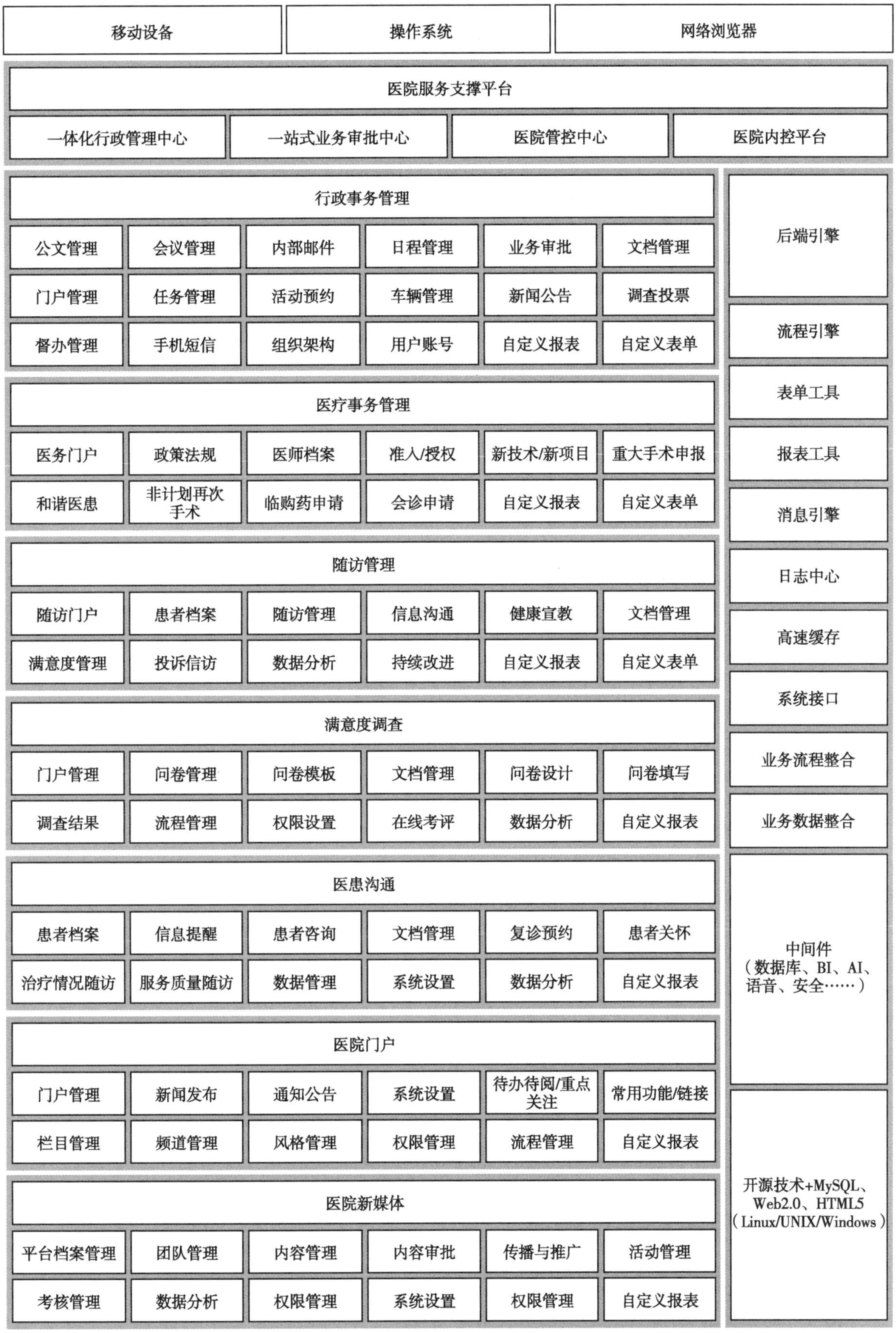

移动设备	操作系统	网络浏览器

医院服务支撑平台

一体化行政管理中心	一站式业务审批中心	医院管控中心	医院内控平台

行政事务管理						后端引擎
公文管理	会议管理	内部邮件	日程管理	业务审批	文档管理	
门户管理	任务管理	活动预约	车辆管理	新闻公告	调查投票	流程引擎
督办管理	手机短信	组织架构	用户账号	自定义报表	自定义表单	

医疗事务管理						表单工具
医务门户	政策法规	医师档案	准入/授权	新技术/新项目	重大手术申报	报表工具
和谐医患	非计划再次手术	临购药申请	会诊申请	自定义报表	自定义表单	消息引擎

随访管理						日志中心
随访门户	患者档案	随访管理	信息沟通	健康宣教	文档管理	高速缓存
满意度管理	投诉信访	数据分析	持续改进	自定义报表	自定义表单	系统接口

满意度调查						业务流程整合
门户管理	问卷管理	问卷模板	文档管理	问卷设计	问卷填写	业务数据整合
调查结果	流程管理	权限设置	在线考评	数据分析	自定义报表	

医患沟通						中间件（数据库、BI、AI、语音、安全……）
患者档案	信息提醒	患者咨询	文档管理	复诊预约	患者关怀	
治疗情况随访	服务质量随访	数据管理	系统设置	数据分析	自定义报表	

医院门户						
门户管理	新闻发布	通知公告	系统设置	待办待阅/重点关注	常用功能/链接	
栏目管理	频道管理	风格管理	权限管理	流程管理	自定义报表	开源技术+MySQL、Web2.0、HTML5（Linux/UNIX/Windows）

医院新媒体						
平台档案管理	团队管理	内容管理	内容审批	传播与推广	活动管理	
考核管理	数据分析	权限管理	系统设置	权限管理	自定义报表	

图 19-1　系统架构

第四节 行政事务管理架构

行政事务管理主要实现全院各科室管理业务、行政事务全面信息化，实现院办公文管理、会议管理、日程管理、任务督办、通知公告全面信息化，实现各科室文件传递、沟通交流、信息发布、事务申请与审批全面信息化，院领导可直观掌握营运动态、各种事务一站式审批、保障营运决策贯彻落实。

一、医疗事务管理构架

医疗事务管理主要用于对全院医疗工作和医务行政事务实施信息化管理，建立电子化医师专业技术档案，实现医务人员资质与权限的全过程跟踪管理；系统通过内置的流程引擎和表单工具，实现医疗业务审批的信息化管理；通过新技术新项目管理功能，实现医疗技术信息化管理。医疗事务管理系统可确保医院医疗工作顺利进行，完成医疗任务，提高医疗质量，防止医疗事故，加速医院技术建设，协调医院内外部关系。

二、随访管理系统架构

随访管理系统用于构建以患者为核心的服务平台，以"全方位服务患者"为导向，建立院前、院中、院后全过程的闭环管理，构建和谐医患关系，改善患者就医体验。系统将繁杂的随访工作通过信息化技术进行规范化管理，从而实现随访工作流程化管理、提高医疗数据的利用效率、提升服务水平、降低管理成本、协助医院有效规避风险。

三、满意度调查系统架构

满意度调查系统主要用于医院员工对后勤科室、医技科室、职能部门的工作情况和服务的满意度评价和分析、医院员工对中层干部进行工作评价以及医院领导对员工的工作进行考核和评价。通过分析满意度调查的结果，可及时了解医院各科室、部门和员工的工作效率、客观评价中层干部和员工的工作情况，协助干部和员工不断提升自身的专业技术水平和服务水平。

四、医患沟通系统架构

研究显示，80%的医患冲突问题来自双方沟通不畅。患者对疾病和治疗过程中的相关信息和医院方能建立良好的沟通模式，是有效减少医患冲突的重要方式。医患沟通系统主要是通过建立高效、及时的医院患者沟通管理架构，帮助医院建立稳定和谐的医患关系，提高医院服务水平。

五、医院门户架构

医院门户是医院行政管理系统中最常用且最重要的功能。医院门户是用户访问行政管理系统后的最重要界面之一，集成了通知提醒、信息发布、日常工作、常用功能、重点关注事项、待办待阅等行政办公中最常用的功能入口，并可实时显示领导关注的重要数据、报表，是整个行政管理系统的核心。

六、医院新媒体架构

医院的新媒体管理，主要实现对新媒体平台档案，新媒体内容产生、审核和发布、传播推广、数据分析等全过程进行统一管理，实现规范化管理运营，通过运营提高医院的知名度，更好地服务于患者。

七、数据结构

图 19-2～图 19-8 分别描述了医院行政管理系统的行政事务、医疗事务、随访系统、满意度调查、医患沟通、医院门户和医院新媒体数据结构。

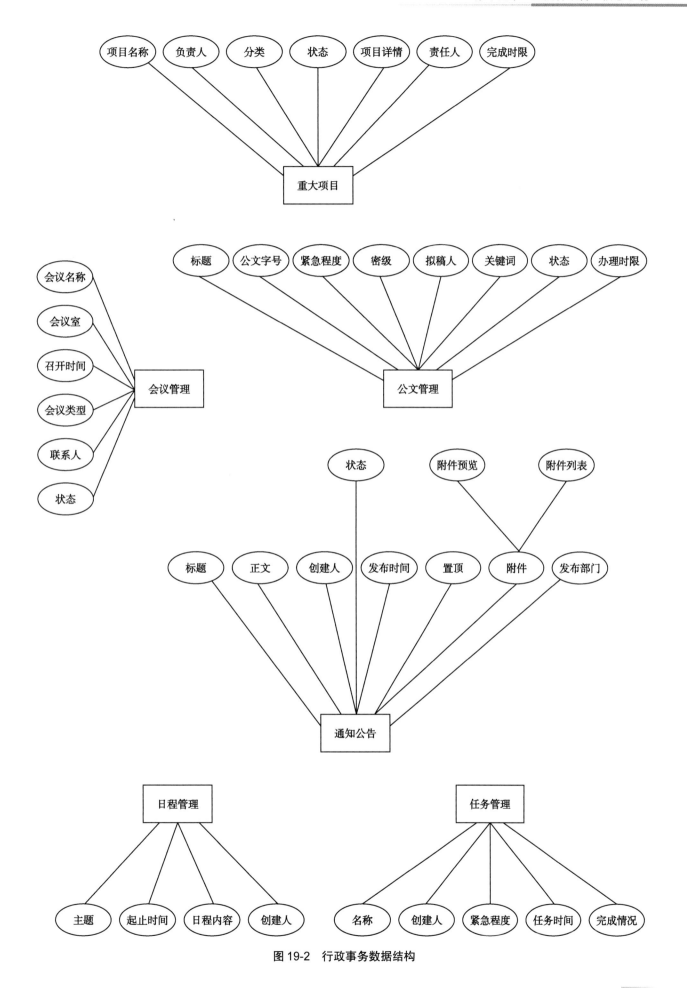

图 19-2　行政事务数据结构

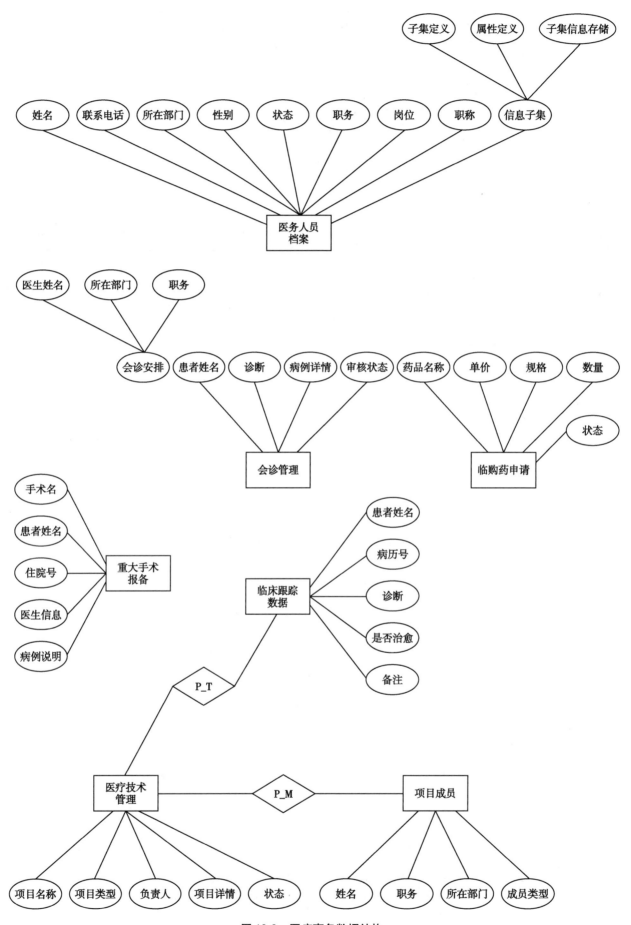

图 19-3　医疗事务数据结构

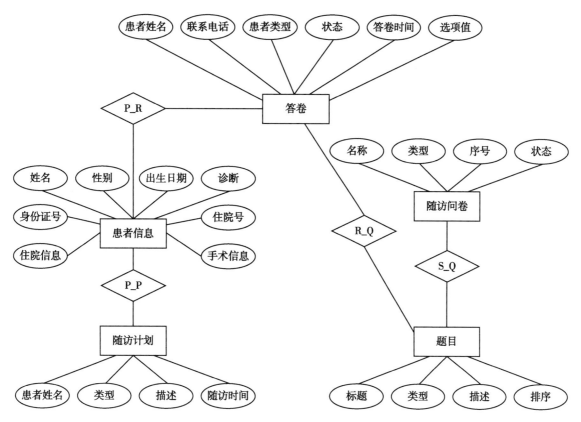

图 19-4　随访系统数据结构

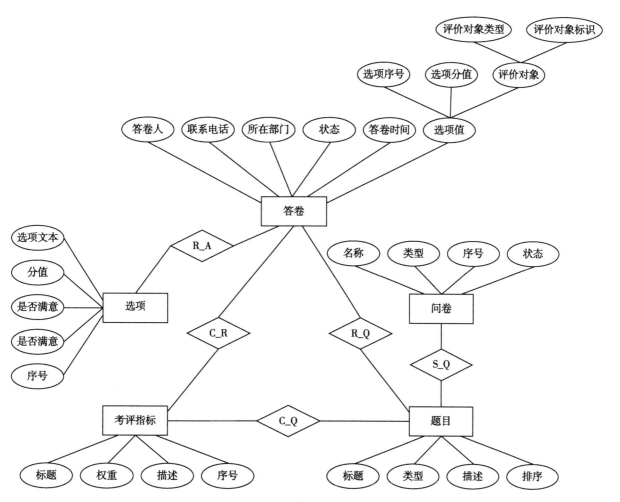

图 19-5　满意度调查数据结构

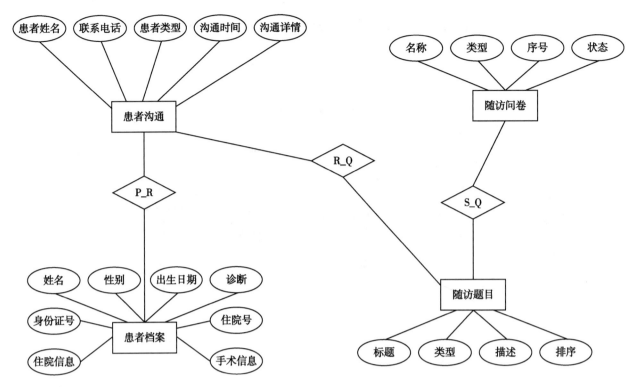

图 19-6　患者沟通数据结构

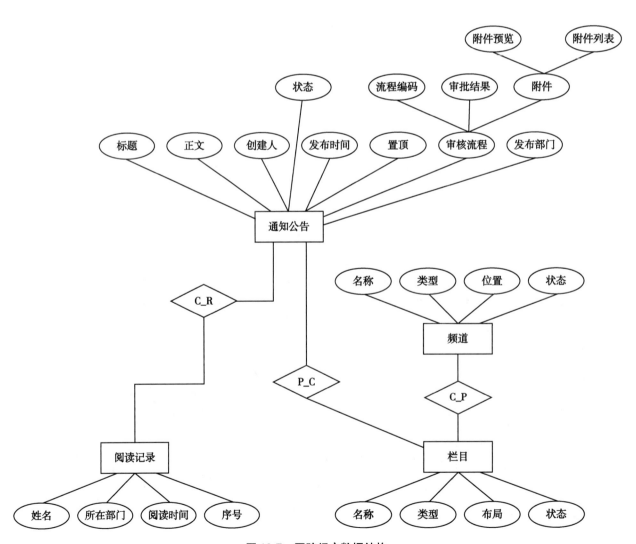

图 19-7　医院门户数据结构

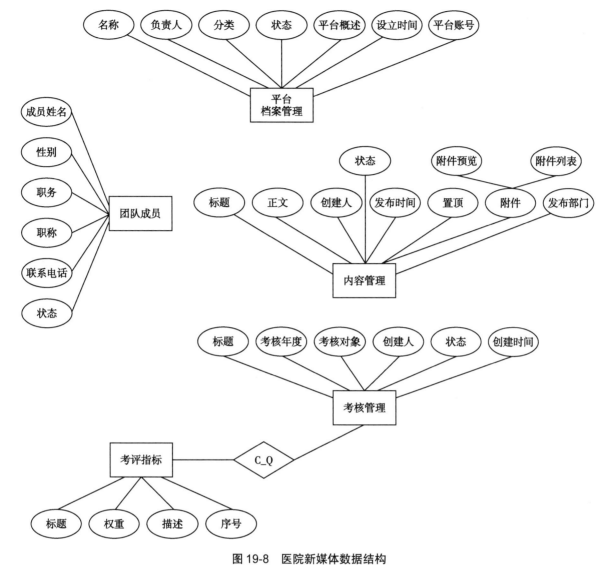

图 19-8　医院新媒体数据结构

八、系统功能与流程

（一）行政事务管理系统——公文流转

公文流转主要实现收文管理、发文管理、公文催办、公文归档、公文查询等。

1. 收文管理　实现收文电子化、处理自动化，完成收文过程中的一系列操作，即公文登记、拟办、中转、转发、处室拟办、领导审核、承办单位办理、归档的全过程管理（图 19-9）。可根据实际情况灵活定义收文处理表和收文流程，以适应各种类型公文的收文处理。可以按公文种类或来文单位定义相应的收文处理表和收文流程。表单和流程定义完全图形化。对收文的办理过程全程跟踪，直观掌握公文的办理过程、各部门的意见及办理结果。

2. 发文管理　实现发文拟稿、核稿、会签、套红、签发全过程自动化、无纸化。发文过程中，核稿及相关环节可以对文件进行在线修改，并保留痕迹（图 19-10）。发文流程可根据实际情况灵活定义，并完全以图形化、可视化方式操作。发文过程完全图形化跟踪。发文稿纸模板、正式文件模板，可根据医院实际情况灵活定义，可以定义多种发文模板（如党发、院发）。

3. 公文催办　公文督办人员可监控公文处理情况，并对延迟未办理人员进行催办，被催办人会有相应的催办提示。

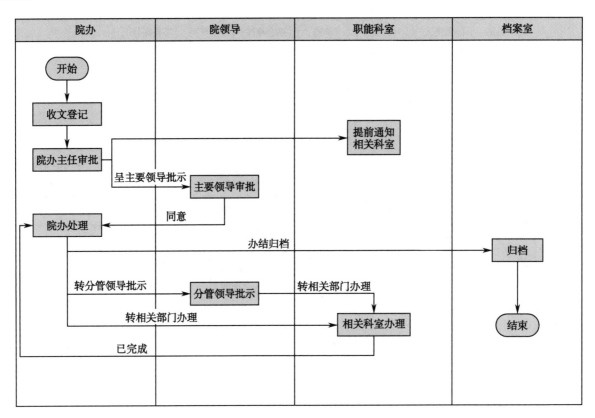

图 19-9 收文管理流程

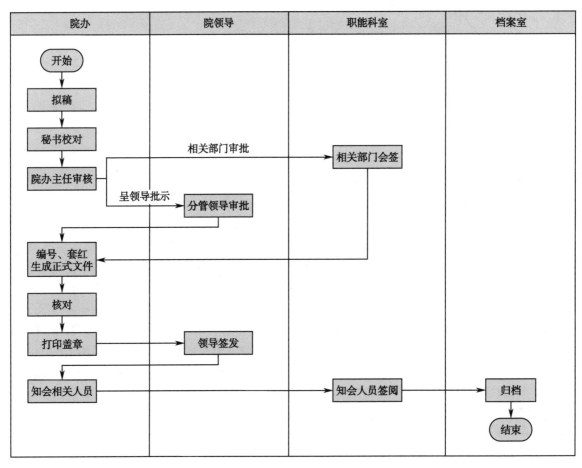

图 19-10 发文管理流程

4. 公文归档 公文处理完毕后,可以通过定制开发的接口程序将公文及办理过程信息打包压缩后归档到医院所使用的专业档案系统。

5. 公文查询 对收文、发文按照灵活的自定义查询条件进行筛选、检索。可按照公文标题、公文字号、公文类型、流程当前步骤、创建时间等进行组合查询。

(二)行政事务管理系统——信息沟通

通过"内部邮件"等信息化手段,可显著提高内部沟通效率。

1. 内部邮件 传统邮件无法对附件进行在线修订、无法实现多人在线讨论、收件人与发件人只能单线联系,不能直观地掌握收件人是否已收到、是否已阅读、是否已批示。内部邮件是医院内部主要的信息沟通方式,内部邮件功能除了拥有传统互联网邮件的功能之外,还有多项创新的特色功能,大大提高了内部信息沟通的效率,并具有较高的安全性。通过本功能,每个用户都可以收、发内部邮件;可以在线修订附件;可以直观掌握每个收件人是否已阅读;可以在线发表讨论意见。内部邮件功能可以用来进行简单的请示、任务布置和反馈。每个收件人打开邮件开始阅读时,系统自动记录阅读日期及时间。

(1)支持回复邮件功能:收件人阅读邮件后,可对邮件内容进行回复;可以自动将当前邮件的内容生成一个 HTML 文件,附上回复内容及原始附件后,发送一封新邮件给原发件人。

(2)支持邮件转发功能:收件人阅读邮件后,点击下方的"转发"按钮,自动将当前邮件内容生成一个 HTML 文件,连同原始附件一起,发送一封新邮件给其他人。

(3)支持邮件打印功能:收件人阅读邮件后,点击下方的"打印"按钮,自动将当前邮件内容生成一个 HTML 文件后打印出来。

(4)支持在线讨论功能:阅读邮件后,每个收件人都可以点击"发表讨论"按钮,进行在线讨论。

(5)支持签阅确认功能:阅读邮件后,每个收件人都可以点击"签阅"按钮并输入签阅意见,系统自动记录签阅的日期及时间。

(6)支持自定义一个或多个"邮件标签":用户可将收件箱中成千上万的邮件按照自己的工作性质进行分类。

(7)支持对邮件的附件进行在线修订:对于 Word 文档、Excel 文档,阅读邮件过程中,每个收件人可以直接打开 Word 或 Excel 进行在线修订。修订过程中系统自动锁定当前附件,防止他人同时修订而引起混乱。修订完毕点击"保存"或"保存退出"按钮,自动将修订过的附件上传到服务器,其他收件人可以在此基础上继续修订。对于 Word 文档,可显示修订痕迹。

(8)发送邮件时,发件人可以控制收件人是否可以转发邮件、是否可以再上传附件、是否可以在线修订附件、收到邮件后是否用手机短信进行提醒、收件人签阅确认时是否给发件人发送提醒消息。

2. 手机短信 手机短信是另一种重要的信息沟通方式,针对经常外出办公的人员,系统可通过发送手机短信,将重要的消息准确、及时地传递到人。手机短信功能可以被其他模块调用(如待办流程、收到邮件等),用于重要、紧急事务的提醒。系统可与医院选定的短信平台接口,实现短信收、发,可通过短信发送系统各种提醒。

医院可以自由选择不同的短信运营商,如中国联通、中国移动、中国电信,或者第三方短信运营平台,只要与选定的短信运营商定制相应的短信接口,即可将平台中的短信通过短信运营商发到员工或患者的手机上。

(三)行政事务管理系统——业务审批

医院行政管理涉及各种业务申请及审批事务(如会议申请、出差申请、用印申请、请假申请等),传统纸质方式难以保障各项业务规范运行,过程难以追溯,容易出现推诿扯皮现象,通过信息系统进行在线申请及审批,可以将各项业务流程固化,过程规范、可追溯,有效减少推诿现象。

系统提供流程设计、发起申请、流程审批、流程监控、流程催办等功能。可以根据用户的实际情况,灵活定义多种流程以及流程的流转路径。流程定义完全图形化、可视化,支持流程模板导入导出。图 19-11 为会议申请流程。

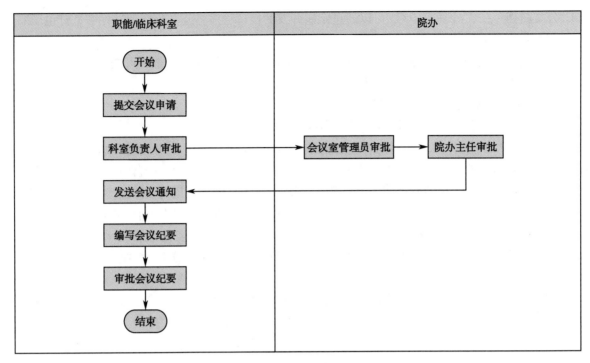

图 19-11 会议申请流程

（1）系统审批流程符合 WfMC 标准，支持串行、并行、分流/合流、条件判断、子流程等复杂的流程逻辑，满足各种复杂的流程应用场景。

（2）支持转签、加签、知会、委托、退回、撤回、撤销、拒绝等动作。流转过程中可随时添加执行人、知会人，以及设置代理人；可根据机构部门、人员角色等规则确定流程步骤的执行人。

（3）提供流程审批中心，将所有需要当前用户审核、审批的流程，全部集中到流程审批中心，实现一站式审批，无须进入各个业务模块中去审批。

（4）对流程数据提供灵活的查询检索功能，包括自己申请的流程、自己审批过的流程、知会自己的流程，以及正在审批中的、已审毕的、已撤销的、草稿（未提交）等状态的流程。

（5）对流程数据提供灵活的统计分析功能。可以统计各部门流程办理的情况并排名；可以统计各部门申请的流程情况并排名；可以统计个人办理的流程情况并排名。

（6）支持流程代理：如果用户某段时期不方便审批流程，可以设置代理功能，将全部流程或某些类别或者属于某些部门的流程，在代理时间内，全部自动转交给代理人进行审批。过了设定的代理时间或者用户明确关闭了代理功能，则流程代理自动失效。

（7）提供流程监控功能：可以将每种流程的监控权限指定给一个或一组用户，这些用户可对该类流程进行监测，对异常情况进行干预，可以强制回退或跳转到某个步骤，可以修改当前审批/处理人，也可以添加一个或多个审批/处理人，还可以直接代替流程的当前审批/处理人进行审批/处理，对于长时间未办理的流程，可以进行督促、催办。

（四）医疗事务管理系统——医疗业务审批

医疗业务审批主要是对医疗业务进行梳理，可以将诸如重大手术报备、处方权申请、外院会诊申请、院内会诊申请、非计划性再次手术、违规记录、对外协作等业务纳入系统进行统一管理。

（1）可以通过自定义工具，根据医院实际业务灵活配置申请表及审批流程；可以进行灵活的查询检索及导出。

（2）通过强大的流程引擎及自定义工具，对照三级医院评审标准（2020 版），并根据医院实际业务，可以实现：①临床路径医嘱模板申请、审批、发布，并对接医生工作站，实现闭环管理；②日间手术申请、审批、授权，并对接日间手术预约管理系统；③知情同意书申请、审批、发布、备案；④疑难病例讨论、危重症患者抢救、死亡病例讨论的发起、接收、通知、组织、记录等全流程闭环管理，以及查询检索、统计工作量和效率，支持医生年度考核和职称晋升；⑤院外会诊发起、审批、接收、通知、组织、记录、评价、报销等全流程闭环管理；⑥毒麻药、抗生素、特殊药物等处方权授权管理，并对接医生工作站，实现一药一授、分级授权、分类授权、权限调整；⑦手术权限分级动态授权管理，并对接医生工作站，实现一术一授、分级授权、分类授权，权限调整；⑧非计划再次手术申请、讨论、手术、评价全流程闭环管理；⑨大量用血审批管理。

（五）医疗事务管理系统——医务人员资质管理

实现医务人员资质权限的授予、暂停、撤销、评价再评价与授权再授权、等级调整等业务的管理，实现医疗资质权限的信息化管理。

（1）支持手术资格、处方权、特殊药品、会诊等资质权限管理。根据《中华人民共和国执业医师法》《医疗技术临床应用管理办法》等法律法规以及医院实际业务，可以灵活定义各种资质权限的授权申请表以及相应的审批流程，医师个人提出申请后，通过流程自动提交科室、医务部、医师资质授权管理委员会审批，审批通过后自动更新医师授权信息，并登记到医师档案（图19-12）。

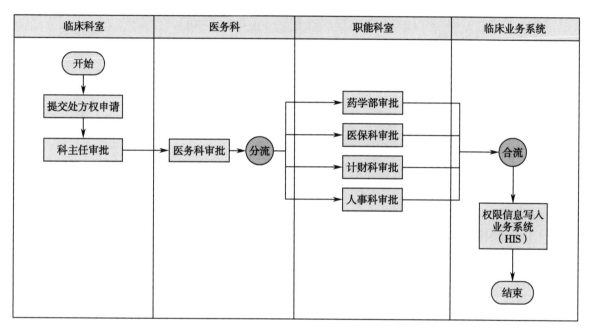

图19-12　处方权申请流程

（2）通过调用HIS、EMR等业务系统提供的接口程序，手术资格申请在审批过程中可以自动读取该医师在一段时期内实际完成的手术情况，供医务部及相关部门审批时参考，确认是否给该医师授予相应手术权限。

（3）通过系统强大的流程引擎，医务人员的授权及调整经审批通过后可直接推送给医生工作站、HIS、电子病历等业务系统。

（六）医疗事务管理系统——医疗技术管理

医疗技术直接关系到患者的生命安全和医院声誉，因此开展新技术、新项目应符合国家法律法规和卫生行政部门的有关规定及伦理规则。按照国家相关规定及医院等级评审要求，需要对新开展医疗技术的安全、质量、疗效、经济性等情况进行全程追踪管理和评价，及时发现并降低医疗技术风险。医院管理部门要有完整的新技术档案资料，要实施动态管理，确定新技术中止或转入常规技术。

新技术、新项目管理模块实现对新技术新项目的申报、评审、质控、过程跟踪，实现统一的信息化管理。

1. 新技术、新项目申报　临床科室、医技科室按照要求填写技术/项目简况，主要技术人员情况，项目的目的、意义、实施方案，开展项目的工作基础及需要支持情况，可能发生的不良事件及应急预防处理措施等信息（可以上传详细的方案书及相关附件材料），填报完毕并提交后，自动流转到科室医疗质量管理小组、科室负责人、医务科等环节进行初审。初审通过后，管理人员安排医院医疗技术委员会、伦理委员会专家进行评审（图19-13）。

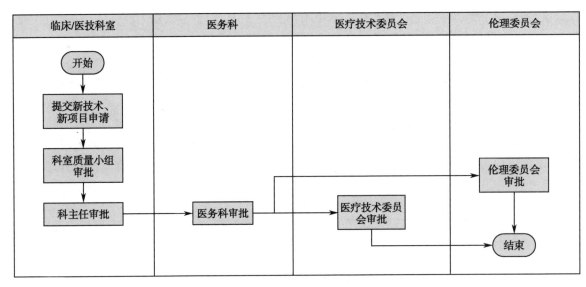

图 19-13　新技术、新项目审批流程

2. 项目追踪　新技术、新项目获准立项后，为了确保有序、安全地开展，科室及项目负责人可通过本系统记录、汇报项目开展过程的相关信息。

（1）对于临床治疗类新技术，可详细记录开展的每一个病例相关信息，包括住院号/门诊号、患者姓名、性别、年龄、确诊诊断、是否治愈、是否好转、是否未见明显疗效、是否恶化、是否死亡、是否出现并发症或不良事件等。

（2）对于检验、检查类新技术，项目负责人定期上报开展的累计例数及相关情况。

3. 项目总结评价　在新技术、新项目开展过程中，每半年或一年可以进行阶段性总结评价，确认该技术项目是否转为常规技术、停止开展、暂停开展，或者继续开展并追踪。通过调用 HIS、EMR 等临床业务系统提供的接口程序，可以在项目总结报告中自动读取该项目的临床开展情况。

（七）医疗事务管理系统——随访管理系统

1. 患者档案　患者档案是医院建立的关于患者个人信息和疾病信息的完整档案，系统通过标准数据接口，可直接从 HIS、EMR、PACS 等系统中直接导入，包括姓名、身份证号、性别、年龄等个人基本信息以及门诊信息、住院信息、手术信息等，建立完整的患者档案。

（1）患者档案支持在线检索，可支持通过住院号、姓名等条件进行检索，支持多条件检索。

（2）支持导入、导出功能，系统管理员可以通过 Excel 表格手工导入或导出患者信息。

2. 随访管理

（1）随访计划：可在线建立患者随访计划，科学安排随访，杜绝随访的随意性，保证随访的规范化；支持针对多种随访类型，如门诊随访、出院患者随访、妇幼随访、流产后关爱随访、体检随访、专科慢性病随访等，分别设计不同的随访计划。

（2）随访提醒：按照随访计划设置的时间节点，到期自动提醒。健康宣教知识、复诊通知、用药提醒等可自动通过微信或短信推送至患者手机。

（3）调查问卷：为不同病种、不同阶段的患者制订相应的随访问卷和随访计划，为随访结果的统计分析提供数据支撑。

3. 信息沟通

（1）电话沟通：可根据科室设置相应的电话随访计划，到期自动提醒。支持在随访计划中实时记录随访情况，支持上传附件。

（2）短信沟通：系统可定时给患者发送随访短信，也可以群发个性化短信，支持回复。

（3）微信随访：可按计划设置的时间，通过微信自动向患者推送随访问卷、健康宣教知识、复诊通知等。

4. 健康宣教　可为患者提供健康宣教服务，且通过问卷监测宣教效果，增强与患者的互动性；支持自定义创建、编辑、管理健康宣教模板。

5. 统计分析　系统可分别对不同科室、不同病种、不同时段进行完整、详细、多样化的统计分析；支持自定义统计报表，可按照需要设计不同的统计报表，提高数据分析效率。

（八）医疗事务管理系统——满意度调查系统

满意度调查系统可用于对后勤科室、医技科室、职能部门进行服务满意度评价；可用于对中层干部进行群众评议；可用于领导对员工进行考核评价。系统提供问卷设计、问卷填写、调查结果统计功能，可以根据填写的问卷计算出考评得分。

系统支持根据多种问卷计算考评得分。比如，年末对科主任进行评价时，一份问卷用于员工对科主任进行群众评议，权重占 40%，另一份问卷用于人事部或考评组对科主任进行评价，权重占 60%，根据两种问卷计算出每个科主任的考评得分。

系统可以灵活地设计调查问卷；可以复制问卷；可以撤回调查、关闭调查、重新开始调查；问卷填写信息及统计结果可以进行权限控制，有权限的人才能查看；可以监控哪些人已填写了问卷、哪些人未填写，可以监控调查问卷的填写数量；可以限制参与调查的人员只能（或者不能）对与本科室相关的项目进行评价。

（九）医疗事务管理系统——医患沟通系统

在医患双方医疗信息不对称的情况下，建立良好的医患沟通制度有助于缓解医患关系，增加医患间的相互信任，保证医患双方利益。医患沟通系统主要为患者提供个性化提醒（复诊、用药、健康宣教），建立医院和患者之间高效的沟通模式，帮助患者康复，收集患者预后情况进行统计分析，帮助医院建立稳定和谐的医患关系，提高提升医院的管理水平。

1. 患者档案　主要用于建立完整的患者档案，记录患者的诊疗记录和沟通记录，以便为患者提供更贴心的服务。系统通过标准数据接口，可直接从 HIS、EMR、PACS 等系统中直接导入患者个人信息，包括姓名、身份证号、性别、年龄等个人基本信息以及门诊信息、住院信息、手术信息等，建立完整的患者档案。

（1）患者档案支持在线检索，可支持通过住院号、姓名等条件进行检索，支持多条件检索；支持导入、导出功能，系统管理员可以通过 Excel 表格导入或导出患者信息。

（2）患者第一次到访医院，医院在系统中按照患者就诊分类为就诊患者建立详细个人资料和病史信息；系统支持自定义患者分类、自定义档案信息的字段。

（3）当患者档案已经在系统中建立后，患者再次来访，医生可在系统内查询患者的详细档案，并可按照患者现状对患者的档案进行更新和修正。

（4）自定义字段：在诊疗的过程中，除了系统提供的字段，如果要记录患者的其他相关信息，可在系统中设置一个或者多个自定义字段，记录患者更详细的信息。

（5）在患者档案详情的页面中，医生可建立随访任务，并跟踪随访的全过程，包括治疗情况调查、健康随访、服务质量调查等；可实时查看随访结果。

2. 患者沟通　主要用于医生与患者进行及时沟通，可发送即时、定时、周期性、序列性的用药、复查、饮食等提醒给患者。①即时提醒　是指立即发送的提醒；②定时提醒　指设定发送时间，自动发送的提醒；③周期性提醒　指按照每天、每周、每月周期自动发送的提醒；④序列性提醒　指按照一定时间序列发送的提醒，如手术×天后提醒患者换药，××天后提醒患者回院复诊。

医生还可以发送关怀性信息，例如节日问候、生日祝贺、手术康复祝贺等信息，以改善医患关系，减少医疗纠纷。患者可通过医患沟通系统进行在线问诊咨询和预约，支持在线回复，支持转发给其他医生。

3. 数据管理　主要针对客户资料、沟通信息、短信库、数据字典等数据进行管理，包括增加、删除、编辑、打印、导出等。支持备份系统数据库、还原系统数据库和备份注册信息。首次运行本系统时，可对系统进行初始化设置，并支持通过数据库、Excel等方式批量导入基础数据。

4. 随访 系统支持自定义设置随访模板，可在线发起随访任务，例如治疗情况随访、服务质量随访等；支持生成自定义报表，对随访结果进行详细的数据分析。

5. 宣传 系统支持通过手机短信、微信等方式筛选符合一定条件的受众，进行短信群发、微信群发等形式的宣传，宣传的内容直接到达手机端，并支持实时查看发送情况。

（十）医院门户

医院门户是一个信息发布平台和日常工作平台。主要用于：①医院各科室日常发布新闻、通知公告信息；②将个人待办、待阅、重点关注事项直观地显示在门户首页，方便使用；③将常用功能、常用链接直接放在门户首页，方便使用；④直接将第三方网站、应用系统嵌入医院门户首页；⑤可用于整合第三方系统，如将BI系统数据直观地显示于门户。

系统管理员可以根据实际需要，自由定义一个或多个门户。可以建立供全院浏览的门户（医院门户），也可以为每个科室建立相应门户（科室门户），或者为某种业务或专题建立相应的门户（如科研门户、党建门户）。

在每个门户中可以自由定义多个栏目，每个栏目用于发布不同性质的内容。可以对每个栏目进行权限控制，使每个栏目由不同人员进行内容发布。可以限定每个门户频道、栏目哪些用户可以浏览，对于无权限者，该内容则隐藏不可见。系统管理员可以自由定义每个门户的风格，使每个科室的门户样式不同，如人力资源部门的门户风格与其他部门完全不同。

（十一）医院新媒体

医院的新媒体运营，是医院在信息化时代宣传医院形象、加强与患者沟通与交流的重要手段，通过医院新媒体的运营管理，可以提高医院的知名度，为患者提供更好的医疗服务和医疗质量，改善和提高患者的满意度。

1. 平台档案管理 主要用于建立和管理新媒体运营平台的详细档案。不同新媒体平台，由于其定位不同，在医院新媒体运营过程中可能承担不同作用。例如，微信是消息推送、交流互动；微博是宣传推广、科普知识；抖音是宣传品牌形象、信息分享等。

系统可为新媒体平台分别建立详细档案，并进行实时维护，包括平台注册信息、运营负责人、相关权限等。平台档案可与发布内容自动关联，获取内容管理中的相关内容以及活动情况。

2. 团队管理 系统支持为每一个不同新媒体平台设置其运营团队，并可设置各团队成员的权限，体现其职责权限，明确团队成员各自的操作权限。

3. 内容管理 对于医院来说，所有面向媒体的文字、图文、视频等内容的生产和发布，均应经过医院相关部门的严格审核，并授权固定的人员进行发布和管理。

系统可建立严格的内容生产和审核流程，支持按照医院的实际管理情况进行流程设置。内容的生产和发布均应按照规范的程序，经过有权限的领导审核后，才能流转到下一环节进行处理。

只有该新媒体平台的运营团队成员才能发起内容审批流程，并查看审批情况，其他人员无权查看该内容和审核流程。

4. 考核管理 医院可制订相应的考核制度，对员工在新媒体运营工作进行考核。结合新媒体平台运营数据（如注册用户人数、日均访问量等），系统可按照需求设计自定义报表，客观体现新媒体平台运营情况，并对团队成员进行考核。

5. 数据分析 系统可分别对不同平台的相关运营数据进行动态记录和统计分析，支持自定义统计报表，可按照需要设计不同的统计报表。

（十二）测评指标

医院智慧管理分级评估标准体系（试行）、公立医院高质量发展评价指标（试行）操作手册中医院行政管理信息系统相关测评指标如表19-2所示。

1. 医院智慧管理分级评估标准体系（试行）（2021年3月） 见表19-2。

2. 公立医院高质量发展评价指标（试行）操作手册（2022版） 见表19-3。

表 19-2　医院智慧管理分级评估标准体系

相关指标	业务项目	系统功能评价内容	等级
31. 办公管理	协同办公管理	采用手工方式完成院内公告管理、公文流转等记录工作	0级
		管理部门能够使用信息化手段完成公告、通知内容的采编、排版、打印、审批等流程，并支持信息检索	1级
		（1）管理部门能够通过信息系统对发布的信息进行记录、检索等管理 （2）采编、审核、发布等信息能够在管理部门内部各岗位共享 （3）管理部门能够使用协同办公系统管理公文流转 （4）管理部门能够使用信息系统统一管理全院会议	2级
		（1）能够使用协同办公系统处理行政审批单 （2）能够通过信息系统记录、查阅和提醒协同办公事务信息，包括审批单内容、审批流程、处理意见等，处理意见全面留痕 （3）能够通过信息系统申请会议，查询会议室、会议议题和参会人员	3级
		（1）能够通过协同办公系统处理全院各类审批单业务 （2）能够对权限进行分级管理 （3）能够进行完善的会议管理，实现会议日程查看、会议冲突提醒、会议纪要在线填写、视频会议管理等功能 （4）能够对接档案管理系统进行档案归档处理	4级
		（1）支持移动端协同办公 （2）能够通过系统督办工作，督办人员可以跟踪、催办协同处理人员 （3）协同办公系统能够与关键业务系统对接，共享采购、人事、财务业务审批单等信息 （4）能够进行协同效率分析，包括流程效率、节点效率、部门效率、个人效率等 （5）行政办公类文件（如下发文件、会议决议等）有系统归档记录，支持有管控共享	5级

表 19-3　公立医院高质量发展评价指标（试行）操作手册（2022 版）

相关指标	业务项目	系统功能评价内容	等级
13. 智慧医院建设成效	（3）智慧管理分级	无医院管理信息系统，手工处理医院管理过程中的各种信息，未使用信息系统	0级
		开始运用信息化手段开展医院管理，使用信息系统处理医院管理的有关数据，所使用的软件为通用或专用软件，但不具备数据交换共享功能	1级
		初步建立具备数据共享功能的医院管理信息系统，在管理部门内部建立信息处理系统，数据可以通过网络在部门内部各岗位之间共享并进行处理	2级
		依托医院管理信息系统实现初级业务联动，管理部门之间可以通过网络传送数据，并采用任意方式（如界面集成、调用信息系统数据等）获得本部门之外所需数据；本部门信息系统的数据可供其他部门共享使用，信息系统能够依据基础字典库进行数据交换	3级
		依托医院管理信息系统实现中级业务联动；通过数据接口方式实现医院管理、医疗、护理、患者服务等主要管理系统（如会计、收费、医嘱等系统）数据交换；管理流程中，信息系统实现至少1项业务数据的核对与关联检查功能	4级
		初步建立医院智慧管理信息系统，实现高级业务联动与管理决策支持功能；各管理部门能够利用院内的医疗、护理、患者服务、运营管理等系统，完成业务处理、数据核对、流程管理等医院精细化管理工作；建立医院智慧管理数据库，具备管理指标自动生成、管理信息集成展示、管理工作自动提示等管理决策支持功能	5级

（陈玉兵　潘志强　徐寿喜　陈佳宝）

参考文献

[1] 中共中央国务院. 关于深化医药卫生体制改革的意见[EB/OL]. (2009-03-01)[2024-03-01]. https://www.beijing.gov.cn/zhengce/zhengcefagui/201905/t20190522_56743.html.

[2] 国务院办公厅. 关于建立现代医院管理制度的指导意见[EB/OL]. (2017-07-25)[2024-03-01]. https://www.gov.cn/zhengce/content/2017-07-25/content_5213256.htm.

[3] 国务院办公厅. 关于推动公立医院高质量发展的意见[EB/OL]. (2021-06-04)[2024-03-01]. https://www.gov.cn/zhengce/content/2021-06-04/content_5615473.htm.

[4] 董海琦. OA办公自动化系统在企业中的实际应用探讨[J]. 中国管理信息化, 2020, 23(24): 82-83.

[5] 成理宙, 罗思群, 刘依群. 基于Web的办公自动化系统Web OA[J]. 计算机系统应用, 2001(1): 12-14.

[6] 雍珣. 基于WEB的办公自动化系统的设计与实现[J]. 山西广播电视大学学报, 2009(5): 49-50.

[7] 刘孟飞. 新医改背景下的公立医院内部控制问题研究[J]. 会计之友, 2011(19): 54-56.

[8] 张庆龙, 王洁. 公立医院内部控制建设操作指南[M]. 北京: 中国时代经济出版社, 2018.

第二十章　医院运营管理信息系统

随着国家对公立医院运营管理体系建设要求的不断提升，提高运营管理的科学化、规范化、精细化、信息化水平，推动实现公立医院高质量发展，落实公立医院运营管理信息化建设应用框架及功能设计要求，推动各类公立医院运营管理信息化应用建设成为当前公立医院信息化建设的重要任务之一。

本章涉及《公立医院运营管理信息化功能指引》中人力域、财务域、综合管理域、事项域4大类业务的10级64个功能点，涵盖了人力资源、会计核算、报账管理、资金管理、预算管理、成本管理、绩效管理、内控管理、经济合同管理、招标项目管理等医院运营管理信息系统的重要内容。

第一节　系统概述

公立医院运营管理是业务活动和经济活动的集合体、统一体、共同体。产出方面，医院主要向社会提供医疗、教学、科研等公益性服务；投入方面，政府和社会向医院投入人、财、物、房屋、土地等资源。所以公立医院开展的医疗服务等业务活动与经济活动密不可分，它们是同一事物实现两种价值表现形态的不同表达；业务活动是经济活动的载体，经济活动服务和服从于业务活动。

总体而言，公立医院的运营管理是对人、财、物、技术等资源，经过规划、设计、组织、运行、控制等转换活动，以医疗服务的形式提供给患者。其目标是实现高质量发展、社会效益最大化、服务效能最大化与患者满意。医院运营管理涉及医院所有部门，除了临床部门以外，还包括财务管理、人力资源、医疗管理、后勤保障等职能部门。

同时，在国家卫生健康委发布的《关于加强公立医院运营管理的指导意见》中强调："公立医院运营管理是以全面预算管理和业务流程管理为核心，以全成本管理和绩效管理为工具，对医院内部运营各环节的设计、计划、组织、实施、控制和评价等管理活动的总称，是对医院人、财、物、技术等核心资源进行科学配置、精细管理和有效使用的一系列管理手段和方法。"

从公立医院运营管理的资源管理链条看，重点围绕着人力资源闭环管理、资产设备全流程管理、耗材全流程管理、药品全流程管理，都离不开从预算到成本到绩效的经营管理闭环，即是基于医院的预算管理建立全院统筹经营计划，以业务活动执行的经济数据反映运营管理全过程，与业务活动形成联动，以成本作为诊断工具，跟踪管理和经营问题，最后以绩效评价为总结，提供医院下一年度的改善依据。基于"预算-成本-绩效"的经营管理闭环是一个不断循环调整的过程，遵循 PDCA 管理理论。

所以，医院在设计整体运管管理信息化规划时，应充分结合医院业务活动和经济活动的特点，并考虑政策要求、医院管理需要以及学科发展需求，通过信息化手段将业务管理和经济管理有效衔接、融会贯通，并持续有效应用两者的数据。运营管理信息化建设需要按照系统互联、数据共享、业务协同的原则，实现继承、融合和创新。包括充分利用医院医疗服务与医疗管理信息化基础，盘活信息化资源存量；完善或构建人、财、物、事等资源是管理信息化的基础，做好医院经济运行专业管理信息化增量，以及进一步推动核心业务工作与运营管理深度融合，利用信息化手段提升医院业务活动和经济活动的管理质量。

因此，如何利用最新的信息化技术建设和完善一套现代化医院运营管理平台，开展医院精细化管理,满足智慧医院的管理需求,推动公立医院高质量发展,是当前医院信息化建设工作的重要任务。现阶段,更多的医院基于医院综合运营管理系统(HRP)进行医院运营管理一体化、精细化、智能化的信息化建设规划。随着大数据、人工智能、云计算和区块链等技术的广泛应用,医院运营管理系统的自主化管理和服务水平将不断提升。通过大数据、机器学习与人工智能技术的发展和运用,医院运营系统能不断满足医院个性化、智能化管理、机器学习等功能的需要,必将带来更加高效的医院管理和员工工作体验,并为医院资源的有效管理提前做好规划,为医院未来发展提供更多管理提升和发展优势。

第二节 相关标准

随着国家对公立医院运营管理建设相关政策的完善以及公立医院对运营管理信息化建设的逐步重视,近年来,国家陆续出台了该领域的相关标准和指导意见,详见表 20-1。

表 20-1 运营管理信息化系统相关标准及类型

标准(规范)名称	相关内容	标准类型
全国医院信息化建设标准与规范(试行)	对二级及以上等级医院的管理工作,包含运营管理、后勤管理、人力资源管理等方面提出信息化建设的规范要求;内容覆盖了医院信息化建设的主要业务和建设要求,包括软硬件建设、安全保障、新兴技术应用等	管理
国务院办公厅关于建立现代医院管理制度的指导意见	提出现代医院管理制度的指导意见,明确了现代医院管理制度建设的要求和目标,提出了健全信息管理制度的具体要求	管理
关于加强公立医院运营管理的指导意见	明确公立医院运营管理的总体要求和基本原则;明确了构建运营管理组织体系的要求;明确了运营管理重点任务和组织保障力度要求	管理
医院智慧管理分级评估标准体系(试行)	明确医院智慧管理 0~5 级评价标准,本章具体参考人力资源管理、财务资产管理、运营管理等相关内容	管理
三级医院评审标准(2022 年版)	重点参考"第一章资源配置与运行数据指标"和"第三章医院管理"的相关要求	管理
公立医院内控制度管理办法	明确公立医院内部控制的要求和管理办法,主要包含风险评估、内部控制建设、内部控制报告、内部控制评价	管理
公立医院全面预算管理制度实施办法	明确公立医院全面预算管理制度的要求和管理办法,是医院预算管理系统建设的重要依据	技术
公立医院成本核算规范	明确公立医院成本核算的规范要求,同时提出医院信息部门在成本核算过程中的主要工作	技术
关于印发公立医院运营管理信息化功能指引的通知	提出公立医院运营管理信息化建设应用框架及功能设计要求,旨在引导各级各类公立医院运营管理信息化应用建设;本指引主要针对公立医院运营管理信息化的整体功能,分为医教研防业务活动、综合管理、财务、资产、人力、事项、运营管理决策、数据基础、基础管理与集成 9 大类业务,对 45 级 163 个功能点进行功能设计	基础
WS 599.1—2018 医院人财物运营管理基本数据集 第 1 部分:医院人力资源管理	规定医院人力资源管理基本数据集的元数据属性和数据元属性	数据

续表

标准(规范)名称	相关内容	标准类型
WS 599.2—2018 医院人财物运营管理基本数据集第 2 部分：医院财务与成本核算管理	规定医院财务与成本核算管理基本数据集的元数据属性和数据元属性	数据
WS 599.3—2018 医院人财物运营管理基本数据集第 3 部分：医院物资管理	规定医院物资管理基本数据集的元数据属性和数据元属性	数据
WS 599.4—2018 医院人财物运营管理基本数据集 第 4 部分：医院固定资产管理	规定医院固定资产管理基本数据集的元数据属性和数据元属性	数据

第三节 系统架构

医院运营管理信息系统涵盖医院管理的方方面面，同时具有很强的业务关联性，所以在医院运营管理信息化建设过程中，需要整体规划，分步建设。目前市场上专注医院运营管理信息系统的厂商多基于平台技术、采用模型驱动架构的开发方式，支持面向服务的业务应用快速构建和装配，提供完整的业务应用开发解决方案，帮助医院具备随需应变的业务处理能力。系统需要构建开放的多层体系架构，适应各种主流操作系统和数据库系统，支持在各种主流应用服务器上部署，提供丰富的功能模块构成，如图形化的流程设计器、工作流服务、工作流接口和终端用户访问客户端等。

目前常见的系统应用架构包含基础层、业务层、集团应用层、决策层等四层应用体系。基础层为基础数据管理平台、系统管理平台和数据交换平台，统一管理口径、统一数据规划、统一数据标准、统一流程规范；业务层提供医院运营管理所需各项功能应用，包括人、财、物、绩效、DRG/DIP 等多个维度；集团应用层主要为医疗集团、紧密型医共(联)体提供集团管理所需的集团财务、集团资金、集团物流、集团人力资源管理服务；业务层面产生的数据信息汇集到医院运营管理数据中心(ODR)，通过数据建模实现各类主题分析，服务于领导决策。

国家卫生健康委和国家中医药管理局组织制定的《公立医院运营管理信息化功能指引》，为各级各类公立医院提供了运营管理信息化建设的整体应用框架及功能设计要求，具体详见图 20-1。

本章重点介绍人力资源管理系统、会计核算系统、报账管理系统、资金管理系统、预算管理系统、成本管理系统、绩效管理系统、内控管理系统、经济合同管理系统和招标项目管理系统的应用架构，详见图 20-2。

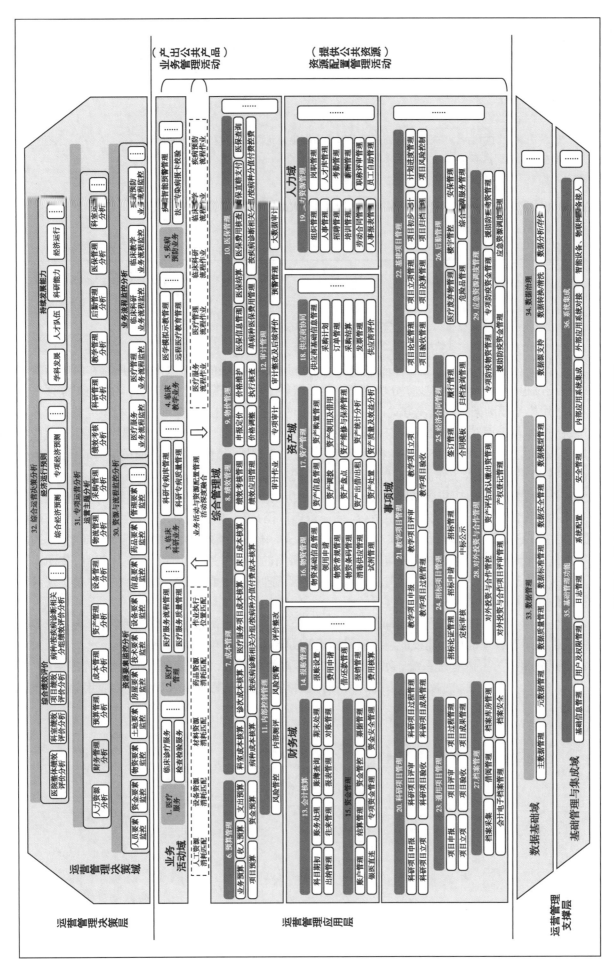

图 20-1　公立医院运营管理信息化功能架构图

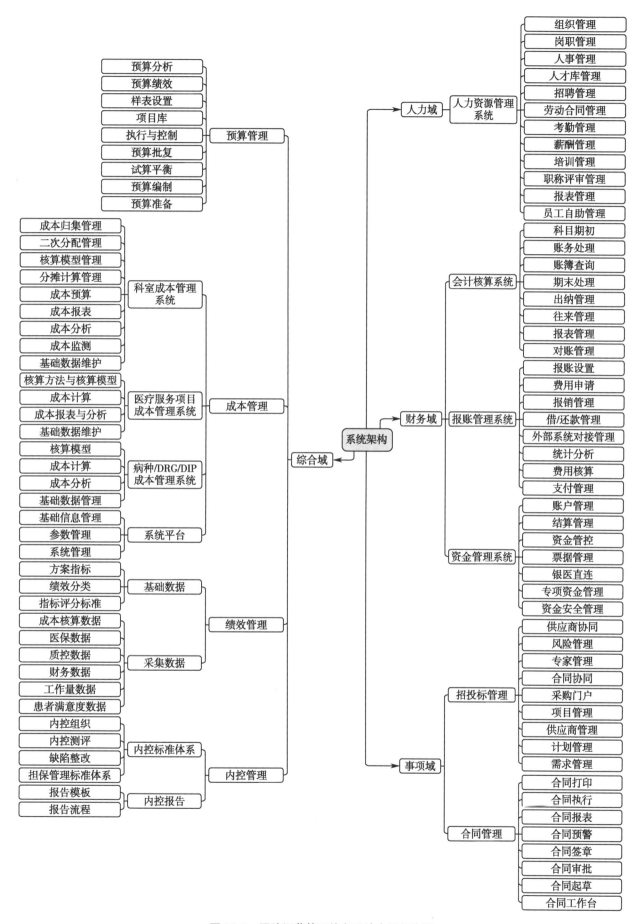

图 20-2　医院运营管理信息系统应用架构图

第四节　数据结构

医院运营管理相关系统的数据结构和基本数据集,详见图20-3～图20-5。

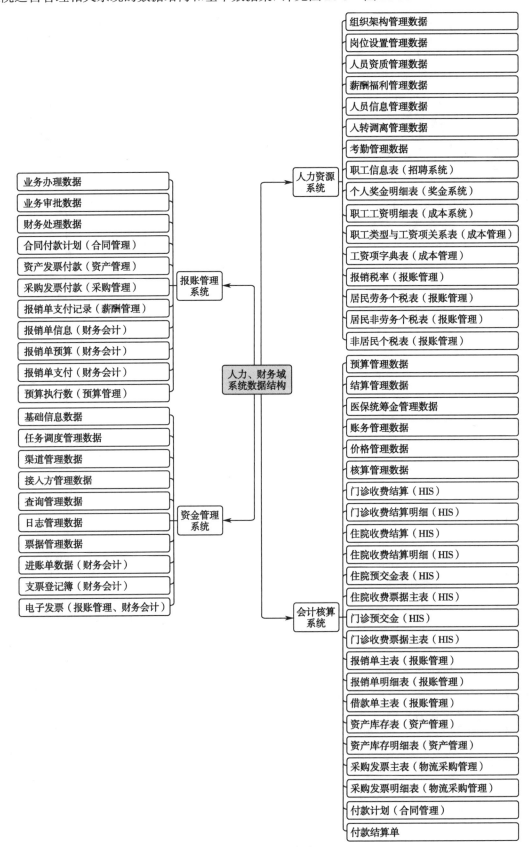

图20-3　人力域、财务域系统数据结构图

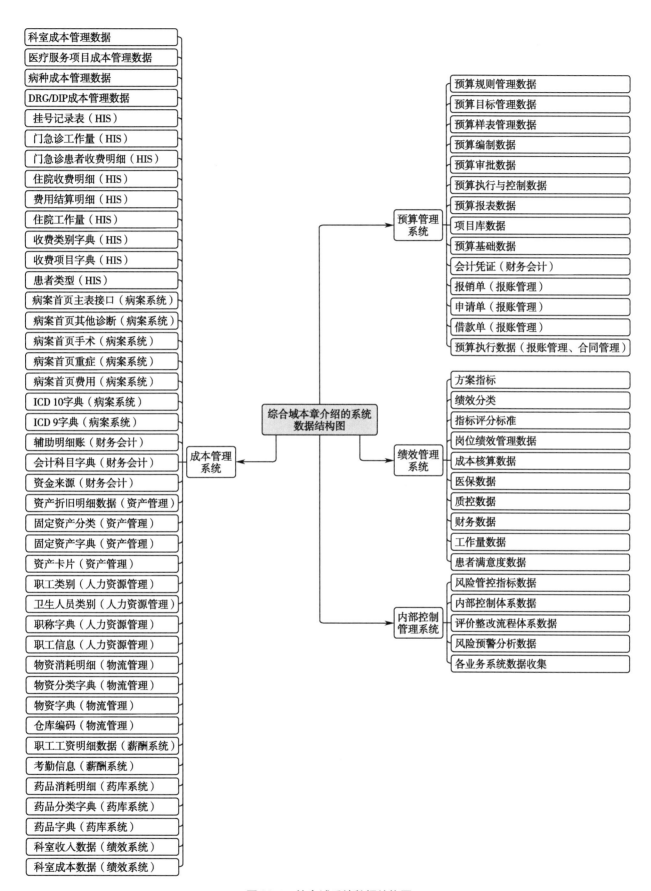

图 20-4　综合域系统数据结构图

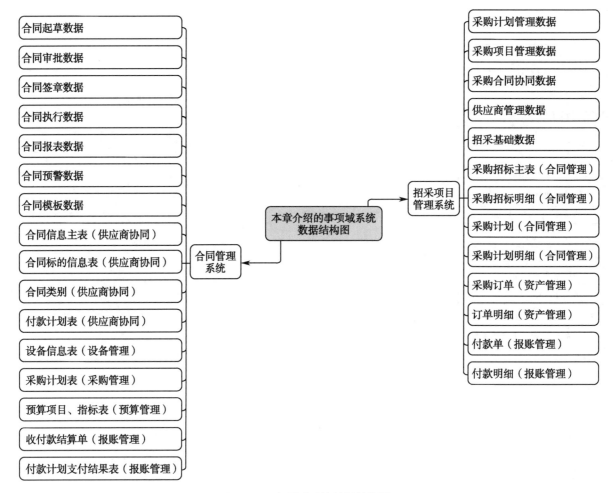

图 20-5　事项域系统数据结构图

第五节　系统功能与流程

一、系统流程

医院应当充分利用现代化信息技术,围绕医院业务和经济活动开展流程,构建基于"预算－成本－绩效"的 PDCA 运营管理闭环,加强医院内部运营管理信息系统建设,促进实物流、资金流、业务流、信息流四流合一;加强各个信息系统有效对接,确保各类数据信息的规范性、完整性和有效性,支撑运营数据的统计、分析、评价、监控等利用;加强运营管理信息安全,完善信息保护技术的措施和制度。公立医院整体运管管理信息系统业务流程详见图 20-6。

二、系统功能

下面结合《公立医院运营管理信息化功能指引》的要求,对有关系统的主要功能进行介绍。

(一)人力资源管理系统

人力资源管理系统一方面解决人力资源管理业务流程问题,满足医院员工招聘、入职、合同管理、培训、考勤排班、职称评定等人力资源事务性工作需要,建立健全员工档案,实时掌握员工动态;另一方面是通过整合员工的各项动态信息,如门诊人次、出院人次、手术人次、科研教学、DRG 入组数、CMI 值、不良事件等,将统计数据用于职工晋升、岗位调动、聘任等方面,并构建覆盖全院的人力资源管理协同平台,建立医院人力资源管理部门与学研部、医务、护理等部门的协同关系,服务于医院相关职能管理部门、医疗业务部门和各级员工。

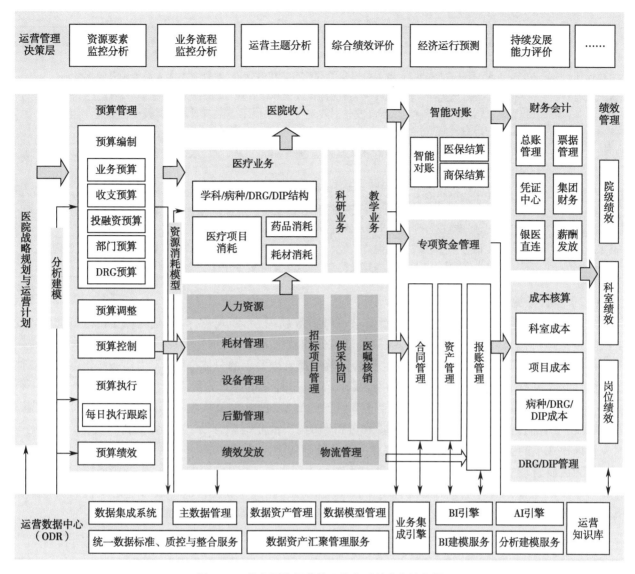

图 20-6　公立医院运营管理信息系统业务流程图

　　人力资源管理系统应以人为主线,串联起医院的各类业务信息系统,如招聘系统、薪酬管理系统、奖金系统、报账系统、成本管理系统、科研管理系统、手术麻醉系统、HIS、门禁系统等,形成全面、立体、动态的人力资源信息,帮助医院构建人力资源全景,促进采取不同的管理和激励措施,促进员工工作效率提高,发挥员工最大个人价值和整体协同效应,进而帮助医院提升整体运营管理水平。人力资源管理系统的基础功能详见表 20-2。

表 20-2　人力资源管理系统基础功能

功能	具体要求
组织管理	支持组织架构的建立、调整、撤销、编制等业务处理和信息管理;支持科室管理;支持诊疗组、多学科团队等虚拟组织设置;支持组织机构、部门和人员等历史沿革管理
岗位管理	支持岗职管理,包括职位管理、职务管理、岗位管理等
人事管理	支持对医院全口径人员管理,并能够根据不同类别实现人员分类管理,同时通过权限控制实现医护等人员的垂直管理,方便管理追溯
人才库管理	支持人才选拔培养,支持提供医院后备人才与后备干部管理;支持将候选人员简历转入人才库,实现储备人才
招聘管理	支持招聘需求采集及审核;支持根据岗位编制情况分析生成招聘岗位信息;支持对外发布招聘需求、在线收集简历,提供应聘简历甄选;支持人事筛选入职及人才储备管理等

续表

功能	具体要求
劳动合同管理	支持覆盖合同全生命周期管理,包括合同签订、续签、变更、终止及预警功能等
考勤管理	支持包含医院医护人员、行政人员排班管理和考勤休假管理,并针对不同人员类别差异化管理
薪酬管理	支持多套薪资核算和工资发放;支持社会保险、公积金管理,完成社保、公积金等从建立到清算的全过程管理;支持员工个税信息管理;支持对残疾人按比例缴税等特殊计税规则及免税处理
培训管理	支持培训相关管理,包括培训记录、培训计划、培训统计、培训考勤、培训效果考核等
职称评审管理	支持职称评审的全流程管理,包括人员遴选、职称评审主题设置、取值来源、适用范围、个人填报职称评审补充资料等
报表管理	支持根据不同报表使用人需要、不同时间维度的统计数据表和计算公式,并生成统计报表,如支持生成卫生健康行政部门要求的人力资源统计报表,支持按全院或科室对工资类型、人员类型、年龄、职称、性别、学历等进行综合统计及专题分析;支持报表自定义
员工自助管理	支持员工信息采集、维护、查询;支持员工简历信息阅览、员工考勤明细、休假信息查询及管理;支持员工薪资查询、员工年度绩效考核及奖金查询等;支持移动请假、考勤管理等

(二)会计核算系统

当前,医疗卫生行业正面临新定位、新要求、新监管、新困难、新规范,特别是医保支付改革彻底改变了医院经济运行模式,精细化运营成为医院管理工作的重中之重,精细化会计核算是基本落脚点。医院需要在满足基础数据统一、会计政策统一、符合医院内控管理要求的总体框架下,构建一体化会计核算体系。会计核算系统需要遵循《政府会计制度》要求,建立一体化的会计核算系统,与医院业务系统(人事、物资、药品、收费、报销、预算等)实现整合,自动生成会计凭证,实时真实反映医院经营活动过程,实现财务对医院经济运行过程的记录、跟踪、监督和分析职能,实现业财融合及一体化,支持多院区、集团化等财务管理模式下的会计核算功能。会计核算系统的基础功能详见表20-3。

作为医院管理中的重要环节,财务管理对于医院管理水平、运营效率的提升,以及服务宗旨的实现具有非常重要的意义。面对全新的医院管理和医改政策,医院应当顺应时代步伐,以业财融合的实施为契机,进一步改革医院管理模式,提升医院管理效率,实现医疗卫生事业的长期健康发展。

表20-3　会计核算系统基础功能

功能	具体要求
科目期初	支持科目设置,期初余额结转,未达账项、往来明细、累计折旧、累计摊销导入等;支持现金银行期初医院未达账和银行未达账的初始化登记
账务处理	支持凭证录入、审核、记账、结账和打印等基本业务操作;支持医院多种辅助核算;支持凭证制作保存后进行自动核销或者手工核销往来款项;支持现金流量标注,自动生成现金流量表;支持自动生成收入数据凭证、会计凭证等;支持凭证查询、凭证审核、初始账管理等功能
账簿查询	支持财务会计科目和预算会计科目相应账簿查询;支持多种明细账簿查询;支持凭证的联查功能;支持辅助核算账、余额表、现金流量明细表、盈余与预算结余差异明细表和序时账的查询;支持应收票据等相应备查簿管理;支持与固定资产、无形资产以及库存物资等业务的账账核对;支持联查报账管理的数据源、会计科目明细和余额情况等
期末处理	支持月末、年末结转;支持财务会计科目和预算会计科目分别进行结转;支持按照辅助核算进行结转;支持设置结转模板,财务会计和预算会计科目、辅助核算等的相互核对和校验、复核及自动生成结转凭证;支持医院按具体业务和报表填报的要求,通过自定义结转方案配置,按照发生额或余额等方式自动生成结转凭证
出纳管理	支持出纳根据审核无误的现金收付凭证序时逐笔登记现金账簿;支持出纳根据审核无误的银行存款收付凭证序时逐笔登记银行账簿;支持现金和银行存款的报表查询;支持自动生成银行存款余额调节表;支持现金盘点表、资金日报表;支持现金银行初始账管理、银行日记账管理、现金日记账管理、银行自动对账、未达账核对、现金银行报表查询等
往来管理	支持对往来类科目造成的时间性差异通过往来标注核销自动生成会计凭证;支持供应商往来、患者往来、职工往来、科室往来等医院的核算要求;支持往来账和账龄区间的初始化设置;支持往来账龄查询、分析;支持往来坏账计提;支持预付转应付,应付账款与采购、预算、资金等的关联及控制等

续表

功能	具体要求
报表管理	支持灵活定义医院管理报表,可自动产生报表数据;支持表间取数、跨医院、跨年度取数;支持报表定义、制作、汇总、查询和审核等基本业务功能;支持决算报告和财务报告异常指标预警;支持会计报表附注和情况说明的电子化编制;支持报表合并的业务需求;支持自动生成政府会计制度要求的整套报送报表;支持与成本核算、预算管理等医院资源运营管理报告进行数据关联稽核;支持会计核算与其他模块的信息共享;支持为经济运行分析评价提供决策数据支撑;支持符合医院财务管理特点的多种分析方法
对账管理	支持总账核算与各专项核算进行对账,如固定资产、无形资产、物资管理、收入管理、工资管理、奖金分配、药品管理、基建管理、资金管理等的对账;支持对账设置和对账分析、明细数据联查等

(三)报账管理系统

报账管理系统主要实现医院员工填单及业务审批等报账业务管理。报账管理支持使用扫描、文字识别等新技术,推动报销业务支出标准化、报销便捷化、流程自动化、票据影像化、审批移动化、档案电子化和业财一体化。报账管理系统的基础功能详见表20-4。

报销管理系统能利用信息化手段有效地划拨资金、支出资金,从而实现对预算的事前控制、事中审核和事后分析,做到对预算的精准控制,还能实现内部控制中对于经费开支范围和标准的控制、借款范围和标准的控制、预算与审批管理的控制等。基于医院综合运营管理系统的报销管理系统建设,多模块融合,有效互联互通,实现信息数据公开,业财有效衔接,从而规范报销流程,控制资金支出,加强医院内部控制管理,优化财务工作。

表20-4　报账管理系统基础功能

功能	具体要求
报账设置	支持医院的报销业务、费用管理、审批流转等相关活动;满足医院内控管理、流程设计和费用控制等要求,需支持各种设置规则,如资金来源设置、费用申请控制规则设置、常用单据设置、借款控制设置、授权代理设置、流程配置等
费用申请	支持费用申请业务及预算管控
借/还款管理	支持医院借款管理业务,根据借款条件和借款报销标准进行借款单据的录入、审批、管理及查询
报销管理	支持根据医院报销管理业务和报销标准进行报销单据录入、审批、管理及查询;可在报销时扣减费用申请所占用预算、核销已借款项、往来款项及扣减借款单所占用预算;支持商旅订单/采购订单等的关联报销
费用核算	支持与会计核算系统联动,支持医院借款、报销等业务的费用核算;支持单据凭证生成及入账、费用分摊、费用待摊、跨账套往来凭证生成等;支持多部门业务费用分摊;支持跨院区的费用业务的往来凭证生成;支持多个会计期间的费用按期分摊;支持费用处理时的预算控制等

(四)资金管理系统

资金管理系统主要实现统一资金计划、监控、调度、结算管理,支持银医直联付款、资金调拨、银行对账单信息收集、余额查询等,提升医院资金利用效率、降低资金风险和财务费用。资金管理系统的基础功能详见表20-5。

表20-5　资金管理系统基础功能

功能	具体要求
账户管理	支持开户申请和开户管理,对银行账户基本信息、开户业务流程、账户性质等进行管理;支持设立资金结算中心的医院对内部账户的开户、销户、冻结、解冻等管理;支持变更销户管理,对银行账户的变更申请、变更业务、销户申请、销户业务流程进行管理;支持账户年检管理,对银行结算账户的合规性、合法性和账户信息、账户资料的真实性、有效性进行审核;支持结算记录管理等
结算管理	支持医院收付款业务、内部转账业务;支持医院资金流入流出管理,分析资金存量与流量,提供资金监控依据;支持日常业务管理、结算管理、银行对账、账表查询等;支持委托结算业务;支持支付信息变更等;支持设立资金结算中心的医院,管理成员医院的现金缴存、现金支取、内部特转、对外收付款业务等

续表

功能	具体要求
资金管控	支持资金计划管理；支持对付款计划进行付款排程，并合理付款；支持资金调度；支持设立资金结算中心的医院管理资金上收、资金下拨和资金调拨业务；支持外部融资管理，提供融资申请、合同登记、授信占用、台账管理、利率变更及合同结项管理等业务处理流程；支持对资金的管理流程、模式、使用效率等进行分析、管理
票据管理	支持支票管理及电汇管理，可记录支票发出业务的相关信息项；支持支票登记、领用和相关登记簿的查询；支持银行电汇信息的维护管理；支持空白票据的购置、领用、报销等进行管理；支持商业汇票管理；支持应收票据的收票、托收、背书、贴现、内部托管、银行托管、内部调剂、内部领用；支持应付票据的签发、付票、到期付款处理；支持税票、非税票、内部结算收据管理；支持票据入库、领用、核销、查询统计等；支持电子票据管理，包括在线开票、查重、验伪、入账、核销、受票、报销等
银医直联	支持网银配置，支持支付指令信息管理；支持电子银行回单、银行对账单管理；支持到账通知或对账信息，提供离线查询银行对账单的信息；支持指令查询、支持银医互联接口实时完成各类支付业务
专项资金管理	支持专项资金申报、专项资金设立、专项资金预算编制、经费使用等流程管理和基础信息维护
资金安全管理	支持完整存储与备份网络支付业务交易记录、账目核对等资料；支持结算业务数据源追溯；支持规范对账和结算管理，可进行统一结账控制；支持银行对账单与银行日记账自动勾对，确保医院信息系统、银行结算账户账款保持一致；支持提供内部核查机制，支持报表和数据多方核对、验证。支持安全验证管理、数据加密等

（五）预算管理系统

预算管理系统需要以战略发展规划和年度计划目标为导向，协助医院建立"全口径、全方位、全员参与、全过程"的全面预算管理体系。通过控制各业务单元的业务行为，以便于增强宏观调控能力、优化资源投放决策、加强财务管控，切实提高医院管理水平和经济效益。

医院预算管理为医院经济运行控制主线，预算管理系统需满足全面预算管理要求，包括业务预算、收入预算、支出预算、项目预算、资金预算等内容的管理；需要实现各预算之间的联控功能；需要支持自上而下、自下而上、两上两下等编制流程；需要支持对预算执行实时监控，实现执行核销、预算执行分析、预算绩效考评。实现事前计划、事中监督、事后分析的管理。预算管理系统的基础功能详见表20-6。

表20-6 预算管理系统基础功能

功能	具体要求
业务预算	支持业务预算的编制依据、编制、审核、审批、下达、执行、调整、查询、执行监控等功能；支持不同的编制方法；支持不同的编制期间；支持所有预算编制数据和各编制节点预算数据留痕
收入预算	支持收入预算的编制依据、编制、审批、调整、执行、结转、查询、执行监控等，包括收入总预算、医疗收入预算、财政拨款收入预算、科教项目收入预算和其他收入预算等；支持采用零基预算、增量预算、固定预算、概率预算等编制方法；支持年度预算、月度预算等编制期间；支持所有预算编制数据留痕、各编制节点预算数据留痕；支持验证收入预算结构合理性
支出预算	支持支出预算编制、审批、下达、调整、执行、监控、报表等，包括支出总预算、医疗支出预算、科教项目支出预算和其他支出预算等；支持医院根据预算内容不同，采用不同的编制模板和编制方法进行支出预算编制审批管理；支持编制年度预算、月度预算等编制期间；支持所有预算编制数据、各编制节点预算数据留痕。支持验证支出预算结构合理性；支持提供项目预算与人力资源、物资管理、药品管理、固定资产管理、无形资产管理、绩效分配、会计核算、报账管理等各系统支出预算联控功能
项目预算	支持对财政项目、科教项目、基建项目、通用项目等进行预算的外拨经费及医院的配套经费预算管理；支持项目库管理、项目概算管理、预算编制、经费到账认领、预算分解、预算调整、预算执行、预算执行监控、预算报表等；支持与科研项目管理、教学项目管理、基建项目管理、通用项目管理共享项目库信息；支持提供项目预算管理、项目经费管理、医院配套经费管理等相关业务功能；支持项目经费余额跨年结转；支持项目经费报销请款业务管理；支持提供项目预算与物资管理、资产管理、设备管理、药品管理、供应商协同、会计核算、报账管理、招标管理、合同管理等各项目预算联控功能
资金预算	支持对医院的现金流量进行预算编制与监控；支持期初货币资金、资金计划、资金预算、资金存量预算、资金预算执行、资金预算执行监控、资金预算执行分析、筹投资管理、资金成本和资金收益管理等

预算管理系统需支持建立全过程预算执行控制体系,变简单的事后财务控制为基于业务过程的预算执行控制体系,包括预算编制、指标管理、用款计划、业务发生、费用报账、财务成本核算,并以此实现控制端口的前移。预算控制环节包括总账、应付管理、现金管理、固定资产、采购、物资领用等环节。

（六）成本管理系统

成本管理系统自身不产生业务数据,所需要的数据全部由外部相关业务系统进行输入,主要功能是建立核算模型,对输入数据按照模型设定的方法规则进行成本分摊计算。按照不同的成本核算对象,可分为科室成本、诊次成本、床日成本、医疗服务项目成本、病种成本、DRG 成本、DIP 成本等。成本管理系统的基础功能详见表 20-7。

成本管理系统需要和医院 HIS 收费系统、财务系统、薪酬系统、固定资产系统、物流管理系统等进行数据对接,完成数据采集后进行数据核算,最终产出的结果能够应用到医院运营决策分析;预算、绩效及医改应用;医疗服务项目调价后的影响分析以及对新增项目、放开项目、特需项目的调价支持;运用于基于政策性亏损、运营亏损测算财政应补偿金额以及基于目标成本和临床路径的成本控制方案。

表 20-7 成本管理系统基础功能

功能	具体要求
科室成本核算	支持以科室为核算对象,按照一定流程和方法归集相关费用、计算科室成本;支持数据采集、数据质量校验、数据归集、核算结果查询、基础设置等;支持科室间接成本按不同科目、不同科室按不同分摊参数配置,进行逐级分摊,支持分摊结果的全程追溯;支持提供体系化的成本分析功能,主要从收益、构成、排序、单元、绩效等角度分析;支持区分医疗业务成本、医疗成本、医疗全成本、医院全成本,从集团、医院、科室及各成本核算单元的比较分析、结构分析、趋势分析、因素分析;支持提供成本指标分析及盈亏平衡点测算分析等
诊次成本核算	支持以诊次为核算对象,将科室成本分解到门急诊人次中,计算诊次成本;支持采用分摊后的临床门急诊科室总成本,计算诊次成本等
床日成本核算	支持以床日为核算对象,将科室成本分解到住院床日中,计算床日成本;支持采用分摊后的临床住院科室总成本,计算床日成本;支持核算结果查询等
医疗服务项目成本核算	支持以科室开展的医疗服务项目为核算对象,归集和分配各项费用,计算各项目单位成本;支持提供体系化的项目成本分析功能,主要从盈亏、构成、工作量、排名等角度分析;支持区分医疗业务成本、医疗成本、医疗全成本、医院全成本,从集团、医院、科室及各项目的比较分析、结构分析、趋势分析、因素分析;支持提供盈亏平衡点测算分析等
病种成本核算	支持以病种为核算对象,按照流程和方法归集相关费用,计算病种成本;支持提供药品的管理成本核算、材料成本核算;支持提供体系化的病种成本分析功能,主要从盈亏、构成、收益、排名等角度分析;支持区分医疗业务成本、医疗成本、医疗全成本、医院全成本,从集团、医院、科室及各项目的对比、趋势、环比分析;支持提供盈亏平衡点测算分析等
按疾病诊断相关分组 / 按病种分值付费成本核算	支持以 DRG 组 /DIP 组为核算对象,按照流程和方法归集相关费用,计算 DRG/DIP 成本;支持提供药品的管理成本核算、材料成本核算;支持提供体系化的 DRG/DIP 成本分析功能,主要从盈亏、构成、收益、排名等角度分析;支持区分医疗业务成本、医疗成本、医疗全成本、医院全成本,从集团、医院、科室及各项目的对比、趋势、环比分析;支持提供盈亏平衡点测算分析等

（七）绩效管理系统

绩效管理是医院现代化管理的重要方式,目的是提高医院资源（人、财、物）的使用效率,是实现智慧医院科学化、规范化、精细化管理的重要手段。医院绩效管理过程包括制订计划、考核并评价、分析考核结果,并进一步提出改善措施,从而实现提升整个医院资源使用效率的目标。通过绩效管理过程的设计,可以实现将医院战略目标进行层层分解,分解到部门绩效目标并最后落实到最小核算单元的绩效目标。通过绩效管理过程,可以让每一个科室都清楚地了解到其与医院发展的关系及其承担的责任。

绩效管理系统要与公立医院绩效评价指标框架和医院发展规划相适应,突出工作量、工作质量、工作效率、成本控制、患者满意度、职工满意度、技术难度、风险程度及教学科研等内容,充分考虑各科室、各病种技术难度、责任风险差异等,完成综合绩效评价、成本控制考核、关键绩效指标考核和绩效分配等。绩效管理系统的基础功能详见表 20-8。

表 20-8　绩效管理系统基础功能

功能	具体要求
绩效考核管理	支持医院、职能部门、业务科室、治疗组、个人等绩效考核评价；支持多级绩效管理方案、核算、分配；支持从目标计划、执行反馈、考核评价、结果应用、绩效改善的全过程绩效管理；支持自动获取成本核算数据、质控数据、财务数据、工作量数据、患者满意度数据等形成绩效评价指标；支持科室绩效方案设置、员工绩效方案设置、评价方法选择、科室关键绩效指标管控、绩效方案审核、绩效考核、总结与分析反馈等
绩效应用管理	支持获取绩效预算控制数据，并提供绩效执行数据，实现绩效预算控制以及预警功能；支持绩效单元管理、绩效因素管理、绩效指标管理、考核评价管理、核算方案配置等；支持绩效工资核算、科室绩效分配、员工绩效分配等

（八）内部控制管理系统

内部控制下公立医院运营管理系统建设的主要目的是按照"建立现代医院管理制度"要求，规范业务流程、提高数据质量、为领导决策提供有用的信息支持。建设思路是管理制度化、制度流程化、流程表单化、表单信息化。即在梳理规章制度及工作流程并提出单位层面和业务层面的制度或流程缺陷基础上，完善制度建设、流程梳理再造，在运营管理系统建设中利用信息技术手段，将医院特色的管理理念、方式方法与内部控制规范中的建设实施原则、控制方法有机结合起来，完善和提高预算业务、收支业务、采购业务、资产业务、基本建设业务、合同业务、医疗业务（含互联网医疗）、科研业务等管理水平，提升医疗质量和管理效率，为医院转变发展方式、管理模式和投资方向提供有力支撑。

现阶段内部控制管理在信息化的应用更多体现在各运营管理业务系统的流程中，通过细化经济活动运行流程，明确关键岗位、关键控制点和控制措施，以保证医院经济活动合法合规、风险可控、资产安全和使用有效、财务信息真实完整，有效防范舞弊和预防腐败、提高资源配置和使用效益。内部控制管理系统的基础功能详见表 20-9。

表 20-9　内部控制管理系统基础功能

功能	具体要求
风险管控	支持医院对风险数据指标归集、风险识别、风险分析、风险评估、风险应对、风险监控、风险事件库等
内部控制管理	支持医院为规范经济活动及相关业务活动，规范重点领域、重要事项、关键岗位的流程管控和制约；支持制度规范管理、权限划分流程图、控制矩阵、内控评价、内部监督等
风险预警	支持医院根据收集风险相关的数据信息，设置预警线指标体系，监控风险因素的变动趋势，评价各种风险状态偏离预警线的强弱程度，向特定对象发出预警信号等
评价整改	支持医院在风险识别、内部控制评价的基础上制订整改计划，并对整改结果进行跟踪、监控及整改评价等

（九）招标项目管理系统

招标项目管理是指根据医院采购需求申请进行医院内部招标论证、招标申请、招标管理、定标审核、中标公示等的管理。通过梳理招采法规、内控制度、医院管理现状、医院发展要求，形成符合医院招采管理要求的招采管理规范，确定招采管理范围、审批流程、招采业务流程，通过信息系统实现内部控制。招标采购管理系统的价值围绕合规、安全、提效、减负四个主要价值维度展开，招标项目管理系统的基础功能详见表 20-10。

表 20-10　招标项目管理系统基础功能

功能	具体要求
招标论证管理	支持标的物的招标论证信息管理，包括医院内部同类产品使用情况、效益分析、预算资金、标的物价格等；支持医院内部论证管理等
招标申请	支持医院内部固定资产、无形资产、药品、物资等相关标的物的招标申请管理；支持根据论证结果生成招标申请；支持招标审核等
招标管理	支持医院内部固定资产、无形资产、药品、物资等相关标的物的招标管理，包括招标单、投标书、开标记录、评标记录管理等
定标审核	支持对招标单填写定标供应商、定标日期、定标记录、定标内容等的提交与审核等
中标公示	支持中标公示状态修订、记录、中标文件上传、中标通知书管理等

（十）经济合同管理系统

经济合同管理系统需要构建事前、事中、事后的一体化合同管控体系，首先在管理对象上覆盖医院所有经济业务合同，包括付款合同／协议、收款合同／协议；其次涵盖合同及协议的草签、签订、保证金、履行、变更、违约、索赔、付款、终止、归档等环节，实现合同／协议全过程管理，全方位强化经济合同监管；最后合同管理与前后端经济业务紧密关联，前端与全面预算管理关联，后端与物流、资产设备、付款等业务关联，确保经济活动前后一体、风险可控。经济合同管理系统的基础功能详见表20-11。

表20-11　经济合同管理系统基础功能

功能	具体要求
签订管理	支持经济合同的签订管理，可定义采购合同、协议供货合同、维保服务合同等多种合同模板；支持合同的起草编制、合同审批、电子图片及电子文件管理、合同签订、用印审批、合同打印、合同备案、合同借阅等；支持提供灵活可配置的合同整体流程管理；支持合同预警、到期提醒等信息管理
履行管理	支持对经济合同履行情况跟踪及管理；支持项目管理模块可调用查阅相关合同；支持追踪指定合同的项目进展情况；支持合同履约相关计划及动作管理；支持记录合同履行过程中发生的重要事项，提示合同到期付款提醒、未履行提醒等预警信息；支持在合同执行完成后对合同执行情况进行定性和定量评价等
合同模板	支持对医院相关管理部门常用的、多种类合同的标准化模板进行管理，包括模板定义、模板变更、模板复制、模板审核、模板发布、模板停用等
归档查询管理	支持归档记录查询；支持档案借阅信息记录查询，包括借阅人、借阅时间、归还时间、借阅理由等。支持检索查询，包括按合同编号、合同内容、自定义条件检索等

第六节　测评指标

本部分提及的运营管理信息系统相关国内测评主要参考国家卫生健康委印发的《医院智慧管理分级评估标准体系（试行）》里的相关指标，仅展示评估标准工作角色和业务项目，具体评价内容和级别请参考该标准原文，详见表20-12。

表20-12　《医院智慧管理分级评估标准体系（试行）》相关测评指标

工作角色	业务项目
人力资源管理	人力资源规划 要点：组织机构的设立与变更管理，人员的岗位管理、编制配置管理；人员招聘记录管理 人事管理 要点：管理医院人员档案、专业技术资格、职务申请、考评与授予、合同等信息 人员考核与薪酬管理 要点：对职工薪酬管理、工作量与绩效考核管理、保险福利管理
财务资源管理	医疗收入管理 要点：门诊、住院收费的账目管理，收费标准管理、收费项目与财务科目管理相关功能 财务会计 要点：会计账务、凭证管理、费用报销、付款管理、会计核算和统计报表等管理及应用 预算管理 要点：收入预算、支出预算、预算项目、预算审批和调剂、预算执行和分析等管理及应用 资产账务管理 要点：医院资产增加、资产减少、资产折旧等账务管理及信息化应用
运营管理	成本控制 要点：成本数据标准，各类成本采集与记录，科室可控成本管理及应用 绩效核算管理 要点：全员、科室运营收入与成本或支出分析 医疗服务分析评价 要点：医疗服务的时间、数量等能力与相应的投入、资源使用相比较的效益分析

其他相关测评指标还可参考《全国医院信息化建设标准与规范（试行）》《医院信息互联互通标准化成熟度测评方案》等。

（陆慧菁 吴 琏 陈洁雯 汪振强 邓兆盈）

参考文献

[1] 张庆龙. 我对公立医院运营管理的几点新思考[EB/OL].（2021-08-17）[2024-12-17]. https://mp.weixin.qq.com/s?__biz=MzI3MDc4MjgxMQ==&mid=2247519315&idx=2&sn=ea6603682f6c80f2e33b121209d25107&chksm=eac91467ddbe9d71984a297a11ee28114545a06782ec2a1095281d3b374d90a4f592238ddfb1&scene=27.

[2] 王韬. 医院绩效及运营管理信息化发展现状分析[J]. 中国数字医志，2021，16（10）：1-4.

[3] IDC 咨询. 医院高质量发展需求带动 HRP 系统进入快车道[EB/OL].（2022-09-23）[2024-12-17]. https://mp.weixin.qq.com/s/oSkK3Aqk_-ktjRjlgfe6Hw.

[4] 陈旭. 基于业财融合的公立医院运营管理体系研究[J]. 卫生经济研究. 2021，38（6）：66-68.

[5] 柳文娟. 新政府会计制度下事业单位财务信息系统建设探讨[J]. 中国管理信息化，2019，22（8）：46-47.

[6] 操礼庆. 基于内部控制的医院智能报账体系建设[J]. 会计之友. 2020，（8）：131-136.

[7] 房诗婷. 医院报销管理系统的建设与实践[J]. 医院信息化. 2023-01-16.

[8] 王璧峰. 内控视角下医院财务管理新模式实现路径[J]. 中国卫生经济. 2020（5）：85-87.

第二十一章 医疗保险信息系统

本章介绍医疗保险信息系统的作用、演变过程、发展方向，以及系统建设涉及的数据标准、技术标准、国家测评标准和系统需要具备的功能与流程。医疗保险信息系统是医院必需的信息系统，但不同级别的医院所需的应用功能有所区别，本章结合不同级别医院的业务需要对应用功能分成基础应用、进阶应用、高阶应用三类进行介绍。同时介绍当前热点研究方向，如智能编码技术、病种分组管理与临床路径的结合等，为医院在系统未来拓展建设方面提供建议和参考。

第一节 系统概述

一、系统的作用

（一）系统概述

医疗保险信息系统是一套服务于医疗机构，进行内部医疗保险管理并与外部医疗保险管理信息平台进行数据交换的专业化信息系统。该系统通过向内对接医疗机构信息系统，采集患者医疗费用、医嘱、病案信息等数据；向外对接医疗保障局端信息平台，按照医疗保障局要求进行医保业务登记、上传医保结算清单、查询患者信息等，在医疗机构端完成医保业务的办理和管理。

（二）系统的服务内容

初期的医疗保险信息系统主要是具备门急诊和住院医保结算管理、医保结算清单上报、医保结算对账等基础功能，多数是医院信息系统（HIS）的一个模块。随着国家对医院高质量发展要求的不断提高，以及我国医保支付方式的改革，医疗保险信息系统的应用逐步深入覆盖到医院临床和管理科室，发展成为多科室协作的、功能与流程齐全的专业化信息系统。

现阶段医疗保险信息系统除了必备的医保结算、对账等基础功能之外，还整合了 DIP/DRG 分组、智能控费、智能审核、智能编码等高级功能；医保信息系统与临床诊疗行为之间的联系，也从事后审核向事中拦截和事前提醒延伸；形成一套基于 DIP/DRG 管理体系、具备人工智能的异常费用发现机制与过程控制机制的信息系统，用以有效控制医疗费用不合理增长，提高医保资金的利用效率。医院管理者通过本系统掌握、分析医院整体运营状况，及时发现医院医保资金使用不合理的情况，进而采取有效的应对措施，保证医院运营健康、可持续发展。表 21-1 介绍了 DIP/DRG 的基本原理。

表 21-1　DIP/DRG 介绍

体系	基本原理
DIP（diagnosis-intervention packet），按病种分值付费	是利用大数据优势所建立的完整的管理体系，发掘"疾病诊断 + 治疗方式"的共性特征，对病案数据进行客观分类，在一定区域范围的全样本病历数据中形成每一个疾病与治疗方式组合的标化定位，客观反映疾病的严重程度、治疗复杂状态、资源消耗水平与临床行为规范。在总额预算机制下，根据年度医保支付总额、医保支付比例及各医疗机构病例的总分值计算分值点值。医保部门基于病种分值和分值点值形成支付标准，对医疗机构每一个病例实现标准化支付，不再以医疗服务项目费用支付

体系	基本原理
DRG（diagnosis related groups），疾病诊断相关分组	是根据患者的年龄、性别、住院天数、临床诊断、病症、手术、疾病严重程度、合并症与并发症及转归等因素，把临床过程相似和资源消耗相近的病例分入若干个诊断相关组。DRG 的主要目的在于把复杂的病例标准化，便于不同病例和不同医疗机构疾病诊治服务的比较和管理，可应用于医疗服务绩效管理，可以作为一个计价单元应用于医保支付管理

二、系统的发展过程

1. 单一功能粗放型管理的发展阶段　医疗机构医疗保险信息系统早期仅是 HIS 中针对医保收费的单一功能模块，主要用于提升对医保患者进行门诊和住院结算的工作效率、降低差错率。系统功能较为单一，医保结算方式简单，涉及的部门主要是财务与收费处。

2. 全流程功能精细化管理的发展阶段　随着我国在 2016 年起开始推行按病种分值支付（DIP）以及疾病诊断相关分组（DRG）等新的医保支付方式，医院精细化管理的发展趋势逐渐加快。医疗保险信息系统的发展也随之发生了明显变化，主要体现在运营模式、管理职能和技术手段三方面。

（1）运营模式：医疗机构以前关注的重点是增加营收，即在基于合理性收费基础上不断扩大收费来源。现在由于国家医保支付方式改革向精准控费方向发展，促使医疗机构在加强控制成本的同时，更加注重对优势病种与临床科室潜力的挖掘，从原先的外向型粗放扩张经营模式向内向型高质量发展模式转变。

（2）管理职能：医疗机构医保管理从原先的单一部门管理（如医保科），延伸到需要临床、病案、质控、医保、医务、护理、信息、财务、设备、药学等多个部门协同运作，涉及更广泛的业务和管理流程。

（3）技术手段：医疗机构精细化管理的发展需求，促使医疗保险信息系统不断进行技术升级演化，从原先单一的事后分析审核机制发展为事前提醒、事中拦截、事后审核修正的全流程管控机制，并加入了各种基于大数据和人工智能的审核引擎，以满足从被动管理转变为主动管理的要求。

三、进展

医疗保险信息系统将帮助医院快速适应医保支付方式改革带来的变化，促进医院更快地向高质量发展模式转型。

第二节　相关标准

一、数据标准

（一）基础数据标准

医疗保险信息系统按照基础数据标准进行开发建设，可避免因编码冲突而导致系统集成困难，有利于系统间的互联互通和数据分析挖掘，提高医疗保险信息系统的兼容性和智能化水平。目前，医疗保险信息系统遵照的基础数据标准有两大类——医疗保障信息业务编码标准和电子病历相关标准，如表 21-2 所示。

（二）数据交互标准

医疗保险信息系统对内要遵照《医院信息互联互通标准化成熟度测评方案》要求，与电子病历等系统互联互通，实现患者医疗保险信息数据与电子病历数据的交互共享，满足医保管理从事后审核向事中拦截和事前提醒延伸的技术要求。

医疗保险信息系统对外要与医疗保障局结算系统互联互通，实现患者收费数据与医保局医保结算系统的交换结算，涉及的数据接口规范要遵照《医疗保障信息平台定点医药机构接口规范》执行。

表 21-2 基础数据标准具体内容

序号	基础数据标准类别	内容	备注
1	医疗保障信息业务编码标准	医保疾病诊断和手术操作分类与代码 医疗服务项目分类与代码 医保药品分类与代码 医保医用耗材分类与代码（包括医保体外诊断试剂分类与代码） "两定"机构及人员分类与代码（包括定点医疗机构代码、医保医师代码、医保护士代码、医保药学人员代码、医保医技人员代码、医保药师代码、定点零售药店代码） 医保病种分类与代码（包括医保门诊慢特病病种、医保按病种结算病种、医保日间手术病种） 医保结算清单	其中医保药品分类与代码、医保医用耗材分类与代码、医疗服务项目分类与代码对医保目录进行了标准化编码
2	电子病历相关标准	WS 445—2014 电子病历基本数据集 WS/T 447—2014 基于电子病历的医院信息平台技术规范 WS/T 500—2016 电子病历共享文档规范 WS/T 482—2016 卫生信息共享文档编制规范 GB/T 15657—2021 中医病证分类与代码	

（三）数据安全标准

医疗保险信息系统存储、处理、分析的数据包含大量患者隐私信息，须根据国家《网络安全等级保护2.0》标准中第三级的安全标准对医疗保险信息系统在数据安全方面进行设计和开发。

二、技术标准

医疗保险信息系统属于在医保管理领域专业的医疗信息化系统，参考的主要标准有：①国家卫生健康委和国家中医药管理局在2022年4月组织制定的《公立医院运营管理信息系统功能指引》；②国家卫生健康委在2018年4月发布的《全国医院信息化建设标准与规范（试行）》；③国家医保局在2019年10月发布的《国家医疗保障疾病诊断相关分组（CHS-DRG）分组与付费技术规范》；④首都医科大学国家医疗保障研究院在2020年10月发布的《国家医疗保障按病种分值付费（DIP）技术规范》。

《公立医院运营管理信息系统功能指引》的第十一节中明确了医疗机构在医保管理方面的信息化建设需要满足的要求，将医保管理分为事前规则制定、事中流程管理、事后考核监管等环节，并明确了医疗保险信息系统在以下7方面应具备的功能：医保信息管理、医保结算、单病种医保费用管理、医保费用核查、医保查询、商保直赔支付、按疾病诊断相关分组/按病种分值付费控费。

《全国医院信息化建设标准与规范（试行）》是对各级医院的信息化建设内容进行了统一归类。医疗保险信息系统参照该标准与规范，在核心技术应用中使用基于病种分组规则的人工智能＋大数据分组算法，提供相应的功能，以实现该标准与规范中对三级甲等医院在人工智能＋大数据方面新兴技术应用的要求。

《国家医疗保障按病种分值付费（DIP）技术规范》明确了DIP的数据基础及适用条件，阐了DIP及分值付费的原理与方法，确定了分值计算及医保基金结算的具体方法，提出了医保监管、监测评价的具体要求。

《国家医疗保障疾病诊断相关分组（CHS-DRG）分组与付费技术规范》对DRG分组的基本原理、适用范围、名词定义，以及数据要求、数据质控、标准化上传规范、分组策略与原则、权重与费率确定方法等作出了相应的规范。

第三节 系统架构

医疗保险信息系统架构共分为使用角色、应用功能、基础技术组件、数据治理工具、院内信息系统五个方面，如图21-1所示。

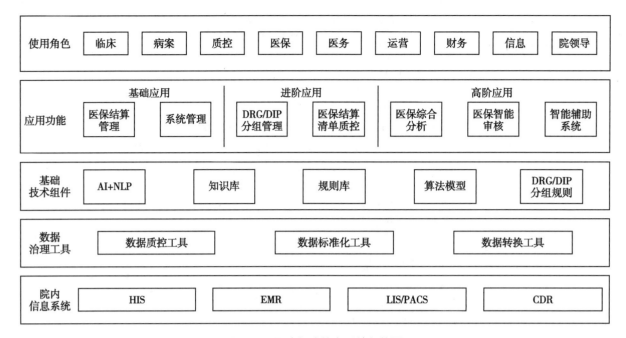

图 21-1　医疗保险信息系统架构图

院内信息系统由院内 HIS、EMR、LIS/PAS 等系统组成,提供平台所需的病种分值库视图数据。主要是基础字典、患者出入院信息及医保相关信息三大类,具体包括住院记录、住院医嘱、病案首页、转科转床信息、病案患者住院信息、住院日清单、出院费用明细、医保结算清单、科室字典、职工字典等。

数据治理以院内信息系统数据为输入,提供数据质控、数据标准化、数据转换三款专业工具。①数据质控是解决数据在采集过程中出现的空值数据、重复数据、错误数据等数据质量问题,从数据层面控制好数据质量;②数据标准化参照国家及各省市标准,提供疾病、药品、检查、检验、护理、手术六个维度的医学术语标准化映射,解决医学术语在不同系统间、不同机构间、不同医生概念表述间的不一致性;③数据转换是结合标准化工具将院内数据源转化为平台所需的病种分值库视图,包括多维度费用归并、诊断与手术批量病种入组等。

基础技术组件以数据处理后的结果为输入,通过各类技术组件的处理,为应用功能提供所需的各种结果数据。技术组件包括 AI+NLP,用于对病历文书中用自然语言书写的病程记录、护理记录进行自然语言处理(NLP),并结合 AI 大数据深度学习进行语义分析匹配,发现医生对患者所下诊断和手术操作的错漏问题。知识库和规则库遵循国家医保局 2023 年 5 月发布的《医疗保障基金智能审核和监控知识库、规则库框架体系(1.0 版)》进行设计开发,是医院对医保基金使用违规情况进行自我检查和监控的核心。DRG/DIP 分组规则结合三大算法模型(病种入组模型、费率偏差模型、分段计费模型)用于保证病种预入组和医保费用预结算的准确性。

应用功能是用户与医疗保险信息系统直接交互,进行业务操作的层面,医疗保险信息系统在不同级别的医院所需的应用功能有所区别,基层医院可能只需要具备基础功能就能满足业务需要,一定规模以上医院则需要采用更先进、更智能的应用才能更好地满足国家政策要求,所以应用功能划分了三个分类,即基础应用、进阶应用、高阶应用。医院可以根据自身业务发展需要选择建设和使用对应的应用功能。

第四节　系统功能与流程

一、系统流程

医疗保险信息系统所需数据在医院经历了临床、病案、医保、医务、财务、运营、信息等多个科室的流转,需要医院的临床和管理科室进行多学科高效联合协作,才能在医保管理方面达到规范化、精细化的目标。图 21-2 描述了医疗保险信息系统的流程。

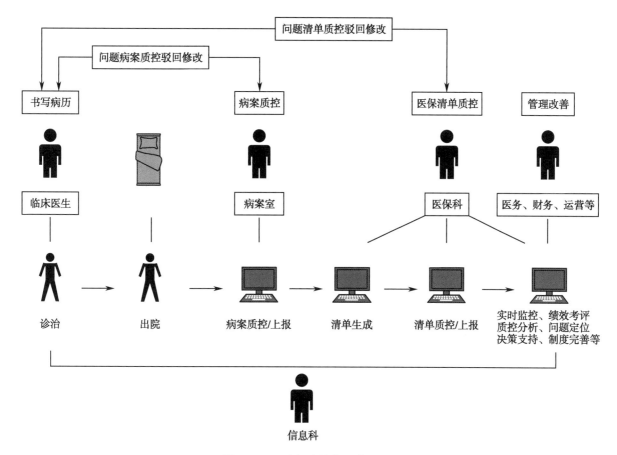

图 21-2 医疗保险信息系统流程图

二、系统功能

医疗保险(即"医保")信息系统按照基础应用、进阶应用、高阶应用进行划分,总共有七个功能模块,具体见图 21-3。

(一)医保结算管理模块

1. 功能简介 随着我国医疗保险制度的不断发展,目前存在多种参保形式,如职工医保、居民医保、农村合作医保、生育保险、工伤保险、少儿医保等,对应纷繁复杂的医保结算方式,医保费用结算复杂多变。如果医保结算采用人工分账核算,将耗时长且易出现误差,无法满足医院医保费用即时结算的需要,严重影响了医院的运行效率。因此医院信息化系统应具备医保结算管理功能,通过门急诊、住院医保结算管理提供针对不同险种的统一结算,解决人工分账核算的问题,同时提供与医保局结算系统对接功能,实

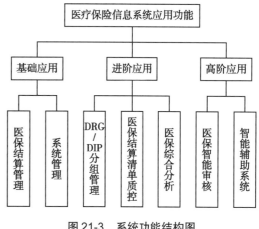

图 21-3 系统功能结构图

现住院医保登记、处方外购、医保结算对账等医保业务,从而满足医保费用即时结算要求,提升医保结算的效率和准确性。

2. 功能作用

(1)实现多经办机构、不同险种的统一结算:通过建立医院医保统一结算中心,医院内可以不再分别设置异地医保、本市医保、工伤保险、生育保险等窗口,各个窗口均可为各种参保人提供统一的医保结算服务。

(2)实现诊间结算或者病房结算:医生在门诊诊间或者病房的医生工作站上,通过读取参保人的医保

卡或者电子医保凭证获取患者参保信息并使用医保基金、个人账户余额进行结算。患者还可以通过自助机、手机等多种线上方式进行医保记账实时结算。

（3）提升医院财务部门的运行效率：医保结算信息化优化了收费流程，为患者节约了时间、提高了患者满意度，也提升了医院形象。医保结算信息化目前已成为医院医保结算必备的基础要求。

3. 功能组成　医保结算管理模块功能如图21-4所示。

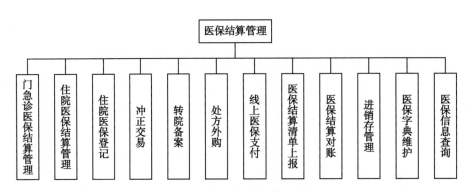

图21-4　医保结算管理模块功能图

（1）门急诊医保结算管理：主要包括门急诊医保挂号、处方上传、医保结算收费、医保结算撤销和打印结算单。

（2）住院医保结算管理：主要包括费用明细上传、出院医保结算、住院医保结算撤销和打印结算单。

（3）住院医保登记：患者在入院治疗过程中，需要通过住院医保登记模块调用医保局结算系统接口进行医保相关信息登记，主要包括住院医保登记、费用上传、医保出院登记，住院结算。

（4）冲正交易：定点医疗机构发起某项交易时，因网络中断或超时等原因引起无法获取接收方状态，导致双方数据不一致时，可通过冲正交易取消接收方相应数据，保持双方数据一致。

（5）转院备案：患者如发生转院情况，须通过该模块向医保局结算系统上传转院备案信息。

（6）处方外购：实现由医院医生开处方，患者到院外药店购药的业务。主要功能包括电子处方上传、处方审核结果反馈、处方购药结果反馈、电子处方查询、电子处方下载和电子处方撤销。

（7）线上医保支付：为患者提供在手机端进行医保支付缴费的功能，患者无须到窗口排队缴费，同时降低医院窗口业务压力。

（8）医保结算清单上报：患者出院结算后，系统通过该模块从病案首页、HIS、手术麻醉等系统提取结算清单所需的数据，自动生成医保结算清单并上传到医保局结算系统，系统提供医保结算清单预览功能，医保科可在清单上传前确认清单数据是否正确。

（9）医保结算对账：系统定期与医保局结算系统进行门诊和住院收费清单的对账工作，同时生成对账单。

（10）进销存管理：对接医院药品、耗材的进销存数据，按照医保局上报要求，实时向医保局上报药品、耗材的进销存数据。

（11）医保字典维护：维护管理院内的药品、耗材、诊疗服务项目与社保中心目录对应情况。

（12）医保信息查询：基础信息查询（科室信息、医护人员信息）、医保"三大目录"查询（查询社保中心公布的疾病、药品等规定的目录情况）、患者信息查询（查询已经上传的参保患者信息情况）、医药机构服务查询（人员慢特病、备案查询、人员定点信息查询、在院信息查询、转院信息查询）、医保服务查询（根据个人信息获取该人员在本机构一段时间内的就诊信息，包括就诊信息、诊断信息、结算信息、费用明细、人员慢特病用药记录、人员累计信息）。

（二）系统管理模块

1. 功能简介　系统管理模块为医疗保险信息系统提供了一个高扩展性的权限分配架构，保证系统的使用者可以高效、安全地管理功能模块的访问权限。系统采用的访问控制策略是利用RBAC模型在用户和权限之间引入角色，通过对角色的授权来控制用户对系统资源的访问。系统管理员根据部门实际工作职能和需求来创建角色、给角色分配权限，以及给用户分配角色，依据用户所承担的不同权利和义务来授予相应的角色。当部门或者访问权限发生变化时，也可以很灵活地将该用户从一个角色转移到另一个角色，实现权限的转换，从而降低管理的复杂度，提高安全管理的质量和效率，并且能够直接反映医院内部安全管理的策略和管理模式。这使得基于角色的访问控制方式具有无可比拟的灵活性和易操作性，简化了医院医疗保险信息系统的权限管理。

2. 功能作用　通过基于角色的权限分配方式，有效降低系统权限分配操作的复杂性，并提升系统权限管理的灵活性。

3. 功能组成　图 21-5 显示了医疗保险信息系统管理模块功能。

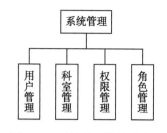

图 21-5　系统管理模块功能图

（1）用户管理：包括手机号、员工姓名、员工编号、拼音编码、性别、员工类型、负责科室、担任职务属性。

（2）科室管理：包括科室名称、院内编码、上级科室、诊疗科目、拼音编码、类别属性。

（3）权限管理：包括权限名称、权限编码、系统类型、状态属性。

（4）角色管理：提供角色的新增、编辑、停用功能，以满足对不同用户角色的功能权限进行快速配置。

（三）DRG/DIP 分组管理模块

1. 功能简介　系统内置 DRG/DIP 分组器，自动计算和展示病例分组和权重结果，支持根据病例的出院主要诊断、手术操作编码进行预分组推荐。DRG/DIP 结合临床路径，通过临床路径给合理诊疗设立了"标尺"，帮助医院管理部门做好医疗质量的把关人，让医务人员在控制费用的同时，不偏离医疗质量主线，达到费用与质量的统一。

2. 功能作用　DRG/DIP 分组管理基于病种分组付费体系构建临床和管理知识库，进行事中的费用控制与事后的结余分析、绩效分析等，确保病例入组准确，协助医院规范诊疗行为和实施精细化绩效管理。

DRG/DIP 与临床路径相结合，促进了临床路径推行。开展临床路径，有利于医疗质量的全面管理，有利于规范医疗服务行为、控制乱检查、大处方，有利于成本控制、减轻患者的医药费负担，有利于提高医院效益，促使医院推行临床路径的积极性从被动变为主动。

3. 功能组成　图 21-6 为 DRG/DIP 分组管理模块功能图。

（1）病种分值库维护：管理员对病种分值库进行更新同步，使分值库一直处于最新状态。

（2）点值与权重系数管理：管理员对点值和医院的权重系数进行维护。

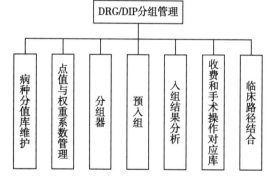

图 21-6　DRG/DIP 分组管理模块功能图

（3）分组器：根据病种分组规则建立病种分组器，提供病例入组功能。

DRG 分组规则是结合患者的临床诊断、手术操作、临床路径、合并症与并发症及转归状态等因素，建立病例分组模型，将"临床特征相似性"和"资源消耗相近性"的病例进行合并，形成若干疾病诊断相关组。根据国家医保局 2020 年 6 月公布的《国家医疗保障疾病诊断相关分组（CHS-DRG）细分组方案（1.0 版）》和 2021 年 5 月公布的《国家医疗保障疾病诊断相关分组（CHS-DRG）分组方案（1.1 版）》，各地制定当地的 DRG 细分组与权重。

DIP 分组规则是对病例的"疾病诊断 + 治疗方式"进行穷举与聚（分）类，结合各病种费用均值、技术难度等，将稳定的住院病种进行组合，形成若干疾病诊断分组。各地医保局参考国家医疗保障局颁布的国家 DIP 目录库，结合本地实际疾病特征与临床特点进行分析、统计、聚类并形成适合本地情况的地方 DIP 目录。

（4）预入组：向 HIS、EMR 等外部系统提供访问接口，通过接收诊断及手术操作编码，对病例进行预入组。

（5）入组结果分析：针对病例入组后的结果进行分析，包括组别、费用预警、结余预测、费用异常提醒等辅助功能。将软件入组分析和人工审核修正相结合，进一步提高分组的准确性，降低医院高倍率或低倍率病例的发生率，减少医保拒付、违规扣费等情况的发生，尽量减少医院经济损失。

（6）收费和手术操作对应库：建立收费编码和手术操作编码 ICD 9 的对应库，结合对应库根据费用明细判断医生是否存在手术漏填情况，提醒医生及时补充，获得更加准确的入组结果。

（7）临床路径结合：筛选医院优势病种，按照前 3 年费用数据进行循证回归分析，测算费用均值和中位值，为制订临床路径费用管理提供决策参考。预测 DRG/DIP 医保支付水平，与临床路径病种循证回归分析费用进行对比，分析病种标准成本与实际成本差异，主要对药品消耗、卫生材料消耗、检查费用等进行分析评价，探索合理费用水平。参考临床路径病种的 DRG/DIP 医保支付水平、结余贡献情况、病种疑难及风险程度、RW 权重和 CMI 等指标设定绩效系数，对临床医生进行绩效考核。促进临床科室合理压缩成本消耗，在保证医疗质量的前提下减少医疗费用支出，减轻患者负担。

DRG 和 DIP 都属于按病种付费的医保支付方式，但两者存在差异，如表 21-3 所示。

表 21-3　DRG/DIP 的差异

序号	内容	DRG	DIP
1	数据源基础不同	病案首页或者医保结算清单	以医保结算清单为主
2	分组原理不同	从粗到细，强调以临床经验为基础，从疾病诊断大类出发，按诊断和治疗方式区隔成不同病例组合，"多病一组"或"多操作一组"，组间差异较大	从细到粗，强调对临床客观真实数据的统计分析，按疾病与治疗方式的共性特征分组，"一病一操作一组"或"一病多操作一组"，组内差异较小
3	方法不同	目标控制，人工事前设定，规则严	基于大数据的客观分组
4	分组数不同	核心组 376 组，细分组 628 组（CHS-DRG 1.1 版）	根据各地具体情况而定，灵活度高
5	分组依据不同	考虑主诊断与次诊断，以及主要手术操作	主要侧重于诊断及手术操作
6	适用范围不同	适用于病案质量较高的三级医院	适用于区域内三级、二级、一级医疗机构
7	技术难点不同	分组过程对分组器和专家依赖程度高	依赖历史病案数据，其中存在的问题不能完全排除

（四）医保结算清单质控模块

1. 功能简介　医保结算清单是病案首页、收费票据和其他结算凭证"三版融合"的产物，是医疗机构与医保管理部门之间的统一结算凭证。目前，医疗机构医保结算清单存在数量多，数据不合理、不严谨，问题数据难追溯，人工质控困难、效率低等问题。为了解决这些问题，医疗保险信息系统基于质控规则库建立医保结算清单质控机制，加强对医保结算清单主要诊断、手术及操作和费用关联的审核监督，贯穿从临床病案填写到医保结算清单上报的全流程。对生成的结算数据的完整性、合规性、反套高、反套低等问题进行校验，针对高套、低套、不适用于 DRG/DIP 医保结算等问题进行实时质控。提升医院纠错能力，辅助正确、合理入组，提高医保结算清单数据质量和管理效率。

2. 功能作用　医保结算清单质控流程包括临床医生病案填写质控、编码编目质控和医保结算清单上报质控等环节。可分场景质控并展示质控结果，辅助不同用户角色进行质控管理与应用。帮助医院提升医保结算清单质控能力，最大程度提高入组率、医保结算准确度和效率，加强医院医保结算风险控制。

3. 功能组成　图 21-7 为医保结算清单质控模块功能图。

（1）医保结算清单预览：系统从病案首页、HIS、

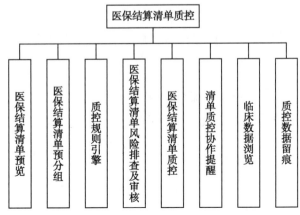

图 21-7　医保结算清单质控模块功能图

EMR、手术麻醉等系统提取结算清单所需数据，自动生成医保结算清单预览，以便对结算清单进行质控检查。

（2）医保结算清单预分组：在医保结算清单自动生成结束后，系统自动调用DRG/DIP分组服务，依据诊断及手术操作编码等信息进行DRG/DIP入组结果判断，提示诊断顺序的正确性、风险情况、收入变化等信息。

（3）质控规则引擎：按照《医疗保障基金结算清单填写规范》（医保办34号文）、DRG/DIP分组标准等国家标准规范形成相应规则及配套知识点，形成规范、准确、适用于医保结算清单质控的规则引擎。

（4）医保结算清单风险排查及审核：医保结算清单经过预分组及质控后，系统进行风险问题定位，支持在清单列表页面中筛选查看带有清单问题或特殊入组情况清单（包括高/低倍率清单、未入组清单、无效清单等）。

（5）医保结算清单质控：在上报医保结算清单前，医保科可直接看到医保结算清单预入组结果及其数据质量表现，帮助质控人员在医保结算清单上发现问题、解决问题，并尽可能在上报前保证数据质量。

（6）清单质控协作提醒：医保科审核医保结算清单后发出修改意见，临床医生收到意见通知提醒，按照审核意见完善病案首页。该功能借助移动互联网技术，结合手机消息提醒功能，实时、高效地提醒临床医生配合医保清单质控工作，更好地提升科室间的协作效率。

（7）临床数据浏览：在医保结算清单审核过程中，提供线上查看当前病例的检查报告、检验报告、医嘱信息、病历文书等临床数据的功能，依据临床数据内容进行病案首页、医保结算清单的审核，提高审核的效率和准确性。

（8）质控数据留痕：所有审核操作留痕、可查，包括审核记录、评分记录、修改记录等，为质量改进提供数据资料。

（五）医保综合分析模块

1. 功能简介 基于医疗机构医保管理而进行的医保数据统计分析，是医疗机构医保合理控费的基础。医保综合分析主要包括以下三个方面功能。

（1）从病种角度出发对医保费用进行统计分析：不同病种在医疗资源消耗方面是不同的，医疗机构应该定期对不同病种医疗费用的使用情况进行分类汇总，并同历史数据进行对比分析，对于总金额较大的病种可以进行单独测算。借助大数据分析能够帮助医疗机构快速了解本机构各个病种的详细情况，找出本机构的优势病种、结余病种、超额病种，及时调整病种结构。

（2）从医疗费用构成角度出发对医保数据进行统计分析：医疗费用的构成主要是指各类费用在治疗总费用中的占比，包括检验费用、检查费用、治疗费、手术费、麻醉费、中药费、西药费等金额所占的比重。分析医疗费用的构成有助于医疗机构做好各病种的成本核算，还可以结合医保报销比例来分析在去除医保报销之后各医疗费用所占比重。通过这样的对比分析，能够帮助医疗机构更加清晰地了解患者的自费医疗负担主要来自哪方面、如何通过调整费用结构帮助患者减轻负担。

（3）重点关注高额收费项目：一方面，高额收费项目、市场调节价收费项目等与一般的收费项目在医保报销比例方面有所不同，如果不加区分，同其他项目数据一同进行统计分析，不仅无法单独得出这些高额收费项目的统计数据，而且会对其他医保项目数据的准确性产生影响。另一方面，高值药品、高值医用耗材等，对于患者的整个诊疗过程来讲占有比较大的费用比重，对其进行具体的统计分析能够帮助医院了解这些高额收费项目在医保费用中所占比重，以及医疗保险报销之后在超支的诊疗费用中所占比重，能够对高值药品、医用耗材等进行实时监督和管控，减少和避免医保费用超支。

2. 功能作用

（1）提供医保费用实时监控：为了合理使用医保基金，减少医疗机构医保超支，医疗机构必须对医保费用进行实时监控。医疗机构医保管理部门需要和信息部门合作，共同完善医疗保险信息系统的建设，对全院的数据进行监测，具备费用实时查询功能，医疗机构医保管理人员可以随时读取全部医保费用数据。

（2）降低医保基金支出风险：首先，分析医疗机构是否存在过度使用医保基金的情况，如可以通过大数据读取医保患者的年龄、疾病诊断、用药类别、配药数量、开药时间间隔等，及时发现和制止"搭车"开药、超量开药、大处方等现象。其次,分析参保人员的就医行为,有效防范基金不当支出的风险,如根据各类药品的最大单日用量来计算出相应的给药天数,然后判断是否超过医保报销规定,以此来减少代开药品、倒卖药品等欺诈骗保行为的发生。通过大数据分析,将所有医保数据纳入报销审查范畴,这将可以有效降低不法分子欺诈骗保的可能性。

(3) 提高医保管理的质量和效率:大数据分析系统颠覆了传统的医保管理模式,将以前依靠人工核算解决问题转换为信息自动化、智能化的模式,避免了人工处理可能出现的错误,提高了工作效率。大数据技术在很大程度上实现了对医保数据的再处理和再分析,经过处理后的数据为优化决策和管理提供了强有力的支持,在此基础上再对数据进行全面、深入、多角度的系统分析,可以更好地监督和推进医保政策在实际临床工作中的贯彻实施。

3. 功能组成 图 21-8 为医保综合分析模块功能图。

(1) 医保总体监控分析:提供面向管理层的医保概览,对管理部门关注的重点核心指标实现总体监控。支持以图形化准确直观展现,包括收治病种汇总、病种报表汇总分析、科室报表汇总分析、结余病种排名、超额病种排名、病种 CMI 排名、学科 / 病种散点图、医疗资源消耗(药品 / 耗材)排名等。

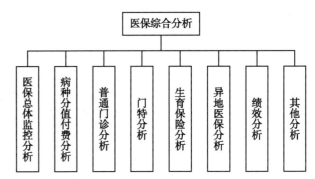

图 21-8 医保综合分析模块功能图

(2) 病种分值付费分析:病种入组情况查询、病种分值费用偏差率分析、病种结余分析、病种费用结构分析、病案首页入组分析、病案首页与医保结算清单差异性分析等。

(3) 普通门诊分析:普通门诊费用统计和普通门诊费用结构分析、门诊病种分类及汇总。

(4) 门特分析:指定手术单病种结余分析、门特统计分析、透析结余分析。

(5) 生育保险分析:生育门诊和住院总体结余分析。

(6) 异地医保分析:省内异地住院 / 门诊报表分析、跨省异地住院 / 门诊报表分析。

(7) 绩效评价:基于以资源为基础的相对价值比率(resource based relative value scale,RBRVS)的绩效评估系统,对医生实际提供的各项医疗服务项目,按照医疗处置时的风险责任、劳动时间、工作强度等因素的不同,制订计算模型,计算出每个医疗服务项目的医生费支付比率;按照医生提供的不同服务单价、数量乘以医师费比率,给予相应的奖金。

(8) 其他分析:麻醉科费用情况统计、病种分值付费转科分析、医保病案上传情况分析、病种分值付费人群类型分析、门诊年次均费用增长率监控、住院年次均费用增长率监控、医生编码入组分析、编码员编码与医生编码对比分析。

(六) 医保智能审核模块

1. 功能简介 是根据临床诊疗规范、药学以及医保政策规范设置审核规则,采用信息化的审核引擎,实现全面、全程监控与评价医疗服务行为、医保政策执行情况的信息系统。随着医保业务经办量以及医保基金支出逐年增加,结合医保业务特点开展智能监控是提高基金监管效率的必然趋势。系统通过建立覆盖面广、粒度细的医保规则库,在医生工作、护士工作站、收费结算处进行事中智能医保审核、提醒、控制,避免因为诊疗行为和收费行为不规范而造成的医保扣费情况。

2. 功能作用

(1) 提高医疗机构的内部监管效率:传统的人工逐单审核效率较低,面对数量巨大的医保单据只能选择按比例抽审或进行重点单据的审核方式,效率低、覆盖面不足。智能审核可以通过审核引擎内置的规则快速完成医保单据的审核,筛选出明显违反医保政策的单据,也能够迅速定位存在疑点的单据。在该模式下,智能审核实现了全单据、全样本的审核,通过筛选可疑单据进行人工复审,大幅提高了人工审核的效率。另外,在医生开具医嘱时即时提示,做到事前管控,从源头避免了一些明显违反医保报销政策情况的出现,降低医疗机构管理成本与风险。

(2) 提高医疗机构上传的数据质量:智能审核需要医疗机构按要求上传患者费用明细以及符合规范

的 ICD-10 疾病编码、ICD-9 手术操作编码，若费用明细未按要求上传或编码缺失，可能出现"假阳性"审核单据，需要医疗机构再次提交资料证明其并未违规，不但增加了医疗机构工作量，且一旦医保经办机构对二次提交的材料不予认可，则造成扣款。因此医疗机构应该自发通过各种管理措施提高上传数据的准确性、完整性，特别是确保按照医保接口规范文档中的要求上传 ICD-10、ICD-9 编码。

（3）规范医疗机构的收费和诊疗行为：传统人工审核需要花费大量时间用于甄别各种违规行为，如按小时计费项目一天内收费超过 24 小时、按日计费项目超过住院总天数等明显不符合收费规范的问题。实施智能审核监管后，医疗机构参照智能审核规则，搭建机构内基于智能审核的合理用药、合规收费、病种管理等模块，提升医疗机构医保基金使用管理的精细化水平。医疗机构通过分析智能审核反馈的可能违规数据，定位问题原因并进行针对性整改，促进了医疗服务收费以及临床诊疗行为的规范。

3. 功能组成　医保智能审核模块功能见图 21-9。

（1）医保规则库：规则类型主要包括：医保基础目录类规则、医保特殊要求类规则、医学类规则、政策类规则等四类。规则来源主要参考国家医保局 2023 年 5 月份发布的《医疗保障基金智能审核和监控知识库、规则库框架体系（1.0 版）》以及各省市医保局制定的各套智能审核规则。

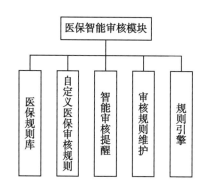

图 21-9　医保智能审核模块功能图

1）医保基础目录类规则：主要包括医保目录中包含的药品、诊疗项目和服务设施信息，以及医疗服务项目价格标准。

2）医保特殊要求类规则：主要包括限制疾病用药审核；出院带药审核；保险类型审核（基本医疗、工伤、生育等保险审核）；就诊方式审核；中药饮片审核；医保不予支付中药饮片审核；全为单味不予支付中药饮片组成的中药处方审核；年龄限制（儿童、新生儿、高龄等使用限制）审核；性别限制审核；疾病限制审核；收费频次审核；重复收费审核；诊断与收费项目合理性审核；诊断与检验检查合理性审核；诊断与操作合理性审核；操作与收费项目合理性审核；不合理入院审核；低标入院审核；分解住院审核；慢病审核；大病审核等。

3）医学类规则：主要包括药品的适应证、适用人群、禁忌证、用法用量、相互作用、配伍禁忌、耗材使用规范等。规则来源可参考药品说明书、医疗器械注册证、相关行业主管部门发布的规范标准，如《中华人民共和国药典》、卫生健康委发布的各个临床路径和中国国家处方集、《中医临床技术操作规范》等。

4）政策类规则：主要来源于各相关部门发布的法律、法规、规章及规范性文件，如《医疗保障基金使用监督管理条例》（中华人民共和国国务院令第 735 号）、《中华人民共和国药品管理法实施条例》（国务院令第 360 号）、《工伤保险条例》（国务院令第 586 号）、《中华人民共和国中医药法》等。

（2）自定义医保审核规则：除默认规则外，医保规则库还应该能够根据医疗机构需求及各地医保政策的要求，自行动态补充配置所需新规则。系统提供可视化操作方式，方便工作人员自定义设置规则，且规则设置保存成功后，即可投入使用，形成管控机制。

（3）智能审核提醒：系统提供门诊医生工作站、住院医生和护士工作站进行医保智能审核提醒。当出现诊疗行为与规则出现冲突时，系统能够进行智能提醒。同时，系统支持医保相关管理人员查看审核结果与记录，动态监测医保违规提醒的情况。

（4）审核规则维护：用户可对监控规则、监控规则集（封装相同监控目的若干同类规则）进行增加、修改、删除，可以定义或调整监控规则的类型、数据映射算法、参数、启动条件（执行时间）、重要程度、优先级、阈值等。

（5）规则引擎：作为医保规则库、自定义医保审核规则的后台执行服务，负责根据已经配置好的规则，按照医保编码与规则的对应关系，通过规则引擎对医疗费用、住院医嘱、门诊处方等进行扫描，发现与规则有冲突的违规情况后，实时反馈违规具体类型、详细内容。

（七）智能辅助模块

1. 功能简介　面向医疗机构内业务科室、职能科室提供医保全流程的智能辅助提醒。

2. 功能作用

（1）面向业务科室：在医生进行诊疗行为时，智能辅助模块利用临床决策支持系统、辅助用药决策系统等人工智能技术手段对主要诊断的选择、合理检查、规范用药等环节进行实时提醒。在源头上尽量规范临床医生的诊疗行为。

（2）面向职能科室：医疗机构医保管理部门通过事后追溯分析，可将医疗机构一段时间内的数据，通过分析形成阶段反馈报告，督促各临床科室遵守医保政策，从而更好地促进临床医生对药品、耗材以及收费项目的合理合规使用，达到医疗保障局对合理诊疗的监管要求。

3. 功能组成　智能辅助模块功能见图21-10。

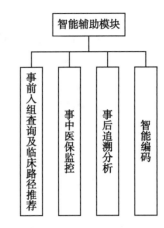

图21-10　智能辅助模块功能图

（1）事前入组查询及临床路径推荐：当医生在 HIS 医生工作站或电子病历系统中录入诊断内容时，智能辅助系统能够结合诊断及手术操作信息向医生提示各种诊治方式组合对应的不同病种分值。提醒显示的信息应包含各临床诊断对应的 ICD-10 疾病编码、手术操作 ICD-9 编码、病种分值以及可按分值高低排序。当疾病诊断与不同的手术操作组合时，系统应提供相应的病种及其分值。

在临床医生结合辅助系统所提供信息确定预分组之后，智能辅助系统根据内置的临床路径集合、诊疗规范、专家共识、临床指南等知识库内容，为医生推荐最接近该病种分组的临床路径。

（2）事中医保监控：与 HIS、EMR 等院内系统进行集成，在医生工作、护士工作站、收费结算处等一线工作站点对医护人员的诊疗行为和收费人员的收费行为与医保规则进行智能审核，发现冲突后进行即时提醒和控制。实现事中医保控费，以避免医保扣费情况的产生。监控手段包括门诊处方实时审核、住院费用实时审核、住院医嘱实时审核。

（3）事后追溯分析：医疗机构医保管理部门通过事后追溯分析，可将医疗机构某时间段、某医生或者某科室或者全部的处方（医嘱）数据进行智能审核分析，并通过分析结果为医疗机构管理层提供综合的、多维度的医保处方分析报告，从而更好地促进医生对药品、耗材和收费项目的合理合规使用。同时，对审核处理结果进行记录和统计分析，提供多维度信息查询，为医疗机构管理追责、主管部门决策提供有效数据支持。

（4）智能编码：为了在事前更准确地进行预分组，需要辅助临床医生在书写电子病历、填写病案首页时能准确地填写主要诊断和手术操作编码。系统通过读取电子病历系统关键词、检验检查报告结果、医嘱信息，以系统内置的病案编码知识库为基础，结合推荐算法模型，为临床医生提供更符合病案编码规范的 ICD-10、ICD-9 编码参考。

第五节　测评指标

国家为了规范医院的信息化建设，发布了很多测评标准，以下 5 个测评标准涉及与医疗保险信息系统相关的内容（表21-4）。

表21-4　与医疗保险信息系统相关的测评指标

序号	测评标准名称	具体章节	相关内容	说明
1	《三级医院评审标准（2020年版）》	第一百五十条	落实《医疗机构内部价格行为管理规定》，全面落实医疗服务价格公示制度，提高收费透明度；完善医药收费复核制度；确保医药价格管理系统信息准确；规范新增医疗服务价格项目内部审核流程和申报程序	完善医药收费复核制度；确保医药价格管理系统信息准确

续表

序号	测评标准名称	具体章节	相关内容	说明
2	《医院信息互联互通标准化成熟度测评方案（2020年版）》	4.4 业务应用系统（生产系统）建设情况	医院已建成并投入使用的医疗管理系统，包括医保管理系统	
		5.2 平台联通业务范围	接入集成平台的医疗管理系统的接入情况，接入的系统包括医保管理系统	
3	《电子病历系统功能应用水平分级评价方法与标准》	02.02.2 病房护士	医嘱可供药剂科或收费使用	病房护士执行的医嘱包含收费信息，供医保收费系统与患者结算住院费用
		03.01.3 门诊医师	下达的处方供药剂科、收费使用	门诊医生下达的处方包含收费信息，供医保收费系统与患者结算门诊费用
4	《医院智慧服务分级评估标准体系》	12 全程服务 - 费用支付	信息系统应支持患者在医保类支付的窗口直接结算 系统支持先诊疗后付费模式，如信用支付、医保类线上支付等	医院信息系统应支持医保类线上支付，患者在医保类支付的窗口直接结算
5	《医院智慧管理分级评估标准体系》	9 财务资产管理 - 医疗收入管理	（1）财务部门能够通过信息化手段完成物价字典、收入分类、收入记账等内容的管理 （2）财务部门能够通过信息化手段进行医疗收入的日结等处理 （3）物价字典更新能够及时与门急诊收费、住院收费等系统共享 （4）能够获取门急诊收费、住院收费等系统的结账记录	医院信息系统应支持物价字典的管理并与门急诊收费、住院收费等系统共享，获取门急诊收费、住院收费等系统的结账记录，对医疗收入进行日结处理

（黄东谨　邓文浩　林以诺　纪　曦）

参考文献

[1] DRG/DIP 实施对医疗质量的影响评价与医院精细化管理改进研究课题组. 医院 DRG/DIP 数字化建设调查报告[R], 2023: 5-6.

[2] 国家卫生健康委, 国家中医药局. 公立医院运营管理信息系统功能指引[S], 2022.

[3] 国家医保局. 国家医疗保障疾病诊断相关分组（CHS-DRG）分组方案（核心组 ADRG）[S], 2019: 5.

[4] 国家医保局. 国家医疗保障疾病诊断相关分组（CHS-DRG）细分组方案（1.0 版）[S], 2020: 5.

[5] 首都医科大学国家医疗保障研究院. 国家医疗保障按病种分值付费（DIP）技术规范[S], 2020: 4.

[6] 秦永方. DRG/DIP 病种（组）精益运营管理实操手册[M]. 北京: 中国协和医科大学出版社, 2021.

[7] 应亚珍. DIP 与 DRG: 相同与差异[J]. 中国医疗保险, 2021,（1）: 39-42.

[8] 刘爱民. 病案信息学（第 3 版）[M]. 北京: 人民卫生出版社, 2023.

[9] 国家医保局. 国家医疗保障局办公室关于印发区域点数法总额预算和按病种分值付费试点工作方案的通知（医保办发〔2020〕45 号）[EB/OL],（2020-11-03）[2024-12-11]. http://www.gov.cn/zhengce/zhengceku/2020-11/05/content_5557625.htm.

第二十二章 远程医疗信息系统

远程医疗是医疗技术和计算机技术结合的产物，是随着计算机、医学图像、医学信息和网络等技术的发展而形成一种新型医疗服务形式。本章共分为五节，第一节讲述远程医疗及其信息系统的定义和内涵；第二节介绍国家针对远程医疗信息系统建设发布的卫生信息标准与规范；第三节从总体架构、系统架构以及应用架构三方面阐述远程医疗信息系统的设计；第四节以业务分类介绍远程医疗信息系统各子系统的基本功能和业务流程；第五节介绍远程医疗信息系统中视讯系统、通讯网络和软件系统的建设。

第一节 系统概述

一、远程医疗概念与内涵

远程医疗（telemedicine），WTO 将它定义为在距离是一个关键因素的情况下，医疗卫生专业人员利用信息和通信技术提供所有的医疗诊断、治疗、咨询、评估、医学继续教育等医疗卫生服务。我国《国家卫生计生委关于推进医疗机构远程医疗服务的意见》明确将远程医疗服务定义为"远程医疗服务是一方医疗机构（简称"邀请方"）邀请其他医疗机构（简称"受邀方"），运用通讯、计算机及网络技术（简称"信息化技术"），为本医疗机构诊疗患者提供技术支持的医疗活动。"医疗机构运用信息化技术，向医疗机构外的患者直接提供的诊疗服务，属于远程医疗服务。远程医疗服务项目包括远程病理诊断、远程医学影像（含影像、超声、核医学、心电图、肌电图、脑电图等）诊断、远程监护、远程会诊、远程门诊、远程病例讨论及省级以上卫生计生行政部门规定的其他项目。

远程医疗是远程通信技术、信息学技术和医学科学的有机结合，它不仅包含医学科学的内涵，而且更多地融入了信息工程技术的内容。远程医疗带动了现代医疗保健技术向更广、更深领域发展，打破了传统医疗在时间、空间、环境、资源等方面的限制，开拓了医疗服务的新模式和新领域。广义上远程医疗涵盖了三方面的医学活动内容：①远程医疗服务，远程会诊、远程手术、远程护理、远程检测等；②远程医疗教育，远程医疗教学、远程学术交流、远程技能培训等；③信息服务，远程医疗文献保障、远程医疗数据共享、远程卫生信息交流等。

二、远程医疗信息系统概念与内涵

远程医疗服务需要远程医疗信息系统来支撑和实现，远程医疗信息系统的可定义为：采用现代通讯、电子和多媒体计算机技术，依托区域性信息平台或多个医疗机构之间的信息网络，实现医疗信息的远程采集、传输、处理、存储和查询，对异地患者实施咨询、会诊、监护、查房、协助诊断、指导检查、治疗、手术、教学、信息服务及其他特殊医疗活动的信息系统，实现各个医疗机构之间一对一、一对多、多对一的远程医疗服务。

一般而言，远程医疗信息系统是在统一的数据中心基础上构建的面向各类主体的应用服务系统，其应用服务功能包括各种远程医疗服务。同时，系统通过接口与临床信息系统（CIS）、医院信息系统（HIS）、医院检验系统（LIS）、放射信息系统（RIS/PACS）和基层卫生服务系统（PHSS）等进行信息共享。

远程医疗信息系统朝着信息互联互通和共享的方向发展，从单一区域、单一服务的小型系统发展成为开放的、多功能的、综合集成的、与各医疗机构信息系统无缝对接的大型系统。随着远程医疗应用范围的进一步扩充,技术、管理、主体间协同复杂度等大大增加,因而目前的主流思路是基于平台化思路建立远程医疗服务平台。

第二节　系统标准与规范

我国早期在远程医疗信息系统建设过程中,各单位独立建设,缺乏统一规划和技术规范,数据交互标准不一,无法实现跨地域、跨系统互联互通和远程医疗业务协同,使得远程医疗信息系统没有形成合力,难以发挥跨地域、大范围、广协同的整体效应,限制了远程医疗发挥更大作用。因此,国家卫生管理部门相继发布了一系列远程医疗信息系统专属规范和标准,用以规范远程医疗信息系统的建设和应用。

一、远程医疗信息系统建设技术指南

《远程医疗信息系统建设技术指南(2014 年版)》是国家卫生计生委发布的指导远程医疗信息系统建设的规范性文件。指南阐述了远程医疗信息系统建设的原则、目标和主要任务,提出了国家级和省级远程医疗服务与资源监管中心以及各远程医疗服务站点的基本功能、技术架构和建设标准,以及远程医疗信息系统与各级区域卫生信息平台的相互关系,并对项目建设管理和运营维护工作提出了建议。内容包括需求分析、总体设计、标准与安全、基础设施建设、服务站点建设、运行与维护、质量与监理等,供各地在组织开展远程医疗信息系统建设的方案设计、工程招投标、部署实施、项目评估验收等工作中参照使用。

二、远程医疗信息系统基本功能规范

《WS/T 529—2016 远程医疗信息系统基本功能规范》主要描述了远程医疗信息系统的功能构成、功能要求和系统总体要求。

远程医疗信息系统功能包括基本业务功能、扩展业务功能和系统管理功能。①基本业务功能,包括远程会诊、远程预约、远程双向转诊、远程影像诊断、远程心电诊断、远程医学教育 6 类,所有远程医疗信息系统必须具备上述功能。②扩展业务功能,包括远程重症监护、远程手术示教、远程病理诊断 3 类,医院根据条件选择实施。③系统管理功能,包括对基础数据和业务数据的管理,是对各级医疗机构、医务人员以及患者信息资源进行统一管理,并与其他各个功能子系统对接,实现基础数据和业务数据的存储、交换、更新、共享以及备份。系统管理功能包括权限管理、医疗卫生机构数据管理、科室数据管理、专家数据管理、病历数据采集与存储、随访管理、财务管理、统计分析、功能协作与数据交互 9 类。

三、远程医疗信息系统技术规范

《WS/T 545—2017 远程医疗信息系统技术规范》主要描述了远程医疗信息系统软件技术总体要求、系统功能、信息资源规范、远程医疗基础设施规范、安全规范和性能要求。

软件技术的总体要求主要包括对软件架构、软件技术和集成能力的要求。系统功能要求主要包括对远程医疗数据资料的整合、存储服务、管理、调阅功能,以及远程医疗结果信息反馈功能、信息安全及隐私保护功能。信息资源规范规定了基础信息库和远程医疗数据(文档、影像、视频)资料库的要求。基础设施规范主要包括远程医疗网络和远程医疗视讯系统建设的原则与要求。性能要求包括最小接入系统数、最小并发用户数、基础服务平均响应时间、远程医疗数据资料整合服务平均响应时间、远程医疗数据资料服务平均响应时间,应遵循《WS/T 447—2014 基于电子病历的医院信息平台技术规范》的要求。

四、远程医疗服务基本数据集标准

《WS 539—2017 远程医疗服务基本数据集标准》是为医疗机构临床诊疗信息的数据交换和共享提供一套基本数据集数据元标准,主要描述远程医疗信息系统数据集的内容结构、数据元描述规则、分类代码和目录格式,以及数据集数据描述规则、数据集分类编码。

远程医疗服务基本数据集包括 12 个类别的数据子集,即远程会诊数据子集、远程影像诊断数据子集、远程心电诊断数据子集、远程病理诊断数据子集、远程监护数据子集、远程手术示教数据子集、远程医学教育数据子集、远程预约数据子集、财务管理数据子集、程医疗机构与科室数据子集、远程医疗专家数据子集、远程医疗患者数据子集。

五、远程医疗信息系统与统一通信平台交互规范

《WS/T 546—2017 远程医疗信息系统与统一通信平台交互规范》规定了远程医疗信息系统与统一通信平台之间的交互要求以及视讯会议系统交互规范。通过标准化远程医疗信息系统与统一通信平台之间的接口,使得远程信息系统上层应用能够规范地调用统一通信平台,完成患者历史静态数据和实时动态数据之间的交换与共享,完成上层应用对统一通信平台的交互与控制,最终实现各类远程医疗信息系统和统一通信平台之间的互联互通。

远程医疗信息系统与统一通信平台之间的交互基于 SOAP 协议的 Web Service 接口,采用符合 SOAP1.2 标准消息格式的 XML 消息。交互规范内容包括接口使用要求、数据类型、鉴权管理接口、会议调度接口、会议控制接口、会场管理接口以及视频会议系统交互规范。

第三节　系统架构

一、总体架构

远程医疗信息系统总体架构首先是从远程医疗信息系统管理和服务角度对业务覆盖范围内的过程、环节抽象和建模。其次是强调以业务驱动为前提,以统一应用为目的,以集中管理为目标,设计出能够满足各级医疗机构的统一应用要求及业务发展需求相融合的远程医疗信息系统。

根据国家卫生计生委相关规范,远程医疗信息系统由两级远程医疗管理与资源服务中心、三级医疗机构终端站点、一个专用业务网络以及一套应用系统等组成,如图 22-1 所示。

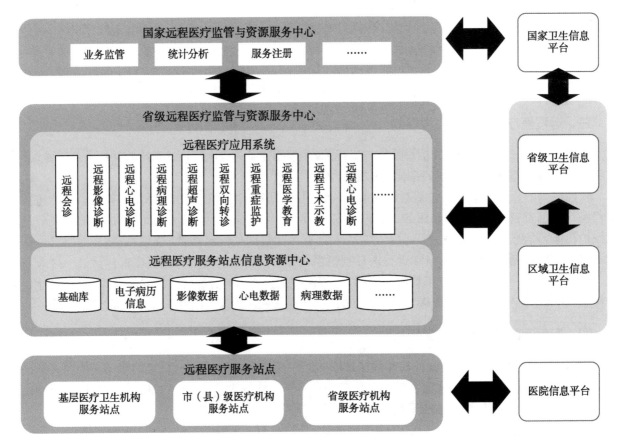

图 22-1　远程医疗信息系统总体架构图

两级远程医疗服务与资源监管中心：分国家级和省级两级，国家级远程医疗服务与资源监管中心主要作用是从宏观上指导和监管各级远程医疗系统的建设与运营情况，提出整体建设规划与改进措施，实现全国远程医疗资源的合理调配和统一管理。省级远程医疗服务与资源监管中心主要作用在于：一是提供统一业务应用平台，协调医疗资源并支撑具体远程医疗应用，并为建立特色医疗服务平台提供条件，如疑难重症专科会诊系统、应急指挥系统等；二是指导和监督本省内各级远程医疗系统的建设与运营情况，建立与国家级中心的信息互通。

多级医疗机构终端站点：以三级最为常见，省级医院服务站、市（县）级医院服务站点、基层医疗卫生机构服务站点。各级医疗机构作为远程医疗终端站点，具体实施与承载各项医疗业务服务，进行各类医疗信息交互，共享各类医疗资源。

1. 一个专用业务网络　实现入网机构互联互通，通过专线、MPLS VPN、Internet、4G/5G、卫星等多种方式接入。

2. 一套应用系统　是由省远程医疗服务与资源监管中心、远程医疗信息资源中心、远程医疗应用系统组成的软硬件与业务应用一体化的体系。

二、功能架构

远程医疗信息系统的业务功能进行分解，如图 22-2 所示，主要可以分为监管功能、应用功能和基础功能。

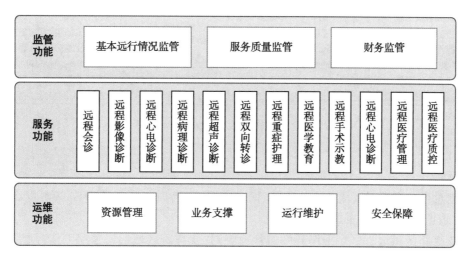

图 22-2　远程医疗信息系统功能架构图

监管功能主要包括对基本运行情况、服务质量、财务等方面的监管。服务功能即各种远程医疗服务。运维功能主要包括注册管理（患者、专家、机构等）、业务支撑、运行维护、安全保障等。系统运维功能是整个系统的支撑，用于保障远程医疗业务和远程医疗监管业务的开展。

三、技术架构

远程医疗信息系统技术架构包含的内容如图 22-3 所示。

（一）应用层

应用层由远程医疗服务应用和远程医疗监管组成。通过访问统一的远程医疗服务门户，实现远程会诊、远程影像诊断、远程病理诊断、远程心电诊断、远程监护、远程手术示教、远程医学教育等各种远程医疗服务；通过远程医疗监管模块，可实现各级远程医疗系统运营情况的分析、统计、决策等多种监管功能。

（二）服务层

远程医疗信息系统服务层所提供的服务包括注册服务、远程服务、存储服务和电子病历档案服务，用于通过远程医疗数据传输对象与远程医疗业务逻辑层直接进行交互，集中了系统的业务逻辑的处理。服务间的消息交换和消息传输贯穿各个服务层，服务间的消息交换需要基于通用的交换标准和行业的交换标准。

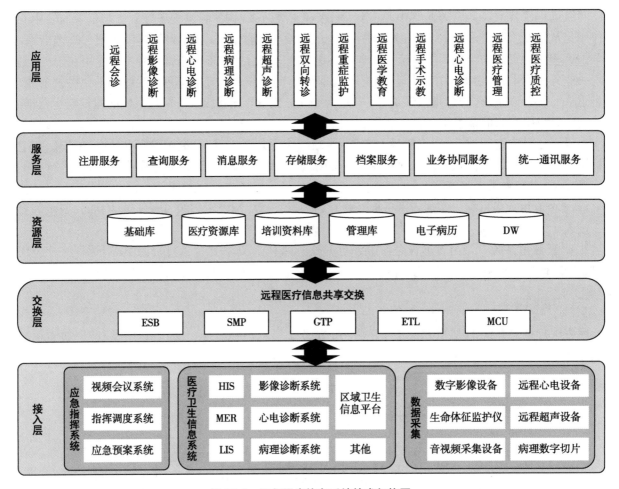

图 22-3　远程医疗信息系统技术架构图

（三）资源层

远程医疗信息系统资源层所提供如基础库、医疗资源库、培训资料库、管理库等数据库的包括结构化数据、非结构化数据在内的各类资源。

主要用于支撑跨区域远程医疗工作开展的管理协调；支撑跨区域远程医疗工作开展的效能建设；辅助决策开展数据统计分析服务；为远程医疗监管与资源服务中心之间的互联互通提供信息服务。

（四）交换层

交换层包括企业服务总线 ESB、服务集成 SMP、通用文件传输 GTP、数据集成 ETL、统一媒体控制单元 MCU。信息交换层根据业务流程，通过数据接口或消息传递与其他信息系统进行数据交换，实现信息共享、数据上报等功能。

上述分别用于满足临床信息跨医院、跨区域的信息交换和协同应用；用于医疗服务资源的注册、申请、授权、管理、监控，实现基于服务的信息资源共享交换；满足基于卫生医疗行业数据规范的业务信息采集，并对外部系统提供基于文件的数据交换服务；满足远程医疗数据仓库建设过程中的数据 ETL 采集、加工、转换处理的数据集成要求；满足音视频信息的跨医院、跨区域交互，集成突发公共卫生事件应急指挥视频会议系统。最终解决医院依靠区域远程医疗监管与资源服务中心开展远程医疗业务过程中的信息互联互通问题。

（五）接入层

1. 医疗卫生信息系统的接入　主要包括电子病历系统、医院信息系统、检验信息系统、临床信息系统、心电诊断系统、影像诊断系统、病理诊断系统和其他医疗信息系统。通过远程医疗信息系统与医疗信息系统的对接，实现跨医院之间的信息共享、业务协同。

远程医疗信息系统与区域卫生信息平台对接，提供远程医疗监管与业务服务实时信息，共享原有健康档案和电子病历信息,使区域卫生信息平台具有对远程医疗业务的综合管理功能。

如医疗机构已经建立了数据共享的医院信息集成平台,将通过平台机制,实现与远程医疗信息系统的对接,减少数据接口数量,实现跨医院之间的信息共享、业务协同。

2. 医疗信息采集设备的接入　医疗信息采集设备主要包括多参数生命体征监护仪、数字化影像设备、数字心电图机、呼吸机和其他医疗信息采集设备,主要用于采集患者的生命体征、血糖、血压等数据。

第四节　系统功能与流程

《WS/T 529—2016 远程医疗信息系统基本功能规范》规定远程医疗信息系统功能应包括基本业务功能、扩展业务功能和系统管理功能。基本业务功能包括远程会诊、远程预约、远程双向转诊、远程影像(放射、超声)诊断、远程心电诊断、远程医学教育等 6 类,扩展业务功能包括远程重症监护、远程手术示教、远程病理诊断等 3 类。本节按此分类展开系统功能和业务流程的介绍。

一、基本业务功能

(一)远程会诊

远程会诊是指申请方将患者的病史资料上传至会诊平台或通过会诊系统传输给受邀方,受邀方医生通过远程会诊系统进行离线或实时交互式(与邀请方进行音视频交流沟通)了解病情,并出具诊断意见及报告的过程。

1. 基本功能

(1)会诊预约:会诊申请单的填写、会诊申请提交与修改、专家库信息查询、电子资料组织与传送、会诊申请的查询等。

(2)会诊管理:会诊流程管理、病历资料管理、会诊报告浏览、随访管理、会诊服务评价等。

(3)会诊服务:病历资料浏览、音视频交互病情讨论、病历资料白板书写交互、会诊报告编写发布与修改、会诊报告模板管理等。

远程会诊功能模块因每个医院的会诊流程的差异而有所不同,但基本的会诊功能是相同的,都包括预约、会诊资料传输、会诊、会诊结果下载等功能,对于一些疑难的症状,还需要申请多家医院的专家进行联合会诊。

2. 系统业务流程(图 22-4)　根据《远程医疗服务管理规范(试行)》,远程会诊服务流程和要求如下。

(1)发出邀请:邀请方需要与受邀方通过远程医疗服务开展个案病例讨论的,需向受邀方直接或通过第三方平台提出邀请,邀请至少应当包括邀请事由、目的、时间安排、患者相关病历摘要及拟邀请医师的专业和技术职务任职资格等。

(2)接受邀请:受邀方接到邀请方或第三方平台发出的远程医疗服务邀请后,要及时作出是否接受邀请的决定。接受邀请的,须告知邀请方,并做好相关准备工作;不接受邀请的,及时告知邀请方并说明理由。第三方平台参与匹配的,还要同时将是否接受邀请告知第三方平台运营方。

(3)实施服务:受邀方安排具备相应资质和技术能力的医务人员,按照相关法律、法规和诊疗规范的要求,提供远程医疗服务,及时将诊疗意见告知邀请方,并出具由相关医师签名的诊疗意见报告。邀请方根据患者临床资料,参考受邀方的诊疗意见,决定诊断与治疗方案。

(二)远程放射影像诊断

邀请方将患者检查采集的影像数据及病史资料上传至远程医疗平台,受邀方远程进行阅片,开展影像诊断并出具诊断意见及报告,或区域内多家医疗机构联网组成影像中心对影像数据集中存储、集中诊断和集中管理。

1. 基本功能

(1)申请:具备申请单填写、申请的提交与修改、诊断机构查询、申请的查询等功能。

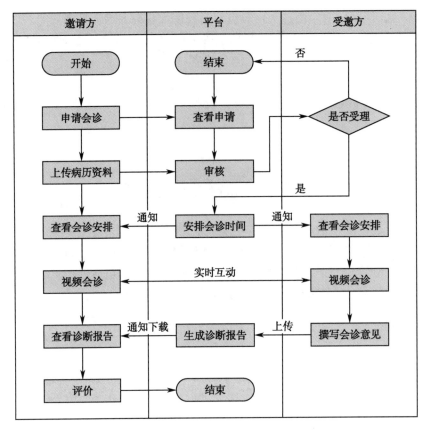

图 22-4 远程会诊流程图

（2）资料传送与接收：具备不同资料的传送与接收功能。

（3）图像浏览、增强与分析：能够对原始图像进行浏览、对比度增强、边缘增强、病理特征提取、病理特征量化分析，能够进行计算机辅助诊断、基于图像特征的图像检索等。

（4）质控与统计：影像质量统计、技师评片、集体评片、报告书写质量统计、技师的影像总体质量统计、诊断报告诊断质量统计等。

（5）诊断报告发布、浏览与查询。

（6）病例学习：为医师提供一个学习提高的平台，特别是一些进修医师与实习生，可以对其关心的报告进行查询浏览并进行对比学习与借阅。

2. 系统业务流程（图 22-5）

（1）影像远程诊断发起：由邀请方 RIS 发起远程诊断请求。

（2）数据同步上传区域影像远程诊断平台：影像检查操作完成后，邀请方 RIS 将影像数据同步上传至区域影像远程诊断管理平台。

（3）远程诊断工作表建立：区域影像远程诊断管理平台收到请求和数据后根据预先设置的逻辑进行自动分诊处理，根据提交远程诊断记录建立远程诊断工作表。

（4）远程诊断：受邀方医师经 Web 方式从影像远程诊断管理平台获取远程诊断任务列表，并调阅患者的影像资料。

（5）远程诊断报告编写：诊断医师通过 Web 界面执行远程诊断影像诊断处理和操作，并完成影像远程诊断报告的撰写与审核。

（6）远程诊断报告提交：远程诊断完成提交影像远程诊断管理平台，平台把远程诊断结果报告实时回传到邀请方的 RIS。

（7）远程诊断报告获取：邀请方的 RIS 收到诊断结果报告数据后，及时分发给患者。患者通过移动端，通认证后查看自己的影像报告。

（8）远程诊断报告及影像归档：区域影像远程诊断平台对患者远程诊断报告执行归档存储管理。

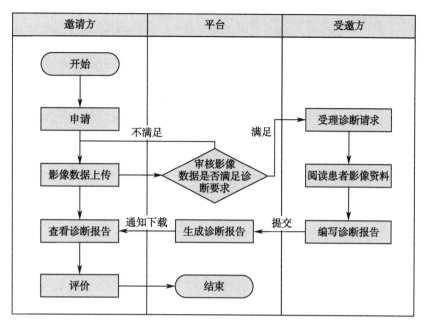

图 22-5 远程影像诊断流程图

（三）远程超声影像诊断

远程超声诊断是邀请方医疗机构运用通讯、计算机及网络技术，借助远程超声诊断系统以动态图像和医师们的检查手法实时同步传输给受邀方医疗机构，专家根据传输过来的动态图像以及医生的检查手法远程给予指导，从而对患者作出诊断。

远程超声按照数据传输的模式主要分为异步模式和同步模式（实时）两种。异步模式是指，会诊端医师不必在线等待，会诊端系统接收远程端发送过来的患者二维超声图像或者三维容积数据，灵活安排时间完成会诊意见。同步模式是，远程端在进行检查的同时，将采集的数据同步实时传输给会诊端医师。会诊端医师既可以看到远程端超声设备的动态图像，也可以看到探头的扫查位置，在采集图像的过程中可以和远程端医师进行通话交流，实时指导远程端医师调整探头的扫查位置和患者体位，以及调节仪器参数。

1. 基本功能

（1）实时音视频互动：会诊专家和申请医生可进行实时高质量音视频互动。

（2）布局切换：远程超声会诊进行中，会诊双方可以对图像布局做自由切换，以获得最佳观看体验。

（3）协同操作：远程专家可对超声设备做远程协同操作。

（4）系统录制：在进行远程超声会诊的同时，系统可以对远程会诊的全过程进行录制

2. 系统业务流程 如图 22-6 所示。

（四）远程心电诊断

由邀请方向受邀方提出申请并提供患者临床资料和心电资料，由受邀方对心电资料进行解析并出具诊断意见及报告。包含动态心电监护资料的远程诊断。

1. 基本功能 以医院的心电图室为中心，实现院内各科室和院外基层医疗机构的心电信息的统一管理。基层医疗机构对患者做心电检查，由上级医院进行心电集中诊断，实现医院与基层之间的心电诊断资源共享。

（1）申请与预约：接受患者的预约登记和检查登记，以及对患者检查信息的登记，申请单扫描和简单查询统计，并分发患者的检查报告。具备为患者分配预约时间、查询指定时间段内的预约、登记患者列表、纸质申请单的扫描和拍摄、与 HIS 无缝对接等功能。

（2）分析诊断：专业心电医生根据心电设备采集的数据进行专业分析诊断。具备心电检查数据到达即时提醒、心电图分析、报告编写和打印、病历管理等功能。

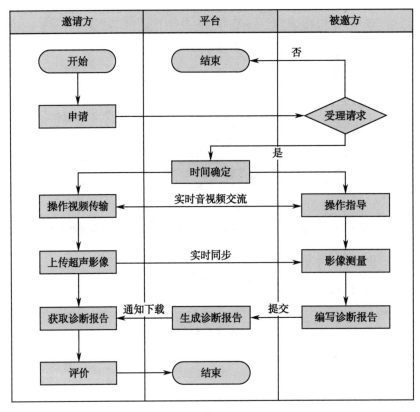

图 22-6　远程超声影像诊断业务流程图

（3）报告浏览与分析：给临床医生提供浏览心电图报告及心电波形的工具。可将医生端浏览工作站嵌入到门诊医生工作站、住院医生工作站和电子病历系统中去，支持医生端浏览工作站，可进行在线波形分析、处理、测量。

2. 系统业务流程（图 22-7）　邀请方在心电工作站系统中为患者进行信息登记，包括患者基本信息和病情概况等。登记完毕后，把心电图机导联线与患者连接好，然后在系统的检查界面选择患者，自动从心

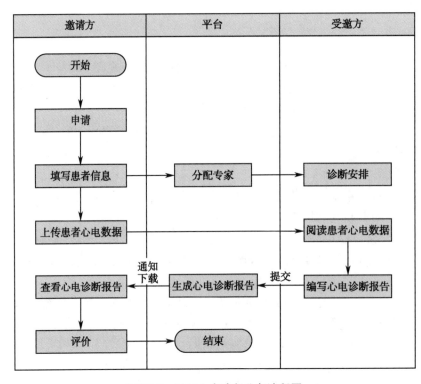

图 22-7　远程心电诊断业务流程图

电图机接收采集信息数据，心电数据自动上传到心电前置服务器。受邀方会收到邀请方发过来的患者的请求心电诊断提示，受邀方医生查看患者心电图信息，填写诊断报告进行报告审核。随即邀请方可以在系统查看和打印心电检查诊断报告。

（五）远程医学教育

授课专家通过实时或点播音视频和课件等方式为基层医生提供业务培训、教学以及技术支持。

1. 基本功能

（1）教师管理：具备教师注册、信息查询及修改等功能。

（2）学员管理：具备学员注册、信息查询及修改等功能。

（3）课程管理：具备课程视频查询、视频点播、实时培训等功能。

（4）课件管理：具备视频管理、课件管理、视频共享及课件同步等功能。

（5）过程管理：具备课程学习计划制作、课程培训记录、学习进度查询等功能。

（6）学分管理：具备申请学分、学分证打印等功能。

2. 系统业务流程　如图 22-8 所示。

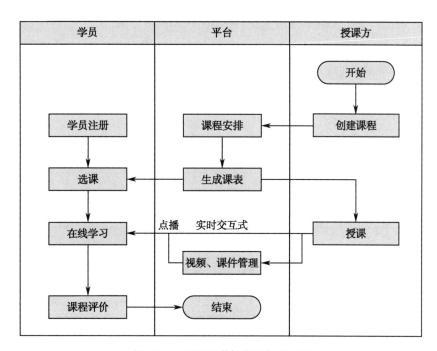

图 22-8　远程医学教育业务流程图

二、扩展业务功能

（一）远程重症监护

远程重症监护系统通过实时采集各种监护设备数据、音视频流和集成相关临床信息系统等，将重症监护病房中患者的生命体征数据以及患者病史资料实时传输到远程医疗平台，由远方的重症监护专家实现对异地重症患者的实时监护，并能够与异地患者和医疗护理人员进行实时视频交流，开展远程诊断、治疗指导以及护理指导的一套系统。主流架构为 BS 架构。

ICU 单元能将心电监护、呼吸机和输液泵信号传输于一体化高清视频终端，基于 5G 的传输设备实现患者多维度影像整合，包括 HIS、监护仪、呼吸机、超声机与内镜图像，融媒体信息远程传递系统，集成显示在一体化会议屏上，同时可传输于移动 APP 端专家会诊系统，经过授权可实现专家在手机移动端、PC 端或者专用指挥中心端等远程实时监测患者生命体征，实现远程指导、远程监护、远程查房、远程会诊功能，立体化、智慧化、闭环式无缝连接患者的诊治。远程医疗服务既可以减少会诊团队反复出入病房可能造成的潜在院内感染，又可以使患者获得更加实时的诊疗服务，避免延误救治。

1. 基本功能

（1）申请与预约、资料传送与接收、浏览与分析、质控与统计、报告发布及浏览、服务评价等过程管理功能。

（2）实时采集传输生命体征参数功能，邀请方、受邀方、患者之间进行持续动态监护、诊断建议、治疗建议等医疗活动。

（3）24小时不间断地连续动态观察，向受邀方提供患者实时持续的监护数据，并对异常情况预警和警报作用。

（4）生命体征参数的存储、管理等常规功能，包括数据记录、管理、查询、统计功能。

（5）患者床边视频会议功能，便于专家与申请医生和患者远程互动式交流。

（6）专家远程实时控制视频云台，对患者多角度观察和画面快速切换。

2. 系统业务流程　如图22-9所示。

（1）邀请方ICU提交申请到远程医疗平台，审核通过后由受邀方受理。

（2）邀请方上传患者电子病历等临床资料到远程医疗平台，供受邀方医生查阅。

（3）受邀方实时接收生命体征等监护数据，双方按需开展床边视频讨论和互动交流，受邀方分析患者病情并给出诊断意见和治疗指导意见，并提交至平台。

（4）双方定期评估患者是否要继续远程监护，不再需求则流程结束。

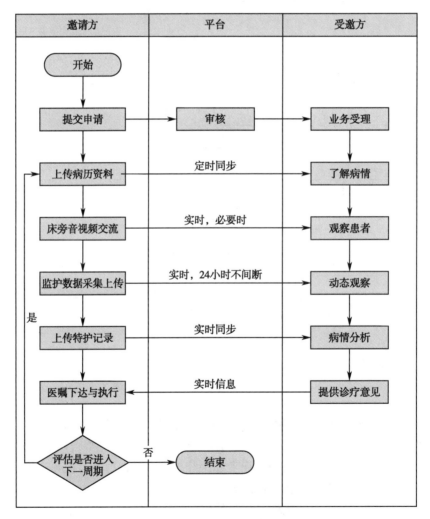

图22-9　远程重症监护业务流程图

（二）远程病理诊断

远程病理诊断是邀请方利用病理切片数字化扫描设备，将病理切片转换成数字切片传输至远程诊断平台，受邀方专家通过登录平台观察全视野数字切片进行病理诊断并出具意见及报告的过程。

1. 基本功能

（1）申请与预约、服务评价等过程管理功能。

（2）病理切片数字化扫描功能，病理切片转换为数字切片。

（3）虚拟数字切片的放大、缩小、标记等后处理功能。

（4）病理图文报告的书写、发布、保存以及记录查询等功能。

（5）患者信息上传、报告下载等功能。

（6）数据统计功能。

2. 系统业务流程　远程病理诊断模式分离线式和在线式两种。离线式是邀请方利用数字切片扫描设备将病理切片扫描成数字切片，连同患者的病史资料通过诊断系统上传至远程病理诊断平台，受邀方专家登录平台，观察全视野数字病理切片，仿真模拟光学显微镜的功能进行诊断，撰写并发送诊断报告。优点是不受时间与空间限制。在线式是邀请方的全自动显微镜平台网络授权给异地的受邀方专家，专家可通过网络进行实时遥控，包括载物台的移动、聚焦及物镜的转换，远程观察在不停物镜倍数下的玻璃切片图像，撰写并及时发送诊断报告。目前以离线式为主。远程病理诊断业务流程见图 22-10。

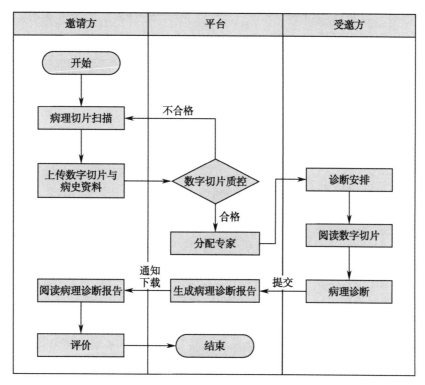

图 22-10　远程病理诊断业务流程

（三）远程手术示教

通过远程会诊技术和视频技术的应用，对手术现场的手术示范画面影像进行全程实时记录和远程传输直播，使之用于远程手术教学。

1. 基本功能

（1）申请与预约、服务评价等过程管理功能。

（2）支持多个远程教室同时观看同一个手术的功能。

（3）专家可以在远程医疗信息系统内任意点连接同一个手术室或连接多个手术室，进行手术指导和讨论的功能。

（4）手术影像和场景实况音视频信息实时直播、记录的功能。

（5）手术室和远程专家的音视频实时交互的功能。

（6）音视频的存储、回放和管理等功能。

（7）术野摄像机和手术室内其他摄像机远程控制调整功能。

2. 系统业务流程　如图 22-11 所示。

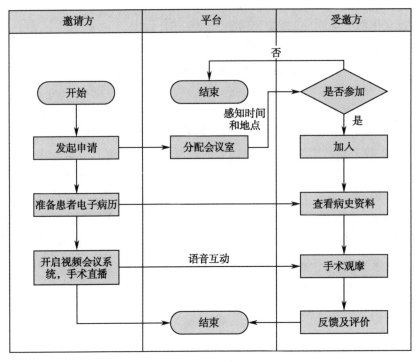

图 22-11　远程手术示教业务流程图

三、管理功能

　　系统管理功能，包括对基础数据和业务数据的管理，是对各级医疗机构、医务人员以及患者信息资源进行统一管理，并与其他各个功能子系统对接，实现基础数据和业务数据的存储、交换、更新、共享以及备份等功能。

　　1. 权限管理模块　对各类医疗机构、科室、专家、患者等用户权限进行多级设置管理。基本功能包括：用户的权限授权分配；报告诊断与浏览等权限分配；病历资料的书写、审核、修订及浏览等权限分配。

　　2. 医疗卫生机构数据管理模块　建立远程医疗信息系统的医疗卫生机构信息库。基本功能包括：医疗卫生机构的注册；医疗卫生机构的信息浏览；对医疗卫生机构及其各类属性信息进行增删改。

　　3. 科室数据管理模块　建立远程医疗信息系统的科室信息库。基本功能包括：科室的注册；科室的信息浏览与多属性查询；科室关联；对科室及其各类属性信息进行增删改的管理。

　　4. 专家数据管理模块　建立远程医疗信息系统的专家信息库。基本功能包括：专家信息的采集、审核等的注册功能；专家的信息列表浏览与多属性查询功能；对远程医疗专家及其技术职务、学历、医学资质等各类属性信息进行增删改的功能。

　　5. 病历数据采集与存储模块　采集、存储患者病历信息，包括模拟信号处理；数字信号处理；实时生命体征信号的采集与传输；集中存储。

　　6. 随访管理模块　根据自动提醒定期进行不同类型和方式的随访。基本功能包括：随访类型、方式等管理；随访按时间预先自动提醒。

　　7. 统计分析模块　对远程医疗各项业务与管理信息进行报表统计和查询。基本功能包括：远程会诊申请、患者病历、专家信息、意见与随访记录的查询功能和会诊数量和专家工作量的统计；会诊情况、费用、会诊工作量的查询和统计功能；远程医学教育培训个人记录查询功能和课程点播次数的统计功能；支持用户自定义查询与统计表设计。

　　8. 财务管理模块　对远程医疗各项业务的财务情况进行管理。基本功能包括：收款通知与确认管理；医院对账单管理；专家费用支出签收单据管理；根据不同省市级别设置收费标准；费用结算清单管理；申请医生、专家费用和运营费用比例设置；费用统计报表制作；收款和支付费用月、年度报表制作。

9. 功能协作与数据交互模块 实现远程医疗信息系统与其他相关系统的功能协作与数据交互。基本功能包括：与电子病历、HIS、区域卫生信息平台、视频会议系统等其他卫生业务信息系统协作完成患者病历资料、远程会诊结果、转诊预约、影像心电资料、视频调用浏览的相互查询、记录和使用；通过与医院 HIS、EMR、社区 EHR、视频会议系统、医保系统、区域卫生信息平台等系统的接口，实现相关业务数据交互。

第五节 系统建设

远程医疗信息系统的建设可分为硬件建设、网络建设和软件建设。远程医疗信息系统应当满足图像、声音、文字以及诊疗所需其他医疗信息的安全、实时传输，图像清晰，数据准确，符合《远程医疗信息系统建设技术指南》，满足临床诊疗要求。对于医疗机构和地方卫生管理部门而言，主要包括视讯会议系统、通讯网络和远程医疗服务平台的建设。

一、远程医疗视讯系统

远程医疗视讯系统，为远程医疗系统提供音视频交互功能，是实时远程医疗服务的硬件载体，通过第三方接口，实现与远程医疗服务层的对接，从而支撑远程医疗各项业务开展。远程音视频通讯功能需遵从 H.323、SIP 基本视频通讯协议实现。系统需具备视讯业务管理功能、视频多点交换单元功能、音视频接入单元功能、录播功能。视讯系统主要由以下设备组成。

1. 多点视讯控制单元（multipoint control unit，MCU） 也称为媒体交换系统，是多点视频会议系统的关键设备，所有的远程医疗服务站点的实时音视频码流都经过 MCU 统一交换分发。由 MC 多点控制单元和 MP 多点处理单元组成，MC 完成视频会议终端之间控制信息的交互，MP 完成视频会议体系中音视频和数据的相关处理。MCU 相当于一个媒体交换机，接收来自所有会场的音视频码流，经处理后转发给每个会场。主要执行会场接入、视频交换、音频混合、数据处理、终端接入、信令交互等功能。

2. 视讯终端 位于每个远程站点的终端，其主要工作是将本地的视频、音频、数据和控制信息进行编码打包并发送；对收到的数据包解码还原为视频、音频、数据和控制信息。可分为分体式终端、一体化终端、软终端、一体机（如移动推车）、智真终端等。远程医疗的视讯终端应具备多种医疗设备接入能力，如监护仪、手术野摄像机、内镜影像系统、超声设备等。除了上述基于硬件设备的视频终端，还有基于 PC 端和移动端的软视频客户端，作为更灵活、更经济的解决方案。

3. 网络录播系统 基于 IP 网络，将会议中的视频、音频信号和医疗数据信息进行一体化的同步录制、直播和点播。通过录播服务器对会诊过程、手术过程等进行录制，生成相应的会诊记录，以备日后查询；同时可作为医疗教学的素材，在医疗培训中通过点播录制内容来教学。

4. 多媒体业务管理系统 对包括 MCU、视讯终端、录播设备的视频资产进行统一集中管理和配置和业务调度。并提供第三方 API 接口，实现与远程医疗服务层的对接，便于远程医疗各项业务的开展。

视讯系统需符合以下标准技术规范，以保证多种会议终端交互：视频支持 H.263、H.263+、H.264、H.264HP、H.264SVC 图像编码协议；音频支持 G.711、G.722、G.722.1、G.722.1C、G.728、G.719、G.729A、AAC-LD 等音频协议，并且支持不少于三种 20kHz 以上的宽频音频协议，支持双声道立体声功能；支持在 H.323 以下，使用 H.235 信令加密；支持在 SIP 下，TLS、SRTP 加密；支持 AES 媒体流加密算法；辅流支持标准 H323 下 H239 协议，支持标准 SIP 协议下 BFCP。

二、远程医疗通讯网络

稳定可靠的网络系统是远程医疗业务开展的基础保障。不同医疗机构由于地理位置、服务形式的差异，对于通讯网络的要求都不相同。医疗机构根据自身需求和特点选择如下的接入链路。

1. SDH 专线 基于时分复用技术，网络时延小，稳定性高，提供丰富的检、纠错能力。只要带宽允许，用户可以开展各种业务，而业务的质量是用户可控的。缺点是租用费用较高。

2. MPLS-VPN 运营商在专门建设的 IP 专网上构建企业用户的虚拟专网。相对于 SDH 专网，租用费用较低；部署和管理简单。由于物理链路由多企业共享，链路的服务质量由运营商控制。

3. 视联网　视联网是由运营商建设，基于国产自主知识产权的全国性视频交换专网，可以在一套系统上同时实现数万路以上的超大规模视频会议、视频监控、视频点播、远程培训、手术示教等综合高清视频应用，具备三网融合架构，可以通过数字电视实现高清视频通信入户，可以实时同步传输高清医疗影像和数据，具备结构性安全特征。

4. Internet VPN　通过 VPN 技术，在互联网上建立一个安全加密的数据传输隧道进行数据传输。VPN 技术有 IPSec VPN 和 SSL VPN 两种。通常采用 IPSec VPN 建立网络之间的连接，采用 SSL VPN 建立终端到网络之间的连接。Internet VPN 的优点在于接入方便，费用低，缺点是网络时延较大，网络质量不可控，语音视频业务体验较差。

5. 4G/5G 链路　部署方便、不受地理条件限制，尤其是移动的或不适宜部署有线网络的场景。

6. 卫星专线　卫星专线业务利用由卫星地面站和通信卫星组成的卫星通信系统向用户提供的点对点传输通道、通信专线出租业务。优点在于不受地理条件和地面线路资源限制，无须经过复杂的地面路由。缺点在于延时大，租用费用高。

根据《远程医疗服务管理规范（试行）》的要求，远程医疗服务网络应当至少有 2 家网络供应商提供的网络，保障远程医疗服务信息传输通畅。有条件的可以建设远程医疗专网。

网络接入带宽应按照医疗机构远程服务站点数量和业务并发数设计。随着 4K/8K 超高清、VR 和 AR 技术在远程会诊的应用，网络带宽需求大幅增加，应根据业务考虑带宽配置（表 22-1）。

表 22-1　不同远程会诊项目的网络传输速率的要求

分类	应用类型	传输速率要求	传输时延要求
传统视频	1080P 视频	10Mbps	≤50ms
会诊	4K 视频	50Mbps	≤50ms
	医学影像资料	10Mbps	
虚拟现实	VR/AR 4K 视频	25Mbps	≤50ms
会诊	VR/AR 8K 视频	100Mbps	≤50ms

5G 网络在远程医疗中也越来越普及。根据国家远程医疗与互联网医学中心 2019 年发布《基 5G 技术的医院网络建设标准（无线接入网分册）》的要求，远程医疗典型应用场景下，医院 5G 无线接入网络应满足的技术配置指标如表 22-2 所示。

表 22-2　远程医疗典型应用场景的 5G 无线接入网络技术配置指标

远程医疗类型	上行速率	下行速率	网络时延	可靠性	网络抖动要求
远程影像诊断类	>50Mps	>80Mps	<80ms	99.999%	<20ms
视频交互会诊类	>2Mps	>20Mps	<100ms	99.999%	<20ms
远程重症监护类	>2Mps	>5Mps	<100ms	99.999%	<20ms
远程动态监测类	>10Mps	>10Mps	<200ms	99.999%	<20ms
远程病理诊断类	>50Mps	>80Mps	<80ms	99.999%	<20ms

对于远程手术等对网络稳定性有严苛要求的远程医疗服务，多链路聚合传输技术是目前较为成熟且广泛使用的网络技术维持网络的稳定性。多链路聚合技术保证了数据传输能力，即高带宽特征。在传统的链路层之上增添了一个虚拟层，该虚拟层实现了对数据帧的分发，这些数据帧通过轮转算法被分发到各条链路中，实现了将多条物理链路的传输带宽进行聚合，从而实现在同一个终端上带宽叠加的高速传送效果。应用程序和物理设备能按照原来的方式继续工作。多链路传输和单链路传输可以并存，可以按照应用的实际需求选择多链路传输或者是单链路传输，具有较强的灵活性。

三、远程医疗服务软件平台

目前，远程医疗信息系统基本以平台化的方式进行建设。平台化具备如下优点：兼容性好，开放的架构；支持多种会诊设备的接入，能够快速、简便接入；接入平台中任何两家或多家医院均可以自由地开展远程会诊等业务;远程平台本身则发挥统一的组织服务功能作用。

（一）平台构成

1. 远程医疗资源整合模块　实现专家资源和教育资源等医疗服务资源的整合,突出各种信息发布管理、索引、查询功能,以满足为各类用户提供网页访问、信息管理、信息查询及共享等综合服务的需求。

2. 远程医疗业务管理模块　实现各类信息的集中管理、各类应用的统计分析功能,满足为卫生主管部门和入网医院提供业务管理与决策支持的需要。

3. 远程医疗业务支撑模块　实现远程会诊、远程专科诊断、远程监护、远程教育、手术示教、病历资料采集等业务功能,满足各类机构开展各种远程医疗业务活动的需要。

4. 远程医疗信息交换模块　实现数据、图像、视频和音频等信息交换功能,能够满足各级医疗机构间跨品牌、跨网络和跨越硬件与软件高清音视频交互、即时通讯、数据交换、数据共享等信息交互的需要。

5. 远程医疗系统管理模块　实现系统的用户注册与权限管理、数据标准管理、节点管理、监控管理、服务管理(各功能系统管理)、日志管理、安全审计、配置管理、资源目录等功能,满足运维人员进行系统管理的需求。

（二）平台技术架构

1. 基于 B/S 架构　远程医疗服务平台应用设计采用 B/S 架构,即用户通过浏览器登录平台申请服务、了解患者的病史资料、相应服务。同时引入 XML 技术实现电子病历所需的大量信息集成。它能够描述不规则数据,并将医院内部来自不同系统、不同结构的数据都转换成 XML 格式的数据库,为电子病历信息的共享和交换提供了基础。电子病历浏览器与现有医院集成平台,通过 Web Service 的传输实现数据共享,Web Service 使用 HTTP 和 XML 进行通信,将 XML 数据库中的电子病历信息以 HTTP 方式展现给用户。能适用不同的桌面终端和移动终端,具有良好的兼容性。

2. 基于 SOA 架构　平台一般采用 SOA 面向服务的技术架构设计,将远程会诊、远程影像诊断、远程监护、手术示教等每项业务应用看作是服务申请者,将系统的音视频交互、病历资料采集、病历资料管理、资历资料分析、收费等功能模块看作是一个个相对独立的服务。每一种细化的服务都在平台上进行注册,当某个业务发出一个服务请求后,首先会在平台的服务注册表中查找,按照其调用方法和接口标准对该服务进行调用。采用此种设计不仅方便系统功能扩展,也方便了各业务模块的开发与升级。

（邹志武　杜兆淳　吴桂良　姚惠东）

参考文献

[1] WHO. Telemedicine: opportunities and developments in member states[EB/OL]. (2012-06-16)[2024-12-11]. https://iris.who.int/bitstream/handle/10665/44497/9789241564144_eng.pdf.

[2] 国家卫生计生委. 国家卫生计生委关于推进医疗机构远程医疗服务的意见[EB/OL]. (2014-08-29)[2024-12-11]. http://www.nhc.gov.cn/yzygj/s3593g/201408/f7cbfe331e78410fb43d9b4c61c4e4bd.shtml.

[3] 中华人民共和国国家卫生和计划生育委员会. 远程医疗信息系统基本功能规范:WS/T 529—2016[S]. 北京:国家标准化管理委员会, 2016.

[4] 国家卫生和计划生育委员会. 远程医疗信息系统建设技术指南(2014 年版)[EB/OL]. (2014-11)[2024-12-11]. https://zjjcmspublic.oss-cn-hangzhou-zwynet-d01-a.internet.cloud.zj.gov.cn/jcms_files/jcms1/web3508/site/attach/0/20150526170514.pdf.

[5] 中华人民共和国国家卫生和计划生育委员会. 远程医疗信息系统技术规范:WS/T 545—2017[S]. 北京:国家标准化管理委员会, 2017.

[6] 中华人民共和国国家卫生和计划生育委员会. 远程医疗服务基本数据集标准:WS 539—2017[S]. 北京. 2017.

[7] 中华人民共和国国家卫生和计划生育委员会. 远程医疗信息系统与统一通信平台交互规范:WS/T 546—2017[S]. 北京:国家标准化管理委员会, 2017.

[8] 中华人民共和国国家卫生健康委员会, 国家中医药管理局. 卫生健康委、中医药局关于印发互联网诊疗管理办法(试行)等 3 个文件的通知[EB/OL]. (2018-07-17)[2024-12-11]. https://www.gov.cn/gongbao/content/2019/content_5358684.htm.

[9] 王涛, 刘绍祖, 张兴文. 远程超声的临床应用现状及展望[J]. 临床超声医学杂志, 2021, 23(4):306-308.

[10] 飞利浦, 中国联通. 5G 智慧医疗全流程服务白皮书[EB/OL]. (2020-08)[2024-12-11]. http://www.djkpai.com/u/cms/www/202008/251629059ly8.pdf.

[11] 田东旭, 牛海涛. 远程手术的发展历史及现状[J]. 机器人外科学杂志(中英文), 2022, 3(5):343-350.

第二十三章

医疗协同信息系统

区域卫生信息化和区域医疗协同是医院信息化建设的重要组成部分,在《医院信息互联互通标准化成熟度测评方案》和《电子病历系统功能应用水平分级评价方法及标准》要求里都包括了对跨机构健康信息整合、与区域平台的医疗协同应用实现的测评考核。区域医疗协同平台的建设不仅促进了区域内医院共享医疗资源、电子病历、检验检查结果数据,并且能与院内外医疗信息进行联动诊疗活动。本章从医疗协同信息系统概述、相关标准、系统架构、数据结构、系统功能与流程、测评规范六个方面进行展开,详细介绍了电子健康卡、多学科协作诊疗、电子病历和健康档案调阅、分级诊疗、区域诊断中心、检验检查结果互认等医疗协同应用场景,进一步指导医院医疗协同建设,对标相关测评和评价指标。

第一节 系统概述

一、概念及作用

(一)医疗协同的概念

医疗协同是指通过信息技术和医疗技术,使医疗机构之间互相协作,实现跨地区、跨医院、跨部门的多个系统之间的数据交换和业务协作,达到医疗资源共享利用的最大化。医疗协同的目的是提高医疗服务的整体服务效率,为患者提供全面的连续性医疗服务,实现区域内不同级别医疗机构的互动,如电子健康档案和电子病历信息共享、分级诊疗、区域影像、区域检验、检验检查互认、远程医疗、远程会诊、远程心电、远程培训与健康教育等。

2009年起,《"十二五"期间深化医药卫生体制改革规划暨实施方案》等文件提出了卫生信息技术标准化建设。2013年,原国家卫生计生委和国家中医药管理局联合出台了《关于加快推进人口健康信息化建设的指导意见》(国卫规划发〔2013〕32号),对互联互通提出明确要求,"十二五"末,基本实现各级各类卫生计生机构的信息网络安全互联,实现试点地区互联互通;"十三五"时期,全面建成互联互通的四级信息平台,实现六大业务应用、业务协同和信息共享。

区域信息互联互通是区域医疗协同的基础,通过构建标准化、系统化评价体系,达到支撑区域协同应用的目的。区域卫生健康信息化和全民健康信息平台是支撑医疗协同的必要技术手段,通过构建医疗协同信息系统,建立新型数字化医疗卫生服务模式和业务流程,改造、创新传统的医疗卫生服务体系和服务模式,进而全面优化、整合区域医疗卫生资源,实现区域内各医疗卫生系统之间信息的网上交换、集中存储与管理、资源共享,从而提高医疗卫生服务效率和质量,降低医疗卫生服务成本。

(二)医疗协同的作用

1. 优化医疗资源配置 医疗协同有助于优化区域间医疗资源配置,解决社区、乡镇卫生院及卫生所医疗资源不足等问题。高级别医疗机构对基层医疗卫生机构提供理论指导和技术支持,从而帮助基层医疗卫生机构提升医务人员水平,改善硬件条件,加强专科建设,发挥专科优势,使基层医疗卫生机构更富有竞争能力和活力,促进基层医疗卫生机构发展。

2. 提升医疗服务质量 各级医院、社区卫生服务机构通过医疗协同可以共享医疗健康信息,增大医疗健康资源的利用效率;医护人员通过医疗协同信息系统查看患者的健康档案、电子病历,便于掌握患者病史和诊疗的整体情况，减少了误诊误治率，优化服务质量，提高工作效率。

3. 方便居民就医诊疗　患者的基本情况、检查、检验、病历、病史和过敏史等医疗信息在一定的区域内共享，有利于病情诊断、精准治疗、档案完整等，避免重复检查、检验，患者可以得到更高效、更准确、更便捷便宜的医疗服务。居民可以通过统一平台查询自己的健康档案信息，使用电子健康卡在各医疗机构便捷就诊，享受各医疗机构提供的健康服务。

4. 提高科学决策能力　通过医疗协同汇聚海量数据，有利于政府管理部门对医疗卫生机构进行宏观管理和有效监督，提高决策水平和管理效率。相关管理部门可以结合社会各方资源，加强对突发公共卫生事件的监测和预警，提高对应急事件的反应处理能力，此外，还能通过网络加强宏观管理，提高对全市卫生资源的调配能力。

二、国内外发展现状

（一）国内医疗协同发展现状

"区域协同医疗服务示范工程"是科技部在 2006 年提出的"十一五"国家科技支撑计划重大项目之一，旨在以医疗服务机构为主体，以医疗资源和信息共享为目标，集成共性技术及医疗服务关键技术，建立区域协同医疗服务公共服务平台，使有限的医疗卫生资源利用最大化。自 2009 年新医改以来，区域卫生信息化建设开始蓬勃发展，各级医院逐步完成了医院集成平台的建设和与区域医疗平台的对接，上海市、厦门市、广州市等地陆续开展本地区的区域卫生信息化建设，实现了居民健康档案在医院、社区之间的共享以及基于健康档案的"电子双向转诊服务"等区域医疗业务协同。

2020 年国家卫生健康委印发《关于加强全民健康信息标准化体系建设的意见》，制定二级以上医院、基层医疗卫生机构、公共卫生机构信息化建设标准与规范，先后发布 227 项信息化标准。截至 2022 年，国家全民健康信息平台基本建成，100% 的省份、85% 的市、69% 的县建立区域全民健康信息平台，实现国家、省、市、县四级平台互联互通，全国 7 000 多家二级以上公立医院接入区域全民健康信息平台，2 200 多家三级医院初步实现院内医疗服务信息互通共享，260 多个城市实现区域内医疗机构就诊"一卡通"，为跨医院、跨地域、跨层级提供服务起到了支撑作用。

为解决医疗资源总量不足、区域分布不均衡等问题，国家一直深入推进分级诊疗制度和体系建设。近年来，区域医疗协同涌现出了医联体、医共体、医院集团、专科专病联盟、城市间合作、都市圈协作等多种形态。国内医院集团总体上从松散型联盟逐步向紧密型、精准化、多方位合作发展。医联体主要是三级医院与部分二级医院、一级医院各自独立运行并组建医疗联合体。医共体则是主要在县域以重点医院为核心重构管理、运营、服务体系。其目的都是为了加强基层医疗卫生机构综合服务能力，推动优质医疗资源下沉。江苏省开展了以医院集团、对口帮扶、技术支持为代表的区域医疗协同、协作；上海市通过医联体、专科联盟、互联网医院等方式，医疗协同服务向深、精、细发展；河南省、江西省、贵州省等通过省、市、县三级联动的方式，在医疗机构间开展卓有成效的医疗协同服务；粤港澳三地共同签署了《粤港澳大湾区卫生与健康合作框架协议》，实现粤港澳大湾区卫生与健康事业协同发展、优势互补、共建共享，产业化发展也紧随区域医疗协同的脚步正快速形成良好生态。

（二）国外医疗协同发展现状

近年来，英国、美国、加拿大等一些国家先后投入巨资开展了国家和地方级以电子健康档案和电子病历数据共享为核心的区域医疗协同信息化建设。这些举措主要为了最大程度地保证居民的医疗质量和安全性，以提升整体医疗服务质量。

英国从 1998 年开始策划电子健康记录应用，制定了国民卫生服务信息战略项目（national programme for IT，NpfIT），从 2003 年底开始搭建一个全国性的卫生信息网，部署一系列应用服务。通过这一信息网，患者可以选择并预订医院服务、获取自身的电子病历档案并办理出院手续等；医生可以实现包括电子病历、网上预约、电子处方、医学影像共享及远程医疗咨询等。

2004 年 1 月 20 日美国前总统布什提出，要在 10 年内为全体美国公民建立电子健康档案。2005 年，美国国家卫生信息网在四大试点区域分别开发全国卫生信息网络架构原型，研究包括电子健康档案在内的多种医疗应用系统之间互通协作能力和业务模型。

2000 年 9 月，加拿大成立 Infoway 机构以推动国家以及区域卫生信息网的建设。2002 年开始，Infoway 宣布开始建立全国性的电子健康档案系统、药品信息系统、实验室信息系统、系统影像系统、公共卫生信息系统和远程医疗系统；建立用户、医疗服务机构的统一识别系统以及基础架构和标准的研究，并计划在 2009 年为 50% 的加拿大人建立电子健康档案，2020 年覆盖到全部人口。

第二节　相关标准

卫生信息标准是专门为医学信息产生、信息处理及信息管理与研究等信息领域制订的各类规范和行动准则，包括整个医学事务处理过程中在信息采集、传输、交换和处理等各环节所应遵循的统一规则、概念、名词、术语、代码及技术标准、管理标准等。为实现区域医疗卫生服务协同和数据共享，医疗协同信息系统在标准化建设实施过程中用到了很多项标准（表 23-1），包括技术类标准、数据类标准、管理类标准等。

表 23-1　医疗协同信息系统相关标准与类型

标准（规范）名称	相关内容	标准类型
WS/T 448—2014 基于居民健康档案的区域卫生信息平台技术规范	规定了基于居民健康档案的区域卫生信息平台的技术架构，区域卫生信息平台注册服务、健康档案整合服务、健康档案存储服务、健康档案管理服务、健康档案调回服务、健康档案协同服务、区域卫生信息平台信息安全与隐私保护等关键技术要求，区域卫生信息平台基础设施建设机构接入和性能要求等	技术
WS/T 447—2014 基于电子病历的医院信息平台技术规范	规定了医院信息平台的总体技术要求、平台基本功能要求、信息资源规范、交互规范、IT 基础设施规范、安全规范和性能要求等。本标准适用于二、三级医院的基于电子病历的医院信息平台建设	技术
医院信息平台应用功能指引（2016 年）	规定了多学科协作诊疗、电子病历和健康档案调阅、远程会诊、远程影像诊断、分级诊疗、双向转诊、区域影像共享、区域病理共享、区域检验共享的内容和具体功能	技术
医院信息化建设应用技术指引（2017 年）	规定了多学科协作诊疗、电子病历和健康档案调阅、远程会诊、远程影像诊断、分级诊疗、双向转诊、区域影像共享、区域病理共享、区域检验共享的技术指引	技术
全国医院信息化建设标准与规范（试行）（2018 年）	规定了多学科协作诊疗、远程会诊、远程影像诊断、分级诊疗、双向转诊、区域病理共享、区域检验共享的具体内容和要求	技术
WS 363—2023 卫生健康信息数据元目录	规定了卫生健康信息数据元目录内容结构、属性与描述规则、数据元目录格式和数据元索引的编制规则。适用于医药卫生领域卫生健康信息数据元目录的编制	数据
WS 445—2014 电子病历基本数据集	规定了电子病历基本数据集的数据集元数据属性和数据元属性，适用于指导电子病历基本信息的采集存储、共享以及信息系统的开发	数据
WS 365—2011 城乡居民健康档案基本数据集	规定了城乡居民健康档案基本数据集的数据集元数据属性和数据元目录。适用于城乡居民健康档案的信息收集、存储与共享，以及城乡居民健康档案管理信息系统建设	数据
WS 372—2012 疾病管理基本数据集	规定了疾病管理基本数据集的数据集元数据属性和数据元属性，适用于疾病管理相关的卫生信息系统	数据
WS 376—2013 儿童保健基本数据集	规定了儿童保健基本数据集的数据集元数据属性和数据元属性，适用于指导全国儿童保健基本信息的采集、存储、共享，以及信息系统的开发	数据

标准（规范）名称	相关内容	标准类型
WS 377—2013 妇女保健基本数据集	规定了妇女保健基本数据集的数据集元数据属性和数据元属性,适用于指导全国妇女保健基本信息的采集、存储、共享以及信息系统的开发	数据
WS/T 483—2016 健康档案共享文档规范	规定了健康档案共享文档模板以及对文档头和文档体的一系列约束,适用于规范健康档案信息的采集、传输、存储、共享交换以及信息系统的开发应用	数据
WS/T 500—2016 电子病历共享文档规范	规定了电子病历共享文档模板以及对文档头和文档体的一系列约束,适用于规范电子病历信息的采集、传输、存储、共享交换以及信息系统的开发应用	数据
WS/T 501—2016 电子病历与医院信息平台标准符合性测试规范	规定了电子病历与医院信息平台标准符合性测试的测试过程、测试方法、测试内容和测试结果判定准则等。适用于电子病历基本数据集标准符合性测试、电子病历共享文档规范标准符合性测试和基于电子病历的医院信息平台标准符合性测试	管理
WS/T 502—2016 电子健康档案与区域卫生信息平台标准符合性测试规范	规定了电子健康档案与区域卫生信息平台标准符合性测试的测试过程、测试方法、测试内容和测试结果判定准则等。适用于健康档案数据集标准符合性测试、健康档案共享文档标准符合性测试、基于居民健康档案的区域卫生信息平台标准符合性测试	管理
电子病历系统应用水平分级评价标准(试行)(2018 年)	电子病历系统应用水平 7 级:医疗安全质量管控,区域医疗信息共享。要求区域协同有关数据的可对照性。8 级:健康信息整合,医疗安全质量持续提升	管理
国家医疗健康信息医院信息互联互通标准化成熟度测评方案(2020 年版)	五级甲等要求平台实现丰富的跨机构的业务协同和互联互通应用	管理
区域全民健康信息互联互通标准化成熟度测评方案(2020 年版)	四级乙等及以上要求实现区域内业务协同	管理

第三节　系统架构

全民健康信息平台的核心有两大块,一是基础平台,二是基于平台的业务协同应用,涵盖了接入层、交换层、数据层、服务层、应用层,包含了信息安全、标准规范两大体系。全民健康信息平台的建设主要是以居民电子健康档案,电子病历,全员人口信息和卫生健康资源的采集、交换、存储为基础,支持全市各级各类医疗卫生健康机构以及相关部门之间实现业务协同、互联互通、数据共享和便民惠民等各类应用,平台框架如图 23-1 所示。

一、基础平台服务

1. 注册服务　注册服务包括个人、医疗卫生人员、医疗卫生机构、术语/字典的注册服务,系统对这些实体提供唯一的标识和统一维护管理。①个人注册服务是在一定区域管辖范围内,形成一个个人注册库,用于安全保存和维护个人健康标识号、基本信息,提供给区域全民健康信息平台其他组件使用,并可为医疗就诊及公共卫生相关的业务系统提供人员身份识别功能的服务组件。②医疗卫生人员注册库是一个单一的目录服务,为本区域内所有医疗服务提供者,包括全科医生、专科医生、护士、实验室医师、医学影像专业人员、疾病预防控制专业人员、妇幼保健人员及其他从事与居民健康服务相关的从业人员提供注册服务,系统为每一位医疗卫生人员分配一个唯一的标识,并提供给平台以及与平台交互的系统和用户所使用。③通过建立医疗卫生机构注册库,提供本区域内所有医疗机构的综合目录,系统为每个机构分配唯一的标识,可以解决居民所获取的医疗卫生服务场所唯一性识别问题,从而保证在维护居民健康信息的不同系统中使用统一的规范化的标识符,同时也满足区域全民健康信息平台层与下属医疗卫生机构服务层的

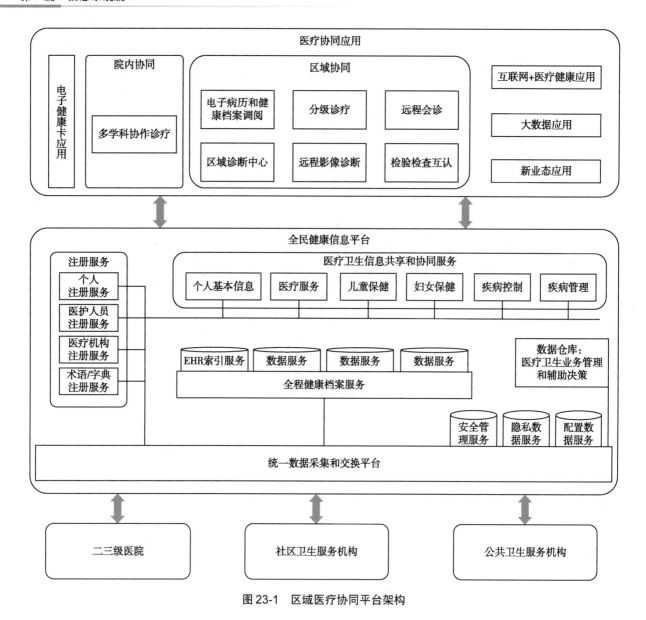

图 23-1   区域医疗协同平台架构

互联互通要求。④建立术语和字典注册库可以解决医疗卫生事件中所产生的信息含义不一致的问题，术语可由平台管理者进行注册、更新维护；字典既可由平台管理者又可由机构来提供注册、更新维护。

2. 全程健康档案服务 全程健康档案服务包括健康档案整合、管理、调阅、协同服务。①健康档案整合服务支持居民健康档案数据的批量上传和个案数据实时上传；②健康档案管理服务对健康档案的全生命周期进行管理，包括建档、注销、属地变更等；③健康档案调阅服务包括组装服务、标准化服务和访问服务；④健康档案协同服务是通过企业服务总线、业务流程管理、业务规则管理、事件管理等机制，实现基于健康档案的医疗卫生业务协同服务。

3. 数据仓库 数据仓库服务利用平台存储的健康档案数据向平台应用提供数据分析服务，实现管理辅助决策和临床辅助决策。

4. 医疗卫生信息共享和协同服务 医疗卫生信息共享和协同服务基于健康档案存储服务，提供医疗卫生机构之间的信息共享服务和业务协同服务。根据健康档案信息的分类和服务需要，医疗卫生信息共享和协同服务分为六个域：个人基本信息域、儿童保健域、妇女保健域、疾病控制域、疾病管理域以及医疗服务域。

二、医疗协同应用

全民健康信息平台的健康档案主索引是区域内统一的居民身份标识，须关联区域内的电子健康卡，形成不同标识域、跨市区域范围内唯一索引。在全民健康信息基础平台上提供全市医疗健康相关的各类业务与管理机构之间的协同服务应用，包括医疗业务协同、公共卫生业务协同、医疗医药业务协同及与外部机构业务协同应用等，形成医疗体系内公共卫生机构、医疗机构、社区健康服务机构等之间的业务联动，以及医疗与其他相关机构之间的信息共享与协同应用。其中医疗业务协同包含多学科协作诊疗、电子病历和健康档案调阅、分级诊疗、区域诊断中心、远程会诊、远程影像诊断、检验检查互认等，新一代信息技术与医疗健康的融合也催生了互联网＋医疗健康应用、大数据应用及众多新业态应用。

第四节　数据结构

一、数据架构

标准化的电子病历建设是实现区域范围以居民个人为主线的临床信息共享和医疗机构协同服务的前提基础。它不仅能保证健康档案"数出有源"，还能有助于规范临床路径、实现医疗过程监管，促进提高医疗服务质量和紧急医疗救治能力。电子病历基本架构划分为病历概要、门（急）诊病历记录、住院病历记录、转诊（院）记录、医疗机构信息共5个业务域。各业务域的信息内容再根据临床业务规范和实际应用需要，细分为若干个既相对独立又彼此关联的"业务活动记录类别"，电子病历数据架构如图23-2所示。

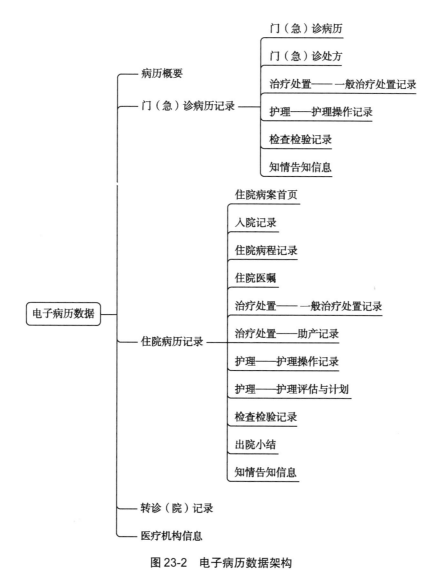

图23-2　电子病历数据架构

　　健康档案是居民健康管理过程的规范、科学记录，是开展医疗协同服务的基础，健康档案数据包括城乡居民健康档案个人基本信息、健康体检信息、重点人群健康管理记录和其他医疗卫生服务记录，健康档案数据架构如图 23-3 所示。

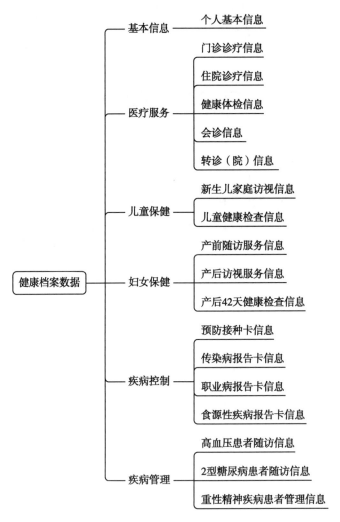

图 23-3　健康档案数据架构

二、基础数据集

　　基础数据集标准作为信息标准体系中关于数据表达类的标准，是实现信息共享交换、互联互通的重要保障，标准规定了必须包含的基本信息内容，并通过对基本数据集中各个数据元在定义、描述、表达、值域上进行一致性规范，确保在数据与信息交换、数据协同与共享中数据的统一。医疗协同信息系统涉及医疗业务数据和公共卫生业务数据。

　　医疗业务数据采集范围参考《电子病历基本数据集第 1-17 部分》（WS 445—2014）。具体数据标准需符合《卫生健康信息数据元目录第 1-17 部分》（WS 363—2011）、《卫生信息数据元值域代码第 1-17 部分》（WS 364—2011）、《城乡居民健康档案基本数据集》（WS 365—2011）。

　　公共卫生业务数据采集范围参考《儿童保健基本数据集第 1-5 部分》（WS 376—2013）、《妇女保健基本数据集第 1-7 部分》（WS 377—2013）、《疾病管理基本数据集第 1-6 部分》（WS 372—2012）、《疾病控制基本数据集第 1-23 部分》（WS 375—2012）、《卫生管理基本数据集第 1-4 部分》（WS 374—2012）等。具体数据标准需符合《卫生健康信息数据元目录第 1-17 部分》（WS 363—2011）、《卫生信息数据元值域代码第 1-17 部分》（WS 364—2011）、《城乡居民健康档案基本数据集》（WS 365—2011）。

三、共享文档规范

共享文档规范是用以满足医疗卫生机构之间互联互通、信息共享为目的的科学、规范的医疗信息记录，涉及医疗协同的共享文档规范有卫生信息共享文档编制规范、电子病历共享文档规范、健康档案共享文档规范等。

1. WS/T 482—2016《卫生信息共享文档编制规范》　该标准是以满足医疗卫生服务机构互联互通、信息共享为目的，所制定的科学、规范的卫生信息记录，规定了卫生信息共享文档的分类体系、内容、架构、文档头和文档体内容记载要求、文档制定的基本规则，以结构化的方式表达卫生业务共享信息内容。适用于全国各级各类提供医疗卫生服务的医疗卫生机构、从事卫生信息化服务的信息技术厂商以及相关的行政管理部门。

2. WS/T 500—2016《电子病历共享文档规范》　该标准是国家层面电子病历基本数据传输与交换标准，主要满足医院信息平台互联互通、电子病历信息共享，实现区域医疗卫生服务协同和数据共享。标准规定了电子病历共享文档模板以及对文档头和文档体的一系列约束，适用于规范电子病历信息的采集、传输、存储、共享交换以及信息系统的开发应用。采用该标准建设医院信息平台，可满足各级各类医院信息传输与交换层面的规范、统一需求，实现医院信息跨机构、跨区域交换与共享，有力促进人口健康信息共享和业务协同。

3. WS/T 483—2016《健康档案共享文档规范》　该标准是国家层面城乡居民健康档案基本数据传输与交换标准，主要满足区域卫生信息平台互联互通、健康档案信息共享，实现区域医疗卫生服务协同和数据共享。标准规定了健康档案共享文档模板以及对文档头和文档体的一系列约束，适用于规范健康档案信息的采集、传输、存储、共享交换以及信息系统的开发应用。采用该标准建设区域卫生信息平台，满足了各级各类医疗卫生机构信息传输与交换层面的规范、统一需求，实现了医疗卫生信息跨机构、跨区域交换与共享，有力促进人口健康信息共享和业务协同，提升信息化水平。健康档案共享文档的应用落地进一步促进了健康档案标准化和卫生信息化建设，实现卫生信息的跨区域共享及数据交换，提升区域卫生信息平台建设水平，为推动建立实用共享的医药卫生信息系统发挥了重要作用，有力推进了人口健康信息化建设，保障人群健康、惠民利民。

第五节　系统功能与流程

一、电子健康卡

电子健康卡是居民在卫生健康领域统一标准的唯一身份标识，是居民接受各类医疗健康服务的统一电子凭证，可有效促进区域医疗业务协同。医疗机构通过部署应用电子健康卡及其主索引服务，建立标准统一的全院级患者主索引，不仅能实现线上线下全流程"一卡通"，还能实现跨业务系统、跨机构、跨地域互联互通和信息共享。医疗机构患者主索引标准统一主要提供电子健康卡服务、跨域主索引服务、跨域认证服务、密码服务等功能。医疗机构通过分布式电子健康卡服务接入上级电子健康卡平台，并与院内患者档案管理系统进行交互。基于电子健康卡 ID 作为院内患者主索引，需要统一制定主索引匹配规则和标准，医院主索引体系遵循标准进行搭建。通过统一的患者主索引服务，支撑医疗机构患者就诊全场景，能够促进医疗机构患者就诊数据横向与纵向的互通。区域内医疗机构、医联（共）体/医疗集团院内业务的开展，是在机构内患者主索引标准统一模块完成主索引注册，并与区域端主索引进行交互。

医疗机构通过部署建立电子健康卡跨域主索引服务，实现院内标准化发卡用卡，需要满足以下功能要求。

1. 电子健康卡服务　提供独立自主、标准化电子健康卡发卡用卡服务，包括注册管理、电子健康卡管理和二维码管理。

2. 密码服务　患者主索引标准统一密码服务功能区域包含密码模块，在物理环境上与分布式医院卡管系统的其他功能模块同区域部署；密码模块仅对本分布式医院卡管系统的二维码管理模块提供密码服务，不向其他任何系统提供服务。

3. 跨域主索引服务 提供全院范围、全国范围内标准统一的电子健康卡跨域主索引服务，包括统一索引管理和统一索引服务。

4. 跨域认证服务 在非发码、卡管平台所在地进行电子健康卡二维码识别的时候，需要溯源到发码、卡管平台进行识别后，将解析信息通过用码卡管平台，返回至用码机构，包括跨域验证管理和认证服务。

5. 与院内系统对接 院内各类涉及患者信息注册及患者身份识别的业务系统均需要与院内电子健康卡管理系统进行对接，将电子健康卡 ID 作为院内患者主索引，基于电子健康卡 ID 统一关联和管理院内各种卡类型信息，包括患者建档、患者信息更新、患者信息查询、患者静态二维码查询。

6. 与上级节点对接 为加强电子健康卡基础设施平台规范化建设和安全运行管理，医疗机构需要与上级电子健康卡管理平台对接，实现跨地域"一码通用"，包括数据同步和跨域认证对接。

患者持电子健康卡就诊流程如图 23-4 所示。

1. 患者出示电子健康卡二维码到医院就诊。

2. 院内业务系统获取二维码内容。

3. 患者主索引标准统一模块识读二维码信息，判断是否需要跨域认证。

4. 如需要，则通过跨域验证服务调外地卡管验码返回患者信息及电子健康卡 ID，并在本地为患者生成电子健康卡；如不需要，返回患者信息和电子健康卡 ID 给院内业务系统。

5. 院内业务系统根据患者信息及电子健康卡 ID 进入患者就诊环节。

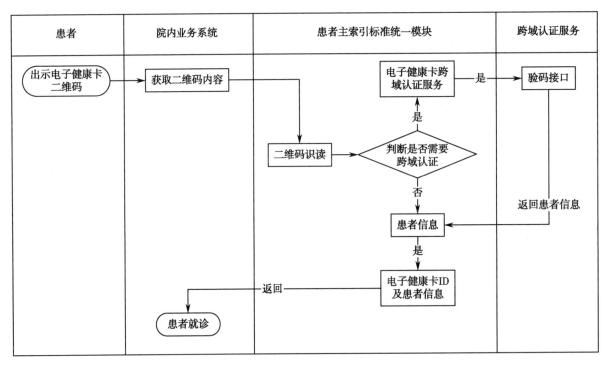

图 23-4 持电子健康卡院内就诊流程

二、多学科协作诊疗

多学科协作诊疗属于院内协同，是指来自不同专科领域的医护人员根据患者的病情和需求，提供独立的医疗意见以及专业的医疗服务，并且制定个性化的最佳治疗方案，使患者获得最佳的治疗和支持。利用医嘱、电子病历、临床路径等临床信息，通过多学科诊疗信息的融合实现多学科诊疗模式的信息化管理。多学科协作诊疗应支持多学科会诊、多学科科研等诊疗协作管理，具体功能包括科室管理、申请管理、协作结果管理、会诊级别管理、主动干预提醒、效果评价等。其中涉及技术包括：①患者信息共享。

支持多学科会诊、多学科科研等诊疗协作管理的患者病历信息共享。②消息提醒机制和规则。根据多学科会诊需求，基于消息组件生成任务消息，发送给参与各方。③会诊级别管理。支持根据疾病严重程度配置各级别会诊医生，设置会诊申请优先级。

多学科协作诊疗流程如图23-5所示。

1. 申请会诊　通过接诊医生推荐或患者直接挂号发起申请，明确申请会诊的患者资格，选择相关科室进行协助会诊。

2. 开展 MDT 会诊　根据会诊级别管理安排会诊专家，提醒各方参与会诊，将患者的基本信息、电子病历、检查检验等共享给会诊专家进行分析，形成诊疗方案并实施。

3. 会诊后随访　通过效果评价对患者的病情和治疗效果进行分析。

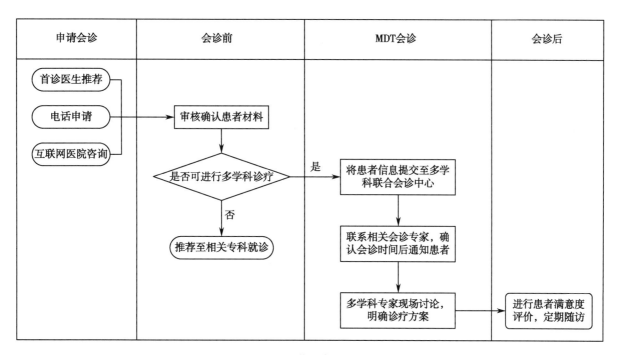

图23-5　多学科协作诊疗流程

三、电子病历和健康档案调阅

电子病历和健康档案调阅是基于全民健康信息平台，以电子健康卡为介质，各类调阅用户依据权限实现电子病历和健康档案信息的共享调阅，可为临床医生制定诊疗方案提供参考依据，从而提高临床诊疗安全和质量水平。电子病历和健康档案调阅遵循统一电子病历、健康档案信息标准，实现本医院与其他各级各类医疗卫生机构之间的电子病历、健康档案共享调阅，调阅医生根据患者授权调取其电子病历、健康档案信息，并将就诊信息存储在居民健康卡中。具体功能包括电子病历调阅、健康档案调阅、数据调阅权限控制等。其中涉及技术包括：①患者授权。支持患者对医生进行授权，医生根据患者授权调阅其历史电子病历和电子健康档案信息。②电子病历和健康档案信息共享。支持各级各类医疗卫生机构之间的电子病历、健康档案共享调阅。③电子病历和健康档案调阅权限控制。按医生职责和医生级别分配电子病历和健康档案调阅权限。④患者病历调阅。提供患者病历调阅相关途径。

共享调阅一般以 EHR 浏览器实现，在实际不同调阅场景中可以采用相应的数据调阅权限控制来保障数据安全，根据被授权用户的角色以及业务需要提供特定的或个性化的展示视图，调阅流程如图23-6所示。

1. 医疗机构和公卫机构将诊疗数据上传至全民健康信息平台。

2. 被授权的医疗机构和公卫机构工作人员可以调阅全民健康信息平台中的电子病历和健康档案信息，了解居民健康状况的全景视图；居民可以在移动端调阅自身的健康档案信息。

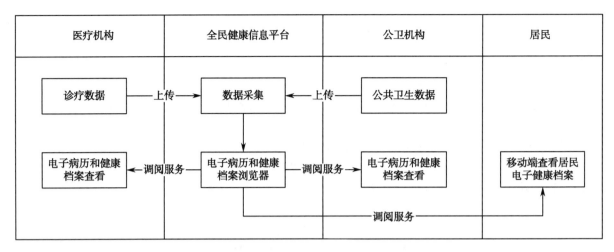

图 23-6 电子病历和健康档案调阅流程

四、分级诊疗

按照"上下联动"的要求,实现医院之间基于患者电子病历或电子健康档案的分级诊疗,逐步形成"基层首诊、双向转诊、急慢分治、上下联动"的医疗服务模式。实施分级诊疗可积极发挥大中型医院在人才、技术及设备等方面的优势,同时充分利用各社区医院的服务功能和网点资源,促使基本医疗逐步下沉社区,社区群众危重病、疑难病的救治到大中型医院。分级诊疗按照疾病的轻、重、缓、急及治疗的难易程度进行分级,不同级别的医疗机构承担不同疾病的治疗,实现基层首诊和双向转诊,逐步以居民健康卡作为分级诊疗和双向转诊的身份识别依据和信息加载传输载体。具体功能包括疾病分级管理、疾病信息共享、医疗服务资源管理、权限管理、统计结算、转诊申请、转诊审核、接诊处理、就诊确认、出院反馈、病历资料协同传输、统计查询等。涉及的技术包括:①分级诊疗信息系统。结合医院自身规模、医院信息化建设现状等因素,依托区域全民健康信息平台或城市大医院主导的医联体、医共体等实现分级诊疗全程管理。②分级诊疗知识库。为分级诊疗临床决策提供支持,包括转诊指征会诊指征、慢病协同管理指征等。③疾病分级分类模型。根据疾病编码,对各类疾病进行分类,确定疾病级别。

分级诊疗平台在全民健康信息平台对接的基础上,为各级医疗机构的转诊和区域协同医疗服务实现信息的互联互通,分级诊疗业务流程如图 23-7 所示。

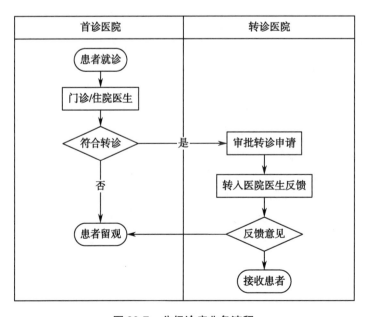

图 23-7 分级诊疗业务流程

1. 基层首诊 首诊医院对患者进行初步诊断,判断患者符合是否符合转诊标准。

2. 向上转诊 在全科医师判断患者符合转诊标准后,需要在转诊前与患者或家属进行充分沟通,并联系二级及以上医院。

3. 向下转诊 大医院接收患者后,将结合分级诊疗平台共享的治疗信息,为患者制定治疗方案,患者经治疗稳定后,如符合下转标准,将联系基层医疗卫生机构做好接收准备。

4. 康复随诊 高血压患者在大医院治疗后,回到基层医疗机构进行康复调整,全科医师通过分级诊疗平台与上级的专科医师及时针对病情进行业务咨询、远程门诊、远程会诊等沟通服务。

五、区域诊断中心

区域诊断中心系统为区域医疗机构之间的数字化医学影像、数字化检验项目业务协作和数据共享提供一个有效的平台,以医联体为单位,将区域内大型医院建设成多个区域临床影像诊断、会诊中心、区域临检中心。二级、三级医院加大对社区卫生服务中心的定向帮扶,以信息化为载体,实行一体化服务。通过建设基于平台的区域诊断中心系统(包括区域影像中心、检验中心、心脑电中心、超声中心、病理中心),实现影像、检验、心脑电、超声、病理数据集中存储、集中审核和集中诊断,充分利用大型医院资源,提升基层医疗服务质量。区域诊断中心可以实现区域范围内患者资料、影像检查资料(包括 CR、DR、CT、MR、超声等)的全面共享,实现医疗机构向第三方检验机构或上级医疗机构的检验委托业务流转,通过远程诊断等统一的公共平台,提升基层的影像诊断水平,实现区内检验医疗资源的整合,提高社区医院的检验能力。区域诊断中心的业务流程如图 23-8 所示。

1. 各申请医疗机构检查登记 患者在申请医疗机构医生工作站开出相关检查申请后,医疗机构采集患者的检查数据。

2. 远程诊断申请 申请医疗机构采集完检查数据后,由申请医疗机构完成患者的远程诊断申请,并将患者信息、申请信息和检查数据一同上传市级数据中心。

3. 检查数据和申请单信息调阅 市级医学诊断中心专家通过部署的远程诊断系统查看患者列表,调阅患者的申请信息和检查信息。

4. 集中诊断 / 审核 / 回传 市级医学诊断中心根据调阅信息完成集中诊断、审核,并将完成审核的影像检查报告上传至市级数据中心。

5. 诊断结果调阅 各申请医疗机构从市级数据中心调阅患者诊断结果,并将报告和胶片下载打印给患者,同时发布至医生工作站,供医生诊断时调阅查看。其他医疗机构也可通过平台调阅患者检验检查结果。

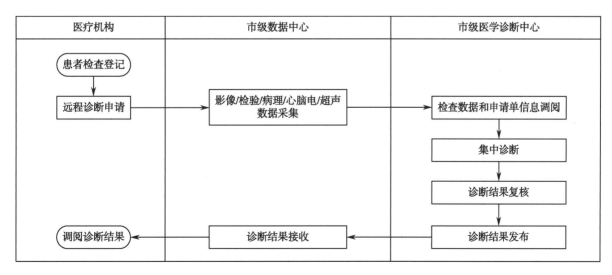

图 23-8 区域诊断中心业务流程

六、检验检查结果互认

检验检查结果互认平台能够自动提醒医生患者有可互认项目，医生通过医生工作站能够调阅查看，如医生本次开的项目属于符合互认要求的，系统则会进行重复检验检查提醒，如医生仍需开单，则需填写理由，方便医政部门进行后期监管。互认项目包括临床检验和影像检查，主要选取结果相对稳定、费用较高、对疾病诊断治疗短期影响不大的项目。互认范围包括同级互认、跨级互认、集团互认、地域互认等。检验检查结果互认平台以需求为导向，分别搭建了面向医务人员的可互认报告提醒、报告调阅、重复检验检查提醒以及不互认理由填写等功能应用，实现检验检查结果信息实时共享、重复检验检查事中提醒和控制；面向监管人员的全市检验检查结果互认综合监管功能，支撑医政医管部门和医保部门进行互认业务精细化管理；面向居民的报告实时查询、云胶片查询、分享等服务，为群众提供方便快捷的自助查询服务。

检验检查结果互认流程如图23-9所示。

1. 患者在诊疗过程中，接诊系统主动调用互认平台服务接口，当发现该患者存在可互认的检验检查报告时，接诊系统主动提醒医生进行可互认检验检查报告查看。

2. 医生接诊时，通过互认服务接口，可快速查看检验检查报告信息。

3. 医生在开具检验检查申请单时，医院信息系统（hospital information system，HIS）通过异步方式向平台查询是否存在重复开单的情况。如果检索出有重复开单的情况，则反馈回HIS。如果医生继续开单，要求HIS填报不互认理由并传回互认平台；如果认为外院的报告可以参考和引用，则选择互认并留存被互认的报告单。

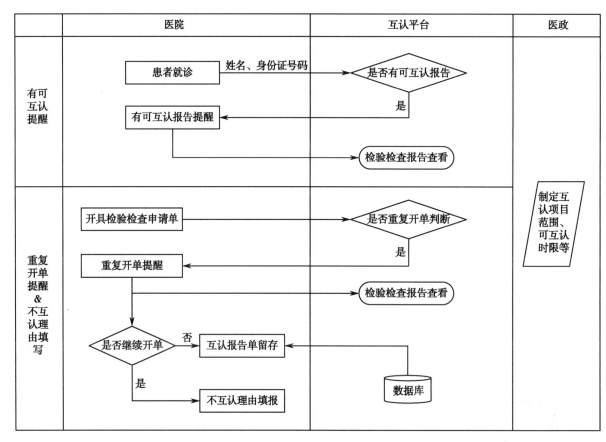

图 23-9 检验检查结果互认流程

第六节 测评规范

一、电子病历系统应用水平分级评价标准

国家卫生健康委在 2018 年组织制定了《电子病历系统应用水平分级评价管理办法（试行）》和《电子病历系统应用水平分级评价标准（试行）》，将电子病历系统应用水平划分为 9 个等级，每一等级的标准包括电子病历各个局部系统的要求和对医疗机构整体电子病历系统的要求，其中 7 级和 8 级要求实现区域内信息共享和医疗协同。

电子病历系统应用水平 7 级要求实现医疗安全质量管控，区域医疗信息共享。局部要求全面利用医疗信息进行本部门医疗安全与质量管控，能够共享本医疗机构外的患者医疗信息，进行诊疗联动。整体要求包括：①医疗质量与效率监控数据来自日常医疗信息系统。②能够将患者病情、检查检验、治疗等信息与外部医疗机构进行双向交换。患者识别、信息安全等问题在信息交换中已解决。能够利用院内外医疗信息进行联动诊疗活动。③患者可通过互联网查询自己的检查检验结果，获得用药说明等信息。

电子病历系统应用水平 8 级要求实现健康信息整合，医疗安全质量持续提升。局部要求整合跨机构的医疗、健康记录、体征检测、随访信息用于本部门医疗活动，掌握区域内与本部门相关的医疗质量信息，并用于本部门医疗安全与质量的持续改进。整体要求包括：①全面整合医疗、公共卫生、健康监测等信息，完成整合型医疗服务。②对比应用区域医疗质量指标，持续监测与管理医疗机构的医疗安全与质量水平，不断进行改进。

二、医院信息互联互通标准化成熟度测评

为指导各级医院信息标准化建设，推进医疗健康信息互联互通和共享协同，规范医院信息互联互通标准化成熟度测评工作开展，国家卫生健康委组织编制了《国家医疗健康信息医院信息互联互通标准化成熟度测评方案（2020 年版）》。医院信息互联互通标准化成熟度测评方案，由低到高依次为一级、二级、三级、四级乙等、四级甲等、五级乙等、五级甲等。五级甲等是在满足五级乙等要求的基础上，医院信息平台实现与上级信息平台进行丰富的交互且医院信息平台的交互服务完全满足医疗机构内部标准化的要求，医院与上级平台实现术语和字典的统一，基于平台提供较为完善的临床决策支持、闭环管理，实现丰富的人工智能和大数据应用，实现丰富的跨机构的业务协同和互联互通应用。测评方案在平台联通业务范围中，对医院信息平台提出业务协同的具体要求，要求基于医院信息平台实现内外部连通业务。

三、区域全民健康信息互联互通标准化成熟度测评

为指导各地区域卫生信息标准化建设，推进医疗健康信息互联互通和共享协同，规范区域全民健康信息互联互通标准化成熟度测评工作开展，国家卫生健康委组织编制了《国家医疗健康信息区域全民健康信息互联互通标准化成熟度测评方案（2020 年版）》。区域全民健康信息互联互通标准化成熟度测评（以下简称：区域测评）是互联互通测评的重要组成部分，通过对各级卫生健康委组织建设的以电子健康档案和区域全民健康信息平台为核心的区域全民健康信息化项目进行标准符合性测试以及互联互通实际应用效果的评价，构建了一套科学的、系统的区域全民健康信息互联互通标准化成熟度分级评价技术体系、方法和工具。区域全民健康信息互联互通测评的应用效果评价分为 7 个等级，由低到高依次为一级、二级、三级、四级乙等、四级甲等、五级乙等、五级甲等，其中四级乙等及以上要求实现区域内业务协同：区域范围内建立覆盖全面的业务生产系统，且建成较为完善的区域全民健康信息平台；平台实现符合标准要求的健康档案存储服务，且利用部分标准共享文档进行数据归档和业务协同；平台实现所辖区域内部分医疗卫生机构的连通，动态采集连通机构业务数据，支持区域内数据共享和业务协同等。

（高昭昇　徐静　李翠华　吴宇婷）

参考文献

[1] 徐开林，王以坤，刘晓萍. 大型公立医院建设区域医疗协同体系的实践与探索[J]. 中国医院管理，2017，37（04）：61-63.

[2] 董杰昌. 建设区域整合型医疗卫生服务体系的理论与实践[M]. 北京：人民卫生出版社，2019.

[3] 殷伟东，管世俊，黄钊等. 区域医疗协同发展相关研究[J]. 中国数字医学，2021，16（12）：1-4.

[4] 李小华. 医院信息化技术与应用[M]. 北京：人民卫生出版社，2014.

[5] 李小华. 医疗卫生信息标准化技术与应用（第2版）[M]. 北京：人民卫生出版社，2020.

[6] 陈敏，周彬，肖树发. 健康医疗大数据安全与管理[M]. 北京：人民卫生出版社，2020.

[7] 高扬，邵雨辰，苏明珠等. 癌症患者的多学科团队协作诊疗模式研究进展[J]. 中国医院管理，2019，39（03）：34-37.

[8] 沈剑峰. 现代医院信息化建设策略与实践[M]. 北京：人民卫生出版社，2019.

[9] 李翠华，高昭昇，刘玉转. 区域检验检查结果互认平台建设与应用探讨[J]. 中国卫生信息管理杂志，2022，19（06）：835-841.

第二十四章 医学科研信息系统

医学科研信息系统是近几年新兴的基于大数据、数据分析和区块链等信息安全技术的基础支撑系统。面向医院科研和教学工作，为医学科研提供临床科研信息共享和实现真实世界研究的大数据支持能力。随着国家医院高质量发展和高水平临床科研型医院需求，医学科研信息系统不仅是科研的数字底座、科研学术服务平台，也是临床决策、生物信息应用、人工智能、大模型的数据源，是数据要素在医疗行业的供给基础。

第一节 系统概述

一、医学科研信息系统的构成

（一）科研信息门户

科研信息门户是一个科研项目的管理平台，用户可快速查看、管理自己的科研项目，同时为科研管理层提供全局管理工具。

（二）科研大数据平台

科研大数据平台是一个满足海量医疗数据采集、存储、分析及共享的数据平台，涵盖数据融合、处理、存储及数据交互等功能。实现了数据的抽取、标准化、处理、存储、归档、交互等全流程化的管理。

（三）科研大数据分析平台

科研大数据分析平台是支撑科研用户在诊断、治疗、预后等不同阶段的科研数据分析需要，主要实现数据统计、建模以及数据可视化等的数据处理及分析工作，是基于数据建模、科学算法的数据分析平台。

二、主要作用与发展过程

（一）医学科研信息系统的由来和发展过程

"数据是医学科学研究的基础"，随着大数据、云计算、人工智能技术的发展，推动医学模式从工程医学演进到智能医学阶段，医疗行业已经从 IT 时代进入 DT（Data Technology，数据技术）时代。科研信息系统作为医学科学研究的支撑系统，目前已经发展到第三代，从孤立系统到跨区域的分布式多中心科研平台，实现了数据的互联互通和科研业务的协同，同时引领生物医学研究范式的变化。

第一代科研信息系统的主要功能是数据采集和数据归集，系统架构如图 24-1 所示。

第二代科研信息系统的主要功能是实现数据的自动采集，系统架构如图 24-2 所示。

第三代科研信息系统实现基于大数据存算、处理分析、数据资产治理、安全隐私计算、数据变现等功能的一体化解决方案，系统架构如图 24-3 所示。

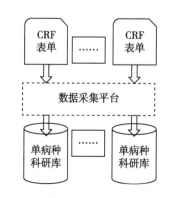

图 24-1 第一代科研信息系统架构

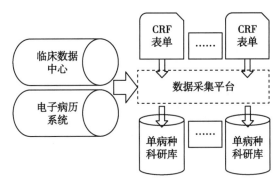

图 24-2　第二代科研信息系统架构

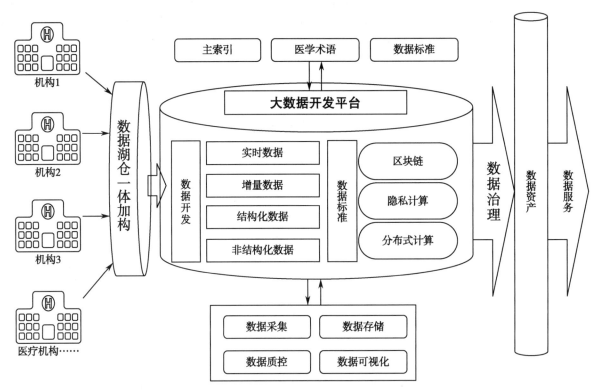

图 24-3　第三代科研信息系统架构

随着科研信息系统的进步,基于大规模医疗数据的临床真实世界研究呈现出快速发展的态势,以电子病历为核心、结合基因、随访系统作为数据源,建立临床研究数据库成为主要趋势。

（二）政策引领医学科研信息系统建设

政策是推动医学科研信息系统建设的重要因素,是医院高质量发展的需要。自"十二五"规划开始,国家明确提出加强医疗卫生领域的信息化建设,有关医药、远程医疗的规范性法规相继出台,医疗信息化建设全面展开;"十三五"期间,建设以电子病历为核心的临床信息化系统,加速医疗信息系统的打通、多层级医院协同发展成为关注重点。"十四五"时期,我国已转向高质量发展阶段,以创造高品质生活为发展导向,以推动卫生健康高质量发展为主题,深化医药卫生体制改革。进一步催化了以国家医学中心、国家区域医疗中心为牵头,围绕分级诊疗的高水平公立医院网络建设,围绕电子病历、智慧服务、智慧管理等范围的"三位一体"的智慧医院信息系统建设和医院信息标准化建设。

2021 年 6 月 4 日,国务院办公厅印发《关于推动公立医院高质量发展的意见》(国办发〔2021〕18 号),全面推动全国公立医院高质量发展工程实施,要求公立医院围绕构建公立医院高质量发展新体系,以推动国家医学进步为目标,打造国家级和省级高水平医院,要求强化信息化支撑作用,推动新一代信息技术与医疗服务深度融合,建设智慧医院。包括推进电子病历、智慧服务、智慧管理"三位一体"的智慧医院建设和医院信息标准化建设。

为贯彻落实国务院文件要求,巩固"进一步改善医疗服务行动计划"成果,充分发挥公立医院在保障和改善民生中的重要作用,国家卫生健康委和国家中医药管理局制定了《公立医院高质量发展促进行动(2021—2025 年)》(国卫医发〔2021〕27 号),进一步从国家政策层面明确要求突出科技支撑作用,围绕重大疾病、医学前沿、平台专科推进国家医学中心(含国家中医学中心)、国家区域医疗中心(含国家区域中医医疗中心)、省级区域医疗中心(含省级区域中医医疗中心)建设设置和管理工作,并发挥医疗中心的区域牵头引领作用,在疑难疾病、重大疾病、重大疫情的医疗救治、多中心研究、大数据集成、科研成果转化等方面发挥协同作用,带动城乡医疗服务体系实现高质量发展。

(三)医学科研信息系统在医院业务的主要作用

随着国家推进医院高质量建设,科研信息系统在医院发挥着越来越重要的作用,主要是以下几个方面。

1. 科研信息系统是医学科学研究的数字化基座　医院的高质量发展要求科研创新与转化方面持续进步,科研信息系统满足了快速获得科研需要的数据的需求,还提供了科研项目管理、前瞻性创新突破、学科和技术交叉融合等能力,以此促进医院学科建设、人才培养和医院高质量发展。

2. 科研信息系统是医院科研工作的核心系统　科研人才是医院科研工作的核心支撑,依托科研信息系统提供的管理体系和高效科研数据工具,大幅度提升了科研工作者的工作效率、节省其宝贵时间,同时促进医院学科建设,提升医疗水平。

3. 科研信息系统是科研协作的平台　医疗健康数据日益成为医疗机构的重要资产和竞争力来源,面对数字化转型的浪潮和整合型医疗卫生体系的发展趋势,开展多机构、多学科的科研协作不仅是国家政策的要求,也是行业监管和医院发展的要求。通过科研平台展开多学科、多医疗机构联合科研项目,进一步巩固了医院传统优势学科的临床诊治和学术领先地位,同时为医院培育新的特色和优势学科。

三、医学科研信息系统的最新进展

(一)医学科研信息系统现状

1. 现有数据无法高效支撑科研分析　经过长期的信息化建设,大部分医院目前构建了相对完备的信息化系统。在各系统的使用过程中,产生了大量的数据,有些医院的总体数据量甚至已经到了 PB 的量级。这些数据分散在几十个甚至上百个临床系统中,在大多数医院中这些来自不同系统的数据之间是完全割裂的,或者只达到了部分连通,也没有形成统一的科研大数据的管理和应用机制。

由于信息化发展的历史原因,医院的医疗数据标准不统一,术语不统一,数据质量参差不齐。数据存在缺失或者删失情况,不完整性显著,且有大量重复数据;数据分散、规模大、增长迅速。这些数据除了一些简单的已经被结构化录入的数据(如患者性别、检查种类)外,还有大量数据在录入系统时以非结构化方式输入,如一诉五史、病程记录、影像检查报告等。这些非结构化信息往往是更具有临床价值的信息。然而传统信息化方式很难按照医生的思维方式和医院管理方式将其提炼出来,并以此为基础进行科研的数据挖掘分析。所以用传统数据收集管理方式开展真实世界研究(RWS),困难重重。

举例而言:某 TOP 10 三甲医院呼吸科 PI 开展了小细胞癌的 RWS,半年的时间仅筛选出 637 个患者,并完成了患者的数据录入,其中患者的科研重要信息如 TNM 分期等信息,填充率只有 63%。这个现象暴露了以下问题。

(1)患者纳排成本高,医疗信息系统种类繁多,传统纳排高度依赖信息部门或手工收集,效率低、成本高。

(2)数据制备困难,多源数据标准不统一,整合难度大;高维数据如基因测序缺乏高效处理方案。

(3)患者数据手工录入,效率低下,且不能协同开发操作,容易失误。

(4)统计分析难,统计分析各类算法专业度高,大部分医生需要求助外包资源,花费资源且进度不可控。

(5)既往项目难以延续,数据收集录入工作大量重复;方案中途可能调整,推倒重来。

2. 基因、病理等生物学信息未纳入科研数据范畴　近 20 年来,随着分子生物学的发展以及基因测序技术的进步,很多疾病的诊疗模式已经从基于临床特征、病理分型的传统治疗模式发展到基于基因分型的精准治疗模式。现阶段疾病的治疗手段、治疗药物不断丰富,治疗理念亦发生了根本性变化,如何通过创新的方法技术手段来最大程度提升患者生存质量、降低死亡率是医生面临的新问题。

现阶段科研信息系统的数据需求已经扩展到生物学信息领域,科研团队在发起或参与国际、国内多中心临床试验及系列转化医学研究过程中,已经开始运用大数据、人工智能技术手段高标准地建设临床研究平台,通过将生物学数据纳入科研信息系统中,实现从遗传背景、发病机制、诊断水平、药物研发、精准治疗手段、个体化治疗策略等各方面建立起具有中国特色的数据库、样本库。充分利用国内病例数多、临床资料和生物样本丰富的特点,通过临床科研提供循证医学证据,促进医疗水平提升。

3. 真实世界的数据价值与大数据技术结合是科研新方向 在传统的临床医学研究中,一般采用随机对照试验(randomized controlled trial,RCT)手段。它将满足条件的受试对象采用随机化方法分别分配到试验组和对照组中,使非研究因素在试验组与对照组中达到均衡,其疗效差异可归结于干预措施,可为临床实践和诊疗决策提供真实的科学依据。然而,在实际应用过程中,RCT常常存在着"随机"概念及统计学方法的误用滥用问题,且试验设计的样本量不好估计,若样本量过小,则代表性差,结论缺乏依据;若样本量过大,则增加了工作量,造成了浪费。在现实的临床医疗环境中,医疗数据规模巨大、更新速度极快、模态多样、真伪难辨,还具有多态性、不完整性、时效性、冗余性、隐私性等特点。这时基于医疗大数据的研究方法显示出了其优越性,为临床医学研究提供了新的解决方案。

近年来,基于真实世界的研究(real world study,RWS)正越来越多地受到医疗卫生领域的关注。RWS作为一种药品上市后的再评价方法,可以更好地反映出药品在实际临床使用过程中的有效性、安全性以及经济性等。但由于其所需样本量较大,通常涉及海量医疗数据,以往依靠人工操作的科研方式不仅耗时耗力,且极易出现人为错误,难以保证数据质量及科研实施的效率。

与此同时,随着我国医院科研信息系统建设水平的日益提高以及数据覆盖率的逐渐增加,各医院积累的诊疗数据呈指数级增长,为开展基于大数据的RWS研究提供了广泛基础。因此,如何利用大数据及人工智能技术,积极助力RWS的开展,提高其质量与效率,成为亟待解决的问题。

(二)医学科研信息系统最新发展方向

大数据时代改变着生物医学的研究和健康医疗的实践。医学科研信息系统通过对医院现有数据的有效治理,从微观层面、分子层面、基因层面一直到个体、群体的数据治理和数据整合,实现了对患者全生命周期的健康数据管理。利用人工智能技术实现多模态数据的融合以及模型驱动,应用于科研,在生物学上取得了很大的突破,为药物研发提供了很好的技术支持。基于个体数字孪生,全息数字与虚拟现实技术相结合的虚拟场景,为科研提供了模拟整个医疗的过程和预测,给医生提供更多的科研支持。

对于医疗健康大数据来说,数据安全和隐私保护非常重要,国家出台了《个人信息保护法》等多项法律、法规,隐私计算的应用为科研提供了信息安全保障。隐私计算基于加密、授权和控制、联邦学习、安全砂箱等技术,保证这些数据在可见可用,不可见可用等不同方式授权情况下得到合理的利用,实现了医疗数据合理利用和安全保障。

1. 分布式多中心科研平台 分布式多中心科研平台通过构建一个跨区域的医疗数据共享与业务协同平台,实现了医疗机构间的科研数据使用的授权和业务协同。以科研项目为核心,以入组患者为管理对象,实现完整的临床数据采集、数据标准化及数据治理工作,将科研课题所需患者在联盟医院内的医疗数据采集、汇聚到统一分布式数据中心,方便后续的科研和诊疗分析使用,实现自动化的数据采集生产,同时提供数据展示功能方便科研数据的管理。通过EDC系统,实现多病种的队列科研数据管理。构建以科研项目发起方为主中心,联盟医院为核心节点,通过分布式计算技术,辐射全部参与机构的科研队列数据汇聚平台和业务协作平台,建立高效的采集、生产、分析与科研体系,支持合作单位的数据共享和研究协作机制;

2. 区块链技术应用 基于区块链技术的数据互信相关应用,利用区块链的分布式账簿及数据安全性方面能力实现医疗数据的共享、存证、协同、追溯。

利用区块链的智能合约、加密、防篡改的特性,在个人健康信息管理、医疗保险、临床药物试验、区域协同、互联互通、数据协同奖赏机制等数据应用方面,有效地整合区块链技术、分布式网络、隐私计算、大数据技术和 AI 技术。解决了数据流通过程中,由医院原始数据到数据资产,然后到市场中的数据要素过程中的数据安全,确保了流通环节的数据确权和数据安全。图 24-4 描述了基于区块链技术的医疗科研数据应用。

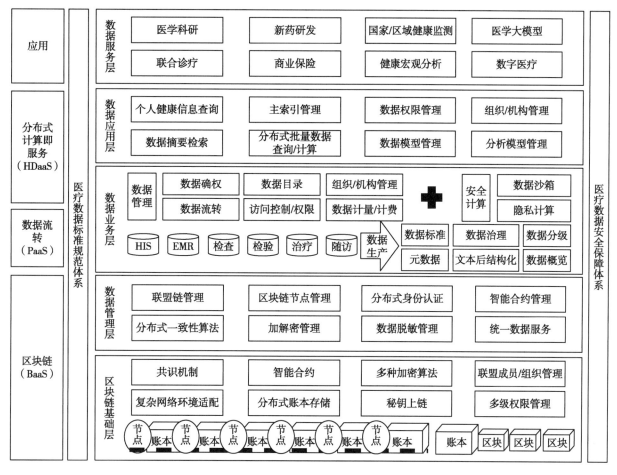

图 24-4　基于区块链技术的医疗科研数据应用

3. 医疗数据要素化　2022 年 12 月发布的《中共中央国务院关于构建数据基础制度更好发挥数据要素作用的意见》,简称"数据二十条",构建了我国数据基础制度体系。作为纲领性文件有序推动健康医疗大数据共享应用,推进健康医疗大数据应用发展,充分释放数据价值。推动健康医疗大数据在疾病预防、健康管理、辅助决策、药物研发、医疗保险、精准医疗、营养健康等方面产业化、规模化应用。加快推动卫生健康领域公共服务资源数字化供给和网络化服务,促进优质资源共享复用。推进健康医疗大数据中心建设。

4. 数据确权及奖赏机制　国家医疗中心建设、区域医疗中心建设都要求核心医院提供科研能力的辐射。开放度和共享度是科研数据价值评判的重要指标。建立科研数据开放共享奖赏机制对保障科研各参与方的利益至关重要。共享协作各方可通过事前数据确权,采用共建共享的分配规则,在科研结果产生或数据价值变现时通过区块链的智能合约功能自动按规则分配利益,通过共享激励机制实现数据价值流转,促进医疗数据要素市场化(图 24-5)。

正确评价各类科研数据的价值,建立相应的评价机制,是实现数据共享的先决条件。需要制度建设与技术手段并重,首先是科研数据共享平台建设,方便科研数据分享和使用;其次是引入区块链技术,实现对科研数据的质量、流通和应用进行统计,对数据使用情况的有效实时计量。

利用区块链技术不可篡改及可溯源的特性和分布式存储去中心化的科研数据平台,建立基于区块链网络的数据采集与共享系统,系统对数据采集及共享过程进行完整、可靠的记录,可以从源头上保障数据的真实性和可靠性,实现多中心、多方数据动态采集、安全共享和奖赏机制。

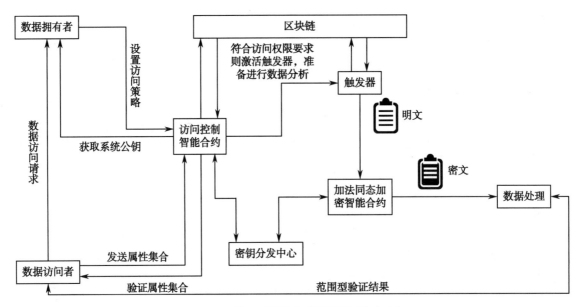

图 24-5　基于区块链技术的数据确权机制

第二节　相关标准

一、医学科研信息系统国内标准

（一）数据集标准、大数据标准

参考数据标准章节中数据集标准、大数据标准。

（二）建设规范

部分建设规范参考数据标准章节中建设规范。

（三）医疗质量控制标准

《病案管理质量控制指标（2021 年版）》《2022 年国家医疗质量安全改进目标》《医疗质量管理与控制指标汇编 3.0》《医院感染管理质量控制指标（2015 年版）》《重症医学专业医疗质量控制指标（2015 年版）》《麻醉专业医疗质量控制指标（2015 年版）》《急诊专业医疗质量控制指标（2015 年版）》《临床检验专业医疗质量控制指标（2015 年版）》《病理专业医疗质量控制指标（2015 年版）》《临床用血质量控制指标（2019 年版）》《呼吸内科和产科专业医疗质量控制指标（2019 年版）》《药事管理和护理专业医疗质量控制指标（2020 年版）》《心血管系统疾病相关专业医疗质量控制指标（2021 年版）》《心血管疾病介入等 4 个介入类诊疗技术临床应用管理规范》《抗肿瘤药物临床合理应用管理指标（2021 年版）》《超声诊断等 5 个专业医疗质量控制指标（2022 年版）》《食源性疾病监测报告工作规范（试行）》《肿瘤和血液病相关病种诊疗指南（2022 年版）》《医疗机构门诊质量管理暂行规定》。

（四）法律法规

《中华人民共和国网络安全法》《中华人民共和国数据安全法》《中华人民共和国个人信息保护法》《中华人民共和国标准化法》。

（五）医学科研信息系统技术标准

《医院科研管理信息化建设标准》《全国医院信息化建设标准与规范（试行）》。

（六）医学科研信息系统大数据安全标准

《信息安全技术健康医疗数据安全指南（GB/T 39725—2020）》《国家健康医疗大数据标准、安全和服务管理办法（试行）》《数据出境安全评估办法（征求意见稿）》。

（七）医学科研信息系统数据资产管理标准

《GB/T 36073—2018 数据管理能力成熟度评估模型》（DCMM 标准）、《健康医疗数据合规流通标准》。

二、医学科研信息系统国外参考标准

（一）数据集、大数据国外参考标准

《临床医学术语标准》《国际疾病分类第十一修订本》。

（二）国外大数据系统技术标准

《NIST 大数据互操作性框架》《大数据—概述和术语》《信息技术—大数据参考体系结构》大数据 - 数据交换框架与需求》。

（三）国外医学大数据安全标准

《HIPPA 法案》。

第三节　系统架构

一、医学科研信息系统技术架构

医学科研信息系统数据湖仓一体技术架构包含了基础设施 IAAS，基础服务 PAAS，业务以及数据中台 SAAS，向上支撑统一服务和各项业务应用。

IAAS 层对服务器资源进行虚拟化处理，形成计算、存储资源池。其基础架构采用私有化部署方式，包含基础硬件，底层架构组件等支撑模块，采用目前主流的技术架构。

PAAS 层通过部署 K8S 对底层资源进行统一调度管理，支撑上层业务访问，存储系统采用分布式存储组件，在确保读写性能高效的同时，又具备可靠的安全性。大数据治理部分采用业内成熟的 Hadoop 技术架构，底层部署 HDFS 文件系统，支撑数据存储。

文件存储使用对象存储服务 OBS 与小文件存储服务 FastDfs。实时与批量计算引擎部署 Flink 与 Spark，支撑数据清洗治理、统计计算等工作。同时集成了业务所需要的所有基础组件，ElasticSearch、Redis、Mysql、RocketMQ 等以及自主研发的智能化多模态数据治理引擎，统一查询服务、RWS 服务、数据上报平台、数据生产平台，AI 学习平台等。

SAAS 层部署业务应用组件，最大程度满足用户使用需求。上层业务服务依赖 IAAS 层以及 PAAS 层各种组件可完成业务部署及访问。图 24-6 描述了新一代医学科研信息系统技术架构。

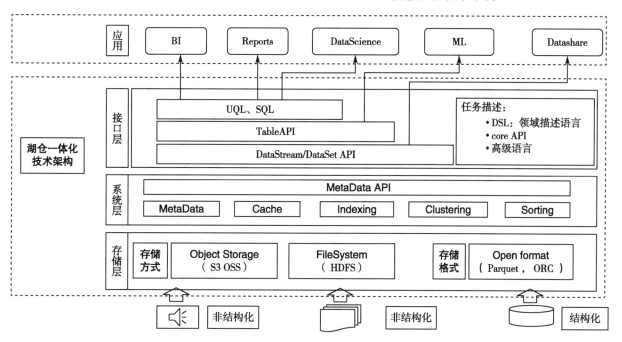

图 24-6　新一代医学科研信息系统技术架构

主要功能如下。

通过部署大数据计算框架,基于多种算法库,实现大数据存储访问及分布式计算任务调度、多维索引数据的深度搜索和全文检索等功能。

建立基于分布式并行计算架构,部署服务器集群,具备横向扩展能力,可以动态增加或减少计算资源和存储资源,支持 PB 量级离线计算和在线计算。

支持多种数据对接方案;对于关系型数据库,支持基于 kettle、datax 等主流 ETL 工具的配置,批量同步数据。对于关系型数据库,提供基于 OGG/CDC 等形式的数据同步;支持通过数据接收网关或者 kafka 消息流的形式,接入数据

支持各种类型文件推送和数据接口服务。

离线计算支持基于 CDH 的 Hadoop 集群,HDFS 数据存储,MapReduce 和 Spark 计算等,对海量数据进行分析。

在线计算支持 Presto 技术,对固定报表提供秒级别的查询响应;支持 SparkStreaming 和 Flink,对海量大数据支持实时计算和处理。

二、医学科研信息系统数据层级及模型

医疗科研大数据体系中,数据层级分为三层,采用湖仓一体模式构建整体架构(图 24-7)。

1. 数据引入层(operation data store,ODS) ODS 数据结构上与源系统基本保持一致,不做数据处理。

2. 数据公共层(common data model,CDM) CDM 层又细分为维度层(DIM)、明细数据层(DWD)和汇总数据层(DWS)存放明细事实数据、维表数据及公共指标汇总数据。汇总数据层(data warehouse summary,DWS):以分析的主题对象作为建模驱动,基于上层的应用和产品的指标需求,构建公共粒度的汇总指标表。以宽表化手段物理化模型,构建命名规范、口径一致的统计指标,为上层提供公共指标,建立汇总宽表、明细事实表。

3. 数据应用层(application data store,ADS) 存放数据产品个性化的统计指标数据,根据 CDM 层与 ODS 层加工生成。

三、医学科研信息系统数据应用

(一)真实世界研究

随着信息技术发展,各医院积累的诊疗数据呈指数级增长,基于大数据的研究方法显示出了其优越性,为开展基于大数据的真实世界研究提供了广泛基础。真实世界研究包含回顾性研究和前瞻性研究;真实世界研究包含观察性研究也包含干预性研究;真实世界研究包含随机化实验也包含非随机化的试验;真实世界研究可以提供高等级的循证医学证据;真实世界证据研究和"传统"临床试验之间是相互补充而非相互冲突,可以从不同维度进行医学科学研究。

(二)单病种质控

传统方式单病种质控,存在诸如响应不及时,工作量大、上报内容多,录入时间长,占用临床大量精力。现行医疗质控较多的面向"管理性指标",如危急值管理、风险讨论、死亡病例讨论等。单病种质控较多涉及专业性指标,例如实施静脉溶栓治疗时间、实施关节功能评估时间、I 类切口是否甲级愈合、住院72 小时病情严重程度再评等。由于管理人员的学科全面性受限,经常是"非专业"管理"专业",缺少手段与工具。

基于科研大数据平台数据实现智能化单病种数据的智能采集和计算,多数病种可通过 API 接口实现直报。通过与国家单病种质量监测平台无缝对接,对上报数据进行多维质控,保证上报成功率。同时实现过程化管控,持续改进院内医疗质量。如:依据单病种质量管理要求,系统实时核查病种的关键过程节点完成情况,提示医生及时完成缺陷项目。提升单病种治疗过程的规范性,进而实现国家卫生健康委提出的"持续改进医疗质量"的要求。通过对病种指标进行多维度监测和对比分析,如患者分析、疾病分析、影响因素分析、预测分析、干预分析等,对科室和医生情况进行监控,并做到质控详情可追溯。利用大数

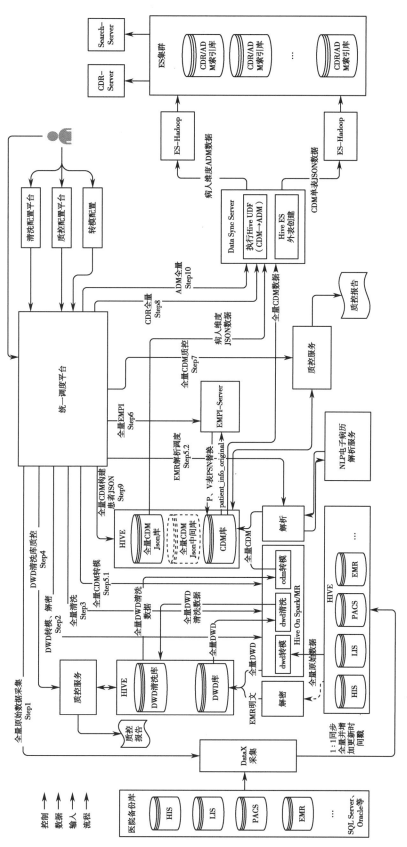

图 24-7 医学科研大数据生产流程

据技术实现病种由显式因素向隐式因素分析、由几十维变量向数千维大规模变量分析的转变,进而改进病种治疗方案。实现通过精细化分析,提升医院质量管理水平。

（三）医院管理决策分析

通过科研大数据分析与管理模型结合,为医院管理提供了新的工具。利用大数据,从宏观层面协调资源的有效分配。例如根据电子病历、既往病史等信息分析出哪些患者是最需要及时救治的,优先提供资源,优化医疗服务的流程。还可以利用临床指标和运营指标,通过管理模型和人工智能分析对数据分析,实现医院管理分析。能够发现管理上的短板,如住院时间长、某些专科治愈率低、患者满意度低等问题,促使医院改进管理水平。

（四）医学科研信息系统数据资产管理

科研数据不仅应用于科研相关业务,同时通过数据治理与运营形成可重复利用的数据资产,实现数据要素化。数据资源化通过将原始医疗数据转变数据资源,通过合理的数据治理和数据组织使数据具备一定的潜在价值,是数据资产化的必要前提。数据资产化是通过将数据资源转变为数据资产,使数据资源的潜在价值得以充分释放,推动医疗数据资产安全有序流通,持续运营,充分发挥医疗数据要素的社会与经济价值。

第四节　数据结构

一、医学科研信息系统数据类型

（一）结构化数据

结构化数据是可以使用关系数据库显示和存储的数据,常见的有患者就诊信息、医嘱、处方、诊断等,结构化数据一般以二维表的形式存储,方便查询和修改,但是扩展性较差。

（二）半结构化数据

半结构化数据是结构化数据的一种形式,它并不符合关系型数据库或其他数据表的形式关联起来的数据模型结构,但包含相关标记,用来分隔语义元素以及对记录和字段进行分层。半结构化数据,属于同一类实体可以有不同的属性,即使他们被组合在一起,这些属性的顺序并不重要。常见的有结构化病历、信息平台交互信息、各类检查、检验报告等,半结构数据一般采用 XML 和 JSON 数据格式。

（三）非结构化数据

非结构化数据是没有固定结构的数据,常见的有图片、医学影像、音频等,包括病历中的长文本,还有比医疗中产生的流数据:如 ICU 生命体征监测、患者的体征变化等,一般是二进制的文件格式。

二、医学科研信息系统主数据管理

医疗科研主数据管理实现了医院各系统术语数据交换的语义级别的统一,建立平台级的术语(字典)标准,以满足系统集成需要,将医院内重要的术语等作为主数据进行维护管理可以简化数据交互,降低系统之间的耦合度,给数据治理、数据挖掘、科研和数据资产管理提供统一标准。

主数据应用于数据治理、数据资产管理全流程中,特别是在对非结构化数据做自然语言处理过程中,通过主数据能将自由文本中的同义词或不标准表述进行准确识别,并进行标准化,术语化映射。通过自然语言的同义词表、医学术语的同义关联词表,在数据挖掘的算法指导下,对因不同文字表达但含义相对的字段信息进行归一,为后续和上层应用提供正确且统一的信息表达。

三、医学科研信息系统数据集标准

医学科研信息系统数据集标准采用国内、国际通用的数据集标准,参考数据标准相关章节内容。

四、医学科研信息系统数据管理标准

医学科研信息系统的核心是数据治理、数据资产管理和数据应用,在系统建设和运维中主动引入和参照 DCMM 数据管理体系,从技术、流程、制度、标准等角度探索建立关于科研大数据的采集、治理、清洗和应用的机制,在数据治理方面形成一套涵盖元数据、主数据、数据质量管理等内容的治理体系,并构建统一的数据资产管理体系,做到数据全生命周期的管理(图 24-8)。

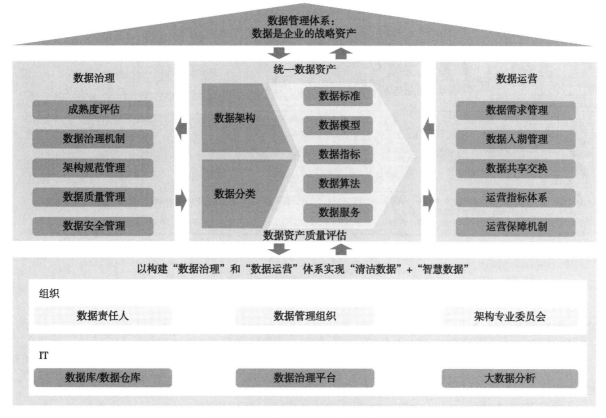

图 24-8 医学科研信息系统数据管理体系

第五节 系统功能与流程

一、医学科研信息系统数据湖(湖仓一体化)应用体系

图 24-9 的基于湖仓一体化的医疗科研信息系统通过全链路的数据生产到数据应用的支持,实现了科研数据采集汇聚、数据治理、数据主题分级分类、数据安全、数据资产管理、数据溯源等功能。首先是对接多模态的数据源,对多维度数据的汇聚、整合,形成统一数据资产管理;其次构建数据湖的数据架构和应用架构,包括几个关键平台,基础平台、治理平台、资产管理平台、安全平台;最后通过数据服务支撑基于数据湖的应用,主要是科研应用,未来还可以扩展到医院管理、临床决策支持、医联体、患者服务。重点技术有全景多模态采集、湖仓一体、批流一体、数据孪生、数据虚拟等。

全量数据采集汇聚

平台自动化、可视化地对医院历史和现在临床相关系统的数据库内的数据进行汇集,包括在线、下线、离线的数据。支持自动汇集持续更新的数据,并对数据进行转化到统一模型,进行统一存储。数据采集的核心是 ETL 技术,将分布的、异构数据源中的数据如关系数据、文件数据等抽取后进行清洗、转换、集成,最后加载到数据仓库中,成为联机分析处理、数据挖掘的基础。它可以批量完成数据抽取、清洗、转换、装载等任务,不但满足对种类繁多的异构数据库进行整合的需求,同时可以通过增量方式进行数据的后期更新。

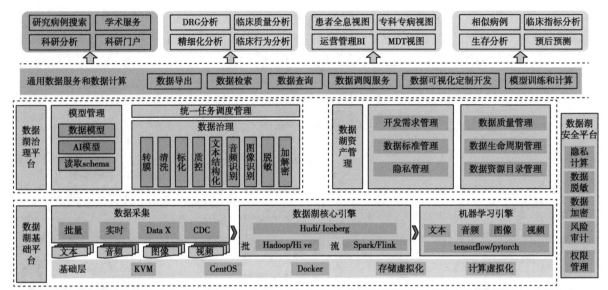

图 24-9　基于湖仓一体化的医疗科研信息系统

采集的系统和数据包含但不限于以下内容。

1. 医院信息管理系统（HIS）　包含内容有患者（含门诊、住院的基本信息、就诊情况、病历、诊断、医嘱、用药、手术、输血、检查、检验等信息）。

2. 电子病历（EMR）　包含内容有门诊患者的门诊病历，住院患者的入院病历、病程、术前讨论、术后情况、出院小结、会诊记录等全部文书。

3. 检验信息系统（LIS）　内容有检查患者基本信息、身份信息、检查项目、检查细项、细项结果及正常值范围。包含：尿常规、大便常规、尿微量白蛋白测定、常规分析、肝功、肾功、电解质、心肌酶谱、血脂血糖 2（5 项）、糖化血红蛋白、C 肽、糖化血红蛋白、同型半胱氨酸 HCY、甲状腺功能、类风湿检测（ASO、RF）、胃功能三项、乙肝定量检查、丙肝抗体、血管内皮生长因子检测、甲胎蛋白 AFP、癌胚抗原 CEA、总前列腺特异抗原 TPSA、游离前列腺特异性抗原 FPSA、糖类抗原 153、糖类抗原 125、非小细胞肺癌相关抗原、烯醇化酶 NSE、鳞状细胞癌相关抗原 SCC、糖类抗原 199、血栓弹力图、肝纤五项、骨质疏松症检测、性激素、幽门螺杆菌抗体、贫血检测、微量元素测定、凝血功能、血液流变学等内容。

4. 检查信息管理系统　包括但不限于超声管理系统、影像管理系统、病理信息管理系统的患者基本信息、身份信息、检查项目、检查方式、检查所见、检查结论等信息。包含：低剂量胸部平扫（CT）、QCT、MRI 结构像、MRI DTI、fMRI、骨密度检查、心电图检查、彩超、超声心动图、肌肉超声、肝脏弹性测量、肺活量测量、握力、碳呼气实验等内容。

5. 重症监护系统　重症护理记录、观察记录、护理文书、用药记录等信息。

6. 手术麻醉系统　手术记录、事件、用药等信息。

7. 核医学信息系统　核医学检查、核医学报告等信息。

8. 放疗信息系统　放疗处方、放疗记录等信息。

9. 心电信息系统　心电检查、心电报告等信息。

10. 护理系统　护理记录、观察记录、护理文书、用药记录等信息。

11. 病案管理系统　病案首页信息。

12. 基因检测信息

13. 生物样本库信息

14. 随访信息

二、医学科研信息系统主要功能

（一）科研项目管理

实现对科研项目的全生命周期数字化管理，从项目的申报、立项、审批、验收等业务节点，从资金、人员、设备等支撑体系，支持研发项目全程动态跟踪和管理，全程电子化业务协同，实现全生命周期管理赋能科研创新。

（二）科研项目数据管理

在科研项目中，数据的授权、数据生命周期的数据管理平台。平台提供数据检索功能，科研人员可以在授权后查找到符合课题要求的患者后导入项目空间，不断构建和完善课题所需要的患者集。同时，科研人员能够对患者集的患者进行进一步精细筛选，得到更为精准的目标患者。此外，科研人员还能够人工或者通过系统自动挑选患者，使得患者的数量或者一些因素的比例能够符合科研的要求。对于项目空间中的所有数据集，平台都会对所有操作者的一切操作进行日志记录，包括数据导入、数据删除、数据更新、搜索条件、搜索记录、数据修正、分析操作等，以保证整个研究过程中数据管理的透明可控，以便捷高效的方式对项目数据的流转变更进行把控。

（三）数据分析功能

支持科研人员从这些患者的电子病历数据中定义自己需要的变量，为科研项目结果的产出和探索提供便利的工具。针对不同的科研类型，还预置多样的科研辅助和分析统计工具，从而为个体化和精准化的操作提供帮助。

（四）科研人员管理

实现对科研项目人员和协作关系的管理。根据需要，项目负责人可对项目成员进行管理，并且赋予各自相应的权限和任务。项目负责人能够在人员管理模块安排项目的人员构成和职责分工，对于整个项目的进度进行推动和把控。其次，人员管理模块可以使各个参与人明确自己的职责和任务，使项目中的每个人都能发挥最大的作用。

（五）科研指标管理平台

作为数据中台的核心组成，管理的内容是科研的指标体系，构建供数据处理业务和科研共同和重复使用的指标数据标准体系。科研指标是讲将科研所需数据细分后量化的度量值，它使得科研数据的目标可描述、可度量、可拆解。科研指标管理平台管理主要功能是建立一个指标框架、一套维度体系、一套指标数据标准，通过将指标内容统一规范到固定体系，设计指标维度体系，制定覆盖指标命名、定义、计算口径等的数据标准管理，以实现后期的指标在数据采集、治理、应用方面的应用。

（六）外部数据管理平台

通过整合外部数据输入模块、数据服务输出模块，提供数据源管理、接入管理、API 管理、服务路由管理、权限管理、密钥管理、数据缓存配置、接口整合配置功能，并通过定制开发，快速满足日常数据采集与特殊数据采集需求。

（七）主数据管理平台

详见本书相关内容。

（八）数据治理平台

持续提升数据质量的工具，依据医疗行业的特点和数据的关联性，从患者维度和就诊维度对数据定义、规划、管理、监控，不断提升数据的质量和应用能力，保障数据质量的持续稳定。图 24-10 显示了医疗科研数据治理的流程。

一般情况下，医疗机构首次接入的系统数据需要人工干预进行部分修正，对于非结构化文本现在一般采用基于 NLP 的技术进行自动转换，人力投入主要在数据核查和数据应用等业务中。

（九）数据资产管理平台

是将数据治理后的数据要素资产化，围绕数据要素的采、存、管、算、用的数据全生命周期，集数据管控、数据服务、数据资产运营的一体化工具。

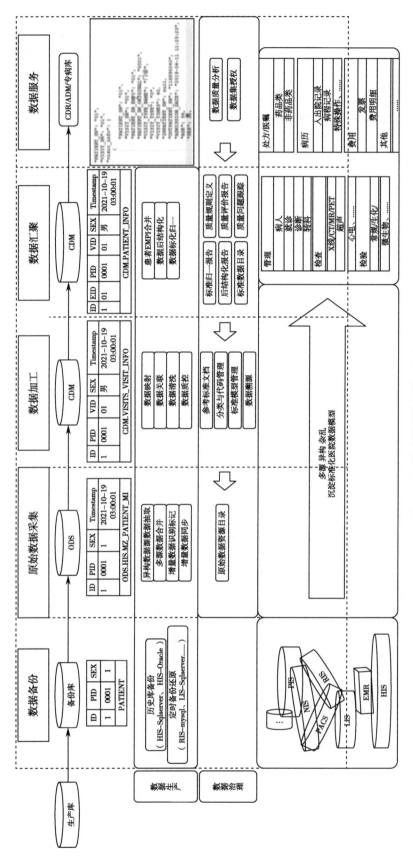

图 24-10　医疗科研数据治理流程

（十）数据开发平台

是对业务多维度数据进行采集、计算、存储、加工、服务，统一管理数据标准和共享服务口径的软件平台。数据开发以"数据中台"为基础，为科研人员提供更加灵活、高效、低成本的数据加工处理能力，并可以通过内置数据模型进行计算，将分析结果输出用于科研课题。

（十一）数据服务平台

是数据服务体系的统一门户，通过可视化配置，将数据标准、基础数据、指标数据、API 服务能力整合，形成数据服务体系，数据服务平台集成相关数据应用系统到门户首页，并提供页面的灵活配置功能，实现数据需求和服务的统一管理，数据服务目录统一展示，提供统一检索入口，便于用户快速检索数据的内容，发挥数据资产的价值。

（十二）数据 API 系统

数据 API 系统是数据服务的管理平台，通过统一 API 平台的 API 生成、注册、编排、授权、限流、隔离、监控告警、统计等一系列服务，实现平台内各业务系统之间数据的安全灵活交换。

平台支持对外统一的数据访问接口和模型，平台提供 API 接口对外开放，以对外后台服务的方式被第三方应用程序调用，支持特定患者的病例检索和数据导出；同时也提供二次开发界面，针对不同的使用需求也可以提供定制化的视图。以满足不同第三方系统对平台中数据的调阅使用。

（十三）科研数据智能检索系统

实现对临床资料（临床信息、标本信息）的搜索，并将结果进行呈现。同时需满足选定课题疾病的科研业务需求。支持模糊搜索、高级搜索、科研课题设计和队列构建、科研项目及数据管理等功能。

数据智能搜索和可视化功能模块，实现对所有临床资料（临床信息、标本信息和组学信息）的搜索，并将结果进行丰富和自定义的图形呈现。具有一种正确的检索策略来满足用户对于精准数据的查找需求。满足临床两个方面搜索要求，一是搜索结果的匹配度，二是搜索结果的资源广度和深度。

模糊搜索功能使用类似于搜索引擎百度、谷歌的方式，用一个简单的搜索框来承载用户对于平台所有数据的模糊搜索。用户可以在搜索框内输入任何他们感兴趣的东西，比如"肺癌"。模糊搜索可以根据用户所输入的关键字来检索所有数据信息，然后将与之相关的患者展示出来，其速度能够达到秒级。

高级搜索功能提供各种可以相互联系的条件筛选框。用户可以对特定的信息进行检索，比如患者的个人信息、诊断、用药、检验结果具体的某个变量等。用户不仅可以对某一类信息设定具体的条件，还可以将各种条件组合起来，以达到最为精准地查找。

（十四）数据可视化

1. 数据血缘图谱　在实际业务流转过程中，为完成多样的业务目标，平台需要持续地进行多源数据的采集、加工和处理，造成数据的复杂度以及数据字段量级高倍增长，为数据来源追溯提升了难度。为了支持数据来源逻辑的单版本、历史版本的追溯，平台提供了完整的数据字段级血缘图谱，其内容覆盖完整的数据生命周期，记录了多层数据间产生的链路关系，以及进行数据采集和治理的过程中自动建立的血缘关系，通过可视化界面清晰展示，方便快速定位数据问题节点。

2. 数据资产地图　通过建立的数据资产地图，实现将医院库表、文件、API 等所有的数据资源进行明晰地展现，通过资产的搜索、查询、数据预览等操作，真正实现数据的资产化和资产关系的可视化。

（1）数据资产地图概览：集中展示每个接入的业务系统，对已经完成资源编目的数据源，以目录的形式进行数据接入情况的汇总展示。

（2）资源目录管理：可以针对已经接入的业务系统进行资源目录的建立，针对每个资源目录，可以建立专属的数据资源，并且定义每个接入数据源的基础模块设定，阈值范围，字段类型等内容。

（3）数据资产地图展现范围：包括但不限于 HIS、LIS、PACS、EMR、RIS 等业务系统数据。资产地图内可以对疾病诊断与医疗操作、药品物资、病案、医嘱、检查、检验等业务信息进行展示与分类。资产地图可以集中展示每个接入的业务系统，对已经完成资源编目的数据源，以目录的形式进行数据接入情况的汇总展示。

三、开放式数据分析框架和医疗大模型

为更好地利用科研数据，减少研究人员转化系统的不便，在科研系统中集成分析软件，采用高度可扩展的框架，用于执行开源代码并部署训练好的模型，从而建立一个完全开放的分析平台。开放式数据分析框架可以通过大规模部署分析程序，实现对分析能力的统一管理和弹性扩展，帮助科研人员解决各种复杂的分析挑战，在复杂模型中扩展海量数据。开放式数据分析框架采用容器化的方法，实现了分析工作负载分离，可以提供更大、更开放的分析能力，数据价值创造，同时确保成本降低。

数据要素作为重复利用成本最低的生产要素，在医疗行业有广泛的应用前景，特别是在人工智能和大模型方面，从数据采集、清洗到标注的全流程一站式医学科研大数据平台是构建包括疾病、症状、药品、手术等医学概念和多种医学关系医疗知识图谱的基础系统。通过自然语言处理、机器学习、数据挖掘算法以及人工标注的方式，医疗大数据和 AI、大模型可以更好地结合，是未来解决医学知识跨语种、结构复杂、专业性强、数据来源广泛、缺乏统一标准和整合方法、数据质量参差不齐、数据隐私和安全保障不明确等方面问题，实现数据和应用结合的最优方式。

第六节　测评指标

一、信息系统建设指导标准（电子病历应用水平分级评价、互联互通标准成熟度评价）

电子病历应用水平分级测评标准中第十个角色信息利用中的 10.01.5、10.01.6、10.01.7 都要求建立临床数据仓库，用于科研、教学和管理。

互联互通标准成熟度测评标准中 4.4.2.1 医院已建成并投入使用的医疗管理系统包括科研管理系统；5.1.2.9 在基于大数据的临床科研应用方面，医院已建成并投入使用的科研系统有单中心、多中心等相关医学科研系统建设的要求；5.2.1.2 接入平台的医疗管理系统的接入情况，接入的系统包括了科研管理系统。上述标准均为重点得分项目。

二、管理类测评

（一）国家公立医院绩效考核

2019 年发布《国务院办公厅关于加强三级公立医院绩效考核工作的意见》，2023 版最新版三级公立医院绩效考核指标体系，包含一级指标 4 个、二级指标 14 个、三级指标 55 个＋新增指标 1 个。绩效指标体系由医疗质量、运营效率、持续发展、满意度评价 4 个一级指标构成。三级指标中有 51 个是明确的定量指标，其中国家监测 26 个；另有 5 个指标则是定性的。考核模式的转变代表着国家公共管理模式数字化转型的趋势，公立医院绩效考核促进医院的管理和发展方向从规模转为高质量。

其中第 50 项指标是每百名卫生技术人员科研项目经费，第 51 项是每百名卫生技术人员科研成果转化金额，医院的科研需要科研管理和科研大数据平台的支撑。

（二）等级医院评审

等级医院评审标准中对科研方面的要求主要是科研体系管理的正规化，流程的合规化，包括项目、资金、人员、伦理、临床试验、科研成果等内容，及科研相关管理制度和审批流程的统一管控平台。三级医院的等级医院评审标准的 3.8.176.3 提供适当的经费、条件、设施和人员支持科研，通过科研信息系统建设实现科研项目管理的全流程管理，实现和科研相关系统的数据对接。

三、高质量发展

科研能力作为现代医院高质量发展的一个重要部分，是医院可持续发展的续航力。承担各级各类科研课题更是反映医院学科竞争力、医院综合竞争力的体现。医教研协同发展和科研能力与水平的提升，加强临床研究型医院建设都需要构建一个强大的科研体系，科研信息系统作为科研体系的重要支撑和数

据底座，不仅提供了管理工具和数据要素，同时也是创新工作机制，不断推进科研管理工作规范化、标准化和精细化的平台。

（梁会营　严晓明　韦志强）

参考文献

[1] 吴龙，杨小红，严晓明，等. 医疗数据湖建设及医疗数据治理探索[J]. 医学信息学杂志，2022，43（6）：6.

[2] 卫婷婷. 梁会营：唤醒数据 点数成金[J]. 科学中国人，2022（7）：2.

[3] 中共中央国务院关于构建数据基础制度更好发挥数据要素作用的意见[J]. 中华人民共和国国务院公报，2023（1）：28-33.

[4] 严晓明，梁会营，杨小红，等. 医疗全量数据模型管理工具建设与实践[J]. 医学信息学杂志，2022，43（6）：5.

[5] 计虹，王梦莹. 数据资产全生命周期分层管理方法与应用探讨[J]. 中国数字医学，2023，18（1）：1-6.

[6] 刘广建，潘丽艳，梁会营，等. 一种疾病分型模型的训练方法，系统，装置及存储介质：CN202111486247[P]2023-08-16.

[7] 国家卫生健康委办公厅. 电子病历系统应用水平分级评价管理办法（试行）[EB/OL].（2018-12-08）[2024-12-11]. https://view.officeapps.live.com/op/view.aspx?src=https%3A%2F%2Fwww.gov.cn%2Fxinwen%2F2018-12%2F09%2F5347261%2Ffiles%2F487a6359f94343e0aa36ebcae8dd7c82.doc&wdOrigin=BROWSELINK.

[8] 国家卫生健康标准委员会卫生健康信息标准专业委员会，国家卫生健康委统计信息中心. 国家医疗健康信息 医院信息互联互通标准化成熟度测评方案（2020年版）[EB/OL].（2020-07-30）[2024-12-11]. http://www.nhc.gov.cn/mohwsbwstjxxzx/s8553/202008/e80dafa1334c44c38f644602406a4973/files/c85aa86f7ced48f8ab1fd6340aa4d264.pdf.

[9] 国务院办公厅. 国务院办公厅关于加强三级公立医院绩效考核工作的意见[J]. 中华人民共和国国务院公报，2019（5）：9.

[10] 国家卫生健康委办公厅关于印发《三级医院评审标准（2020年版）实施细则》的通知国卫办医发〔2021〕19号[J]. 中华人民共和国国家卫生健康委员会公报，2021（010）：000.

第二十五章

互联网医院

本章从系统概述、相关标准、系统架构、数据结构、系统功能与流程、测评指标等几个方面对互联网医院进行深度介绍。读者将了解到互联网医院在新时代医疗信息化中的应用以及其对医疗服务和患者体验等内容。本章还介绍了关于互联网医院从申请到落地实践发展的过程，为互联网医院的建设规划和实践提供参考和指导。

第一节 系统概述

互联网医院作为一种新兴的就医模式，主要是应对传统医疗资源不平衡、就医难等问题，通过互联网的便捷性，改善患者就医体验和提高医疗服务的效率。其快速发展改变了医疗服务体系，在经过新型冠状病毒感染疫情期间的快速发展，政府主管部门、医疗机构、患者均已逐渐了解并接纳互联网医院就诊的新模式。随着国家对于互联网医院的重视加深，未来互联网医院的发展将伴随着医疗数字化转型、优化医疗服务质量、加强医疗资源共享理念与提升安全性这几个方向。

一、互联网医院的作用

近年来，随着新时代信息技术与数字化、移动化的生活方式在医疗领域的不断渗透，医疗健康行业的服务模式也在逐渐发生变化，互联网医院作为一种新兴的就医模式，将逐渐改变百姓的既往就医方式。2018 年初，国务院出台了《关于促进"互联网＋医疗健康"发展的意见》，初步提出鼓励医疗机构应用互联网等信息技术拓展医疗服务空间和内容。同年 9 月，国家卫生健康委发布《关于印发互联网诊疗管理办法（试行）等 3 个文件的通知》，明确了互联网医院的支撑服务体系标准，为互联网医院的发展打下政策基础。

在疫情期间，为了慢病患者能及时获得医疗服务，国家卫生健康委发布了《关于推进新冠肺炎疫情防控期间开展"互联网＋"医保服务的指导意见》《关于开展线上服务进一步加强湖北疫情防控工作的通知》《完善"互联网＋"医疗服务的价格和支付政策》等相关的指导意见和通知，进一步肯定了互联网医院作为复诊续方的就诊方式之一，充分发挥了互联网医院在疫情防控中作用。

作为新时代医疗服务体系中的重要组成部分，互联网医院的快速发展是必然的。据统计，截至 2021 年 6 月，全国互联网医院已由 2019 年的 100 多家快速发展至 1 600 多家。其中，互联网医院诊疗服务在保证患者医疗服务需求，缓解医院线上线下医疗服务压力，减少人员聚集以及降低交叉感染等方面发挥了积极作用。

随着我国互联网技术的不断发展和医疗服务的日益普及，互联网医院迅速发展起来，为社会健康事业带来了巨大变革。这些互联网医院以数字化、信息化、智能化为特点，通过搭建在线问诊、药店、挂号等服务平台，为广大患者提供快捷、优质的医疗服务，充分发挥了其在社会中的重要作用。

第一，互联网医院为患者提供了便捷的医疗服务。通过互联网医院，患者可以实现线上挂号、在线问诊和药品购买等功能，无须在医院排队等待，节省了大量的时间和精力。尤其是在疫情期间，互联网医院更成为患者就医的重要途径，有效降低了人员聚集、疾病传染风险等问题，充分发挥了其在社会防疫工作中的重要作用。

第二，互联网医院有效缓解了医疗资源短缺问题。中国的医疗服务资源分布不均，城市医疗资源相对充足，而农村和偏远地区医疗资源匮乏。互联网医院通过互联网技术的推广，可以让优质的医疗服务辐射到更广泛的地区和人群中，降低了就医门槛，缓解了城市医疗资源紧张、农村和偏远地区医疗资源匮乏的问题。

第三，互联网医院提升了医疗服务的质量和效率。互联网医院通过数字化、信息化、智能化等手段，实现了医疗信息共享、在线预约、在线问诊、远程医疗等功能，提升了医疗服务的效率和质量。同时，互联网医院引入了大数据、人工智能等新技术，可以更好地为医生提供辅助诊断、患者提供定制化医疗服务等，进一步提高了医疗服务的水平和质量。

第四，互联网医院推动了医疗服务的变革，加速了医疗产业的数字化转型。传统的医疗服务存在着信息不对称、资源分布不均等问题，互联网医院的出现为解决这些问题提供了新的思路和方法。通过互联网技术，医疗服务可以更好地与患者需求相结合，促进医疗服务的差异化、个性化、精细化发展，推动医疗行业的数字化转型，为构建健康中国贡献力量。

二、互联网医院发展

（一）稳步发展阶段（2014—2019年）

在这一阶段，互联网医院领域缺少统一的指导性文件，国家还没有开始对互联网医院进行顶层设计与规划，但国家积极建设互联网＋医疗的新态势，各个实体医疗机构尝试创新探索，部分地区开始建立互联网医院。2014年国家颁布了《关于推进医疗机构远程医疗服务的意见》，在这一年，广东省人民医院互联网医院成立，这是我国第一家公立医院主导互联网医院。2015年，"互联网＋健康"模式被纳入国家医疗卫生服务体系，推动卫生信息服务和智能医疗服务，并利用信息技术惠及全民。此外，国务院印发了关于构建分级医疗服务体系的指导意见，利用信息技术和大数据改革现有以医院为中心的模式。同年，浙江省首家互联网医院乌镇互联网医院成立，这是由微医集团与桐乡市人民政府联合成立的我国第一家由企业主导的互联网医院，由此开创了中国互联网医院的新业态，中国就此步入"互联网＋医疗"的新时代。2016年，国家宣布布局长期卫生部门战略—"健康中国2030"，该战略将"互联网＋医疗保健"模式纳入国家卫生战略规划。浙一互联网医院在这一年正式成立，该互联网医院依托浙江大学附属第一医院，是我国第一家由三甲医院牵头成立的互联网医院，开创了公立医院建立互联网医院的先例。2017年，国务院推动建立医疗机构联盟，实施分级医疗服务模式，加强高等医疗机构通过数字化技术对基层医疗机构的支持和培训。

在2018年以前，我国互联网医院以部分地区的探索实践为主，全国在运行的互联网医院只有一百一十多家。2018年起，国家卫生健康委先后发布了《关于促进"互联网＋医疗健康"发展的意见》《互联网医院管理办法（试行）》《互联网诊疗管理办法（试行）》与《远程医疗服务管理规范（试行）》等政策，明确了互联网医院的准入、实践和监管规则和措施，首次确立了互联网医院是以实体医疗机构为主体，以互联网公司为辅助的发展模式。2019年，全国人大颁布了《中华人民共和国药品管理法》，明确支持"互联网＋医疗"的发展，在立法层面允许处方药网上销售。国家还发布了有关"互联网＋"医疗服务价格和医保支付政策指导意见，全面支持线上医保支付的实现。在这一阶段，在各种政策法规的支持以及"互联网＋"浪潮的推动下，互联网医院迅速发展起来。据统计，2019年底建成有294家互联网医院，在新冠肺炎疫情前，互联网医院的发展缓慢平稳。

（二）高速发展阶段（2020—2022年）

互联网医院的诞生加速与发展，离不开新冠肺炎疫情的助推，在疫情暴发的2019年底至2022年初，为了减少线下就医的交叉感染风险，前往医院现场就诊的人数大幅降低。而各大公立医院也陆续上线运营了互联网医院，为患者提供在线咨询、复诊配药等服务，在给患者带来便利的同时，也有效降低了医院院区人员聚集、缓解了疫情防控压力。在此期间，互联网医院迎来了疫情助推下的高速发展期。至2021年底，我国互联网医院已完成建设1 600多家，实现了跨越式增长。

（三）后疫情发展阶段（2023年至今）

自2022年底,我国逐渐进入"后疫情时代",随着社会和经济活动的逐渐恢复和重启,将对社会各个方面产生深远影响。人们的生活习惯也会发生巨大的变化,在疫情期间,很多人因为担心感染而不愿前往医院就诊,通过使用互联网医院,相应的医院门诊量和住院量会有所下降。在后疫情时代,随着人们对疫情的逐渐消除和安全感的增加,患者的线下就医行为可能会逐渐恢复到疫情前的水平,对互联网医院的依赖程度也会降低,而面对这种变化,互联网医院应发挥自身特点,不仅为患者带来便捷就医渠道,而且通过人工智能、大数据分析等技术手段为患者提供更为精准、高效的医疗服务,同时拓展互联网医院可开展的业务种类,进一步提升互联网医院的应用价值和用户体验。

三、互联网医院新趋势

随着互联网技术的快速发展,传统医疗行业的格局已呈现加速变革的趋势,患者对于数字化、智能化医疗服务的需求也越来越强烈。随着国家政策对于"互联网＋医疗"场景应用的不断深入激励,用户对于线上化、移动化、智能化的便捷就医诉求不断提高,在后疫情时代的今后数年内,互联网医院将会具有以下几点发展新趋势。

（一）数字化转型方向更明确

随着互联网技术、云计算、物联网等新技术的不断发展和应用,数字化转型已经成为现代企业的必然选择。在未来互联网医院的发展中,数字化转型的方向将更加明显。这主要体现在以下两个方面。

第一,未来互联网医院将会更注重数据共享和智能化管理。通过数字化手段,实现患者信息的自动采集、存储和分析,实现病历信息、检查结果、化验数据等数字化的管理和共享,从而提高诊疗效率和患者满意度。

第二,未来互联网医院将向全方位数字化医疗服务平台转型。通过融合VR技术等数字化手段,让医生和患者能够远程交流,实现线上就诊、在线咨询、预约挂号等一系列丰富的医疗服务,打造一个更加智能化和人性化的数字化医疗服务平台。

（二）医疗服务质量更加优化

医疗服务质量一直是互联网医院发展的重点之一。未来,互联网医院将会通过引入人工智能、大数据等技术手段,进一步提高医疗服务质量,并满足公众对于健康服务高品质的需求。这主要体现在以下三个方面。

第一,未来互联网医院将加强疾病预防和健康管理。通过引入大数据和人工智能等技术,提高患者健康数据的采集和分析能力,实现个性化的健康管理和预防服务,减少疾病的发生和再次入院率。

第二,未来互联网医院将更加注重规范和标准化诊疗流程。通过数字化手段和人工智能等技术,打造标准化的诊疗流程,提高医生的工作效率和医疗服务质量,减少误诊漏诊的风险。

第三,未来互联网医院将加强医疗资源的整合和优化。通过引入信息化技术和互联网平台,实现医疗资源共享和交流,让医疗系统各种资源如人才、设备、药品等能够最优配置,实现全面的医疗服务质量提升。

（三）共享理念更加突出

共享理念一直是互联网医院发展的核心价值之一。未来互联网医院将更加强调共享和合作,打造一个协同发展的数字化医疗生态系统。这主要体现在以下两个方面。

第一,未来互联网医院会与其他企业、机构等进行深度合作,实现资源共享。通过对医疗资源进行统一调度,实现医疗资源的高效配置和使用,从而降低整体医疗成本,增强行业竞争力。

第二,未来互联网医院将积极推动国内外医学领域的共同发展。通过开展国际合作,引进国际先进的医疗技术,促进技术和经验的交流,实现互惠互利,打造一个全球化的数字化医疗产业体系。

（四）安全问题愈加重要

数据安全一直是互联网和移动应用面临的大问题之一。未来互联网医院需要进行更好的信息安全保障和风险控制,以保证患者和医生对该服务的信任和使用。这主要体现在以下两个方面。

第一，未来互联网医院需要强化信息安全管理。通过加强系统安全、用户身份验证、数据加密等技术手段，保障患者与医生个人信息的安全和隐私，防止黑客攻击、恶意软件等安全风险。

第二，未来互联网医院需要建立完善的安全监管机制。通过建立严格的安全监管规定、加强执法力度，严惩违规行为，实现全面的安全风险控制，让患者和医生都能够放心地使用互联网医疗服务。

总之，未来互联网医院将成为医疗行业不可逆的趋势。随着医改政策的推进和互联网技术的不断成熟，互联网医院将更加注重数字化转型，提高医疗服务质量，共享资源和加强安全保障，从而为公众带来更好的健康服务体验。

第二节　相关标准

本节根据我国对互联网医院出台的相关政策规定要求，阐述了互联网医院申请的准入条件以及所需要提交的材料，对于互联网医院的建设内容也作出了相应要求，包括诊疗科目设置、科室设置、医务人员配给要求、房屋和设备设施以及规章制度方面的要求。

一、互联网医院申请材料

根据《互联网医院管理办法（试行）》要求，建立省级互联网医院监管平台是批复互联网医院执业许可的前置条件，目前上海市已经出台《上海市级医院互联网医院建设工作指南》与《上海市互联网医院监管平台接口规范》等文件，明确了互联网医院的设立形式、资格、与递交材料。

市级工作指南指出，各市级医院应成立互联网医院项目领导小组和工作组，互联网医院项目领导小组由医院主要领导牵头组建，互联网医院项目工作组由分管院领导及医务、门办、护理、信息、设备、财务、药学、宣传、绩效等部门人员组成，负责推进互联网医院的建设、运营与发展。互联网医院项目工作组可下设医疗管理组、技术保障组、运营支持组、药事服务组等小组，其中，医疗管理组主要由医务、门办、护理等部门人员组成，负责互联网医院管理制度制定及互联网诊疗服务质量管理；技术保障组主要由信息、设备等部门人员组成，负责互联网医院服务平台建设与功能维护；运营支持组主要由财务、宣传、绩效等部门人员组成，负责推进互联网医院运营发展相关配套政策制定；药事服务组主要由药事管理人员和执业药师组成，负责互联网医院药品目录制定、在线处方审核、药品配送等相关工作。市级医院应设立互联网医院管理办公室，可独立设置，也可以挂靠相关业务部门，负责互联网医院建设相关事务的组织协调及日常运营管理工作。

（一）准入申请

已取得《医疗机构执业许可证》的实体医疗机构拟建立互联网医院，将互联网医院作为第二名称的，应向其《医疗机构执业许可证》发证机关提出执业登记申请。

互联网医院依法需要办理通信管理、市场监管、网络安全、药品管理等方面行政许可的，在取得相应许可后方可开展互联网诊疗活动。

在设置可行性研究报告中写明建立互联网医院的有关情况。如与第三方机构合作建立互联网医院信息平台，应提交合作协议。

1. 实体医疗机构独立申请互联网医院作为第二名称，应包括"本机构名称＋互联网医院"。

2. 实体医疗机构与第三方机构合作申请互联网医院作为第二名称，应包括"本机构名称＋合作方识别名称＋互联网医院"。

（二）执业登记材料

已取得《医疗机构执业许可证》的实体医疗机构拟建立互联网医院，将互联网医院作为第二名称的，应向其《医疗机构执业许可证》发证机关提出增加互联网医院作为第二名称的申请，并提交下列材料。

1. 医疗机构执业变更登记申请书。

2. 医疗机构法定代表人或主要负责人签署同意的申请书，提出申请增加互联网医院作为第二名称的原因和理由。

3. 互联网诊疗服务相关的设备设施配备情况，与市卫生健康行政部门管理平台对接情况。

4. 如与第三方机构合作建立互联网医院，应提交合作协议。

5. 互联网医院规章制度。

二、互联网医院建设标准

根据国家卫生健康委发布的《互联网医院管理办法（试行）》，互联网医院的建设至少应包括诊疗科目、科室设置、医务人员、房屋设备、规章制度5个方面的内容。

（一）诊疗科目

不得超出所依托的实体医疗机构诊疗科目范围。

（二）科室设置

1. 与所依托的实体医疗机构临床科室保持一致。

2. 必须设置医疗质量管理部门、信息技术服务与管理部门、药学服务部门。

（三）医务人员

1. 临床科室对应的实体医疗机构临床科室至少有1名正高级、1名副高级职称的执业医师注册在本机构（可多点执业）。

2. 专人负责互联网医院的医疗质量、医疗安全、电子病历的管理信息系统维护等。

3. 专职药师负责审方，业务时间至少有1名药师在岗审核处方。

4. 相关人员必须经过医疗卫生法律法规、政策、制度、流程规范等培训。

（四）房屋和设备设施

1. 服务器不少于2套，数据库服务器与应用系统服务器需划分。

2. 至少有2套开展互联网医院业务的音视频通讯系统。

3. 至少由两家宽带网络供应商提供不低于10Mbps的网络宽带服务。

4. 建立数据访问控制信息系统，与实体医疗机构的HIS、PACS/RIS实现数据交换与共享。

5. 具备远程会诊、远程门诊、远程病理诊断、远程医学影像诊断和远程心电诊断等功能。

6. 信息系统实施第三级信息安全等级保护。

（五）规章制度

建立互联网医疗服务管理体系和相关管理制度、人员岗位职责服务流程。规章制度应当包括互联网医疗服务管理制度、互联网医院信息系统使用管理制度、互联网医疗质量控制和评价制度、在线处方管理制度等内容。

从文件具体要求可以看到，在诊疗科目和科室设置方面，互联网医院必须与线下依托的实体医疗机构一致，不得超出实体医疗机构的诊疗科目和临床科室范畴。这是出于医疗安全的考虑，互联网医院的医疗服务能力只有在实体医疗机构服务的能力范围内，才能确保线上诊疗的安全，有利于参照实体临床科室对相关医疗行为进行监管。

在医务人员方面，政策也提出了高标准配置要求，每个临床科室至少需要1名正高、1名副高职称的注册医师提供诊疗服务，专职药师提供在线审方服务。可以看到在医疗、药品、信息等方面对相应人员的资格都作出规定，在确保医疗安全的前提下提高医疗质量。

房屋和设备设施是开展互联网医疗服务的基础，远程会诊、远程门诊、远程病理诊断、远程医学影像诊断、远程心电诊断等相关医疗服务都需要通过音视频通信系统才能实现。政策规定了互联网医院信息系统实现数据交换与共享，可以更好地实现线上线下的互联互通，保证互联网医疗服务的全程留痕。

在规章制度方面，政策要求建立互联网医疗服务管理体系和相关管理制度、人员岗位职责、服务流程，为整个互联网医院的规范运营搭建制度框架。包括互联网医疗服务管理制度、互联网医院信息系统使用管理制度、互联网医疗质量控制和评价制度、在线处方管理制度、患者知情同意与登记制度、在线医疗文书管理制度、在线复诊患者风险评估与突发状况预防处置制度等内容。

第三节　系统架构

本节介绍了互联网医院的整体系统架构以及互联网医院的分类,分为医院主导型、合作共建型、三方机构独立建设型,三种类型的互联网医院的申请机构要求各不一样,其落地建成的在线医疗服务特点也不尽相同。

一、互联网医院整体架构

图 25-1 描述互联网医院整体架构。

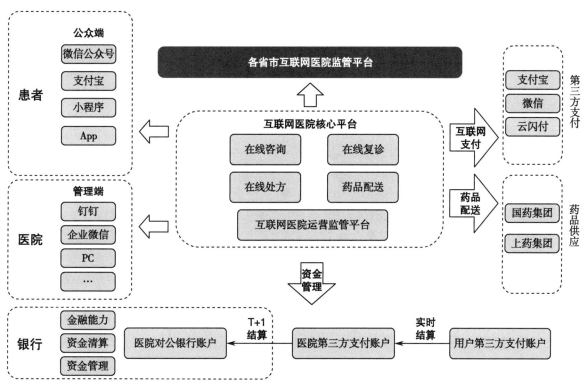

图 25-1　互联网医院系统架构

二、互联网医院分类

互联网医院是以互联网技术为载体的医疗健康服务平台,以医院医疗资源为基础,将原本线下完成的医疗服务延伸至线上,为患者提供跨越物理空间界限的线上"闭环"医疗服务。

我国互联网医院建设类型主要有三种,分别是医院主导型,主要以实体医疗机构为主体独立申请的互联网医院;合作共建型,以实体医疗机构与第三方机构合作申请的互联网医院;三方机构独立建设型,以第三方机构独立设置的互联网医院。

(一)医院主导型

以实体医疗机构为主体建设的互联网医院通常由医院自行组建技术力量进行建设或由第三方信息技术公司承建互联网医院平台,以院内医生及医疗资源为基础,面向公众提供咨询、复诊、续方配药等政策规定允许范围内的线上诊疗业务。

此类互联网医院建设模式起步较晚,主要原因是早期受制于互联网医院政策法规不明确,最终多数医疗机构并未对互联网医疗模式进行变革性的尝试。随着国家卫生计生委对互联网医院创新就医模式的肯定与更多细化可行性法规的出台，拥有优质医疗资源与迫切希望线下转线上缓解诊室压力的三甲医院纷纷跟进，取得了显著效果。上海市儿童医院互联网医院每天能够完成复诊约100人次，开具电子处方30余张。医疗机构互联网医院的建设运营，能够大幅提高患者的就医效率与便捷性，减少了患者因复诊需要，多次奔赴医院就医的时间及交通成本，降低了患者的经济负担。

患者选择使用此类互联网医院通常是在该医院进行了初诊及就诊，当有复诊需求时便自然选择初诊医院或医生号源进行在线复诊，此类医院通常为大型公立医院，拥有优质医疗资源与过饱和的患者就诊需求，其建设互联网医院的核心诉求在于分流部分线下复诊患者至线上，释放出更多线下接诊力，满足更多患者就诊需求。

（二）合作共建型

以实体医疗机构与第三方机构合作申请的互联网医院是由医院与第三方信息技术公司联合投入，共同建设而成。通常以医院院内医疗资源为基础，合作第三方机构负责互联网医院平台技术搭建与深度运营维护，帮助医院获取更多的线上患者。对于医院而言，免去了技术成本投入，可以直接通过接口模式快速落地互联网医院；对于企业而言，赋能公立医院，有利于处方外流，可达到互利共赢。

据了解，在建设互联网医院的模式选择上，约30%的医疗机构选择此类互联网医院进行建设，比以医院为主导建设互联网医院的模式低12%。以上数据表明更多公立医院希望保有较大自主权和选择权，并倾向于选择技术方案较为成熟、开发周期较短但同时能满足定制化服务开发的技术厂家。

（三）三方机构独立建设型

以第三方机构独立建设的互联网医院起步较早，公众知名度更高，通常由医疗科学技术厂家搭建互联网医院平台，吸引全国各地医院或医生入驻。

此模式的互联网医院聚集了全国各地的医生资源，医生通过认证资格后成为平台注册医生，为各地患者提供在线医疗健康服务。该模式的代表机构包括："微医互联网总医院""阿里健康""平安好医生""好大夫""春雨医生"等，此类互联网医院平台除了提供常规问诊咨询服务以外，还根据各自特色提供如疫情科普、心理疏导、医药物资等功能。

三方机构独立建设的平台互联网优势在于汇聚了全国各地的优秀医生资源，但短板也很明显，相较于以实体医疗机构为主体建设的互联网医院，多数三方平台还不支持医保支付结算；患者病史档案数据无法跨医院、跨平台、跨区域互联互通等，这对于构建完整的患者在线就医基础闭环影响较大。同时，随着越来越多的实体医疗机构自建互联网医院，对于本院医生在三方平台的挂诊也有了越来越多的管理限制。所以，如何持续吸引全国各地优质医生资源也成了机构平台的重要课题之一。

综上所述，三方机构独立建设型互联网医院虽有着良好的知名度与患者群众认知基础，但在诊疗业务服务上还有着长足的发展进步空间。

第四节 数据结构

本节介绍互联网医院的主要数据结构。互联网医院整体数据结构包括基础信息、患者信息、预约业务、处方数据、病历数据、支付业务和统计数据，其内容和层次关系如图25-2所示。

在图25-2互联网医院数据结构的框架下，表25-1～表25-7列举了七张具有代表性的互联网医院数据库表结构，分别是预约清单、绑卡、预约记录、处方信息、病历文书、药品字典以及统计报表，可供读者参考。

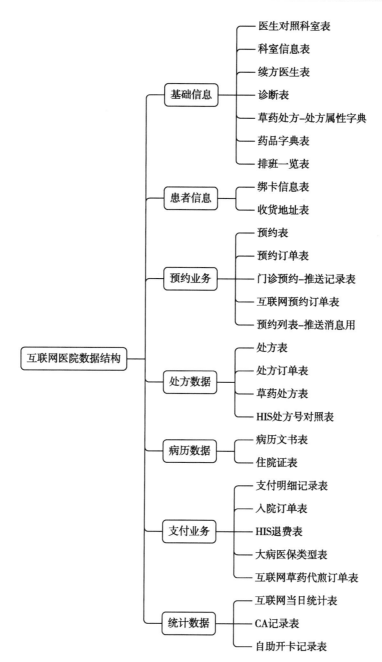

图 25-2　互联网医院数据结构

表 25-1　预约清单表结构

名称	注释	数据类型	必填	是否主键
ID	唯一标识	int	TRUE	TRUE
OutTradeNo	订单号	varchar（35）	FALSE	FALSE
DeptName	科室名	varchar（30）	FALSE	FALSE
DeptCode	科室代码	varchar（100）	FALSE	FALSE
DocCode	医生代码	varchar（100）	FALSE	FALSE
DocName	医生名	varchar（30）	FALSE	FALSE
PatientName	患者名	varchar（200）	FALSE	FALSE
Tel	患者手机号	varchar（200）	FALSE	FALSE
OpenUserID	用户微信号	varchar（50）	FALSE	FALSE

表 25-2　绑卡信息表结构

名称	注释	数据类型	必填	是否主键
ID	唯一标识	int	TRUE	TRUE
HospitalUserID	服务窗和医院之间确定身份的唯一标识医院唯一	nvarchar（150）	TRUE	FALSE
CardNo	卡号	nvarchar（50）	FALSE	FALSE
OpenUserID	用户微信号	nvarchar（100）	FALSE	FALSE
PatientID	患者号	nvarchar（50）	FALSE	FALSE
PatientName	患者名	nvarchar（100）	FALSE	FALSE
CertType	证件类型	nvarchar（20）	FALSE	FALSE
Sex	性别	nvarchar（10）	FALSE	FALSE
Birth	生日	nvarchar（10）	FALSE	FALSE
IDCard	身份证	nvarchar（100）	FALSE	FALSE
Tel	电话	nvarchar（100）	FALSE	FALSE
CardType	卡类型	nvarchar（20）	FALSE	FALSE
CardProperty	卡属性	nvarchar（1）	FALSE	FALSE
Status	状态	int	FALSE	FALSE
OpenUserName	微信实名姓名	nvarchar（100）	FALSE	FALSE
OpenIDCard	微信实名身份证	nvarchar（100）	FALSE	FALSE
OpenTel	手机	nvarchar（100）	FALSE	FALSE
HomeAddress	住址	nvarchar（50）	FALSE	FALSE
IsVirtualCard	是否虚拟卡	nvarchar（1）	FALSE	FALSE
CreatDate	创建日期	datetime	FALSE	FALSE
UpdateDate	更新日期	datetime	FALSE	FALSE
HosId	HosId	nvarchar（50）	FALSE	FALSE
Memo1	说明 1	nvarchar（50）	FALSE	FALSE
Memo2	说明 2	nvarchar（200）	FALSE	FALSE
Memo3	说明 3	nvarchar（50）	FALSE	FALSE
VirtualCardNum	虚拟卡号	nvarchar（50）	FALSE	FALSE
HispatId	患者医院号	nvarchar（50）	FALSE	FALSE
DataSource	来源	nvarchar（50）	FALSE	FALSE

表 25-3　预约记录表结构

名称	注释	数据类型	必填	是否主键
BookingID	预约号	nvarchar（50）	FALSE	FALSE
OutBookingID	第三方预约号	nvarchar（50）	FALSE	FALSE
ResourceID	资源编号	nvarchar（50）	FALSE	FALSE
UserName	患者名	varchar（255）	FALSE	FALSE
IDCard	身份证	varchar（255）	FALSE	FALSE
CardNo	卡号	varchar（20）	FALSE	FALSE
ParkingCode	停车码	varchar（20）	FALSE	FALSE
BeginDateTime	开始时间	datetime	FALSE	FALSE
EndDateTime	结束时间	datetime	FALSE	FALSE
OpenUserId	微信用户号	nvarchar（255）	FALSE	FALSE
PushState	推送状态	int	FALSE	FALSE
IsCancel	是否取消	int	FALSE	FALSE
CreateDate	创建时间	datetime	FALSE	FALSE
PushDate	推送时间	datetime	FALSE	FALSE
Id	唯一标识	int	TRUE	TRUE
PullDate	拉取时间	datetime	FALSE	FALSE

表 25-4　处方信息表结构

名称	注释	数据类型	必填	是否主键
ID	唯一编号	int	TRUE	TRUE
advno	处方号	varchar（500）	FALSE	FALSE
status	处方状态	int	FALSE	FALSE
cfmx	处方明细	text	FALSE	FALSE
yzid	处方号	varchar（50）	FALSE	FALSE
createDate	创建日期	datetime	FALSE	FALSE
updateDate	更新日期	datetime	FALSE	FALSE
totalAmount	总金额	varchar（50）	FALSE	FALSE
drugList	药品列表	text	FALSE	FALSE
ErrMsg	错误消息	varchar（200）	FALSE	FALSE
his_yzid	HIS 处方号	varchar（50）	FALSE	FALSE
HisItemContent	HisItemContent	text	FALSE	FALSE
FeeDetailType	费用明细类型	varchar（50）	FALSE	FALSE
RecipeType	处方类型	varchar（50）	FALSE	FALSE
AdvType	处方类型	varchar（50）	FALSE	FALSE

表 25-5　病历文书表结构

名称	注释	数据类型	必填	是否主键
ID	唯一标识	int	TRUE	TRUE
outTradeNo	订单号	varchar（50）	FALSE	FALSE
blxml	病例 xml	text	FALSE	FALSE
createtime	创建时间	datetime	FALSE	FALSE
openuserid	微信用户号	varchar（50）	FALSE	FALSE
hospitalUserId	用户医院标识	varchar（50）	FALSE	FALSE
patientName	患者名	varchar（200）	FALSE	FALSE
deptName	科室名	varchar（50）	FALSE	FALSE
Diagnosis	诊断	varchar（200）	FALSE	FALSE
blDate	病例记录日期	datetime	FALSE	FALSE
IDCard	身份证号	varchar（50）	FALSE	FALSE

表 25-6　药品字典表结构

名称	注释	数据类型	必填	是否主键
ID	唯一标识	int	TRUE	TRUE
ItemCode	药品代码	nvarchar（255）	TRUE	FALSE
ItemName	药品名	nvarchar（255）	FALSE	FALSE
Times	次数	nvarchar（255）	FALSE	FALSE
Days	天数	nvarchar（255）	FALSE	FALSE
Filter	过滤	nvarchar（255）	FALSE	FALSE
Memo	备注	nvarchar（255）	FALSE	FALSE
DicType	类型	nvarchar（255）	FALSE	FALSE
Sort	排序	int	FALSE	FALSE
IsValid	是否启用	int	FALSE	FALSE

表 25-7 统计报表结构

名称	注释	数据类型	必填	是否主键
ID	唯一标识	int	TRUE	TRUE
YLJGDM	医院机构代码	varchar（50）	FALSE	FALSE
ZXYSS	在线医生数	varchar（50）	FALSE	FALSE
ZXGJZCYSS	在线高级职称医生数	varchar（50）	FALSE	FALSE
HLWKSZSL	医院开通的互联网科目总数量	varchar（50）	FALSE	FALSE
DRYYKTHLWKM	当日医院开通互联网科目	varchar（50）	FALSE	FALSE
DRFWL	当日访问量	varchar（50）	FALSE	FALSE
DRZXL	当日咨询量	varchar（50）	FALSE	FALSE
DRZXSR	当日咨询收入	varchar（50）	FALSE	FALSE
DRWZLYB	当日问诊量医保	varchar（50）	FALSE	FALSE
DRWZLFYB	当日问诊量非医保	varchar（50）	FALSE	FALSE
DRWZYSZCFB	当日问诊医生职称分布	varchar（50）	FALSE	FALSE
DRZXZLFYB	当日在线诊疗费医保	varchar（50）	FALSE	FALSE
DRZXZLFFYB	当日在线诊疗费非医保	varchar（50）	FALSE	FALSE
DRZXCFL	当日在线处方量	varchar（50）	FALSE	FALSE
DRZXYJFCFL	当日在线已缴费处方量	varchar（50）	FALSE	FALSE
DRWLPSCFL	当日物流配送处方量	varchar（50）	FALSE	FALSE
DRXXZQCFL	当日线下自取处方量	varchar（50）	FALSE	FALSE
DRZXYPFYB	当日在线药品费医保	varchar（50）	FALSE	FALSE
DRZXYPFFYB	当日在线药品费非医保	varchar（50）	FALSE	FALSE
DRXSKJJYL	当日线上开具检验量	varchar（50）	FALSE	FALSE
DRXSKJJYSRYB	当日线上开具检验收入医保	varchar（50）	FALSE	FALSE
DRXSKJJYSRFYB	当日线上开具检验收入非医保	varchar（50）	FALSE	FALSE
DRXSKJJCL	当日线上开具检查量	varchar（50）	FALSE	FALSE
DRXSKJJCSRYB	当日线上开具检查收入医保	varchar（50）	FALSE	FALSE
DRXSKJJCSRFYB	当日线上开具检查收入非医保	varchar（50）	FALSE	FALSE
XSHSJCSQS	线上核酸检测申请人次	varchar（50）	FALSE	FALSE
XSHSJCJFS	线上核酸检测缴费人次	varchar（50）	FALSE	FALSE
XSHSJCJFSYB	线上核酸检测缴费人次（医保）	varchar（50）	FALSE	FALSE
DRDZPJSL	当日电子票据数量	varchar（50）	FALSE	FALSE
YWKSSJ	业务开始时间 格式：yyyyMMdd HH：mm：ss	varchar（50）	FALSE	FALSE
YWJSSJ	业务结束时间 格式：yyyyMMdd HH：mm：ss	varchar（50）	FALSE	FALSE
YWTJSJ	业务统计时间 格式：yyyyMMdd HH：mm：ss	varchar（50）	FALSE	FALSE
BY1	BY1	varchar（50）	FALSE	FALSE
BY2	BY2	varchar（50）	FALSE	FALSE
BY3	BY3	varchar（50）	FALSE	FALSE
BY4	BY4	varchar（50）	FALSE	FALSE
BY5	BY5	varchar（50）	FALSE	FALSE
CreateDate	创建时间	datetime	FALSE	FALSE

第五节 系统功能与流程

本节介绍了互联网医院的主要九个系统流程以及系统业务功能，包括在线复诊预约、在线挂号支付、在线接诊、处方流转、在线咨询、在线续方、快速配药、自助开单以及双向转诊。

一、在线复诊预约

（一）系统流程

见图 25-3。

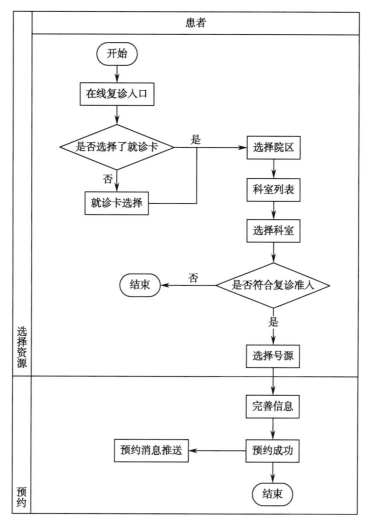

图 25-3　在线复诊预约流程图

（二）系统功能

1. 针对复诊患者人群，互联网医院提供在线复诊服务，两个月内通过获取患者历史就医记录，判断符合线上复诊的用户通过预约付费申请，在线获取诊疗服务。

2. 预约挂号支持多种预约选择模式，包括院区、科室、专家进行选择筛选，医生资源可支持号源状态详情查看、医生标签展示、多院区展示、号源筛选等，多种模式灵活配置，多种展示形式满足医院个性化需求。

3. 在线选定科室及对就诊时间，完成必要信息登记后即可确认复诊预约。

二、在线挂号支付

（一）系统流程

见图 25-4。

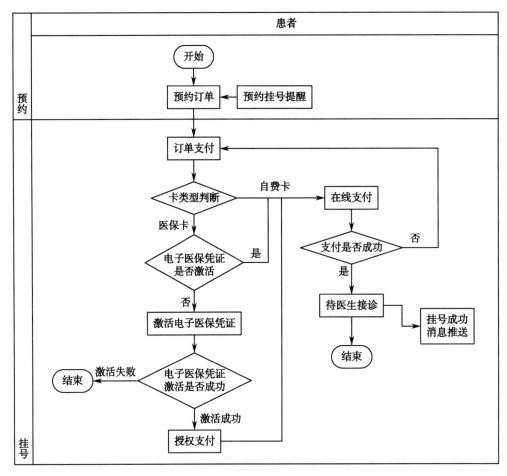

图 25-4　在线挂号支付流程图

（二）系统功能

1. 互联网医院提供在线支付服务，基于预约订单进入挂号支付流程。

2. 挂号支付支持多种卡支付模式，包括医保卡、自费卡等，如果是医保卡支付，需要激活电子医保卡支付凭证，并进行支付授权。

3. 在线支付支持多种支付模式，包括微信、支付宝、银联等主流支付方式。支付成功则进入到候诊队列中。支付的时间限制可根据医院的实际管理需求进行设定，如设定在预约就诊时间当天。

三、在线接诊

（一）系统流程

见图 25-5。

（二）系统功能

1. 互联网医院提供在线复诊接诊服务，基于互联网技术完成线上医生和患者双方的线上诊疗活动。

2. 医生可登录线上云诊室，并对医生的身份进行验证。医生进入到接诊科室后，可调阅当前候诊患者队列，可查阅患者病史资料和就医诉求，并与患者建立线上沟通交流服务。包括图文、短语音、在线视频等多种沟通交流方式。在线视频由医生发起，并通过各类消息方式通知到患者。

3. 患者可在候诊区或者消息通知方式获取医生接诊信息，与医生建立沟通交流模式，可根据患者的需求进行自由选择。

4. 医生可在云诊室，下达诊断、病历文书、检查检验、处方等处置操作，医生线上开立的处方需进行药师审方，审方可根据配置设定自动审方和人工审方多种模式。审方通过则进入处方支付环节；审方不通过则返回到处方开立环节，由医生修改后再次提交。

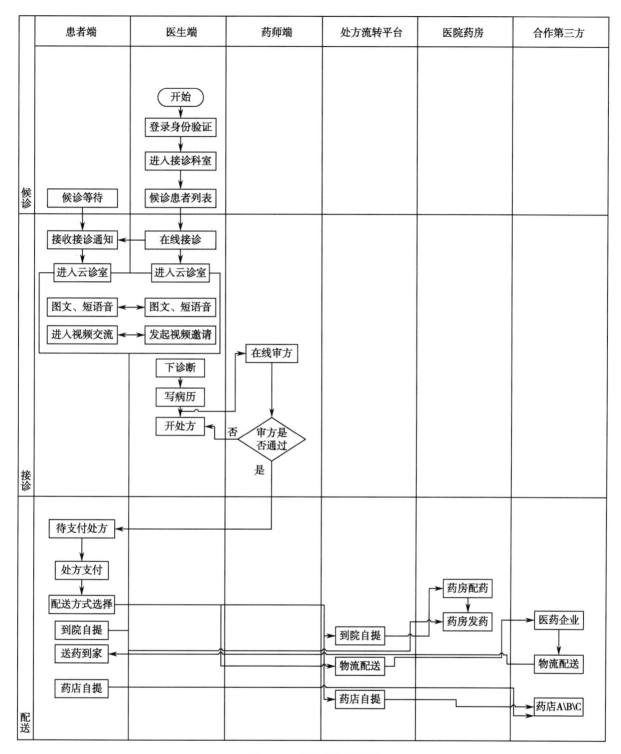

图 25-5　在线接诊流程图

四、处方流转

（一）系统流程

见图 25-6。

（二）系统功能

1. 互联网医院提供处方流转服务，基于互联网技术支持多种药品配送模式。

2. 处方流转业务涉及患者端、处方流转平台、医院药房、合作第三方。

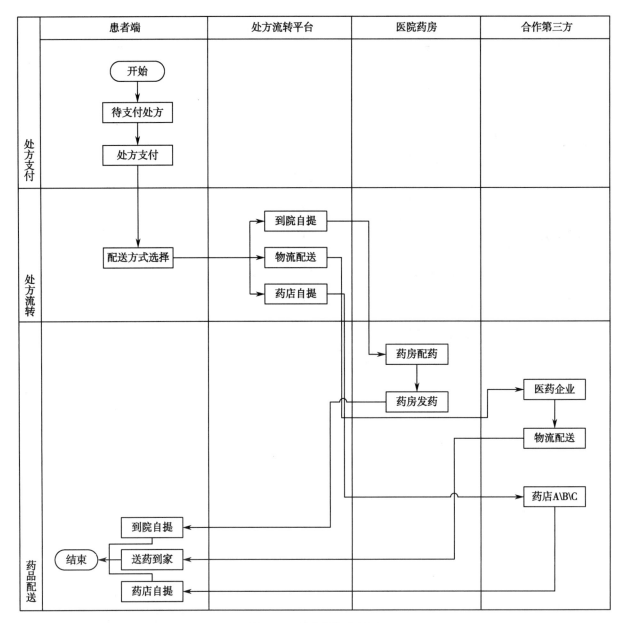

图25-6　处方流转流程图

3. 患者在处方支付后,可根据实际的需求选择取药方式,包括:到院自提、物流配送、药房自提等。

4. 到院自提模式,医院线下开设互联网药房取药窗口。物流配送模式,医院可与第三方医药企业进行合作,由其完成药品配送环节。药房自提模式,医院与多家药房建立合作,处方订单可传输到药房,由患者附近的药房进行发药核销。

五、在线咨询

(一)系统流程

见图25-7。

(二)系统功能

1. 互联网医院提供在线咨询服务,患者可在线进行就医咨询、用药咨询、健康指导等咨询类医疗服务。

2. 在线咨询涉及患者端和医生端。

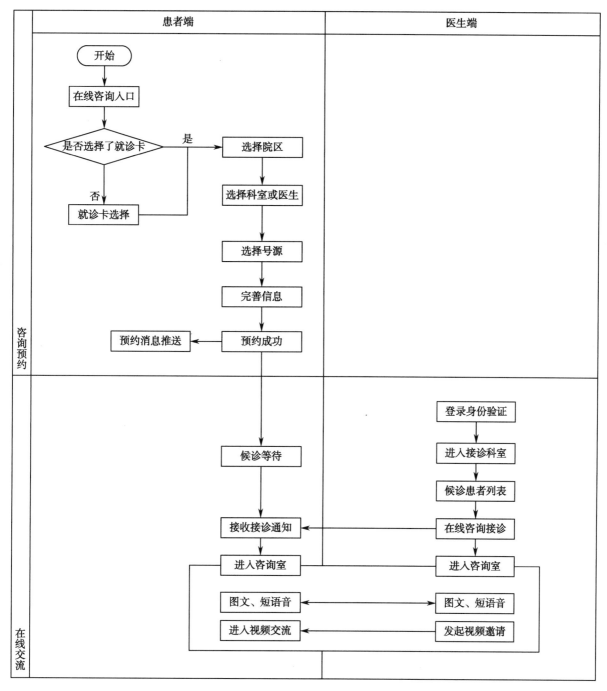

图 25-7　在线咨询流程图

3. 患者在线咨询需要先进行医疗资源预约,预约成功则进入到咨询候诊区,等待咨询接诊。

4. 医生可在候诊患者列表中,进行咨询接诊,进入咨询室后,与患者建立线上咨询交流服务。包括图文、短语音、在线视频等多种沟通交流方式。在线视频由医生发起,并通过各类消息方式通知到患者。

六、在线续方

（一）系统流程

见图 25-8。

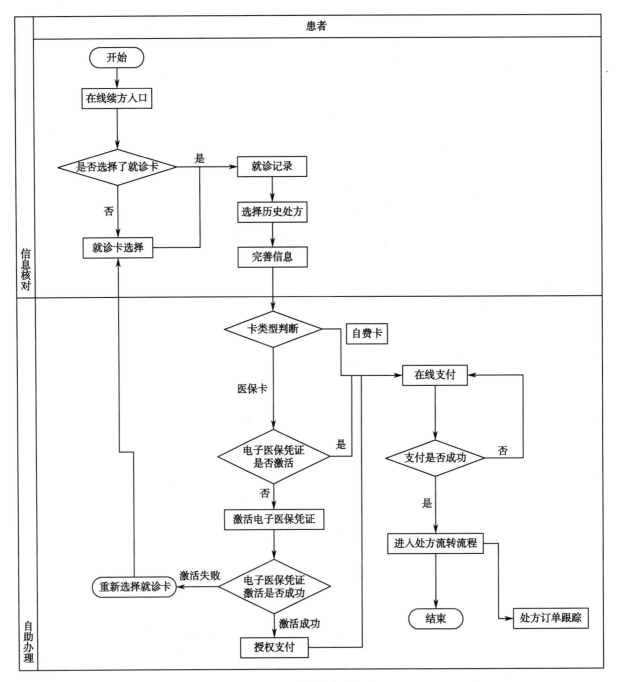

图 25-8 在线续方流程图

（二）系统功能

1.互联网医院提供在线续方服务，基于互联网技术支持慢病、常见病患者无须到院即可实现线上续方配药到家。

2.患者进入在线续方服务后，系统自动关联患者历次就诊记录，选择历史处方进行续方操作。未查询到就诊记录和处方记录的患者，则无法进行线上续方。

3.在选择好续方药品后则进入到支付环节，支持自费卡、医保卡多种支付模式，支付成功则进入处方流转流程。

七、快速配药

（一）系统流程

见图 25-9。

（二）系统功能

1. 患者用户可选择就诊人卡后选择可依据快速配药的默认诊断记录进行选择。

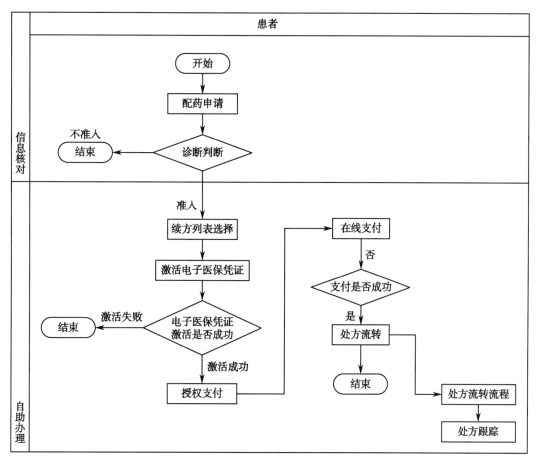

图 25-9　快速配药流程图

2. 患者用户在选择可快速配置的默认诊断记录后即可进入续方选择功能页，该功能支持对可配置药品的多选择。

3. 患者完成快速配药申请后进行在线支付，支持移动支付与储值卡支付。

4. 患者支付完配药费用后，在申请详情页中能够对后续进度节点进行跟踪查看，节点包括配药审核、开具处方、处方审核、配药跟踪。

八、自助开单

（一）系统流程

见图 25-10。

（二）系统功能

1. 互联网医院提供在线自助开单服务，患者可在线进行项目开立，申请成功可进行医技预约，实现线上开立线下直接到院检查，便捷就医流程。

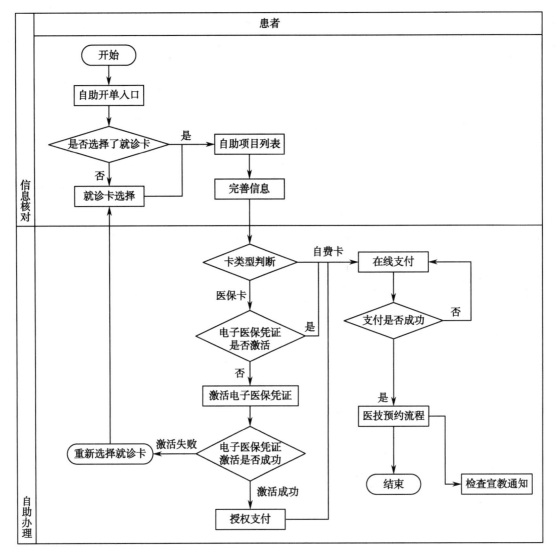

图 25-10　自助开单流程图

2. 患者进入自助开单服务，可在自助开单列表中选择检查、检验项目，完善信息后提交自助开单申请。

3. 在助开单申请后则进入到支付环节，支持自费卡、医保卡多种支付模式，支付成功则进入到医技预约流程。

九、双向转诊

（一）系统流程

见图 25-11。

（二）系统功能

1. 医生可在云诊室中或门户服务功能入口进入发起转诊协同功能页，在转诊信息填写流程支持编辑主诉、诊断、转诊需求。

2. 医生填写完成转诊信息后依次经过转入机构选择、号源时间选择后，即可完成发起转诊所需的所有信息选择。

3. 医生发起转诊最后阶段支持对所有转诊信息的概览查看，确认无误后即可发起转诊。

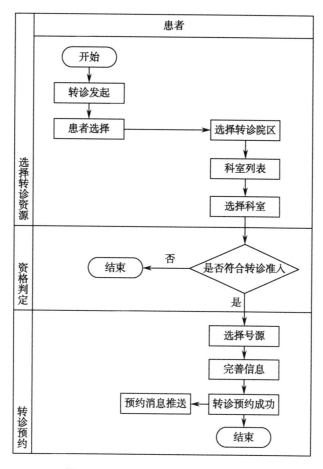

图 25-11　互联网医院双向转诊流程图

第六节　测评指标

本节介绍了互联网医院的建设相关测评指标,包括互联网医院在互联互通标准化成熟度测评中的要求、互联网医院系统在电子病历应用水平分级评价中的要求、互联网医院在智慧服务分级评价中的要求以及互联网医院在智慧管理分级评价中的要求。

一、互联网医院在互联互通标准化成熟度测评中的要求

互联互通标准化成熟度的测试对象是被测评医院信息化建设项目中使用的基于电子病历的医院信息平台及应用系统,或医院管理信息系统。互联网医院作为线上诊疗的新模式,在互联互通标准化成熟度测评要求中并没有直接关联要求,但由于互联网医院医生工作站的建设可沿用传统线下医生工作站或新建移动端医生工作站,故为了保证医生为互联网患者提供的诊疗服务安全合规,互联网医院的建设宜满足以下互联互通标准化成熟度测评中的部分类目。

互联网医院宜满足互联互通标准化成熟度测评中电子病历基本数据集的要求,包括病历概要、门(急)诊病历、门(急)诊处方、检查检验记录、医疗机构信息。

互联网医院宜满足互联互通标准化成熟度测评中电子病历共享文档规范的要求,包括病历概要、门(急)诊病历、西药处方、重要处方、检查记录、检验记录、治疗记录。

互联网医院宜满足互联互通标准化成熟度测评中的部分服务要求,包括文档注册、个人信息注册、查询服务、就诊信息交互服务、预约信息交互服务。

此外,互联网医院以满足互联互通标准化成熟度测评中的平台运行性能要求,包括基础服务平均响应时间、电子病历整合服务平均响应时间、电子病历档案服务平均响应时间。

二、互联网医院系统在电子病历应用水平分级评价中的要求

以电子病历为核心的医院信息化建设是医改重要内容之一,我国的医院信息化建设工作是以电子病历为核心开展的,电子病历应用水平分级评价对象为已实施以电子病历为核心信息化建设的各级各类医疗机构。互联网医院作为线上诊疗的新模式,在电子病历系统应用水平分级评估要求中并没有直接关联要求,但由于互联网医院医生工作站的建设可沿用传统线下医生工作站或新建移动端医生工作站,故为了保证医生为互联网患者提供的诊疗服务安全合规,互联网医院的建设宜满足以下电子病历应用水平分级评价中的部分类目。

互联网医院宜满足电子病历应用水平分级评价中门诊医师的评价要求,包括处方书写、门诊检验申请、门诊检验报告、门诊检查申请、门诊检查报告以及门诊病历记录。

互联网医院宜满足电子病历应用水平分级评价中病历管理的要求,包括病历质量控制、电子病历文档应用。

互联网医院宜满足电子病历应用水平分级评价中电子病历基础的要求,包括病历数据储存、电子认证与签名、基础设施与安全管控、系统灾难恢复体系。

三、互联网医院在智慧服务分级评价中的要求

医院智慧服务是智慧医院建设的重要内容,指医院针对患者的医疗服务需要,应用信息技术改善患者就医体验,加强患者信息互联共享,提升医疗服务智慧化水平的新时代服务模式。互联网医院的远程会诊业务板块可作为智慧服务分级评价中远程医疗的应对评价点。所以互联网医院应满足智慧服务分级评价中的全程服务类别下的远程医疗业务项目中的要求。

四、互联网医院在智慧管理分级评价中的要求

医院智慧管理是"三位一体"智慧医院建设的重要组成部分。其评价对象为应用信息化、智能化手段开展管理的医院,引导医院充分利用智慧管理工具,提升医院管理精细化、智能化水平。互联网医院作为线上诊疗的新模式,在医院智慧管理分级评估要求中并没有直接关联要求,但由于互联网医院能够产生部门诊疗相关数据,为了保障诊疗数据管理的安全性,互联网医院宜满足智慧管理分级评估中对医疗、护理的质控管理,包括院级、科室级质量控制,各类医疗护理的数量与质量控制指标设定,相关统计报表生成,数据查询与展现处理等。互联网医院还宜满足智慧管理分级评估中对网络安全的管理,包括基础设施、安全管理、安全技术与安全监测。

五、互联网医院在医院评审评价中的要求

在新的一轮等级医院评审评价中,部分省市对互联网医院做要求,其中广东省卫生健康委根据《国家卫生健康委关于印发三级医院评审标准(2020年版)的通知》(国卫医发〔2020〕26号)制定了《三级医院评审标准(2020年版)广东省实施细则》,相对于国家版的评审标准,广东版的实施细的第一部分前置里新增信息化建设的前置要求,具体为"(二十九)未加强医院信息化建设,医疗服务全流程未应用电子健康码、未建成互联网医院、未接入省(市)级全民健康平台并按省平台要求的采集方式上报数据。"这意味广东省内医院如果在申请三级医院等级评审时,如未建成互联网医院或者互联网监管平台上没有采集到互联网医院相关数据,则医院不具备申报三级医院评审的资格。

(苏韶生　况　华)

◈ 参考文献 ◈

[1]　王琛,王旋. 新型冠状病毒感染的流行,医院感染及心理预防[J]. 全科护理,2020,18(3):309-310.

[2]　陈羽诗,陈迎春. 互联网医院在重大公共卫生事件背景下的应用[J]. 医学信息学杂志,2021,42(4):2-6.

[3]　新华社. 发展迅速！我国互联网医院已达1600多家[EB/OL]. (2021-08-23)[2024-06-14]. http://www.gov.cn/xinwen/2021-08-23/content_5632844.htm.

[4] 陈忠英,胡跃芬,龚启慧,等. 后疫情时代对医院探视及陪护人员的调查及分析[J]. 医学美学美容,2020,29(17): 30-31.

[5] 周莉,吴琴琴,廖邦华,等. 互联网医院运行现状与发展思路[J]. 中国医院管理,2019,39(11):58-60.

[6] 古彦珏,魏东海,曹晓雯,等. 互联网医院产生在中国的原因探析[J]. 中国卫生事业管理,2017,(6):401-403.

[7] 上海市卫生健康委员会. 关于印发《上海市互联网医院管理办法》的通知[EB/OL]. (2019-08-11)[2024-12-14]. http://wsjkw.sh.gov.cn/yzgl3/20190812/0012-64913.html.

[8] 于广军,顾松涛,崔文彬,等. 上海首家儿童互联网医院的实践探索[J]. 中国卫生资源,2020,23(2):106-109.

[9] 葛芳民,倪亦琪,方向明,等. 二三级公立医院建设互联网医院现状研究[J]. 中国数字医学,2021,16(4):13-17.

第二十六章 新一代信息技术融合应用

随着云计算、大数据、物联网、移动互联网、人工智能、5G 和区块链等新一代信息技术的出现，医学领域迎来了一次革命性的变化。两者的融合将为医学的发展提供巨大的推动力，并促进新一代信息技术的产业化发展。针对不同的应用场景，医学与新一代信息技术的整合涉及多个关键技术，包括数据分析、数据挖掘、机器学习、自然语言处理、图像识别等。通过技术创新和应用探索，信息化已成为提高医疗服务质量和工作效率、优化医疗资源配置的重要手段。医学与新一代信息技术的整合将不断推进医学的发展，从而更好地服务于人类健康事业。

第一节 概　述

一、医院信息化的数字智能发展

随着新一代信息技术的不断发展和应用，卫生健康信息化建设正在逐步向数字化运行和智能化应用的方向转变。这一趋势将推动医疗健康服务的转型升级，从传统的人工服务向基于数字化技术和智能化应用的服务模式转变，为患者提供更加便捷、个性化的医疗健康服务，同时提高医疗服务的效率和质量。

随着数字化运行的发展，医疗机构逐步建立了信息化基础设施，包括电子病历、医疗影像、医药信息等数字化系统的建设和应用。这些系统可以将患者的医疗信息数字化并存储到数据库中，提供快速、准确的信息检索和查询功能，方便医生对患者的诊断和治疗进行准确判断和跟踪。此外，数字化运行还可以帮助医院实现精细化管理，提高医院的服务质量和效率，减少医疗资源的浪费，从而更好地满足患者的需求。

在智能化应用方面，越来越多的医疗机构开始采用人工智能、大数据等技术，实现医疗数据的智能化应用。通过对患者的数据进行深度学习和分析，医生可以更加准确地判断疾病发展趋势、预测患者病情，以及制定更有效的治疗方案。利用人工智能技术，可以对患者的病情进行分析和预测，帮助医生作出更准确的诊断和治疗方案。利用物联网技术，可以实现设备的互联互通和数据共享，提高医疗设备的效率和安全性。利用云计算技术，可以实现医疗信息的共享和交换，方便医院之间的合作和协同。

总之，数字化运行和智能化应用已经成为卫生健康信息化建设的重要方向，它将为医疗机构提供更加高效、智能的医疗服务，为患者提供更好的医疗体验。

二、新一代信息技术与医院信息化融合的前景

传统医疗服务一直以来都是以医生为中心，医生根据患者的病情进行诊断和治疗。而医院信息化与新一代信息技术的融合，可以实现医疗服务从以医生为中心向以患者为中心的转变。如个性化医疗、远程医疗、移动医疗、家庭医疗等，这些创新的医疗服务模式可以更好地满足患者的个性化需求，提高医疗服务的效率和质量。

1. 个性化医疗　新一代信息技术在基因检测、生物信息学等方面的应用，可以为患者提供更为个性化的医疗服务。通过深度分析患者的基因信息、生物特征以及疾病历史等，医疗机构可以为患者制定更加精准的治疗方案，提高治疗的效果和安全性。这种基于个性化医疗服务的创新模式，有望为医疗机构

提供更加有效的治疗手段,同时也为患者提供了更多的治疗选择和更高水平的医疗服务。

2. 远程医疗　突破地域和时间的限制,为患者提供更便捷、更高效的医疗服务。视频会诊和远程影像诊断等技术手段,使得医生能够通过互联网远程协助患者进行诊断和治疗,不仅可以减少患者的出行和等待时间,也可以更好地利用医疗资源,提高医疗服务的覆盖面和效率。此外,远程医疗还可以促进医生之间的协作和知识共享,提升医生的诊疗水平和治疗效果。新一代信息技术的不断发展,将为远程医疗的创新和发展提供更广阔的空间和更加精准的支持。

3. 移动医疗　通过智能手机、手持电脑等移动设备,患者可以随时随地与医生进行沟通,获取健康信息和医疗服务。患者可以在家中或任何其他地方方便地获取医疗服务,减少了前往医疗机构的时间和成本;医生可以通过移动设备随时随地对患者的健康信息进行监测和管理,以及随时进行远程会诊和诊断;医疗机构也可以通过移动应用程序提供在线咨询、预约挂号、处方配送等服务,为患者提供更加便捷、快速的医疗服务。

4. 家庭医疗　结合新一代信息技术,借助智能设备、远程监测等技术手段,医生可以实时远程监测患者的健康状况,提供家庭护理服务。这种服务不仅方便了患者就医,还减轻了医院的压力。通过家庭医疗,医疗服务可以更加个性化、智能化,患者可以更加方便、快速地获得专业的医疗服务。

这些创新的医疗服务模式不仅可以更好地满足患者的需求,同时也提高了医疗服务的效率和质量。此外,新一代信息技术的应用还可以让医疗机构更加智能化和精细化,通过大数据分析和预测等技术优化医疗资源的配置和管理,进一步提高医疗服务效率。

第二节　关键技术

一、云计算

云计算是分布式计算、并行计算、网格计算、效用计算、网络存储、虚拟化和负载均衡等传统计算机技术和网络技术发展融合的产物。美国国家标准与技术研究院(National Institute of Standards and Technology, NIST)于 2009 年给出的云计算定义草案中认为云计算是一种提供可用的、便捷的、按需的网络访问,进入可配置的计算资源共享池的模式。NIST 提出云计算模型具有"五个关键特征、三种服务模式、四种部署模式",即"通过网络访问""弹性变化""可计量服务""按需自助服务"以及"资源池化"五个关键特征;"软件即服务 SaaS""平台即服务 PaaS""基础设施即服务 IaaS"三种服务模式;"公有云""私有云""混合云""社区云"四种部署模式(图 26-1)。

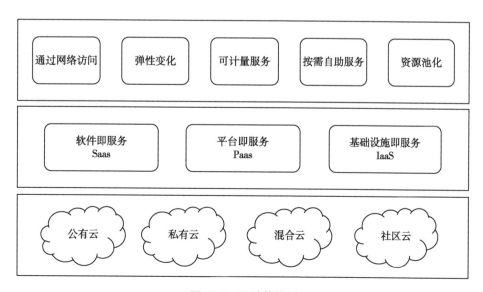

图 26-1　云计算模型

云计算技术以其灵活性、高可扩展性和普遍性等优势,为医院信息化提供了强有力的支持和推动作用。一方面,云计算技术可以为医院信息化提供多种服务,例如电子病历管理、医学影像管理、医学教育培训等,从而满足不同医院各自的需求。另一方面,云计算技术可以提供安全、高效、便捷的数据存储和管理服务,方便医院进行远程协作和共享医学资料,从而提高医疗工作的效率和质量。

二、大数据

大数据(big data)是指无法在一定时间范围内用常规软件工具进行捕捉、管理和处理的数据集合,是需要新处理模式才能具有更强的决策力、洞察发现力和流程优化能力的海量、高增长率和多样化的信息资产。其主要依赖的技术包括分布式计算、并行处理和云计算等。它通过将大量的计算任务划分为小任务,并在分布式集群中进行同时处理。每个节点都可以独立进行计算并合并计算结果,从而提高计算效率。

从技术上看,大数据与云计算的关系就像一枚硬币的正反面一样密不可分。大数据无法用单台计算机进行处理,必须采用分布式架构。大数据需要特殊的技术,以有效地处理大量随时间累积且具有各容错性的数据。适用于大数据的技术,包括大规模并行处理(massively parallel processing, MPP)数据库、数据挖掘、分布式文件系统、分布式数据库、云计算平台、互联网和可扩展的存储系统。

随着医疗信息化的不断推进,医院每天会产生海量的数据,其中包括患者信息、治疗方案、检查记录、手术记录等。这些数据可以通过大数据技术进行挖掘和分析,有助于医院制定更加科学和有效的医疗方案,并提高医院的管理和服务水平。

三、物联网

物联网(internet of things, IoT)是指通过信息传感设备,按约定的协议,将任何物体与网络相连接,物体通过信息传播媒介进行信息交换和通信,以实现智能化识别、定位、跟踪、监管等功能。利用无线通信技术,物联网技术可以方便地获取物体的状态和相关数据,并通过云计算平台进行分析和管理(图 26-2)。物联网技术的核心原理是信息采集和数据传输,通过使用传感器、集成电路、存储器和通信技术等部件进行数据采集和传输。从技术层面而言,物联网是在对象内部放置一些小芯片,通过改善芯片之间的网络连接,使得互联网的智能水平发展到更高的水平,而且网络的使用可以实现物与人之间、物与物之间更加高质量的通信和交互;从应用形式来讲,物联网体系更多是通过数据的融通场所,创设具有感知型、交互型的网络体系;从数据传输机制而言,其延伸信息产业的发展理念,将此类数据作为具有交互功能的体系进行大范围延伸处理,通过数据网络、信息网络的联动,打造基于互联网与物联网共融的信息传输机制,保证内部数据传输的稳定性。该技术具有以下主要特点。

1. **互联互通** 物联网设备通过互联互通的方式,实时采集和传输数据。

2. **大数据处理** 通过物联网技术采集的数据可以用于大数据处理,进行预测和决策支持。

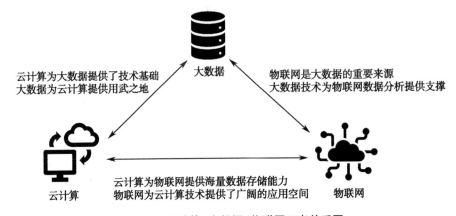

图 26-2 云计算、大数据、物联网三者关系图

3. 节能环保　物联网技术可以实现资源共享和优化利用,使节能环保成为可能。

4. 智能协同　各种设备之间可以智能协同工作,实现更高效的生产和服务。

5. 网络安全　物联网技术为设备安全提供了可靠的网络保护和身份验证机制。

物联网技术与医院信息化的关系密切,通过物联网设备,医院可以对患者的生理指标、健康状况进行实时监测。患者的监测数据可以实时上传到物联网平台,由医务人员进行分析和治疗,实现精准健康管理。此外,物联网技术可以实现各种设备之间的无缝对接和协同工作,从而实现更加高效的医疗服务。

四、移动通讯与5G技术

移动通信技术是指通过无线通信技术将移动设备(如手机、手持电脑、笔记本电脑)连接到通讯网络的一种技术。移动通信技术的原理是通过无线通信技术将设备连接到移动通信网络,使设备能够与其他设备进行通信,包括语音通话、短信和数据传输。移动通信技术通过使用无线通讯协议(如 GSM、CDMA 和 LTE 等)和移动网络基础设施(如基站和无线传输设备)来实现通信。5G 技术是指第五代移动通信技术,采用了更高效的波束成形技术和基于毫米波的频谱,能够提供更高的数据传输速度和更低的时延,是具有高速率、低时延和大连接特点的新一代宽带移动通信技术。

5G 技术通过移动通信技术,可以使医务人员随时随地获取患者信息和医疗数据,并迅速进行诊断和治疗。同时,移动通信技术也可以促进医生与患者之间的交流,包括远程医疗、在线咨询和健康管理等方面。医院可以通过 5G 技术实现远程手术和远程影像诊断,从而实现跨地域的医疗服务和优化医疗资源的利用;医院还可以通过 5G 技术实现医疗设备的远程监控和控制,从而提高医疗设备的性能和安全性。

五、人工智能

人工智能(artificial intelligence,AI)是指一种可以模拟人类智能的计算机科学领域。它主要涉及机器学习、自然语言处理、计算机视觉和智能机器人等技术,旨在实现类似于人类的思维过程和行为表现,从而为人类带来更多的便利和效益。其中,深度学习是一种模拟人脑的神经网络结构,能够进行分析、分类和预测等操作;计算机视觉可以识别图像和视频,并能分析和理解场景信息;自然语言处理可以将自然语言转换为计算机能够理解的形式,使机器能够与人类进行真正的交流;知识图谱则可以将整个世界分解为具有含义的实体和它们之间的关系,从而更好地理解人类的语言和行为。

在人工智能的技术中,自然语言处理(natural language processing,NLP)是其中最具代表性的技术之一。NLP 旨在使计算机理解和处理人类语言的模式,使得计算机可以自动识别、翻译、生成和回答自然语言的文本或语音输入。NLP 技术是当前广泛应用于智能客服、智能语音助手、自然语言理解、文本分类等领域的重要技术。其中 ChatGPT 是一个具有代表性的 NLP 技术,它是由 OpenAI 公司推出的一个基于语言模型的对话生成系统。图 26-3 展现了大语言模型的发展过程。它采用了预训练和微调的方式,使用大量的语料库对模型进行训练,从而可以自动地生成符合人类思维和语言习惯的对话内容。ChatGPT 在生成自然对话、问答、文本摘要、翻译等方面都有广泛的应用,可以帮助人们更快速、准确地处理大量文本信息。人工智能技术以其强大的计算和智能分析能力,为人们的工

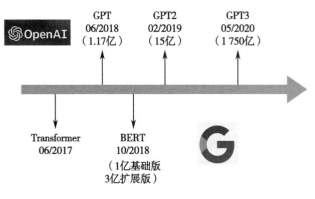

图 26-3　大语言模型的发展

作、生活带来了极大的便利。医疗健康领域的数据量庞大,这为开发医学领域的大语言模型提供了基础。目前,已经出现了一些面向医疗健康的大语言模型和应用,用于辅助医生决策、提供健康管理建议等。在这些技术中,ChatGPT 等具有代表性的技术,则更是为自然语言处理领域带来了巨大的突破,为人们的语言交流和信息处理带来了更高效和更智能的方式。

六、区块链

中本聪在 2008 年于《比特币白皮书》中提出"区块链"概念，狭义的区块链是一种按照时间顺序将数据区块以链条方式组合成特定数据结构，以密码学方式保证不可篡改和不可伪造的去中心化共享数据库，能够安全存储简单的、有先后关系的、能在系统内验证的数据。广义的区块链技术则是利用加密链式区块结构来验证与存储数据、利用分布式节点共识算法生成和更新数据、利用智能合约脚本代码来编程和操作数据的一种全新的去中心化基础架构与分布式计算范式，是借由密码学与共识机制等技术创建与存储庞大交易资料区块链的点对点网络系统。

区块链包括"数据块"和"链"。区块是一种记录交易的数据结构，交易记录就是被验证的转账或是共识记录。每个数据块包含系统中一定时间内全部加密的交流信息数据，用于验证信息的有效性并生成下一区块；链则是指每一区块与上一区块或下一区块间的连接关系，从而构成区块链。一个区块包含交易信息、前个区块形成的哈希散列、随机数等三个部分。交易双方的私钥、交易数量、电子货币数字签名等组成交易信息，是区块所承载的任务数据。数字签名（digital signature）是一个可以证明所有权的数学机制，包含哈希函数、发送者的公钥、发送者的私钥。它能确定消息确实是由发送方签名、发出，并能确定消息的完整性；哈希散列（Hash）是把任意长度的输入经哈希算法变换成由字母和数字组成的固定长度的输出，前一个区块形成的哈希散列将区块连接起来，实现过往交易的按顺序排列。随机数（nonce）在密码学中是一个只被使用一次的任意或非重复的随机数值，在各类验证协议的通信应用中确保验证信息不被重复使用以对抗重复攻击。它是交易达成的核心，是用来判断是否完成了本区块的验证工作（图 26-4）。

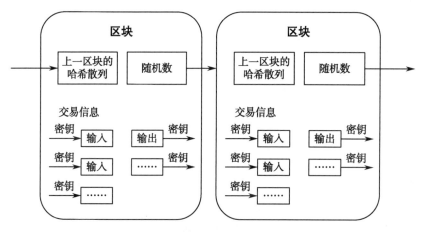

图 26-4　区块链及区块的组成

区块链使实体能够在没有中央可信第三方存在的情况下进行交互。区块链维护着一组不断增长的数据条目，这些块在被区块链接受后会通过加密协议链接到先前和未来的块。在区块链的原始形式中，这些数据块所有人可读，所有人可写，但写入链的数据所有人都不可篡改。

区块链科学研究所创始人梅兰妮·斯万将区块链技术分为区块链 1.0、2.0 和 3.0 等三个发展阶段。被称作狭义区块链技术时代的区块链 1.0 是数字货币领域的创新，如货币转移、兑付和支付系统等。区块链 2.0 能够实现更为高级、强大、复杂的功能，主要是合约方面的创新，如股票、证券的登记、期货、贷款、清算结算等，它扩宽了区块链技术的应用场景，被称为区块链的智能合约时代。区块链 3.0 将区块链技术的去中心化和共识机制发展到更新的高度，甚至影响人类意识形态的时代，包括健康、科学、文化和基于区块链的司法、投票等。

七、数字化虚拟技术与数字孪生

近年来，元宇宙的概念越来越受欢迎，它有可能改变各个行业。其中一个可能从元宇宙中受益的行业是医疗保健行业。医院信息技术（hospital information technology，HIT）是医疗保健行业的重要组成部分，元宇宙可以用来增强 HIT 系统。元宇宙的概念可以追溯到 20 世纪 90 年代初，图 26-5 描述了元宇宙的发展所经历的 3 个连续的阶段：数字孪生（digital twins）、数字原生（digital natives）和超现实（surreality）。

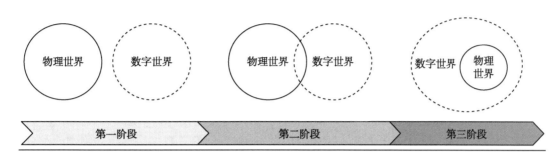

图 26-5　元宇宙的发展

数字孪生是虚拟复制品，它们通过从传感器、相机和其他来源收集实时数据来创建，然后使用这些数据模拟真实世界的对象或系统。在这个阶段，虚拟活动和属性（如用户情绪和动作）是对物理活动和属性的模仿，其中现实世界和数字世界是两个平行的空间。数字原生除了继承了数字孪生的特性，还更加注重原生内容的创造。以化身（avatar）为代表的数字原住民可以在数字世界中产生创新和见解，而这些数字创作可能只存在于虚拟数字空间中。在这个阶段，数字世界中大量创造的内容变得与物理世界的内容平等，数字世界有能力改造和创新物理世界的生产过程，从而在这两个世界之间创造更多的交集。元宇宙（metaverse）在最后一个阶段发展成熟，变成一个持久的、自我维持的超现实世界，将现实融入自身当中。物理世界和虚拟数字世界的无缝整合和相互共生将在这个阶段实现，虚拟世界的范围将大于现实世界使得更多现实中不存在的场景和生活可以存在于虚拟世界中。

第三节　新一代信息技术在医院的应用

一、云计算在医院的综合应用

近年来，"云计算"技术作为一种新兴、前沿、高端的网络技术，在各个领域内迅速发展，此项技术主要利用网络提供的动态、可扩充、可虚拟资源，实现信息、数据、资源的迅速传递和分享。在医疗领域，对于提高医院的信息化建设水平和管理水平具有重要作用。

1. 数据存储服务　在云计算环境下，相比传统数据中心而言，虽然具有虚拟化、弹性资源分配等技术优势，但云计算数据中心也将面临更为复杂的安全态势。借助云计算，数据中心能够以更加灵活的资源管理配置方式对外提供带宽出租、虚拟机出租、数据存储以及其他各类增值服务。尤其是在图像数据处理方面，应用云计算技术存储的图像可以达到数百 PB、GB 数据量的级别，有效减少了文件系统、数据库可能出现的安全问题。例如：通过手持电脑等智能设备医生能够快速观察了解患者的影像学检查结果，促进疾病诊治的效率、质量的提高。

2. 管理平台服务　医院管理系统包括医院自身管理、共享、上级部门管理等模块，其中共享模块和上级部门管理模块都是云计算附带的额外功能。医院的管理工作主要包括药品管理、医疗设备管理、档案管理、门诊管理、财务管理、人力资源管理及住院管理等，而云计算技术则能够将患者的检验结果、电子医疗记录等医疗服务信息等存储在网络"云"中，从而实现资源的共享和医疗服务、医疗资源的连接，提高医疗服务质量和水平。

3. 桌面终端虚拟化　云计算技术在桌面终端虚拟化应用中同样也具有重要作用。首先，医院信息化建设和维护人员面对的是多样的服务器架构、不同的操作系统和复杂的用户需求,这就要求工作人员必须注重桌面终端虚拟化应用;其次,当医院信息处理方面遇到问题时需工作人员及时处理,这一工作需要存储设备、云端开发、服务器桌面化进行技术支持,从而保证客服端可以随时登录并对桌面软件进行操作,提高医院办公的便捷性。用户可以通过多种设备(包括台式机、笔记本、iOS/Android 终端、瘦客户机等)访问桌面,实现计算机功能。采用桌面云后,用户无须再购买电脑主机,主机所包含的 CPU、内存、硬盘等组件全部在后端的服务器中虚拟出来,用户使用瘦客户机或者手持电脑通过网络访问在云管理平台上的云桌面,云桌面就像在本地设备上运行,云桌面的数据保存在远端服务器上,用户可通过在其他瘦客户机或手持电脑上进行登录操作,无须做任何配置或者数据迁移。

二、物联网应用实践

1. 物联网应用系统建设 物联网平台及应用基于物联网架构设计,围绕医护人员和患者的迫切需求,面向医院管控对象部署的各类传感器、智能分析设备、射频标签等数据采集感知终端的综合管理,重点实现设备连接管理、设备采集与监控管理、数据智能分析与服务管理 3 个物联网子平台系统,打造重症 / 术中患者监管、透析患者监管、普通病区护理看板、医疗设备监控、医疗设备定位与盘点、医废监管、检验科二级库试剂管理系统、医疗行为管理等物联场景化应用,为医院在学科建设、智能诊疗、卓越运营、精准服务和患者体验等五大方面全面提升提供重要的技术支撑(图 26-6)。

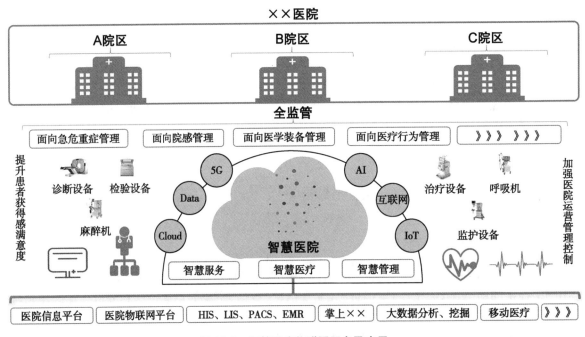

图 26-6 智慧医疗物联网平台及应用

2. 透析患者实时监管系统建设 透析患者实时监管系统将彻底解决以上护士与医院的痛点,凭借十几年医疗设备连接经验逐步累积技术及通讯协议,现阶段可连接市场常见品牌的主流设备,实现全面化血透机连接、数据采集、显示,有针对性配置体征采集项,秒级低延时报警,多科室矩阵化大屏幕显示(图 26-7)。

3. 智慧医院物联网系统建设 智慧医疗物联网平台及应用系统基于国家、行业标准,定义数据标准体系,采用大数据技术框架,利用智能化数据采集工具,整合多源头异构异质数据,提供数据采集、数据存储、数据治理、数据分析及数据应用服务,挖掘数据价值,实现业务需求、大数据融合、数据挖掘模型构建以及分析结果可视化展现,为未来业务、管理、决策等大数据的研究分析提供基础支撑平台(图 26-8)。

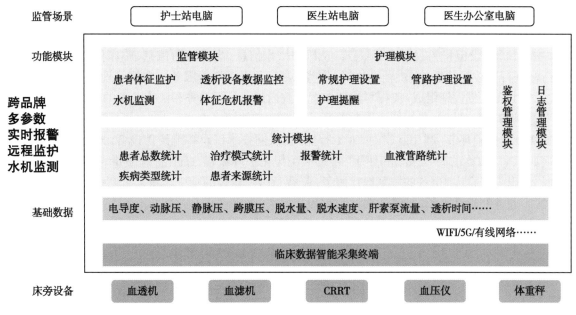

图 26-7　透析患者实时监管系统

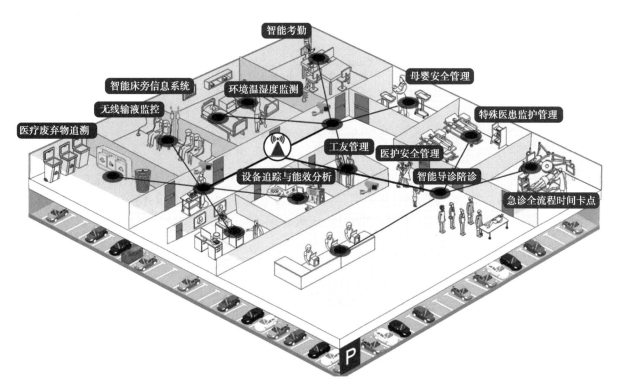

图 26-8　智慧医疗物联网平台及应用系统

三、智能化管理模式

随着科技的不断发展，医学领域也开始逐渐引入智能化管理模式。智能化管理模式主要包括三个方面：物联网技术、移动通信技术和智能化管理系统。物联网技术可以实现医疗设备之间的互联和数据共享，实时监测和分析患者的生理数据。移动通信技术可以提供实时的通讯和信息交互，实现医护人员之间的快速协同和决策。智能化管理系统可以通过大数据分析和人工智能技术，优化医疗资源配置，提高医疗服务的效率和精度。

1. 智能管理系统　运用云计算、5G 技术、人工智能技术可快速部署医院内搭建智能管理系统，目的在于实现对人的精准化医疗和对物的智能化管理，业务应用场景可分为运营管理业务和医疗业务两大类。智能管理系统业务的运行主要基于数据中心,实现对数据的主体化重构,从而进行数据的整合、展现和应用。从视频监控、安防、设备资源、效率等维度对医院运营指标进行管理,提供运营状态可视化、业务分析、主动预警、设施和能效管理等服务。从医护操作信息、患者病历信息、临床信息等维度对医疗业务相关指标进行监控和分析,提供辅助决策、影像质控、远程医疗等服务。智能管理系统架构由中心云、网络、边缘等ICT基础设施组成,支撑可快速布置医院内运营管理业务和医疗业务的开展。

2. 智慧病房　智慧病房是围绕医院住院环节打造的整体解决方案,是智慧医疗重要的细分领域。智慧病房围绕患者住院环节,利用互联网、人工智能、物联网技术以及智能硬件设备,对传统病房进行智能化改造,实现医疗数据的高效采集和使用,帮助医院优化护理流程,提升护理质量,提高患者住院体验,真正实现"以患者安全为中心"的智慧医疗服务,是智慧医院建设的重中之重。智慧病房主要包含护理业务、住院医生业务和患者服务,整体架构见图26-9。

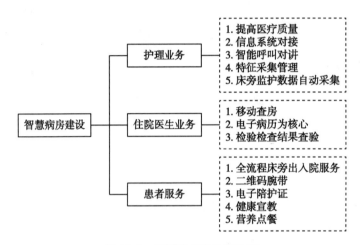

图26-9　智慧病房整体架构图

3. 智慧医院后勤管理　智慧医院后勤管理基于物联网、云计算、大数据、人工智能等技术,为智慧医院带来整体综合解决方案,降低医院能耗使用、提升后勤服务效率、提升医患服务感知。主要应用场景包括环境管理、安全管理、能源管理、智慧病房管理、医废管理、废水管理、安防管理、资产定位管理和物流管理。

四、智慧医疗健康

智慧医疗是指利用人工智能等技术对医疗领域进行优化升级,提升医疗服务效率、质量和安全性的一种新型医疗服务方式。人工智能作为一种先进技术,已经开始在医学领域中得到了广泛的应用。其中最具代表性的包括:辅助诊断、智能化药物研发、医学图像识别和疾病风险预测等方面

1. 辅助诊断　近年来,特别是在深度学习技术的帮助下,基于医学图像的辅助智能技术取得了显著的进展,病灶标注是辅助诊断中最重要的课题之一。从CT、MRI、PET或SPECT等影像资料中高通量地提取大量影像信息,以实现感兴趣区域(通常指病灶)的图像分割、特征提取和模型建立,通过对海量影像数据信息进行更深入地挖掘、预测和分析来量化描述影像中的时空异质性,从而分析用肉眼难以分辨的图像特征。影像组学可直观地理解为将视觉影像信息转化为深层次的特征来进行量化研究,用于早期筛查和诊断。目前针对医学图像的辅助诊断已经在眼科和肿瘤等疾病上展现了良好的效果。数据挖掘技术能够从海量信息中提取出有价值的深层信息,再配合人工智能技术、大数据分析技术等辅助人类决策,在提高决策科学性、可靠性等方面有显著帮助。

2. 生物医药领域的运用　利用现代化生物信息技术对生物数据进行研究、分析等,可很好地利用数据促进生物医药领域发展。计算机领域提出了越来越多的人工智能算法模型。如决策树、随机森林等机器学习模型首先应用于药物发现领域。大数据在药物发现领域的应用主要体现在以下几个方面:药物靶标识别、活性化合物筛选、化合物性质预测、分子生成、蛋白质结构和蛋白质配体。具体的应用可以体现

在药物一致性评价、新药筛选和临床医疗的应用。

（1）药物一致性评价中的应用：在经典的大规模临床试验中，患者招募，数据监测以及结果统计流程往往缓慢且容易出错，利用大数据神经网络深入研究药物的剂量—反应关系后提高一致性研究的成功率。将 AI 应用到临床统计中，才能更有效地收集和分析试验对象昂贵的生物信息，并得出更有效、更精确的统计结论，大大提高临床试验数据的价值。

（2）新药筛选中的应用：许多技术，如检测和优化新的初级化合物，仍然高度机密。大多数大学和研究机构仍在通过前几代计算机开发新药物的阶段。初级连接目标的成功选择率在 0.1% 到 1% 之间。而结合人工智能算法，可以快速找到靶向先导化合物，可将靶向效果成功率为 10%～30%（是传统计算机辅助药物设计的 10～300 倍）。同时，利用大数据逆向筛选技术，我们也发现了大量旧药的新适应证。

（3）临床医疗中的应用：随着医疗卫生行业信息化的发展，产生了大量高价值的数据生成过程，如病理分析、大量电子病历等。结合可穿戴、传感器等设备。可以使收集信息变得更加准确，同时可以实时收集和传输数据。实现对疾病综合监测和响应程序进行快速响应。

3. 疾病预测 通过收集和分析大量的病例、病理学数据及影像学数据等多种数据类型，人工智能技术可以进行疾病风险预测及分类。一种常见的应用是癌症筛查，通过对影像学数据进行深度学习，人工智能可以高效、准确地判断病灶位置、大小及性质，并作出筛查结果。此外，人工智能技术也可被应用于多种慢性疾病的治疗决策中，根据患者的个性化健康数据，预测疾病的具体发展，为医生提供治疗意见、帮助制定个性化的治疗方案，提高疾病治疗的效果和准确性。大语言模型可以用于医学文献的分析和理解，辅助临床决策，提供医学知识和信息，以及支持健康管理和疾病预测。

4. 康复和慢性病管理 随着新一代 AI 技术的迅速发展，以机器学习和深度学习为代表的前沿信息技术受到了康复和慢性病管理研究学者的广泛关注。基于 AI 技术的康复机器人，有效地改善了患者的肢体肌力和平衡能力。此外在慢性病管理方面，以深度卷积神经网络为代表的深度学习技术也表现出独特的性能优势。研究人员基于大数据技术，将 AI 技术与移动计算和生物医疗设备等技术相结合，通过对慢性病患者的健康大数据进行实时收集、分析和处理，及时评估患者的疾病风险等级，给出患者精准化和个性化的治疗方案。我国研究人员提出慢性病辅助管理和诊断的自动化管理系统，为慢性病患者提供精准数字化的移动服务，提高了患者的生存率。

这些人工智能的应用都是建立在大量的医学数据基础之上的，并且需要成熟的算法模型进行支持。因此，这些应用的成熟度也在逐渐提升，相信在未来的发展中，智慧医疗将会为医疗服务带来更大的革新。

五、区块链去中心信息共享

区块链是一种按照时间顺序将数据区块以链条方式组合成特定数据结构，以密码学方式保证不可篡改和不可伪造的去中心化共享数据库，能够安全存储简单的、有先后关系的、能在系统内验证的数据。

区块链使实体能够在没有中央可信第三方存在的情况下进行交互。区块链维护着一组不断增长的数据条目，这些块在被区块链接受后会通过加密协议链接到先前和未来的块。在区块链的原始形式中，这些数据块所有人可读，所有人可写，但写入链的数据所有人都不可篡改。区块链技术具有去中心化、信息不可篡改、信息透明和可共同维护等特点，这些特点增强了区块链上的数据可靠性，能有效实现去中心化的信息共享。具体应用如下：

当前，我国医疗机构信息化水平有了显著提升，信息化保障体系也日臻完善，现有信息系统能够保障各部门、各科室正常运转。但是在跨部门协作时，则会产生信息集成困难等问题，难以实现医疗信息的互通互享和有效利用。传统的数据共享需要建立统一的数据中心，而区块链技术去中心化的特点使其不再具有唯一的数据中心，这能弥补医院信息化建设中的诸多缺陷，如医院未建立患者统一标识，患者信息难以匹配等。因此，基于区块链技术构建互联网诊疗平台和创建电子健康档案，患者只需进行身份验证，医生即可查阅以往就诊信息，极大地简化就诊流程。同时，区块链技术可链接各信息系统，保障患者所有就诊信息互联互通，这些信息可通过密钥和验证身份进行有效保护。

浙江大学医学院附属邵逸夫医院应用区块链技术，实现全院各科室从手术医生书写手术记录、主刀医生审核,再到电子病历归档等全流程上链,并同步到互联网法院等司法机构,实现电子病历电子证据固化,保障医院和患者的合法权益,并增强患者使用医疗数据的自主性,推动实现居民医疗信息共享和医疗去中心化。截至2022年9月,手术记录单上链137 289份,质控合格率达99%以上。助力规范医疗行为的同时,也作出了区块链去中心化信息共享的成功应用示范。

六、基于数字孪生的个性化诊疗

个性化医疗是一种考虑到患者独特的遗传、环境和生活方式因素的医疗保健方法。通过分析患者的个体特征,医疗保健提供者可以制定适合患者特定需求的个性化治疗计划。个性化医疗是改善患者疗效和降低医疗成本的重要工具(图26-10)。

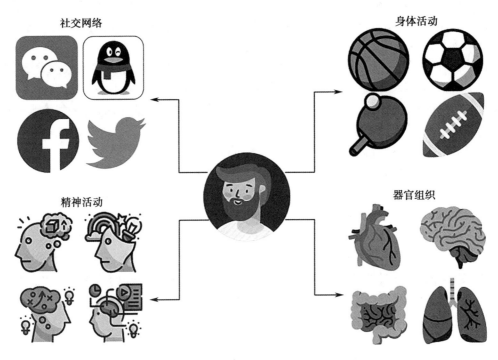

图26-10 个性化数字孪生包括对人的社交网络精神、活动、身体活动和重要器官进行建模

1. 个性化疾病模型 数字孪生可用于创建个性化疾病模型,帮助医疗保健提供者更有效地诊断和治疗患者。通过分析来自患者记录和医学影像的数据,医疗保健提供者可以创建准确代表患者个体特征的虚拟复制品。这些个性化的疾病模型可用于模拟不同的场景并测试不同的治疗方案。例如,个性化疾病模型可用于测试不同的药物治疗并预测患者对每种治疗的反应。

2. 个性化手术计划 数字孪生还可用于创建个性化的手术计划,考虑到患者的个体解剖结构和健康状况。通过创建患者身体的虚拟复制品,医疗保健提供者可以提前计划手术程序,从而降低并发症的风险并改善患者的治疗效果。数字孪生可用于规划复杂的外科手术,例如心脏移植。通过在虚拟环境中模拟手术,医疗保健提供者可以识别潜在的并发症并制定策略以降低在实际手术过程中发生并发症的风险。

3. 个性化监测和预测 数字孪生还可用于实时监测患者并预测潜在的健康问题。通过创建考虑到患者个体特征的个性化患者模型,医疗保健提供者可以实时监控患者的健康状况,并在潜在的健康问题变得严重之前识别它们。例如,数字孪生可用于监测充血性心力衰竭患者。通过分析来自传感器和医疗记录的数据,数字孪生可以识别患者数据中的模式和趋势,然后可以将其用于预测潜在的并发症并制定个性化的治疗计划。

4. 个性化康复 数字孪生还可用于制定患者个性化的康复计划。通过创建患者的虚拟复制品,医疗保健提供者可以模拟不同的康复场景并制定个性化的治疗计划,旨在帮助患者更快、更有效地康复。例如,数字孪生可用于为卒中患者制定个性化康复计划。

七、大语言模型在医疗健康领域的应用

大语言模型已成为医疗健康领域的变革性工具,改变了医疗健康专业人员与大量文本数据交互和分析的方式。如图 26-11 所示,大模型在医疗健康领域有如下几个应用。

1. 临床文档记录　大语言模型协助医疗专业人员更高效地记录患者会诊,转录语音记录,将手写笔记转换为数字文本,并提供标准化的术语建议,减轻了医疗提供者的负担。

2. 医学文献分析　研究人员和临床医生利用这些模型来分析并从大量医学文献中提取有价值的信息以便,及时了解最新的研究成果,识别各种医学领域的趋势和突破。

3. 诊断辅助　大语言模型可以通过根据患者症状和病史提供诊断建议来协助医疗从业者。它们还可以分析医学影像报告并推荐潜在的异常,有助于早期疾病检测。

4. 个性化医学　大语言模型可以为患者制定治疗计划和药物建议,促进个性化医学的理念,提高患者的治疗效果。

5. 患者教育　医疗提供者利用这些模型生成患者友好型的教育材料,确保患者充分了解其疾病和治疗选择。

6. 药物发现　在制药研究中,大语言模型协助分析与化学化合物、药物相互作用和临床试验结果相关的大量数据,加速了药物发现过程。

7. 远程医疗　远程医疗平台使用语言模型实时转录医生和患者的对话,提升沟通效率和优化医疗文档管理。

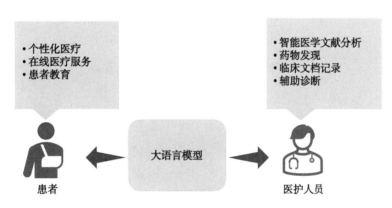

图 26-11　大语言模型在医学健康中的应用

大语言模型在医疗健康领域的应用产生了深远影响,其简化文档编制和分析过程提高了医疗提供者的工作效率;增强的诊断能力的提升和个性化治疗计划提高了患者的治疗效果;研究人员可以更高效地访问和分析医学文献,推动了医学发现和创新;患者更了解自己的健康,有助于更明智地作出决策。大语言模型的持续发展和应用;为构建更高效和有效的医疗健康系统带来希望。

(周　毅　焦小文　王　哲　唐圣晟)

参考文献

[1] LIU Y, HAN T, MA S, et al. Summary of ChatGPT/GPT-4 Research and Perspective Towards the Future of Large Language Models[J]. arXiv preprint arXiv, 2023, 1(2):100017.

[2] 陈伟利,郑子彬. 区块链数据分析:现状、趋势与挑战[J]. 计算机研究与发展, 2018, 55(09):1853-1870.

[3] 刘迷迷,王瑶,满坚平等. 5G 与区块链技术在智慧医院建设中的应用研究[J]. 医学信息学杂志, 2022, 43(04):14-19.

[4] 周毅,赵霞. 健康医疗大数据技术与应用[M]. 北京:人民卫生出版社, 2019.

[5] WANG Y, SU Z, ZHANG N, et al. A survey on metaverse: Fundamentals, security, and privacy[J]. IEEE Communications Surveys & Tutorials, 2022:319-352.

[6] CHENGODEN R, VICTOR N, HUYNH-THE T, et al. Metaverse for healthcare: a survey on potential applications, challenges and future directions[J]. IEEE Access, 2023, 11:12765-12795.

[7] SUN J，GAN W，CHAO HC，et al. Metaverse: survey, applications, security, and opportunities［J］. arXiv preprint arXiv，2022，10: 1-34.

[8] 满坚平，黄国立，赖聪等. 智能体在医疗健康领域的研究与应用［J］. 医学信息学杂志，2022，43（04）: 20-26.

[9] 陈岳飞，王思思，田明棋等. 数字孪生技术在医疗健康领域的应用及研究进展［J］. 计量科学与技术，2021，65（10）: 6-9.

[10] 陈玉倩，侯晓慧，朱碧帆等. 数字孪生在精准医疗应用中的研究进展和挑战［J］. 海军军医大学学报，2023，44（01）: 97-101.

[11] SAHAL R，ALSAMHI SH，BROWN KN. Personal digital twin: a close look into the present and a step towards the future of personalised healthcare industry［J］. Sensors，2022，22（15）: 5918.

[12] AYDINÖ，KARAARSLAN E. OpenAI ChatGPT generated literature review: Digital twin in healthcare［J］. SSRN Electronic Journal，2022，2: 22-31.

[13] 赵霞，曹晓均，李小华. 医学数字孪生应用研究与关键技术探析［J］. 医学信息学杂志，2023，44（04）: 12-16+27.

[14] 刘泓泽，王耀国，唐圣晟，等. 医学大语言模型的应用现状与发展趋势研究［J］. 中国数字医学，2024，19（08）: 1-7+13.

[15] 王耀国，李鹏，刘迷迷，等. 临床专病数据库建设现状与思考［J］. 医学信息学杂志，2024，45（03）: 65-69.

[16] 刘泓泽，刘迷迷，唐圣晟，等. 医学人工智能新基建的应用发展研究［J］. 中国数字医学，2023，18（08）: 1-7.

[17] 胡振生，杨瑞，朱嘉豪，等. 大语言模型在医学领域的研究与应用发展［J］. 人工智能，2023（4）: 10-19.

[18] 龙思哲，吴震天，黎鹏安，等. 基于数据治理的专病数据库建设实践［J］. 医学信息学杂志，2022，43（07）: 20-25.

[19] LIU M，LUO J，LI L，et al. Design and development of a disease-specific clinical database system to increase the availability of hospital data in China［J］. Health Information Science and Systems. 2023，11（1）: 11.

第三篇

信息平台篇

第二十七章

医院信息平台技术架构

本章主要介绍医院信息平台的建设思路及技术选型和基础业务服务，包括建设目标及原则、总体架构分层、集成技术选型以及基础业务服务流程拆分及交互共四部分。一是阐明医院信息平台建设的重要性，并对建设的原则进行了归纳；二是从医院信息平台的软件架构、产品架构、部署架构、技术架构及系统安全层面做了较为详细的介绍；三是结合医院场景，对信息平台常用的集成技术方案进行了分析并对各自的优缺点及选型办法进行了剖析；四是将医院信息平台应涵盖的基础业务交互从服务层面进行了服务划分及服务调用流程的抽象，依此对信息平台管理系统应具备的功能进行了设计及说明。

第一节 概 述

信息系统是一系列业务功能的组合。传统的信息系统基本都是单体架构应用，它们的特点是独立运行、业务功能边界清晰。正因为不依赖于其他应用就可以完成业务边界内的功能，所以通常单体架构应用并不具有完善的应用及业务流程交互能力。当单体应用间在特定业务流程上需要协同工作时，例如医生站下达的检验医嘱需要立刻通知到检验科信息系统，就需要把这两个或多个信息系统集成在一起自动实现业务流程协同工作，这就是信息平台。因此信息平台它并非一种技术或者一个方法论，而是整合后的一系列与信息系统集成相关的技术和特性的工具箱，这个工具箱为医疗业务及应用集成工程师提供强有力的生产力。

当医院庞大且复杂的信息系统建设完成后，作为总枢纽的信息平台便踏上舞台。信息平台的基础功能就是在不打破现有信息系统边界的前提下，提供跨应用的业务流程整合和闭环。它首先要解决点对点集成的问题，因此适配各种接口方式、管理同步/异步通讯、数据格式转换、术语注册与转换、处理通讯故障等，都是需要的能力。

信息平台应具备的基础能力包括互联互通（打通应用及系统的连接性）、数据建模及数据转换、流程建模和执行（协同，甚至再造应用间的业务流程，如业务闭环）、同时承担着将旧有架构的系统现代化的使命，这就需要信息平台本身融入现代的技术架构，如 SOA、EDA、DDD（主题域驱动设计）等，同时需具备基于已有系统与数据资产的复合应用研发的能力。

新一代信息平台将融合这些基础能力、历史使命、新的技术框架体系及理念元素，融合医疗业务特性及流程，同时结合国家的信息安全法律法规，实现统一化、规范化、标准化，与时代接轨，实现以患者为中心、以临床为核心、以医嘱为主线，提升临床电子病历应用水平，实现医疗信息从数字化向智能化的跨越。

第二节 建设目标及原则

一、总体目标

医院信息平台的建设总体目标是实现医疗信息化的全面覆盖和协同，提高医疗服务的效率和质量，同时保障医疗信息的安全性和隐私性。

具体来说，医院信息平台建设的总体目标应至少包括以下几个方面。

（一）实现医疗信息化的全面覆盖

将医院内部的各个部门、各个环节的信息纳入医院信息平台，实现信息的无缝对接和共享，从而提高医院的运作效率和医疗服务的质量。

（二）协同工作流程

信息平台要实现各个科室、医生之间的协同工作，包括病历、检查结果、医嘱等信息的共享和传递，从而提高医疗服务的效率和准确性。

（三）加强数据安全保障

在信息化建设过程中，必须加强对医疗信息安全性和隐私性的保障，避免敏感信息泄露和被篡改，同时保证数据的完整性和可靠性。

（四）提高患者服务体验

通过信息平台，患者可以更方便地预约挂号、查询检查结果和医嘱等信息，提高患者的服务体验和满意度。

（五）支持医院业务管理

信息平台还应支持医院的业务管理，包括医院财务、库存管理、人力资源管理等方面，从而实现医院管理的信息化和科学化。

（六）互联互通及电子病历评级评审

该部分内容详见第三十章。

总之，医院信息平台建设的总体目标是通过信息化手段，提高医院的运作效率和医疗服务质量，同时保障医疗信息的安全性和隐私性，提高患者的服务体验和满意度，为医疗行业的发展提供强有力的支持。

二、具体目标

医院信息平台建设的具体目标至少应包括以下几个方面。

（一）电子病历系统的全面覆盖

通过信息平台，实现电子病历系统的全面覆盖，包括门诊、急诊和住院等不同场景，实现病历的电子化和共享化，从而提高医疗服务的效率和准确性。

（二）医疗信息系统的无缝对接

信息平台要实现各类医疗信息系统的无缝对接，包括医学影像系统、检验系统、药学系统，实现医疗信息的共享和传递，从而提高医疗服务的质量和效率。

（三）业务流程的协同化

通过信息平台，实现各个业务流程的协同化，包括挂号、门诊、住院、检查、诊断、治疗、药品发放等环节，实现业务流程的高效运转和协同工作。

（四）数据安全的保障

在医院信息平台建设过程中，必须注重数据的安全和患者的隐私保护，加强数据安全管理和技术防护措施，防止敏感数据泄露和被篡改，保障数据的完整性和可靠性。

（五）患者服务的升级

通过信息平台，提供患者更便捷的服务，包括在线挂号、预约、查询检查结果和医嘱等信息，提高患者的服务体验和满意度。

（六）全院评级评审支撑

信息平台提供的数据集成及服务管理、工作流程管理、通知提醒、协助及沟通能力，也是全院评级评审的支撑，提高评审过程效率及质量。

医院信息平台建设的具体目标是通过实现信息化、智能化、协同化和安全化，提高医疗服务的质量和效率,实现医院管理的科学化和精细化,为患者提供更便捷、高效、安全的医疗服务。

三、建设原则

根据医院转型发展目标,按照顶层设计、统筹规划、分步实施、重点突破的总原则,以解决当前临床、管理和科研业务中的重点应用需求为建设方向,为医院医教研全面发展以及集团化医院建设提供信息支撑。为保证项目实施的质量,在进行系统设计、开发、部署和运行管理规划时将遵循以下原则。

(一)顶层设计,分步实施

任何一个信息系统的建设都不可能是一蹴而就,建设医院信息平台是一个庞大的、复杂的、长期的系统工程,需要先做整体规划,无论从战略上还是战术上,还是从硬件上还是软件上都必须先进行整体的调研和规划,才能为后续的建设指明道路和打下基础。

医院信息平台的建设过程是一个长期的过程,必须分成多个阶段来完成,以保证系统建设的可行性和可控性,因此我们必须在总体规划的指导下,分阶段逐步完成医院信息平台各项工程的建设。

(二)资源整合

应在充分保护既往投资基础上,实现资源整合与信息共享,让信息资源利用发挥出最大的价值。

(三)先进性及扩展性

在技术选型时需要适度超前,严格按照软件工程的标准和面向服务(SOA)的理念进行设计,选择既有技术领先的优势又有成熟的应用,注重参考行业最佳实践,在国内外已有成功案例的技术方案以保证全院信息平台在一定时期内具有技术上的优势。

采用开放性设计,信息平台应能方便地扩展,可随着业务需求的变化而扩充,系统的配置也能相应地改变和延展,以支持有价值的新兴应用。

(四)成熟性及实用性

系统应成熟和实用,符合一体化协同业务服务平台的建设思路,满足医院当前和今后一段时间的总体应用需求,性能稳定,界面直观,具有易理解、易调试、易维护、易扩展、易复用的特点,最大程度地满足医院当前业务、信息化建设需要和未来发展的需求。

(五)标准统一及数据一致性

遵循国际、国内、行业、院内相关标准,系统建设选用的标准必须满足业务功能的实现。需要与其他系统进行数据交换的数据必须符合国家和地方行政部门正式颁布的数据交换要求。

数据的定义、描述、编码以及数据交换协议,要求符合国家、国际、行业标准和规范,符合 HL7 数据交换标准、ICD-9、ICD-10、DICOM 等国际信息交换标准及软件工程方面的标准和规范,没有标准的要自行设立标准并编写成册。

(六)安全可靠和隐私保护

强调安全性和稳定性,确保系统不被非授权用户侵入,数据不丢失。采用多种高可靠、高可用性技术以使系统能够保证高可靠性,尤其是保证关键业务的连续不间断运作和对非正常情况的可靠处理。

(七)易用性与可管理性

系统应具有一致的、友好的客户化界面,易于使用、管理、维护和推广,并具有实际可操作性,使使用户能够快速地掌握信息平台与各系统的使用。

第三节 信息平台架构

一、软件架构

医院信息平台软件架构采用三维体系标准,在功能上由四个层面组成,从下往上依次是医院基础业务层、协议标准层、集成适配层、对外服务层。如图 27-1 所示。

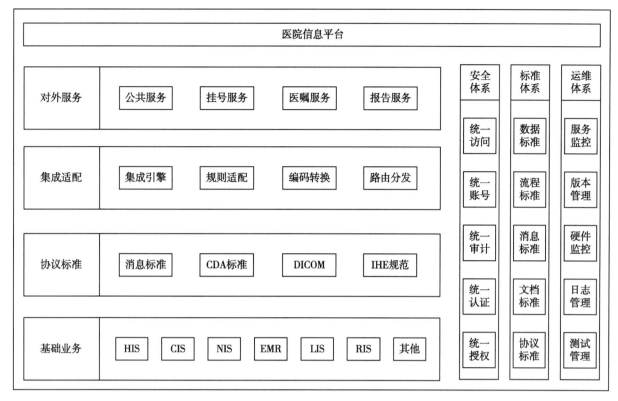

图 27-1 医院信息平台软件架构图

（一）基础业务

基础业务层是由医院业务系统组成，基础业务层是信息平台持续建设的基础条件。主要包括三大类信息系统：医疗服务系统、医疗管理系统、运营管理系统。

1. 临床服务系统 包括门急诊挂号系统、门诊医生工作站、住院出入转系统、住院医生工作站、医学影像系统、临床检验系统等。

2. 医疗管理系统 包括门急诊收费系统、住院收费系统、护理管理系统、医务管理系统。

3. 运营管理系统 包括人力资源管理系统、药品管理系统等。

（二）协议标准

采用多种通讯协议，包括但不限于 TCP/IP、SOAP Web 服务、REST Web 服务、文件、定时器、DLL、Kafka、数据库等。

（三）集成适配

通过集成引擎中间件，可以满足不同数据源的数据与信息平台之间的交互，数据源包括数据库、文本文件、HL7 v2.x 消息、HL7 v3.0 消息、web service、DICOM 文件、XML 文件等。

（四）对外服务

对外服务层的主要任务是为信息平台提供各种服务，包括 EMPI 服务、主数据订阅下发服务、临床服务、挂号服务，数据共享等。

二、部署架构

医院信息平台的部署架构应该根据实际需求和系统规模进行设计，在业务量较大的场景下，推荐的集群部署模式如图 27-2 所示，该集群架构无单点故障，且具备平行扩展的能力。

一般来说，医院信息平台的部署架构，在理论层面应包括以下几个层次。

（一）硬件架构

硬件架构部分是医院信息平台部署架构的基础，包括服务器、存储设备、网络设备等硬件设备。在部署医院信息平台时，应该选择高性能、高可靠性的硬件设备，以确保系统的稳定性和可靠性。

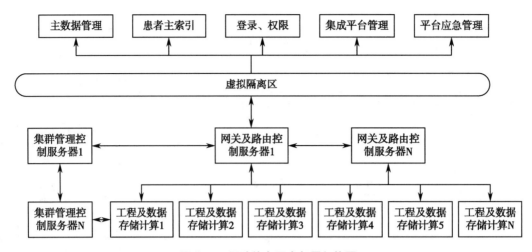

图 27-2　医院信息平台部署架构图

（二）虚拟化

虚拟化部分是医院信息平台的重要部分,用于实现资源的共享和灵活的管理。医院信息平台可以采用虚拟化技术,将不同的应用程序和系统组件运行在虚拟机中,提高硬件资源的利用率。

（三）应用服务

应用服务部分是医院信息平台的核心层,包括不同的应用程序和系统组件。在部署医院信息平台时,应该将不同的应用程序和系统组件部署在不同的服务器上,以提高系统的可用性和稳定性。

（四）数据库

数据库部分是医院信息平台的重要组成部分,用于存储和管理医疗信息。在部署医院信息平台时,应该采用高可靠性、高性能的数据库系统,确保医疗信息的安全和完整性。

（五）客户端

客户端部分是医院信息平台与用户交互的部分,包括不同的终端设备和应用程序。在部署医院信息平台时,应该考虑不同的客户端需求,提供不同的应用程序和界面,以方便用户的使用。

三、技术架构

医院信息平台的技术架构可以分为以下几层。

（一）应用集成层

信息平台的核心部分,主要负责各种应用系统的集成。应用集成层的技术架构主要包括 SOA、微服务架构、ESB 等,通过这些技术实现各个应用系统之间的数据交换和功能调用。

（二）数据集成层

主要负责数据的集成和转换,实现数据的互通和共享。数据集成层的技术架构主要包括 ETL、数据仓库、数据挖掘、数据分析等,通过这些技术实现各个应用系统的数据共享和分析。

（三）安全与管理层

主要负责信息平台的安全和管理,包括用户认证和授权、访问控制、日志记录、性能监控等。安全与管理层的技术架构主要包括安全协议、身份认证、权限管理、日志管理、性能监控等。

（四）基础设施层

主要包括硬件、操作系统、数据库等基础设施,为医院信息平台提供可靠、高效、安全的运行环境。

四、平台安全

医院信息平台的系统安全控制主要包括以下几个方面。

（一）访问控制

访问控制是医院信息平台的核心安全机制,用于管理用户的访问权限。医院信息平台应该设置严格的访问控制策略,只有被授权的用户才能够访问系统中的敏感数据和功能。

（二）数据加密

数据加密是医院信息平台的重要安全机制之一，用于保护医疗信息的机密性。医院信息平台应该使用先进的数据加密算法，对敏感数据进行加密，防止未经授权的用户窃取或篡改数据。

（三）防火墙

防火墙是医院信息平台的重要安全组件之一，用于保护系统免受网络攻击和恶意软件的侵害。医院信息平台应该设置防火墙，过滤非法的网络请求和恶意软件，保护系统的稳定性和安全性。

（四）安全审计

安全审计是医院信息平台的安全保障机制之一，用于对系统的安全状态进行监测和审计。医院信息平台应该设置安全审计系统，对用户的访问记录、数据的访问记录、系统的异常事件进行监控和记录，及时发现并处理安全问题。

（五）身份认证和授权

身份认证和授权是医院信息平台的重要安全机制之一，用于保证用户的身份合法性和授权的有效性。医院信息平台应该采用多重身份认证方式，同时对用户的访问权限进行严格的授权管理。

第四节 微服务及业务交互

一、微服务与面向服务架构的关系及衔接

微服务和面向服务架构（SOA）是两个不同的架构概念，但有一些共同的思想和理念。微服务和 SOA 都是一种基于服务的架构，都关注服务的独立性、可重用性和灵活性。在实践中，微服务和 SOA 也可以相互衔接和协作，实现更好的业务流程和系统集成。

具体来说，微服务可以被视为 SOA 的一种实现方式，它更加注重服务的小型化、可编排性和自治性。微服务强调将单个应用程序拆分为一组小型服务，每个服务都是独立的、可重用的，通过 API 接口进行通信。每个微服务都有自己的数据库，可以更加灵活地进行数据库的选择和优化。微服务还可以使用轻量级的通信机制，例如 RESTful API，从而实现更高的性能和可扩展性。

SOA 则更加注重面向业务的服务，强调将业务逻辑抽象为服务，提高系统的灵活性和可重用性。SOA 通常采用 XML 或 SOAP 等标准化协议进行服务通信，使用企业服务总线（ESB）进行服务治理和管理。SOA 还提供了多种服务设计模式和架构风格，例如面向过程的服务、面向消息的服务、面向流程的服务等。

二、基于 SOA 的微服务化接口设计

基于 SOA 的微服务化接口设计需要考虑以下几个方面。

（一）服务接口设计

SOA 和微服务都是基于服务的架构，因此服务接口设计是接口设计的核心。在设计服务接口时，需要考虑接口的可重用性、可扩展性和可维护性，同时需要遵循 RESTful API 设计规范或 SOAP 协议规范。

（二）服务治理

SOA 强调服务治理，通过 ESB 对服务进行管理、监控和治理。微服务则强调自治性，每个微服务都是独立的、自治的。在微服务化接口设计中，可以采用 SOA 的服务治理机制，使用 ESB 进行微服务的注册、发现和路由。同时，需要考虑如何保证微服务的自治性，例如如何避免微服务之间的依赖和耦合。

（三）服务容错

微服务和 SOA 都需要考虑服务容错机制。在微服务化接口设计中，需要考虑如何设计服务降级和熔断机制，保证系统的稳定性和可用性。

（四）服务安全

SOA 和微服务都需要考虑服务安全机制。在微服务化接口设计中，需要考虑如何设计服务安全机制，保证服务的安全性和可信性。

（五）服务监控

SOA 和微服务都需要考虑服务监控机制。在微服务化接口设计中，需要考虑如何设计服务监控机制，及时发现和解决系统故障。

三、业务交互流程分析

信息平台提供了一个可扩展的服务调用流程的体系结构，可实现业务解耦。业务系统之间交互方式由点对点集成变成平台集成，统一由平台完成业务系统服务的转换分发。通常来说，可将基础业务的服务调用流程分为如下七个方面。

（一）患者基本信息

患者基本信息服务调用是指患者在就诊过程中，医院如何收集、记录和管理患者的基本信息，推荐的交互流程如图 27-3 所示。

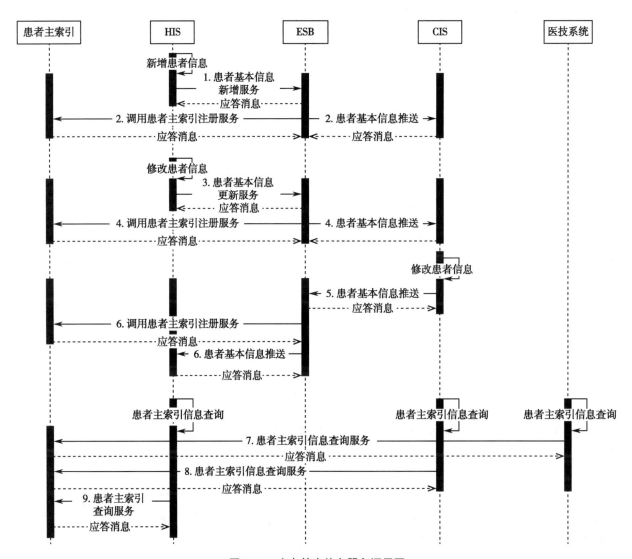

图 27-3 患者基本信息服务调用图

一般应包括以下服务调用。

1. 患者挂号 患者到医院挂号，填写个人基本信息，如姓名、性别、年龄、身份证号码、联系电话等。

2. 就诊登记 患者到医院后，在前台或者挂号处进行就诊登记，一般需要提供身份证或其他有效证件以便医院核实患者身份。

3. 就诊　患者完成就诊登记后,进入医院的就诊流程。在就诊过程中,医生会进一步了解患者的病情和病史,并记录相关信息。

4. 医学影像　如果需要进行医学影像检查,如 X 线、CT、MRI 等,患者需要进行相应的检查,并由医生记录相关信息。

5. 医嘱开立　医生根据患者的病情和需要,开立相应的医嘱,包括用药、治疗、护理等。

6. 医疗费用　医院根据患者的就诊情况和医嘱开立情况,生成相应的医疗费用,并由财务部门进行结算。

7. 信息管理　患者的基本信息、病历、影像、医嘱等信息会被医院进行信息管理,以便于后续查询和使用。

8. 随访管理　对于需要进行随访的患者,医院需要对患者的就诊情况进行跟踪和记录,以便于后续进行随访。

（二）门急诊挂号

门急诊挂号推荐的交互流程如图 27-4 所示,一般应包括以下步骤。

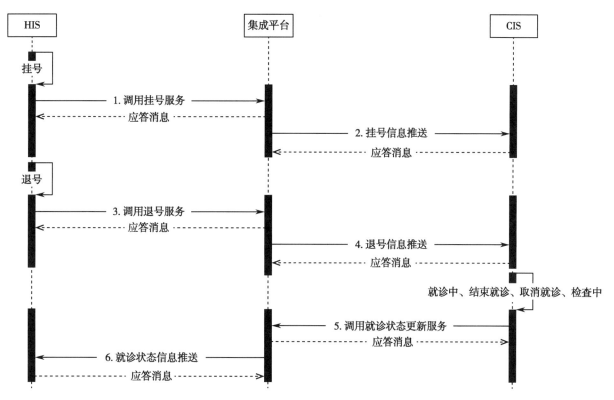

图 27-4　门急诊挂号服务调用图

1. 登记信息　患者到达医院后,需要在挂号处登记个人信息,包括姓名、身份证号、联系方式等。

2. 选择科室　患者根据自己的就诊需求选择相应的科室。

3. 排队等候　患者需要在挂号处等候,等待叫号。

4. 缴费　当患者的号码被叫到时,患者需要前往缴费窗口缴纳挂号费用。

5. 医生就诊　缴费完成后,患者需要前往指定科室等待医生就诊。

6. 处方开具　医生进行诊断后,开具相应的处方,包括药品和治疗方案等。

7. 取药或治疗　患者拿到处方后,前往医院药房或指定医疗机构进行取药或治疗。

（三）住院入出院

住院入出院推荐的交互流程如图 27-5 所示。

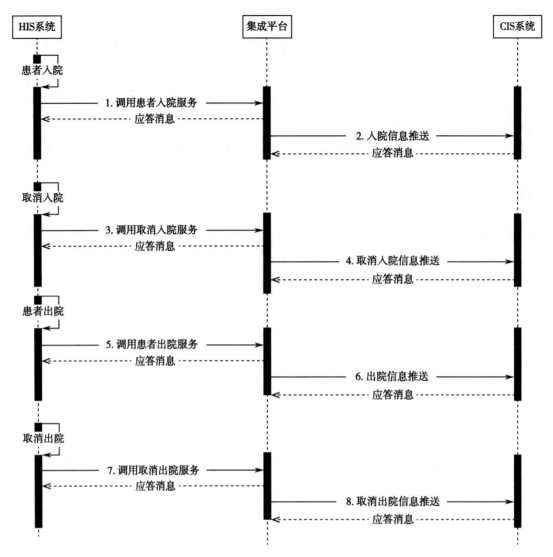

图 27-5 住院入出院服务调用图

1. 住院入院交互流程的一般步骤

（1）患者接待：患者到达医院后，前往住院部接待处进行登记和接待。

（2）住院登记：患者在住院部进行登记，填写入院申请表和住院须知等相关手续。

（3）病情评估：医生进行病情评估，确认是否需要住院治疗。

（4）缴费：患者需缴纳押金等相关费用。

（5）安排住院床位：住院部为患者安排住院床位。

（6）就诊治疗：住院期间患者需要接受医生的治疗和监护。

2. 住院出院交互流程的一般步骤

（1）医生确认：医生对患者病情进行评估，并确认患者是否可以出院。

（2）缴清费用：患者需缴纳相关费用，如住院费、检查费、药品费等。

（3）离院手续：患者在住院部进行离院手续，包括填写出院申请、收回押金等相关手续。

（4）医生出院指导：医生对患者出院后的注意事项进行指导。

（5）安排出院时间：住院部安排患者出院时间，安排病历归档等相关工作。

（四）住院入出转病区

入出转病区推荐的交互流程如图 27-6 所示。

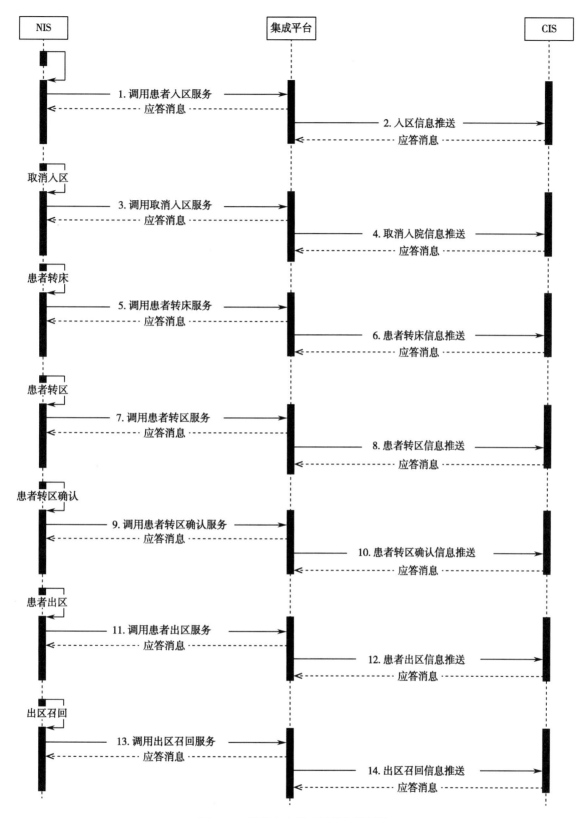

图 27-6　住院入出转病区服务调用图

一般应包括以下步骤。

1. 患者入院　患者被接诊后,医生会根据病情和治疗需要,安排患者入住相应的病房或病区。入院时,患者需要进行身份验证、交纳押金、签署知情同意书等手续。

2. 患者出院　患者治疗结束后,医生会根据病情判断是否可以出院,并填写出院医嘱。出院医嘱需要经过医生、主治医师、护士长等多个环节的审核和确认后,方可正式执行。患者出院时,需要缴清住院费用并办理出院手续。

3. 患者转病区　患者的病情发生变化或需要更换治疗方案时，医生会根据需要将患者转移到其他病区或病房。转病区时需要填写转诊申请单，并经过相关医生和护士的审核和确认。

4. 患者转院　患者需要转院治疗时，医生会向目标医院发出转院申请，同时通知患者家属。患者转院需要办理相关手续和缴纳转院费用。

（五）门诊申请单

门诊申请单推荐的交互流程如图27-7所示。

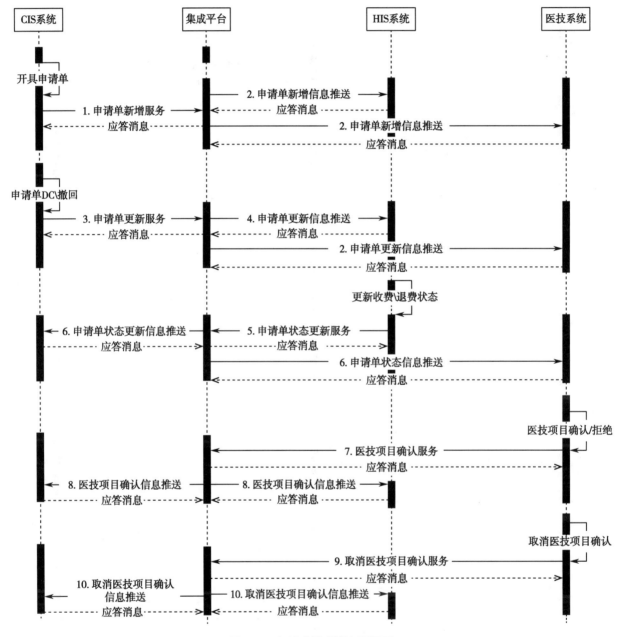

图27-7　门诊申请单服务调用图

门诊申请单的交互流程一般应包含如下步骤。

1. 申请单开具　患者就诊医生开具门诊处方或检查申请单。

2. 排队叫号　患者或家属带着处方或申请单来到医院门诊大厅或窗口排队等待叫号。

3. 项目开具　叫号后患者将处方或申请单递交给医务人员，并告知医生开具检查或处方药的具体药品或项目。

4. 处方录入及打印　医务人员根据患者的病情和要求，在医院系统中录入处方或申请单，并打印处方或申请单。

5. 取药或检查 患者或家属拿到处方或申请单后，前往医院药房购买处方药，或前往相应检查科室进行检查。

（六）住院申请单

住院申请单推荐的交互流程如图27-8所示。

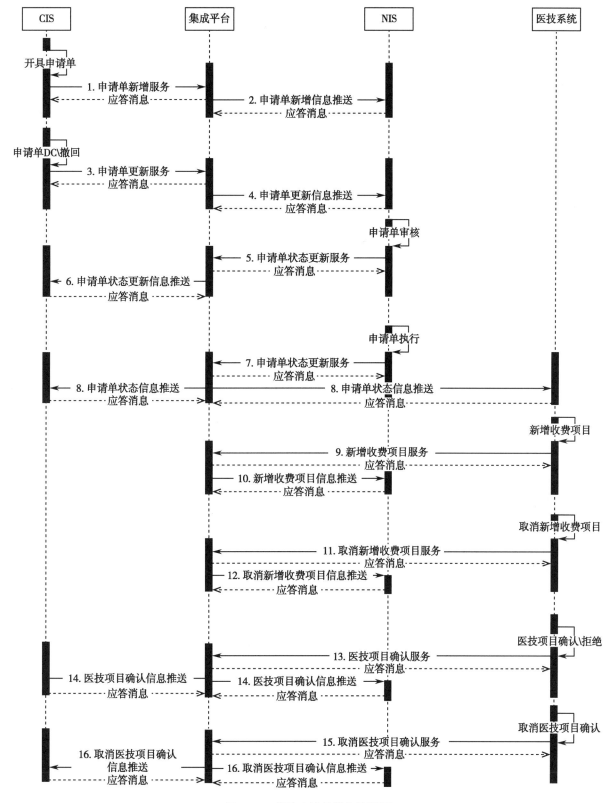

图 27-8　住院申请单服务调用图

住院申请单交互流程一般应包含如下步骤。

1. 申请单开具　患者在就诊医生的建议下，决定住院治疗，并由医生开具住院申请单。

2. 住院登记　患者或家属将住院申请单递交给医院的住院部门或接待处进行登记。

3. 信息核对　医院的住院部门或接待处核实患者的身份信息、医疗保险信息以及住院所需的押金等信息，并安排患者入住病房。

4. 检查检验预约　医院为患者安排体检、化验、拍片等检查项目，并将检查结果与病历一并存档。

5. 处方开立　医院的医生根据患者的病情制定诊疗方案，并开具相应的药品处方。

6. 取药或治疗　患者或家属在医院药房购买开具的处方药品，并按照医嘱用药。

7. 病历书写　医生根据患者的治疗进展，调整诊疗方案，并记录在病历中。

8. 出院办理　患者康复后，医生会向住院部门提出出院申请，住院部门审核后安排出院。患者或家属结清全部费用后，医院将患者病历归档。

（七）报告交互

报告交互推荐的服务交互流程如图27-9所示。

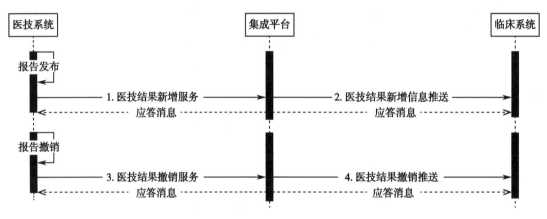

图27-9　报告交互服务调用图

报告交互流程应包含以下几个环节。

1. 检查或检验开单　医生或医技人员根据患者的病情需要开具检查或检验单，填写相关信息并打印。

2. 患者检查或检验　患者带着检查或检验单到医院相应科室进行检查或检验。

3. 检查或检验结果录入　医技人员根据患者的检查或检验结果，将结果录入医院信息系统中。

4. 检查或检验报告审核　检查或检验结果录入后，由医生审核检查或检验报告是否准确。

5. 报告打印　审核通过后，系统自动生成报告，报告可以在医院信息系统中进行查看和打印。

6. 报告发送　医生可以将报告发送给其他医生或患者，也可以在医院信息系统中进行查看。

第五节　集成模式及服务设计

一、集成模式

集成模式是指信息平台与其他系统或应用之间的集成方式。常见的集成模式包括基于消息队列、API、文件传输、数据库以及ESB共五种主流的模式。

（一）基于消息队列的集成模式

基于消息队列的集成模式是一种常见的分布式系统集成架构，其核心思想是将系统中不同组件之间的通信通过消息队列来实现。具体来说，系统中的不同组件可以将消息发送到一个公共的消息队列中，其他组件可以从队列中订阅消息并进行处理。

1. 该集成模式的优点

（1）异步通信：由于消息队列是异步的，发送消息的组件不需要等待接收方的响应，从而可以提高系统的吞吐量和并发性能。

（2）解耦合：不同组件之间通过消息队列进行通信，可以避免直接依赖和紧耦合，从而提高系统的灵活性和可维护性。

（3）可扩展性：由于消息队列是一个中心化的架构，系统可以通过增加消息队列的实例来实现横向扩展。

2. 常见的基于消息队列的集成模式

（1）发布/订阅模式：在这种模式下，消息发布者将消息发送到一个主题（Topic）中，而消息订阅者可以选择订阅一个或多个主题，从而接收相应的消息。

（2）队列模式：在这种模式下，消息发布者将消息发送到一个队列中，而消息消费者可以从队列中取出消息并进行处理。如果有多个消费者订阅同一个队列，则消息会被负载均衡地分配给这些消费者进行处理。

（3）点对点模式：在这种模式下，每个消息都只有一个特定的接收者。消息发布者将消息发送到一个队列中，而消息接收者从队列中取出消息并进行处理。如果有多个接收者订阅同一个队列，则消息会被随机地分配给其中一个接收者进行处理。

（二）基于 API 的集成模式

基于 API 的集成模式是一种常见的分布式系统集成架构，其核心思想是通过暴露 API 接口来实现不同系统之间的通信和集成。具体来说，系统中的不同组件可以通过调用其他组件的 API 接口来获取所需的数据和服务。

1. 该集成模式的优点

（1）简单易用：通过 API 接口进行通信，可以使系统之间的集成变得简单易用，同时也能够提高系统的灵活性和可扩展性。

（2）标准化：通过采用标准的 API 接口规范，可以提高系统之间的互操作性，从而降低集成的难度和复杂度。

（3）安全性：通过采用安全的 API 接口设计和访问控制，可以保证数据和服务的安全性和可靠性。

2. 常见的基于 API 的集成模式

（1）RESTful API：是一种常见的基于 HTTP 协议的 API 设计风格，通过 HTTP 的 GET、POST、PUT、DELETE 等请求方式来实现数据和服务的访问和交换。

（2）SOAP API：是一种基于 XML 和 HTTP 协议的 API 设计标准，通过 SOAP 协议来定义数据和服务的交换格式和规范。

（3）GraphQL API：是一种新兴的 API 设计风格，通过定义查询语言来实现灵活的数据访问和交换。

（三）基于文件传输的集成模式

基于文件传输的集成模式是一种常见的分布式系统集成架构，其核心思想是通过文件传输来实现不同系统之间的数据交换和集成。具体来说，系统中的不同组件可以将需要传输的数据保存到文件中，然后通过文件传输协议将文件传输到其他组件进行处理。

1. 该集成模式的优点

（1）简单易用：通过文件传输进行数据交换，可以使系统之间的集成变得简单易用，同时也能够提高系统的灵活性和可扩展性。

（2）可靠性：通过文件传输，可以将数据保存到文件中，从而保证数据的可靠性和可重复性。

（3）跨平台：通过采用通用的文件格式和传输协议，可以实现系统之间的跨平台数据交换和集成。

2. 常见的基于文件传输的集成模式

（1）FTP 文件传输协议：FTP（file transfer protocol）是一种常见的文件传输协议，通过 TCP/IP 协议进行传输，可以实现系统之间的文件传输和集成。

（2）SFTP 文件传输协议：SFTP（Secure File Transfer Protocol）是一种基于 SSH 协议的安全文件传输协议，可以实现加密的文件传输和集成。

（3）文件共享：通过共享文件夹或者网络存储设备，可以实现不同系统之间的文件共享和数据交换，从而实现系统之间的集成。

（四）基于数据库的集成模式

基于数据库的集成模式是一种常见的分布式系统集成架构，其核心思想是通过共享数据库来实现不同系统之间的数据交换和集成。具体来说，系统中的不同组件可以通过共享同一个数据库来获取所需的数据和服务。

1. 该集成模式的优点

（1）灵活性：通过共享同一个数据库，不同的系统可以相互访问和修改数据，从而实现数据的共享和集成，同时也能够提高系统的灵活性和可扩展性。

（2）数据一致性：通过共享同一个数据库，可以保证数据在不同系统之间的一致性和完整性，从而减少数据冲突和错误。

（3）可管理性：通过共享同一个数据库，可以统一管理数据和服务，从而提高系统的可管理性和维护性。

2. 常见的基于数据库的集成模式

（1）数据库复制：通过数据库复制，可以将数据从一个数据库复制到另一个数据库，从而实现数据的共享和集成。

（2）数据库连接：通过数据库连接，不同的系统可以相互访问和修改同一个数据库中的数据，从而实现数据的共享和集成。

（3）数据库中间件：通过使用数据库中间件，可以将不同的数据库进行集成和管理，从而实现数据的共享和集成。常见的数据库中间件包括 MySQL Proxy、Tungsten Replicator 等。

（五）基于 ESB 的集成模式

基于 ESB 的集成模式是一种常见的分布式系统集成架构，其核心思想是通过 ESB 来实现不同系统之间的数据交换和集成。具体来说，系统中的不同组件可以通过 ESB 来发布和订阅服务，从而实现数据的传输和集成。

1. 该集成模式的优点

（1）中心化管理：通过 ESB 的中心化管理，可以实现不同系统之间的解耦合，从而提高系统的可维护性和可扩展性。

（2）异构系统的集成：通过 ESB 的统一接口和中间件，不同的系统可以轻松地集成到 ESB 中，从而实现异构系统之间的数据交换和集成。

（3）数据转换和路由：通过 ESB 的数据转换和路由功能，可以实现不同格式的数据之间的转换和路由，从而提高系统的灵活性和可扩展性。

2. 常见的基于 ESB 的集成模式

（1）服务总线：通过服务总线，不同系统可以通过 ESB 来发布和订阅服务，从而实现数据的传输和集成。

（2）数据总线：通过数据总线，不同系统可以通过 ESB 来共享和访问数据，从而实现数据的传输和集成。

（3）事件总线：通过事件总线，不同系统可以通过 ESB 来发布和订阅事件，从而实现系统之间的协同和集成。

二、集成技术

不同医院的信息平台选型可在充分调研的基础上选择某种或者多种混合的集成技术方案。集成技术方案无优劣之分，只有是否合适。

（一）企业服务总线

数据交换服务总线（ESB）是整个医院信息平台的技术核心，ESB 通常采用面向服务的体系结构。该服务保证在一个异构的环境中实现信息稳定、可靠传输,屏蔽掉用户实际中的硬件层、操作系统层、网络层等相对复杂、烦琐的界面,为用户提供一个统一、标准的信息通道,保证用户的逻辑应用和这些底层平台没有任何关系,最大程度地提高用户应用的可移植性、可扩充性和可靠性。提供一个基于应用总线的先进应用整合理念,最大程度地减少应用系统互联所面临的复杂性。

面向服务的体系结构(SOA)是一个组件模型,它将应用程序的不同功能单元(服务)通过这些服务之间定义良好的接口和契约联系起来。接口是采用中立的方式进行定义的,它独立于实现服务的硬件平台、操作系统和编程语言。这使得构建在各种这样的系统中的服务可以以一种统一和通用的方式进行交互。

这种具有中立的接口定义的特征称为服务之间的松耦合。松耦合系统的好处有两点,一点是它的灵活性,另一点是,当组成整个应用程序的每个服务的内部结构和实现逐渐地发生改变时,它能够继续存在。

基于 SOA 的系统,其整体设计考虑到了系统内的对象(在单个服务的构建层面,会使用面向对象的设计方式),但是作为一个整体,它却不是面向对象,而是面向服务的。不同之处在于接口本身。SOA 系统原型的一个典型例子是通用对象请求代理体系结构,其定义的概念与 SOA 相似。然而,现在的 SOA 已经有所不同了,因为它依赖于一些更新的进展,这些进展是以可扩展标记语言(eXML)为基础的。

Web 服务并不是实现 SOA 的唯一方式。但是为了建立体系结构模型,所需要的并不只是服务描述。需要定义整个应用程序如何在服务之间执行工作流。尤其需要找到业务的操作和业务中所使用的软件的操作之间的转换点。因此,SOA 应该能够将业务的商业流程与它们的技术流程联系起来,并且映射这两者之间的关系。

(二)服务接口模式

在消息总线系统的整体设计架构中,各个具体的业务系统通过 adapter 连接到消息交换平台收发业务数据。适配器起着耦合消息交换平台与具体业务系统的作用。

1. 总线连接器 连接 MQ 队列管理器和队列,发送和接收消息。在其内部封装了 MQ 提供的连接、收发消息等接口。总线连接器不对消息内容做任何处理。

2. 日志管理器 记录运行日志和错误日志,提供不同内部函数对应不同日志记录要求。

3. 配置管理器 读取配置文件和业务对象定义以供初始化使用;生成对应消息控制数据(如消息路由、应用程序标志、消息类型)。

4. 异常处理器 负责异常处理。根据异常定义,提供异常处理函数;标准化异常处理流程;和日志管理器配合记录错误日志。

5. 消息处理器 负责消息的转换、封装、提取。主要功能为总线消息的封装、提取,并且提供出口函数接口以实现业务对象与集成消息之间的转换。

6. 专用适配器管理器 目标端的主控程序,负责协调各个模块之间的运行关系。启动之后,主控程序通过配置管理器提供的信息启动一个或多个工作进程管理器。

7. 消息分发控制器 消息分发服务器的主控程序,负责协调消息分发服务器各个模块之间的运行关系。

8. 工作进程管理器 负责启动和控制工作进程。主控程序根据配置信息启动工作进程管理器,每个工作进程管理器对应一个 MQ 本地队列。工作进程管理器可以根据配置启动一个或多个工作进程从而提高消息传递的效率。

9. 工作进程 完成一系列的消息处理工作。主要工作任务为从配置管理器中获取信息。

10. 实例化消息处理器 实例化日志管理器,实时记录各种日志;实例化异常管理器,在运行时实时捕捉异常并处理异常;实例化消息总线连接器,用于与消息交换中心交互消息;实例化外壳,与应用系统交互消息。最后根据工作进程管理器的指令,实现对有关资源的控制。

11. 消息分发器 负责将接收到的消息分发到本地队列。消息分发器负责将该接收队列的消息根据消息体里的应用标志分发到各个指定的本地队列中。

12. 接口及标准接口 提供连接应用系统的接口,不同的应用系统对应不同的外部接口及统一定义的标准接口。

三、集成标准规范

医院信息平台标准规范建设可遵循和参考的标准如下。

（一）HL7 标准

HL7（health level seven）是医疗信息领域的国际标准组织，制定了一系列的标准规范，包括 HL7 V2、HL7 V3 等，这些标准规范规定了医疗信息的格式、传输方式、编码等，是医院信息平台开发的重要参考。

（二）DICOM 标准

DICOM（digital imaging and communications in medicine）是医学图像和信息传输标准，规定了医学图像的格式、传输和存储方式，是医院信息平台中医学图像数据交换的重要标准。

（三）FHIR 标准

FHIR（fast healthcare interoperability resources）是一种新的医疗信息交换标准，以 RESTful 风格为基础，可以更方便地实现应用系统之间的数据交换和互操作。

（四）IHE 集成框架标准

IHE（integrating the healthcare enterprise）是一个推动医疗信息化集成的国际组织，制定了一系列的集成框架标准，包括 IHE-XDS、IHE-XDS.b 等，可以帮助医院信息平台更好地实现各种医疗信息的共享和交换。

（五）OAuth 2.0 标准

OAuth 2.0 是一个授权框架，用于应用程序之间的授权，可以帮助医院信息平台实现安全的接口调用和数据交换。

（六）OpenID Connect 标准

OpenID Connect 是一个身份认证标准，可以帮助医院信息平台实现用户身份的认证和授权，确保系统的安全性和可靠性。

（七）ISO 标准

ISO（international organization for standardization）是国际标准化组织，制定了一系列的标准规范，包括 ISO 27001、ISO 27799 等，这些标准规范可以帮助医院信息平台建立完善的安全管理体系。

四、服务设计

临床业务交互服务，以面向服务的体系架构（SOA）为理念，以企业服务总线（ESB）为支撑，以临床业务规范为依据，采用标准化服务方式，可以从患者基本信息、挂号、出入转、医技申请单及报告、手术麻醉等几个方面对交互服务进行设计及定义，以对接异构系统。

（一）患者基本信息

患者基本信息接收服务，用于接收生产系统的患者人口学以及联系人信息；信息平台根据医院实际应用场景发送给消费系统。

（二）挂号

患者挂号信息接收服务，用于接收生产系统的患者人口学以及挂号基本信息；信息平台根据医院实际应用场景给消费系统。

（三）入出转

患者入出转信息接收服务，用于接收生产系统的患者人口学以及病区登记信息；信息平台根据医院实际应用场景给消费系统。

（四）检验申请信息

检验申请单接收服务，用于接收生产系统的已收费检验申请单及项目信息；信息平台根据医院实际应用场景发送给消费系统。

（五）检查申请信息

检查申请单接收服务，用于接收生产系统的已收费的检查申请单及项目信息；信息平台根据医院实际应用场景发送给消费系统。

（六）手麻申请信息

手麻申请单接收服务，用于接收生产系统的已收费的手麻申请单及项目信息；信息平台根据医院实际应用场景发送给消费系统。

（七）检验项目执行

检验系统调用信息平台标准的项目执行服务，包括：检验项目确认与取消确认。信息平台根据医院实际情况路由至请求响应系统，并将业务系统响应结果实时反馈给检验系统。

（八）检验报告

检验报告接收服务，用于接收检验报告信息；信息平台根据医院实际应用场景发送给消费系统。

（九）微生物报告

微生物报告接收服务，用于接收微生物报告信息；信息平台根据医院实际应用场景发送给消费系统。

（十）检查项目执行

检查系统调用信息平台标准的项目执行服务，包括：检查项目确认与取消确认。信息平台根据医院实际情况路由至请求响应系统，并将业务系统响应结果实时反馈给检查系统。信息平台提供标准的超声报告接收服务，用于接收超声报告信息；信息平台根据医院实际应用场景发送给消费系统。

（十一）检查报告

检查报告接收服务，用于接收检查报告信息；信息平台根据医院实际应用场景发送给消费系统。

（十二）手术麻醉

手术安排结果及状态变更服务，供手麻系统调用。信息平台根据实际情况将手麻请求路由至业务响应系统，并将业务系统响应结果实时反馈给手麻系统。

（十三）健康体检

体检人员登记及体检项目提交服务，用于接收体检系统的患者基本信息以及体检项目信息；根据医院实际应用场景发送给消费系统；调用体检系统的项目执行服务，用于将医技确认标志更新至体检系统；推送医技报告到体检系统，用于体检系统接收医技报告。

（王剑斌　李冠卿）

参考文献

[1] 陈秀秀. 数字化医院信息架构设计与应用[M]. 北京：电子工业出版社，2018.

[2] 沈剑峰. 现代医院信息化建设策略与实践[M]. 北京：人民卫生出版社，2019.

[3] 林锐，王慧文，董军. CMMI3级软件过程改进方法与规范[M]. 北京：电子工业出版社，2003.

[4] 任连仲，陈一君，郭旭，黄以宽. HIS内核设计之道：医院信息系统规划设计系统思维[M]. 北京：电子工业出版社，2021.

[5] 郑天民. 微服务设计原理与架构[M]. 北京：人民邮电出版社，2018.

[6] 贾建平. 医疗健康信息集成规范[M]. 北京：北京大学医学出版社，2008.

[7] 张飘逸. 解构领域驱动设计[M]. 北京：人民邮电出版社，2017.

[8] 吴士勇，胡建平. 全民健康信息化调查报告-区域卫生信息化与医院信息化（2021）[M]. 北京：人民卫生出版社，2021.

[9] 李小华. 医院信息化技术与应用[M]. 北京：人民卫生出版社，2015.

第二十八章

医院信息平台数据架构

医院信息化建设积累了大量的管理数据和临床数据，这些数据是医学领域实施科学管理和临床研究的重要资源。由于医疗机构各类业务信息系统的来源不同，往往造成各类业务数据呈条块状态分布，导致了数据资源缺乏一致性、连续性和关联性，使得医疗机构在临床诊疗、管理决策、科研分析等方面的效率和能力难以提升。本章主要介绍了医院信息平台数据资源的产生、汇集、治理、管理以及服务的全过程，以及在这些过程中所运用的关键技术，如交互技术、结构化处理技术等。同时阐述数据资源对卫生综合、临床诊疗、医院管理、居民健康、医疗机构协作等应用的支撑作用。

第一节 概 述

一、背景介绍

习近平总书记指出，"数据是新的生产要素，是基础性资源和战略性资源，也是重要生产力"。2020 年 3 月 30 日，中共中央、国务院发布了《关于构建更加完善的要素市场化配置体制机制的意见》，将数据与土地、劳动力、资本、技术并列为五大生产要素，提出要加快培育数据要素市场，具体意见包括推进政府数据开放共享，提升社会数据资源价值，加强数据资源整合和安全保护等。由此可见，我国已意识到数据这个新型生产要素的价值，是以数据作为必要生产要素的新型经济体系，源源不断，永不枯竭。

医疗数据是医疗过程中形成的信息，它建立在患者与医疗机构之间的医疗服务关系之上，包括患者的基本信息、门诊记录、急诊记录、住院记录、医学影像记录、检验检查记录、处方记录、手术记录、随访记录和医保数据等。随着医疗信息化的快速发展，数据资源的种类和规模也在不断扩大。通过对数据资源的采集、整合和分析，医疗机构可以实现对医疗过程和患者健康的全方位监控和管理，提高医疗质量和效率，减少医疗错误和不必要的医疗费用。这些数据资源还可以为医学研究提供可靠的数据支撑，推动医学科技的不断进步。此外，随着人工智能技术的应用，医疗数据资源还可以实现更加智能化的分析和预测，为医疗决策提供更加准确、可靠的支持。

综上所述，医疗数据资源是支撑医疗信息化的重要基础，也是医疗信息化应用的核心要素，随着医疗数据资源的不断积累和应用，它将为人类的健康事业带来更加广阔的发展前景和巨大的社会效益。

二、定义

1. 数据 是指对客观事件进行记录并可以鉴别的符号，是对客观事物的性质、状态以及相互关系等进行记载的物理符号或这些物理符号的组合。

2. 主数据 指满足跨部门业务协同需要的、反映核心业务实体状态属性的企业（组织机构）基础信息。

3. 元数据 描述数据的数据，对数据及信息资源的描述性信息。

4. 核心元数据 用于描述医疗信息资源的元数据项的基本集合。

5. 数据资源 是载荷或记录信息的按一定规则排列组合的物理符号的集合。可以是数字、文字、图像，也可以是计算机代码的集合。

第二节 数据架构

一、概述

按照一定分类架构和标准,序化形成的信息资源管理、服务与共享的信息组织形式,从而构成信息资源目体系,它在一定程度上解决"有哪些信息资源""信息资源在哪里""如何获取信息资源"以及信息资源管理和应用问题。

医院信息平台的数据架构如图 28-1 所示。

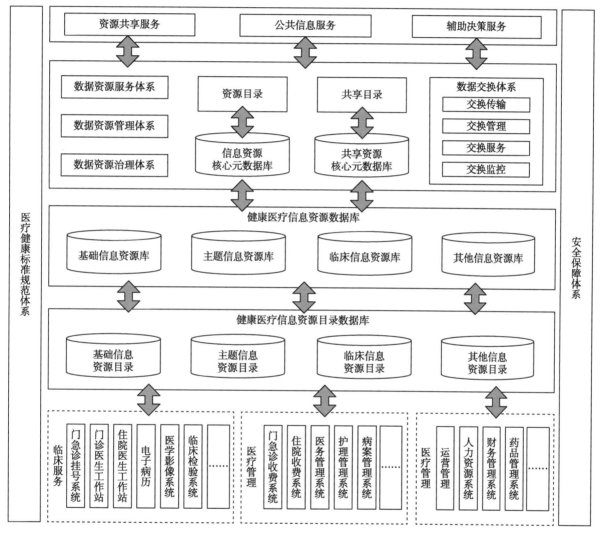

图 28-1 数据架构

二、架构说明

数据架构是开展数据资源管理、共享与应用的重要支撑,它以数据资源的注册与管理为基础,以共享应用需求为导向,兼顾系统的安全性、可靠性、规范性、可维护性和可扩展性,实现医院数据资源的综合利用与共享。具体内容如下。

1. 数据架构通过数据服务体系、管理体系、治理体系、交换体系等来实现医院信息的开放、共享以及业务协同。服务体系包括数据接入管理、数据标准管理、元数据管理、数据资源目录管理、数据资源分类管理;治理体系包括数据标准化建设、数据模型建设、数据整合、数据质量管理、数据安全与共享管理;服务包括注册服务、清洗服务、组装服务、共享服务、数据知识服务;交换体系包括交换传输、交换管理、交换服务、交换监控。

2. 依据资源分类标准和资源编码规则来构建和维护信息资源数据库,并从应用的角度分别构建资源目录和服务目录,为健康医疗数据资源的共享与应用提供标准化的数据基础。

3. 数据资源目录面向医院信息化应用可以提供以下 3 类服务。

(1)资源共享服务:通过医疗数据资源注册和查询,实现与其他机构、部门的信息资源共享。

(2)公共信息服务:通过资源查询与推送,实现向授权人提供完整个人健康医疗数据信息或向社会公众提供公共健康医疗信息。

(3)辅助决策服务:通过资源查询与调阅,实现多渠道健康医疗信息的采集、汇总、分析与综合应用。

第三节　数据资源管理

一、数据接入管理

数据接入管理是面向服务的体系结构(SOA)的组件,提供跨网络、跨协议的集成交换服务和信息集成服务,屏蔽掉硬件层、操作系统层、网络层等相对复杂、烦琐的界面,为用户提供一个统一、标准的信息通道,保证用户的逻辑应用和底层平台没有任何关系,最大程度地提高应用的可移植性、可扩充性和可靠性。传输标准遵循国际医疗健康信息传输标准 -HL7,消息封装采用 XML、SOAP,安全方面支持采用 CA 证书管理,传输协议采用 HTTP、HTTPS、MLLP 等。其功能包括两方面。

1. 应用接入　具有消息传送和消息路由的功能,通过消息格式和消息内容的转换来实现数据交换的功能,如通过可视化的图形界面来定义子系统私有数据与标准数据的格式及内容的转换。应用接入在外部提供多种适配器,满足不同协议的接入方式。

2. 数据接入　支持把交换的接口数据保存下来,以满足数据跟踪的要求,通过监控系统对各接入系统间数据交换进行实时监控、分析。

二、数据标准管理

数据标准化管理遵循国家卫生数据字典、最小数据集、数据元和术语库标准,结合医疗机构实际情况对所有的信息进行梳理,建立起满足数据交换和数据共享的最小数据集(如医疗机构信息、人员信息、诊疗目录、疾病目录等)。数据标准管理提供了标准化存储组件,将各种非标准化的数据格式转换为统一的标准数据格式,同时也对单次的收集数据完整性进行校验。所有能够被标准化以及标准化后的数据都必须在数据标准管理服务上已经被注册,并通过元数据的定义对这些数据格式进行认知和校验。

三、元数据管理

元数据是用来定义和描述数据的数据,如科室 ID 是一个数字型,长度为 12 位的数据。其主要作用是对数据对象进行描述、定位、检索、管理、评估和交互。其功能主要有以下几点。

1. 元数据注册服务　为每一个数据元分配一个独一无二的标识符,同时为所有元数据的描述提供标准文本。

2. 元数据采集服务　采集从数据产生、加工处理、数据应用的全量元数据,包括过程中的数据实体(系统、库、表、字段的描述)以及数据实体加工处理过程中的逻辑。

3. 元数据访问服务　提供元数据访问的接口服务,支持 REST 或 Webservice 等接口协议。

4. 元数据管理服务　提供元数据分类和建模、血缘关系和影响分析,方便数据的跟踪和回溯。

5. 元数据分析服务　用于分析出元数据的来龙去脉,快速识别元数据的价值,从而帮助用户高效准备地对数据资产进行清理、维护与使用。

四、数据资源目录管理

数据资源目录管理提供统一的数据资源目录和数据服务,包括规划、编目、注册、发布、维护、查询六项业务功能。

1. 规划 根据征集使用者的需求来调整总体规划。总体规划可以按照领域细分,也可以医疗机构自身管理范围和职责权限制定的数据资源目录体系建设规划。

2. 编目 提供公共资源核心元数据和交换服务资源核心元数据的编辑功能,如:提取卫生信息相关特征信息,形成公共资源核心元数据;提取交换服务资源相关特征信息,形成交换服务核心元数据等。

3. 注册 注册目录内容,对注册的目录内容进行审核校验和管理,反馈错误的目录内容注册信息。包括提交、审核、入库等。

4. 发布 发布目录内容,包括公共资源核心元数据和交换服务资源核心元数据。通过目录服务器,把数据资源核心元数据库的内容发布到一站式系统中。基本功能包括:发布服务管理、发布网站管理等。

5. 维护 对公共资源核心元数据库和交换服务核心元数据库的建立、更新、备份与恢复,此外还包括以下主要服务监控、日志分析、用户反馈和辅助系统管理等功能。

6. 查询 为应用系统提供标准的调用接口,支持公共资源核心元数据和交换服务核心元数据的查询。提供人机交互方式的目录内容查询功能。

五、数据资源分类

参照《WS-T 787—2021 国家卫生信息资源分类与编码管理规范》,数据资源分类由类、项、目、细目的构成。类共划分为3个大类:基础资源、业务资源和主题分类。图28-2为数据资源分类模型。

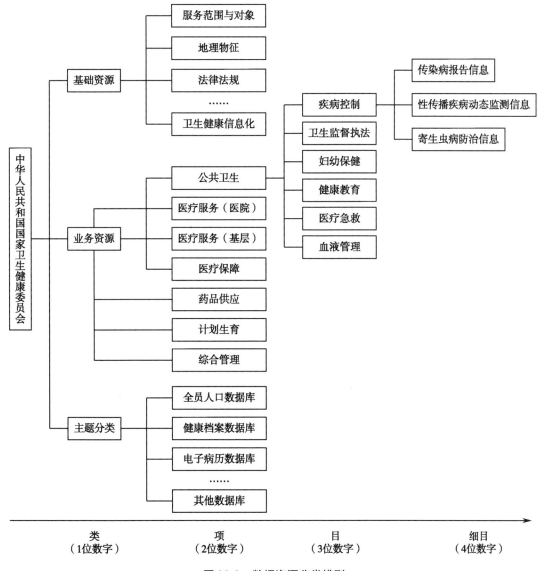

图 28-2 数据资源分类模型

第四节 数据治理

一、数据标准化建设

标准化的根本目的是实现信息在系统之间有意义地传输和交换,即实现互操作性,通俗讲就是一个系统能够从另外一个系统获取所需要的数据,并在本系统中利用这些数据满足自身的业务需要。

在医疗数据整合的过程中涉及标准可以分为两大类,一类为业务标准,也即通过前面业务流程分析章节得出的相关规范和标准,如业务流程、字典术语、信息模型、业务规则等;另一类为技术标准,定义清楚在数据整合的过程中各方要遵循的技术标准,包括交换的协议标准、格式标准等。图 28-3 为在医疗数据集成和整合的过程中所涉及的标准与各业务信息的关系图。

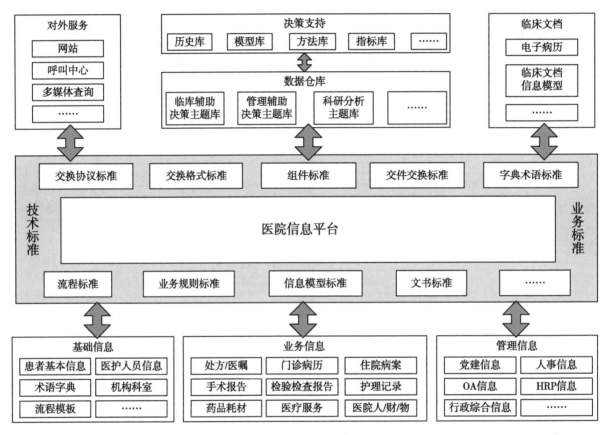

图 28-3 标准与各业务信息的关系图

(一)标准的选择

1. 系统建设技术标准的选择 通过选择正确的技术规范,既可以获取信息化建设的方法、方案,又能明晰建设方向,少走弯路,并有效达成规划的建设目标。以医院的信息化建设为例,在国家卫生健康委已发布的《基于电子病历的医院信息平台技术规范》中,通过对医疗机构信息化建设现状分析,提出了总体设计思路。从用户角度和业务角度分析,提出了医院以电子病历为核心的信息化建设内容、医疗服务活动、技术体系、技术保障等内容,从数据需求分析与信息模型构建,提出了医院信息平台设计和基于平台的应用与业务协同的规范,指出了医疗机构普遍存在的数据互联互通问题,指明了医院应该以电子病历为核心,围绕电子病历开展医疗、管理等业务系统的建设,通过医院信息平台,实现医疗机构全面信息化应用。

除此之外,信息技术应用创新已上升至国家战略高度,政策扶持力度持续加强,信息技术应用创新国产化是计算机行业重要的趋势和方向。因此,技术规范需要考虑既能够支持信息技术应用创新环境,又能够满足 IT 部门、业务部门等需求。比如完整支持信息技术应用创新国产化环境,可在信息技术应用创新服务器、信息技术应用创新终端环境下无缝运行;自主可控,具有完整知识产权,符合信息技术应用创新国产化要求;支持传输加密、存储加密、自动查杀病毒,大幅提升数据安全性;提供全面的安全策略,完整的审计日志,满足等保及行业规范要求等。

2. 系统功能标准的选择 医疗机构在采购信息系统时,需要有标准的系统功能规范来帮助完善解决方案,如中华人民共和国国家卫生健康委员会为了规范医疗机构电子病历管理,明确医疗机构电子病历系统应当具有的功能,更好地发挥电子病历在医疗工作中的支持作用,制定并印发了《电子病历系统功能规范(试行)》,规范适用于电子病历系统的建立、使用、数据保存、共享和管理,明确定义了电子病历的概念,医疗机构在选购电子病历产品的时候就可以根据自身的情况遴选解决方案。而《电子病历系统功能应用水平分级评价方法及标准(试行)》则更进一步地明确了具体的系统功能和能否达标的评价指标,该标准制定的目的是帮助医疗机构客观、科学评价各自以电子病历为核心的医院信息系统功能状态、应用水平,有效引导医疗机构合理发展医院信息系统。此外,中华人民共和国国家卫生健康委员会统计信息中心组织编制了《国家医疗健康信息医院信息互联互通标准化成熟度测评方案(2020 年版)》,不仅建立起一套科学、系统的卫生信息标准测试评价管理机制,还对指导各级医院信息标准化建设,推进医疗健康信息互联互通和共享协同发挥着重要作用。

由此可见,对于医疗机构而言,遵照各种系统功能规范和参加国家权威评价体系,无论是在不断完善医院信息化体系建设方面,还是在系统的采购上都能为自身的信息化建设起到巨大的帮助。

3. 基础数据标准的选择 在基础数据信息采集阶段,基础数据字典是信息标准化的一个很重要的信息采集内容。基础数据标准的选择,原则上应优先使用国际、国内已发布的行业标准和通用标准,最后才选择不通用的标准。例如在住院病案首页数据采集接口标准中,需要采集 346 项数据元,其中像疾病诊断,手术名称就是采用的国际疾病编码,而性别、婚姻状况、职业等就是直接采用国家标准。

(二)标准的应用

随着近些年来医疗机构业务"一体化"程度越来越高,与外部机构的业务协作也越来越多,要保证这些软件能基于"一体化"的业务完成信息的交换,就必须对相应的业务数据、业务流程进行标准化或标准的转换,医疗信息标准化实践从以下三个方面着手。

1. 制定和统一信息交换的技术标准 在制定技术标准时,应充分调研本机构各软件的供应商研发能力、资源配置情况、已应用的技术体系等情况,参考信息交换的相关技术标准,制定出符合本机构的信息交换技术标准体系,并要求各软件供应商共同遵循。医院信息平台建立后,各软件将其业务功能服务按各自的技术标准提供到医院信息平台,再由医院信息平台统一提供针对新建软件信息交换的技术标准。这里值得注意的是,医院信息平台应该能提供多种数据获取和输出的方式,比较理想的是支持插件式,具有与系统无关性和无侵入性,降低系统改造成本和难度。

2. 完善医疗机构的元数据、信息模型、数据集、交换模型等标准 软件系统之间之所以无法进行信息交换和共享,关键问题是医疗机构内部各软件的元数据、信息模型不统一,使计算机无法自动识两个系统间定义的同一个信息项。可以考虑以下方法。

(1)梳理医疗机构内部各软件的元数据和数据表结构,基于医院信息平台建立医疗机构内统一的元数据集。

(2)借鉴 HL7 设计的理念,构建医疗机构内部的信息模型,并由医院信息平台对信息模型进行统一的管理与维护。

(3)根据不同的交换需求,建立专门用于数据交换用途的数据集标准。

(4)疏理各软件信息交换的需求,定义每个交换点的交换模式,即用于数据交换的数据结构,并要求相关的软件供应商按此数据结构提供完整的、符合标准的数据。如果涉及不同的代码字典,可由信息平台建立或维护同一个代码字典在不同系统中映射关系,在数据交换过程中实现字典代码的转换。

3. 基于"一体化"业务,建立起标准化的信息流 在医疗机构业务流程和服务流程再造的过程中,医疗机构的信息部门需从业务"一体化"的全局出发,对各软件的业务流、数据流进行标准化设计,形成一个闭环的业务流程。在闭环的业务流程中，明确每个环节业务功能由哪些系统完成，产生哪些信息，哪些环节需要上一个环节的数据信息作为输入，才能进行当前环节的工作。通过以上方法构建业务模型，能快速为医疗机构实现业务流程的梳理和优化工作。

二、数据应用场景流程分析

数据整合的过程核心是通过医疗业务对流程的分析，获取流程过程中所产生的数据、数据的加工和流转情况、数据的规则约束、相关的业务规范和标准等，为数据整合提供全面的业务依据和指导。

（一）业务流程分析的重点

以数据整合为目标的业务流程分析方法的核心是以了解数据为目的，一般是对应的业务绝大部分环节已经信息化。主要围绕以下几个方面分析。

1. 分析清楚数据是如何产生的，经过分析后，可能会产生一些业务流程的变更、相关数据录入功能的完善等。如在很多医院的患者信息是多源产生并多处修改，这样就会导致患者的信息不一致，很难分辨哪份数据是正确的。

2. 数据流经哪些系统，进行了哪些处理，处理的结果是什么。在医院内部一个闭环的业务往往会涉及多个角色或部门，每个操作人员对数据都可能进行了加工处理，最后输出的数据是什么样谁都无法预料。所以为了保证数据是可预期的，必须对现有的数据流进行全面的分析与梳理，建立起数据流转、各个环节加工处理和最终结果的约束和规范。

3. 每一个数据项的具体定义是什么，约束规则有哪些，对这些数据项有没有标准的取值要求。由于信息化后的业务表单是在软件中经过加工实现的，并不能完全地反映实际的业务，也有可能这个表单录入功能的开发人员对于业务理解不到位从而丢失了大量的信息。因此，重视数据项的具体定义和业务含义，加强信息的完整性。

4. 进行分析的人员往往是具有一定业务经验的 IT 技术人员，所以在与业务人员沟通的时，要以业务的视角与业务人员沟通和看待问题，以免产生严重的沟通障碍。

（二）业务流程分析的产出

经过分析后要将分析的结果形成文档，最后与相关的核心业务人员进行确认。核心的产出物包括以下几个方面。

1. 业务流程图 将跨系统的业务处理过程正确地表达出来，环节和环节之间所产生的数据要标注清晰。图 28-4 为一个典型的挂号系统交互关系图示例。

图 28-5 是一个实际业务操作过程图示例。

2. 数据字典 业务转程过程中的核心产物，会对后面的数据整合产生很重要的影响。在整理数据字典的时候，重点是对于数据项的说明（即定义），即对每一个数据的实际业

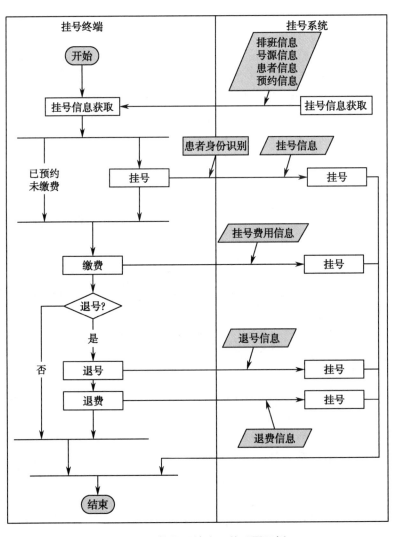

图 28-4 挂号系统交互关系图示例

务含义进行清晰、准确地描述,以免产生歧义。对于一些有取值约束、数据校验规则的数据项也必须清楚地说明和定义。表28-1 为一个典型的数据字典表示例。

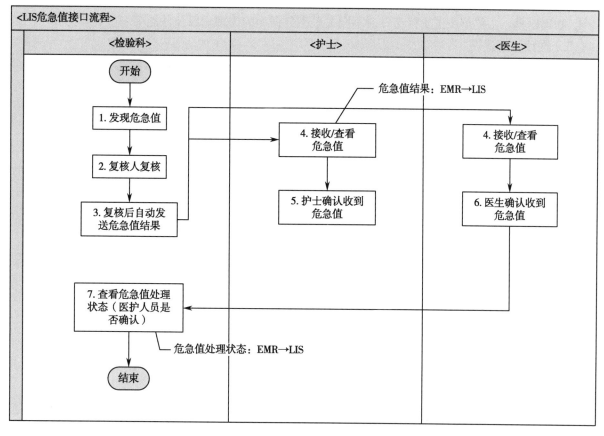

图 28-5　实际业务操作过程图

表 28-1　数据字典表示例

序号	中文字段名	字段名	类型	主键标识	是否为空	说明
1	门诊号	CLINIC_CODE	VARCHAR（20）		N	医院给患者分配的用于门急诊就诊的 ID,唯一标识一位门急诊患者
2	挂号序号	REG_NO	VARCHAR（20）	是	N	唯一标识一条挂号记录
3	患者 ID	PATIENT_ID	VARCHAR2（10）			患者在 HIS 中的唯一标识号,同一个患者多次就诊此 ID 不变。需要根据项目的情况具体确定此号的生成与使用规则

三、数据模型建设

医疗数据模型是在医院内各项业务活动梳理分析的前提下,阐述基于信息交换与共享为目的的业务流转模式,展示各业务活动进行信息交互和数据整合的过程,为各医院开展医院信息化建设提供参考和指导。在开展医院信息化建设过程中,需要进一步深入细化、制定医院信息系统有关业务流程规范。

（一）数据模型建设的过程

一般建模会经历如图 28-6 数据模型建设过程的几个阶段。

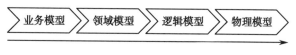

图 28-6　数据模型建设过程

1. 业务建模　主要解决业务层面的分解和程序化。

2. 领域建模　主要是对业务模型进行抽象处理,生成领域概念模型。

3. 逻辑建模　主要是将领域模型的概念实体以及实体之间的关系进行数据库层次的逻辑化。

4. 物理建模　主要解决逻辑模型针对不同关系型数据库的物理化以及性能等一些具体的技术问题。

(二)医疗数据建模

在国家发布的《基于电子病历的医院信息平台建设技术解决方案》中对于医疗业务建模分成 3 大类,29 小类,共计 96 个具体的业务域和数据集,涵盖了从临床服务、医院管理和平台应用三个体系的业务模型、领域模型和逻辑模型,为医疗数据建模提供了完整的指导意见和方法手段。

在医院实际模型建设过程中可以结合《基于电子病历的医院信息平台建设技术解决方案》,参考 HL7、FHIR 等信息模型,根据医院的实际业务开展情况有重点、有选择地建立起医院的业务模型、领域模型和逻辑模型,特别是逻辑模型,为后续的数据整合提供依据,为数据的共享、交换和利用提供方便。

四、数据整合

因为汇聚后的数据是杂乱无章的,所以数据整合即要从技术上将各种的异构数据整合为同构数据,并按合理的物理模型、不同类型的数据进行统一的处理和存储。从业务上要从不同的视角,根据医疗业务的本质,对医疗数据进行合理地组织,以满足数据再次被业务利用的需要。

(一)整合的内容

在对数据整合的过程中不可能将所有的数据全部进行整合,要结合医院信息化的实际情况、数据应用的要求分阶段、分步骤地进行整合,主要是围绕已经信息化且已经结构化的数据来进行整理的业务域,对于非结构化数据,特别是影像数据,建议只做关联处理。

在医疗数据中还有很重要的一部分数据需要进行重点整合,即主数据,包括药品字典、诊疗项目字典、科室人员字典等。这些数据往往会被很多系统重复使用,在整合的过程不单是对其进行数据整合,还得整合这些大数据的管理流程和管理功能,从而保障医疗机构内部业务对象的统一性和完整性。

(二)整合的方式

1. 以患者为中心　即以患者为中心的数据整合。首先需要建立起患者主索引,即 EMPI,围绕 EMPI 将患者医疗过程中所产生的数据关联到主索引上。在该方式的数据整合过程中既有单次诊疗数据的整合,也有多次诊疗数据的整合,从而实现患者的全生命周期的数据整合,为诊疗、疾病预防、科研、教学等提供全面、完整、正确的数据支撑。

2. 以业务对象为中心　医疗机构内部运转的过程中会涉及对很多业务对象的管理,如药品、物资耗材、医疗设备、职工等。将这些对象相关的数据全部组织关联到这个对象,方便医疗机构更高效地进行管理、跟踪。首先需要整合的就是对象的标识和基础信息,如药品字典等;然后在过程中所产生的数据与这个对象建立关联,在提取某个对象的数据时就能快速地获取到相关数据,如某个药品在医疗机构内部的流转过程数据。

3. 以闭环业务流程为中心　以闭环业务流程为中心对数据进行整合,主要是为医疗机构来分析内部流程的运转效能,改善医疗服务和管理流程。首先要梳理出闭环的业务流程,再分析出这个流程在哪些系统产生了数据,再将这些数据与流程进行关联。该方式的数据整合分为两种情况:一种是一个具体流程的数据整合,如一次血常规检查;另一种是一个流程中所有的个案的数据整合,如血常规检查流程的所有数据。图 28-7 为一个典型的基于流程整合后的数据和流程概览图,通过此图可以快速地了解哪些业务流程进行了整合、整合了哪些数据、整合的数据质量和应用效果等信息。

4. 以数据应用为中心　以某个具体的数据应用为中心,将与之相关的数据整合到一起。该方式绝大部分以数据分析为目的,以前面三种整合方式为基础,再利用前面的数据进行再次整合,类似于数据仓库中的数据集市,围绕某个主题将数据整合到一起。

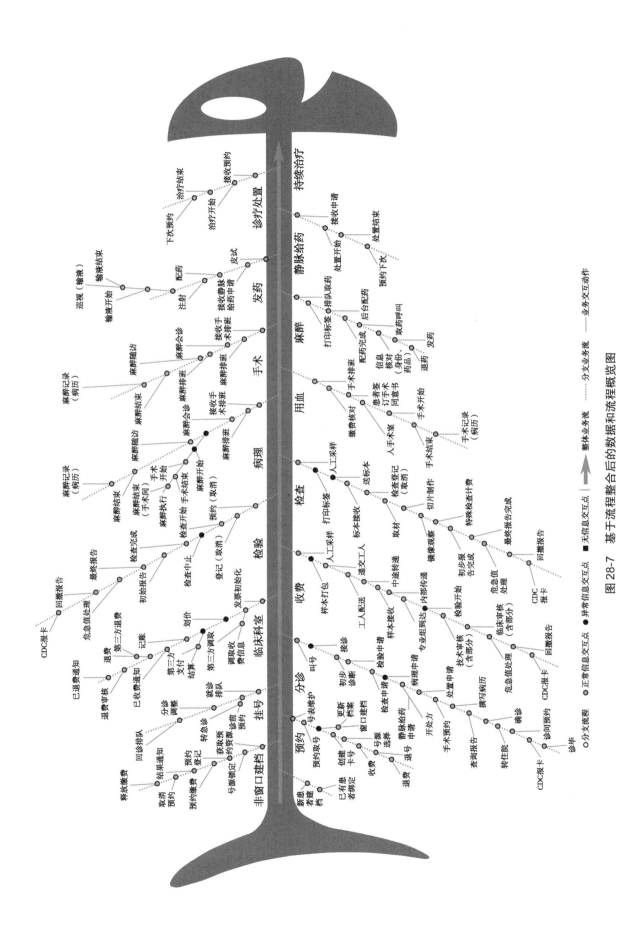

图 28-7　基于流程整合后的数据和流程概览图

五、数据质量管理

数据质量管理，是指对数据从计划、获取、存储、共享、维护、应用、消亡生命周期的每个阶段里可能引发的各类数据质量问题，进行识别、度量、监控、预警等一系列管理活动，并通过改善和提高组织的管理水平使得数据质量获得进一步提高。数据质量管理是循环管理过程，其终极目标是通过可靠的数据提升数据在使用中的价值，并最终为医疗机构提升综合效益。

（一）数据质量评估

数据质量评估不仅包含了对数据质量的改善，同时还包含了对组织的改善。针对数据的改善和管理，主要包括数据分析、数据评估、数据清洗、数据监控、错误预警等内容；针对组织的改善和管理，主要包括确立组织数据质量改进目标、评估组织流程、制定组织流程改善计划、制定组织监督审核机制、实施改进、评估改善效果等多个环节。任何改善都是建立在评估的基础上，通常数据质量评估和管理评估需通过以下几个维度衡量。

1. **完整性** 完整性用于度量哪些数据丢失了或者哪些数据不可用。
2. **规范性** 规范性用于度量哪些数据未按统一格式存储。
3. **一致性** 一致性用于度量哪些数据的值在信息含义上是冲突的。
4. **准确性** 准确性用于度量哪些数据和信息是不正确的，或者数据是超期的。
5. **唯一性** 唯一性用于度量哪些数据是重复数据或者数据的哪些属性是重复的。
6. **关联性** 关联性用于度量哪些关联的数据缺失或者未建立索引。

（二）数据质量规则

数据质量是数据资源建设的关键，需要从数据的准确性、完整性、一致性、及时性和可获取性五个方面考虑，如表 28-2 所示。

表 28-2 数据质量规则表

质量度量	规则类别	适用对象范围	规则要点
准确性	数值值域约束规则	数值型关系表属性、多维数据立方体度量	描述数值型关系表属性或多维数据立方体度量的值所属的数值范围，可用最大值、最小值两个参数描述
	字符值域约束规则	枚举字符型关系表属性、多维数据立方体纬度	描述枚举字符型关系表属性或多维数据立方体纬度得值所属的数值范围，一般该类值应个数较少，能穷举，可用一个枚举的字符串范围参数描述
完整性	列完整性约束	关系数据库表属性	描述某个关系数据库表的某列不能为空，不需要附属参数
	总体完整性约束	关系数据库表、多维数据立方体、数据文件	描述某个关系数据库表、多维数据立方体的数据记录规模范围、数据文件的记录数大小范围、文件大小的范围等，可以用总体个数（或日增量总体个数）的大小范围来描述规则
及时性	文件传递及时性约束	数据文件	事件型描述
	对象更新及时性约束	关系数据库表、多维数据立方体	描述对象信息是否过于陈旧，可以用更新最低周期描述规则
一致性	关键一致性约束规则	关系数据库表	描述一个表数据应唯一的一组关键属性，可以直接用一个属性集描述
	包含依赖约束规则	关系数据库表	一个关系的一个属性包含在另一个属性中，或一个关系的一个属性包含在另一个关系的某个属性中，不需要设置参数
	强函数依赖约束规则	关系数据库表	一个关系的一个属性由另一个属性确定

续表

质量度量	规则类别	适用对象范围	规则要点
	弱函数依赖约束规则	关系数据库表	当一个关系的一个属性的值在某确定的范围内时,另一个属性的值在某个预知的范围之内
	业务指标—致性约束规则	业务指标	同一个确切定义的业务指标从不同的源计算应具有相同的值
可获取性	数据承载对象可获取约束	关系数据库、多维数据库、关系数据库表(视图)、多维数据立方体、数据文件	数据承载对象在确定的时点可被访问

为了保证数据资源的可扩展性,能较好地适应数据质量校验需求,需要采用动态加载、可扩展的原则进行数据质量服务的设计,即所有的校验规则都可配置,同时也需要内置大量满足医疗数据校验的通用逻辑。

(三)数据质量核查

数据质量核查是在数据接入到医院信息平台之前提供对源端数据质量进行审查的机制。首先进行数据质量审核,即在软件中对数据的准确性和完整性方面的结构化调查,既可以在整个数据文件范围内或范本内核查,也可以调查终端用户对数据质量的看法,包括字符长度校验、值域范围校验、合理值范围校验、日期格式校准、身份证号码校验、非空值校验、主键缺失性校验等。

六、数据安全与共享管理

(一)数据加密

随着数字化时代的到来,数据的价值和重要性越来越受到重视,数据的安全和隐私也成为重大问题。数据加密技术是保护数据安全和隐私的重要手段,具有保护数据机密性、完整性,防止数据泄露和提高数据可信度等作用。在开展数据加密时,需要确定加密范围和对象,选择合适的加密算法,生成密钥和证书,实施数据加密,管理密钥和证书,定期更新密钥和证书等步骤。

(二)数据脱敏

数据脱敏,又称为数据去隐私化或数据变形,是在指定的规则、策略下对敏感数据进行转换、变换的技术处理机制,在很大程度上解决数据在非可信环境下进行安全使用的问题。敏感数据可根据数据脱敏的策略,对业务数据中的敏感信息实施自动变形,实现对敏感信息的有效隐藏。

在医疗行业中,患者病历数据是核心数据,通常是由常规数据和敏感数据掺杂在一起的,很难借助某种通用的方法来进行分离与自动化数据脱敏。需要根据业务场景及技术工具的合理化设置,将敏感数据段进行合规化脱敏处理,实现精准部分数据脱敏,避免敏感数据暴露在非信任环境中产生不可控的后果。电子病历脱敏技术是保障患者隐私安全的重要手段,在医疗信息化应用中具有重要的价值和意义,常规的脱敏技术方法有统计技术、数据抽样、数据聚合、密码技术、确定性加密、不可逆加密、同态加密等。

(三)数据授权

数据授权将数据访问的权限分配给成员或成员组,用以管理哪些用户能够访问。数据授权可以定义数据切片,将数据切片分配给用户或组,使其可以访问所定义的数据切片中的如下数据。

1. 横向维度　即不同用户可以查看哪些数据表型的数据。当有组织机构或用户组相关基础数据时,业务数据与基础数据相关联,通过基础数据作为条件来获取当前用户的横向数据,即当前用户只能查看自己本部门或组织的相关数据;当没有组织机构或用户组时,需要确定数据范围,用来存储用户与业务数据类型相关联,即把数据范围确定的条件作为查询条件。

2. 纵向维度　即不同用户可以查看哪些数据表的列数据。这里需要定义授权可访问的列,针对不同的用户或角色,实现数据表的可访问列。

第五节　数据服务与关键技术

一、数据服务

医疗信息化建设中，信息平台是整个系统的核心，而数据资源的整合及整合的关键技术是核心组成部分。数据整合包括数据注册服务、数据清洗、数据组装和数据共享以及数据知识服务等多个方面。数据整合是医疗信息化建设中的重要环节，通过数据整合，可以实现医疗信息的互通和共享，从而提高医疗服务的质量和效率，促进医疗卫生事业的发展。

（一）注册服务

数据注册服务是指将不同来源的数据资源进行统一注册、命名和管理。这些数据可以来自医疗机构内部的不同系统，也可以来自外部的多个数据源。在数据注册服务中，需要对数据进行分类、归档、标注等处理，以便于后续的数据清洗和组装；需要对数据进行标注和注释，包括数据的来源、定义、格式、结构等信息，数据标注和注释可以使得数据具有更多的信息；可以将医疗信息系统内部可能不规整且无序的数据通过标准定义，统一格式接入，使得数据格式、数据结构等具有一致性和规范性，便于后续数据的共享和交换。

（二）清洗服务

数据清洗是指对数据进行去重、纠错、格式化等处理，以确保数据的准确性和完整性。在医院信息化建设中，不同系统中的数据格式和质量差异较大，需要进行数据清洗以保证数据的一致性和可靠性。数据清洗服务对于医院的数据分析、决策等方面有着重要的作用。

大致有以下几种方式对数据进行清洗转化。

1. 数据去重方式　去除数据集中的重复数据，保证数据的唯一性。

2. 数据填充　对于缺失数据进行填充，保证数据的完整性。

3. 数据格式验证　验证数据的格式是否正确，包括时间格式、数据类型等。

4. 数据异常检测　检测数据中的异常值，剔除不合法的数据。

5. 数据标准化　将数据转换为标准格式，保证数据的一致性和可比性。

（三）组装服务

数据组装是将不同来源的数据整合到一起，形成一个统一的数据集。在数据组装中，需要对数据进行格式转换、数据匹配等处理，以满足数据访问和共享的需要。

（四）共享服务

共享服务是指将整合好的数据资源提供给各个应用系统进行使用。在数据共享中，需要确保数据的安全性和权限控制，以保护患者隐私和医疗机构的知识产权。同时，还需要提供数据访问接口和数据查询接口，以便于各个系统进行数据访问和读取。

（五）数据知识服务

数据知识服务是将知识、能力、资源和过程以服务的形式进行有机融合，基于网络自由流通，实现数据知识服务体系中的知识动态协调构建、能力智慧管理、资源按需使用、过程智能控制。如用药禁忌、法律文书、诊疗规范、病历书写规范、护理规范等多种的知识库，将其与 HIS、EMR 等系统进行关联并进行智能提示，有效防止错误发生。

二、关键技术

（一）数据交互技术

数据交互技术常见的形式有以下几种。

1. 数据库复制技术　数据库复制技术是指在多个数据库系统构成的分布式环境中，将对源数据库对象产生变更的事务传递到目的数据库运行的过程。数据库复制的实现可以直接使用 DBMS 所提供的复制工具。

2. 数据库转换工具 通过设置源数据库与目标数据库之间的对应关系和传输规则,同时连接两个数据库,对数据格式进行转换和存储,实现异构数据库之间的直接交换。一般数据库 DBMS 中提供了转换工具,如 SQL Server DTS 工具、Oracle SQL*Loader 工具等。

3. 数据交换中间件 数据交换中间件是位于平台和应用之间的通用服务,保持各异构数据库的高度自治性,避免源数据方对目标数据库的直接操作,具有良好的安全性。具有两种模式:一是双向中间件法,为每两种异构数据库定制一个中间件,它根据双方数据库的结构,在交换过程中进行事务级别的等效操作转换以及数据格式的转换;二是中心数据库法,构建一个中心数据库作为中转站,需要传输的数据从源数据库提取后先存入中心数据库,再从中心数据库提取转移至目标数据库。

4. 电子数据交换(EDI) 使用标准格式将数据在两个系统之间进行交换的方式,如 XML 和 JSON。XML 和 JSON 都可以应用于数据整合中数据交换和存储的格式,FHIR 标准即有 XML 格式也有 JSON 格式。JSON(JavaScript Object Notation, JS 对象标记)是一种轻量级的数据交换格式,以简洁和清晰的层次结构特点成为理想的数据交换语言。XML 是一种可扩展标记语言,用于标记电子文件使其具有结构性的标记语言,通过 XML 可以规范地定义结构化数据,使网上传输的数据和文档符合统一的标准。

(二)数据存储技术

目前数据存储技术来看,主要的存储模式有数据库、文件;在这两种模式底下,按照技术实现方式来分又可分为传统的技术方案和基于大数据体系的技术方案。形成组合后的关系如图 28-8 数据存储关系图:

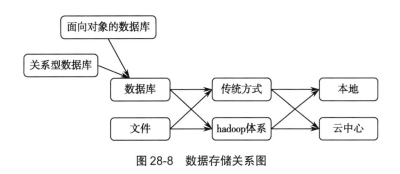

图 28-8 数据存储关系图

1. 传统关系型数据库 医院内部在医疗管理、运营管理及事务管理等几个方面为中心的软件所产生的数据绝大部分是结构化数据,所以存储也选择的是关系型数据库。在整合的过程中重点是将医院内部这些异构存储的数据整合到一个数据库类型下,在整合的过程中的难点是不同数据库之间的数据类型之间的转换。针对这种场景的数据整合已经有一系列的工具,包括商业化和开源的工具,用以提升整合的效率和质量。

2. hadoop 技术架构 hadoop 具有分布式处理的能力,包括分布式存储与运算,适合于大数据的存储与运算,而且其存储空间可以通过增加服务器来进行横向扩展。hadoop 既可以存储结构化数据也可以存储非结构化数据。目前采用这个存储技术的医院还很少,一是其技术难度较高,二是目前医院的核心数据还是围绕管理过程所产生的数据,当前的关系型数据库基本能满足使用需求,虽然有大量的影像、病历文档类、心电监测等数据在使用,但并未大面积被利用起来;三是目前市面还很少有相关产品采用该技术架构。

3. 面向对象的数据库 面向对象数据库的产品最为典型的就是 Caché 数据库,这种数据具有速度快、价格便宜、接口容易等优势。但技术资料少,借鉴的经验不多、数据迁移和共享比较复杂等问题,目前面临着技术学习曲线陡峭,故存储整合后的数据不建议采用这种数据库。

4. 文件型存储 在医疗的过程中会产生大量的非结构化数据,不适合存储于数据库中,但通过数据库结合文件存储的模式,能很好地解决非结构化数据的索引与存储。文件型存储可以采用搭建 FTP 文档服务、SVN 服务器、专有格式的文件服务器等。

整合后的数据选择哪种存储体系,需要根据具体的数据应用情况来决定。Hadoop 技术架构擅长大数据量的运算,但技术难度、运维成本等都很大,适合于存储用于科研、统计分析的数据;传统关系型数据库技术难度适中、运维成本较低,适合于存储结构化的管理过程数据,如费用信息、医嘱信息等,但其存储量及运算性能有一定的瓶颈,面向对象的数据库也与之类似;文件型存储适于存储大文件类的数据,如医疗中产生的影像、图片、病历文档等,一般是非结构化数据,再结合 hadoop 体系,为将来的非结构数据处理及存储的横向扩展可以提供很好的支撑。

（三）数据结构化处理技术

很多数据模型和算法是构建在结构化数据基础上的,多源异构数据要更好地与其他数据集融合,结构化处理是必不可少的过程。对于已结构化的数据,首先要对原始数据进行解析,提取出需要的信息,再将其转换成医院标准的结构化数据。对于非结构化的数据,如 web 数据、文本形式等,通过信息抽取技术识别文本中的实体、属性、关系等信息,获取半结构化的中间数据,利用分词工具基于预先构建的基库(如疾病基库、手术基库、药品基库、诊疗基库等)对半结构化的中间数据进行分词处理,获取分词结果,采用预设模型与分词结果中的每一分词进行序列标注,生成结构化的目标数据。结构化处理的主要输出形式是二维表或者图数据,需要定义数据在转换过程中所采用的规则。

（四）数据核查技术

数据质量核查是指在数据整合过程中,通过一系列的技术手段,按一定的规则对数据进行检查,对于不满足所设定规则的数据提取出来进行处理。以下是对数据进行核查的规则。

1. 单字段的校验规则　即对单个字段的数据进行校验的规则。如长度、类型、取值范围、编码规则等。

2. 多字段的关联校验规则　对一条记录中多个字段之间的约束关系进行校验。如身份证号、性别和年龄三个字段之间是否符合逻辑关系。

3. 多表之间的关联校验规则　对多个表中有关联的数据之间的约束关系进行校验。如在患者基本信息中性别为"男",诊断表中不允许出女性所特有的诊断等。

以上的这些规则全部来源于业务,由业务流程分析和标准化建设阶段形成的。利用以下两种方式对校验规则进行自动化处理。

1. 规则引擎　是指使用预定义的语义模块编写业务规则,接受数据输入,解释业务规则,并根据业务规则作出相关的判断,最后输出结果。规则引擎将数据和验证规则进行了解耦,互不影响,同一条规则可以应用于多份数据。同时,通过规则引擎,可以将这些业务规则固化下来,形成医疗数据整合的规则知识库,被重复利用。

2. 智能识别　是指通过一系列算法对某些字段取值的异常值侦测。通过对一些字段的取值有一个经验范围,这个经验范围可以由计算机的算法自动识别出来,再将这个规则植入到规则引擎中,然后再反向应用于这些字段所产生新值进行的校验,如一次门急诊的费用,设定其为平均值的几倍为异常值,再自动侦测这些异常值。

第六节　数据资源的支撑作用

在卫生综合管理方面,医疗数据资源是实现智慧医疗的重要信息来源,利用数据资源深入了解居民的医疗需求和就医习惯,是实现医疗资源合理分配和日益增长的健康管理需求的基础。

在临床诊疗方面,通过对医院数据资源进行全面盘点,将有效信息转化为数据分析内容,形成数据全景地图,并且多样化展示,帮助临床更加直观形象地获取数据,辅助临床决策,保障医疗质量和安全。

在支撑医院精细化管理方面,综合运用医疗成本数据,通过核算科室、病种成本,对医院的经营风险、绩效评价等方面进行精细化管理,能有效地监测患者费用数据,帮助集中采购和医疗服务定价,对优化药品物流管理有着极大的支撑作用。

在居民健康方面,通过对患者数据时间轴的标准化治理,更好地按照诊疗时间顺序和患者历次就诊记录提供精确服务和决策支持,有效规避医疗风险。

在区域卫生医疗机构协作方面,实现各级医院在权限范围内查看和使用数据,提供技术指导帮扶、医防融合、转诊分诊等服务,提升基层医疗卫生服务能力。

（王亚南　程凯利　涂荣范）

参考文献

[1] 中国信息通信研究院云计算与大数据研究所,CCSA TC601 大数据技术标准推进委员会. 主数据管理实践白皮书(1.0版)[EB/OL]. (2018-12-13)[2023-05-25]. http://www.caict.ac.cn/kxyj/qwfb/bps/201812/P020181217331907823675.pdf.

[2] 数据交易. 什么是数据资源与数据资产[EB/OL]. (2023-3-14)[2023-05-26]. http://www.shujujiaoyi.com/news/127685.html.

[3] 孟群,胡建平,董方杰,等. 医疗健康大数据:我国健康医疗大数据资源目录体系建设研究[J]. 中国卫生信息管理杂志, 2017, 14, (3): 388-391.

[4] 李小华,周毅,赵霞,等. 医院信息平台技术与应用[M]. 北京:人民卫生出版社,2017.

[5] 51CTO 博客. 数据管理之元数据管理[EB/OL]. (2022-01-07)[2023-05-26]. https://blog.51cto.com/u_14637492/4895826.

[6] 中华人民共和国国家卫生健康委员会. 国家卫生信息资源分类与编码管理规范:WS/T 787—2021[S/OL]. 北京:国标电子书库平台. (2021-10-27)[2023-06-01]. https://ebook.chinabuilding.com.cn/zbooklib/bookpdf/probation?SiteID=1&bookID=148747.

[7] MBA 智库百科. 数据脱敏[EB/OL]. (2023-2-21)[2023-5-29]https://wiki.mbalib.com/wiki/%E6%95%B0%E6%8D%AE%E8%84%B1%E6%95%8F.

[8] 文秘帮. 大数据知识服务的内涵及基特征[EB/OL]. (2022-9-1)[2023-05-29]https://www.wenmi.com/article/px4xgm035hn6.html.

[9] X 技术. 医疗数据结构化处理方法、装置及设备与流程[EB/OL]. (2021-12-22)[2023-05-22]https://www.xjishu.com/zhuanli/05/202111098493_2.html.

[10] 刘学士. 共享数据交换中的关键技术[D]. 西安:西安电子科技大学,2012.

第二十九章 卫生信息标准体系

国家先后发布一系列卫生信息国家和行业标准，从基础、数据、技术、安全和管理各个层面规范医疗卫生领域的信息化建设。医疗卫生信息标准化对象和应用领域非常广泛，信息标准的组成十分复杂。为了满足国内医院信息标准的需求，科学规划卫生信息标准研究与应用工作，促进医疗卫生信息标准的协调、统一和衔接，需要对庞杂的医疗卫生信息标准进行系统地分类、分层，即建立医疗卫生信息标准体系。本章从信息标准体系的概念、原理和应用三个方面介绍医院信息标准体系，为读者理解、掌握和应用医院信息标准提供帮助。

第一节 概 述

一、信息标准体系的概念

（一）标准

标准（standard）有多种定义，从本质上说，标准包含一组规则和定义，用来规范如何执行一个操作（处理）或如何生产一个产品。标准提供了一种解决问题的途径，让人们在遇到类似问题时不必从头始摸索。

国际标准化组织（international standards organization，ISO）将标准定义为：由有关各方根据科学技术成就与先进经验，共同合作起草，公认的或基本上达成共识的技术规范或其他公开文件，由标准化机构批准，目的是促进最佳的公共利益。《国家标准 GB/T 20000.1》中指出：标准是对重复性事物和概念所做的统一规定。它以科学、技术和实践经验的综合成果为基础，经有关方面协商一致，由主管机构批准，以特定形式发布，作为共同遵守的准则和依据。

归纳起来，标准是为了在一定范围内获得最佳秩序和效益，对活动或其结果规定共同的、重复使用的规则、导则或规范性文件。该文件经协商一致制定并经公认机构批准。标准应以科学、技术和经验的综合成果为基础，以促进最佳社会效益为目的。

（二）信息标准

信息标准（information standard）是为信息科学研究、信息产品生产、信息管理等制定的各类规范和准则。医疗卫生信息标准（healthcare information standard）指在医疗卫生事务处理过程中，信息采集、传输、交换和利用时所采用的统一的规则概念、名词、术语、代码和技术，包括信息表达标准和信息技术标准等。

（三）标准化

标准化（standardization）指以制定、修订和实施标准为主要内容的所有活动过程，信息标准化即信息标准制（修）订和实施活动。狭义的信息标准化指信息表达上的标准化，实质上就是在一定范围内人们能共同使用的、对某类、某些、某个客体抽象的描述与表达。广义的信息标准化不仅涉及信息元素的表达而且涉及整个信息处理，包括信息传输与通讯、数据流程、信息处理的技术与方法、信息处理设备等。卫生信息标准化指信息标准化在卫生领域的具体应用，包括卫生信息本身表达的标准化、卫生信息交换与传输的标准化和卫生信息技术的标准化。卫生信息标准的应用可保证多个独立信息系统之间信息的兼容性，保证数据的可得性、可比性和明晰性，最终使不同地域、不同机构、不同部门的信息实现共享。实现以上目标的最终路径是通过采用医疗卫生信息标准实现互操作性或互联互通性。

（四）标准体系

标准体系（standard system）是一定范围内的标准按其内在联系形成的科学体系。国家、行业标准都存在着客观的内在联系，相互制约、相互补充，构成一个有机整体。一个标准体系围绕某一特定的标准化目的，标准之间在相关的质的规定方面互相一致、互相衔接、互为条件、协调发展。标准体系由标准体系框架和标准体系表组成，主要有层次结构和线性结构两种形式。

标准体系特征包括集合性、目标性、可分解性、相关性、整体性、环境适应性。根据特定的标准化应用需求，选择应用领域中相关的标准，确立各个标准之间的关系，并加以综合应用，使之密切衔接成为一个有机整体并实际解决问题。标准体系体现标准的适用性原则，力求标准之间的相互关联、互相协调，形成一个最佳体系，达到标准整体最佳效能。

卫生信息标准化对象和应用领域非常广泛，卫生信息标准种类繁多、内容复杂，但都围绕医疗卫生领域信息互操作这个主题。为了满足卫生信息标准的多样性需求，科学地规划卫生信息标准研发工作，并促进各类卫生信息标准的协调、统一和衔接，同时，帮助用户正确地选择、采用适宜的卫生信息标准，需要对庞杂的医疗卫生信息标准进行系统分类和整理，即建立医疗卫生信息标准体系。

进入 21 世纪以来，我国开始逐步重视医疗卫生信息标准体系研究与搭建，并于 2009 年由原国家卫生部卫生信息标准化专业委员会提出了国家医疗卫生信息标准体系架构，该体系架构涵盖了基础类标准、数据类标准、技术类标准及管理类标准四个大类标准，四个大类标准下又分别包括若干个子标准。随着医疗卫生信息标准体系的落实与实践，信息安全的重要性越发明显，因此信息安全及隐私保护规范被从原来属于技术类标准中单列出来，成为信息安全与隐私保护类标准，从而形成"五位一体"有机结合、相辅相成的我国医院信息化标准体系。我国卫生信息标准体系如图 29-1 所示。

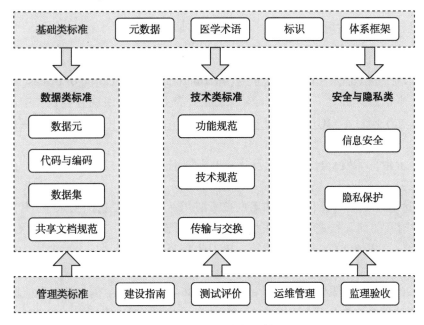

图 29-1　卫生信息标准体系

二、信息标准体系的作用

构建医院信息化标准体系的目的和意义在于全面促进计算机系统的互操作性和信息的跨系统、跨机构、跨地域共享。互操作性（interoperability）指两个或者多个系统之间共享、通信和协作的能力。这里的系统是指各类实体，包括机构、业务、人员以及 IT 系统。对于医疗信息化来说，系统是指 IT 应用程序、解决方案及其组件。通俗来说，互操作性即系统之间能够传输数据，并且这些数据能够被准确地理解。互操作性可被划分为语义（semantic）互操作性（词法，如术语）和语法（syntax）互操作性（句法，如文档结构），但这种划分只涉及一个传输的工件（artifact）本身，不能覆盖信息传输、共享和利用的所有环节。

HL7 发表的白皮书《走近术语:卫生领域的互操作》(2007)将互操作性划分为语义互操作性、技术互操作性和过程互操作性。

(一)语义互操作性

能够确保每一个系统都能够理解从其他系统接收到的信息,同时确保能够无歧义地使用和解释信息。主要关注点是信息含义表达的标准化,涉及从本体提炼出的、在一定信息背景(领域知识)之上的信息含义的共享。包括以下 2 方面。

1. 数据和概念表达:命名和编码(标识符);标准化数据,包括参考信息模型、领域信息模型(本体、原型)、术语和代码系统、数据字典。

2. 数据组装形式:信息以何种形式或结构在系统之间传输,如共享文档的结构;以消息形式发送/接收时消息的结构。

(二)技术互操作性

以硬件形式表现的互联互通性,更多依赖于信息技术。关注点是数据的传输而非数据的含义,比如如何建立整合的数据库、如何实现数据的访问和存取、采取何种电子报文(消息)交换协议等,涉及系统的互联,需要采用数据集成、系统互联、数据获取和信息交换等一系列标准来实现。技术互操作性与语义互操作性紧密关联,互为补充。一些面向技术互操作的标准包含语义方面的定义,也支持语义互操作,可以实现用标准的方法(技术互操作性)传输标准的数据(语义互操作性)。

(三)过程互操作性

将系统成功应用于工作场所,即计算机系统与实际业务工作实现最佳契合,例如清晰的用户角色说明,可用的、友好的和高效的人-机界面,数据展示/支持移动工作设备、优化工作过程(业务流程再造)、实际使用有效等,涉及 EHR 系统或卫生信息系统的可用性和有效性问题。

三、卫生信息标准体系发展历程

国内医院信息标准化建设起步于 80 年代,国家先后出台了一系列卫生信息分类与代码,用于医疗机构信息系统的采集、存储和处理。国际疾病分类(international classification of diseases,ICD)是我国最早引进的国际医疗卫生信息标准之一,1981 年我国成立世界卫生组织疾病分类合作中心后即开始推广应用国际疾病分类第九次修订本(ICD-9)的工作,并于 1987 年正式使用 ICD-9 进行疾病和死亡原因的统计分类。

2003 年原国家卫生部印发《全国卫生信息化发展规划纲要 2003—2010 年》,提出 2010 年卫生信息化建设的奋斗目标,即"建立起较完备、标准统一规范、系统安全可靠,与卫生改革与发展相适应的卫生信息化体系,经济发达地区卫生信息化建设和信息技术应用达到中等发达国家水平,其余地区卫生信息化建设要处于发展中国家前列",推进了国内医疗卫生信息标准化进程。2009 年,原国家卫生部发布了 WS/T 303—2009《卫生信息数据元标准化规则》等 4 项卫生信息元数据标准,为后期国内医疗卫生信息标准化发展奠定基础。这一阶段医疗卫生信息标准化建设主要集中在卫生信息元数据、数据元、数据集,先后发布了《WS 363—2011 卫生健康信息数据元目录》《WS 364—2011 卫生信息数据元值域代码》《WS 365—2014 城乡居民健康档案基本数据集》《WS 445—2014 电子病历基本数据集》《WS 375—2017 疾病控制基本数据集》等卫生行业标准,为医疗卫生各类业务信息系统提供信息标准支撑。国家医疗卫生信息标准建设从主要面向卫生统计业务需求,向面向卫生、临床服务和管理需求的整体发展。

医院信息化建设发展以及新一代信息技术的应用,信息系统互联互通性日益受到重视。按照实现卫生信息互联互通的目标要求,卫生信息学模型、卫生信息平台、共享文档等相关标准成为发展重点。2013 年,国家发布《GB/T 30107—2013 健康信息学 HL7 V3 参考信息模型》,引进国际医疗卫生信息标准 HL7 V3 作为国家标准,为国内医疗卫生信息标准的高水平开发提供参照和指导。在信息平台建设方面发布了《WS/T 447—2014 基于电子病历的医院信息平台技术规范》《WS/T 448—2014 基于居民健康档案的区域卫生信息平台技术规范》等技术规范。在信息平台功能方面发布了《省统筹区域人口健康信息平台应用功能指引》(2016 年)、《医院信息平台应用功能指引》(2016)、《全国医院信息化建设标准与规范》(2018 年)等功能规范。在共享文档方面发布了《WS/T 482—2016 卫生信息共享文档编制规范》《WS/T 483—2016

健康档案共享文档规范》和《WS/T 500—2016 电子病历共享文档规范》等标准规范。这一系列互联互通平台相关标准的发布，有力地促进了国内卫生信息互联互通的技术和应用发展。

近十年随着医院信息标准化的发展，国家立法和政府文件都将卫生信息标准化放到了重要位置，提出健全统一规范的全国医疗健康数据资源目录与标准体系。2016 年国务院办公厅印发的《关于促进和规范健康医疗大数据应用发展的指导意见》和 2018 年印发的《关于促进"互联网＋医疗健康"发展的意见》，均对卫生信息化标准提出了具体要求。2019 年的《中华人民共和国基本医疗卫生与健康促进法》，从法律层面提出了对卫生健康信息标准化的要求。

2020 年，为指导各级医院信息标准化建设，推进医疗健康信息互联互通和共享协同，国家卫生健康委印发了《医院信息互联互通标准化成熟度测评方案（2020 年版）》，系统性地创建了具有自主知识产权的医疗健康信息互联互通标准与技术体系并在全国广泛推广应用，开启了我国医疗健康信息化建设新格局，引领了医疗健康信息互联互通水平的跨越式发展。该医疗健康信息互联互通标准与技术体系在数据标准方面，《WS 365—2011 城乡居民健康档案基本数据集》《WS 445—2014 电子病历基本数据集》《WS/T 483—2016 健康档案共享文档规范》《WS/T 500—2016 电子病历共享文档规范》等 62 项行业数据标准，保障了医疗健康数据语义互操作与共享互认。在技术标准方面，《WS/T 448—2014 基于居民健康档案的区域卫生信息平台技术规范》《WS/T 447—2014 基于电子病历的医院信息平台技术规范》《WS/T 543—2017 居民健康卡技术规范》等 14 项行业技术标准，从信息平台技术层面提供支撑。在管理标准方面，《WS/T 502—2016 电子健康档案与区域卫生信息平台标准符合性测试规范》《WS/T 501—2016 电子病历与医院信息平台标准符合性测试规范》《WS/T 548—2017 医学数字影像通信（DICOM）中文标准符合性测试规范》等 7 项行业管理标准，规定信息平台标准符合性测试的测试过程、测试方法、测试内容和测试结果判定准则，以促进互联互通标准体系的落地应用。国医疗健康信息互联互通标准与技术体系已成为全民健康信息化的重要支撑，是指导全国区域和医院信息化建设发展的基本依据。截至目前，发布基础类、数据类、技术类、管理类、安全与隐私类、应用类等 6 类医疗健康信息行业标准 252 项、团体标准 67 项，覆盖并规范医疗健康信息互联互通的全部环节。

2020 年 10 月 10 日，国家卫生健康委发布《关于加强全民健康信息标准化体系建设的意见》，明确提出要"加强全民健康信息标准化体系建设，更好地发挥标准的规范、引领和支撑作用，推进互联网、大数据、人工智能、区块链、5G 等新兴信息技术与卫生健康行业的创新融合发展"。2022 年 1 月，国家卫生健康委印发了《"十四五"卫生健康标准化工作规划》，明确了卫生健康标准化工作的指导思想、基本原则和发展目标，提出了卫生健康标准化工作的六项主要任务和六大重点领域。在"十四五"期间，无论是信息平台建设，还是互联网医院建设和新兴技术的应用，都高度重视医院信息标准的遵循和应用，并以此为契机提升信息互联互通标准化成熟度水平，促进区域和医疗机构的信息化建设发展。

2023 年以来，国家卫生健康委先后发布了《WS/T 303—2023 卫生健康信息数据元标准化规则》《WS/T 304—2023 卫生健康信息数据模式描述指南》《WS/T 305—2023 卫生健康信息数据集元数据规则、WS/T 306—2023》《卫生健康信息数据集分类与编码规则》《WS 363—2023 卫生健康信息数据元目录》《WS 364—2023 卫生健康信息数据元值域代码》，代替了之前的版本。

第二节　卫生信息标准体系原理

卫生信息标准体系将卫生信息标准分类为基础类、数据类、技术类、安全类和管理类，每类标准由一系列相关标准组成，形成一个完整的体系。不同类型的信息标准具有不同的作用、适用对象和应用范围，本节介绍卫生信息标准体系各类标准的主要特性和内容。

一、基础类标准

（一）基础类标准特性

基础类标准用于规范标准化对象的通则、共性因素，是其他标准的依据和基础。卫生信息基础标准用于规范卫生信息标准体系中所有的信息元素，尤其是资源、模型、数据、标识、术语等元素，在整个卫生信息标准体系中作为"标准的标准"。医院信息化的常用基础类标准主要包括元数据、标识标准、医学数据等。

（二）基础类标准内容

1. 元数据（metadata）　是指定义和解释其他数据的数据，是对数据的说明，提供的是准确理解和精确解释数据所需要的信息。元数据是描述信息资源或数据等对象的数据，其使用目的在于：识别资源；评价资源；追踪资源在使用过程中的变化；实现简单高效地管理大量网络化数据；实现信息资源的有效发现、查找、一体化组织和对使用资源的有效管理。

2. 标识（identity）　是保证医疗过程中各种参与实体能够准确辨识的保证。医疗活动中患者、医生、护士、病历、检验样本、试剂、材料、影像图像、药品、医疗设备等都需要唯一标识。随着医疗信息化应用，越来越多的医疗活动的主体和客体标识将与其关联的数据以数字化形式记录下来，这些数字化的医疗文档在医院系统内部或跨区域、跨系统进行交换和共享，都必须使用统一和规范的标识标准。对医疗过程中各类实体或非实体对象进行统一、规范的标识，是实现信息共享、互联互通必然要求。

3. 医学术语（medical terminology）　是界定医学领域中使用的概念的指称及其定义的集合。术语是通过语音或文字来表达或限定科学概念的约定性语言符号，是思想和认识交流的工具。医学术语标准化可以实现医学词形和词义进行统一化、标准化，是医学领域各种医学概念的标准化的表现形式。有了这样的标准化表现形式，可以让医学术语的使用者形成统一的认知。

二、数据类标准

（一）数据类标准特性

数据类标准表示数据信息的分类、编码、规范、表示、关系标准。数据标准是卫生信息标准体系的核心。当前卫生信息数据包括健康档案数据、电子病历数据、卫生统计数据等，在大数据和人工智能的新一代信息技术广泛应用的时代，数据除了结构数据和非结构化数据外，还包括知识图谱、信息模型等。医院信息化的常用数据类标准主要包括数据元、数据集、共享文档规范，以及分类和编码等。

（二）数据类标准内容

1. 数据元（data element）　是指由一组属性规定的数据单元。数据单元是信息的基本单位，例如住院病案首页中的病案号、姓名、入院诊断、主要诊断等都是基本的数据单元，为数据单元赋予属性就成为数据元。数据元的目的是建立标准化的数据表达、采集、存储和传输格式，以实现数据的正确表达和理解。

数据属性包括数据的标识符、名称、定义、表示和允许值，构成对一个数据元的客观和完整描述。其中，标识符是数据元在使用范围内的唯一标识代码，名称和定义是数据元通用术语描述，表示由数据元的数据类型、格式组成，允许值是数据元表示的取值范围，包括取值的允许值、类型和范围。

数据元与医疗卫生信息系统常用的数据字典是有区别的，数据字典通常主要是用来解释一个数据库的表、字段等数据结构意义，数据字段的取值范围，数据值代表意义等。而数据元与应用系统、数据库无关，它是由一组属性规定的数据单元，其属性规定来自元数据。

2. 数据集（dataset）　是指具有一定主题，可以标识并可以被计算机化处理的数据集合。

主题、标识、计算机处理、集合是数据集的四个基本要素。主题是指围绕着某一项特定任务或活动进行数据规划和设计时，对其内容进行的系统归纳和描述；标识指能够通过规范的名称和标识符等对数据集进行标记，以供识别；计算机处理指可以通过计算机技术，对数据集内容进行发布、交换、管理和查询应用；集合指由按照数据元所形成的若干数据记录构成的集合。

3. 共享文档规范（specification for sharing document）　是关于临床文档的结构和语义方面的规范。共享文档规范通过数据元约束卫生信息共享文档中的数据元素，利用模板结构化、规范化描述卫生信息共享文档所承载的具体业务内容，利用值域代码记载卫生信息共享文档的编码型数据元素，清晰展示应用文档的业务语境以及数据单元之间的相互关系，从而支持更高层次的语义上的信息互联互通和数据共享。与数据集类似，共享文档规范目的是建立标准化的临床文档表达、存储和交换格式，以实现临床文档的正确表达和理解。

数据集与共享文档规范的区别是，数据集由一组相关数据元组成，用于描述结构化数据；共享文档规范则是通过一组 XML 代码表示，通常用于描述非结构化数据，例如病程记录等。

4. 分类（classification） 是指根据信息内容的属性和特征，将信息按一定的原则和方法进行区分和归类，并建立起一定的分类体系和排列顺序。

按照卫生领域数据信息的科学分类和标识方法，将具有共同特征的数据归并在一起，使之与不具有上述共性的数据区分开来，并通过设定的编码规则进行唯一识别，以支持在领域层面对数据信息进行统筹规划、系统描述、关联分析和应用设计，促进医疗卫生信息的系统性规划、规范化管理、一致性表达，进而促进信息的有效交换和广泛共享

5. 编码（coding） 是指将事物或概念（编码对象）赋予具有一定规律、易于计算机和人识别处理的符号，形成代码元素集合。代码元素集合中的代码元素就是赋予编码对象的符号，即编码对象的代码值。

所有类型的信息都能够进行编码。对信息编码后，信息就能被不同用户组或应用系统共享。信息编码的主要作用是标识、分类、参照。其中标识的目的是把编码对象彼此区分开，在编码对象的集合范围内，编码对象的代码值是其唯一性标志。

三、技术类标准

（一）技术类标准特性

标准化对象的技术事项的共同规格、指标、参数。技术标准包括应用信息技术对信息的传输、交换，信息系统功能、流程，以及信息平台和信息系统等相关技术标准，即以卫生信息为处理对象的技术的相关标准。

（二）技术类标准内容

1. 功能规范（function specification） 描述和规范信息系统的适用范围、业务功能、业务流程、系统管理等指标和参数，主要用于信息系统的规划、设计、开发、部署和应用。功能规范通常仅包括信息系统的基本功能。

2. 平台规范（platform specification） 描述信息平台的总体技术要求，包括体系框架、技术架构、基本功能、支撑服务、应用服务、信息资源、集成规范、安全规范和性能要求等。

3. 交互规范（interactive specification） 描述和规范信息系统（平台）之间信息交互过程的角色、交易、触发条件、交互流程、交互信息等参数，实现互联互通、数据共享和业务协同等集成、封装和接口要求。

四、安全类标准

（一）安全类标准特性

信息安全的规则、技术、控制、加密、管理标准。安全标准包括网络和信息安全的各类标准，以及患者隐私保护的相关标准。

（二）安全类标准内容

1. 信息安全标准（information security） 规范信息领域中各种各类信息安全应遵循的原则和要求，通常包括网络安全、数据安全、通信安全、终端安全、基础设施安全和安全等级保护等内容。

2. 个人信息安全规范（personal information security specification） 是规范开展收集、保存、使用、共享、转让、公开披露等个人信息处理活动应遵循的原则和安全要求，用于规范各类组织个人信息处理活动，包括主管监管部门、第三方评估机构等组织对个人信息处理活动进行监督、管理和评估。

五、管理类标准

（一）管理类标准特性

标准化对象的协调统一管理事项的规范。管理标准是卫生信息应用和管理层面上的标准规范，用于规范卫生信息和卫生信息系统的使用、管理、实施、监理、验收和测评等。

（二）管理类标准内容

1. 应用规范（application specification）　规范信息系统的使用中的应用流程、操作方法、管理规章等方面的规范性、制度性要求。

2. 运维管理（operation and maintenance）　对不同服务对象、服务过程和服务需求的能力要素进行抽取，并通过关键指标对服务能力进行评价；同时针对运维服务过程、服务交付内容及特定服务需求的要求；另外还针对不同服务对象的运维服务提出要求。

3. 测评标准（test and evaluation specification）　是基于相关的信息标准，对信息系统的标准遵循、技术架构、业务功能、应用效果、信息安全、运行维护等方面进行测试和评价的规则和方法。

4. 验收规范（acceptance specification）　是对信息化建设工程（包括软件、硬件、网络等）的质量检查、随工检验和竣工验收工作的技术要求。

第三节　卫生信息标准体系应用

本节介绍医院信息标准化相关的部分常用标准和规范文件，以及这些标准和文件的适用范围。

一、基础类标准应用

见表29-1。

表29-1　基础标准与规范

标准	适用范围
元数据/元模型	
GB/T 30107—2013 健康信息学 HL7 V3 参考信息模型	规定了用于描述静态的健康和医疗保健信息的 HL7 参考信息模型（RIM），描述了 HL7 RIM 域中的主题域、类及其属性，并给出 RIM 的结构词表，适用于健康信息学领域内的标准制定以及医疗保健信息系统的研发与管理
WS/T 787—2021 国家卫生信息资源分类与编码管理规范	规定了国家卫生信息资源目录管理架构、目录编制流程，卫生信息资源调查、目录生成，以及卫生信息资源标识符编码规则。适用于国家卫生信息资源目录的编制和管理
WS/T 303—2023 卫生健康信息数据元标准化规则	规定了卫生健康信息数据元模型、属性、卫生健康信息数据元的命名、定义、分类以及卫生健康信息数据元内容标准编写格式规范，适用于卫生健康信息数据元目录（数据元字典）的研究与制定、卫生健康信息数据元数据注册系统的设计与开发、卫生健康信息标准的研究、教学与交流
WS/T 304—2023 卫生健康信息数据模式描述指南	规定了卫生健康信息主题域模式、类关系模式、数据集模式的描述规则。适用于卫生健康领域信息资源的组织与规划、卫生健康信息系统设计与开发以及具体数据资源描述中的数据模式描述
WS/T 305—2023 卫生健康信息数据集元数据标准	规定了数据集元数据内容框架、卫生健康信息数据集核心元数据、卫生健康信息数据集参考元数据、引用信息与代码表。适用于作为卫生健康信息数据集属性的统一规范化描述，也可用于卫生健康领域针对数据集制定专用元数据标准的依据
WS/T 306—2023 卫生健康信息数据集分类与编码规则	规定了卫生健康信息数据集分类与编码需遵循的基本原则、技术方法以及应用规则，适用于卫生健康领域各类卫生健康信息数据集分类与编码方案的制定
WS 370—2012 卫生信息基本数据集编制规范	规定了卫生信息数据集的内容结构、数据集元数据、数据元属性、数据元索引表示方法，适用于指导卫生信息相关数据集的编制与使用
WS/T 482—2016 卫生信息共享文档编制规范	规定了卫生信息共享文档的分类体系、内容、架构、文档头和文档体内容记载要求、文档制定的基本规则，适用于全国各级各类提供医疗卫生服务的医疗卫生机构、从事卫生信息化服务的信息技术厂商及相关的行政管理部门
医疗保障定点医疗机构等信息业务编码规则和方法（医保发〔2019〕55 号）	规定了疾病诊断编码、手术操作编码、中医诊断编码、西药编码、中成药编码、医疗服务项目编码、医用耗材编码、医疗保障基金结算清单的规则与方法

续表

标准	适用范围
《医疗保障定点医疗机构等信息业务编码规则和方法》（医保发〔2019〕55号）	规定了定点医疗机构编码、医保医师编码、医保护士编码、定点零售药店编码、医保药师编码、医保系统单位编码、医保系统工作人员编码、医保门诊慢特病病种编码、医保按病种结算病种编码、医保日间手术病种编码的规则与方法
国家医疗保障疾病诊断相关分组（CHS-DRG）分组与付费技术规范（国家医保局2019年10月）	对DRG分组的基本原理、适用范围、名词定义，以及数据要求、数据质控、标准化上传规范、分组策略与原则、权重与费率确定方法等进行了规范，《分组方案》明确了国家医疗保障疾病诊断相关分组（CHS-DRG）是全国医疗保障部门开展DRG付费工作的统一标准，包括了26个主要诊断大类（MDC），376个核心DRG（ADRG），其中167个外科手术操作ADRG组、22个非手术操作ADRG组合187个内科诊断ADRG组。适用于各试点城市按照统一的技术规范和分组方案开展相关工作
医学术语	
WS 307—2009 医疗机构标志	规定了医疗机构标志的基本要求，适用于医疗机构，包括向社会提供医疗服务的军队医疗机构
WS/T 203—2001 输血医学常用术语	规定了国内输血医学专业常用管理和技术术语的规范用词及其含义，适用于国内输血医学专业及相关领域对输血常用术语的引用和释义
WS/T 466—2014 消毒专业名词术语	界定了我国消毒专业常用名词术语，并给出了定义和解释，适用于消毒专业领域名词术语的使用
WS/T 476—2015 营养名词术语	界定了营养名词术语的定义或释义，适用于营养工作，特别是营养标准的编写和实施
WS/T 814—2023 患者体验调查与评价术语标准	规定了患者体验调查与评价术语的分类和定义（或释义），适用于各级各类医疗机构患者体验调查与评价工作
GB/T 16751—2020 中医临床诊疗术语（共3部分）	共收录1 369个中医疾病名术语（含113个类目词和53个临时诊断用术语）、2 060个中医证候名术语（含406个类目词）、1 168个中医治法术语，并界定其定义，适用于中医医疗、卫生统计、中医病案管理、中医临床医疗质量评定、科研、教学、出版及国内外学术交流等领域
标识标准	
WS/T 681—2020 卫生信息标识体系对象标识符注册管理规程	规定了卫生健康信息实体对象标识符注册管理规程，具体规定了：①卫生健康信息OID注册机构管理层级；②卫生健康信息OID注册分中心和其他实体机构申请注册规程；③卫生健康信息OID注册管理规程；④争议解决办法。本标准适用于卫生健康信息OID标识的申请、注册、管理和维护
WS/T 813—2023 手术部位标识标准	规定了手术部位标识的原则、人员、时间、工具和方式等内容，适用于开展手术的各级各类医疗机构。有创操作部位标识可参照执行
WS/T 789—2021 血液产品标签与标识代码标准	规定了一般血站提供的全血及成分血的血液产品标签的编码设计要求，适用于一般血站提供的全血及成分血的血液产品标签

二、数据类标准应用

见表29-2。

表29-2　数据类标准与规范

标准	适用范围
数据元	
WS 363—2023 卫生健康信息数据元目录（共17部分）	标准第1部分规定了卫生健康信息数据元目录内容结构、属性与描述规则、数据元目录格式和数据元索引的编制规则，适用于卫生健康领域卫生健康信息数据元目录的编制 标准其他部分规定了医疗健康信息相关数据元的数据元标识符、数据元名称、定义、数据元值的数据类型、表示格式和数据元允许值，适用于我国卫生健康领域相关信息交换与共享

标准	适用范围
代码与编码	
WS 364—2023 卫生健康信息数据元值域代码（共 17 部分）	本标准与《WS 363—2023 卫生健康信息数据元目录》配套使用
	标准第 1 部分规定了卫生健康领域常用的数据元值域代码的编码方法、代码表格式和表示要求、代码表的命名与标识，适用于卫生健康信息数据元值域代码的编制
	标准其他部分规定了卫生健康相关信息数据元的值域代码，适用于卫生健康相关信息的表示、交换、识别和处理
GB/T 14396—2016 疾病分类与代码	规定了疾病、损伤和中毒及其外部原因、与保健机构接触的非医疗理由和肿瘤形态学的分类与代码，适用于医疗卫生服务、医疗保障、人口管理等部门中对疾病、伤残等分类，并用于信息处理与交换、统计分析
GB/T 15657—2021 中医病证分类与代码	规定了中医病证的分类与代码，适用于中医医疗、卫生统计、中医病案管理、中医临床医疗质量评定、科研、教学、出版及国内外学术交流等领域
WS 218—2002 卫生机构（组织）分类与代码	规定了卫生机构（组织）的分类原则、分类、代码结构及编码方法等，适用于卫生行业管理、卫生机构分类、卫生统计与信息咨询、医疗机构执业许可登记等
数据集	
WS 365—2011 城乡居民健康档案基本数据集	规定了城乡居民健康档案基本数据集的数据集元数据属性和数据元目录。数据元目录包括城乡居民健康档案个人基本信息、健康体检信息、重点人群健康管理记录和其他医疗卫生服务记录的相关数据元，适用于城乡居民健康档案的信息收集、存储与共享，以及城乡居民健康档案管理信息系统建设
WS 371—2012 基本信息基本数据集	规定了个人信息基本数据集的数据集元属性和数据元属性，适用于指导个人基本信息的采集、存储、共享以及信息系统开发
WS 372—2012 疾病管理基本数据集（共 6 部分）	规定了乙型肝炎患者管理、高血压患者健康管理、重性神经疾病患者管理、老年人健康管理、肿瘤病历管理基本数据集的数据集元属性和数据元属性，适用于以上疾病管理检测机构、提供行为指导的相关医疗保健机构及卫生行政部门进行相关业务数据采集、传输、存储等工作
WS 375—2016 疾病控制基本数据集（共 23 部分）	规定了艾滋病综合防治等 23 个基本数据集的数据集元属性和数据元属性，适用于疾病控制基本数据采集、传输、存储等工作
WS 373—2012 医疗服务基本数据集（共 3 部分）	规定了门诊摘要、住院摘要、成人健康体检基本数据集的数据集元数据属性和数据元目录，适用于相关卫生信息系统
WS 376—2013 儿童保健基本数据集（共 5 部分）	规定了出生医学证明、儿童健康检查、新生儿疾病筛查、营养性疾病儿童管理、5 岁以下儿童死亡报告基本数据集的数据集元属性和数据元属性，适用于指导儿童保健基本信息的采集、存储、共享以及信息系统开发
WS 377—2013 妇女保健基本数据集（共 7 部分）	规定了婚前保健服务、妇女常见病筛查、计划生育技术服务、孕产期保健服务与高危管理、产前筛查与诊断、出生缺陷检测、孕产妇死亡报告基本数据集的数据集元属性和数据元属性，适用于指导妇女保健基本信息的采集、存储、共享以及信息系统开发
WS 445—2014 电子病历基本数据集（共 53 部分）	规定了病历概要等 53 个基本数据集的数据集元属性和数据元属性，适用于电子病历基本信息的采集、传输、共享以及信息系统开发
WS 537—2017 居民健康卡数据集	规定了居民健康卡卡内数据文件结构的数据集元数据属性、数据元目录、数据元值域代码、数据元存储编码规则及补齐规则，适用于居民健康卡注册管理中心、制卡机构和医疗卫生机构制作、使用和管理居民健康卡的全过程
WS 539—2017 远程医疗信息基本数据集	规定了远程医疗服务基本数据集的元数据属性、数据元目录，适用于远程医疗服务信息的收集、存储、交换与共享
WS 542—2017 院前医疗急救基本数据集	规定了院前医疗急救基本数据集的数据集元数据属性和数据元目录。数据元目录包括呼叫受理基本信息、调度指挥基本信息、突发事件信息、质量控制和管理、院前患者基本信息采集表的相关数据元，适用于院前医疗急救信息收集、存储与共享，以及院前医疗急救信息系统建设

续表

标准	适用范围
WS 599—2018 医院人财物运营管理基本数据集（共 4 部分）	规定了医院人力资源管理、医院财务与成本核算管理、医院物资管理、医院固定资产管理基本数据集的元数据属性和数据元属性，本部分适用于医院人财物运营管理相关的卫生信息系统
共享文档规范	
WS/T 483—2016 健康档案共享文档规范	规定了个人基本健康信息登记等 20 部分的文档模板以及对文档头和文档体的一系列约束，适用于健康档案的应用
WS/T 500—2016 电子病历共享文档规范（共 53 部分）	规定了病历概要等 53 部分的文档模板以及对文档头和文档体的一系列约束，适用于电子病历的规范采集、传输、存储、共享交换以及信息系统的开发应用

三、技术类标准应用

见表 29-3。

表 29-3　技术类标准和规范

标准	适用范围
功能规范	
医院信息平台应用功能指引（国卫办规划函〔2016〕1110 号）	明确了惠民服务、医疗业务、医疗管理、运营管理、医疗协同、数据应用、移动医疗、信息安全、信息平台基础的系统建设内容和具体功能要求，适用于二级及以上医院的信息化建设
全国医院信息化建设标准与规范（试行）（国卫办规划函〔2018〕4 号）	从软硬件建设、安全保障、新兴技术等方面规范了医院信息化建设的主要内容和要求，适用于规范二级及以上医院信息化建设的基本内容和建设要求
电子病历系统功能规范（试行）（卫医政发〔2010〕114 号）	规范医疗机构电子病历管理，明确了医疗机构电子病历系统应当具有的功能，适用于医疗机构电子病历系统的建立、使用、数据保存、共享和管理
医院信息系统基本功能规范（卫办发〔2002〕116 号）	规范了医院信息系统的基本功能及相应必须符合的法律、法规要求，适用于指导各级医院进行信息化建设，评价各级医院信息化建设程度
公立医院运营管理信息化功能指引（国卫办财务函〔2022〕126 号）	主要针对公立医院运营管理信息化的整体功能，分为医教研防业务活动、综合管理、财务、资产、人力、事项、运营管理决策、数据基础、基础管理与集成 9 大类业务，对 45 级 163 个功能点进行功能设计，引导各级各类公立医院运营管理信息化应用建设
中医医院信息系统基本功能规范（国中医药办发〔2011〕46 号）	规范了中医医院信息系统建设，从基础功能与医院信息基础平台、临床服务部分和医院管理部分阐述了中医医院信息系统的建设内容，适用于指导中医医院、中西医结合医院、民族医院的信息化建设
WS/T 529—2016 远程医疗信息系统基本功能规范	规定了远程医疗信息系统的功能构成、功能要求以及系统总体要求，适用于远程医疗信息系统的规划、设计、开发、部署和应用
WS/T 517—2016 基层医疗卫生信息系统基本功能规范	规定了应用于乡镇卫生院、社区卫生服务机构、村卫生室的基层医疗卫生信息系统及其各功能单元的定义、适用范围以及功能要求，适用于基层医疗卫生信息系统的规划、设计、开发、部署和应用；建设单位可依据本规范对开发商提出建设要求
平台规范	
WS/T 448—2014 基于居民健康档案的区域卫生信息平台技术规范	规定了基于居民健康档案的区域卫生信息平台的技术架构，区域卫生信息平台注册服务，健康档案整合服务，简单档案存储服务，健康档案管理服务，健康档案调阅服务，健康档案协同服务，区域卫生信息平台信息安全与隐私保护等关键技术要求，区域卫生信息平台 IT 基础设施建设机构接入要求和性能要求等。适用于区域卫生信息平台的建设，以及相关医疗卫生机构接入区域卫生信息平台
WS/T 447—2014 基于电子病历的医院信息平台技术规范	规定了医院信息平台的总体技术要求、平台基本功能要求、信息资源规范、交互规范、IT 基础设施规范、安全规范和性能要求等，适用于二、三级医院基于电子病历的医院信息平台建设
WS/T 815—2023 严重创伤院前与院内信息链接标准	规定了院前急救机构将严重创伤患者从院前转至接诊医院时有关信息录入和信息链接的方式、内容和数据库要求，适用于全国各级各类院前急救机构的医务人员与接诊医院的医务人员之间进行严重创伤患者病情信息的交接

续表

标准	适用范围
医院信息化建设应用技术指引（国卫办规划函〔2017〕1232号）	明确了医院信息化建设和应用的适宜技术，为所有医疗业务应用方、技术提供方、技术研究方提供技术建设和支撑
WS/T 543—2017《居民健康卡技术规范》（共6部分）	规定了全国统一的居民健康卡、终端、安全机制、产品检测的基本概念及要求，适用于制作、发行、使用居民健康卡的卫生计生行政管理部门、医疗卫生机构、第三方联合发卡机构和生产企业
交互规范	
WS/T 790—2021 区域卫生信息平台交互标准	规定了区域卫生信息平台交互服务编码和消息结构的编制说明、消息与服务定义、数据类型与通用元素、通用服务、通用服务处理等一系列约束。适用于基于居民健康档案的区域卫生信息平台与接入平台的医疗卫生应用系统间、平台与其他接入平台间以及平台内部服务组件间的信息交互与共享
WS/T 846—2024 医院信息平台交互标准	规定了医院信息平台交互服务业务分类体系，确定了各部分文档内容结构，以及交互接口定义、消息规范等内容；规范了交互服务业务内容，包括个人信息、医疗卫生机构、医疗卫生人员、术语、文档、就诊信息、医嘱信息、申请单信息、预约信息、状态信息等10类69项基础类信息的交互标准。适用于医疗服务、医疗管理、院感、基层卫生、妇幼健康等日益增多的业务服务信息交互标准制定工作具有规范指导作用

四、安全类标准应用

见表 29-4。

表 29-4　安全类标准和规范

标准	适用范围
GB/T 22240—2020 信息系统安全等级保护定级指南	给出了非涉及国家秘密的等级保护对象的安全保护等级定级方法和定级流程，适用于指导网络运营者开展非涉及国家秘密的等级保护对象的定级工作
GB/T 20988—2007 信息安全技术 信息系统灾难恢复规范	规定了信息系统灾难恢复应遵循的基本要求，适用于信息系统灾难恢复的规划、审批、实施和管理
GB/T 39680—2020 信息安全技术 服务器安全技术要求和测评准则	规定了服务器的安全技术要求和测评准则，适用于服务器的研制、生产、维护和测评
GB/T 40651—2021 信息安全技术 实体鉴别保障框架	确立了实体鉴别的保障框架，规定了各参与方角色的职责、实体鉴别的主要流程环节以及实体鉴别保障等级的类别和等级划分原则，并规定了实体鉴别保障所需的管理要求，适用于实体鉴别服务的安全测试和评估，并为其他实体身份鉴别相关标准的制定提供依据和参考
GB/T 35273—2020 信息安全技术 个人信息安全规范	规定了开展收集、存储、使用、共享、转让、公开披露、删除等个人信息处理活动应遵循的原则和安全要求，适用于规范各类组织的个人信息处理活动，也适用于主管监管部门、第三方评估机构等组织对个人信息处理活动进行监督、管理和评估
GB/Z 28828—2012 信息安全技术 公共及商用服务信息系统个人信息保护指南	规范了全部或部分通过信息系统进行个人信息处理的过程，为信息系统中个人信息处理不同阶段的个人信息保护提供指导，适用于指导除政府机关等行使公共管理职责的机构以外的各类组织和机构，如电信、金融、医疗等领域的服务机构，开展信息系统中的个人信息保护工作
卫生系统电子认证服务规范（试行）（卫办综发〔2010〕74号）	定义了参与卫生系统电子认证服务体系建设的管理方、使用方和提供方开展电子认证服务的工作机制，描述了卫生系统电子认证服务的总体要求，规范了电子认证服务机构需要遵循的证书业务服务和证书支持服务的要求，提出了服务的保障要求，适用于卫生系统电子认证服务体系建设的管理方、使用方和提供方
GB/T 39725—2020 信息安全技术 健康医疗数据安全指南	给出了健康医疗数据控制者在保护健康医疗数据时可采取的安全措施，适用于指导健康医疗数据控制者对健康医疗数据进行安全保护，也可供健康医疗、网络安全相关主管部门以及第三方评估机构等组织开展健康医疗数据的安全监督管理与评估等工作时参考

五、管理类标准应用

见表29-5。

表 29-5　管理类标准和规范

标准	适用范围
应用规范	
WS/T 788—2021 国家卫生信息资源使用管理规范	定义了"全民健康保障信息化工程一期项目"卫生信息资源的管理职责、使用方式和安全管理要求,适用于"全民健康保障信息化工程一期项目"卫生信息资源使用与管理
电子病历应用管理规范(试行)(国卫办医发〔2017〕8号)	明确了电子病历系统和电子病历的概念,对电子病历信息系统技术管理和电子病历质量管理提出具体要求,电子病历使用的术语、编码、模板和数据应符合相关标准和规范的要求和封存电子病历复制件的具体技术条件及要求,适用于规范医疗机构电子病历的建立、记录、修改、使用、保存和管理等
测评标准	
WS/T 502—2016 电子健康档案与区域卫生信息平台标准符合性测试规范	规定了电子健康档案与区域卫生信息平台标准符合性测试的测试过程、测试方法、测试内容和测试结果判定准则等,适用于健康档案数据集标准符合性测试、健康档案共享文档标准符合性测试、基于居民健康档案的区域卫生信息平台标准符合性测试
WS/T 501—2016 电子病历与医院信息平台标准符合性测试规范	规定了电子病历与医院信息平台标准符合性测试的测试过程、测试方法、测试内容和测试结果判定准则等,适用于电子病历基本数据集标准符合性测试、电子病历共享文档规范标准符合性测试和基于电子病历的医院信息平台标准符合性测试
WS/T 548—2017 医学数字影像通信(DICOM)中文标准符合性测试规范	对 DICOM 标准中的输入与输出服务进行测试,规定了医学数字影像设备中文标准符合性测试的测试方法和 PACS 中文标准符合性测试的测试方法,适用于全国各级各类医疗卫生机构、医疗设备生产商、医学影像存储与归档系统(PACS)生产商和放射信息系统(RIS)生产商的软件开发
电子病历系统应用水平分级评价标准(试行)(国卫办医函〔2018〕1079号)	明确了电子病历系统各发展阶段应当实现的功能,适用于全面评估各医疗机构现阶段电子病历系统应用所达到的水平,为各医疗机构提供电子病历系统建设的发展指南,指导医疗机构科学、合理、有序地发展电子病历系统
医院智慧服务分级评估标准体系(试行)(国卫办医函〔2019〕236号)	明确了医院各级别智慧服务应当实现的功能,适用于建立完善医院智慧服务现状评估和持续改进体系,评估医院开展的智慧服务水平,为医院建设智慧服务信息系统提供指南,指导医院科学、合理、有序地开发、应用智慧服务信息系统
医院智慧管理分级评估标准体系(试行)(国卫办医函〔2021〕86号)	明确了医院智慧管理各级别实现的功能,为医院加强智慧管理相关工作提供参照,适用于指导各地、各医院加强智慧医院建设的顶层设计,充分利用智慧管理工具,提升医院管理精细化、智能化水平
运维规范	
GB/T 28827—2012 信息技术服务　运行维护(共8部分)	提供一个运行维护服务能力模型,规定了运行维护服务组织在人员、资源、技术和过程方面应具备的条件和能力

（赵　霞　温必荣　李小华）

─────◇ **参考文献** ◇─────

[1] 李小华. 医疗卫生信息标准化技术与应用(第2版)[M]. 北京:人民卫生出版社,2020.

[2] 李春田. 现代标准化方法—综合标准化[M]. 北京:中国标准出版社,2011.

[3] 汤学军,董方杰,张黎黎. 我国医疗健康信息标准体系建设实践与思考[J]. 中国卫生信息管理杂志,2016,13(1):31-36.

[4] 李岳峰,胡建平,吴士勇. 国家医疗健康信息互联互通标准与测评体系建设[J]. 中国卫生信息管理杂志,2023,01:7-12.

[5] 李岳峰,胡建平,庹兵兵,董方杰,张黎黎.医院信息化功能与技术标准框架设计与探[J].中国卫生信息管理杂志,2022,03:390-394.

[6] 赵霞,李小华."十四五"期间医院信息化建设发展的若干思考[J].中国医院,2021,01:64-66.

[7] 赵霞.医疗卫生信息标准开发方法学研究与应用[D].广州:南方医科大学,2019.

[8] 孟群.我国卫生信息标准体系建设[J].中国卫生标准管理,2012,3(12):24-28.

第三十章

医院信息安全体系

本章介绍医院信息系统建设中安全体系的建设，包括安全建设现状、安全规划的设计思路、安全规划技术路线以及安全技术体系建设的内容。建设规划包含设计思路与技术路线的说明。技术讲解包含技术体系的安全管理中心、安全通信、安全区域边界、安全计算、安全服务的内容阐述。网络安全技术体系中，对常用的信息安全设备的工作原理做了介绍说明，方便读者根据自身需要，有针对性地选择安全设备，搭建安全防护系统。

第一节　医院信息安全概况

一、医院网络安全管理现状

随着"互联网+"医疗的全面推进，"云、大、物、移、智"等新一代信息技术在医疗行业的全面应用，医院信息化生态环境发生了巨大变化，从局域网到"互联网+"，医院的信息系统正逐渐成为一个开放的状态。信息化在给患者提供高效便捷服务、提升医院安全管理和疫情防控的同时，也带来了全新的安全隐患及挑战。

医院信息系统是医院的医疗、服务和管理信息化平台，是保障医院诊疗业务正常开展的基石和根本。按照《中华人民共和国网络安全法》及等级保护2.0等政策、标准的要求，各级医院已基本完成了网络安全纵深防御体系的建设。

根据中国医院协会信息专业委员会发布的《2021—2022年度中国医院信息化状况调查报告》，2021年—2022年度通过等保三级测评的中国医院占比为63.56%，未开展等级保护工作的仅有8%。在安全防护形式中，防火墙的使用占比大于98.31%、入侵检测的使用占比大于78.34%、网络态势感知、WAF采用率则在35%以上。

二、医院网络安全建设面临的问题

等级保护规则下纵深防御体系建设的重要点在安全边界，利用防火墙、网闸等限制访问设备对边界流量做筛选。下一代防火墙则融入入侵防御与病毒库功能，利用现有的规则库，匹配分析还原数据包的文件或者行为，初步清洗边界流量。

因防火墙设备的工作原理导致它只能识别出流经并匹配上规则库的威胁行为。出现威胁事件的时，防火墙日志只能显示当前节点在应用层的攻击信息，此时一般存在于攻击链的前端或者末端，无法凭借此信息对内网事件进行详细定位。

与此同时，因为安全边界的建设，每个防火墙相对独立，互相交叉验证威胁日志时十分困难。威胁行为如只做本网段内横向攻击，不进行跨段攻击时，对应的边界防火墙便无法获取到相关流量。

网络态势感知设备对内网威胁情报的采集依赖于流量探针。在一般配置中，流量探针一般置于交换机的镜像流量口中，分析规划配置的镜像流量。因此，流量探针无法采集未经镜像口的东西流量，进而无法达到预设中全流量采集分析的效果。网络态势感知设备一般采集分析的是跨边界节点的威胁数据包，也就是工作在OSI七层模型中的三层及以上的流量信息。网络态势感知设备可以给出的最细颗粒度的信息为该数据包的信息。

安全的建设无法依赖单种设备进行防御，仍需要从宏观的角度对系统进行建设。

三、建设难点

常见的威胁排查需要深刻进程级别的排查，只靠防火墙、网闸等边界设备，态势感知等流量检测设备只能定位到具体主机，因此对高级可持续威胁攻击（advanced persistent threat）无法达到比较好的处置效果。近年高发的僵尸网络、木马、勒索刚出现时多是利用了零日漏洞，威胁潜伏时也多使用无文件木马的方式，比较隐蔽难发现，出现问题后也无法进行有效的验伤排查。

使用自底向上，遍历安全设备日志的方法进行安全巡查，成效较慢而且效果不理想，耗费大量人力物力的同时，无法达到比较明显的改善效果。在建设时候需要明确建设思路和保护的目标，才能较好地进行整体化防御。

第二节　总体信息安全规划

一、设计思路

本章在进行安全体系方案设计过程中，将根据国家信息安全等级保护和关键信息基础设施相关要求，通过分析医院系统的实际安全需求，结合业务信息的实际特性，并依据及参照相关政策标准，建立符合待建系统的信息安全保障体系框架，设计安全保障体系方案，综合提升信息系统的安全保障能力和防护水平，确保信息系统的安全稳定运行。具体设计将遵循以下思路开展。

（一）合规性建设的思路

按照国家网络安全法、等级保护制度、关键信息基础设施保护等法律法规的要求，采用国产自主可控密码技术、主动防御等技术，建立完善信息安全保障体系，全面保护数据安全、应用安全、云平台安全和终端安全。依据国家安全政策、法律法规，制订完善安全标准与制度，指导安全体系建设。各类平台及系统的安全建设应满足网络安全等级保护制度三级要求和国家对关键信息基础设施的安全要求。

（二）安全保障体系框架设计思路

设计将遵循《信息安全技术网络安全等级保护安全设计技术要求》（GB/T 25070—2019）（以下简称《安全设计技术要求》），结合《信息保障技术框架》（IATF），从宏观层面为信息系统构建符合纵深防御战略思想的多重防御体系框架，充分保证安全保障体系的合规性、完整性、先进性与高可用性。

（三）基于应用和数据的安全策略设计思路

以安全保障体系框架为主体，深入开展基于系统应用的数据流程分析与策略梳理，通过对信息系统安全建模，将信息系统每一层面的安全控制有效落实至安全保障体系框架的各层防护之中，实现安全保障体系建设的高灵活性、高符合性与高适应性。

（四）前瞻性技术理念落地思路

传统安全建设：一是以边界防护为核心，缺乏以整体业务链视角的端到端的整体动态防护的思路；二是以本地规则库为核心，无法动态有效检测已知威胁；三是没有智能化的大数据分析能力，无法感知未知威胁；四是全网安全设备之间的数据不能共享，做不到智能联动、协同防御。

二、总体技术路线

安全设计充分结合项目实际业务场景，以保护业务运行安全和数据安全为核心目标，从安全技术、安全管理两个层面出发，结合项目具体情况和现实需求进行设计，形成风险评估、安全防御、应急处置、持续检测及响应处置的闭环安全运维体系，构建符合国家法律法规要求的一体化安全保障体系。

总体技术路线设计将根据目前国内外安全理论和标准的发展，在设计和建设信息安全保障体系中主要采用如下技术方法。

（一）等级保护与关键信息基础设施合规性设计

按照国家网络安全法、等级保护制度、关键信息基础设施保护条例等法律法规的要求，采用国产自主可控密码技术、主动防御等技术，建立完善信息安全保障体系，全面保护数据安全、应用安全、云平台安全和终端安全。依据国家安全政策、法律法规，制订完善安全标准与制度，指导安全体系建设。各类平台及系统的安全建设应在满足网络安全等级保护制度三级要求和国家对关键信息基础设施的相关安全要求。

1. 以"等级保护2.0"为基础 根据《全国医院信息化建设标准与规范》的要求，医院应实行等保工作。严格落实网络安全三同步和等级保护2.0要求，综合运用网络安全保护技术措施和管理措施，构建网络安全基础能力体系。技术方面遵照"一个中心，三重防护"的纵深防御框架进行安全通信网络、安全区域边界、安全计算环境以及安全管理中心的建设；管理方面则加强组织、制度和流程建设，辅以专业的管控平台、技术工具和专家服务来助力实现网络安全体系的长效运行和可持续发展。

根据《国家信息安全技术信息系统安全等级保护定级指南》和国家卫生部《卫生行业信息安全等级保护工作的指导意见》，结合工作实际，对各卫生计生机构建设和运营的系统安全等级保护定级如下。

以下重要卫生信息系统安全保护等级原则上不低于第三级，即监督保护级。

（1）卫生统计网络直报系统、传染性疾病报告系统、卫生监督信息报告系统、突发公共卫生事件应急指挥信息系统等跨省全国联网运行的信息系统。

（2）国家、省、地市三级卫生信息平台，新农合、卫生监督、妇幼保健等国家级数据中心。

（3）三级甲等医院的核心业务信息系统。

（4）卫生部网站系统。

（5）其他经过信息安全技术专家委员会评定为第三级以上（含第三级）的信息系统。

其他医院信息系统，按照其影响程度，由专家进行定级。

2. 构筑数据安全治理框架 依据数据安全治理理念，围绕常态化安全运营服务与安全防护技术体系化、平台化演进趋势，数据安全治理框架重点扩展了可持续化的数据安全运营体系，完善了闭环管控的数据安全技术体系，深化了以数据安全管控策略为核心，以管理体系为指导，以运营体系为纽带，以技术体系为支撑的治理框架构建思路。构筑形成管理、技术、运营三位一体的数据安全治理框架，数据安全策略通过管理体系制定，通过安全运营体系发布，通过技术体系落地，形成动态、持续保障数据处理活动的有序、安全开展。

（二）体系化设计方法

一个完整的信息安全体系应是安全管理与安全技术实施相结合，两者缺一不可。为实现对信息系统的多层保护，真正达到信息安全保障的目标，国内外安全保障理论也在不断地发展之中，根据等级保护安全技术和安全管理的整体框架，并根据信息系统的实际情况，参照国际安全控制框架的有关标准，形成符合信息系统的安全保障体系框架。

通过建立建设ISMS（信息安全管理体系），能达到对安全风险的长期有效的管理，并且对于存在的安全风险/安全需求通过适用于ISMS的PDCA（plan-do-check-act）模型，输出为可管理的安全风险，见图30-1。通过向ISMS输入信息安全要求和期望，经过必需的活动和过程，产生满足需求和期望的信息安全输出（例如可管理的信息安全）。

安全管理类的工作虽然繁杂，但万变不离其宗，要先把合规要求和规章制度等规则吃透，然后发现本设计目标在执行方面的风险和短板，最后完成整改和化解风险。

（三）纵深防御设计方法

信息系统安全体系建设的思路是根据分区分域防护的原则，按照一个中心三重防护的思想，建设信息系统安全等级保护深度防御体系，防御体系模型如图30-2所示。

按照信息系统业务处理过程将系统划分为安全计算环境、安全区域边界和安全通信网络三部分，以计算节点为基础对这三部分实施保护，构成由安全管理中心支撑下的计算环境安全、区域边界安全、通信网络安全所组成的"一个中心，三重防护"结构。

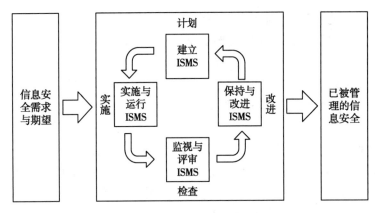

图 30-1　信息安全管理体系

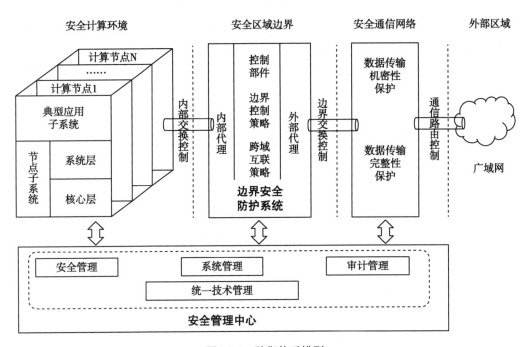

图 30-2　防御体系模型

（四）以数据全生命周期保护为核心的纵深防御

数据安全隐患存在于数据生命周期的各个环节，要实现数据的安全就必须在数据全生命周期进行安全防护建设。数据的全生命周期包括数据的采集、数据存储、数据销毁、数据使用、数据共享等环节。其中任何环节的规划措施不到位，都可能导致数据的丢失。因此数据的安全防护措施应该能覆盖到每一个环节确保。将数据作为安全保护的核心，构建纵深防御体系。通过层层防御达到阻止攻击的效果。就好比在城堡外围建设了好几层防御，重要内部设置配备专职守卫，攻击者必须攻破每一层专职守卫，才能接触到核心数据资产，通过围绕数据构建的纵深防御体系，可以极大地消耗入侵者的攻击成本，提升数据的安全性。

（五）信息技术应用创新

通过发展和推广新技术应用创新的网络与信息技术，为中心的网络安全保密建设提供可靠的基础保障。自主是前提，可控是目标。伴随国产化对整个国家信息安全及网络安全保障重要性的日益提升，新技术应用创新成为国产化过程中的重要一环，而自主是可控的前提条件。自主就意味着必须拥有知识产权，依靠自身的研发设计，全面掌握产品核心技术，实现信息系统从硬件到软件的自主研发、生产、升级、维护的全程可控。

1. 国密算法　密码是保障网络与信息安全的核心技术和基础支撑手段，需要将国产密码应用纳入整体规划,在医院建设规划设计中引入相应国产密码算法。

密码服务是信息化安全建设的基础服务,更是保障信息安全的核心技术。本章所涉及的所有信息安全类产品,均须进行国产算法模块的改造和应用,真正实现算法的安全自主可控。

应支持的国密算法包括:SM1(SCB2)、SM2、SM3、SM4、SM7、SM9、祖冲之密码算法(ZUC)等。

2. 信息技术应用创新设备　在政府的大力支持下,近年我国自主高安全产品也相继面世,自主可控安全计算机采用国产化高性能处理器和操作系统,自主设计制造主板等核心模块,集成国产应用软件,并通过模块化的设计思路,保证产品能够快速适应不同的市场需求。在核心业务系统上,尽可能采用我国自主可控安全设备。

第三节　网络安全技术体系

一、安全管理中心

(一)统一网管系统

SNMP 是 1990 年之后最常用的网络管理协议。SNMP 被设计成与网络传输的协议无关,它提供了一种从网络上的设备中收集网络管理信息的方法。它可以在 IP,IPX,AppleTalk,OSI 以及其他用到的传输协议上使用。现在,几乎所有的网络设备生产厂家都实现了对 SNMP 的支持。设备的管理者可收集这些信息并记录在管理信息库(MIB)中。这些信息可展示设备的特性、数据吞吐量、通信超载和错误等。MIB 有公共的格式,各个厂商的 SNMP 管理工具可以写入 MIB 信息,在管理控制台上呈现给系统管理员。

通过将 SNMP 嵌入数据通信设备,如路由器、交换机或集线器中,就可以从一个平台管理这些设备,并以图形方式查看信息。

(二)堡垒机

从功能上讲,它综合了核心系统运维和安全审计管控两大主要功能。从技术实现上讲,通过切断终端计算机对网络和服务器资源的直接访问,而采用协议代理的方式来接管。形象地说,终端计算机对目标的访问,均需要经过运维安全审计的翻译。打一个比方,运维安全审计扮演着门禁的角色,所有对网络设备和服务器的请求都要从这扇大门经过。因此运维安全审计能够拦截非法访问和恶意攻击,对不合法命令进行命令阻断,过滤掉所有对目标设备的非法访问行为,并对内部人员误操作和非法操作进行审计监控,以便事后责任追踪。

安全审计作为企业信息安全建设不可缺少的组成部分,是企业安全体系中的重要环节。同时,安全审计是事前预防、事中预警的有效风险控制手段,也是事后追溯的可靠证据来源。核心功能:登录功能、账号管理、身份认证、资源授权、访问控制、操作审计。

(三)综合日志审计

综合日志审计平台通过集中采集信息系统中的系统安全事件、用户访问记录、系统运行日志、系统运行状态等各类信息,经过规范化、过滤、归并和告警分析等处理后,以统一格式的日志形式进行集中存储和管理,结合日志统计汇总及关联分析功能,实现对信息系统日志的全面审计。

通过日志审计系统,企业管理员可随时了解整个 IT 系统的运行情况,及时发现系统异常事件;另一方面,通过丰富的报表系统,管理员可以快捷高效地对信息系统进行有针对性的安全审计。遇到特殊安全事件和系统故障时,日志审计系统可以帮助管理员进行故障快速定位,并为追查和恢复提供客观依据。

(四)APT 预警监测系统

APT 预警监测系统是针对网络流量进行深度分析的软硬件一体化产品。该平台具备攻击行为的特征库、通过机器学习、沙箱动态分析、海量的威胁情报,能实时发现网络攻击行为,特别是新型网络攻击行为,帮助 IT 人员发现网络中发生的各种已知威胁和未知威胁,检测能力覆盖整个 APT 攻击链,可有效发现 APT 攻击、未知威胁及用户关心的网络安全事件。

二、安全通信网络

（一）网络架构

网络结构是网络安全的前提和基础，合理规划信息系统网络，绘制与当前运行情况相符的网络拓扑结构图，通信线路、关键网络设备的硬件冗余，保证系统的可用性，是网络结构设计时应重点关注的方面；根据医院内部各部门的工作职能、重要性和所涉及信息的重要程度等因素，划分不同的网段或 VLAN，业务终端与业务服务器之间应建立安全路径；医院内网存放重要业务系统及数据的网段不能直接与外部系统连接，需要和其他网段如互联网区域隔离，单独划分区域；通过网络设备流量控制等技术手段保证重要业务不受网络拥堵影响，保证网络设备的业务处理能力满足业务高峰期需要及各个部分的带宽满足业务高峰期需要。

（二）VPN 隧道

VPN 英文全称是"virtual private network"，即"虚拟专用网络"，属于远程访问技术，简单地说就是利用公用网络架设专用网络。例如某医院员工出差到外地，他想访问医院内网的服务器资源，这种访问就属于远程访问。使用 VPN 设备或采用 PKI 体系中的完整性校验功能进行完整性检查，使用隧道技术、加解密技术、密钥管理技术和使用者与设备身份认证技术，可保障通信完整性及通信过程中敏感信息字段或整个报文的保密性。

三、安全区域边界

（一）抗 DDOS

DDOS 是英文 distributed denial of service 的缩写，意即"分布式拒绝服务"，可以这么理解，凡是能导致合法用户不能够访问正常网络服务的行为都算是拒绝服务攻击。

拒绝服务攻击的目的非常明确，就是要阻止合法用户对正常网络资源的访问，从而达成攻击者不可告人的目的。虽然同样是拒绝服务攻击，但是 DDOS 和 DOS 还是有所不同，DDOS 的攻击策略侧重于通过很多"僵尸主机"（被攻击者入侵过或可间接利用的主机）向受害主机发送大量看似合法的网络包，从而造成网络阻塞或服务器资源耗尽而导致拒绝服务，分布式拒绝服务攻击一旦被实施，攻击网络包就会犹如洪水般涌向受害主机，从而把合法用户的网络包淹没，导致合法用户无法正常访问服务器的网络资源，因此，拒绝服务攻击又被称为"洪水式攻击"，常见的 DDOS 攻击手段有 SYN Flood、ACK Flood、UDP Flood、ICMP Flood、TCP Flood、Connections Flood、Script Flood、Proxy Flood 等。DOS 则侧重通过对主机特定漏洞的利用攻击导致网络栈失效、系统崩溃、主机死机而无法提供正常的网络服务功能，从而造成拒绝服务，常见的 DOS 攻击手段有 TearDrop、Land、Jolt、IGMP Nuker、Boink、Smurf、Bonk、OOB 等。就这两种拒绝服务攻击而言，危害较大的主要是 DDOS 攻击，原因是很难防范，至于 DOS 攻击，通过给主机服务器打补丁或安装防火墙软件就可以很好地防范。

（二）IDS 入侵检测系统

IDS 是英文 intrusion detection systems 的缩写，中文意思是"入侵检测系统"。专业上讲就是依照一定的安全策略，通过软、硬件，对网络、系统的运行状况进行监视，尽可能发现各种攻击企图、攻击行为或者攻击结果，以保证网络系统资源的机密性、完整性和可用性。做一个形象的比喻：假如防火墙是一幢大楼的门锁，那么 IDS 就是这幢大楼里的监视系统。一旦小偷爬窗进入大楼，或内部人员有越界行为，只有实时监视系统才能发现情况并发出警告。

入侵检测可分为实时入侵检测和事后入侵检测两种。实时入侵检测在网络连接过程中进行，系统根据用户的历史行为模型、存储在计算机中的检测库以及神经网络模型对用户当前的操作进行判断，一旦发现入侵迹象立即断开入侵者与主机的连接，并收集证据和实施数据恢复。这个检测过程是不断循环进行的。而事后入侵检测则是由具有网络安全专业知识的网络管理人员来进行的，是管理员定期或不定期进行的，不具有实时性，因此防御入侵的能力不如实时入侵检测系统。

（三）防火墙

在网络中，所谓"防火墙"，是指一种将内部网和公众访问网（如 internet）分开的方法，它实际上是一种隔离技术。防火墙是在两个网络通讯时执行的一种访问控制尺度，它能允许你"同意"的人和数据进入你的网络，同时将你"不同意"的人和数据拒之门外，最大程度地阻止网络中未授权访问。换句话说，防火墙最重要的工作依据，便是按照安全拓扑规则，细化划分的业务网段和业务端口，只有"认可"的流量，可以流经防火墙，不"认可"的流量，全部默认丢弃。

防火墙具有很好的保护作用。入侵者必须先穿越防火墙的安全防线，才能接触目标计算机。你可以将防火墙配置成不同保护级别。高级别的保护可能会禁止一些服务，如流媒体、FTP 协议等。

防火墙最基本的功能就是控制，在计算机网络中不同信任程度区域间传送数据流。例如互联网是不可信任的区域，而内部网络是高度信任的区域。典型信任的区域包括互联网（一个没有信任的区域）和一个内部网络（一个高信任的区域）。最终目标是提供受控连通性在不同水平的信任区域通过安全政策的运行和连通性模型之间根据最少特权原则。

（四）防毒墙

防毒墙是指位于网络边界处，用于对网络传输中的病毒进行过滤的网络安全设备。通俗说，防毒墙可以部署在内部局域网和外部网络交界的地方，阻止病毒从外部网络侵入内网。凡是病毒都有一定的特征，防毒墙会扫描通过设备的数据包，然后对这些数据进行病毒的特征值或者行为匹配。如果是病毒，则将该数据包丢弃。防毒墙主要可以进行更深层次的文件还原，达到更好识别病毒的效果。传统防火墙只能做关键词或者散列值的识别。

（五）WEB 应用防火墙

WEB 应用防火墙用于保护 WEB 应用的安全性，不仅能够屏蔽 WEB 应用固有弱点，而且能够保护 WEB 应用编程错误导致的安全隐患。从网络入侵检测的角度来看，可以把 WEB 应用防火墙而 WAF（web application firewall）看成运行在 HTTP 层上的 IDS 设备。从防火墙角度来看，WAF 是一种防火墙的功能模块，还有人把 WAF 看作"深度检测防火墙"的增强。（深度检测防火墙通常工作在网络的第三层以及更高的层次，而 Web 应用防火墙则在第七层处理 HTTP 服务）

现在很多下一代防火墙上集合了原始防火墙的访问控制、防毒墙的防病毒、IPS 的入侵防御功能，实现的原理均为针对数据流的匹配。不同功能的检测设备对应工作在不同层级的协议中（OSI 七层模型），区分产品时候需要针对功能进行仔细辨别。

（六）网页防篡改

这类设备为用户提供网页防篡改安全能力，对用户运营的网站加以防护，同时借助防篡改引擎，实现对篡改行为的监测。

网页通常由静态文件和动态文件组成。对动态文件的保护一般通过在站点嵌入 Web 防攻击模块的方式实现。通过设定关键字、IP、时间过滤规则，对扫描和非法访问请求操作进行拦截。

静态文件保护一般使用在站点内部部署防篡改模块进行静态页面锁定和静态文件监控的技术实现。当发现有对网页进行修改，删除等非法操作时，设备会进行保护并告警。

（七）安全准入

终端安全保护系统采用了以安全管理中心策略控制为核心，以终端安全为基础，通过对现有Windows 系列操作系统进行安全增强，使得安全管理员能够对终端进行集中管理和控制的模式，保证信息系统始终在可控状态下运行，从根源上有效抑制信息系统安全的威胁，达到防止内部用户以及外部用户攻击的目的。主要功能如下。

1. 终端管理　自动发现和收集终端计算机资产，帮助医院信息科统一管理终端 IT 资产。

2. 可信软件统一分发　缩短软件项目的实施部署周期，降低项目成本及维护软件的复杂性。

3. 主动防御　根据应用程序控制的策略进行强制访问控制，杜绝病毒、木马感染和黑客攻击。

4. 终端接入控制　对内网的网络资源和外网的网站的访问进行管理和限制，保护内网重要信息资源。

5. 远程维护与管理　可远程管理各个终端计算机，简单、方便、快捷、高效。

6. 终端行为审计　监督审查终端系统中所有影响工作效率及信息安全的行为，达到非法行为"赖不掉"的效果。

（八）垃圾邮件过滤

垃圾邮件一般具有批量发送的特征。其内容包括赚钱信息、成人广告、商业或个人网站广告、电子杂志、连环信等。垃圾邮件可以分为良性和恶性的。良性垃圾邮件是各种宣传广告等对收件人影响不大的信息邮件。恶性垃圾邮件是指具有破坏性的电子邮件。

有些垃圾邮件发送组织或是非法信息传播者，为了大面积散布信息，常采用多台机器同时巨量发送的方式攻击邮件服务器，造成邮件服务器大量带宽损失，并严重干扰邮件服务器进行正常的邮件递送工作。

反垃圾邮件产品，采用 L-7 层过滤技术，提供垃圾邮件过滤特征库，配合产品的自学习过滤引擎及双层杀毒引擎，封堵各类垃圾、病毒、钓鱼欺诈等邮件，可有效减轻邮件服务器负担，抵御各种邮件攻击的威胁，为邮件服务的安全运行提供持续的保护。

（九）安全隔离与信息交换系统

安全隔离与信息交换系统俗称网闸，网闸一般分为单向网闸和双向网闸。网闸是一种提供多种控制功能，提供物理隔离的双系统安全设备。

网闸的出入端分别是独立的系统，划分为不同的安全域，网闸在不同的安全域之间，通过协议转换，使用信息摆渡的方式来实现数据交换，并通过控制组件控制交换的信息内容。

网闸的基本特征，出、入模块所属的安全域不同时连接网闸的数据交换模块，同一时候最多只有一个域进行连接。

基于以上特征，网闸可以用于防御部分基于操作系统漏洞的攻击行为、防御基于 TCP/IP 协议漏洞的攻击行为。同时，因为网闸使用的是双系统结构，在外部系统模块被攻破情况下，仍有部分防御能力。

四、安全计算环境

（一）网络杀毒软件

网络版杀毒软件工作原理是在企业内部网的主机上安装网络版软件的服务端，在内网其他机器上安装软件客户端。这样，服务端升级后可以控制客户端升级，同时也可以控制客户端使用。网络版杀毒软件可以通过控制中心管理全网的客户端，远程实现统一杀毒、升级、设置及查看全网病毒情况。网络版杀毒和单机版区别主要在管理方面，网络版杀毒更加方便，通过一台主控电脑升级后，客户端可自动升级病毒库，节省时间，提高工作效率。同时，可方便监控终端杀毒和攻击情况，也可以给运营者更多信息，更好掌握内网攻击行为的态势，作出针对性的措施。

（二）双因素认证

双因素认证是一种采用时间同步技术的认证系统，采用了基于时间、事件和密钥三变量产生的一次性密码来代替传统的静态密码。每个动态密码卡都有一个唯一的密钥，该密钥同时存放在服务器端，每次认证时动态密码卡与服务器分别根据同样的密钥，同样的随机参数（时间、事件）和同样的算法计算认证的动态密码，从而确保密码的一致性，实现了用户的认证。因每次认证时的随机参数不同，所以每次产生的动态密码也不同。因为每次计算时参数的随机性保证了每次密码的不可预测性，所以在最基本的密码认证这一环节保证了系统的安全性。这类系统解决因口令欺诈而导致的重大损失，防止恶意入侵者或人为破坏，解决因口令泄密导致的入侵问题。

（三）加密软件

部署加密软件主要是为了防止内部机密文件外泄，相对隔离电脑、断网、取消 USB 接口这些措施来说，用加密软件可以最大程度降低对人员工作的影响。现在市面上的有些加密软件的技术比较先进，比如采用内核驱动级文件加密技术，256 位高强度加密算法。加密文件在单位内部文件正常交互，一旦非授权脱离单位网络，文件显示乱码或无法打开。

（四）被动加密

被动加密指要加密的文件在使用前需首先解密得到明文，然后才能使用。这类软件主要适用于个人电脑数据的加密，防止存储介质的丢失（比如硬盘被盗）导致数据的泄密。

（五）主动加密（透明加密/自动加密）

主动加密指在使用过程中系统自动对文件进行加密或解密操作,无须用户的干预。合法用户在使用加密文件前,不需要进行解密操作即可使用。表面看来,访问加密的文件和访问未加密的文件基本相同。对合法用户来说,这些加密文件是"透明的",即好像没有加密一样。但对于没有访问权限的用户,即使通过其他非常规手段得到了这些文件,由于文件是加密的,因此也无法使用。由于动态加密技术不仅不改变用户的使用习惯,而且无须用户太多的干预操作即可实现文档的安全,因而得到了广泛的应用。针对内部的防泄密软件(内部的文件可以自由流通、阅读,一旦拷贝出去或者脱离企业网络环境,将无法阅读),大多采用主动加密技术。

同时,按照其手段的不同,加密软件又可以分为以下几类。

1. 全硬盘加密　这种技术比较早,大约出现在 2000 年。早期硬盘加密的特点是控制硬盘,不控制硬盘里的文件,不对硬盘里的文件进行加密。这种加密方式比较简单,不需要专人解密,即使硬盘被偷了,不知道用户名和密码也打不开。

这两年全盘加密技术有了大的发展,利用硬盘加密卡对硬盘全盘实时加密的同时,也对硬盘里的文件进行管控,这种技术将引起企业数据的防泄密应用和知识产权保护应用上的革命。

2. U盘加密　U 盘加密技术也属于早期的技术,企业内部的机器上需要插入 U 盘并读取的协议才能打开。这种加密手段实际在企业内部不太实用,需要企业领导上班把 U 盘插到服务器上,下班拔走。如果丢掉了这个 U 盘,公司的资料彻底打不开。再者,U 盘里的协议容易被破解,安全性较低,市场上很少再有人销售这种技术了。

3. 文件加密　这是近几年的新技术,也是最有效的控制手段,市场也比较认可这种加密手段。这种加密方式是把公司所有图纸及文档通过打开或保存自动加密,历史数据批量扫描加密。它还可以控制打印机、U 盘、笔记本外出、同行之间通过内部工程师外泄数据、邮件外发、QQ 截屏等各种外泄途径。加密过的文件不经过专人解密,即使泄露出去了,也是无法打开的。即使硬盘被盗,离开公司便彻底无法使用。因此,市场上做文件加密的软件公司较多,大小公司参差不齐。

（六）数据库审计

数据库审计能够实时记录网络上的数据库活动,对数据库操作进行细粒度的合规性管理、对数据库遭受到的风险行为进行告警、对攻击行为进行阻断。它通过对用户访问数据库行为的记录、分析和汇报,帮助用户事后生成合规报告、事故追根溯源,同时加强内外部数据库网络行为记录,提高数据资产安全。

根据登录用户、源 IP 地址、数据库对象(分为数据库用户、表、字段)、操作时间、SQL 操作命令、返回的记录数或受影响的行数、关联表数量、SQL 执行结果、SQL 执行时长、报文内容的灵活组合来定义用户关心的重要事件和风险事件实现多形式的实时告警:当检测到可疑操作或违反审计规则的操作时,系统可以通过监控中心告警、短信告警、邮件告警、syslog 告警等方式通知数据库管理员。

（七）数据备份系统

数据备份是指为了防止由于操作失误、系统故障等人为因素或意外原因导致数据丢失,而将整个系统的数据或者一部分关键数据通过一定的方法从主计算机系统的存储设备中复制到其他存储设备的过程。当主计算机系统的数据由于某种原因丢失或不可用时,可以利用复制的数据进行恢复,从而保持数据的完整与业务的正常进行。因此,数据备份主要解决的是数据的可用性问题。

五、安全服务

（一）安全咨询服务

1. 安全管理咨询　由专业的安全服务机构对重要业务系统进行全面的安全管理体系建设咨询。参考国内外相关标准和国内的安全规范要求,根据业务特点,协助管理部门进行安全管理组织、安全管理职责、安全管理策略、安全管理制度、安全管理流程等的制定和优化(对已有策略),帮助推动安全管理制度的有效落地,为信息安全管理和运维提供更好的指导和支持,确保信息安全管理正规有序。

2. 应急预案咨询　由专业的安全服务机构协助医院系统制定针对各类重大安全事件的安全应急预

案。预案制定以后,还要针对预案内容进行必要的培训和操作性演练。通过培训和演练,培养医院自己的应急队伍,使其熟悉应急工作流程,识别应急所需资源要求,评价应急准备状态,检验应急预案的可行性和改进预案,从而提高警惕性和实战能力。

3. 代码安全咨询 采用专业安全服务机构提供的代码安全检查服务,在应用软件开发初期,通过使用自动化的源代码检查工具结合安全专家的人工检查手段,识别应用软件安全问题,如不当的加密算法和可能导致漏洞的常见语义语言结构等,并根据行业安全规范要求和业界最佳实践指南为其他业务系统的安全开发规范,指导开发人员进行安全编程。

4. 定期安全通告 对于网络管理人员,特别是复杂网络的管理人员,由于时间和工作关系,通常会遇到无法收集并分类相关的安全报告,使得网络中总或多或少地存在被忽视的安全漏洞。

5. 安全培训教育 技术培训主要是提高员工的安全意识和安全技能,使之能够符合相关信息安全工作岗位的能力要求,全面提高客户整体的信息安全水平。

针对不同层次的员工,进行有关信息安全管理的理论培训、安全管理制度教育、安全防范意识宣传和专门安全技术训练,确保组织信息安全策略、规章制度和技术规范的顺利执行,从而最大程度地降低和消除安全风险。

(1)安全意识培训:通过对客户全体员工的安全培训和教育工作,提高全体工作人员的信息安全意识和操作水平,降低由于人为原因引发的安全风险。

(2)技术类培训:针对具体负责网络安全运维的技术人员,进行系统化的专业培训,培训内容包括基础理论、技术原理,以及产品的功能、安装、配置及运行维护等方面的详细培训,并结合实验室上机试验,使参加培训的人员能够熟练地掌握产品的运行维护方法,能够独立管理和维护设备,同时对安全技术有较全面的了解。

(3)管理类培训:针对客户不同层面、不同职责、不同岗位的人员进行培训,在客户方内部推行、实施已建立的安全管理体系,提高信息安全管理水平。

(4)安全流程制度培训:针对相关的安全流程、安全制度、安全规范、安全运维计划进行培训,使员工了解相关的、系统级的安全体系操作流程和制度。

(二)安全评估服务

1. 网络设备评估 根据信息系统中设备类型的不同,对核心层、交换层和接入层及防火墙、入侵检测等边界网络安全设备的访问控制和安全策略,现状有针对性进行风险评估。

2. 操作系统评估 网络服务器及可互联终端的安全始终是信息系统安全的一个重要方面,攻击者往往通过控制它们来破坏系统和信息,或扩大已有的破坏。

网络攻击的成功与否取决于三个因素:攻击者的能力;攻击者的动机;攻击者的机会。正常情况下,攻击者的能力和动机这两个因素是无法削弱的,但我们可以做到减少他们的攻击机会。

对操作系统开放的服务、安全配置、访问控制、系统漏洞进行安全脆弱性风险评估。

3. 应用程序评估 应用程序本身存在一定的安全缺陷和隐患,攻击者可以利用应用程序中的漏洞入侵系统、窃取信息及中断系统服务。为保证客户重要业务系统保密性、可用性,对操作系统上基于 WEB 服务及第三方应用程序做安全评估。

4. 暴露面安全评估 针对非内网部署的业务,对其进行业务暴露面的评估。评估本业务或者借用本出口开展的业务程序自身漏洞或者组建的漏洞。减少因为建设方不专业或者工作不到位带来的应用风险。

(三)漏洞扫描

漏洞扫描技术是一类重要的网络安全技术。它和防火墙、入侵检测系统互相配合,能够有效提高网络的安全性。通过对网络的扫描,网络管理员能了解网络的安全设置和运行的应用服务,及时发现安全漏洞,客观评估网络风险等级。网络管理员能根据扫描的结果修复网络安全漏洞和系统中的错误设置,在黑客攻击前进行防范。如果说防火墙和网络监视系统是被动的防御手段,那么安全扫描就是一种主动的防范措施,能有效避免黑客攻击行为,做到防患于未然。

（四）渗透测试服务

渗透测试，是一种从攻击者的角度来对主机系统的安全程度进行安全评估的手段，在对现有信息系统不造成损害的前提下，模拟入侵者对指定系统进行攻击测试。通过渗透测试，可以对用户信息平台的安全性得到较深刻的认知，可以用于验证经过安全保护后的系统是否真达到了预定安全目标。

渗透测试服务包含医院系统中开放的操作系统、应用服务、网络设备的安全弱点分析，使用模拟黑客攻击的手段，对信息系统的各类安全弱点进行全方位的刺探，得出信息系统的技术脆弱性和被黑客攻击的可能性，并生成相应的渗透测试弱点报告以及解决建议报告。帮助客户认识和精确分析当前网络和信息系统中的安全风险现状，通过评估准确分析出目标系统对象上存在的安全隐患和安全漏洞。针对安全漏洞现状分析和编写安全漏洞统计报告和明细报告，根据漏洞分布情况提出当前目标针对性的安全解决方案和解决建议，从最深的技术层面发掘系统漏洞，提升整个系统的安全性，防患于未然，使黑客和恶意攻击者无懈可击。

（五）安全加固服务

因功能复杂、代码庞大，计算机操作系统、数据库系统在设计上存在一些安全漏洞和一些未知的"后门"，一般情况下很难发现，同时由于系统的配置不当也会带来安全隐患，这都是黑客攻击得手的关键因素。所以，信息系统在投入使用前和使用中，都需要对操作系统、数据库系统等进行安全加固，以提高系统安全防范能力，减少安全事件的发生。

安全加固是配置软件系统的过程，针对服务器操作系统、网络设备、数据库及应用中间件等软件系统，通过打补丁、强化账号安全、加固服务、修改安全配置、优化访问控制策略、增加安全机制等方法，堵塞漏洞及"后门"，合理进行安全性加强，提高其健壮性和安全性，增加攻击者入侵的难度，大幅提升软件系统安全防范水平。

（六）安全配置检查服务

收集医院系统业务系统及各关键设备和主机操作系统的安全补丁，检查各主机的系统和业务补丁加载情况，以及关键设备上的安全策略配置情况，并结合对关键设备和主机进行漏洞扫描、入侵渗透测试，根据扫描或渗透结果划分高、中、低风险提交安全加固方案和加固计划，并对加固效果进行评估，有效降低高危漏洞，提高主机及操作系统安全性。

安全配置检查服务将参照行业安全检查规范，根据医院系统建设内容，适当地补充安全基线检查内容，使用软件自动及手工的方式对医院系统中操作系统、中间件、数据库及业务应用系统进行全面检查及抽样检查，并输出报告。

（七）应急响应服务

紧急事件响应，是当安全威胁事件发生后迅速采取的措施和行动，其目的是最快速恢复系统的保密性、完整性和可用性，阻止和降低安全威胁事件带来的严重性影响。

紧急事件主要包括：病毒和蠕虫事件，黑客入侵事件，误操作或设备故障事件。

但通常在事件爆发的初始很难界定具体是什么。所以，通常通过安全威胁事件的影响程度来分类。

1. 单点损害　只造成独立个体的不可用，安全威胁事件影响弱。

2. 局部损害　造成某一系统或一个局部网络不可使用，安全威胁事件影响较大。

3. 整体损害　造成整个网络系统的不可使用，安全威胁事件影响大。

当入侵或者破坏发生时，对应的处理方法主要原则是首先保护或恢复计算机、网络服务的正常工作；然后再对入侵者进行追查。因此对于客户紧急事件响应服务主要包括准备、识别事件（判定安全事件类型）、抑制（缩小事件的影响范围）、解决问题、恢复以及后续跟踪。

（曾　艺　曹晓均　吴海明　周　楷）

参考文献

[1] 谭剑，余智文. 信息安全等级保护在云计算时代的现实意义[J]. 广东科技，2012，21（11）：231.

[2] 中国医院协会信息专业委员会. 2021—2022 年度中国医院信息化状况调查报告[EB/OL].（2023-02-22）[2024-12-11]. http://www.chima.org.cn/Html/News/Articles/16012.html

[3]　金保工程信息网络安全保障体系设计分析[J]. 信息网络安全, 2012(11): 6.

[4]　王巍. 基于风险传播的信息安全评估方法研究与应用[D]. 上海: 上海交通大学, 2009.

[5]　唐好. 浅谈广电关键信息基础设施安全防护工作[J]. 中国新通信, 2020, 22(04): 167-168.

[6]　曾杰. 《美国国防部云计算战略》浅析[J]. 网络安全技术与应用, 2019(07): 64-66.

[7]　本刊编辑部. 企业观点: 密码的应用与创新[J]. 中国信息安全, 2018(08): 83-90.

[8]　张俊贤, 汪丽, 安晓江. 国产安全浏览器技术研究[J]. 信息安全研究, 2018, 4(01): 31-39.

[9]　李雪伟, 刘知一, 王木旺. 国密算法在数字电影中的应用探讨[J]. 现代电影技术, 2021(11): 4-8.

第三十一章

医院信息系统运维体系

随着医院信息系统在医院的迅猛普及应用,医院信息工作逐渐由系统建设转向运维管理。医疗机构信息化系统的运维则是保证医疗机构信息化系统稳定运行的重要环节,医疗机构信息化系统一旦出现故障,将直接影响医院的医疗效率和服务质量。因此,医疗机构信息化系统的运维已成为医院信息管理工作的重心之一。

第一节 概 述

信息系统运维管理是指 IT 部门采用相关的方法、技术、制度、流程和文档等,对应用系统运行环境(如软硬件环境、网络环境等)、IT 业务系统和 IT 运维人员进行的综合管理。医院信息系统运维涉及运维服务的通用要求、服务交付、应急响应以及针对不同对象的服务,相互间关系如图 31-1 所示。

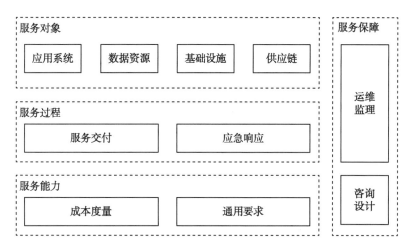

图 31-1 运维服务的通用要求、服务交付、应急响应以及针对不同对象的服务之间关系

《GB/T 28827 信息技术服务 运行维护》标准系列从 2012 年至 2022 年先后发布了 7 个部分,对不同服务对象、服务过程和服务需求的能力要素进行抽象,并通过关键指标对服务能力进行评价;同时针对运行维护服务过程、服务交付内容及特定服务需求的要求;另外,还针对不同服务对象的运行维护服务提出了要求。

一、通用要求

(一)基本概念

运行维护服务(operation maintenance service)是运维服务提供方(简称供方)依据医院(简称需方)提出的服务级别要求,采用相关的方法、手段、技术、制度、过程和文档等,针对运行维护服务对象提供的综合服务。

运行维护服务对象(operation and maintenance service object)即运行维护服务的受体,通常指机房环境、网络通信、硬件、软件、数据和应用等。

　　运行维护服务内容（operation and maintenance service content）是根据需方需求和服务级别协议承诺，向需方提供的例行操作、响应支持、优化改善和调研评估等服务，如图31-2所示。

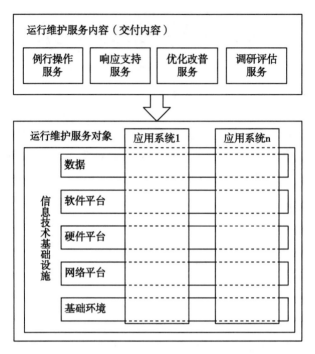

图31-2　运行维护服务对象和内容

　　为确保提供的运行维护服务符合与需方约定的质量要求，供方应具备提供服务的条件和能力，如图31-3所示。

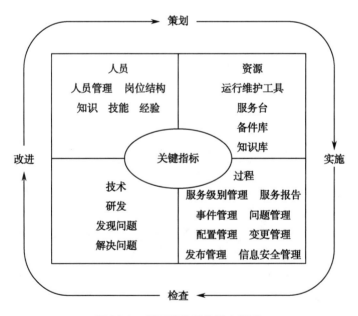

图31-3　运行维护服务能力模型

　　上述模型给出运行维护服务能力的4个关键要素：人员、资源、技术和过程，每个要素通过关键指标反映应具备的条件和能力。各组成要素反映了人员利用资源、运用技术，通过规定的过程为需方提供运行维护服务。

　　（二）能力要素

　　1. 人员（people）　人员即供方从事运行维护服务的人（不包含需方及分包方的人），供方应确保提供运行维护服务的人员具备应有的能力。

为保证故障响应、解决问题和交付结果可控,供方应在人员管理、岗位结构和人员的知识、技能、经验、安全意识等方面达到应有的水平。

2. 资源(resource) 确保供方具备提供足够资源的能力,以满足与需方约定的及需方未来的运行维护服务需求。为了保证运行维护服务的正常交付所依存和产生的有形及无形资产,主要包括运行维护工具、服务台、知识库和备件库等。

3. 技术(technology) 供方为了保证运行维护服务的正常交付应具备的关键能力。

在运行维护服务实施过程中,可能面临各种问题(如硬件故障)、风险(如安全漏洞)以及新技术和前沿技术应用所提出的新要求,供方应根据需方要求或技术发展趋势,具备发现和解决问题、风险控制、技术储备以及研发、应用新技术和前沿技术的能力。

4. 过程 为了确保供方具备相应的服务管理能力并发挥其效能,至少应建立服务级别管理、服务报告、事件管理、问题管理、配置管理、变更管理、发布管理和信息安全管理等过程。

(三)能力管理

在运行维护服务提供过程中,供方通过策划、实施、检查和改进实现运行维护服务能力的持续提升。确保供方具备与运行维护服务策划相适应的技术和手段。

供方应对运行维护服务能力进行整体策划,为实施运行维护服务能力管理和按 SLA 规定交付服务内容提供必要的资源支持,保证交付质量满足 SLA 要求,对运行维护服务结果、服务交付过程以及相关管理体系进行监督、测量、分析和评审,并实施改进。

1. 策划 对运行维护服务能力进行整体策划并提供必要的资源支持,以确保供方有能力提供运行维护服务。

2. 实施 按照运行维护服务能力的整体策划实施,以确保供方具备运行维护服务的能力。

3. 检查 检查运行维护服务能力管理活动符合计划要求和质量目标。供方应对运行维护服务能力管理过程和实施结果进行监控、测量、分析和评审。

4. 改进 改进运行维护服务能力管理过程中的不足,持续提升运行维护服务能力。供方应不断总结经验和教训,修改和优化运行维护服务能力管理计划和规程。

关键指标(key index)是指用于评估、衡量供方服务能力的关键参数,是运行维护服务所涉及的核心能力参数,主要体现在人员、资源、技术、过程 4 个方面,并应用于供方的运行维护服务能力评价。

二、咨询设计

信息化项目运维,建议按年度编制信息系统运行维护方案。运行维护方案可由医院信息科完成,也可聘请咨询服务机构完成。信息系统运行维护方案的编制包含如下工作。

(一)现状调研及需求分析

现状调研是信息系统工程项目已经竣工验收移交给医院、正式投入使用以后,系统进入了运行维护阶段,对信息系统建设过程、应用效果及未来适应能力进行综合评估的过程和行为。

用户需求调研分析的过程不仅涉及所有用户的需要和期望,而且还可能从所选择的解决方案中派生出分系统、设备和产品构件的需求。

需求调研一般采用观察、询问、实验、普查和抽样调查等方法,调研过程中要注意不要出现用户需求不明确、用户需求变化多,尤其是用户与供方人员缺乏有效沟通等问题。

(二)梳理运行维护对象

梳理现有信息系统的应用范围、运行情况,硬件资源主要性能指标、应用情况、存在问题,网络拓扑,以往信息系统维护情况;依据信息系统运行的现状,从业务要求、重要性、安全性和效能等方面,结合本院组织架构和目前人力资源状况,提出详细的维护需求(包括维护模式、服务级别、响应标准、人工技能标准等),有新增运维的,需重点说明新增部分内容。

(三)明确运行目标

确定该项目主要运行维护的目标、规模、模式、周期。

（四）详细描述运维内容

说明本期维护的整体内容和本期的维护任务、范围、规模、遵循的原则及参考规范。基础设施维护内容描述应包括基础设施的日常维护、维修保养和监控等要求，例如自有购置设备的维护应描述所需维护设备的品牌型号、数量、配置、采购时间和使用情况，提出日常维护频次、要求、方法与依据等。软件及信息资源维护内容描述应包括软件系统的日常维护、升级改造、源代码管理、数据维护等要求。运维人力资源应描述本单位运维人力资源组织和分工、驻场人员的运维标准和工作人日分析等要求。为保障信息系统的正常运行，还应提出其他相关的运维内容与服务，包括综合管理、运维咨询、运维监理、安全服务等。

（五）信息系统运行维护保障机制要求

为保障本单位信息系统正常运行，应成立运维管理团队和运维执行团队。运维管理团队的工作主要是规划和设计维护流程，监控和督促维护工作，协调和管理各运维执行工作组（包括绩效管理）。运维执行团队的工作主要是按照运维规划和规范，完成运维工作。

（六）编制项目投资估算

阐述项目所需总投资估算及其构成，包括运行维护费用、其他建设费用（咨询费、项目监理费等）等，形成项目投资估算表。

三、成本度量

（一）成本构成

运行维护成本主要包括运维服务费、运营服务费、第三方测评费、绩效评估费和其他建设费用（咨询费、项目监理等）。

运维服务费包括基础环境运维、硬件运维、软件运维、安全运维等费用。基础环境运维、硬件运维、软件运维费用主要包括例行操作、响应支持、优化改善、系统软件及设备的更新（含重新授权）等运维内容的服务及实施费用；安全运维服务主要包括安全防护、安全监测、安全事件处理和恢复等内容的服务费用。

运营服务费主要包括内容运营、用户运营、数据运营、活动运营和新媒体运营等服务费。第三方测评费主要包括安全测评、密码应用测评等测评费用。绩效评估费主要包括项目运行绩效评估的咨询服务费用。其他建设费用主要包括需求调研、运维管理体系设计、运行维护方案编制、运维项目监理等服务费用。

（二）成本度量方式

运行维护成本主要有比例系数法、工作量计算法、按服务类型计取、按系统类型计取和软件功能点单价算法等五种度量方式，具体可参照广东省数字政务协会、广东省电子政务技术应用支持联盟《电子政务工程造价指导书》（第三版）。

（三）运维服务费用计算

1. IT基础设施运维费用　基础环境、硬件、系统软件等IT基础设施运维费用一般采用比例系数法。

2. 应用系统运维费用计算　应用系统根据服务方式，可选择比例系数法、工作量计算法、按服务类型计取和软件功能点单价算法等多种计算方法。

3. 运营服务费用　运营服务可按照运营驻场人员数量、数月、人月成本计算，运营服务费用＝派驻的人员数×月数×人月成本。

4. 其他费用

（1）咨询（设计）费：可根据项目预计投入的建设费按一定的比例和所投入的人月数进行计算，可参照《工程勘察设计收费标准》（2002），或由双方协商确定。

（2）监理费：可参照国家发展改革委、建设部《关于印发〈建设工程监理与相关服务收费管理规定〉的通知》（发改价格〔2007〕670号）中的评估及计算方法。

（3）其他租赁及服务费用：系统运行所需的线路租用、网络流量、托管服务、云服务或数据服务等费用，根据项目实际情况进行估算。

四、运维交付

运行维护服务交付涉及交付管理、交付内容、交付方式、交付成果等部分,如图31-4所示。

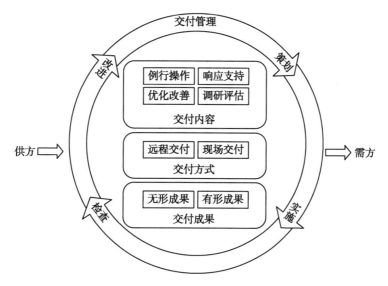

图31-4　运行维护服务交付框架

(一)交付管理

供需双方通过对服务交付成果的策划、实施、检查和改进保障服务级别协议的达成。供方在向需方提供运行维护服务的过程中通过交付策划、交付实施、交付检查和交付改进等管理动作,确保交付质量得到有效控制,以满足服务级别协议要求。

(二)交付内容

供方根据服务级别协议要求,向需方提供例行操作服务、响应支持服务、优化改善服务和调研评估服务。

(三)交付方式

供方根据服务级别协议要求,采用现场交付和远程交付方式向需方提供服务。

(四)交付成果

供方根据服务级别协议要求,向需方提供无形和有形的交付成果。

五、运维监理

监理单位受院方委托,依据国家有关法律法规、国家标准规范、监理合同对供方提供的运行维护服务实施监督管理。

通过引入专业权威的第三方,为用户提供最合适的运维方案,同时以相应的管理制度来提升运维管理水平;通过科学的绩效考核来提高运维效率,并可动态调整运维成本。针对信息化运维的全生命周期提供质量、风险以及沟通协调的监督和咨询服务,同时配合业主单位开展运维服务质量考核工作,对各运维服务商的运维服务质量提供第三方的评估意见,为业主信息化运维服务工作提供公正、客观的监督服务,确保信息化运维活动的正常开展。

第二节　应用系统运维

一、服务规划

(一)业务影响度定级

应根据信息系统对医院正常运营影响情况的重要性、紧急性等进行分级。医院信息系统分类分级应包括以下四级系统。

1. 一级系统　影响患者生命安全的系统,指涉及患者抢救,一旦出现故障会影响患者生命安全保障的信息系统。

2. 二级系统　影响医护诊疗流程的系统,指涉及医患诊疗业务,一旦出现故障会严重影响医患诊疗业务流程正常运转的信息系统。

3. 三级系统　影响医院运行流程的系统,指涉及医院诊疗活动,一旦出现故障会影响医院日常运行流程,但可以通过应急措施保障患者就医需求不受影响的信息系统。

4. 四级系统　影响医院管理流程的系统,指保障医院正常运营,不涉及医院诊疗活动的信息系统。

应针对不同分级的信息系统区分制定管理要求和目标,包括资源保障、组织与人员要求、服务过程要求、供应商要求等。

(二)数据安全性定级

应根据信息系统对医院信息数据的安全性进行分级,涵盖患者隐私保护与医生知识产权保护,系统应支持设定维护权限,制定与外部交互时的管理规范与流程。定级应至少包括以下 3 个级别。

1. 一级系统　涉及医院核心运营数据,同时包括识别患者的信息、患者客观诊疗记录、医生主观诊疗记录。

2. 二级系统　涉及医院一般运营数据,同时包括识别患者的信息、患者客观诊疗记录。

3. 三级系统　同时包含识别患者信息、诊疗活动数据或客观诊疗信息。

(三)组织与人员

医院应根据信息化深入程度、规模大小、稳定性要求、应急性要求,配备信息技术服务管理组织、信息技术服务执行人员与信息技术服务质量管理组织,以满足医院当前和未来的信息技术服务需求。

1. 信息技术服务管理组织　医院应设置专职的信息技术服务管理组织,负责医院信息服务的管理工作,最高机构为医院信息化委员会,涵盖医院领导、医疗护理管理机构主管、行政管理机构主管、外聘专家,可以包括信息技术服务供应商的组织与成员。

2. 信息技术服务执行人员　医院应设立信息技术服务岗位,并配备专职工作人员,包含医院专职人员与信息技术服务供应商人员。

3. 质量管理组织　医院应设置质量管理组织,负责建立、实施、评价、改进医院信息技术服务质量管理制度与流程,针对医院的各项信息技术服务进行质量管控,确保高效高质量的服务交付。

(四)资源保障

应对信息技术服务所需的资源,包括外部服务供应商所需的资源进行规划,并制定资源保障管理制度与流程。

(五)目录与质量

应建立并维护提供给医院各部门、医院服务对象的服务目录并明确服务质量评价方法,应通过医院信息管理组织审批,符合管理法规,符合患者隐私保护相关法规,并保存执行日志,确保服务质量检查的有效开展,发现服务流程中的问题,并提出改进意见。

二、供应商服务管理

重点应关注外包服务管理、服务安全要求、评估与验收等。

三、沟通与协同管理

建立与医院内部的临床、医技、行政、后勤部门和人员,与患者之间的信息服务平台,包含服务的宣传与介绍、服务过程中的协同、服务完成后的评价系统。

四、事件管理流程

对事件进行分类,并对执行过程、执行结果、评价评审进行管理,确保事件过程的质量与效率持续改进。

1. 分类管理　应对服务过程中的各类事件进行分类管理,并规定不同管理流程。

2. 接收管理　应制定信息技术服务需求管理制度与流程。

3. 分派管理　应采取有效手段和方法受理需方的运行维护服务请求，及时跟踪服务请求的处理进展。

4. 执行管理　在事件执行过程中，应及时对事件处理过程进行记录与反馈，对事件的影响变化作出及时记录。

5. 评价管理　医院信息技术服务质量管理组织应制定专家与用户评价管理制度与流程。

6. 评审管理　医院信息技术服务质量管理组织应制定服务评审与改进管理制度与流程。

7. 日志与记录　事件管理流程中，应完善各个管理环节的日志与记录，便于后期评审与追溯。

五、配置与监控管理

1. 配置管理　应对医院信息系统制定配置管理制度与流程并实施。

2. 监控管理　应制定信息系统监控管理要求。

3. 日常巡检管理　应制定信息系统日常巡检管理制度与流程。

4. 备份与恢复管理　应制定信息系统与业务数据的备份与恢复管理流程。

六、应急响应管理

1. 应急方案管理　应制定应急响应方案及其验证管理制度与流程，应急方案应以患者就诊流程、医院诊疗与运营活动正常开展为目标。

2. 备用与保障　围绕针对医院诊疗与运营流程，梳理出关键环节，并配备冗余设备，保障故障发生时能及时补充。

3. 应急人员管理　针对医院业务连续性要求，应有相应的人员应急响应与调度制度。

七、安全运维管理

1. 网络安全区域划分　应制定信息安全区域划分管理制度与流程。

2. 信息安全管理　应制定信息安全管理制度与流程。

第三节　数据资源运维

一、数据资源运维体系

信息系统数据资源的运维包括建立数据运行与维护各项管理制度，规范运行与维护业务流程，有效开展运行监控与维护、故障诊断与排除、数据备份与恢复、归档与检索等，保障数据资源处于高可用状态，使信息系统可持续稳定高效地运行，如图 31-5 所示。

（一）管理对象

信息系统数据资源运维的对象包括数据文件、数据管理系统和存储介质。

（二）管理类型

1. 例行操作

（1）实时监控：数据的完整性；数据变化的速率；数据存储状态；数据对象应用频度；数据引用的合法性；数据备份的有效性；数据产生、存储、备份、分发、应用过程；数据安全事件等。

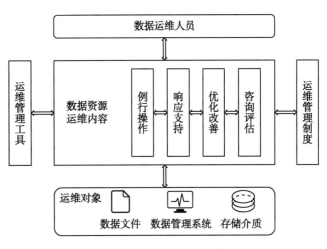

图 31-5　数据资源运维体系

(2) 预防性检查：数据完整性的检查、数据冗余的检查及数据脆弱性的检查。

(3) 常规作业：例行性作业，如数据备份、数据恢复、数据转换、数据分发、数据清洗等。

2. 响应支持

(1) 事件驱动响应：事件驱动响应的触发条件包括外部事件、系统事件和安全事件三种。事件驱动响应的处理过程中首先要启用备用资源，保障系统可持续应用，然后对事件进行分析和评估，制定防控措施。

(2) 服务请求响应：由于需方提出各类服务请求，引发的需要针对服务对象、服务等级作出调整或修改的响应型服务。此类响应可能涉及服务等级变更、服务范围变更、技术资源变更、服务提供方式变更等。

(3) 应急响应：当发生重大事件、重大自然灾害，或由于政府发出行政命令，或需方提出要求时，应当启用应急处理程序。

3. 优化改善　优化改善运维是运维管理人员通过提供调优改进达到提高设备性能或管理能力的目的。例如，运维人员通过调整数据库索引或空间提高用户访问速度；通过增强设备投入或调整备份与恢复策略降低数据丢失风险，提高业务的可持续性等。

（三）管理内容

1. 数据资源运维方案　明确数据资源运行与维护管理的职责任务，根据系统的需求、可能产生的破坏程度、应急处理等级、响应时间等，在经济合理的原则下，保持数据资源的安全性和高可用性。

2. 数据资源运维的例行管理

(1) 对数据资源载体（存储介质）和传输、转储的设备进行有效管理，对历史数据进行定期归档。

(2) 对数据库管理系统和数据库维护，确保数据库得到经常性的监控、维护和优化。

(3) 对数据资源的备份与恢复管理。

二、例行管理

（一）例行管理计划

数据资源维护人员需根据信息系统的侧重点来制定合理的例行管理计划。一般情况下，例行管理计划中需列出监控检测的对象、重要性等级、常规操作方法，以及监控检测的频次或周期、正常状态值和报警阈值等。

（二）数据载体管理

存放数据资源的介质必须具有明确的标识；标识必须使用统一的命名规范，注明介质编号、备份内容、备份日期、备份时间、启用日期和保留期限等重要信息。存储介质的管理包括借用、转储、销毁等环节。

（三）数据库例行维护

1. 健康检查　主要包括数据库日志检查和一致性检查。

2. 数据库监测管理　从应用可用性、系统资源占用和数据库性能指标三个方面监测数据库应用相关的服务，确保数据库运行正常。

3. 数据库备份　数据库备份就是将数据库中的数据及数据库的物理和逻辑结构等相关数据字典信息，存放在其他的存储介质中进行保存。与数据库运行相关的故障一般包括事务故障、系统故障和介质故障。

4. 数据库性能优化　数据库维护人员根据用户需求和监测结果对数据库性能进行调整和优化，如执行空间释放、表的重构、索引重建、数据分片等操作。

三、备份管理

（一）备份类型

1. 按数据备份模式分　逻辑备份、物理备份。

2. 按备份系统准备程度分　冷备份、温备份、热备份。

3. 按数据备份策略分　完全备份、增量备份、差异备份。

4. 按备份的实现方式分　定期磁带备份、远程备份、远程关键数据备份、远程数据库备份、网络数据镜像、远程镜像磁盘。

5. 按数据备份的存储方式分　直接附加存储方式（direct attached storage，DAS）、存储区域网络方式（storage area network，SAN）、网络附加存储方式（network attached storage，NAS）。

（二）备份技术

1. 磁盘阵列技术　独立磁盘冗余阵列（redundant array of independent disks，RAID）是把相同的数据存储在多个硬盘的不同地方的方法。通过把数据放在多个硬盘上，输入输出操作能以平衡的方式交叠，改良性能。多个硬盘增加了平均故障间隔时间（MTBF），储存冗余数据也增加了容错和备份。

2. 双机热备　双机高可用按工作中的切换方式分为主 - 备方式（active-standby 方式）和双活（或双运行）方式（active-active 方式）。

组成双机热备的方案主要有两种：基于共享存储（磁盘阵列）的方式和基于数据复制的方式。

（1）基于共享存储的方式主要通过磁盘阵列提供切换后对数据完整性和连续性的保障。

（2）基于数据复制的方式主要利用数据的同步方式，保证主备服务器数据的一致性。

四、云环境的数据资源运维

云存储实际上是一个以数据存储和管理为核心的云计算系统，是通过采用网格技术、分布式文件系统、集群应用等功能将网络中海量的异构存储设备用软件来控制，并共同提供数据存储访问、处理功能的一个系统服务。

1. 海量数据的高可用性保障的要求　支撑云计算的是大规模的集群计算系统，需要通过有效的系统配置、监控、管理、调度、虚拟化等技术，实现一个强大的、动态的、自治的计算存储资源池，提供云计算所需要的大容量计算力。系统级的容错技术是难点。

2. 云环境下数据安全保障的要求　云环境面临着数据传输安全、数据资源隔离、数据的灾难恢复、安全事件管理和数据保护方面的挑战，对于数据安全保护提出了全新的要求。

3. 异构海量数据高效管理的要求　大数据时代产生大体量的半结构化和非结构化数据，如何提高面向海量数据的更新速率、随机读速率和数据检索速度，是云环境下数据管理的关键技术。

4. 面向新型存储技术的数据资源维护方法变革　为实现高可用性的大规模、可扩展的冗余存储，提高异构海量数据管理效率，新型的数据存储技术还将不断涌现，与此对应的数据资源维护手段与方法也将不断改变。

五、集成平台运维

基于集成平台实现医院众多的同构或异构系统间的互联互通、协同共享，集成平台成为医院信息平台的关键基础设施，集成平台的运维尤为关键和重要。

（一）日常运维

日常运维主要是查看集成平台服务运行状态，确保医院业务能够正常稳定运行。对于现场运维人员来说，日常运维内容主要有三点：服务运行状态、错误消息量、消息队列状态。

（二）每月巡检

巡检频率不应低于每月一次。若有已接入业务系统升级或服务重启情况，则需要信息科运维人员提供升级内容和恢复服务时间，方便集成平台运维人员评估和查看平台服务运行状态是否正常。

1. 集成引擎监控平台　包括引擎运行状态、项目运行状态、消息错误队列、消息处理性能巡检、消息日志清理、日志信息监控等巡检内容。

2. 消息日志记录平台　集成平台日志记录库的日志表 log 会记录集成引擎运行记录。需查看该表是否存在异常的错误记录，其中 message 字段是存放错误的具体内容。

3. 历史数据迁移作业　主要是中间库，检查年表数据迁移作业是否正常。

4. 巡检记录编写存档　根据巡检要求和结果，填写月巡检记录清单。

（三）问题排查

1. 常见问题记录　运维人员需第一时间获取现场事故信息，包括现象描述、涉及系统、覆盖范围，不夸大、不弱化问题，秉持优先解决问题态度去记录、沟通问题，尝试自己分析解决问题，若短时间内无法处理,请及时联系平台开发给予远程支持。

2. 常见问题处理　通过知识库提供平台处理应急事故的逻辑思维与步骤,供维护人员参考。

集成平台与第三方系统集成的排错技巧有所区别,原因在于集成平台可查看系统数据库或应用程序log 日志,而第三方系统出于安全性考虑不会开放数据库、Log 日志等参考数据。

第四节　基础设施运维

一、网络设备、安全设备及运维系统运维

1. 对网络路由及交换设备的配置资料备份、漏洞检测和修复、定期日志检查和分析查看网管系统的日志,排除潜在故障及隐患。

2. 对网络设备、安全设备进行安全加固、策略配置、漏洞检测和修复、定期日志检查和分析以及安全风险评估,以保证整个业务系统的正常运行。

3. 登记、汇总变更的网络设备资料,使资料与实际情况一致。

4. 检查设备 CPU 负载率、内存使用,以及各端口的可靠性、负载率、错误包及 CRC 等。

5. 清理在用设备上的灰尘及杂物,保持清洁的工作环境。

6. 定期完成系统运行情况的详细书面报告和安全审计、风险评估,包括网络链路的连通性、链路流量,网络链路状况分析——健壮性、安全性、负载分析等。

7. 根据需求对网络 VLAN 进行调整、生成树调整、HSRP 调整和预留 IP 地址规划的优化服务。

8. 网络有关的拓扑图、示意图等相关图文资料的维护修订。

二、服务器、小型机及 SAN 存储设备运维

1. 定期对系统进行全面测试,确认系统运行状态,检查系统错误记录,排除隐患故障并进行设备保养工作。

2. 定期现场巡检维护,检查系统的运行状况、备份策略和备份情况并开展数据安全专项审计,及对数据库服务器等维护,包括对服务器主板、CPU、内存、光驱、软驱、硬盘、机箱电源、网卡或其他板卡等的清洁保养。

3. 对服务器以及存储进行安全加固、策略配置、漏洞检测和修复、定期日志检查和分析以及安全风险评估,以保证整个业务系统的正常运行。

4. 定期完成系统运行情况的详细书面报告和风险评估。

5. 双机系统的安装、优化、系统配置、故障诊断和修复、数据迁移、系统迁移、应用迁移、设备迁移等。

三、基础平台系统软件运维

1. 数据库及中间件系统运维

(1) 对数据库及中间件系统进行安全加固、策略配置、漏洞检测和修复、定期日志检查和分析以及安全风险评估,以保证整个业务系统的正常运行。

(2) 根据数据库情况评测应用性能,评估系统中存在或潜在的问题,并提出数据库优化以及应用系统软件优化的建议方案,保证数据库高效运行。

(3) 在数据库或中间件无法以最佳状态运行的情况下,须对其参数进行优化。

2. 集中备份系统运维

(1) 必要时安装修正性补丁。

(2) 数据备份恢复服务,倘若出现突发故障导致数据丢失,须进行数据恢复。

(3) 对备份系统进行安全加固、策略配置、漏洞检测和修复、定期日志检查和分析及安全风险评估,以保证整个业务系统的正常运行。

(4) 对备份系统进行维护,每年定期进行应急恢复演练,以保证备份数据的可用性。

3. 服务器虚拟化管理平台系统运维

（1）服务器虚拟化管理平台系统的安装、配置、优化、监测、系统版本升级和补丁安装等。

（2）数据存储、资源池、模板及集群相关的 DRS、HA、FT 等高可用性的配置、优化、监测、备份、补丁安装、系统版本升级等工作，保障其能正常运作。

（3）相关系统服务（例如 web、telnet、ssh、ntp、DNS、SNMP 等）的安装、配置、监测、优化、备份等非开发性质的工作。

（4）对虚拟平台管理系统进行安全加固、策略配置、漏洞检测和修复、定期日志检查和分析以及安全风险评估，以保证整个业务系统的正常运行。

（5）维护新搭建的虚拟化容灾平台，定期进行容灾切换演练，以保证容灾的可用性。

四、UPS 后备电源设备运维

1. 定期检测整个系统的运行参数，确保设备正常运行。

2. 定期检查各主要部件的装配及内部间的连接情况，检查所有螺丝、螺栓等连接点的紧固性及热腐蚀状况并做必要的调整，检查是否有损坏及烧毁的元件及电缆。

3. 定期检测电池组 / 柜的完整性，对机组及电池柜进行内外部的彻底清扫。

4. 定期对电池进行充放电测试，测量设备的输入、输出电压及电流。

5. 定期检测 UPS 的同步及输出频率的稳定性，对并机系统，检查每个 UPS 之间的负载均衡情况，必要时调校 UPS 的一些基准点。

6. 定期对后备电池组的检测还包括：外观是否有损坏、变形及漏液；电池线及接线端子是否有过热及腐蚀情况；各电池组或箱内是否有松脱；测量每块电池的浮充电压。

7. 定期完成系统运行情况的详细书面报告。

五、精密空调等其他设备运维

1. 精密空调需要对空气处理系统、风冷冷凝器、加湿器部分、加热部分、压缩机系统及冷媒管道定期进行巡查、维护保养。

2. 精密空调定期停机全面检查。

3. 机房环境监控系统定期例行维护检查，保证系统的正常工作。

第五节　供应链运维管理

医疗卫生机构供应链运维管理是为了保障医疗卫生机构的网络安全和信息安全，建立医疗卫生机构与医疗信息系统供应商之间稳定、安全、可靠的合作关系，减少供应链中的安全风险。

一、管理对象与重点注意事项

在医疗卫生机构的数字化转型升级过程中，会针对不同的项目建设遴选不同类型的供应商，针对不同类型的供应商我们的运维管理要采取分类分级管理，针对性地采取相应的管理措施与手段。数字化供应商的运维管理对象主要包含软件开发商、硬件提供商、服务提供商、系统集成商与开源社区。

二、供应链安全合规管理

供应链安全合规管理首先要制定相关管理制度与流程，并配套相关工作要求与技术措施来支撑制度与流程的实际落地，主要工作包含合规政策和标准的制定、供应商的审核和管理、安全培训和教育、安全风险评估和监测、数据安全保护、应急响应和管理。

医疗卫生机构可以根据实际情况进行细化和具体实施。通过完善供应链安全合规管理，医疗卫生机构可以有效地防范安全风险，保障供应链的可用性、可靠性和安全性，提高医疗卫生机构的安全管理水平和信息安全保障能力。

三、供应链质量管理

供应链质量管理是为了保障供应链的安全性、稳定性和可靠性，从而达到保障医疗卫生机构数据安全的目的，需要从厂商评估、风险管理、合同督促、定期评估、信息安全管控、风险管控和溯源能力等方面出发，不断完善和提升供应链质量管理的水平。

供应链质量管理对医疗卫生机构的数字化建设工作、机构的发展和安全保障等方面具有重要意义。

第六节　应急响应服务

应急响应是医院为预防、监控、处置和管理应急事件所采取的措施和活动。随着医院信息系统的广泛应用，如何应对系统故障、瘫痪等突发情况，依据应急预案高效开展应急响应工作，保障医院信息系统的正常运行，成为医院管理者必须面对的问题。因此，制订一份完善的医院信息系统应急预案，显得尤为重要。

一、概述

1. 应急预案的定义　应急预案是指在突发事件发生时，为了保障人民生命财产安全和社会稳定，及时、科学、有序地组织和指挥各种资源开展应急救援工作的文件和措施。

2. 应急预案的重要性　医院信息系统是医院管理中不可或缺的一部分，其正常运行对医院管理、医疗服务、科研教学等方面都有着重要的意义。一旦系统出现故障，将严重影响医院的正常运行和患者的就诊体验，甚至可能带来不可挽回的损失。

3. 应急预案的目的　制定应急预案的目的是在突发事件发生时，能够迅速、有效地组织和指挥应急救援工作，最大程度地减少损失和影响。

二、应急预案制定的准备工作

（一）风险评估

在制定医院信息系统应急预案之前，需要进行一次全面的风险评估，以确定可能存在的风险和隐患，并采取相应的措施进行预防和应对。评估的对象与内容主要包含医院信息系统的整体情况、医院信息系统的运行环境、医院信息系统的管理和维护情况以及医院信息系统可能面临的外部威胁等方面。

（二）人员组织

建立医院信息系统应急响应的组织架构需要明确各个部门的职责和权限。医院信息系统应急响应的组织架构一般由医院信息中心、网络安全中心、技术支持中心、应急处置小组等部门组成。其中，医院信息中心负责信息系统的日常管理和维护；网络安全中心负责网络安全监控和防御；技术支持中心负责技术支持和故障排除；第三方运维服务与产品提供商负责系统的技术支持；应急处置小组负责应急响应和危机处理。建立医院信息系统应急响应的组织架构需要明确各个部门之间的协作机制。

（三）系统备份

对医院信息系统进行定期备份，并将备份数据存放在不同地点，确保数据安全。备份数据需要包括系统配置文件、数据库文件、应用程序文件等。

（四）应急设备

准备一些必要的应急设备，如备用电源、UPS电源、网络备份设备等，以便在系统出现故障时能够快速切换到备用设备上运行。

三、应急预案的编制步骤

（一）建立应急预案编制小组

该小组由医院信息系统管理人员、网络安全专家、技术支持人员、法律顾问等多部门代表组成。

（二）制定应急预案编制计划

明确应急预案编制的目的、应急预案编制的工作流程和时间节点以及应急预案编制的内容，包括应急预案的组成部分、应急响应程序、应急资源调配、应急演练等方面。

（三）收集信息并进行分析

医院信息系统应急响应方案编制需要收集的信息包括医院信息系统的基本情况、安全策略和措施、日志记录和审计、备份和恢复策略以及紧急联系人和联系方式等内容。在制定应急响应方案时，医院需要根据实际情况进行具体分析和综合考虑，以确保信息系统的安全稳定运行。

（四）制定应急响应流程

根据风险评估结果和分析报告，制定详细的应急响应流程。在发生紧急事件时，需要按照事先制定好的响应流程进行处理。一般来说，响应流程包括紧急事件的发现和报告、评估和分类、处理和恢复、记录和总结等步骤。

（五）完善应急预案的内容

将应急响应流程和措施写入应急预案中，并完善其他内容，如组织架构、任务分工、工作流程等。应急预案的内容应包含应急响应流程、应急处置措施、应急资源准备、应急演练计划、应急培训计划等五个方面的内容。

四、应急预案的实施与演练

（一）应急响应演练

医院信息系统应急预案需要根据实际情况进行修订和完善，并定期进行演练和评估，确保预案的有效性和可行性，需要根据不同的场景制定演练方案。

医院信息系统应急演练要明确演练目标及采取可有效执行的演练方式；对演练要进行及时评估，总结经验教训，不断完善应急预案。

在应急演练中要特别注意系统与数据安全性问题、人员安全问题及演练效果问题，要注意保障系统数据的安全性和机密性，防止数据泄露或被恶意攻击。

（二）应急响应流程的优化

定期演练和评估是优化应急响应流程的重要环节。演练可以模拟实际的安全事件，测试应急预案的可行性和有效性，并发现不足之处进行改进。

五、应急预案的评估与改进

（一）应急预案的评估

在评估之前，需要制定评估标准，收集相关的信息资料，包括医院信息系统应急预案、操作手册、备份资料等。评估过程中需要对应急预案进行全面检查，包括预案的编写是否规范、内容是否完整、流程是否合理、操作是否可行等方面。同时还需要对备份资料的完整性和可用性进行检查。评估报告应该包括对医院信息系统应急预案存在的问题和不足的详细描述，并提出相应的改进措施和建议。

（二）应急预案的改进

评估和改进医院信息系统应急预案是保障医院信息系统安全和可靠运行的重要措施。改进的措施与方法主要包含完善预案内容、加强备份管理、加强培训教育、定期演练等四个方面；通过不断完善和优化应急预案，可以提高医院信息系统的安全性和可靠性，保障患者的安全和权益。

六、应急预案编制需要注意的问题

应急预案编制需要充分考虑医院信息系统的实际情况和需求，医院信息系统所面临的风险和危机事件，医院信息系统所需要的应急资源和人员调配，医院信息系统所需要的应急演练和评估，不能脱离实际情况而空谈理论，并根据不同情况进行分类和分级，在实际情况下进行不断完善和更新，及时发现和解决存在的问题。

第七节　运维管理平台及常见工具

一、运维管理工具的作用和价值

运维管理工具是 IT 运维团队的重要工具之一，可以充分发挥提高工作效率、减少人为错误、自动化任务、提高 IT 基础设施和应用程序的可靠性和安全性、优化 IT 资产管理和监控、改善服务交付和用户体验等作用。高效靠谱的运维管理软件对于医院都具有故障预判、故障处理、应急处理等价值。

二、常用运维管理工具

IT 运维管理的一些常见类型和代表性工具，涉及运维监控、数据服务、自动化、AIOps、DevOps、云管理、IT 服务管理、报告与决策、运维安全和统一运营门户等工具域，各类主流工具繁多，具体的 IT 运维服务工具产品整体框架如图 31-6 所示。

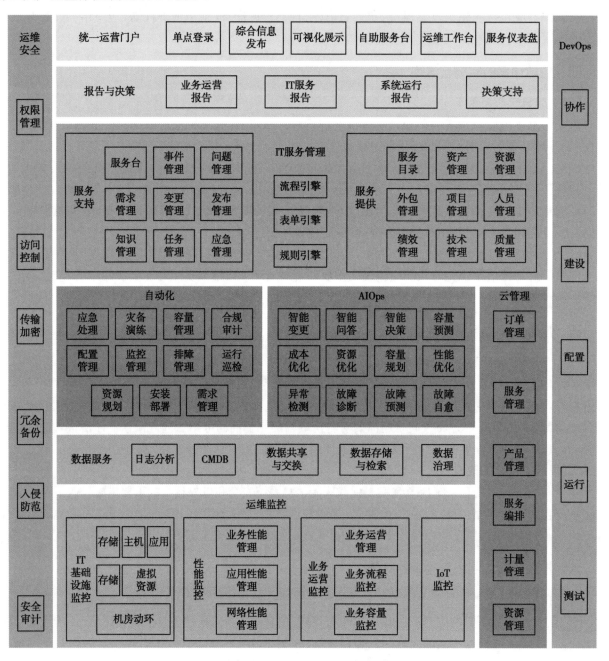

图 31-6　IT 运维服务工具产品整体框架

三、医院信息化运维管理平台

近年来，一体化或成体系的医院信息化运维管理平台统逐步完善并应用于各大医院的智慧医院建设和运维，也常见于全国性医院卫生信息化展会。以下列举3个相关方案。

（一）方案1：IT运维管理平台方案

IT运维管理平台包含IT综合管理、应用性能监控管理、综合日志管理、IT服务管理、服务器和终端管理、域管理、特权账号密码管理和综合报表分析等多个子系统，有助于实现一库四中心的IT运维蓝图，如图31-7所示。

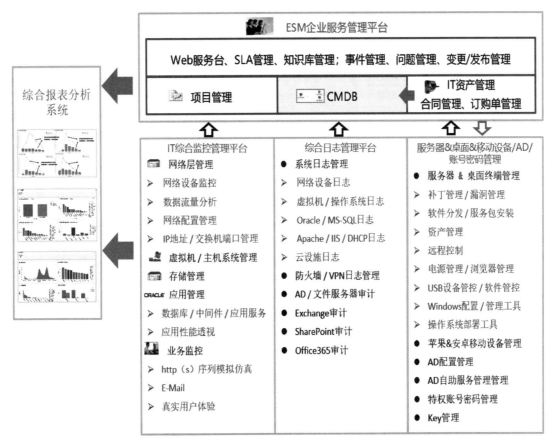

图31-7　方案1：IT运维管理平台功能示意图

（二）方案2：智慧信息化运维监控方案

该方案以自有知识产权的监控数据采集、存储、分析计算和告警展示为核心架构，集资产管理、故障定位、日常巡检、决策分析等功能于一体，提供符合医疗行业特色的运维管理，具备多方位管理、多维度监控、多渠道报警、网格化巡检、大数据分析、特色化监控等特性，如图31-8所示。

（三）方案3：综合服务管理平台方案

该方案具备呼叫中心、来电智能一体机、IT项目管理、合同发票管理、文档管理、科室综合管理、ITLED工作看板、二维码技术、语音识别、手机端等功能，如图31-9所示。

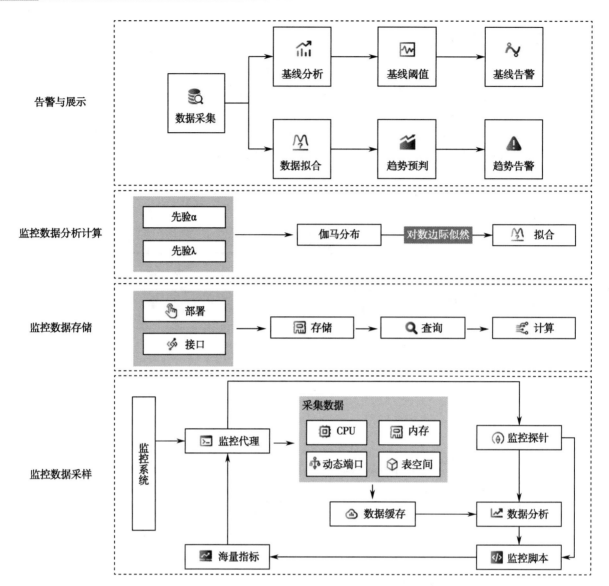

图 31-8 方案 2：智慧信息化运维监控解决方案架构图

| 综合服务管理平台 | | | | | 终端 | 扩展 |

运维子系统	项目子系统	资产子系统	综合子系统			
工单闭环	项目任务	资产台账	工作安排		微信	第三方接口
服务目录	需求跟踪	巡检管理	排班管理			
服务台	合同发票	备机管理	交接班		钉钉	魔镜看板
知识库	交付物	出入库	工作日志			
送修管理	项目会议	二维码	科室会议		APP	流程引擎
工单审核	进展汇报	耗材申领	满意度			
评价管理	测试管理	资产报废	变更管理		电脑	语音机器人
催单提醒	发布管理	资产借用	考勤管理			
MARK督办	项目统计	资产资料	通知公告			
绩效报表	项目看板	机房出入	规章制度			
运维看板	供应商管理	IP地址管理	人员去向			

【语音机器人】电话占线，无人接听时转入语音机器人，机器学习，智能应答，自动创建工单

图 31-9 方案 3：综合服务管理平台功能示意图

（熊劲光 魏书山 陈惠城）

参考文献

[1] 中华人民共和国国家质量监督检验检疫总局,中国国家标准化管理委员会.信息技术服务运行维护 第 1 部分:通用要求:GB/T 28827.1—2012[S].北京:中国标准出版社,2013.

[2] 中华人民共和国国家质量监督检验检疫总局,中国国家标准化管理委员会.信息技术服务运行维护 第 2 部分:交付规范:GB/T 28827.2—2012[S].北京:中国标准出版社,2013.

[3] 中华人民共和国国家质量监督检验检疫总局,中国国家标准化管理委员会.信息技术服务运行维护 第 3 部分:应急响应规范:GB/T 28827.3—2012[S].北京:中国标准出版社,2013.

[4] 国家市场监督管理总局,中国国家标准化管理委员会.信息技术服务运行维护 第 4 部分:数据中心服务要求:GB/T 28827.4—2019[S].北京:中国标准出版社,2019.

[5] 国家市场监督管理总局,中国国家标准化管理委员会.信息技术服务运行维护 第 6 部分:应用系统服务要求:GB/T 28827.6—2019[S].北京:中国标准出版社,2019.

[6] 国家市场监督管理总局,国家标准化管理委员会.信息技术服务运行维护 第 7 部分:成本度量规范:GB/T 28827.7—2022[S].北京:中国标准出版社,2012.

[7] 国家市场监督管理总局,国家标准化管理委员会.信息技术服务运行维护 第 8 部分:医院信息系统管理要求:GB/T 28827.8—2022[S].北京:中国标准出版社,2022.

[8] 中华人民共和国国家质量监督检验检疫总局,中国国家标准化管理委员会.信息技术服务监理 第 3 部分:运行维护监理规范:GB/T 19668.3—2017[S].北京:中国标准出版社,2017.

[9] 广东省数字政务协会,广东省电子政务技术应用支持联盟.电子政务工程造价指导书[M].3 版.广东:岭南美术出版社,2019.

[10] 国家发展计划委员会,建设部.工程勘察设计收费标准[M].北京:中国市场出版社,2021.

[11] 国家发展和改革委员会,建设部.建设工程监理与相关服务收费标准[M].北京:中国市场出版社,2007.

[12] 国家信息技术服务标准工作组.中国信息技术服务运维工具名录(2023 版).北京:中国电子工业标准化技术协会信息技术服务分会,2024.

对于医院信息化建设给出一个全面、客观、量化的评价方法是行业内追求的目标，对评价的需求随着信息技术、应用范围的发展不断变化。目前对医院信息化建设的评价主要分为综合评价和专项评价，综合评价通常是宏观地对整个医院信息化建设理念、人员设备配备、信息系统功能覆盖范围、系统应用情况、信息化效益等进行全方位评估；专项评价针对信息化建设的某个方面、某类系统等进行评估，如电子病历系统应用水平评估、信息系统互联互通成熟度的评估等。随着技术进步，对信息系统评价方法也将不断扩展，使主观评估项目逐步发展得到客观评价结果。

第一节 概　述

除了相关政策推动，越来越多的医疗机构开始把评级评审作为推进信息化建设的重要抓手，达到以评促建、以评促改的实际效果。常用医院信息化建设评价体系如表 32-1 所示。

表 32-1　常用医院信息化建设评价体系

	电子病历评审	智慧服务评审	智慧管理评审	互联互通测评	医院等级评审
评价对象	医院信息化建设专项	应用信息系统提供智慧服务的二级及以上医院	应用信息化、智能化手段开展管理的医院	以电子病历和医院信息平台为核心的医疗机构信息化项目	医院整体质量与服务
主管机构	国家卫生健康委医政医管局	国家卫生健康委医政医管局	国家卫生健康委医政医管局	国家卫生健康委信息统计中心	国家卫生健康委医政医管局
评价重点	电子病历局部功能状态与整体应用水平	综合评估医院智慧服务信息系统具备的功能、有效应用范围、技术基础环境与信息安全状况	为医疗机构科学、规范开展智慧医院建设提供指导，提升医院管理精细化、智能化水平	标准符合性测试与应用效果评价	医疗质量医疗安全医院管理
评价方法	定量评分整体分级	定量评分整体分级	定量评分整体分级	标准测评定量评分整体分级	循迹追踪定性评审整体分级
评价结果	九级	六级	六级	五级七档	三级九档
评审周期	无	无	无	无	四年，周期内复审一次
是否强制	非强制	非强制	非强制	非强制	强制

国家卫生健康委设计了智慧医院的整体框架，分为三大板块：智慧医疗、智慧服务、智慧管理。智慧医疗面向医务人员，包含药事、护理、医技、质量等方面，以方便医务人员为核心，实现全院统一集成，高效梳理业务流，以数据流验证业务流，持续改进医疗业务。智慧服务面向患者，以互联网诊疗为主要内容，包含诊前、诊中、诊后、安全等方面，以患者为中心，提升患者的就医体验，将医疗服务和数据通过互

联网延伸至患者端,并保障安全。智慧管理面向医院管理人员,以医院管理为主要内容,包含物资、运营、科研、后勤等方面,以管理者视角开展全面统筹,实施高效管理。在智慧医疗、智慧服务、智慧管理"三位一体"的智慧医院建设布局下,智慧医院的三大目标为高质量的临床结果、高效率的供应链、满意的患者体验,让医务人员感受到管理的善意,让患者对医学充满敬意。为了真正落实智慧医院的目标,提高医疗服务效率,需要在增加技术、提升质量与优化成本之间寻找平衡。

互联互通成熟度测评主要能帮助医疗机构建立信息化建设的标准化体系,以测评的方式帮助医院信息化建设走上正确方向。2018 年发布的《关于进一步推进以电子病历为核心的医疗机构信息化建设工作的通知》,对互联互通成熟度测评也作出了要求:到 2020 年,三级医院要实现院内各诊疗环节信息互联互通,达到互联互通成熟度测评 4 级水平。

公立医院是我国医疗服务体系的主体,公立医院改革发展作为深化医药卫生体制改革的重要内容,国家卫生健康委从医院高质量发展方面通过长期研究制定了等级医院评审,公立医院绩效考核指标,公立医院高质量指标等体系,在指导各地加强评审标准管理、规范评审行为、引导医院自我管理和健康可持续发展等方面发挥了重要作用。

第二节　电子病历应用水平分级评价

一、标准与使用方法

(一)电子病历应用水平分级评价标准

电子病历系统应用水平划分为 9 个等级。每一等级的标准包括电子病历各个局部系统的要求和对医疗机构整体电子病历系统的要求。

0 级　未形成电子病历系统。

(1)局部要求:无。医疗过程中的信息由手工处理,未使用计算机系统。

(2)整体要求:全院范围内使用计算机系统进行信息处理的业务少于 3 个。

1 级　独立医疗信息系统建立。

(1)局部要求:使用计算机系统处理医疗业务数据,所使用的软件系统可以是通用或专用软件,可以是单机版独立运行的系统。

(2)整体要求:住院医嘱、检查、住院药品的信息处理使用计算机系统,并能够通过移动存储设备、复制文件等方式将数据导出供后续应用处理。

2 级　医疗信息部门内部交换。

(1)局部要求:在医疗业务部门建立了内部共享的信息处理系统,业务信息可以通过网络在部门内部共享并进行处理。

(2)整体要求:住院、检查、检验、住院药品等至少 3 个部门的医疗信息能够通过联网的计算机完成本级局部要求的信息处理功能,但各部门之间未形成数据交换系统,或者部门间数据交换需要手工操作。部门内有统一的医疗数据字典。

3 级　部门间数据交换。

(1)局部要求:医疗业务部门间可通过网络传送数据,并采用任何方式(如界面集成、调用信息系统数据等)获得部门外数字化数据信息。本部门系统的数据可供其他部门共享。信息系统具有依据基础字典内容进行核对检查功能。

(2)整体要求:实现医嘱、检查、检验、住院药品、门诊药品、护理至少两类医疗信息跨部门的数据共享。有跨部门统一的医疗数据字典。

4 级　全院信息共享,初级医疗决策支持。

(1)局部要求:通过数据接口方式实现所有系统的数据交换。住院系统具备提供至少 1 项基于基础字典与系统数据关联的检查功能。

（2）整体要求：实现患者就医流程信息（包括用药、检查、检验、护理、治疗、手术等处理）在全院范围内安全共享。实现药品配伍、相互作用自动审核，合理用药监测等功能。

5级　统一数据管理，中级医疗决策支持。

（1）局部要求：各部门能够利用全院统一的集成信息和知识库，提供临床诊疗规范、合理用药、临床路径等统一的知识库，为本部门提供集成展示、决策支持的功能。

（2）整体要求：全院各系统数据能够按统一的医疗数据管理机制进行信息集成，并提供跨部门集成展示工具。具有完备的数据采集智能化工具，支持病历、报告等的结构化、智能化书写。基于集成的患者信息，利用知识库实现决策支持服务，并能够为医疗管理和临床科研工作提供数据挖掘功能。

6级　全流程医疗数据闭环管理，高级医疗决策支持。

（1）局部要求：各个医疗业务项目均具备过程数据采集、记录与共享功能，能够展现全流程状态，能够依据知识库对本环节提供实时数据核查、提示与管控功能。

（2）整体要求：检查、检验、治疗、手术、输血、护理等实现全流程数据跟踪与闭环管理，并依据知识库实现全流程实时数据核查与管控。形成全院级多维度医疗知识库体系，能够提供高级别医疗决策支持。

7级　医疗安全质量管控，区域医疗信息共享。

（1）局部要求：全面利用医疗信息进行本部门医疗安全与质量管控。能够共享本医疗机构外的患者医疗信息，进行诊疗联动。

（2）整体要求：医疗质量与效率监控数据来自日常医疗信息系统，重点包括医院感染、不良事件、手术等方面安全质量指标，医疗日常运行效率指标，并具有及时的报警、通知、通报体系，能够提供智能化感知与分析工具。能够将患者病情、检查检验、治疗等信息与外部医疗机构进行双向交换。患者识别、信息安全等问题在信息交换中已解决。能够利用院内外医疗信息进行联动诊疗活动。患者可通过互联网查询自己的检查、检验结果，获得用药说明等信息。

8级　健康信息整合，医疗安全质量持续提升。

（1）局部要求：整合跨机构的医疗、健康记录、体征检测、随访信息用于本部门医疗活动。掌握区域内与本部门相关的医疗质量信息，并用于本部门医疗安全与质量的持续改进。

（2）整体要求：全面整合医疗、公共卫生、健康监测等信息，完成整合型医疗服务。对比应用区域医疗质量指标，持续监测与管理本医疗机构的医疗安全与质量水平，不断进行改进。

（二）电子病历应用水平分级评价的基本步骤

电子病历应用水平分级评价采用定量评分、整体分级的方法，综合评价医疗机构电子病历系统局部功能情况与整体应用水平。对电子病历系统应用水平分级主要评价以下四个方面：电子病历系统所具备的功能、系统有效应用的范围、电子病历应用的技术基础环境、电子病历系统的数据质量。

1. 局部应用情况评价　就医疗工作流程中的 10 个角色、39 个评价项目，分别对电子病历系统功能、有效应用、数据质量三个方面进行评分，将三个得分相乘，得到此评价项目的综合评分。数据质量主要考察四个方面：数据标准化与一致性、数据完整性、数据整合性能和数据及时性。

2. 整体应用水平评价　当医疗机构的局部评价结果同时满足"电子病历系统整体应用水平分级评价基本要求"列表中所对应某个级别的总分、基本项目、选择项目的要求时，才可以评价医疗机构电子病历应用水平整体达到这个等级。

评价总分不应低于该级别要求的最低总分标准。基本项目是使医疗机构整体达到该级别所必须实现的功能，且每个基本项目的有效应用范围必须达到 80% 以上，数据质量指数在 0.5 以上。考察选择项的目的是保证医疗机构中局部达标的项目数不低于全部项目的 2/3。选择项目的有效应用范围不应低于50%，数据质量指数在 0.5 以上。

二、实施过程和概况

（一）电子病历应用水平分级评价实施过程

电子病历应用水平分级评价主要包括填报、审核、评定等流程，具体如图32-1所示。

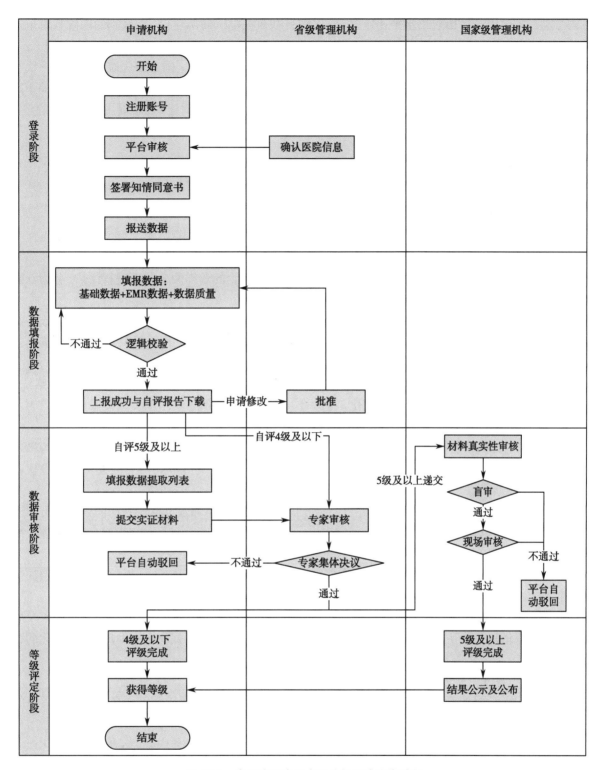

图 32-1　电子病历应用水平分级评价实施过程

（二）全国医院电子病历应用水平概览

电子病历系统的整体应用水平按照 9 个等级进行评价，5 级及以上被认为是高级别。根据国家卫生健康委医院管理研究所官网结果公示，2021 年和 2022 年共公布了 232 家电子病历高级别医疗机构，至 2022 年底，通过电子病历 7 级的医院有 4 家，通过 6 级的有 29 家。2023 年 7 月 31 日，国家卫生健康委医院管理研究所发布《关于公示 2022 年度电子病历系统功能应用水平分级评价新增高级别医疗机构结果的通知》，公示了 2022 年度电子病历系统功能应用水平分级评价通过五级及以上新增医疗机构拟定名单，全国共有 89 家医疗机构在 2022 年通过了以上评审。其中，中国医学科学院阜外医院通过八级评审，为全国首家。我国电子病历应用水平逐年提升，医院日益重视电子病历建设，高级别的医院数量也逐渐增多。

电子病历作为智慧医院的核心和基础，是医院基本建设的优先领域。国家将医院电子病历评级纳入多项考核，是因为电子病历建设可为医护人员提供平台和工具、为管理者决策提供数据支撑等，关系医疗质量与管理效率的提升。尤其在高质量发展战略下，医院电子病历以评促建、以管促用将是必然趋势。

第三节　医院智慧服务分级评价

一、标准与使用方法

（一）医院智慧服务分级评价标准

对医院应用信息化为患者提供智慧服务的功能和患者感受到的效果两个方面进行评估，分为 0 级至 5 级。

0 级　医院没有或极少应用信息化手段为患者提供服务。医院未建立患者服务信息系统；或者在挂号、收费、检查、检验、入出院、药事服务等环节中，面向患者提供信息化服务少于 3 个。患者能够通过信息化手段获取的医疗服务信息较少。

1 级　医院应用信息化手段为门急诊或住院患者提供部分服务。医院建立服务患者的信息系统，应用信息化手段对医疗服务流程进行部分优化，在挂号、收费、检查、检验、入出院、药事服务等环节中，至少有 3 个的环节能够面向患者提供信息化服务，患者就医体验有所提升。

2 级　医院内部的智慧服务初步建立。医院应用信息系统进一步优化医疗服务流程，能够为患者提供智慧导医分诊、分时段预约、检查检验集中预约和结果推送、在线支付、床旁结算、生活保障等智慧服务，患者能够便捷地获取医疗服务相关信息。

3 级　联通医院内外的智慧服务初步建立。电子病历的部分信息通过互联网在医院内外进行实时共享，部分诊疗信息可以在院外进行处理，并与院内电子病历信息系统实时交互。初步建立院内院外、线上线下一体化的医疗服务流程。

4 级　医院智慧服务基本建立。患者医疗信息在一定区域内实现互联互通，医院能够为患者提供全流程的个性化、智能化服务，患者就诊更加便利。

5 级　基于医院的智慧医疗健康服务基本建立。患者在一定区域内的医院、基层医疗机构以及居家产生的医疗健康信息能够互联互通，医院能够联合其他医疗机构，为患者提供全生命周期、精准化的智慧医疗健康服务。

（二）医院智慧服务分级评价的基本步骤

医院智慧服务分级评价采用定量评分、整体分级的方法，综合评估医院智慧服务信息系统具备的功能、有效应用范围、技术基础环境与信息安全状况。

局部应用情况评估按照患者诊前、诊中、诊后各环节应涵盖的基本服务内容，结合医院信息化建设和互联网环境，确定 5 个类别共 17 个评估项目。围绕 17 个评估项目分别对医院智慧服务信息系统的功能、有效应用范围进行评分，两个得分相乘，得到此评估项目的综合评分。整体应用水平评估按照总分、基本项目完成情况、选择项目完成情况得到评估结果，分为六个等级。

医院智慧服务信息系统评估总分应不低于相应级别最低总分标准，相应等级基本项目应当全部达标，部分项目应用范围必须达到 80% 以上。相应等级选择项目至少 50% 应当达标，部分项目应用范围必须达到 50% 以上。

二、实施过程和概况

（一）医院智慧服务分级评价实施过程

与电子病历类似，医院智慧服务分级评价实施过程也包括用户注册、数据填报、国家级审核的流程，具体如下。

1. 登录阶段 医院登录平台注册账号。

2. 数据填报阶段 在平台上填报数据,包括基础数据、4S数据两大部分,根据填报的数据,平台自动测算自评级别和分数。

3. 国家级审核 自评级别若为3级及以上,需7日内提交实证材料,进行国家级审核,经过在线盲审、实用审核后公布认定级别结果。

(二)全国医院智慧服务分级评价水平概览

按照2019、2020年度医院智慧服务分级评估3级及以上医院公示的医院名单,其中1家医院评审结果4级水平,28家医院评审结果为3级。

第四节 医院智慧管理分级评价

一、标准与使用方法

医院智慧管理分级评价标准与基本步骤

医院智慧管理是"三位一体"智慧医院建设的重要组成部分,是为了指导各地、各医院加强智慧医院建设的顶层设计,充分利用智慧管理工具,提升医院管理精细化、智能化水平,制定的评估标准体系。由于医院管理涉及面广、内容较多,标准仅针对医院管理的核心内容,从智慧管理的功能和效果两个方面进行评估,评估结果分为0级至5级。

0级 无医院管理信息系统。手工处理医院管理过程中的各种信息,未使用信息系统。

1级 开始运用信息化手段开展医院管理。使用信息系统处理医院管理的有关数据,所使用的软件为通用或专用软件,但不具备数据交换共享功能。

2级 初步建立具备数据共享功能的医院管理信息系统。在管理部门内部建立信息处理系统,数据可以通过网络在部门内部各岗位之间共享并进行处理。

3级 依托医院管理信息系统实现初级业务联动。管理部门之间可以通过网络传送数据,并采用任意方式(如界面集成、调用信息系统数据等)获得本部门之外所需的数据。本部门信息系统的数据可供其他部门共享使用,信息系统能够依据基础字典库进行数据交换。

4级 依托医院管理信息系统实现中级业务联动。通过数据接口方式实现医院管理、医疗、护理、患者服务等主要管理系统(如会计、收费、医嘱等系统)数据交换。管理流程中,信息系统实现至少1项业务数据的核对与关联检查功能。

5级 初步建立医院智慧管理信息系统,实现高级业务联动与管理决策支持功能。各管理部门能够利用院内的医疗、护理、患者服务、运营管理等系统,完成业务处理、数据核对、流程管理等医院精细化管理工作。建立医院智慧管理数据库,具备管理指标自动生成、管理信息集成展示、管理工作自动提示等管理决策支持功能。

医院智慧管理分级评价的基本步骤与智慧服务类似。达到某一等级时,相应等级基本项目应当全部达标,选择项目达标数量原则上应超过50%。

二、实施过程和概况

医院智慧管理分级评价实施过程与水平概览

医院智慧管理分级评价目前尚未开展过全国范围的现场评审。按照评审报名官网的流程指引,分为用户注册和数据填报两个阶段。国家级审核通过后签署知情同意书,进行数据填报,包括基础数据和智慧管理数据,经过系统的逻辑校验后就可以上报数据。进行0~2级评审的医院可直接下载自评报告,3级及以上的评审在7日内提交实证材料。

第五节　医院信息互联互通标准化成熟度分级评价

一、标准与使用方法

（一）医院信息互联互通标准化成熟度分级评价标准

医院信息互联互通标准化成熟度测评是一套科学的、系统的医院信息互联互通标准化成熟度分级评价技术体系、方法和工具。依据电子病历基本数据集、电子病历共享文档规范、基于电子病历的医院信息平台技术规范等标准建立了多维度的测评指标体系，从数据资源标准化建设情况、互联互通标准化建设情况、基础设施建设和互联互通应用效果等方面进行综合测评，评定医院信息互联互通标准化成熟度。

医院信息互联互通测评的应用效果评价分为五级七等，由低到高依次为一级、二级、三级、四级乙等、四级甲等、五级乙等、五级甲等，每个等级的要求由低到高逐级覆盖累加，即较高等级包含较低等级的全部要求。一级和二级主要要求数据集的标准化，三级更偏重对共享文档和数据整合的考察，四乙四甲的医院已经建成业务协同、信息共享的信息平台，五乙五甲的医院可以展现出互联互通的实际应用效果。

（二）医院信息互联互通标准化成熟度分级的基本步骤

互联互通测评针对以电子病历和医院信息平台为核心的医疗机构信息化项目，分别进行标准符合性测试和应用效果评价。

1. 标准符合性测试　在实际生产环境中对医疗机构信息化项目，分别从数据集、共享文档、交互服务等方面验证与国家卫生健康行业标准的符合性。作为测试对象的医院信息平台（或系统）必须具备软件著作权证书，运行1年以上并通过初验。标准符合性测试主要采用定量测试的方式，定量指标主要包括电子病历数据集标准符合性、电子病历共享文档标准符合性、互联互通交互服务标准符合性。

2. 应用效果评价　对各医疗机构组织建设的医疗机构信息化项目，分别从技术架构、基础设施建设、互联互通应用效果等方面进行评审，包括专家文审和现场查验两个阶段。应用效果评价的内容包括但不限于：技术架构情况、硬件基础设施情况、网络及网络安全情况、信息安全情况、业务应用系统（生产系统）建设情况、基于平台的应用建设情况、医院信息互联互通情况。定性评价主要根据医院信息互联互通标准化成熟度测评中的定性指标，通过文件审查、现场验证、现场确认和演示答疑等形式对测评对象在实际生产环境中的运行情况进行验证测评和打分，根据最终得分确定医院信息互联互通标准化成熟度级别。定性指标主要包括以下3部分：技术架构评审、基础设施建设评审、互联互通应用效果评审。

二、实施过程和概况

（一）医院信息互联互通标准化成熟度分级评价实施过程

互联互通测评主要包括申请、准备、实施、评级等4个阶段，详见图32-2。

（二）全国医院信息互联互通标准化成熟度分级水平概览

2021年国家卫生健康委发布了《关于2020年度国家医疗健康信息互联互通标准化成熟度测评结果公示的通知》，公示了2020年度，获得评级的20个区域和148家医院名单。2022年国家卫生健康委统计信息中心发布《关于2021年度国家医疗健康信息互联互通标准化成熟度测评结果（第一批）公示的通知》，共有3个区域获评四级甲等（地市级），12个区域获评四级甲等（区县级），1个区域获评二级（区县级），150家医院获评四级甲等，22家医院获评四级乙等，6家医院获评三级。2023年发布《关于2021年度国家医疗健康信息互联互通标准化成熟度测评结果（第二批）公示的通知》，有6个区域获评五级乙等、8个区域获评四级甲等、2个区域获评四级乙等、1个区域获评二级，19家医院获评五级乙等、36家医院获评四级甲等、9家医院获评四级乙等、2家医院获评二级。截至此次名单公示，全国获评互联互通四甲及以上的医院共有738家。

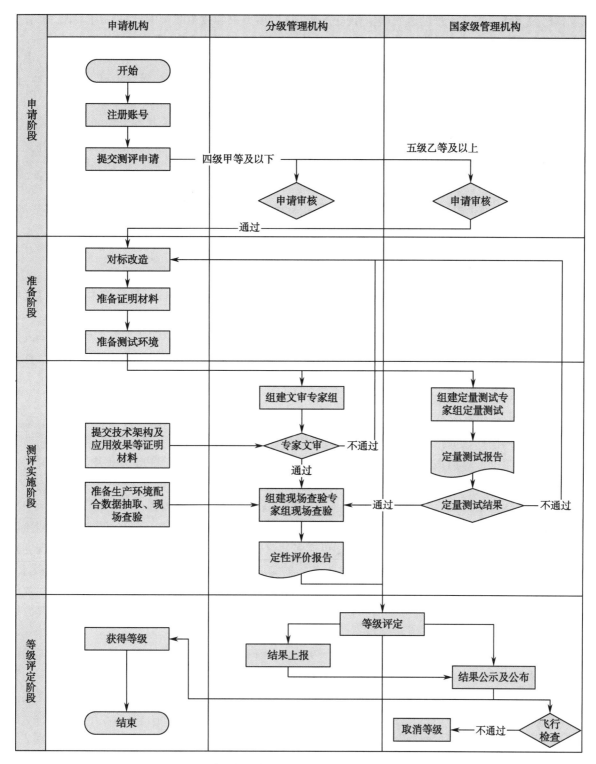

图 32-2　医院信息互联互通标准化成熟度分级评价实施过程

第六节　等级医院评审信息化要求

一、等级医院评审信息化内容

等级医院评审是促进医院提高自我管理,体现自身水平的重要评价手段之一。国家卫生健康委分别制定了 2020 年版与 2022 年版《三级医院评审标准和实施细则》,其中第一部分为前置要求部分,旨在进一步发挥医院评审工作对于推动医院落实相关法律法规制度要求和改革政策的杠杆作用。第二部分为医疗服务能力与质量安全监测数据部分，内容包括医院资源配置、质量、安全、服务、绩效等指标监测、DRG评价、单病种和重点医疗技术质控等日常监测数据，数据统计周期为全评审周期，在评审综合得分中的权重不低于60%，引导医院重视日常质量管理和绩效，减少突击迎检冲动。第三部分为现场检查部分，用于对三级医院实地评审以及医院自我管理和持续改进，在评审综合得分中的权重不高于40%。

2022年版《三级医院评审标准和实施细则》相比2020年版，主要有以下几个方面的修订：一是2022版的标准和监测指标少了84个；二是衔接政策要求，根据2020年以来国家新颁布的政策要求，补充或更新了医疗技术临床应用管理、护理管理、检查检验结果互认、医院安全秩序管理、便利老年人就医等相关条款；三是吸纳行业进展，丰富标准内涵，将近2年我委发布的病案管理、心血管系统疾病、超声诊断、康复医院、临床营养、消化内镜等专业或技术的质控指标纳入，并优化相关条款表述；四是汲取实践经验，对部分通用术语和编码进行了修订和完善，保障标准与医疗机构实际管理工作相契合。

二、等级医院评审信息化实施要点

等级医院评审由主观定性为主的旧评审模式，改为新的以日常客观指标定量评价为主，辅以现场检查，定性和定量相结合的模式。

第一部分前置条件，是参加等级医院评审的前提。其中涉及信息化要求的主要有"违反《中华人民共和国统计法》《医疗质量管理办法》《医学科研诚信和相关行为规范》相关要求，提供虚假住院病案首页等医疗服务信息、统计数据、申报材料和科研成果，情节严重"和"发生大规模医疗数据泄露或其他重大网络安全事件，造成严重后果"两条实施细则。

第二部分"医疗服务能力与质量安全监测数据"标准，属于客观指标的收集，十分考验医院信息化建设，尤其是全院的医疗数据指标动态监测体系建设。指标来源往往分散在不同的系统，部分指标尚不可直接抓取，需要手动计算填报。医院需成立指标建设小组，牵头部门梳理目前院内涉及等级评审的指标框架，搭建医院内部的指标数据管理平台，相关职能部门配合搭建子平台，负责子平台内指标的定义、基线参考值、数据核查工作，由统计室和医院信息中心的工程师，在BI系统内提供指标框架和指标维护工作，做到日常化动态监测和数据改进。其中规模类和配比类指标，要做到有分得分，而连续监测指标，按照"区间赋分兼顾持续改进"原则给分，做到尽可能多地拿分。除了做好日常监测，也要考虑到现场复核数据的准备，复核要求数据比例不少于医院上报数据的20%。医院应当根据现场评审专家组的要求，按照数据核查准备指引提供指标统计口径、指标评审周期的数据报表、指标数据长期改进情况、指标数据监测化报告等文件备查。其中医院提供值与核查真实值差距在10%以内（含正负），否则根据错误数据比例，有5%～20%的扣分比例。

第三部分"现场评审"内容得分，甲等不低于90%，乙等不能低于80%，丙等不低于70%。现场评审主要包括医院功能与任务，临床服务质量、安全管理和医院管理三部分内容，其中涉及信息化评审的专项评审的主要是医院管理中的信息管理部分。但考虑到信息化建设为全院的业务部门和职能部门提供信息化支撑，本质上也是对整体信息化建设的考核。医院信息部门除了做好自身的现场评审资料准备，也需要支持其他部门的材料准备。现场评审专家组一般分为医院管理组（管理1组）、行政后勤组（管理2组）、医务管理（医疗1组）、质控管理（医疗2组）、药事组、院感组和护理组，其中针对"信息化管理"现场评审主要集中在管理2组。

目前现场评审专家检查，主要包括以下几种方式。

1. 文件查阅：查看医院和科室发布的文件类资料，如职责、制度、应急预案、规范、流程、计划、报告、总结等资料。

2. 记录查看：查看医院和科室的工作记录，不包括患者个人相关的资料，如会议记录、签到、培训记录，考试记录、各种讨论记录等资料。

3. 员工访谈：指现场对员工进行访谈，提问和讨论，包括开会集体访谈等。

4. 现场检查：评审现场通过目视检查医院和科室的设备设施、环境、标识标牌，员工行为和协作，对照评审标准和医院要求评判符合程度。

5．员工操作：评审现场要求员工完成特定操作的内容。

6．患者访谈：评审员对患者或家属开展访谈。

7．病历检查：评审现场对运行病历进行检查。

8．病案检查：评审员提前或现场对特定归档病案进行检查。

第七节　公立医院绩效考核信息化要求

一、公立医院绩效考核信息化标准

三级公立医院绩效考核指标体系由医疗质量、运营效率、持续发展、满意度评价等4个方面的指标构成，同时确定部分指标作为国家监测指标。各省市可以结合实际，适当补充承担政府指令性任务等部分绩效考核指标。

（一）医疗质量

提供高质量的医疗服务是三级公立医院的核心任务。通过医疗质量控制、合理用药、检查检验同质化等指标，考核医院医疗质量和医疗安全；通过代表性的单病种质量控制指标，考核医院重点病种、关键技术的医疗质量和医疗安全情况；通过预约诊疗、门急诊服务、患者等待时间等指标，考核医院改善医疗服务效果。

（二）运营效率

运营效率体现医院的精细化管理水平，是实现医院科学管理的关键。通过人力资源配比和人员负荷指标考核医疗资源利用效率；通过经济管理指标考核医院经济运行管理情况；通过考核收支结构指标间接反映政府落实办医责任情况和医院医疗收入结构合理性，推动实现收支平衡、略有结余，有效体现医务人员技术劳务价值的目标；通过考核门诊和住院患者次均费用变化，衡量医院主动控制费用不合理增长情况。

（三）持续发展

人才队伍建设与教学科研能力体现医院的持续发展能力，是反映三级公立医院创新发展和持续健康运行的重要指标，主要通过人才结构指标考核医务人员稳定性，通过科研成果临床转化指标考核医院创新支撑能力，通过技术应用指标考核医院引领发展和持续运行情况，通过公共信用综合评价等级指标考核医院信用建设。

（四）满意度评价

医院满意度由患者满意度和医务人员满意度两部分组成。患者满意度是三级公立医院社会效益的重要体现，提高医务人员满意度是医院提供高质量医疗服务的重要保障。通过门诊患者、住院患者和医务人员满意度评价，衡量患者获得感及医务人员积极性。

二、公立医院绩效考核信息化实施要点

（一）概述

公立医院绩效考核指标体系有医疗质量、运营效率、持续发展、满意度评价4个一级指标，比例大致为4∶3∶2∶1，其中26个指标为国家监测指标，最终成绩就是根据这26个监测指标经加权赋分之后获得的，总分为1 000分。根据参加考核的三级公立医院各自的得分，将其分为A、B、C三级，其中三级公立综合医院为三级九等，最高等级为A++。三级公立专科医院的考评结果是A、B、C三级三等，最高等级为A。

（二）考评程序

三级公立医院绩效考核工作按照年度实施，考核数据时间节点为上一年度1月至12月。每年2月底前各省份完成辖区内三级公立医院绩效考核工作，3月底前国家卫生健康委完成国家监测指标分析工作。

1．医院自查自评　各三级公立医院对照绩效考核指标体系，2020年起每年1月底前，完成对上一年度医院绩效情况的分析评估，将上一年度病案首页信息、年度财务报表及其他绩效考核指标所需数据等上传至国家和省级绩效考核信息系统，形成绩效考核大数据。

2. 省级年度考核　各省份于 2 月底前完成对辖区内三级公立医院绩效考核工作,考核结果反馈医院,及时以适当方式向社会公布,并报送国家卫生健康委。

3. 国家监测分析　国家卫生健康委于每年 3 月底前完成国家监测指标分析,并及时以适当方式向社会公布。

(三)信息化支撑实施要点

针对公立医院绩效考核,毫无疑问信息化建设是支撑。医院坚持信息化支撑,确保结果真实、客观。通过加强信息系统建设,提高绩效考核数据信息的准确性,保证关键数据信息自动生成、不可更改,确保绩效考核结果真实客观,也有效减轻工作量。对于三级公立医院来说,要落实病案首页、疾病分类编码、手术操作编码、医学名词术语"四统一"要求,加强质量控制,建设绩效考核信息系统。

1. 提高病案首页质量　三级公立医院要加强以电子病历为核心的医院信息化建设,按照国家统一规定规范填写病案首页,加强临床数据标准化、规范化管理。各地要加强病案首页质量控制和上传病案首页数据质量管理,确保考核数据客观真实。

2. 统一编码和术语集　根据国家卫生健康委推行全国统一的疾病分类编码、手术操作编码和医学名词术语集。三级公立医院完成电子病历的编码和术语转换工作,全面启用全国统一的疾病分类编码、手术操作编码、医学名词术语,确保指标计算准确拿分。

3. 建立综合指标信息平台　公立医院绩效考核指标有部分是国家监测指标,也有一些是省市监测指标,且常常来源于不同的国家监测平台、省市监测系统以及院内业务系统。医院要综合横向和纵向对比不同评审的指标要求,明确好数据统计口径,参考等级医院评审和高质量发展评审要求,开展三级公立医院绩效考核工作。

第八节　公立医院高质量发展评价信息化要求

一、公立医院高质量发展评价指标

2021 年《国务院办公厅关于推动公立医院高质量发展的意见》明确了公立医院高质量发展的相关要求,2022 年 6 月《公立医院高质量发展评价指标(试行)》提出建立公立医院高质量发展评价指标体系,并与公立医院绩效考核等有机结合,研究形成公立医院高质量发展指数并进行年度评估。《评价指标》紧密围绕公立医院高质量发展要求进行设计,制定了党建引领、能力提升、结构优化、创新增效、文化聚力等五个方面的指标。

(一)党建引领

通过评价党委领导下的院长负责制落实情况,确保发挥公立医院党委把方向、管大局、作决策、促改革、保落实的领导作用。通过评价党组织和党员队伍建设情况和党建工作责任制落实情况,推动发挥基层党组织战斗堡垒作用和党员先锋模范作用,不断提升党员队伍建设质量,夯实党建工作责任,以党建引领公立医院高质量发展。体现了《意见》中"坚持和加强党对公立医院的全面领导"的工作要求。

(二)能力提升

通过评价专科能力、住院患者重点监测病种覆盖率、医疗质量指数等,引导公立医院持续提升医疗服务能力,不断改进医疗质量,补齐专业专科短板,构建优质高效整合型医疗卫生服务体系。体现了《意见》中"构建公立医院高质量发展新体系"与"引领公立医院高质量发展新趋势"的工作要求。

(三)结构优化

通过评价手术结构和收支结构,推动公立医院发展方式从规模扩张转向提质增效,运行模式从粗放管理转向精细化管理,资源配置从注重物质要素转向更加注重人才技术要素,引导公立医院落实功能定位。体现了《意见》中"引领公立医院高质量发展新趋势"与"激活公立医院高质量发展新动力"的工作要求。

(四)创新增效

通过评价智慧医院建设、科研经费、万元收入能耗占比、费用消耗指数,引导公立医院不断提升管理科学化、精细化、信息化水平，推进医学科技创新。体现了《意见》中"引领公立医院高质量发展新趋势"和"提升公立医院高质量发展新效能"的工作要求。

（五）文化聚力

通过评价满意度，进一步推动公立医院不断满足人民群众就医需要，建立完善保护、关心、爱护医务人员长效机制。体现了《意见》中"建设公立医院高质量发展新文化"的工作要求。

二、公立医院高质量发展评价信息化实施要点

2022年12月，国家卫生健康委发布《公立医院高质量发展评价指标（试行）操作手册（2022版）》，对《公立医院高质量发展评价指标（试行）》进行详细释义，旨在推动这些评价指标落地与科学应用。与公立医院绩效考核指标相比有以下不同点。

一是增加了"党建引领"相关3个指标。

二是在"能力提升"维度增加了3个DRG相关指标：医疗质量指数、时间消耗指数、费用消耗指数。

三是增加了对住院医师规范化培训制度落实效果考核的1个指标，主要针对遴选为住院医师规范化培训基地的公立医院。

四是在人员经费占比的基础上，增加了延伸指标"固定薪酬占比"。

为了更好地明确公立医院高质量发展评价指标的数据统计口径，尤其是"结构优化"和"能力提升"维度，各医院应该详细了解操作手册中为每个指标赋予了释义，主要包括指标属性、计量单位、指标定义、计算方法（或评价方法）、指标说明、指标意义、指标导向、数据来源等内容，相关资料和数据优先使用医院往期上报的其他国家卫生健康委相关系统及公立医院绩效考核管理平台已有数据，保证不同考评方式的数据一致。不能通过上述渠道获取的，由医院评估完成信息化指标建设，通过"公立医院绩效考核与高质量发展评价平台"进行报送。

高质量发展评价指标体系里，在"创新增效"维度，新增对智慧服务与智慧管理指数，医院要推进电子病历、智慧服务、智慧管理"三位一体"的智慧医院建设，从《指标体系》中对"指标的计算方法"（公立医院电子病历系统功能应用水平分级评价和公立医院智慧服务分级评估等综合计算结果）可以看出，面向医务人员的"智慧医疗"（即以电子病历为核心的信息系统）、面向患者的"智慧服务"和面向医院管理的"智慧管理"是智慧医院建设的核心，旨在引导公立医院加快应用信息技术，推进智慧医院建设标准化、规范化，形成线上线下一体、医疗机构间同质化的医疗服务模式。提供智能导医分诊、诊间结算、移动支付、院内导航、检查检验结果推送、检查检验结果互认等线上服务，积极推进转诊服务、远程医疗、药品配送、患者管理等功能建设与应用，线上与线下服务相结合，提供更为系统、安全、连续的医疗服务，进一步提高医疗服务质量。

（曹晓均　毛铃镶　韦晓燕）

参考文献

[1] 舒婷. 智慧医院在公立医院高质量发展中的角色与定位[J]. 中国卫生信息管理杂志，2022，19（1）：7-11.

[2] 国家卫生健康委办公厅. 电子病历系统应用水平分级评价标准（试行）[EB/OL].（2018-11-03）[2024-12-11]. https://view.officeapps.live.com/op/view.aspx?src=https%3A%2F%2Fwww.gov.cn%2Fxinwen%2F2018-12%2F09%2F5347261%2Ffiles%2F0e8be81ddf254b37bb81f98e02d85b69.docx&wdOrigin=BROWSELINK.

[3] 徐帆，舒婷. 高级别医院电子病历系统数据质量评价及对策研究[J]. 中国卫生质量管理，2022，29（12）：6-9.

[4] 国家卫生健康委办公厅. 国家卫生健康委办公厅. 医院智慧服务分级评估标准体系[EB/OL].（2019-03-05）[2024-12-11]. https://view.officeapps.live.com/op/view.aspx?src=http%3A%2F%2Fwww.nhc.gov.cn%2Fyzygj%2Fs3593g%2F201903%2F9fd8590dc00f4feeb66d70e3972ede84%2Ffiles%2Fc1e3c2497e754184a655075d3eb458aa.docx&wdOrigin=BROWSELINK.

[5] 李红霞，刘海一，舒婷. 医院智慧服务分级评估标准体系（试行）解读[J]. 中国数字医学，2019，14（11）：14-17.

[6] 许树强，张铁山. 信息化赋能公立医院高质量发展[J]. 中国医院，2023，27（07）：1-3

第三十三章

医院信息平台基础设施

随着医院业务的拓展，新业务需求的增加，对互联网＋、大数据及人工智能等新技术的应用，以及区域医疗协同、一院多区管理等医疗业务形态发展的多元化需求，医疗机构信息业务系统正在向着平台化、智能化、模块化的方向演进，从而对应医院信息平台基础设施提出了新的要求。

本章主要是对医院信息平台基础设施的相关介绍，从信息平台基础设施的整体设计，到信息平台架构及相关组成部分，包括计算资源池设计、存储资源池设计、网络资源池设计、安全资源池设计，和信息技术创新所涉及的基础软件层的相关情况，及整个基础设施的管理平台设计要求。

第一节 概　述

医疗相关新兴应用创新速度加快，应用种类和数量不断增加，从而带来了相应的技术趋势变化，如端-边-云协同、海量多样化数据的智能处理、实时分析等，以及在信息技术创新的趋势下，IT 基础设施对计算体系架构、芯片架构、业务部署架构等方面也提出了新的技术挑战。从而我们在新一代医院数据中心的设计中需要融合创新的技术架构，通过整体的规划，来应对这一系列的需求挑战。

因而，在新一代医院数据中心建设整体规划思路上，关于基础设施能力（服务器、存储、网络、容灾、安全、运维等）首先应充分考虑业务系统对有效性、可用性、可扩展性、安全性等方面的要求，其次以软件定义的理念将基础设施由基础资源发展为资源池，进而成为资源服务，最终形成基础设施服务层。基础设施架构规划如图 33-1 所示。

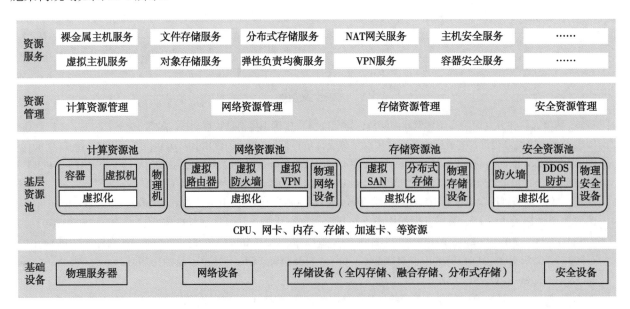

图 33-1　医院数据中心基础设施架构

基础设备主要为服务器设备、网络设备、存储设备、安全设备等物理设施。资源池主要由各类基础设施通过软件定义技术对应融合形成计算、存储、网络、安全的逻辑资源池。通过云操作系统，对这些物理设施进行统一资源管理和任务调度，为用户提供基础设施的服务能力。资源服务是以软件定义计算、软件定义存储、软件定义网络和软件定义安全为特征的分布式基础设施与资源服务，为应用系统建设提供通用的资源服务、软件工具和通用的应用功能，用于构建应用系统的开发、测试及生产运行时环境，为应用系统开发提供通用中间件、数据库和通用功能的 API。以下是基础设施架构相关组成部分的概要介绍，后面章节会各自详细展开。

（一）计算资源池

医院数据中心需要支撑各种各样不同类型的负载，这些负载在计算力、内存和 I/O 方面有不同的需求，它们对硬件基础设施的需求也不同，可按照软件定义的理念将数据中心内 CPU、GPU、内存、I/O 适配器等各类计算硬件以资源池的形式提供给用户，并根据应用的需要灵活地进行计算资源调配，对相应的基础设施进行优化以满足这些负载的需求。

对于性能、稳定性要求高的核心业务系统，可以使用裸金属主机计算资源保障业务系统的稳定运行；对于性能要求稍低的业务系统，可从计算资源池中为各类应用分配合适的计算资源，实现应用的快速交付和资源的弹性伸缩，并结合高可用的技术保障业务系统的可靠性。大数据、人工智能类平台以及影像判读、辅助诊断等应用，可结合 GPU、FPGA 等异构加速设备提高运算的性能。大数据应用系统相对比较轻量化，同时需要具有高度灵活性以适应业务的开发及动态调整，可从资源池中划分虚拟机或者容器承载业务的方式来运行。

（二）存储资源池

存储资源池为医院业务系统提供高性能、高可靠、弹性的存储资源，基于云平台提供存储资源统一管理与服务。存储资源池包含双活存储局域网络（storage area network，SAN）、分布式 /SDS、容灾、备份以及交换机等存储设备；对于核心数据库及业务系统，建议使用双活、复制、备份等技术保障业务及数据的可靠性，并充分利用 SSD 介质的特性来提高业务系统的性能。放射影像、病理影像、病历文书等系统以及大数据平台中海量的非 / 半结构化数据，建议使用分布式存储，基于分布式存储架构提供文件、块、对象等协议的支持，以满足医院内复杂多样的业务场景。相对于传统的医疗业务，需要更高的性能和灵活性。同时对于数据存储，建议采用多样化的数据形式保存，实现对于在线数据、近线数据、离线数据等数据存储，最大程度保证院内数据资源池的高可靠性。

（三）网络资源池

网络资源池在设计时需要考虑到配合云技术的使用，建议将传统的三层架构网络，改变为两层架构网络，同时利用设备"多合一"的虚拟化技术支持设备间的冗余，利用"一分多"的虚拟化技术简化网络运维。在数据中心网络内，可使用虚拟可扩展局域网（VxLan）技术和 SDN 技术将网络的控制层和数据转发层进行分离，实现网络快速部署，流量可视化，快速定位故障点，配合使用虚拟化端口组技术可以解决网络内由于生成树机制导致冗余链路利用率低的问题。在多数据中心的场景下，新一代医院数据中心利用叠加网络虚拟化技术，实现多数据中心互联的两层网络架构，在跨越数据中心的传输中，利用"MAC in IP"技术，通过两个数据中心之间的网络传递媒体访问控制地址（MAC）可达性信息，并使用叠加（overlay）网络，能够在分散的二层域之间实现二层连接，同时保持每个站点的独立性以及容错域，降低网络传输延迟，提高数据传输效率。

（四）安全资源池

安全资源池基于软件定义技术将医院业务系统所需要的各项安全能力统一集成到通用的硬件基础设施上，目前来看是以传统专业的安全设备构建数据中心的统一安全资源池，最终可能会进化到以虚拟安全产品形式为业务系统提供安全服务，包括访问控制、入侵防御、Web 应用防护、网页防篡改、安全审计、漏洞扫描与基线核查、负载均衡、加密传输 VPN 和 SSL 卸载等。安全资源池可以根据医院各个业务系统的特征，生成不同的安全产品组合，实现个性化安全防护。

（五）基础软件层

新计算平台的出现，将改变长期以来重硬件轻软件的局面，帮助客户更好地认识到软件的价值，重塑软件价值体系，让软件回归到应有的重要地位。

1. 基础软件市场　在操作系统软件、虚拟化软件等市场，新计算平台的出现，为医院带来了更多的选择。

2. 数据库软件市场　云化、非关系型、多模、时序、图等新型数据库技术的快速发展,给数据库市场带来新的挑战和机会。

3. 中间件市场　对于基于云的分布式应用服务、消息队列等中间件工具的需求不断增长,将会促进中间件市场的快速发展。

4. 大数据平台软件市场　数据分析、数据治理,数据挖掘成为企业业务增长的引擎,数据成为企业的核心资产和新的增长动力。

(六)基础设施平台管理

基础设施平台的管理是支撑医院业务稳定运行的保障,是实现平台用得好的基础。通过实现云数据中心底层计算、存储、网络、安全等资源的统一调度管理,实现业务的动态变更,资源的智能管理和服务的自动化交付,通过对大规模硬件资源的有效监控、灵活的调度策略,确保用户数据的安全、可靠,实现资源的动态流转与伸缩,在提高整个数据中心资源利用率的同时,极大地提升 IT 资产价值和提高 IT 运营维护效率,降低数据中心的维护成本。

第二节　计算资源池设计

计算能力作为医院数据中心最核心的基础设施之一,是整个医院信息化建设的基础。

(一)计算需求分析

在医疗行业,医院信息化不断深入,医疗业务持续性升级完善,以及大数据和 AI 技术驱动的医疗转型,推动了疾病预测、精准医疗、个性化药物、医疗知识图谱、医学影像分析等的智慧医疗。医院数据中心应该从实际应用出发,逐步提升中心整体计算力,同时兼顾云计算、大数据、人工智能对于计算的生态兼容性要求,应重点关注以下几个方面:①支持高性能并发低功耗;②支持图形处理器(GPU)、神经网络处理器(NPU)芯片的多场景 AI 应用;③支持高带宽内存吞吐;④支持高性能网络连接能力;⑤支持性能、寿命、稳定兼顾的存储技术。

因此,针对不同的应用场景,采用相应场景化服务计算能力,才能满足医院数据中心综合建设需求。

(1)高并发业务需求:医院数据中心的核心业务应用,对于计算能力要求较高,通用架构处理器应具备在多样化应用场景下的高性能要求。例如,在全院临床数据中心、管理运营大数据分析、全院影像平台、移动医疗、互联网医疗等应用场景中,在 CPU 层面需要有更高的内核数应对并发;不同计算平台,均需要对 JAVA 等开发语言有良好的支持和优化。

(2)云计算技术需求:应用创新速度加快,应用种类和数量繁多,云边端协同成为主流,医院信息化场景中,传统的单一架构难以满足要求,对计算平台提出了新的挑战,驱动计算架构向多样性发展。新一代医院数据中心需要考虑云计算和边缘计算的协同。在医疗检查检验、智能辅助诊断方面,未来超 70%的数据和应用将在终端和边缘产生与处理。边缘和移动设备受场景约束,处理能力和性能提升受到限制,需要与云协同。

(3)多种虚拟化计算资源支持需求:医院是一个多元化的应用环境,有很多专业化应用。医院数据中心应提供不同的计算资源池来满足不同信息系统的要求,能够支持虚拟化池、裸金属资源池等计算资源池。

(4)人工智能需求:随着人工智能在医院运营决策、辅助诊断、科研教学、智能安防等诸多领域应用,医院数据中心需要使用大量的 GPU、NPU 等计算单元来满足业务需求。因此,新一代医院数据中心的设计需要充分考虑 GPU、FPGA 的平台化支持,同时要考虑平台和终端的人工智能协同计算需求,加强医院边缘计算能力,提升整个医院人工智能应用水平。

(5)大数据计算需求:医院数据中心需要覆盖结构化、半结构化、非结构化的各类医疗临床与管理数据,以及实现高质量的数据汇聚、清洗、融合,并构建互联互通基础架构。从数据应用特点和全生命周期数据治理角度看,新一代医院数据中心需要支持分布式计算架构以满足不同业务场景需求。分布式计算需要从服务器、存储、网络、操作系统、数据库等多方面进行综合考虑,保证分布式系统稳定安全高效运行。

（6）内存计算能力需求：在医院运营和临床大数据应用中，如患者分析、临床数据检索、临床数据建模、智能数据校验等，越来越多的应用需要基于临床多维度复杂查询和数据分析能力，并在多维度数据集的基础上进行相关的数据挖掘工作，对计算设备的实时处理能力提出了非常大的挑战。目前主要是采用内存计算来提升系统性能。因此，新一代医院数据中心应尽量考虑高带宽的内存计算解决方案。通过采用高主频、宽总线、多通道的内存接口技术来提高处理器内存访问性能，满足数据密集型应用的业务诉求。

（7）高算力与低功耗需求：医疗行业呈现医院数据具有格式多样性（如语音、文本、医疗影像等）以及海量（如高质量的治理与分析应用）的特点，新一代医院数据中心需要满足绿色低功耗和高算力的计算需求。医院数据中心的规划发展普遍未能跟上医院信息化业务的需求增长，面对不断增加的医院业务处理要求，只有不断增加高算力资源来支持。与此同时，随着算力增加，数据中心的能源消耗直线上升。医院数据中心无论从空间规模、能源规划等方面均相对有限，因此"低功耗、高算力"是数据中心必须考虑的技术要求。

（二）关键计算技术

1. RAS 技术（reliability、availability and serviceability） 即可靠性、可用性、可维护性。数据中心的关键任务就是通过保证应用的稳定运行、数据的完整可用，从而保证业务过程的有效和连续。RAS 技术通过冗余、容错等手段，有效规避单体组件自身缺陷带来的故障风险，最大化保障整体可用性和保持数据完整性。以下是 RAS 的三个主要目标。

（1）提升系统可运行时间系统可靠性，可通过平均无故障时间（MTTF）、年崩溃率（ACR）或年服务率（ASR）等指标来度量，一个可靠的系统可以保持更长的运行时间。

（2）减少非计划停机时间，再完备的运行计划也无法完全避免由于自然灾害、停电、恶意攻击等导致的系统中断。非计划停机发生时，平均修复时间（MTTR）是度量系统可维护性的主要指标，一个维护性好的系统可以快速从故障中恢复正常运行。

（3）维护数据完整性，通过若干机制防止数据的损坏和纠正数据的错误，确保数据问题控制在许可范围内。

2. 虚拟化技术 通过整合数据中心 IT 基础资源，精简运维操作，提高管理效率，达到提高物理资源利用率和降低整体拥有成本的目的。同时，基于先进的云管理理念，建立安全的、可审核的数据中心环境，为业务部门提供成本更低、服务水平更高的基础 IT 架构，并对业务部门的需求作出快速响应。

3. 裸金属技术 裸金属服务器（bare metal server）类似云平台上的专属物理服务器，在拥有弹性灵活的特性上，兼具高性能的计算能力。裸金属服务器的计算性能与传统物理机无差别，并具有安全物理隔离的特点。

4. 弹性伸缩服务（auto scaling） 可根据医院的业务需求和预设策略，自动调整计算资源，使云服务器数量自动随业务负载增长而增加，随业务负载降低而减少，保证业务平稳健康运行。

（三）计算资源池设计

软件定义计算（software defined compute，SDC），是将数据中心内 CPU、GPU、NPU、内存、I/O 适配器、FPGA 等各类计算硬件以资源池的形式提供给用户，并根据应用需要灵活地进行计算资源调配。SDC 将服务器物理资源抽象成逻辑资源，一台物理服务器变成多台相互隔离的虚拟服务器，不再受限于物理上的界限，而是让 CPU、内存、磁盘、I/O、GPU、NPU 等硬件变成可以动态管理的"资源池"，从而提高资源的利用率，简化系统管理。同时，SDC 还将这种能力扩展到物理服务器及容器，实现物理服务器、虚拟机、容器的统一管理和调度，提供自动化的虚拟机、裸金属、备份、镜像、弹性伸缩与容灾等服务。

第三节 存储资源池设计

存储资源池作为医院业务最核心的组件，应采用先进、成熟的技术和优良的系统设计，具有高可靠性、异构平台共享、可扩展、易管理、易使用、性能优良等一系列优势，并能平滑地升级扩展，很好地适应数据存储技术的发展，满足医院的中长期发展的数据存储需求。

（一）存储需求分析

在云计算、大数据、人工智能等新一代信息技术推动下，医院信息化业务对存储系统也提出了更高的要求。

1. 高性能业务处理需求　核心关键应用，如事务性（OLTP）数据库、分析型（OLAP）数据库、混合负载（HTAP）数据库等复合型 IO 负载的应用，对存储系统的每秒读写次数（IOPS）处理能力、响应延迟时间、数据一致性保障有极高的要求；虚拟化平台、云桌面、云平台、大数据分析等多样的工作负载，对存储系统的随机业务访问能力提出一定的性能要求。

2. 海量数据存储需求　随着海量、多元、非结构化成为新时代下医疗数据的新常态，催生了对医疗信息系统产生的海量多模态非结构化数据文件进行快速检索、归档和长期保存的需求。

3. 医疗大数据业务支撑需求　面向大数据业务的特征存储系统需提供大容量、多元化、快速响应的数据存储、服务与处理能力。

4. 容灾备份需求　医院的不同系统对于数据灾难恢复的目标也有不同的要求。因此，针对不同恢复目标的业务要采取不同的灾备技术，同时考虑建立同城灾备数据中心，必要时规划包含异地灾备中心的两地三中心灾备方案。

5. 统一存储管理需求　采用模块化方式部署存储资源，涉及不同类型的存储设备，因此需要有易操作、易维护的统一管理软件，能够满足存储资源池整体快速部署实施需求和智能实时监控需求。

（二）存储关键技术

针对医院数据中心多元化业务存储需求，部署统一的存储资源池，不仅可以构建增值业务的统一存储服务模式，也为新业务快速部署及统一整合大数据挖掘提供了相应的服务能力。根据以上业务需求，建议采用高性能的集中存储和多元性统一的分布式存储来支撑整个存储资源池设计，以下分别对集中存储和分布式存储技术特性进行说明。

1. 集中存储技术　所谓集中式存储系统就是指由一台或多台主计算机组成中心节点，数据集中存储于这个中心节点中，并且整个系统的所有业务单元都集中部署在这个中心节点上，系统所有的功能均由其集中处理。集中式系统可进一步采用全闪存阵列提高性能，闪存阵列性能高，总体拥有成本低，具有较高的投资回报率，相同容量下能比传统的存储设备节省更多空间和能耗，降低系统数据等待时间，提高医院系统运行效率。在业务高峰期，可以提高业务负载。

（1）集中式存储优点：部署简单，无须考虑多个节点之间的分布式协作问题；数据传输速度快，传输损耗低，传输稳定；对数据库、虚拟化环境等结构化数据支持性好；存储稳定性冗余性强，对于需要存储高可用、高性能的核心业务支持好；安全性强，存储自身结构决定了存储内部数据的防入侵防病毒能力；基于 SAN+NAS 一体化的双活能力保证了核心 HIS 和 PACS 在线业务的高可靠性，一套双活设备满足多种业务场景使用；基于快照技术的数据保护机制，满足医院的在线备份、数据分析、应用测试等要求。

（2）集中式存储缺点：对文本、图片、视频、音频等非结构数据支持能力相对较弱，不适合海量非结构化数据的存储与访问；前期投入相对较大；横向扩容能力相对较低（若采用全闪架构则容量提升很多）；对非结构化数据支持无法达到几十 PB 级别。

（3）适用场景——交易数据、高频次改变、低延迟的数据：业务系统数据库；虚拟化环境操作系统。

2. 分布式存储技术　分布式架构将数据分散存储在多台独立的设备上，采用可扩展的系统架构，利用多台存储服务器分担存储负荷，不但提高了系统的可靠性、可用性和存取效率，同时也易于扩展。

（1）分布式存储优点：分布式存储系统易于安装和部署，管理使用也很方便；分布式存储系统可以 3 节点起步，成本较低；能够支撑海量数据的存储，单一命名空间下，支撑 PB（petabyte）级数据存储；分布式存储系统具有极高的横向扩展能力，存储容量不断扩展的同时，性能随节点数增多而增加，随时管理动态的业务需求，响应业务变化；分布式存储支持多种协议同时访问，文件、大数据、对象多协议访问一套存储设备，适用影像、病理、高性能计算、CDR 等多业务场景，实现数据免迁移，节约投资成本。

（2）分布式存储缺点：由于分布式存储数据通过普通数据网络传输，因此，易受网络上其他流量的影响；由于分布式存储的特点，存储空间为文件系统类型，对计算机病毒的防御能力弱；存储只能以文件方式访问，而不能像普通文件系统一样直接访问物理数据块，因此，会在某些情况下严重影响系统效率；由于分布式存储的底层设计原因，对于容灾的支持能力还不能达到集中式统一存储的级别。

（3）适用场景——文件数据共享：文本、影音等数据；非结构化数据备份；数据共享。

3. 备份和容灾技术　《信息安全技术信息系统灾难恢复规范》（GB/T 20988—2007）规定了信息系统灾难恢复应遵循的基本要求，下面概括性地介绍各个层级的内容。

1级：数据定时备份＋异地存放。2级：数据定时备份＋异地设备冷备。3级：数据定时备份＋异地部分业务热备接管。4级：数据定时备份＋异地业务热备接管。5级：数据实时备份＋异地业务热备接管。6级：零数据丢失＋远程自动接管支持。

根据以上业务分级和恢复目标要求，针对核心业务系统，采用存储数据双活的方式来实现业务平台的持续可用；针对重要业务系统，建议采用主流成熟的备份系统进行定时备份保护；针对一般业务系统可根据业务数据的重要度，采用定时备份。如果到更高级别的容灾要求，双活数据中心可对现有存储平台进行升级，即两地利用存储平台的双活同步机制，结合应用系统的集群应用，可实现两地同时进行业务的负载分担，确保关键应用平台在数据中心级别灾难的情况下，仍然可以持续提供业务支撑服务。

4. 统一存储管理技术　如何在复杂的网络环境下实现数据中心统一存储管理，是目前数据中心建设面临的新挑战。

（1）将物理存储资源池化、抽象化、标准化，并提供基于资源池预定义的存储自动化服务，使存储自动化服务符合数据中心的存储规划和运维规范。

（2）自动化配置与智能管理实现从存储、SAN 交换机、服务器端到端的存储自动化调配。基于存储系统运行、故障、应用等日志数据，基于算法模型，可构建故障预测模型，基于预测进行主动运维，提高系统稳定性。

（3）AI 智能预测：基于神经网络算法和先进训练模型，保证足够的磁盘样本数，覆盖各类故障类型；磁盘故障预测，满足磁盘故障预警。

（4）智能化存储平台管理：图形化界面展示，全局信息集中展示；告警信息汇总，故障分析定位。

（三）存储资源池设计

面对医院数据中心业务多元化趋势，合理规划存储设备，存储资源池系统架构应采用模块化思路进行开放架构设计，包含全闪存阵列、分布式存储系统、容灾备份存储系统等设备，采用统一存储管理平台进行智能运维管理，按需灵活分配存储资源，充分发挥各模块的存储资源优势。

全闪存阵列具备极致的 IOPS、极低的延迟、极高的带宽，适用于数据库、虚拟化平台、云平台、大数据分析等数据随机访问业务。

分布式存储系统具备提供文件、对象、大数据等多种存储服务能力，支持多种接口对接，可以实现多元化数据服务能力、多云间数据快速流动和智能化数据管理。

容灾备份技术按应急保障措施根据医院不同应用系统的容灾备份级别要求，选择相应的容灾备份策略进行数据安全防护。

构建智能化运维管理平台，实现对存储系统自动化部署、状态监测、容量预测、故障诊断、磁盘故障预测、资产管理等智能化运营，解决 IT 系统运维难题，提高运维效率，降低运维成本，优化用户体验，保障业务连续性，提供一体化的智能运维综合解决方案。

第四节　网络资源池设计

传统数据中心内部，通常存在一般业务网络（LAN）、存储专网（SAN）和高性能计算专网（HPC），三网独立建设，专人运维。随着 IP 技术的不断发展与成熟，一张网络能够同时承载存储和计算业务，有效降低成本，同时采用 SDN 技术完成业务自动化部署，是新一代医院数据中心发展的重要方向。

（一）网络需求分析

新一代医院数据中心的网络设计，不仅需要满足未来 5 至 8 年发展需要，还应满足国家网络安全等级保护三级的要求，另外随着人工智能与医学领域的深度结合，AI 在临床及科研的应用，如医学影像后处理等，对网络有着更高层次的要求。新一代医院数据中心网络设计应满足需求如下。

1. 无阻塞高性能网络　各网络系统的组网无瓶颈性，要求网络设备具有高性能、高带宽的特性，整网的核心交换要求能够提供无瓶颈的数据交换，采用业界领先和成熟的交换架构。

2. 大二层虚拟化网络　医院为实现高效利用 IT 资源使用服务器虚拟化技术，对数据中心网络提出了大二层虚拟化的需求。

3. 业务智能部署　如何更加快速地部署业务应用，为业务系统提供更及时、更便利的网络服务。

4. 安全网络　针对基础设施虚拟化资源池等，为了保证各系统的安全稳定，要求不同安全级别的安全域实现逻辑隔离，参照等保 2.0 的建设要求，规划数据中心的安全区域边界，并保证数据中心内部的网络结构安全。

5. 智能网络运维　如何简化运维管理、降低人工运维成本，更加强调借助信息化技术、工具，提升智能化网络运维能力，例如采用常用的遥测（telemetry）技术，可以有效解决传统数据中心采集信息不足、采集周期长的问题，通过专业的管控运维分析工具，辅以大数据 AI 分析，可以秒级发现故障，分钟级完成故障的定位和恢复。

新一代医院数据中心网络设计，应遵循如下原则。

1. 标准化　在信息交换、网络协议等方面遵循统一技术标准。

2. 可靠性　通过冗余、高可用集群、应用与底层设备松耦合等特性来体现，从硬件设备、链路冗余、双活容灾等方面充分保证整体系统的可用性。

3. 安全性　遵循行业安全规范，设计安全防护保证客户数据中心安全。

4. 高性能　可支持任何通信应用程序或服务，提供高速可接入带宽。

5. 先进性　采用主流的、先进的、成熟的技术和产品（如虚拟化支持、SDN 技术、VxLAN 技术、IPv6 等），保证网络的高效稳定运行，保证基础支撑平台在一段时间内的先进性，从而实现对投资的保护。

6. 可扩展　为医院的医疗业务、影像业务、语音业务、视频业务、移动医疗、物联网等应用预留足够的升级扩展空间。

7. 易维护　降低管理维护复杂性，降低成本。

（二）网络关键技术

1. Overlay 与 VxLAN（virtual extensible LAN）网络技术　是在原有物理网络基础上基于虚拟化或隧道技术构建的逻辑网络，为分散的物理站点提供二层互联功能，主要应用于数据中心网络。VxLAN 的特点：最多可支持 16M 个 VxLAN，解决了传统二层网络 VLAN 资源不足的问题；基于 IP 网络组建大二层网络，使得网络部署和维护更加容易；VxLAN 业务对网络中间 P 节点设备无感知，降低了网络部署的难度和成本。

2. SDN（software-defined networking）网络技术　SDN 是一种软件集中控制、网络开放的三层体系架构，其核心是在网络中引入了一个 SDN 控制器，实现转控分离和集中控制。SDN 架构是对现有网络架构的一次重构，未来仅通过 SDN 控制器的编程、增加和升级控制器上的软件程序就可以完成新业务部署，快速满足客户灵活多变的需求。

3. 服务链技术　在 SDN Overlay 网络中，服务链可以理解为一种基于应用的业务形式。针对主机，南北和东西向流量，可以实现精细化多层次安全防护。基于 SDN Overlay 网络的服务链具有如下特征：基于 Overlay 网络技术，能够实现控制和转发平面的分离，物理网络与逻辑网络的分离；基于 SDN 的配置，可以动态地添加或者删除服务链上的服务节点，解耦了网络设备之间的关联；基于租户的部署模型，可以为每个租户提供个性化的安全选择；实现租户级业务的灵活编排和修改，而不影响物理拓扑和其他租户；数据包只需在初次接入的流分类节点上分类一次，整个业务转发和安全检测的过程更便捷、更高效；可以支持多种类型的服务节点；服务节点统一资源池化，可以实现安全能力的无缝扩张和多业务共享。

4. IPv6 技术　IPv6 具备充足的网络地址和广阔的发展演进空间，新一代医院数据中心的网络及相关设备需全面支持 IPv6 网络。IPv6 网络需要全面支持 IPv6 协议。

（三）网络资源池设计

1. 设备级可靠性　包含两个方面的内容：一方面是设备自身的可靠性；另一方面是设备之间的冗余备份。网络设备的可靠是确保整个网络有效运转的关键所在，必须选用具备数据中心级可靠性的网络设备,达到电信级的可靠运行。

网络核心/汇聚设备采用全分布式体系结构,专门硬件交换矩阵、路由控制引擎;所有关键器件,如主控板、交换网板、电源等都采用冗余设计。为保障关键器件的供应连续性,优选国产自主可控设备,尤其是芯片、主控板和交换网板等关键器件应选择用户自主研发产品;网络核心设备支持不间断转发,主控板热备份。主备切换过程不影响业务转发、不丢包;网络核心设备支持软件在线升级,升级过程中业务不中断;网络核心设备支持软件热补丁,实现业务不中断地补丁安装。

2. 组网结构可靠性 新一代医院数据中心的网络中路应满足组网结构可靠性设计。

(1)关键链路冗余设计:核心交换机通过双链路上行至出口路由器,两条链路互为备份,且都处于工作状态。

(2)网络冗余设计:充分 M-Lag 等网络新技术,减少网络中生成树环路风险、优化网络逻辑链路、提高整网收敛效率。

(3)网络需要合理分层设计,进行分区部署,根据实际需要进行汇聚交换机设置。

(4)全网对于双链路的节点,需要实现流量负载均衡,提高整网可用性。

(5)多个核心控制设备可通过集群机制保障网络的高可靠性和性能。

3. 协议级可靠性 组网中大量存在双设备、双链路情况,不同链路资源如何确保快速利用和保障,需要采用支持高可靠性网络协议的设备来确保外部流量访问的高效率。

4. 网络双活数据中心 备数据中心与主数据中心部署在资源配置上能够完全满足智慧医院业务和资源要求,在主数据中心故障时,快速切换至备数据中心,从而保障医院业务正常运行。数据中心双活对带宽和时延的要求很高,通常采用专线和波分设备连接两种方式。

5. 网络容灾中心 灾备中心是为防止因不可抗力(如地震、洪水、战争等)导致数据丢失而建设的基础设施。灾备中心无须考虑业务承载需求,仅需提供数据归档备份能力即可。新一代医院数据中心网络设计需要满足灾备中心数据归档备份及恢复需求。

第五节 安全资源池设计

医院数据中心承载着至关重要的业务和数据。一方面需要保障业务系统不受恶意攻击影响,防止数据泄露等;另一方面还需要满足国家和行业各方面的网络安全法规要求,如网络安全等级保护 2.0 相关要求。

（一）安全需求分析

随着医院业务系统云化,需要解决云化环境下新引入的安全风险和问题,具体如下。

1. 平台合法合规,按照等保 2.0 最新的要求进行三级安全建设和规划,同时后期平台业务系统按照三级要求进行安全能力输出。平台和医疗业务系统满足网络安全法和等保 2.0 最新要求。

2. 医院网络中的 HIS、PACS、LIS 等核心业务系统一旦被勒索,将导致医疗数据不可用、患者不可就医等风险,严重影响正常就医。医院安全建设在满足等保合规基础上,提升网络层和存储层上的勒索病毒防护能力。

3. 传输安全保障需要保障医院院内终端到云端传输信息的机密性和完整性,对用户接入的认证和授权等采取安全措施。

4. 云计算中心安全针对医院数据中心云区域边界、计算环境、虚拟化环境,需要综合采用身份认证、访问控制、入侵检测、恶意代码防范、安全审计、防病毒、数据加密等多种技术和措施,实现对业务应用的可用性、完整性和保密性保护。

5. 云数据安全依据用户实际需求和相关安全合规标准,进行包括数据创建、传输、存储、使用、共享和销毁在内的全生命周期云环境下数据安全设计,以及数据安全体系建设。保障用户数据在云环境下安全使用,保护云环境中的数据的机密性、可用性、完整性。

（二）安全关键技术

云安全资源池的核心技术主要包括但不限于以下几个方面。

1. 云安全服务平台　是安全资源池的大脑，几乎所有的安全防护行为都由云安全服务平台统一负责。

2. 安全组件自动编排　安全资源池基于虚拟化技术架构提供的各种资源，利用网络功能虚拟化，通过 Overlay 技术和安全服务链技术，实现安全组件自动编排。

（1）安全功能虚拟化：将原本传统的专业网关设备上的网络功能提取出来虚拟化，运行在通用的硬件平台上，业界称这种变化为 NFV（network function virtualization）。虚拟化技术架构实现了 NFV 网络功能虚拟化，就能够组建出用户业务所需要的各种安全组件池。

（2）安全服务链：安全资源池实现的安全服务链，能够使得数据报文在安全资源中传递时，根据业务类型、安全保护的等级要求，按照业务逻辑所要求的既定顺序，穿过安全服务节点，进行"流量清洗"，达到安全防护的目的。

（三）安全资源池设计

安全资源池基于软件定义技术，将医院业务系统所需要的各项安全能力统一集成到通用的硬件基础设施上，再以虚拟安全产品的形式为业务系统提供安全服务。安全资源池逻辑架构上可以分为四层。

1. 硬件基础设施层　硬件基础设施层为云上安全产品提供承载运行所需的 CPU、内存等 IT 基础资源，所以安全资源池对外呈现的是统一的硬件服务器集群。

2. 能力支撑层　能力支撑层包括底层虚拟化操作系统和多种基础的安全能力模块，如 IPSEC VPN、L4-L7 应用控制和入侵防御等。

3. 安全服务层　安全服务层主要是面向云使用者交付的安全产品实例，具体包括安全接入组件、下一代防火墙组件等。该层根据上层命令，创建相应的安全产品实例，按需交付给用户。

4. 服务交付与运营平台层　服务交付与运营平台层对用户提供统一服务门户，对管理员提供统一管理平台。

第六节　基础软件层

现如今，数字化转型已发展到关键阶段，数字化技术渗透至医疗服务的各大环节。作为国计民生的基础行业，医院在数字化转型中，不仅要考虑效率的提升，更要考虑安全与可持续发展。在变幻复杂的国际形势下，医院信息系统的数字化底座需要自主可控，并能持续支撑面向未来的演进，避免影响业务发展的连续性。基础软件作为医院数字化转型的基础，是数字化转型中的关键核心技术。从国家发展的急迫需要和长远需求出发，构建新型医院信息系统需要自主可控、可持续演进的基础软件根技术体系做支撑。

（一）新一代基础软件层需求分析

过去很长一段时间，我国的软件产业发展仍主要集中在成熟软件应用和二次开发，绝大部分的科技创新型公司都采用类似的发展路线，即基于成熟软件技术或开源社区代码做二次开发，发行自主发行版本，提供技术服务，形成国产商业化模式，对于操作系统、数据库等基础软件的源代码开发能力不足。

医院数据中心自主可控的范围包含 4 个方面：IT 基础设施自主可控（计算 / 网络 / 存储芯片、服务器 / 存储整机、容灾备份、交换机、路由器、安全产品等）；基础软件自主可控（操作系统、数据库、中间件、虚拟化、云计算和大数据等）；行业应用软件自主可控；专业 IT 服务自主可控。其中，芯片、操作系统、数据库是短板。

1. 新一代服务器操作系统需要考虑如下几个方面需求。

（1）新型操作系统需求：操作系统的升级和创新为数字技术变革提供了技术基础。

（2）自主可控需求：应用软件和芯片、设备之间的适配问题，尤其是医疗行业专业性强，适配的国产操作系统有限，所以在核心关键技术领域追求自主可控是应该坚持的目标。

（3）安全性需求：操作系统涉及硬件资源的管理和上下游业务系统支持，其安全性至关重要，因此对于更加开放、开源的操作系统，安全性始终排在首位。

（4）网络支撑需求：实时、可靠、安全的网络技术支撑，对网络和基于网络的并行、分布式计算等提供更好的支撑是操作系统不可忽视的需求。

2．新一代数据库系统需要考虑如下几个典型业务方面的需求。

（1）时效性要求高的业务：高并发且多变的业务场景对数据库的时效性要求。

（2）业务流量变化大的业务：医院传统应用业务增量相对稳定、容易规划所需要的资源容量，例如：医疗＋互联网的业务场景不断创新，随着业务负载需求扩大和缩小资源应用，对数据库扩容、缩容能力的需求。

（3）可用性要求高的业务：同集群的故障节点主备切换，复制延迟小，降低数据丢失的风险；跨可用区、跨地域部署的容灾能力；自动的全量增量备份、数据快速恢复、恢复到任意时间点等安全保障能力。

（4）混合负载应用的业务：充分满足用户多类数据存储及在不同业务场景下的处理需求。例如：交互系统和报表系统，一种是 OLTP 应用场景，一种是 OLAP 应用场景，如果数据存放在一起，就需要数据库既具备事务能力，又需要在分析时具备高效性。例如：历史数据存放在一起，并未进行冷热分离的情况，当查询历史数据时导致访问量增大引起占用较多的 CPU 和内存资源，引发系统性能抖动，影响 OLTP 相关业务。

（二）新一代基础软件层评估要素

1．医院信息基础平台是否自主可控可通过三个维度进行评估。

（1）知识产权及技术是否自主可控。

（2）产业链、供应链是否自主可控。

（3）国产化是自主可控重要条件。

2．芯片是信息技术发展的根基，国产芯片在国产自主可控替代计划中始终是重要的角色，处理器自主可控"核心三要素"。

（1）处理器研制单位是否中资控股。

（2）处理器指令系统是否可持续发展。

（3）处理器核心源代码是否掌握。

3．操作系统的技术特点需要考虑如下方面。

（1）兼容性：支持各类板卡及应用软件的数量，以及是否能够替代 CentOS 衍生版本。

（2）安全性：操作系统内核安全，是否构建操作系统完整功能集，自主可控。

（3）计算性：支持多样性算力。支持鲲鹏、飞腾、龙芯、申威等多种处理器类型；性能要优于主流 OS。

（4）实时性：提供软实时特性，在多种负载场景下，实时性表现较为稳定。

（5）经济性：是否有相应的活跃的开源社区，能够大幅降低二次开发和维护成本。

4．数据库的技术特点需要考虑如下方面。

（1）高性能：针对当前硬件多核的架构趋势，具备面向多核架构的并发控制技术。

（2）高可用：支持主备同步，异步以及级联备机多种部署模式；数据页 CRC 校验，损坏数据页通过备机自动修复；备机并行恢复，10 秒内可升主提供服务。提供基于 Paxos 分布式一致性协议的日志复制能力。

（3）高安全：支持全密态计算，访问控制、加密认证、数据库审计、动态数据脱敏等安全特性，提供全方位端到端的数据安全保护。

（4）易运维：基于 AI 的智能参数调优和索引推荐，提供 AI 自动参数推荐；慢 SQL 诊断，多维性能自监控视图，实时掌控系统的性能表现；提供在线自学习的 SQL 时间预测。

（5）开放性：采用宽松许可证协议（例如木兰宽松许可证协议），以及是否有相应的活跃的开源社区。

（6）服务体系：提供伙伴认证，培训体系和高校课程。

（三）新一代基础软件层迁移

新一代的基础平台架构迁移涉及如下关键点。

1．首先是软件系统的跨平台迁移　这涉及应用系统的核心应用层及中间件层、数据库系统层、操作系统层，涉及应用系统集成商、数据库厂商、Linux 等操作系统厂商。厂商的技术能力、支持力度、优化能力，对迁移成功至关重要。

2．其次，迁移过程中的数据迁移方案设计　数据是医院业务应用的核心，迁移过程如何保证数据的一致性、完整性、实时性，保证数据迁移不影响业务，因此需要重点关注数据迁移方案设计。

3．迁移过程应避免"单点效应"　迁移过程对某些应用点的修改，可能导致系统某项业务功能的整体变化，所以应强化关键业务处理的上线测试。

第七节　基础设施平台管理

云数据中心运维运营管理平台基本原则是开放和安全,需要可以混合纳管 X86、ARM、MIPS 等架构资源,融合计算、存储、网络三大物理资源成为有机整体,实现业务的动态变更,资源的智能管理和服务的自动化交付,具备融合稳定、可靠、易于管理的特性和能力,适用于医院不同业务的应用场景。基础设施管理平台的关键要求如下。

1. 开放　以开源技术为核心,源于开源,优于开源,打造架构的独特优势,坚持开放、分层解耦,践行平台＋生态理念,构建无厂商锁定的云平台。

以 OpenStack/K8S 为核心,基于开源架构实现对不同芯片架构(X86、ARM、LoongArch、Alpha)到不同虚拟化技术(裸金属、云主机、容器),以及不同应用场景(边缘、5G、AI)的全面支持。

完全开放标准的架构,包括提供标准 API 北向被兼容,南向兼容主流存储及 SDN 厂商,东西向兼容第三方安全、灾备产品。

2. 融合　将云平台计算、存储、网络、安全等资源统一融合管理,对外提供统一融合的服务目录。

(1)资源管理:服务器虚拟化、存储虚拟化、网络虚拟化,资源统一管理、智能调度。

(2)云服务能力:可对外提供云主机、云物理机、容器、云硬盘、云防火墙等计算、存储、网络、安全类资源。在大规模数据中心运维、运营、配置管理、深度监控优化等领域对开源产品进行深度补充。

(3)自助服务:提供管理平台、运营平台,支持弹性伸缩、服务编排、计划任务等。

3. 敏捷　采用微服务架构,可做到弹性伸缩、秒级故障恢复并支持 DevOps,帮助用户更好地应对敏捷开发、弹性扩展的业务需求。

(1)快速部署:实现应用的一键部署、滚动更新、版本回退等,简化应用的上线交付流程,支撑业务快速上线。

(2)弹性伸缩:秒级扩容,自动加入新的服务到负载均衡后端,迅速响应服务请求。

(3)DevOps 开发运维一体化:支持代码源接入、流水线管理、镜像构建,具有更灵活的任务调度、更高的执行效率以及更优的流程交互设计,助力更高效地开发运维一体化管理。

4. 智能　除了提供基础服务外,将 AI、大数据等创新服务加入服务目录。提供基于云的数据处理服务、AI 训练和推理服务,实现了在云平台上快速构建 AI 开发环境和运行环境,为 GPU/FPGA/NVMe 等提供通用管理框架,为 AI 提供硬件加速支持。

5. 智能运维　提供全面统一、多维度的监控运维能力,支持统一日志搜集、分析、存储,支持智能预警、原因分析、故障自愈以及容量预测,可以做到全局资源动态分析、实时预测、业务态势感知与故障自动恢复。

(张振博　王朱巍　任泽威　王朝迅　冯中刚)

参考文献

[1] 胡建平. 新一代医院数据中心建设指导[M]. 北京:人民卫生出版社,2020.

[2] 中国软件行业协会. 中国软件根技术发展白皮书(基础软件册)[EB/OL]. (202-01-11)[2023-03-26]. https://www.csia.org.cn/files/2023/02/ab83abbb19474934a63daab56d157a38.pdf.

[3] 中国信息通信研究院. 数据库发展研究报告(2021 年)[EB/OL]. (2021-06-24)[2023-06-26]. http://www.caict.ac.cn/kxyj/qwfb/ztbg/202106/P020210625629931267505.pdf.

[4] 华为云计算有限公司. 云原生数据库白皮书[EB/OL]. (2022-08-18)[2023-06-26]. https://huaweicloud.csdn.net/63059951c67703293080fc6f.html.

[5] 国家工业信息安全发展研究中心. 2020 年 AI 新基建发展白皮书[EB/OL]. (2021-01-20)[2023-06-26]. http://www.echinagov.com/info/290612.

[6] 华为技术有限公司. 智能世界 2030[EB/OL]. (2021-09-22)[2023-06-26]. https://www-file.huawei.com/-/media/corp2020/pdf/giv/2024/intelligent_world_2030_2024_cn.pdf?la=zh.

[7] 无锡医疗物联网研究院. 医疗健康物联网白皮书(2020)[EB/OL]. (2020-10-12)[2023-06-26]. https://static-cdn.vcbeat.top/pdf/web/viewer-d8.html?file=https://cdn.vcbeat.top/upload/report/73/78/31/20/5fc5e5f1a3807.pdf.

第三十四章

医院信息化项目管理

本章以《信息系统项目管理师教程》（第4版）和项目管理相关标准为基础，以医院甲方的视角来阐述如何利用项目管理方法解决医院信息化项目全生命周期管理中遇到的问题，将从项目管理、角色定位、风险分析和监理等相关基础知识进行概述，按照项目管理五大过程组，介绍医院信息化项目在启动、规划、执行、监控和收尾阶段项目管理的内容，尤其是重点、难点及解决办法。

第一节 概 述

针对以电子病历为核心的医疗机构信息化建设项目，综合应用相关知识、技能、工具和技术在一定的时间、成本、质量等要求下，为实现预定的系统目标而进行的管理计划、设计、开发、实施、运维等方面的活动称为医院信息化项目管理。

一、信息系统工程

信息系统工程使用系统工程的原理、方法来指导信息系统建设与管理的一门工程技术学科，是信息科学、管理科学、系统科学、计算机科学与通信技术相结合的综合性、交叉性、具有独特风格的应用学科。具体可分为软件工程、数据工程、系统集成和安全工程等。

二、项目管理基础知识

（一）关键术语和概念

为了更好地理解项目管理，先明确相关关键术语和概念。

1. 项目 为创造独特的产品、服务或结果而进行的临时性工作。项目的临时性表明项目工作或项目工作的某一阶段会有开始也会有结束。项目可以独立运作，也可以是项目集或项目组合的一部分。

2. 项目管理 将知识、技能、工具与技术应用于项目活动，以满足项目的需求。项目管理指的是指导项目工作以交付预期成果。项目团队可以使用多种方法（如预测型、混合型和适应型）实现成果。

3. 项目经理 由执行组织委派，领导项目团队实现项目目标的个人。项目经理履行多种职能，例如引导项目团队工作以实现成果，管理流程以交付预期成果。

有关项目管理的其他术语，比如上面提到的产品、成果、价值等，请参阅《项目管理知识体系（PMBOK®体系）指南》（第7版）。

（二）项目管理知识体系的发展

PMBOK 项目管理知识体系（project management body of knowledge，PMBOK）是由美国项目管理协会（project management institute，PMI）开发的一套描述项目管理专业范围的知识体系，包含了对项目管理所需的知识、技能和工具的描述。

在 PMBOK 发展过程中，1996 年第1版、2004 年第3版、2017 年第6版和2021 年第7版之间变化较为突出，主要的变化情况如表34-1所示。

表 34-1　PMBOK 主要变化情况

版本	主要发展变化情况
第1版 （1996年）	1. 定位为指南，名为"项目管理知识体系指南" 2. 表明项目管理知识体系获得了"广泛认可"，适用于大多数项目，实践价值和有效性获得了广泛的一致认可 3. 将项目管理定义为"将知识、技能、工具和技术应用于项目活动，以便达到或超过干系人的需要和对项目的期望" 4. 采用基于过程的标准，各知识领域之间相互联系并相互作用 ● 创建了稳健而灵活的结构；同时，国际标准化组织和其他组织也正在制定基于过程的标准
第3版 （2004年）	1. 首次在封面上印制了"ANSI 标准"的标识 2. 正式区分了《项目的项目管理标准》和《项目管理框架和知识体系》 3. 包含了"适用于多数项目的良好实践" 4. 将项目管理定义为"将知识、技能、工具和技术应用于项目活动，以便达到项目要求"
第6版 （2017年）	1. 清晰区分了 ANSI 标准和指南 2. 首次将"敏捷"内容纳入正文 3. 拓展了知识领域前沿部分，包括核心概念、发展趋势和新兴实践、裁剪时需要考虑的因素，以及在敏捷或适应型环境中需要考虑的因素
第7版 （2021年）	1. 从系统视角论述项目管理，《项目管理标准》中加入了"价值交付系统"，"价值交付系统"从系统角度，"ANSI 标准"的标识，重点关注与业务能力结合在一起的价值链，为组织的战略、价值和商业目标提供支持。"价值交付系统"强调过程的输出是为了实现项目的成果，而实现项目的成果最终目标是为了将价值交付给组织及其关系人 2. 增加了 8 个绩效域，这些绩效域对于有效交付项目成果至关重要。绩效域所代表的项目管理系统，充分体现了组织彼此交互、相互关联且相互依赖的管理能力，这些能力只有协调一致才能实现期望的项目成果 3.《项目管理标准》中增加了 12 个项目管理原则 ● 体现了各种开发方法：预测型、适应型、混合型等

（三）项目生命周期

项目生命周期指项目从启动到完成所经历的一系列阶段，这些阶段之间的关系可以顺序、迭代或交叠进行。项目生命周期可分为预测型（计划驱动型）、迭代型、增量型、适应型（敏捷型）和混合型多种类型。项目生命周期适用于任何类型的项目，包含启动项目、组织与准备、执行项目工作和结束项目 4 个项目阶段，如图 34-1 所示。

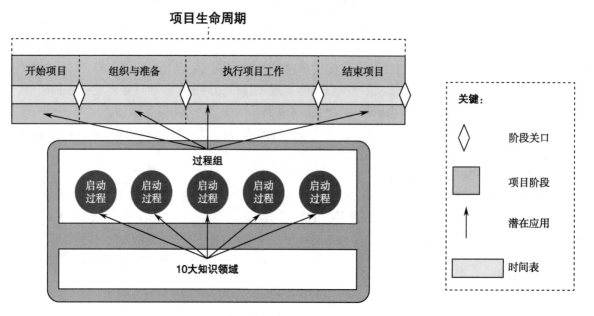

图 34-1　项目生命周期中各关键部分的相互关系

（四）过程组与知识领域

项目管理过程组指对项目管理过程进行逻辑分组，以达成项目的特定目标。不同于项目阶段，项目管理过程可分为启动、规划、执行、监控和收尾五个项目管理过程组。

过程还可以按知识领域进行分类。知识领域指按所需知识内容来定义的项目管理领域，并用其所含过程、实践、输入、输出、工具和技术进行描述。

虽然知识领域相互联系，但从项目管理的角度来看，它们是分别定义的。十个知识领域包括：项目整合管理、项目范围管理、项目进度管理、项目成本管理、项目质量管理、项目资源管理、项目沟通管理、项目风险管理、项目采购管理和项目相关方管理，如图34-2及表34-2所示。

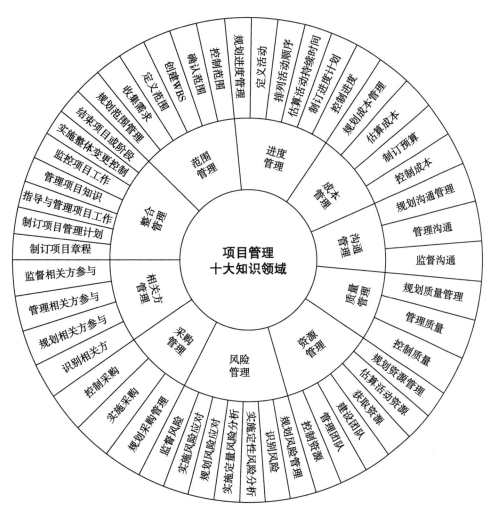

图 34-2　项目管理知识领域

表 34-2　十大知识领域与五大过程组 49 个过程关系表

知识领域	项目管理过程组				
	启动过程组	规划过程组	执行过程组	监控过程组	收尾过程组
项目整合管理	制定项目章程	制订项目管理计划	指导与管理项目工作 管理项目知识	监控项目工作 实施整体变更控制	结束项目或阶段
项目范围管理		规划范围管理 收集需求 定义范围 创建 WBS		确定范围 控制范围	

续表

知识领域	项目管理过程组				
	启动过程组	规划过程组	执行过程组	监控过程组	收尾过程组
项目进度管理		规划进度管理 定义活动 排列活动顺序 估算活动持续时间 制订进度计划		控制进度	
项目成本管理		规划成本管理 估算成本 制定预算		控制成本	
项目质量管理		规划质地管理	管理质量	控制质量	
项目资源管理		规划资源管理 估算活动资源	获取资源 建设团队 管理团队	控制资源	
项目沟通管理		规划沟通管理	管理沟通	监督沟通	
项目风险管理		规划风险管理 识别风险 实施定性风险分析 实施定量风险分析 规划风险应对	实施风险应对	监督风险	
项目采购管理		规划采购管理	实施采购	控制采购	
项目干系人管理	识别干系人	规划干系人参与	管理关系人参与	监督干系人参与	

三、项目管理中的"一把手"角色

国家卫生健康委员会办公厅《关于进一步推进以电子病历为核心的医疗机构信息化建设工作的通知》（国卫办医发〔2018〕20号）提出：医疗机构主要负责同志是电子病历信息化建设的第一责任人，从政策正面确定了以电子病历为核心的医疗机构信息化建设是"一把手工程"。

（一）"一把手"工程

"一把手工程"是一个本土化的形象说法，说的是某个事情很重要或者难度很高，要做好必须主要领导亲自出马，强调了"一把手"的责任和作用。英文的原意是"管理高层承诺（top management commitment）"。

（二）为什么信息化是"一把手"工程

1. 信息化的核心目标是推动医院资源整合，提升医疗资源配置效率，降低医疗资源成本。医院医疗资源门类繁多、分布广泛，只有"一把手"才能推动整个医院的资源整合。

2. 信息化系统是业务的模型，信息化项目的落地，本质是医院现有管理框架和标准管理框架博弈再平衡的过程。核心流程要落地必须得到所有部门的支持，涉及多部门流程变革的项目都会面临巨大的阻力，必须靠"一把手"从上到下地推动。

3. 系统管理的是各项资源，信息化的过程就是资源配置、管理权限再分配，是利益的重新分配。这个过程中不可避免地会动很多人的"奶酪"。利益面前，仅靠沟通是解决不了问题的，必须借助"一把手"，利用行政的力量来强行打破现有利益格局，完成利益的再分配。

（三）如何贯彻"一把手"工程

1. 要弄清楚IT的定位。不同的医院（甚至同一个医院的不同阶段），IT的定位、价值、建设方式都是不同的。IT战略必须和医院发展战略密切协同。一个追求成本领先的医院和追求技术领先的医院对IT的要求是完全不同的。

2.和"一把手"就成功基准达成一致。信息化建设是否成功，很大程度上取决于"一把手"的主观认知。在理解了医院的发展战略、竞争优势之后，有必要向一把手阐述完整的建设思路，并就建设目标、路径、关键措施达成一致意见。这些因素是行动的标尺，决定了信息化建设的成败。

3.协调"一把手"参与到项目中，实行参与式管理。要锲而不舍地影响"一把手"的信息化观念，实时、动态地让"一把手"参与进来，及时通报信息，反馈过程问题，寻求"一把手"的建议，让"一把手"有参与感、推动感。看到建设进程在前进，才有可能持续投入资源。另外，"一把手"的积极参与对其他部门也是一种"震慑"，其他部门可能会更主动地配合工作。

4.做好信息化建设宣讲员。对医院领导，要向其传递正确的理念，阐明 IT 的价值，努力赢得一把手的理解和支持；对业务部门领导，也要说明项目的目标、信息化项目解决的问题等，以赢得他们的配合；对于基层员工，要说清楚信息化对其工作的影响、系统的价值和作用。

5.要重视项目的沟通管理，首要工作是指导和督促项目组明确项目干系人的信息和沟通需求，根据具体情况制定详细的项目沟通计划，以此对项目实施中信息的沟通工作进行确定和指导。

四、医院信息化项目的风险点

医院信息化规划设计和实施建设中，主要存在的风险包括规划设计风险、产品选型风险、招标采购风险、需求变更风险、新旧系统切换风险、安全保障风险、经济环境风险、项目管理风险、项目人员流失风险等，需要高度关注并采取相应的预防和应对措施。

五、项目监理

由专业的监理机构对医院信息化项目建设进行管理监督，可以有效规避或降低医院信息化项目建设中的质量、安全、审计等风险。

（一）监理的定义

监理是指在建设工程过程中，由第三方独立机构对建设单位和承建单位的工程质量、工程进度、工程安全等方面进行监督、检查和评估的一种服务。在医院信息化项目管理中，监理机构可以对项目的实施过程进行全程监督，确保项目按照规划和要求进行，保证项目的质量、进度和安全。

（二）医院信息化项目管理中监理的作用

1. 项目前期准备阶段　在该阶段，监理机构可以对项目的可行性研究报告、项目建议书、项目计划、初步设计方案等文件进行审查和评估，确保项目的可行性和合理性可以协助建设单位在项目建设的招标阶段，编写项目需求书和招标文件，确保招标文件的合理性和公正性，对投标单位的经济及技术实力、资质、行业背景、培训和售后服务承诺等进行评估。可以协助建设单位与承建方进行合同谈判，对合同内容条款审核把关，确保合同建设内容符合项目初步建设方案的相关要求。

2. 项目实施阶段　在该阶段，监理机构可以对项目的设计、施工、验收等环节进行全程监督，及时发现和纠正问题，确保项目的质量符合规划和要求。具体工作包括：协调和保障建设单位与承建单位进行良好的合作，确保对项目质量、进度和费用的有效控制，有效地进行合同管理和项目文档管理，保障项目管理规范、安全合规，控制变更，保障项目交付结果和需求的一致性。

3. 项目收尾阶段　监理单位将确保项目从开工到竣工结算，提交项目的相关资料能如实反映，为项目验收及审计提供完整的证据链与标准规范流程，符合项目验收与审计要求。在完成项目竣工验收后，协助建设单位和承建单位完成对项目文件资料、设备等的移交交接，保障项目顺利进入运维阶段。最后，协助建设单位完成项目决算等项目收尾工作。

4. 项目后期运维阶段　在该阶段，监理机构可以对项目的运维管理进行评估和指导，协助建设单位的项目管理人员提高管理水平和能力。同时，监理机构还可以对项目的运维效果进行评估和监督，确保项目的运维效果符合规划和要求。

因此，医院信息化项目建设其成功实施需要科学的项目管理和有效的监理机制。监理机构可以对项目的实施过程进行全程监督，确保项目按照规划和要求进行，保证项目的质量、进度和安全。因此，在医院信息化项目管理中，监理的作用不可忽视。

第二节　规划设计

在医院信息化项目申报和实施前,需要对项目进行规划设计,规划设计内容包括医院信息化规划、项目建议书编制、可行性研究、初步设计及概算编制、深化设计及预算编制等,医院可根据项目立项申报要求或项目实施需要,选择项目所需的规划设计内容。

建议引入专业的咨询设计服务单位(简称"服务单位"),提供咨询设计服务。服务内容包含规划、可行性研究、初步设计、深化(或施工图)设计等各服务阶段的调研分析、方案设计,以及方案完成后的论证评审和实施支撑等工作。医院在信息化项目规划设计过程中应紧密配合服务机构,深入参与规划设计工作。

一、调研分析

医院在进行信息化项目的规划设计前,应充分了解当前国内外信息化技术发展趋势,参照国家、省、市相关政策及行业标准规范要求,分析本院信息化现状和存在的问题,确定项目的目标定位,进一步明确项目建设的业务需求、功能需求、性能需求和安全需求。

服务单位负责编制调研计划、调研提纲和调研问卷,组建调研团队,开展调研工作(包括但不限于问卷调查、访谈调研、现场调研等方式),分析发展现状及存在问题,梳理出项目建设需求。经医院参与调研的各部门/科室确认后,由服务单位编制调研分析报告,并向医院进行汇报。医院应对调研分析报告进行审阅并反馈意见,协助服务单位完善调研分析报告。

在调研分析阶段,医院各部门/科室应积极参与,紧密配合服务单位的工作,具体参与的人员应包括医院领导、各部门/科室负责人、一线业务骨干等。

二、方案设计

医院应在调研分析的基础上进行方案设计。方案设计可包含项目现状及问题分析、需求及性能分析、建设的必要性及可行性分析、项目架构设计、项目子系统设计、基础设施设计、信息安全设计、数据资源设计、项目投资(匡算、估算、概算或预算)等。根据不同的服务阶段要求,形成医院信息化规划、项目建议书、可行性研究报告、初步设计方案与概算或深化设计(或施工图)及预算等文件。

医院应深度配合服务单位进行方案设计工作,具体包括但不限于以下内容。

1. 提供项目相关材料,如医院的组织架构、运营模式、业务架构和业务流程、政策文件、行业标准规范文件等。

2. 组织开展相关产品市场调研,以项目需求为导向,对项目所需的同类产品的架构、技术路线、功能、性能和行业口碑、应用成效、存在问题等进行对比调查。

3. 组织开展方案论证工作,组织各部门/科室进行方案审核论证,提出审核意见,并督促服务单位按要求修改项目方案。

4. 组织相关专业人员或委托第三方专业机构进行项目造价评估,并督促咨询设计服务单位对造价评估意见进行响应。

三、论证评审

方案设计完成后,医院可根据项目立项或建设流程要求,向项目主管部门提请立项申报或方案申报工作。立项申报过程中,医院可要求服务单位配合以下工作。

1. 按照立项审批细则,准备立项评审材料和方案汇报材料。

2. 参与方案评审会,协助医院进行会议记录和论证答疑工作。

3. 对评审意见进行逐条响应,并结合相关依据规范,协助医院对方案进行修改。

4. 如评审未通过,应根据评审意见进行深入分析,补充调研或重新设计,修改方案并按流程再次提交评审,或根据服务合同相关约定执行。

医院在进行立项申报或方案申报工作时应提前了解申报工作流程、所需材料、关键时间节点，确保项目申报工作按时推进、材料完备，并为方案评审工作预留充足的方案修改时间，避免影响医院信息化建设项目的整体进度。

四、实施支撑

项目方案审批通过后，医院可要求服务单位协助编制项目采购的用户需求书；项目完成采购后，医院应组织设计交底会议，由服务单位进行设计技术交底；项目实施过程中若涉及建设内容变更，医院可要求服务单位对项目变更内容进行审核，并出具变更审核意见。

在项目采购、技术交底、项目需求确认、项目具体实施、项目实施变更、项目验收等项目实施全过程中，医院应确保各项工作符合方案设计要求。实施过程中若建设单位、监理单位、承建单位等各相关方对方案设计存在疑问的，医院可要求服务单位对方案进行解释说明，保障项目顺利开展。

第三节　采购实施

一、组织架构

（一）承建方项目组

成员包括承建方领导、工程部人员（实施工程师、网络工程师和数据库工程师）、软件开发部人员（软件设计人员、软件开发人员和测试人员）以及相关部门负责人员。商务代表、工程部经理、开发部经理和承建方领导也都是项目组成员。承建方内部项目组各成员的具体职责如下。

1. 项目经理应组织项目资源、制订项目需求方案、实施方案及计划、协调工作、控制实施进度、质量和风险、组织工作验收、执行项目管理规范、商务协助和成员考核、项目成员培训。
2. 项目成员应了解项目概况、项目需求分析、项目工作环境的建立、项目实施计划和其他实施工作。
3. 软件开发工程师应了解项目概况、需求分析、开发计划和二次开发工作。
4. 软件测试工程师应了解项目概况、需求分析、进行软件测试和需求实现的验证工作。
5. 网络工程师应了解项目系统集成需求、进行现场系统集成工作以及网络维护工作。
6. 数据库管理工程师应了解项目数据库管理需求、进行现场数据库管理工作。

（二）医院项目组

在项目启动前成立项目领导小组和项目工作组，明确各自责任分工。项目工作组应以具体应用信息系统的相关人员为主，包括各临床科室、财务、药学、医务、护理、质控、病案、分诊、检验、检查等相关科室人员。项目工作组可根据项目不同实施阶段的特点和需要适当调整人员，以保证项目顺利进行。

组织架构确定后，由项目经理编制《项目组织结构图》，让双方项目组成员了解该项目人员的构成、联系方式、各自职责分工等。

（三）项目启动

项目启动是项目实施中至关重要的一步，目的是让用户方相关部门高度重视该项目，了解项目的作用和意义，明确工作要求，并为下一步工作打好基础。院方应组织召开项目启动大会，确保院方项目领导小组和项目工作组成员，以及医院中层干部等与项目建设相关的人员出席会议。最好由院方一把手讲述项目的建设目标及意义、项目人员组织、工作要求等，并组织承建方领导、项目经理及项目主要人员参加会议并作建设报告。

二、需求管理

（一）需求调研

由承建方实施人员通过向医院系统使用人员演示、讲解、实际操作系统以及参考其他系统等方式来了解子系统的具体详细需求，并形成《系统详细需求调研报告》。

院方项目负责人要密切关注各个子模块的需求，系统的业务流程、数据流要明确清楚，系统输出的表单格式要确认，以确保后续系统上线工作的顺利进行。

整体需求调研报告的定稿和相关部门、科室的签字确认都是必要的，以确保需求的准确性和完整性。

（二）需求分析

需求分析有助于确保需求的准确性、一致性和可实现性，重点是对照建设方案以及合同的功能描述，进行对照分析，主要有以下几项重点工作。

1. 需求验证和澄清　与需求提出的科室、人员共同审查和验证，澄清模糊或不完整的需求，以确保对需求有全面的理解。

2. 需求分类和优先级排序　将需求进行分类，根据其重要性和紧迫性确定需求的优先级，有助于确保系统项目团队在设计和开发过程中专注于最重要和最紧迫的需求。

3. 需求分解和细化　将高级需求拆分为更小的、可管理的需求单元，例如功能、特性或任务。有助于明确每个需求的目标和范围，并为后续的设计和开发工作提供基础。

4. 需求分析和建模　使用适当的工具和技术，例如用例图、活动图、领域模型等，对需求进行深入分析和建模，有助于理解需求之间的关系、流程和交互，并为系统的设计提供指导。

5. 需求规格说明书编写　确保每个需求都清晰、可测量、可验证，并包含必要的背景信息、功能描述、性能要求等。规格说明书应该是明确的、一致的，并为开发团队提供足够的信息来实现需求。

（三）需求变更及管理

需求管理贯穿于整个项目实施过程，是项目管理中最为细致且日常的工作。为保障项目所有技术开发工作处于有序的工作状态，需对项目实施过程中的各类需求进行管理。对于需求的项目组成员与需求提出者的密切合作和沟通非常重要，以确保需求的准确性和项目的成功实现。

制定清晰的变更管理流程，明确变更请求的提交、审批、评估、实施和验证等步骤。确保项目团队和相关利益相关方都了解和遵守该流程。需要注意的是，对于提出的需求变更，需要进行分级管理，以便更好地对需求变更进行控制和管理。

建立需求的可追溯性管理，应用需求跟踪矩阵或工具，追踪每个需求的状态、变更历史和实现情况。这有助于确保需求的跟踪和追溯，以及在后续的测试和验收阶段验证需求的满足度。

三、实施计划

（一）总体实施计划

总体实施计划是医院信息化项目实施的行动指南，是指导项目实施的章程，也是项目实施管理的重要工具之一，需要根据项目建设方案、招投标文件、合同书以及用户需求调研报告，由院方项目负责人及项目经理组织制定，作为指导项目实施的重要依据。

应明确项目目标、项目实施范围以及项目包含模块，项目大致的实施步骤，项目各阶段应交付的工作成果，项目实施的前提，院方需要为配合项目而采取的措施和投入的资源。

需要考虑资源制约，要留有余地，预计到可能出现的问题，遇到未预计到的问题要及时调整实施计划。

在实施过程中，如果项目目标、实施范围等发生了变化，需要注意调整实施计划。双方项目组要定期检查计划完成情况，对于计划没有按期完成的情况，应分析原因，并及时调整。

按照子系统的情况，细分成各个子系统的实施计划，在总体实施计划的框架下，逐步分解为阶段性计划或称子系统实施计划、每周工作计划，形成三级计划体系。

（二）详细实施计划

详细实施计划根据用户确认的《需求规格说明书》编制，包括子系统设计（含数据库和软件）、二次软件开发、开发测试、实施测试、制作文档、字典准备、用户测试、用户培训、系统初始化、子系统试运行、正式运行、子系统验收、移交用户维护等步骤。

实施过程中，项目组成员需要全面了解需求规格说明书内容，清楚系统的功能需求。项目经理要认真了解制定计划的每一个环节，保证关键过程的顺利进行，同时与承建方软件开发部经理制定的项目开发计划相对应,不能脱节。

四、实施管理

项目实施按照项目整体实施计划落实进行各子系统的实施。

(一)字典收集

主要完成子系统所需要的字典,如物价、检验项目、人员字典、科室字典等。字典收集存在优先级,优先级主要是考虑字典的关联性,要从高到低的步骤进行字典收集。

在实施系统升级时,有些医院已有部分字典,或需要导入字典,项目组成员应当根据旧系统特点制定字典导入脚本计划,为字典导入、收集记录好相关的导入信息和过程,以便后续排错处理。

(二)二次开发

院方注意提醒承建方项目组针对系统详细需求调研报告以及系统需求规格说明书的内容,进行子系统设计,包括数据库设计和软件设计。

对二次开发成果,须要求承建方软件开发部进行内部测试,通过后方可交付院方进行测试。测试不能仅停留在系统报错层面的测试,至少必须考虑到日后数据量不断增大的情况下,对数据库进行操作的效率问题。

(三)使用手册

在承建方通过内部测试后,应在院方进行测试前,提供系统操作手册、功能说明等文档,以便医院的使用者了解系统操作,或新版本的系统有什么新功能,或者功能发生了什么变化。

操作手册可以是说明文档也可以录制视频,采取多种方式让使用人员更快掌握系统的相关操作。

(四)上线计划

在用户培训接近完成阶段,需要制订上线计划,尽量安排在业务非繁忙时段上线,避免因系统不完善或者用户不懂操作而影响医院正常业务。需要制订上线失败的应急方案,不打无准备之战。

(五)系统初始化

系统初始化是系统即将正式上线前对系统的参数、基础数据进行准备的工作阶段。系统初始化基础字典数据初始完毕,数据准确,符合系统要求。

(六)系统安装

在安装系统之前,项目组应确认系统上线配套的硬件设施是否到位(不单是客户端电脑),网络是否连通,应根据不同系统的要求,列出上线条件清单,逐一落实,以免漏项。

系统安装完毕后,注意进行全流程的测试,包括分诊屏、打印机相关的同步测试。

五、进度管理

信息系统进度管理是项目管理中的重要组成部分,涉及规划、监控和控制软件开发过程中的时间和进度。在实施阶段,需要及时跟进和监督工程的进展,掌握关键节点,控制项目变更,关注人力资源、供货进度等方面的薄弱环节,以达到对项目进度有效控制的目的。其中的几个关键点如下。

(一)量化定义工作包和任务

将项目工作划分为可量化的工作包和任务,每个任务应具备明确的目标、可衡量的成果和可预测的工作量。确保任务的分配合理,充分考虑资源可用性和技能匹配。

(二)确定关键路径和任务

识别项目中的关键路径和关键任务,这些任务对项目整体进度具有最大的影响。跟踪和管理关键任务的完成情况,确保它们按时完成,以避免整体进度延迟。

(三)制定里程碑和阶段性目标

将项目进度划分为多个里程碑和阶段性目标,以便在项目进展过程中能够及时评估和监控进度。每个里程碑和阶段性目标应具备明确的交付物和完成时间。

(四)制定进度控制和监测机制

建立适当的进度控制和监测机制,包括定期的进度报告、项目会议和团队沟通。及时发现并纠正进度偏差,采取必要的措施以保证项目按计划推进。

(五)使用项目管理工具

利用项目管理工具来辅助进行软件进度管理,例如甘特图、进度表、资源分配图等。这些工具能够帮助可视化项目进度,跟踪任务完成情况,并进行资源调度和冲突解决。

(六)持续风险评估和应对

识别和评估潜在的进度风险,并制定相应的风险应对策略。在项目进展过程中,密切关注可能导致进度偏差的风险,并采取预防措施或应急方案来应对可能的延迟或问题。

(七)监控和调整进度计划

定期监控项目进度,比较实际进展与计划进度之间的差异。根据实际情况进行必要的调整和优化,以确保项目能够按时交付,并满足质量和性能要求。

六、质量管理

质量管理是确保信息系统项目达到预期质量标准的关键任务。

(一)设定明确的质量目标

在项目开始阶段,院方与承建方明确讨论并设定可衡量的质量目标。这些目标应该与软件产品的质量标准和用户需求相一致,例如功能性、性能、可靠性、安全性等。

(二)制订质量管理计划

制订详细的质量管理计划,包括质量控制和质量保证的策略、方法和活动。明确质量控制的检查点、质量保证的活动和评估方法,以及质量管理团队的责任和角色。

(三)执行质量控制活动

在软件开发和实施过程中,执行各种质量控制活动,例如代码评审、单元测试、集成测试、系统测试和验收测试等。通过这些活动,及时发现和修复软件缺陷,确保软件产品质量。

(四)进行质量评估和度量

定期进行质量评估和度量,以确定软件产品是否符合质量标准和目标。使用适当的质量指标和评估方法,例如缺陷率、可靠性度量、性能指标等,对软件产品进行综合评估。

(五)管理变更和缺陷

及时管理和跟踪变更请求和软件缺陷,确保它们得到妥善处理和解决。建立适当的变更管理和缺陷管理机制,确保变更和缺陷的跟踪、分析、修复和验证。

(六)保证文档和知识管理

确保项目文档的准确性、完整性和及时性。对项目过程、技术文档、用户文档等进行有效的管理,保证相关知识的积累和传承。

(七)建立质量意识和培训

加强项目组成员,特别是承建方项目组的质量意识和技能培训,使其能够理解和履行质量管理的职责。监督承建方培训团队成员参与质量管理活动和工具的使用,以提高整体质量管理能力。

(八)持续改进和学习

建立持续改进机制,定期回顾和分析项目的质量管理实践和成果。通过经验总结和教训学习,识别改进机会并采取适当的措施,提升质量管理的效能和效果。

(九)质量、进度、成本的平衡

质量管理是项目管理中非常重要的一个方面,与成本和进度之间相辅相成、互相影响、互相促进。严格按照质量管理计划要求,扎实做好质量管控,才能使成本和进度控制在合理可控的范围内。

七、测试管理

系统经承建方内部测试通过后,交付院方进行测试联调。这个阶段应由院方项目组来组织系统使用部门、科室,以及涉及的相关流程对应的使用科室人员参与,模拟真实的患者就诊过程,用接近真实的数据进行,这样才能最大程度地发现问题。

八、培训考核

系统培训是分层次、分对象、分阶段的，所以该阶段任务实际上是贯穿于项目实施的各个阶段，而不是独立的阶段，同时也是实现技术转移和知识转移的过程，主要包括：①医院领导、职能部门负责人培训；②实施小组成员、业务骨干等关键用户培训；③系统管理员培训；④最终用户培训。

培训的组织方面，要明确培训目的和要达到的效果，制定合理的培训计划；结合医院业务实际准备培训资料，并制订严格的考核标准，一方面要评估学员的学习效果，另一方面也要评估承建方的培训效果，不走过场。

九、上线磨合

（一）系统试运行

承建方实施人员指导最终用户完成系统启用月份的业务录入，并随时解决运行中出现的问题。对于科室或分支机构较多的医院，一定要先做试点，提炼出一套可复制的实施方案后，逐步推广。

为了减少实施风险，在系统试运行之前必须进行充分的实战性业务模拟和软件功能测试。

试运行阶段会暴露很多问题，项目组应重点关注业务流程在系统中的实现程度，分清问题轻重缓急。保证手工操作或老系统跟新系统数据的一致性，现行业务严格按照流程及时、正确地录入，及时解决运行中发现的问题，使系统逐步稳定运行。

（二）系统正式运行

在系统切换和正式运行之前，要全面检查系统的试运行情况，并进行总结，制订系统切换及正式运行标准，可以分系统分步骤地逐步进行切换，最终停止使用手工操作或停止使用老系统。

检查各个系统的运行情况，确认系统输出的结果准确无误，能够满足业务处理需要，符合切换标准的前提下，可以完全或部分替代手工或老系统，新系统独立运行。

十、阶段验收

（一）子系统验收

系统上线稳定运行 3 个月后，可进行系统的阶段验收，院方与监理协商，按照验收标准要求，对照系统的功能、运行情况等进行验收前的三方测试。在三方测试时，可能会存在一些功能未完全按合同或招标文件要求实现，这些问题及需求由监理组织承建方进行三方协商，明确哪些是验收前必须解决的，哪些可以阶段初步验收后再进行处理，在终验前完成，所有事项均列入验收备忘录中。

（二）移交用户维护

项目子系统阶段验收后，院方项目组与承建方项目经理组织项目组相关成员进行运维交接，标志项目该子系统实施结束，进入维护阶段。移交内容应包括但不限于：数据库字典、系统操作手册、系统源代码、系统维护手册等。

十一、风险管理

项目风险管理是指为了最好地达到项目的目标，而通过识别、分析评估和应对的方式来对项目生命周期内的风险进行控制。风险管理在项目实施过程中具有重要作用，如果这些潜在风险不能及时解决，将会严重影响信息系统项目的上线或上线后的稳定运行。加强信息系统项目的风险管理，结合项目运行过程中的具体情况，全面分析项目运行过程中的内外影响因素，制订风险管理将有效规避和减轻风险，保证信息系统项目的顺利实施完成。

（一）风险预测

在项目正式启动的前期，项目组应组织与项目相关的人员对项目未来可能面对的风险进行讨论，提高风险预测的全面性、真实性和科学性。以项目实施过程中可能遇到的问题为基础，根据项目风险规律，推断风险概率、风险类别以及影响度，并针对潜在风险制定应急措施。

（二）风险识别

项目组应从项目工期、成本、合同、管理、质量、故障、灾害等各个环节出现的风险进行识别，全面把握风险基本特性，合理分析潜在危害。组织相关项目负责人对所识别到的外部因素、内部因素进行估算，结合对项目可能会造成影响的程度，以分析矩阵形式确定不同风险的优先排序，针对关键风险的特性采取切实可行的应对措施，保证信息系统项目始终能够正常稳定运行。

（三）风险应对

以风险识别的结果为依据，全面思考项目内、外部各种风险，明确哪些有利于项目实施，哪些影响项目正常实施。正确把握关键风险，合理制定有针对性、切实可行的应对措施。

（四）风险监控

项目组成员应全程保持良好的风险意识，通过对风险预测、识别、应对等全过程进行持续性的风险监控。通过持续跟踪并深入分析与识别项目实施过程中新出现的风险，科学总结不同风险的变化情况，及时更新项目风险记录。

第四节　评价与验收

一、评审和测评

医院信息化项目的评审和测评从评审和测试的主体上分，大致可分为两大类。

（一）智慧医院相关评审和测评

国家和省级在制定相关标准规范的同时，为促使各级医疗机构依照标准规范进行信息化建设，专门针对医院信息化建设水平制定了信息化水平评估机制。目前主要包括电子病历系统应用水平分级评价、医院信息互联互通标准化成熟度测评、医院智慧服务分级评估和医院智慧管理分级评估等。

（二）网络安全及其他相关测评和评估

信息化项目涉及的一些安全、网络以及项目管理规范的相关评审和测试，目前常见的有网络安全等级保护测评、信息系统验收测评、商用密码应用安全评估等。

二、项目验收

项目验收一般可分为"项目初步验收"以及"项目竣工验收"，初步验收由项目建设单位按照《项目验收方案》要求自行组织；竣工验收由项目审批部门或建设单位组织成立的项目竣工验收委员会组织。

（一）项目初步验收

由项目建设单位依据合同、初步设计方案对项目的工程、技术、财务和档案等进行验收，并形成初步验收报告，项目初步验收通过后进入项目试运行。

（二）项目竣工验收

1. 依据国家有关法律法规，以及国家关于信息系统建设项目的相关标准，合同及合同附件、初步设计方案、技术说明文件等，由建设单位与监理单位协调，审定承建单位提交的验收方案，核查验收方案是否符合项目合同、需求说明书、设计方案及用户手册等要求。三方在协商基础上形成正式的验收方案。

2. 提交验收必须具备以下条件。

（1）建设项目确定的网络、应用、安全等主体工程和辅助设施，已按照设计建成，能满足系统运行的需要。

（2）项目经测试和试运行合格。

（3）合同或合同附件规定的各类文档齐全。

（4）合同或合同附件规定的其他验收条件已满足。

3. 验收过程　提出验收申请、制定验收计划、成立验收委员会、进行验收测试和项目文档审计、进行验收评审、形成验收报告。

4. 建设单位组织成立专门的验收委员会,作为验收的组织机构。委员会一般不少于 5 人(单数)组成,设主任 1 人,委员若干人。验收委员会由建设单位代表、监理单位代表、承建单位代表以及邀请的技术专家组成。

验收委员会判定所验收的项目是否符合"项目建设合同、初步设计方案的要求。组织验收测试和项目文档审核,进行验收评审,并形成验收报告。"

验收委员会有权要求建设单位、监理单位及承建单位对建设过程中的有关问题进行说明。决定项目是否通过验收。

第五节 医院信息化项目管理工具

一、信息化项目管理工具的作用和价值

医院信息化项目管理软件系统是医院信息化项目管理体系建设的基础,是项目管理组织、流程、制度、评价、知识体系的载体,是项目管理体系的执行操作工具,是医院构建信息化项目管理体系的重要抓手。

二、常用信息系统项目管理软件

围绕信息化项目管理的特点,根据适用场景的不同,涌现了不同类型的项目管理软件。

1. 传统项目管理软件 通常基于传统的项目管理方法,如甘特图、关键路径法(CPM)、资源分配等,用于计划和跟踪项目进度、资源管理和任务分配,如 Microsoft project、Primavera P6 等。

2. 敏捷项目管理软件 针对敏捷开发方法而设计,支持敏捷项目管理框架,注重团队协作、迭代开发和需求管理,能够帮助团队高效地规划、执行和交付项目,如 Scrum、Kanban 等。

3. 在线项目管理工具 基于云计算技术,在线提供项目管理功能,可以通过网页或移动设备访问和使用,通常具有灵活的部署方式、实时协作和跨团队协同的优势。如 Wrike、Monday.com 等。

4. 自有开发项目管理软件 会根据自身的业务需求和管理方式开发定制化的项目管理软件,以满足特定的管理需求。

三、医院信息化项目管理工具

《医院智慧管理分级评估标准体系(试行)》中明确了"建立医院信息规划、信息系统建设与完善的项目管理体系"要求。近年来,医院信息化项目管理系统逐步完善并应用于各大医院的智慧医院建设,以下列举 3 个医院信息化项目管理方案。

(一)方案1

1. 满足管理层做好信息化整体规划要求 从项目的全过程全面展示医院信息化建设整体进展状态,支持医院信息化规划编制,如项目预算、年度规划等。

2. 满足提升项目过程管理规范的要求 不能只是单纯的任务分解和结果文档的记录,更需要注重流程及工作规范的管理控制,从事后的"找茬式"管理向事前的规划、事中的引导和控制转变,如过程模板、流程指引、智能提醒、变更控制等。

3. 满足解决医院信息化管理痛点要求 多系统集成、多供应商协作、多项目组合管理是医院信息化管理的重难点,需要在纵横交错的集成结构及人员协作中明确责权利,如集成项目管理、项目分期管理、项目组合管理、多项目角色管理等。具体如图34-3所示。

(二)方案2

系统提供全流程项目闭环管理、流程管理、需求管理、文档管理、会议管理、合同管理、发票管理和资产管理,并提供项目看板展示,便于管理者实时掌控项目走向,如图34-4所示。

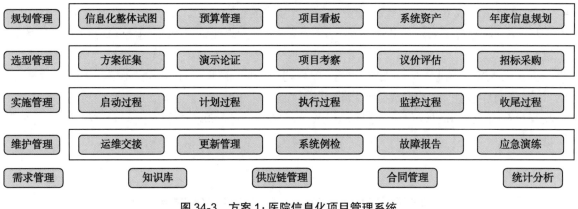

图 34-3　方案 1：医院信息化项目管理系统

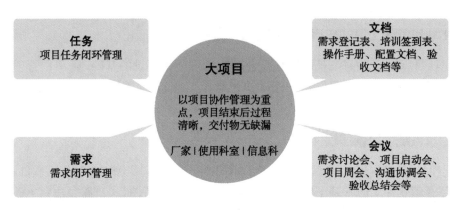

图 34-4　方案 2：医院信息化项目管理系统

（三）方案 3

系统提供全流程项目管理功能，包括：工期管理、合同管理、票款管理、文档管理、任务管理、会议管理、笔记管理、评价管理、里程碑管理、进度管理、预算执行、全生命周期时间轴等功能。实现全流程项目即将到期提醒和超期提醒，并提供丰富的统计分析，满足绩效考核要求，如图 34-5 所示。

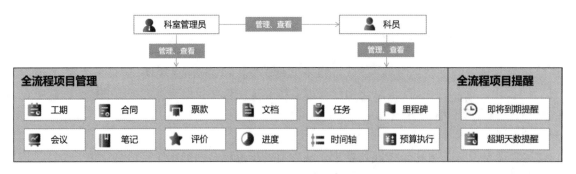

图 34-5　方案 3：全生命周期项目管理解决方案

医院信息项目管理系统要作为医院信息建设工作者的有效工具，需要满足其独特的医疗行业特性。要充分结合医院信息化项目管理场景，与医院信息项目建设流程和信息化组织工作充分融合。不但要满足医院内部信息化领导层、管理层、信息科工程师、临床用户等各层级用户的需求，还要充分结合外部供应商的实践情况，并与医院审计、监理等监管合规性流程相结合。

智慧医院的建设是一个任重道远的过程，需要内外信息化工作者的持续深耕，高效协同配合，在有效的组织管理下达成一个一个的阶段性目标。以项目管理软件系统为基础，构建医院信息化项目管理体系是医院信息化组织管理工作的有效保障。

（熊劲光　丁彪　邱杨　陈惠城　林晓烁）

参考文献

[1] 刘明亮，宋跃武. 信息系统项目管理师教程[M]. 4版. 北京：清华大学出版社，2023.

[2] 项目管理协会. 项目管理知识体系（PMBOK® 体系）指南[M]. 7版. 北京：电子工业出版社，2022.

[3] 卫生健康委办公厅. 关于进一步推进以电子病历为核心的医疗机构信息化建设工作的通知[EB/OL]. （2018-08-22）[2024-12-11]. https://www.gov.cn/zhengce/zhengceku/2018-12/31/content_5435418.htm.

[4] 严文波. 医院管理信息系统项目中的沟通管理研究[J]. 办公室业务. 2017（3）：74.

[5] 曹美玲，赵宇红，陈君. 信息系统功能持续优化过程中的软件需求变更管理[J]. 中国数字医学，2018.13（11）：114-115.

[6] 黄桂新，刘小兰. 进度管理在新医院信息化建设管理中的应用[J]. 现代医院，2015，15（10）：140-142.

[7] 沈剑欢. 医院信息化建设的风险管理[J]. 科学与信息化，2023（2）：162-164.

[8] 杨刚. 项目管理在医院信息系统项目建设中的应用[J]. 数字技术与应用，2022，40（01）：99-101.

第三十五章 医院信息技术应用创新

信息技术应用创新，简称"信创"，是我国近年来重点发展的技术领域。本章先介绍信创的概念、现状和发展，再从信创核心技术方面列举基础硬件、基础软件、信息安全和应用软件等内容；最后重点针对医疗行业信创的政策背景、规范要求、技术难点和项目实施等内容进行阐述，为医院信息化信创工作的开展提供实用的建议和参考。

第一节　概　述

一、信息技术应用创新概念

（一）信创的起源

2016 年 3 月 4 日，24 家专业从事软硬件关键技术研究及应用的国内单位，共同发起成立了一个非营利性社会组织，并将其命名为"信息技术应用创新工作委员会"，简称"信创工委会"，这是"信创"这个词的来源。"信创工委会"成立后不久，全国各地相继又成立了大量的信创产业联盟，共同催生了庞大的信息技术应用创新（后简称信创）产业，也被称为"信创"产业。

（二）信创的目的

信创与"863 计划""973 计划""核高基"一脉相承，是我国 IT 产业发展升级采取的长久之计。信创建设从关键环节核心组件的自主创新入手，从关键行业进行试点，为国产 IT 厂商提供了实践创新的沃土，从而逐步建立自主的 IT 底层架构和标准，实现全 IT 全产业链实力和结构的优化升级。夏来保在研究信创发展路径指出信创产业是政策逻辑、技术逻辑、经济逻辑以及生态逻辑等四重逻辑协同与耦合的产物，同时信创产业是全球 IT 生态格局剧烈演变的产物，也是中国推进经济社会数字化转型、实现高水平科技自立自强及保障国家安全的重要抓手。"信创"的核心目的，是为了实现信息技术产业的完全自主可控。

（三）信创的意义

信创建设前期以政策激励为主要驱动力，为国产 IT 厂商提供发展的沃土，携手共同推动中国基础软硬件的崛起，信创本身意义在于建设自主 IT 标准的生态产业群，保障国家安全、构建数字政府和推动产业升级，同时鼓励信息化产业创新发展，培育壮大信息化产业，为我国经济的可持续发展提供强大支持。

二、信息技术应用创新现状与发展

早在 20 世纪 80 年代，我国政府对 IT 底层基础软硬件的自主创新就提出了相关要求，但由于信息基础软硬件的关键技术及标准被国外 IT 巨头垄断，诸多系统性风险与安全隐患无力解决。自 2018 年开始，在"华为、中兴事件"催化下，信创进入快速推广期。2022 年我国信创产业市场规模将达 16 689.4 亿元，预测到 2027 年有望达到 37 011.3 亿元，信创产业高速增长态势明显，市场正在释放出前所未有的活力。图 35-1 展示了信创政策发展历程。

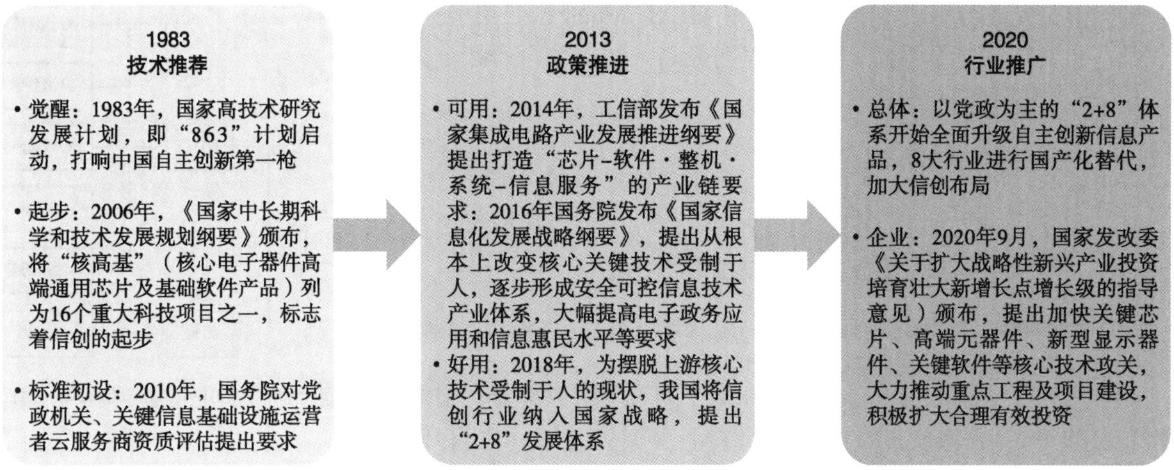

1983
技术推荐
• 觉醒：1983年，国家高技术研究发展计划，即“863”计划启动，打响中国自主创新第一枪
• 起步：2006年，《国家中长期科学和技术发展规划纲要》颁布，将“核高基”（核心电子器件高端通用芯片及基础软件产品）列为16个重大科技项目之一，标志着信创的起步
• 标准初设：2010年，国务院对党政机关、关键信息基础设施运营者云服务商资质评估提出要求
2013
政策推进
• 可用：2014年，工信部发布《国家集成电路产业发展推进纲要》提出打造“芯片-软件·整机·系统-信息服务”的产业链要求：2016年国务院发布《国家信息化发展战略纲要》，提出从根本上改变核心关键技术受制于人，逐步形成安全可控信息技术产业体系，大幅提高电子政务应用和信息惠民水平等要求
• 好用：2018年，为摆脱上游核心技术受制于人的现状，我国将信创行业纳入国家战略，提出“2+8”发展体系
2020
行业推广
• 总体：以党政为主的“2+8”体系开始全面升级自主创新信息产品，8大行业进行国产化替代，加大信创布局
• 企业：2020年9月，国家发改委《关于扩大战略性新兴产业投资培育壮大新增长点增长级的指导意见》颁布，提出加快关键芯片、高端元器件、新型显示器件、关键软件等核心技术攻关，大力推动重点工程及项目建设，积极扩大合理有效投资

图 35-1 信创政策发展历程

信创产业可分为基础硬件、基础软件、应用软件、信息安全四大板块，如图 35-2 所示。信创建设目前从关键环节核心组件的自主创新入手，自主研发基础软硬件等产品，为国产 IT 厂商提供了实践创新的沃土，从而逐步建立自主的 IT 底层架构和标准，实现全 IT 全产业链实力和结构的优化升级。

基础软件
中间件
数据库
物理机操作系统
云操作系统
桌面OS
移动OS
云OS
服务器OS
应用软件
OA
ERP
办公软件
政务应用
流版签软件
信息安全
边界安全产品
终端安全产品
基础硬件
终端设备
台式机
一体机
笔记本
平板电脑
智能手机
……
外部设备
打印机
扫描仪
摄像头
……
通信设备
路由器
交换机
……
芯片
CPU
GPU
FPGA
DRAM
ASIC
传感器
CMOS
指纹传感器
压力传感器
运动传感器
环境传感器
MEMS麦克风
计算机设备及存储
服务器
存储

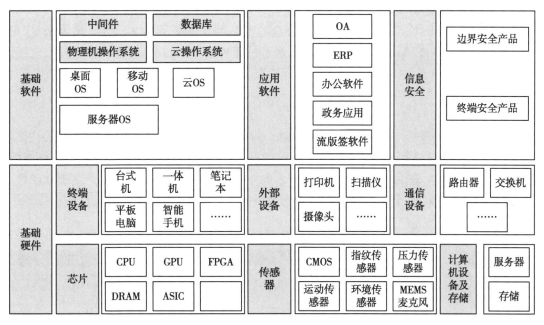

图 35-2 信创产业链图

第二节 基础硬件

一、CPU

中央处理器（CPU）作为计算机系统的运算与控制的核心，是信息处理、程序运行的最终执行单元。按照图 35-3，CPU 指令集可以分为复杂指令集（CISC）和精简指令集（RISC）两大类。其中，复杂指令集主要以 x86 架构为主，应用于桌面 PC、服务器等领域。精简指令集主要包括 ARM、MIPS、Power PC、RISC-V、SW64。

目前国产 CPU 主要有龙芯、申威、鲲鹏、飞腾、海光、兆芯。按技术路线可大致分为以下三类。

第一类是龙芯与申威,早期分别采用 MIPS、Alpha 指令集架构,目前都已自主研发指令系统,自主化程度最高。如龙芯自研指令集 LoongArch,申威自研指令集 SW64。

第二类是鲲鹏与飞腾,二者均采用 ARM 指令系统,企业可以基于指令集架构授权自主设计 CPU 核心,自主化程度较高。

第三类是海光与兆芯,采用 X86 指令系统(仅为内核层级的授权),未来扩充指令集的难度较大,自主化程度较低。

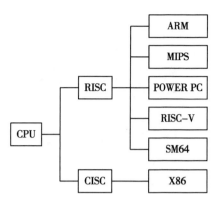

图 35-3　CUP 按指令集架构分类

二、存储器

计算机的存储器是用于存储数据和程序的重要组成部分。根据存储介质的不同,存储器主要包括磁性存储、半导体存储、光学存储三类,其中半导体存储又可分为随机存储器(RAM)和只读存储器(ROM)。随机存储器是一类与 CPU 直接交换数据的主存储器,断电后数据就会随即消失,包括静态随机存储(SRAM)、动态随机存储(DRAM)等,常用于电脑、手机内存。只读存储器在整机工作过程中只能读出,而无法写入信息,所存数据即便在断电时依然可以保持,代表性产品为闪存芯片(Flash),包括数据型闪存芯片(NAND Flash)和代码型闪存芯片(NOR Flash)等,其中 NANDFlash 主要应用于固态硬盘(SSD),NOR Flash 则应用于手机、PC、网络设备及物联网设备等领域。

从市场规模来看,存储器领域以半导体存储器分类下的 DRAM(动态随机存取存储器,内存条的核心存储介质)以及 NAND Flash(NAND 闪存,固态硬盘的核心存储介质)两大类为主。整体来看,国内的头部厂商在 DRAM 及 NAND Flash 芯片设计领域已经有所建树,在中低端市场能够实现国产化替代,但在高端产品设计及芯片制造方面较国际龙头企业还有相当差距。

三、服务器

国产化服务器是将国产芯片、操作系统、存储等核心技术产品组合以"产品＋服务"模式面向终端客户。

如图 35-4 所示,信创背景下的整机环节主要包括以下难点:整机产品的自主性、产品性能强依赖于上游国产芯片、内存等技术能力,当前信创关键技术的掌握不足,导致了整机与国产基础软硬件的组合,并不能达到"1+1>2"的效果;上游基础组件供应商与下游客户需求对接断层,整机作为直接触达终端客

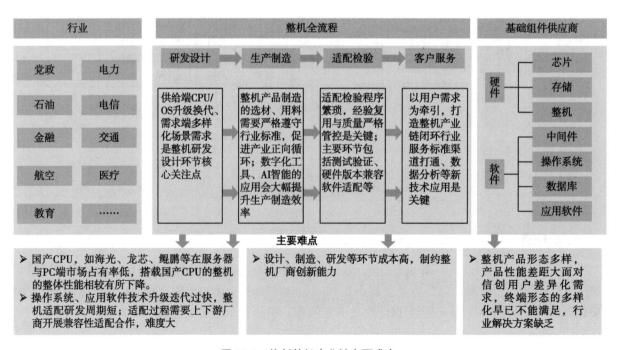

图 35-4　信创整机产业链主要难点

户的中游,需要对客户高标准、多样化要求作出快速响应,持续迭代产品及服务体系,这对整机厂商的技术研发、人才培养、资源整合等多个环节都是巨大的考验。

国产服务器在技术上借鉴了国际先进技术,并结合本土需求和发展情况,加以自主创新和优化。通过不断提升性能、可靠性和能效,国产服务器在国内市场中得到了广泛应用。

四、信创云

信创云是在自主研发软硬件的基础上的一种综合解决方案。信创云是近两年基于信创背景下提出的特殊概念,并非有别于其他云的专业化云产品。从实际应用角度,信创云强调的是搭建云体系的软硬件的国产化或是基于稳定产品的深度开发——软硬件包括云服务器及其组成部件、云平台软件、云桌面操作系统以及上层应用软件,甚至在实际项目中还涵盖了 PC、办公设备等"非云"硬件。

目前信创云主要采用虚拟化技术、容器化技术、分布式存储、基础设施即代码、自动化运维、大数据技术、安全技术、容灾和高可用性等技术建设信创云平台,通过各种技术和服务来支持企业的信创业务需求。

第三节　基础软件

一、操作系统

操作系统是复杂的系统软件,具备控制、管理与服务三大功能,向下衔接硬件层的物理设备,向上为应用软件提供运行环境,实现计算机软件运行、外设与资源管理、资源利用效率最大化。操作系统包含外核(shell)、内核(kernel)两大接口,内核面向内部,负责管理调度多个并发程序,外核是操作系统的用户界面,赋予用户与内核交互操作的能力。现阶段,我国国产操作系统大都是基于开源 Linux 内核的基础上进行二次开发,并未对内核做修改,保持了原有的内核框架模式。详见图 35-5 操作系统框架及分类。

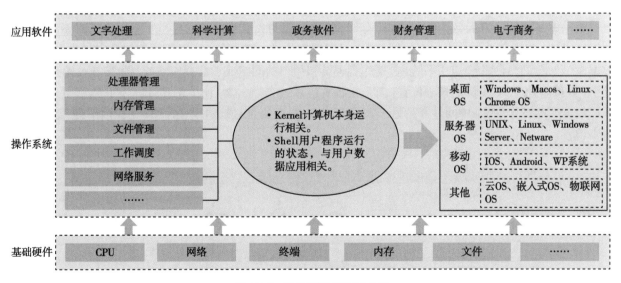

图 35-5　操作系统框架及分类

国产化操作系统技术在类别和创新方面体现了本土开发和创新的特点。尤其在安全性、特定需求优化、高性能和可靠性、自主可控等方面进行了针对国内需求的定制和改进。

（一）国产化操作系统技术设计思想

1. 双内核设计　双内核设计意味着在操作系统内部同时运行两个不同的内核,分别负责处理不同的任务和应用。一个内核负责处理高性能计算和图形处理等任务,另一个内核则专注于低能耗和实时性要求较高的任务。这种设计使得操作系统在性能和效能方面都能够得到充分的发挥,实现了更高的运行效率和更好的用户体验。

2. 自主选型构建 操作系统目前采用了自主选型构建的方式。这意味着在操作系统的设计和开发过程中，采用了国产的硬件和软件解决方案，实现了对国内产业链的有序推进和自主创新。与此同时，操作系统还支持自由的可定制和可扩展性，用户可以根据自己的需要进行个性化设置和功能增强，提供了更加灵活的使用体验。

3. 虚拟化与云计算支持 设计开发国产化操作系统阶段，重构并优化虚拟化和云计算的支持。通过提供虚拟机管理器和云平台的功能，实现多种资源的隔离和共享，同时提高操作系统的资源利用率和灵活性。同时，支持容器技术和微服务架构，简化应用程序的部署和管理。

4. 兼容支持 国产操作系统大多是基于 Linux 内核开发的，而 Linux 内核本身就具有很强的跨平台性和可移植性，国产化操作系统在现阶段可以适配多类处理器，如龙芯、鲲鹏、飞腾、海光等，并且可适配多种国产硬件和密码技术。而 Windows 主要适配 X86 和 ARM 平台，对国产硬件和密码技术支持较少。因此，在国产化替代方面，国产操作系统具有一定的优势。

（二）国产操作系统面临的挑战

1. 成熟技术路线仍需要磨合 在"国家信创工程"实施过程中，进入信创产品目录体系的 CPU 有 4 种架构 6 种产品，操作系统有多种产品，实际上形成了 10 多种不同的技术路线，各单品的适配工作量剧增，而各单品之间没有足够的应用场景去磨合和优化，导致各单品和系统的性能都不能得到提升。目前已到了尽快收缩技术路线，集中力量支持 1~2 条相对成熟的技术路线，力争尽快达到国际水准的关键时期。

2. 生态构建还不成熟 国产操作系统上下游软硬件的配套与国外成熟操作系统有较大差距。针对不同芯片架构，国产操作系统已形成 10 余种技术路线，但缺乏统一开发标准，适配工作量大。根据公开数据，微软的适配硬件约 1 600 万件，适配软件约 3 500 万个。国产操作系统的适配硬件约 20 万件，适配软件不到 200 个。在开发者生态上，国外操作系统企业提供全面开发者支持，拥有数以千万的开发者。相比之下，国产操作系统的生态成熟度较低。

二、数据库

数据库是按照一定的数据结构组织、存储、管理数据的大容量电子文件柜。数据库管理系统是负责数据库搭建、使用和维护的大型系统软件，它对数据进行统一控制管理，以保证数据的完整性和安全性。数据库、数据库管理系统、应用系统、数据库管理员和用户共同组成了数据库系统（图 35-6）。在计算机系统中，数据库处于 IT 架构的核心位置，向上是各种应用的支撑引擎，向下调动计算、网络、存储等基础资源。数据库与操作系统、中间件并列为三大基础软件，高度复杂且技术壁垒深厚，是我国信创产业攻关的核心领域。

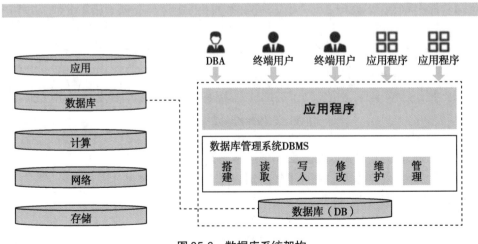

图 35-6 数据库系统架构

关系型数据库管理系统（RDBMS）：关系型数据库是最常见和流行的数据库类型，国产化数据库技术中的一个主要类别就是基于关系型模型的数据库系统。

（一）国产化数据库技术特点

1. 优化存储引擎　存储是数据库系统的核心组件，负责数据的存储和检索。通过优化存储引擎的数据结构、算法和存储格式，提高国产化数据库的数据读写性能和存储效率。

2. 分布式架构　数据库采用了分布式架构，将数据分布在多个节点上进行存储和处理。它支持主备复制和数据切片等技术，实现了数据的分布式存储和负载均衡。通过水平扩展和负载均衡，国产数据库能够处理大规模数据和高并发请求，提供卓越的性能和可扩展性。

3. 数据安全性　国产数据库提供了全面的安全性和权限管理功能。它支持用户认证和授权，可以对不同的用户和角色分配不同的权限和访问级别。国产数据库还提供了数据加密、安全审计和访问控制等功能，保护数据库中的数据免受未经授权的访问和篡改。

4. 数据迁移和兼容性　国产数据库提供了丰富的数据迁移工具和兼容性支持。用户可以轻松将现有的数据库迁移到国产数据库平台上，而无须修改应用程序代码。此外，国产数据库还兼容标准的 SQL 语法和接口，与主流的开发工具和应用程序集成无缝。

国产化数据库基于国家安全角度出发，在数据安全、大规模数据处理、云计算和自主可控等方面进行创新，满足国内用户和行业对于高性能、安全可靠的数据库技术的需求。

（二）数据库国产化替代面临的问题

1. 国产数据库性能及稳定性问题　国产数据库的性能、稳定性等其他方面与常见 MySQL、Oracle 等国外数据库相比尚有一定的距离，目前国产数据库现阶段更新迭代较为频繁，存在着数据库型号版本多、补丁不及时等现状。造成国产数据库融合适配处于不稳定的状态。

2. 原应用软件兼容性问题　对于企业而言，并不可能孤立地对 Oracle 等国外数据库进行信创建设，还需要考虑与业务深度绑定的应用系统兼容问题。如果仅对数据库层进行替换，还需要考虑该国产数据库对企业原业务系统的兼容性。对于部分大型企业而言，不仅采购了基于 Oracle 的国外应用软件，还基于 Oracle 开发了自己的软件，替换国产数据库后，还需要对应用系统进行相应改造。

三、中间件

中间件是连接底层基础软件与上层应用服务的枢纽。中间件是指网络环境下处于操作系统、数据库等基础软件和应用软件之间起连接作用的分布式软件。它位于操作系统、网络和数据库之上，应用软件之下，主要作用是为处于自己上层的应用软件提供运行与开发的环境，帮助用户灵活、高效地开发和集成复杂的应用软件。国产中间件发展历程如图 35-7 所示。

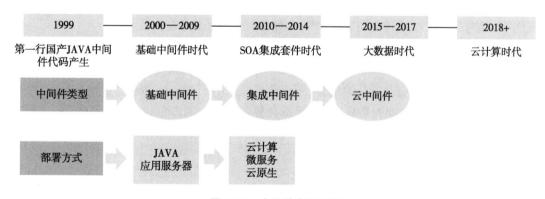

图 35-7　中间件发展历程

（一）国产化中间件技术特点

1. 中间件架构设计创新　国产化中间件在架构设计上进行重构。如通过定义清晰的组件和模块，将不同的功能拆分成独立的模块，并通过接口和协议进行通信和交互。这种架构设计使得中间件具有可扩展性和易于维护的特点。

2. 稳定性强 在三层结构中,客户层都是通过中间层来与服务器层取得联系的,国产中间件能更好地保证通信交流顺利平稳地进行,并且能够在各种应用环境中稳定运行。

3. 强大的集群管理能力 国产化应用服务器可集中对大量服务器和应用进行管理维护,简化操作复杂度,提高应用系统的维护响应速度,从而实现应用集群部署,多个应用服务器实例配置,数据源等资源配置管理,集群配置。内置负载均衡,在不依赖第三方负载系统的情况下,依旧可实现集群内节点的请求分发,使用信创环境无开源负载均衡软件,支持国密算法。

4. 数据存储和缓存 国产化中间件对数据存储和缓存进行了优化。它们提供数据的持久化存储、分布式数据库、分布式缓存等功能进行数据存储和缓存,以提高系统的性能和可扩展性。

目前在信创项目中,各行业对中间件的需求,不再局限于单一品类的简单替换,国内厂商提供了如应用服务器、消息中间件、负载均衡软件以替代传统非国产中间件如 TOMCAT、Nginx 等。

(二)国产中间件创新之处

1. 高可用性 国产中间件支持个性化的定制实施服务,提供丰富的可集成 API、拦截配置、扩展机制等,企业可根据自己的业务和技术需求,定制符合企业发展的中间件产品。

2. 可管理性 能对数据和整个系统进行有效的管理,国产中间件提供了图形化的管控界面,实现了群组管理、自动部署、集群监控、邮件告警等全面管理。

3. 全面的协议支持 国产中间件通常提供对多种协议的支持,如 HTTP、TCP/IP、AMQP、MQTT 等,以满足不同场景下的通信需求。

第四节　信息安全

信息安全指通过密码技术、网络技术、信息对抗等手段对搭建在计算机系统上的软硬件、系统数据及相关业务进行保护。信息安全产业与网络安全产业概念高度融合。信息安全产品与服务贯穿整个信创产业链,并且是目前国产化程度最高、较早实现由强政策驱动向业务驱动的环节。信息安全设备涵盖了多个不同的类别,参见图35-8。

一、信创项目安全问题应对策略

(一)健全信创商用密码体系建设

信创商用密码体系的设立是现阶段国家政策法规的规定,是国家网络空间安全的重要一环,使用国密算法对相关重要数据重要系统进行传输加密及认证,通过保证时间戳服务、签名验签服务、身份鉴别服务来实现网络传输的防篡改,通过上述方法来尽可能减少重要数据网络传播风险。

(二)构建完善的终端防护体系

构建完善的终端防护体系包括确保信创计算机终端操作系统的稳定性、安全性、可扩展性,操作系统的漏洞修补的持续机制,终端安全产品的配套(杀毒软件、主机审计软件、浏版签配套软件)和使用。通过及时更新病毒库、漏洞补丁、定期查杀病毒、设置符合复杂度要求的口令或身份认证产品、主机审计等安全产品和策略来加固信创终端的防护体系,从而实现终端对木马和病毒的防护,完成漏洞补丁的修复,减少黑客攻击对系统的风险。

二、几类信创项目常见的信息安全设备

(一)防火墙

防火墙(firewall)技术的功能主要在于及时发现并处理计算机网络运行时可能存在的安全风险、数据传输等问题,其中处理措施包括隔离与保护,同时可对计算机网络安全当中的各项操作实施记录与检测,以确保计算机网络运行的安全性,保障用户资料与信息的完整性,为用户提供更好、更安全的计算机网络使用体验。其主要技术特点包含以下内容。

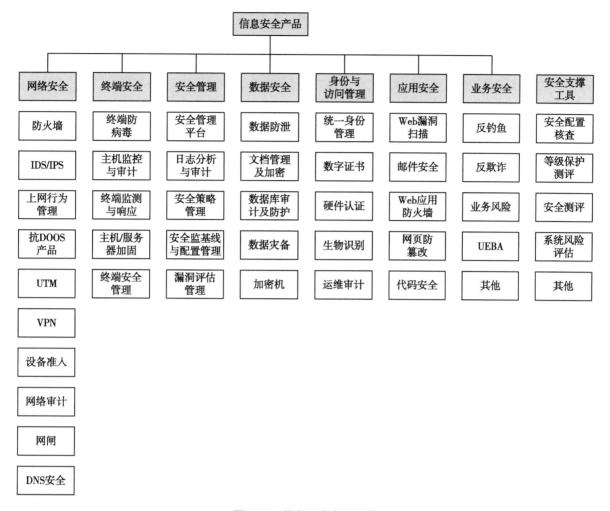

图 35-8 信息安全产品图谱

1. 访问控制 防火墙实现对网络流量的控制与管理。通过规则集合,设置访问控制列表(ACL)、安全策略等,对进出网络的数据流进行监测。基于规则选定,防火墙控制特定的 TCP/IP 流量、端口、IP 地址、应用程序或协议。

2. 网络地址转换 防火墙的网络地址转换主要用于在私有网络和公共网络之间建立连接。可将内部网络的私有 IP 转换为公共 IP,实现了内网对外网的访问链接。这样便可隐藏内网的真实 IP 地址,增加网络的安全性。

3. 应用层代理(application layer proxy) 防火墙可以以应用层代理的方式对网络流量进行分析和处理。防火墙可以解析传输层以上的网络协议,如 HTTP、HTTPS、FTP 等,防火墙在应用层代理可以监测和阻止危险的流量,如恶意软件、攻击代码和垃圾邮件等。

(二)入侵检测与防御系统

入侵检测与防御系统(IDS/IPS)主要用于检测和预防网络中的入侵活动。该设备能够监测网络流量,识别出潜在的恶意攻击行为,并采取防御措施,如阻止攻击流量或监测通知。主要技术原理包含以下内容。

1. 流量监测 IDS/IPS 通过对网络流量进行持续监测和分析,侦测潜在的入侵行为,如在网络边界或内部子网,能捕获并分析传入和传出的数据包。这些数据包有像 TCP、UDP 和 ICMP 等协议。

2. 异常检测 除了签名识别,IDS/IPS 还可以使用异常检测技术来检测未知的或新型的入侵行为。它通过收集网络流量的统计信息和行为模式,并建立一个正常的基线行为模型。当网络流量与这个基线模型有显著差异时,系统会发出警报,表明可能存在入侵行为。

(三)安全信息与事件管理系统

安全信息与事件管理系统(SIEM)用于集中管理、分析和响应网络中的安全事件和日志信息。国产化 SIEM 设备提供了实时事件监控、日志分析、威胁情报集成等功能,以便及时发现和应对潜在的安全威胁。主要技术原理包含以下内容。

1. 日志收集与集中存储　SIEM 系统首先需要从各种网络设备、服务器、应用程序和安全设备中收集日志数据。这些日志数据包含了关键的安全信息,如登录事件、异常行为、网络流量等。SIEM 系统会将这些日志数据集中存储起来,为后续的分析和查询提供基础。

2. 实时事件监测与识别　SIEM 系统会对日志数据进行实时监测和分析,以识别潜在的安全事件。它使用预定义的规则和模型来检测异常行为、恶意活动和安全攻击等场景。

3. 安全事件关联和分析　SIEM 系统会将相关的安全事件进行关联,以获取更全面的安全画面。它可以分析和关联来自不同设备和系统的事件数据,从而识别出潜在的攻击链和攻击趋势。

第五节　应用软件

应用软件是建立在基础软件之上,直接面向用户层的软件部分,包括日常办公软件、业务软件、政务软件、社交软件等,还可以细分为浏览器、邮件、流版签等常用软件。作为贴近客户的使用端,应用软件是信创工作成功与否的度量尺,即信创生态下应用软件的性能、功能、兼容性、稳定性等条件是否能够满足工作需求。如图 35-9 所示。

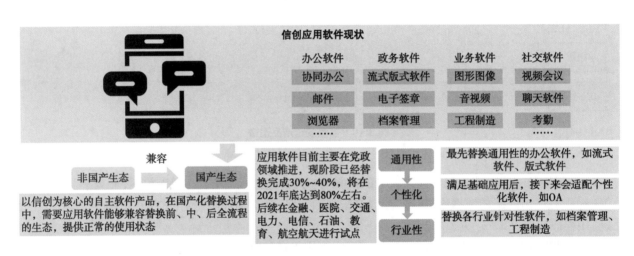

图 35-9　应用软件信创现状

一、流式文件

版式文件和流式文件都是文书类电子文件的重要保存格式。如图 35-10 所示,流式文件支持编辑、内容可流动、不同软硬件环境显示效果不同。流式文件是编辑工具,版式文件是呈现工具。

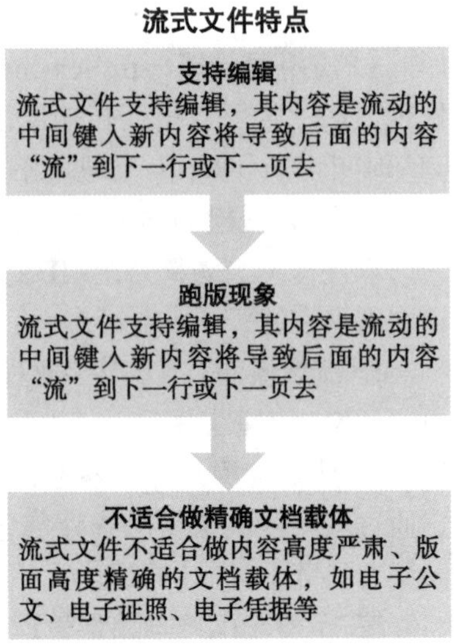

二、版式文件

版式文件是版面呈现效果高度精确固定的电子文件,其呈现与设备无关。如图 35-11 所示,版式文档格式是严肃类电子文档发布、数字化信息传播和存档的理想文档格式,包括政府公文、档案文件、证照执照、单证凭据等。版式文件形成后,不可编辑和篡改正文,只能在其上附加注释印章等信息。

流式文件特点

支持编辑
流式文件支持编辑,其内容是流动的,中间键入新内容将导致后面的内容"流"到下一行或下一页去

跑版现象
流式文件支持编辑,其内容是流动的,中间键入新内容将导致后面的内容"流"到下一行或下一页去

不适合做精确文档载体
流式文件不适合做内容高度严肃、版面高度精确的文档载体,如电子公文、电子证照、电子凭据等

图 35-10　流式文件特点

三、OA 应用软件

目前,自主安全的协同办公系统(OA)在信创生态下更多地作为一个平台来集成各种高级业务功能,例如公文管理、事务处理、会议管理、督查督办等政务协同办公应用(图 35-12)。它被广泛应用于改造整体协同办公环境,并为客户提供高效、安全、稳定的办公软件与服务。从技术角度来看,OA 软件的技术门槛较低,国内厂商在该领域的发展相对成熟。而且与核心业务系统相比,OA 信息技术应用创新改造带来的风险较小,同时也能为后续软件信创生态的建立提供设计方案和建设经验。

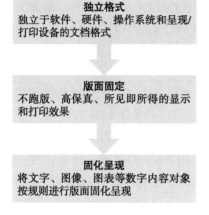

图 35-11　版式文件特点

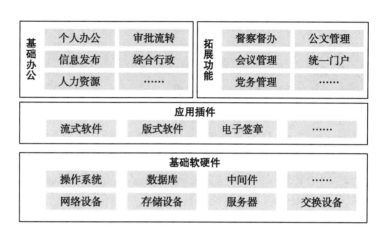

图 35-12　典型政务 OA 架构

四、电子签章

依托国产化操作系统及国产主流软硬件产品,国产电子签章为用户提供底层支撑,建立实名认证服务、时间戳服务、数据存证服务、多 CA 服务等能力,可为各个业务系统提供电子印章、电子签约、数字信任共享核心服务,保障各行业用户可在自主创新环境下实现各个业务场景的印章管控、电子签章、电子签约、密码应用、身份认证等多种安全服务需求(图 35-13)。

国产电子签章能实现了电子印章、实物印章、智联印章统一管理;个人实名身份认证、企业实名身份认证,业务系统安全身份登录认证的统一安全身份认证体系。

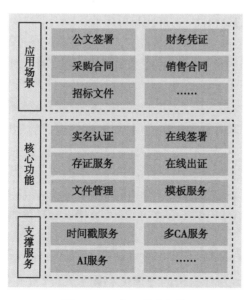

图 35-13　电子签章架构

第六节　医院信息化信创

一、医院信息化信创政策背景现状

《国家信息化发展战略纲要》提出"到2025年，根本改变核心技术受制于人的局面，形成安全可控的信息技术产业体系"。党的二十大指出："主要目标任务是：经济高质量发展取得新突破，科技自立自强能力显著提升，构建新发展格局和建设现代化经济体系取得重大进展。""以国家战略需求为导向，集聚力量进行原创性引领性科技攻关，坚决打赢关键核心技术攻坚战。"近年来各部门先后发布的《"十四五"国家信息化规划》《"十四五"数字经济发展规划》《"十四五"政务信息化规划》等全面助推信创产业发展，展现了信创产业作为国家战略的意志与决心。

在中国电子学会发布的《中国信创产业发展白皮书（2021）》里提到，早在2018年，我国就将信创纳入国家战略，提出了"2+8"发展体系。"2"即是党政两大核心体系，"8"则是具体指金融、石油、电力、电信、交通、航空航天、医疗、教育等主要行业。作为"2+8"信创体系中的重要组成部分，医疗信创是我国未来智慧医疗信息化建设的基础，也是医疗新基建的重要组成部分。随着数字技术不断纵深发展，云计算、大数据以及最近火爆的人工智能等技术的成熟和普及，传统医疗行业与这些新兴技术不断融合，医疗信创领域迎来重要的加速期。为加快实现智慧医疗、医疗信息安全建设，"十四五"以来，国家发改委、卫健委等国家行政机构陆续出台医疗信息化有关政策，不断加强顶层设计，再由地方政府贯彻落实党中央决策部署，因地制宜推进医疗信创落地见效的实现路径。

二、医院信息化信创要求

医院信息化信创对项目管理、信息安全、技术国产化、制度合理性、系统稳定与可靠性、业务需求和信息化医疗人才建设等方面进行规范要求。

（一）项目管理

医院信息化信创要求高效的项目管理，包括明确的项目目标、合理的计划和进度安排、有效的资源管理，以及良好的沟通和协调机制。

（二）信息安全

医院信息化信创要求高水平的信息安全，包括系统的数据保护、权限管理、身份验证等。安全评估和防护措施是必要的，以确保系统的机密性、完整性和可用性。

（三）技术国产化

医院信息化信创要求采用国内自主创新的技术和解决方案，减少对外部技术的依赖，并提高自身的技术研发和创新能力。

（四）制度合理性

医院信息化信创要求建立合理的制度和规范，针对数据管理、信息共享、隐私保护等方面制定明确的政策和规定。

（五）系统稳定与可靠性

医院信息化信创要求系统具备高度的稳定性和可靠性。这包括系统的设计、开发、测试和运维过程中的质量控制，以确保系统在使用过程中具有高可用性、容错性和性能表现。

（六）信息化医疗人才建设

医院信息化信创要求医院信息相关人员技能重塑。应加强培训，培育人才，并在服务支持方面重点发力，打造人才体系。这包括培训医疗机构的管理员和技术人员，提高他们在信息化领域的专业能力和认知，推动医疗机构信息化建设的顺利进行。

三、医院信息化信创难点

医院信创"应替尽替，真替真用"面临的六大难题如下。

（一）医院业务系统复杂

业务系统众多，存在大量信创改造模糊地带，既有老系统，也有新系统，故障点多，管理难度高，IT人力资源不足，其对硬件的支撑能力也提出了越来越高的要求，由此造成硬件成本、管理成本以及能耗成本都非常高。

（二）传统IT架构很难满足互联网医院业务弹性需求

医院当前为传统IT架构，运维复杂，传统存储很难实现在线扩容，存在数据丢失风险，基于医疗当前业务，医院逐步开展互联网医院，传统的IT架构很难满足互联网医院业务弹性需求。

（三）历史技术路线改造难度大

十年前，企业级的技术大行其道，C/S架构为主的产品应用到今天还有90%以上的存量，这些旧系统是信创下个阶段替换生产环境工作站的主要挑战。另外，由于传统架构更依赖数据库执行业务逻辑，也是基础软件中数据库适配的难点之一。

（四）信创标准尚未完善，"真替真用"存疑

医疗行业生态较为封闭，信创改造经验不足，医疗行业部分应用软件厂商虽然已经完成了信创改造与替换，但是缺乏在医疗机构实际的落地案例及标准。并且在真实系统环境下，运行问题百出，往往无法满足医院的真实业务需求。

（五）稳定性和运维复杂度增加

信创的替换和适配只是长期工作的一个开端，上线以后能保持平稳运行，降低运维的难度和成本才是医疗机构和应用厂商的一致追求和根本性的问题。

（六）新型安全问题

大部分信创系统还处于起步阶段，带来新型安全问题，原有的安全设备难以防护。而且，信创系统自身也需要更新，更加需要建设一套不断进化、持续保护的信创安全体系。

四、医院信息化信创实施

（一）医院信创实施步骤

1. 系统调研　调研的目的是充分调研系统使用单位各应用系统情况，包括具体应用系统名称、系统功能情况、系统性能指标、系统用户数量、系统安全等级保护等级、系统安全指标、系统部署情况、系统开发语言及系统架构等，同时摸清应用系统使用服务器的资源情况，网络情况，并进行系统适配分析和技术路线选型。了解系统使用单位当前使用习惯现状，包括对操作系统、办公套件、安全防护软件等。

除此之外，医院也需对各供应商的信创应用软件进行调研验证。首先在明确业务需求的前提下，多向对比各供应商的功能清单。然后进行信创环境及功能测试，并对案例进行走访和参观验证，包括信创环境和开发技术架构验证等。

2. 架构选型　这一阶段完成信息技术应用创新栈的选型，由于医院信创体系产品涉及面广，以及技术栈相对分散，没有形成体系，而CPU架构与基础软件决定了医院信创体系的"基座"。因此，我们重点关注CPU架构与基础软件选型，一般选择技术先进、生态成熟、应用广泛的产品。

在CPU方面，基于X86和ARM架构的CPU与下游软硬件的兼容性较好，适配产品较为丰富，对用户使用较为友好；基于MIPS和ALPHA架构的CPU在高性能计算、嵌入式工控机等特定领域应用较好。

在基础软件方面，主要分为操作系统、数据库和中间件。

（1）操作系统：主要包括桌面操作系统、服务器操作系统、移动操作系统。目前国内信创操作系统大多基于Linux，其中服务器操作系统大多基于CentOS，桌面操作系统大多基于Ubuntu。

（2）数据库：一般可以分为关系型数据库和非关系型数据库，从技术路线看，基于MySQL与PostgreSQL的开源数据库生态得到国内外众多合作开发商的支持，国产数据库厂商包括阿里、腾讯、华为、中兴以及武汉达梦、人大金仓、南大通用及神州信息传统数据库厂商等，其产品已经在互联网、银行金融、政府治

理、电信、能源等领域获得广泛应用。

（3）中间件：按通用性和成熟程度可分为基础中间件、集成中间件、行业领域中间件以及新型中间件，基于信创全栈支持、平滑升级等相关要求，结合云计算、大数据等新兴技术的发展，医疗行业对中间件的需求，不再局限于单一品类的简单替换，而是向融合包括云原生和数据等更多品类的全栈领域扩展。国产云中间件厂商包括东方通、宝兰德、普元信息、中创股份等，并在金融、电信、政务、能源等重点行业市场有了广泛的应用。

3. 适配测试

（1）终端与外设

终端适配主要是基础软件适配，软件主要有基本的办公软件，流式、版式软件，以及一些安全管控软件、应用软件等的适配，但是同样的软件在不同操作系统及架构上也有限制，在国产化的操作系统上适配软件还是有一定局限性，比如在某国产操作系统上，部分软件版本过低，即便能够下载安装也达不到用户正常使用的效果，还有在另一操作系统上，厂家已经对国产办公软件进行适配，但在使用 OA 系统出现不兼容问题。出现这种情况，需做好操作系统和各应用软件厂商之间的适配对接和测试验证等工作。

外设适配主要是打印机，扫描仪等日常办公设备的驱动程序的适配工作，国产打印机大部分型号操作系统厂商都提前已经做了适配，基本能满足日常使用，但也可能会出现某些特定功能异常，需进一步适配。

（2）基础软件与应用软件

1）操作系统：对服务器端国产操作系统进行适配，需对使用的内核版本要做好充分的评估，主要是对内核的特性进行分析，以确定是否适合当前场景；测试则是在实际环境中对新操作系统进行测试，以验证其稳定性和性能。同时要时刻关注官方的勘误信息，仔细阅读信创厂商提供的相关文档，并在迁移前进行充分的准备。

2）中间件：随着医院业务的发展，许多软件需要在不同的硬件平台、网络协议异构环境下运行，应用也从局域网发展到广域网，特别是在信创的技术路线下，传统的"客户端/服务器"两层结构已无法适应需求，以中间件软件为基础框架的三层应用模式成为主流。通过部署中间件，满足高并发访问的处理和快速响应、屏蔽异构性，实现互操作、可对数据传输加密，提高安全性。

3）系统架构适配：B/S 架构通常分为含插件的 B/S 架构和不含插件的 B/S 架构，不含插件的 B/S 架构可直接进行基于浏览器的跨平台迁移，含插件的 B/S 架构，除基于浏览器的跨平台迁移外，还需考虑插件本身的适配情况，需要获取到插件厂商的支持，必要时涉及源代码的修改。

（3）适配验证

根据应用系统的特点，需对操作系统、数据库、中间件、应用客户端、多浏览器、外设等进行适配验证，以获得良好完善的功能、性能、可用性、兼容性及安全性等。市场上也有第三方适配中心可提供产品适配测试等服务。

4. 运行维护　系统上线后的稳定性问题，也是我们最为关心的。信创作为新产品、新架构，很难保证上线后不出问题。虽然可通过充分的测试、并行验证等多种手段尽量减少出现问题的风险，但显然无法完全避免。因此，除了常规的人工测试，也可以借助运维平台等提升运维能力。运维平台可进行服务器、网络、操作系统、中间件和数据库等诊断以及运行风险的识别，从外设终端到基础硬件和业务软件，建立基于全业务链路的一体化运维体系，对系统进行实时监测和评估，为医院信创的平稳升级提供基础的技术支撑。并且根据监测和评估结果，技术人员通过进行持续改进，修复问题和优化系统功能，提升系统的稳定性。

（二）医院信息化信创实施原则

1. 全局统筹　医院应当根据业务需求对全局和未来几年的信创改造及信息化建设进行规划。信创信息化以基础软硬件为核心，影响全局业务应用，因此建议全局统筹建设，结合未来几年的信息化建设需求制定信创改造计划。

2. 风险控制为重点　医院在制定信创改造计划的时候，应以风险控制为重点。因为医院业务的重要性和业务的特殊性，业务可用性、可靠性的要求很高，因此，在规划、采购、实施过程中均要以风险控制为重点。

3. 分步实施　医院在制定信创改造计划的时候,应当提前考虑各个系统之间的关系,对风险小、产品信创成熟度高的信息化内容先实施,核心业务及关键业务在经过足够的信创成熟度评估后实施。

4. 管理严谨　医院在实施信创信息化改造时,在信息化管理中的运维管理和信息化项目管理应当严谨。对原有系统的升级项目,应当严格遵循医院自身的系统变更管理流程,进行足够的可行性的论证、变更部署测试、信创适配测试、制定回滚计划、回滚测试等相关内容。对新建系统的信息化信创项目,应充分进行产品选型、对产品过往的信创案例选型、对厂家的实施能力和开发环境的安全可靠进行评估。

5. 完善过程管理　医院应当结合信创与信息化项目的差异,不断完善自身的管理机制。包括信息化规划管理、信息化项目管理、信息化运维管理、信息化安全管理、软件开发管理等。

6. 完善信创生态　医院应当根据信创的要求,完善医院的信创生态,包括信创开发环境、信创的适配环境、信创的测试环境、信创产品目录及信创厂家准入目录等。

（三）信创项目实施管理

信创项目实施的流程包含制定项目计划、需求调研和分析、技术设计与开发、项目管理与控制、测试与质量保证、上线和部署、持续改进和维护。具体内容如下。

1. 制定项目计划　明确项目的目标、范围、时间计划和资源需求。制定详细的项目计划,包括分解任务、分配资源和建立里程碑,以确保项目能够按时和按计划进行。

2. 需求调研和分析　了解用户和利益相关者的需求,收集和分析相关数据,明确项目的功能和需求。与医疗机构和潜在用户进行沟通和讨论,确保项目的设计和开发符合实际需求。

3. 技术设计与开发　基于需求分析,进行系统架构设计、数据库设计和界面设计。开发和编码根据设计规范进行,进行测试和调试,确保系统的功能和性能满足要求。

4. 项目管理与控制　建立项目管理的组织架构,包括项目经理和相关团队成员。进行项目进度和资源的跟踪和管理,及时识别并解决项目中的问题和风险。

5. 测试与质量保证　进行系统的功能测试、性能测试、安全测试和用户验收测试,确保系统符合质量标准和要求。进行 bug 修复和持续改进,确保系统的稳定性和可靠性。

6. 上线和部署　根据项目计划,将系统上线部署到实际使用环境中。进行数据迁移、培训和用户支持,确保医疗机构能够顺利使用新系统,并提供必要的技术支持和维护。

7. 持续改进和维护　对系统进行监控和评估,收集用户的反馈和需求,及时进行系统的改进和优化。保持与技术发展的同步,及时更新和升级系统,确保系统始终符合业务需求和技术标准。

（邱扬　张昊　何国栋）

参考文献

[1] 中国科技信息杂志社. 数字化升级的"发动机"信创产业在"风口"上静待"绽放"[EB/OL]. (2022-11-04)[2023-10-11]. https://baijiahao.baidu.com/s?id=1748579346889060580&wfr=spider&for=pc.

[2] 夏来保,孟祥芳. 信创产业发展的内生逻辑、实践挑战与高质量发展路径[J]. 新经济导刊,2022(04):78-86.

[3] 刘九如. 信创产业将"全面开花"[J]. 中国信息化,2022(08):25-33.

[4] 北京交通大学经济管理学院经管头条. 直面操作系统面临五大挑战,奠定现代化产业体系坚实基础[EB/OL]. (2022-10-25)[2023-10-15]. http://sem.bjtu.edu.cn/show-238-8858.html.

[5] 贵重,李艳,李云翔,等,国产操作系统发展及分析[J]. 电信工程技术与标准化,2023,36(06):76-80.

[6] 艾瑞咨询. 中国信创产业研究报告(2021)[EB/OL]. (2021-07-13)[2023-10-11]. https://www.sohu.com/a/477244176_121123713.

[7] 赵俊,瞿伟峰. 探讨信创系统网络安全问题及策略[J]. 网络安全技术与应用,2022(04):11-12.

[8] 李作成. 论如何快速实施信创项目[J]. 科学与信息化,2022(16):175-177.

[9] 中国电子学会. 中国信创产业发展白皮书(2021)[EB/OL]. (2021-03-03)[2023-11-11]. https://www.sohu.com/a/453833943_120047103.

[10] 高国旺,亢国旗,李彦龙. 信创系统实施方法研究[J]. 数字通信世界,2023(8):40-42.

致　谢

感谢以下公司参与本书编写并提供技术资料和应用实例（排名不分先后）

依据数据（湖南）科技有限公司
广东网安科技有限公司
广东卫宁健康科技有限公司
上海联空网络科技有限公司
广州爱煌信息科技有限公司
广州创惠信息科技有限公司
北京嘉和美康信息技术有限公司
郑州大成软件科技有限公司
广州思迈信息科技有限公司
广东医通软件有限公司
医膳通（广东）信息技术有限公司
广东航宇卫星科技有限公司
广州市三锐电子科技有限公司
广东康软科技股份有限公司
东软集团（广州）有限公司
广州易联众睿图信息技术有限公司
广州石伏软件科技有限公司
广州竞远安全技术股份有限公司

55检